Arzneimittel pocket 2018

Autor:
Dr. med. Andreas Ruß
Fachärztliche Internistische Praxis
Kirchplatz 1
83734 Hausham
andreas.russ@media4u.com

Mitarbeit:
Doping: Prof. Dr. med. Dirk Clasing
Opioid-Analgetika-Tabelle: Dr. med. Marek Humpich
Geriatrie: PD Dr. Michael Drey

Lektorat: Andrea Rauneker, Dr. rer. nat. Maria Manukyan
Herstellung: Tobias Angermann
Umschlaggestaltung: Mariona Dieguez

Wichtiger Hinweis
Der Stand der medizinischen Wissenschaft ist durch Forschung und klinische Erfahrung ständig im Wandel. Autor und Verlag haben größte Mühe darauf verwandt, dass die Angaben in diesem Werk korrekt sind und dem derzeitigen Wissensstand entsprechen. Für die Angaben kann von Autor und Verlag jedoch keine Gewähr übernommen werden. Jeder Benutzer ist dazu aufgefordert, Angaben dieses Werkes gegebenenfalls zu überprüfen und in eigener Verantwortung am Patienten zu handeln.
Geschützte Warennamen (Warenzeichen) werden nicht besonders kenntlich gemacht. Aus dem Fehlen eines solchen Hinweises kann also nicht geschlossen werden, dass es sich um einen freien Handelsnamen handelt.

Die Deutsche Bibliothek verzeichnet diese Publikation in der Deutschen Nationalbibliografie; detaillierte bibliografische Daten sind im Internet über <http://dnb.ddb.de> abrufbar.

Nördliche Münchner Str. 28, 82031 Grünwald, www.media4u.com

23. Auflage, September 2017
ISBN 978-3-89862-788-7
Druck: Kösel GmbH & Co. KG

Vorwort zur 23. Auflage

Vor dem Hintergrund einer stetig zunehmenden Zahl an Wirkstoffen und somit auch an Handelsnamen, Indikationen und Nebenwirkungen gewinnt ein verantwortungsvoller Einsatz von Medikamenten zunehmend an Bedeutung. Das bewährte Tabellenformat des Arzneimittel pocket liefert dem Anwender die essentiellen Informationen für eine individuelle Pharmakotherapie. Mit höchstmöglicher Aktualität enthält das **Arzneimittel pocket 2018** wieder die neu zugelassenen Wirkstoffe und Handelsnamen.

Arzneimittel pocket ist ein Klassiker der klinisch-praktischen Medizin, der jetzt in 23. Auflage vorliegt. An dieser Stelle möchte ich Ihnen als treue User ganz herzlich danken, dass Sie das Buch in Ihrer täglichen Arbeit mit Patienten verwenden und mir Verbesserungsvorschläge und Kommentare liefern. Nur so konnte daraus eine Erfolgsstory werden.

Im digitalen Zeitalter halten immer noch viele Menschen gerne ein Buch in Händen. Dennoch möchte ich gerne auf die **Arzneimittel pocket App** hinweisen, die weiterhin als **iPhone-** und **Android-App** verfügbar ist. Die App wurde zuletzt 2016 komplett neu konzipiert, durch regelmäßige updates ist die Datenbank im Hinblick auf Neuzulassungen jetzt immer auf dem neuesten Stand.

Für zusätzliche Informationen erkundigen Sie sich einfach auf der Website des Börm Bruckmeier Verlags: **www.media4u.com**

Andreas Ruß — Hausham, im September 2017

FEEDBACK – Arzneimittel pocket

„Ausgezeichnet. Das Büchlein ist mir bereits seit vielen Jahren vertraut und ich besitze stets die aktuelle Auflage - sehr umfangreich und detailliert und präzise, ausgesprochen hilfreich für die tägliche Praxis. Meine Empfehlung!"
Rezensentin/Rezensent – Amazon.de

„Bin Begeistert. Super Produkt! Ideal für die Arbeit und man entdeckt beim Durchblättern noch zusätzliche hilfreiche Dinge wie Impfkalender, Antibiotika-Tabelle, GCS u.v.m."
Rezensentin/Rezensent – Amazon.de

„Handliches Format. Super Format für die Kitteltasche. Erspart einem lästiges Suchen, da super Übersicht. Hilfreiche Informationen sind schnell zur Hand. Gliederung ist gelungen. Sehr aktuell. Nur zu empfehlen..."
Rezensentin/Rezensent – Amazon.de

„Sehr gute Hilfestellung im Berufsleben. Hilft mir jeden Tag im Beruf. Auch Nebenwirkungen der Medikamente werden sehr gut gelistet und ich kann alles sehr schnell finden."
Rezensentin/Rezensent – Amazon.de

„Arzneimittel pocket 2017. Ich habe mir 2014 das erste Mal das Arzneimittel pocket gekauft und mir 2017 die neue Version geholt. Für die Arbeit im Krankenhaus ist dieses Buch der ideale Begleiter, wenn ich kurz ein Medikament oder einen Wirkstoff nachschlagen muss. Es passt perfekt in die Kitteltasche und hat mir schon des öfteren das Nachschlagen von Medikamenten in dicken Wälzern oder die Suche in Computerprogrammen erspart. Ich würde dieses Buch immer wieder kaufen und empfehle es jedem, der im Arbeitsalltag viel mit Medikamenten zu tun hat."
Rezensentin/Rezensent – Amazon.de

„Klein und Schlau – Kleines Schlau Buch für die Kitteltasche. Alles drin, was man braucht, in Ausbildung und danach. Für Weitsichtige auf jeden Fall eine Brille dabei haben, durch die kleine Schrift. Aber es steht alles drin."
Rezensentin/Rezensent – Amazon.de

„Sehr gut! – Das Buch ist sehr nötig in der Arbeit, man kann schnell die notwendigen Medikamenten finden. Ich empfehle es jedem Kollegen! Auf jeden Fall ein „must have"!"
Rezensentin/Rezensent – Amazon.de

„Klare Übersicht – Klein, handlich und alle Informationen, die man in der Kitteltasche braucht, ein Muss in jedem Jahr, so auch wieder diesmal."
Rezensentin/Rezensent – Amazon.de

7 Hämatologie, Onkologie 159

Neuzulassungen 2016

Kapitel	Wirkstoff	Handelsname	Klasse; Indikation	Seite
Kardiologie, Angiologie	Amlodipin + Bisoprolol	**Biramlo, Bisodipin**	Kalziumantagonist + Betablocker; Hypertonie	→ 53
	Amlodipin + Ramipril	**Tonotec**	Kalziumantagonist + ACE-Hemmer; Hypertonie	→ 54
	Eftrenonacog alfa (Faktor IX)	**Alprolix**	Gerinnungsfaktor; Hämophilie B	→ 84
	Faktor VIII	**Obizur, Elocta**	Gerinnungsfaktor; Hämophilie A	→ 84
	Faktor IX	**Idelvion**	Hämophilie B	→ 84
	Idarucizumab	**Praxbind**	Dabigatran-Antagonist; Antidota für Antikoagulatien	→ 77
	Losartan + Amlodipin	**LosAmlo**	Angiotensin-II-Blocker + Kalziumantagonist; Hypertonie	→ 51
	Octocog alfa (Faktor VIII)	**Iblias, Kovaltry**	Gerinnungsfaktor; Hämophilie A	→ 84
	Sacubitril + Valsartan	**Entresto**	Nephrilysinhemmer + Angiotensin-II-Blocker; Herzinsuffizienz	→ 52
Pneumologie	Mepolizumab	**Nucala**	Interleukin-5-AK; eosinophyles Asthma	→ 103
	Selexipag	**Uptravi**	IP-Rez.-Agonist; pulmonale Hypertonie	→ 106
Endokrinologie	Lumacaftor + Ivacaftor	**Orkambi**	Kombination aus Potentiator des CFTR-Proteins und CFTR-Korrektor; Mukoviszidose	→ 154
	Migalastat	**Galafold**	Bindung mutierter alpha-Gal-A-Formen; Morbus Fabry	→ 154
Hämatologie, Onkologie	Daratumumab	**Darzalex**	Anti-CD38 AK; Multiples Myelom	→ 196
	Eisen-III-Maltol	**Feraccru**	Eisenmangelanämie	→ 160
	Elotuzumab	**Empliciti**	Anti-SLAMF AK; Multiples Myelom	→ 197
	Irinotecan liposomal	**Onivyde**	Topoisomerase-I-Inhibitor; Pankreaskarzinom	→ 182
	Lenvatinib	**Kisplyx**	Kinaseinhibitor; Nierenzell-Ca, Schilddrüsen-Ca	→ 189
	Necitumumab	**Portrazza**	Anti-EGFR AK; NSCLC	→ 197

Neuzulassungen 2016 (Fortsetzung)

Kapitel	Wirkstoff	Handelsname	Klasse; Indikation	Seite
Hämatologie, Onkologie (Fortsetzung)	Olaratumab	**Lartruvo**	PDGFR-α AK; Weichgewebesarkom	→ 198
	Osimertinib	**Tagrisso**	Proteinkinase-Inhibitor; NSCLC	→ 190
	Palbociclib	**Ibrance**	CDK-4/6 Inhibitor; Mamma-Ca	→ 190
	Talimogen laherparepvec	**Imlygic**	Zytostatikum: Maligenes Melanom	→ 208
	Trifluridin + Tipiracil	**Lonsurf**	Pyrimidin-Analogon; kolorektales-Ca	→ 176
Infektiologie	Elbasvir + Grazoprevir	**Zepatier**	Virustatika-Kombination; Hepatitis C	→ 271
	Pivmecillinam	**X-Systo**	Penicillin; akute Zystitis	→ 231
	Sofosbuvir + Velpatasvir	**Epclusa**	Virustatika-Kombination; Hepatitis C	→ 272
	Emtricitabin + Rilpivirin + Tenofovir	**Odefsey**	NRTI; HIV-Infektion	→ 264
Neurologie	Brivaracetam	**Briviact**	Antiepileptika; Zusatztherapie fokale Anfälle	→ 323
	Daclizumab	**Zinbryta**	CD-25 AK; Multiple Sklerose	→ 344
	Levodopa + Carbidopa + Pramipexol	**PramiDopa**	L-DOPA-Kombination; M. Parkinson	→ 325
	Opicapon	**Ongentys**	COMT-Hemmer; M. Parkinson	→ 329
	Pitolisant	**Wakix**	H3-Antagonist; Narkolepsie	→ 321
Psychiatrie	Guanfacin	**Intuniv**	Zentrales Alpha-2-Sympathomimetikum; ADHS	→ 378
	Milnacipran	**Milnaneurax**	SNRI; Depression	→ 354
	Tasimelteon	**Hetlioz**	Melatonin-Rezeptoragonisten; Nicht-24-Stunden-Schlaf-Wach-Syndrom bei Blinden	→ 356
Dermatologie	Afamelanotid	**Scenesse**	Prophylaxe von Phototoxizität bei Protoporphyrie	→ 396
Gynäkologie	Follitropin delta	**Rekovelle**	FSH-Agonist; ovarielle Stimulation	→ 434
	Ospemifen	**Senshio**	Postmenopausale vulvovaginale Atrophie	→ 431

Neuzulassungen 2017

Kapitel	Wirkstoff	Handelsname	Klasse; Indikation	Seite
Kardiologie, Angiologie	Eftrenonacog alfa (Faktor IX)	**Alprolix**	Gerinnungsfaktor; Hämophilie B	→ 84
	Lonoctocog alfa (Faktor VIII)	**Afstyla**	Gerinnungsfaktor; Hämophilie A	→ 84
Pneumologie	Reslizumab	**Cinqaero**	Interleukin-5 AK; eosinophiles Asthma	→ 103
Gastro-enterologie	Nabilon	**Canemes**	Synth. Cannabinoid; Übelkeit, Erbrechen bei Chemother.	→ 124
	Obeticholsäure	**Ocaliva**	Agonist am Farnesoid-X-Rezeptor; Primär biliäre Cholangitis	→ 117
Hämatologie, Onkologie	Alectinib	**Alecensa**	ALK-/RET-Tyrosinkinaseinhibitor; NSCLC	→ 187
	Ixazomib	**Ninlaro**	Proteasom-Inhibitor; Multiples Myelom	→ 206
	Venetoclax	**Venclyxto**	BCL-2 Inhibitor; CLL	→ 208
Rheumatologie	Baricitinib	**Olumiant**	JAK 1/2 Kinaseinhibitoren; chronische Polyarthritis	→ 224
	Tofacitinib	**Xeljanz**	JAK 1/3 Kinaseinhibitor; chronische Polyarthritis	→ 226
	Ceftazidim + Avibactam	**Zavicefta**	Parenterales Cephalosporin/ ß-Lactamase-Inhibitor; akute Pyelonephritis	→ 237
Infektiologie	Tenofovir-Alafenamid	**Vemlidy**	NRTI; Chronische Hepatitis B	→ 265
Dermatologie	Ixekizumab	**Taltz**	IL-17A AK; Psoriasis	→ 387

Wichtige Rufnummern

	Tel-Nummer/Funk	
Herzalarm/Notruf		
Stationen		
–		
–		
–		
–		
–		
–		
–		
–		
–		
Ärzte		
–		Funk
–		Funk
–		Funk
–		Funk
–		Funk
–		Funk
–		Funk
–		Funk
–		Funk
–		Funk

	Tel-Nummer/Funk	
Diensthabender Arzt (Fachbereich)		
–		
–		
–		
–		
–		
–		
–		
–		
–		
Funktionsbereiche		
– Röntgen		
– Röntgen		
– Röntgen		
– Röntgen		
– CT		
– CT		
– EKG		
– Lungenfunktion		
– Labor		
– Labor		
– Labor		
– Blutbank		

	Tel-Nummer/Funk	
– Endoskopie		
– Endoskopie		
– Herzkatheter		
– Ultraschall		
– Ultraschall		
– UKG		
– Ambulanz		
– Ambulanz		
– Notaufnahme		
– OP		
– OP		
– OP		
– OP		
– OP		
– Kreißsaal		
– Mikrobiologie		
– Pathologie		
–		
–		
–		
–		
–		
–		
–		

	Tel-Nummer/Funk	
Sonstiges		
- Sekretariat		
- Sekretariat (Fax)		
- Telefonzentrale		
- Patientenaufn.		
- Verwaltung		
- Personalabteilung		
- Hol-/Bring-Dienst		
- Cafeteria		
- Hausmeister		
-		
-		
-		
-		
-		
-		
Externe Nummern		
- Polizei		
- Taxi		
-		
-		
-		
-		
-		

November 2017

Mi	1	Allerheiligen	
Do	2	Allerseelen	
Fr	3		
Sa	4		
So	5		
Mo	6		45. Woche
Di	7		
Mi	8		
Do	9		
Fr	10		
Sa	11	Martinstag	
So	12		
Mo	13		46. Woche
Di	14		
Mi	15		
Do	16		
Fr	17		
Sa	18		
So	19	Volkstrauertag	
Mo	20		47. Woche
Di	21		
Mi	22	Buß- und Bettag	
Do	23		
Fr	24		
Sa	25		
So	26		
Mo	27		48. Woche
Di	28		
Mi	29		
Do	30		

Dezember 2017

Fr	1		
Sa	2		
So	3	1. Advent	
Mo	4		49. Woche
Di	5		
Mi	6	Nikolaus	
Do	7		
Fr	8		
Sa	9		
So	10	2. Advent	
Mo	11		50. Woche
Di	12		
Mi	13		
Do	14		
Fr	15		
Sa	16		
So	17	4. Advent	
Mo	18		51. Woche
Di	19		
Mi	20		
Do	21		
Fr	22		
Sa	23		
So	24	Heiligabend	
Mo	25	1. Weihnachtstag	52. Woche
Di	26	2. Weihnachtstag	
Mi	27		
Do	28		
Fr	29		
Sa	30		
So	31	Silvester	

Januar 2018

Mo	1	Neujahrstag	1. Woche
Di	2		
Mi	3		
Do	4		
Fr	5		
Sa	6	Heilige Drei Könige	
So	7		
Mo	8		2. Woche
Di	9		
Mi	10		
Do	11		
Fr	12		
Sa	13		
So	14		
Mo	15		3. Woche
Di	16		
Mi	17		
Do	18		
Fr	19		
Sa	20		
So	21		
Mo	22		4. Woche
Di	23		
Mi	24		
Do	25		
Fr	26		
Sa	27		
So	28		
Mo	29		5. Woche
Di	30		
Mi	31		

Februar 2018

Do	1		
Fr	2		
Sa	3		
So	4		
Mo	5		6. Woche
Di	6		
Mi	7		
Do	8		
Fr	9		
Sa	10		
So	11		
Mo	12	Rosenmontag	7. Woche
Di	13	Fastnacht	
Mi	14	Valentinstag, Aschermittwoch	
Do	15		
Fr	16		
Sa	17		
So	18		
Mo	19		8. Woche
Di	20		
Mi	21		
Do	22		
Fr	23		
Sa	24		
So	25		
Mo	26		9. Woche
Di	27		
Mi	28		

März 2018

Do	1	
Fr	2	
Sa	3	
So	4	
Mo	5	10. Woche
Di	6	
Mi	7	
Do	8	
Fr	9	
Sa	10	
So	11	
Mo	12	11. Woche
Di	13	
Mi	14	
Do	15	
Fr	16	
Sa	17	
So	18	
Mo	19	12. Woche
Di	20	
Mi	21	
Do	22	
Fr	23	
Sa	24	
So	25	Palmsonntag
Mo	26	13. Woche
Di	27	
Mi	28	
Do	29	Gründonnerstag
Fr	30	Karfreitag
Sa	31	

April 2018

So	1	Ostersonntag
Mo	2	Ostermontag 14. Woche
Di	3	
Mi	4	
Do	5	
Fr	6	
Sa	7	
So	8	
Mo	9	15. Woche
Di	10	
Mi	11	
Do	12	
Fr	13	
Sa	14	
So	15	
Mo	16	16. Woche
Di	17	
Mi	18	
Do	19	
Fr	20	
Sa	21	
So	22	
Mo	23	17. Woche
Di	24	
Mi	25	
Do	26	
Fr	27	
Sa	28	
So	29	
Mo	30	18. Woche

Mai 2018

Di	1	Tag der Arbeit
Mi	2	
Do	3	
Fr	4	
Sa	5	
So	6	
Mo	7	19. Woche
Di	8	
Mi	9	
Do	10	Christi Himmelfahrt, Vatertag
Fr	11	
Sa	12	
So	13	Muttertag
Mo	14	20. Woche
Di	15	
Mi	16	
Do	17	
Fr	18	
Sa	19	
So	20	Pfingstsonntag
Mo	21	Pfingstmontag 21. Woche
Di	22	
Mi	23	
Do	24	
Fr	25	
Sa	26	
So	27	
Mo	28	22. Woche
Di	29	
Mi	30	
Do	31	Fronleichnam

Juni 2018

Fr	1	
Sa	2	
So	3	
Mo	4	23. Woche
Di	5	
Mi	6	
Do	7	
Fr	8	
Sa	9	
So	10	
Mo	11	24. Woche
Di	12	
Mi	13	
Do	14	
Fr	15	
Sa	16	
So	17	
Mo	18	25. Woche
Di	19	
Mi	20	
Do	21	
Fr	22	
Sa	23	
So	24	
Mo	25	26. Woche
Di	26	
Mi	27	
Do	28	
Fr	29	
Sa	30	

Juli 2018

So	1	
Mo	2	27. Woche
Di	3	
Mi	4	
Do	5	
Fr	6	
Sa	7	
So	8	
Mo	9	28. Woche
Di	10	
Mi	11	
Do	12	
Fr	13	
Sa	14	
So	15	
Mo	16	29. Woche
Di	17	
Mi	18	
Do	19	
Fr	20	
Sa	21	
So	22	
Mo	23	30. Woche
Di	24	
Mi	25	
Do	26	
Fr	27	
Sa	28	
So	29	
Mo	30	31. Woche
Di	31	

August 2018

Mi	1	
Do	2	
Fr	3	
Sa	4	
So	5	
Mo	6	32. Woche
Di	7	
Mi	8	
Do	9	
Fr	10	
Sa	11	
So	12	
Mo	13	33. Woche
Di	14	
Mi	15	Mariä Himmelfahrt
Do	16	
Fr	17	
Sa	18	
So	19	
Mo	20	34. Woche
Di	21	
Mi	22	
Do	23	
Fr	24	
Sa	25	
So	26	
Mo	27	35. Woche
Di	28	
Mi	29	
Do	30	
Fr	31	

September 2018

Sa	1	
So	2	
Mo	3	36. Woche
Di	4	
Mi	5	
Do	6	
Fr	7	
Sa	8	
So	9	
Mo	10	37. Woche
Di	11	
Mi	12	
Do	13	
Fr	14	
Sa	15	
So	16	
Mo	17	38. Woche
Di	18	
Mi	19	
Do	20	
Fr	21	
Sa	22	
So	23	
Mo	24	39. Woche
Di	25	
Mi	26	
Do	27	
Fr	28	
Sa	29	
So	30	

Oktober 2018

Mo	1	40. Woche
Di	2	
Mi	3	Tag der Deutschen Einheit
Do	4	
Fr	5	
Sa	6	
So	7	
Mo	8	41. Woche
Di	9	
Mi	10	
Do	11	
Fr	12	
Sa	13	
So	14	
Mo	15	42. Woche
Di	16	
Mi	17	
Do	18	
Fr	19	
Sa	20	
So	21	
Mo	22	43. Woche
Di	23	
Mi	24	
Do	25	
Fr	26	
Sa	27	
So	28	
Mo	29	44. Woche
Di	30	
Mi	31	Reformationstag

November 2018

Do	1	Allerheiligen
Fr	2	Allerseelen
Sa	3	
So	4	
Mo	5	45. Woche
Di	6	
Mi	7	
Do	8	
Fr	9	
Sa	10	
So	11	Martinstag
Mo	12	46. Woche
Di	13	
Mi	14	
Do	15	
Fr	16	
Sa	17	
So	18	Volkstrauertag
Mo	19	47. Woche
Di	20	
Mi	21	Buß- und Bettag
Do	22	
Fr	23	
Sa	24	
So	25	
Mo	26	48. Woche
Di	27	
Mi	28	
Do	29	
Fr	30	

Dezember 2018

Sa	1	
So	2	1. Advent
Mo	3	49. Woche
Di	4	
Mi	5	
Do	6	Nikolaus
Fr	7	
Sa	8	
So	9	2. Advent
Mo	10	50. Woche
Di	11	
Mi	12	
Do	13	
Fr	14	
Sa	15	
So	16	3. Advent
Mo	17	51. Woche
Di	18	
Mi	19	
Do	20	
Fr	21	
Sa	22	
So	23	4. Advent
Mo	24	Heiligabend 52. Woche
Di	25	1. Weihnachtstag
Mi	26	2. Weihnachtstag
Do	27	
Fr	28	
Sa	29	
So	30	
Mo	31	Silvester 1. Woche

Schulferien 2018

Land	Weihnacht 2017/18	Winter 2018	Ostern 2018	Pfingsten 2018	Sommer 2018	Herbst 2018	Weihnacht 2018/19
Baden-Württemberg	22.12.–05.01.	–	26.03.–06.04.	22.05.–02.06.	26.07.–08.09.	29.10.–02.11.	24.12.–05.01.
Bayern	23.12.–05.01.	12.02.–16.02.	26.03.–07.04.	22.05.–02.06.	30.07.–10.09.	29.10.–02.11., 21.11.	22.12.–05.01.
Berlin	21.12.–02.01.	05.02.–10.02.	26.03.–06.04.	30.04, 11.05., 22.05	05.07.–17.08.	22.10.–02.11.	22.12.–05.01.
Brandenburg	21.12.–02.01.	05.02.–10.02.	26.03.–06.04.	30.04, 11.05	05.07.–18.08.	22.10.–02.11	21.12.–05.01.
Bremen	23.12.–06.01.	01.02.–02.02.	19.03.–30.04.	30.04., 11.05., 22.05	28.06.–08.08.	01.10.–13.10.	24.12.–04.01.
Hamburg	22.12.–05.01.	02.02.	05.03.–16.03., 30.04	07.05.–11.05.	05.07.–15.08.	01.10.–12.10.	20.12.–04.01.
Hessen	27.12.–13.01.	–	26.03.–07.04.	–	25.06.–03.08.	01.10.–13.10.	24.12.–12.01.
Mecklenburg-Vorpommern	21.12.–03.01.	05.02.–16.02.	26.03.–04.04.	11.05., 18.05.–22.05	09.07.–18.08.	08.10.–13.10, 01.11.–02.11.	24.12.–05.01.
Niedersachsen	22.12.–05.01.	01.02.–02.02.	19.03.–03.04.	30.04., 11.05., 22.05	28.06.–08.08.	01.10.–12.10.	24.12.–04.01.
Nordrhein-Westfalen	27.12.–06.01.	–	26.03.–07.04.	22.05.–25.05	16.07.–28.08.	15.10.–27.10.	21.12.–04.01.
Rheinland-Pfalz	22.12.–09.01.	–	26.03.–06.04.	–	25.06.–03.08.	01.10.–12.10.	20.12.–04.01.
Saarland	21.12.–05.01.	12.02.–17.02.	26.03.–06.04.	–	25.06.–03.08.	01.10.–12.10.	20.12.–04.01.
Sachsen	23.12.–02.01.	12.02.–23.02.	29.03.–06.04.	11.05., 19.05-22.05	02.07.–10.08.	08.10.–20.10.	22.12.–04.01.
Sachsen-Anhalt	21.12.–03.01.	05.02.–09.02.	26.03.–31.03., 30.04	11.05.–19.05	28.06.–08.08.	01.10.–12.10.	19.12.–04.01.
Schleswig-Holstein	21.12.–06.01.	–	29.03.–13.04.	11.05.	09.07.–18.08.	01.10.–19.10.	21.12.–04.01.
Thüringen	22.12.–05.01.	05.02.–09.02.	26.03.–07.04.	11.05.	02.07.–11.08.	01.10.–13.10.	21.12.–04.01.

Kongresskalender 2018

Datum	Fachrichtung	Ort	Kongress
20.02.–23.02.	Thrombose	Wien	62. Jahrestagung der Gesellschaft für Thrombose- und Hämostaseforschung (GTH)
28.02.–04.03.	Radiologie	Wien	European Congress of Radiology (ECR)
17.04.–20.04.	Chirurgie	Berlin	135. Kongress der Dt. Ges. für Chirurgie (DGCH)
14.03.–17.03.	Pneumologie	Dresden	59. Kongress der Dt. Gesellschaft für Pneumologie und Beatmungsmedizin (DGP)
01.03.–31.03.	Schmerz	Frankfurt	Deutscher Schmerz- und Palliativtag
08.03.–10.03.	Osteologie	Erlangen	Osteologie-Kongress 2018
03.04.–07.04.	Kardiologie	Mannheim	84. Jahrestagung der Dt. Gesellsch. f. Kardiologie (DGK)
02.03.–03.03.	Innere Medizin	Stuttgart	DDG (Dt. Derm. Gesellschaft) KOMPAKT & PRAXISNAH
14.04.–17.04.	Innere Medizin	Mannheim	124. Internistenkongress der DGIM
25.04.–27.04.	Anästhesie	Nürnberg	65. Jahrestagung der Deutschen Gesellschaft für Anästhesiologie und Intensivmedizin (DGAI)
09.05.–12.05.	Diabetologie	Berlin	53. Jahrestagung der Dt. Diabetes Gesellschaft (DDG)
09.05.–12.05.	HNO	Lübeck	89. Jahresversammlung der Deutschen Gesellschaft für HNO-Heilkunde, Kopf- und Hals-Chirurgie
09.05.–12.05.	Radiologie	Leipzig	99. Deutscher Röntgenkongress
13.06.–15.06.	Internistische Intensivmed., Notfallmedizin	Köln	50. Gemeinsame Jahrestagung der Deutschen und Österreichischen Gesellschaft für Internistische Intensiv- und Notfallmedizin
19.09.–22.09.	Rheumatologie	Mannheim	46. Kongress der Dt. Gesellschaft für Rheumatologie
12.09.–15.09.	Angiologie	Münster	47. Jahrestagung der Dt. Gesellschaft f. Angiologie
12.09.–15.09.	Viszeralmedizin	München	73. Jahrestagung der DGVS
27.09.–30.09.	Nephrologie	Berlin	10. Jahrestagung der Dt. Ges. für Nephrologie (DGfN)
12.09.–15.09.	Urologie	Düsseldorf	70. Jahrestagung der Dt. Gesellschaft für Urologie
12.09.–15.09.	Pädiatrie	Leipzig	114. Jahrestagung der DGKJ
27.09.–30.09.	Ophthalmologie	Berlin	116. Kongress der Dt. Ophthalmolog. Ges. (DOG)
28.09.–02.10.	Hämatologie und Onkologie	Wien	Jahrestagung der Dt., Österreichischen u. Schweizerischen Gesellsch. f. Hämatologie u. Onkologie 2018
28.11.–01.12.	Psychiatrie	Berlin	Kongress der DGPPN 2018
17.10.–20.10.	Schmerz	Mannheim	Deutscher Schmerzkongress der DSG
23.10.–26.10.	Orthopädie und Chirurgie	Berlin	Dt. Kongress für Orthopädie und Unfallchirurgie 2018
29.11.–01.12.	Hypertonie, Diabetologie	Berlin	42. Wissensch. Kongress der Dt. Hochdruckliga (DHL) und Herbsttagung der Dt. Diabetes Gesellsch. (DDG)
12.11.–15.11.	interdisziplinär	Düsseldorf	Medica 2018 – Weltforum der Medizin

1 Notfall

1.1 Notfallmedikamente

Acetylsalicylsäure	HWZ 15min (3-22h), dosisabhängig → 209
Aspirin i.v. *Inj.Lsg. 0.5g/5ml*	**Akutes Koronarsyndrom:** 500mg i.v.; **akuter Migräneanfall:** 1g i.v.; **akute Schmerzen:** 0.5-1g i.v., max. 5g/d
Adenosin	HWZ < 10s → 65
Adrekar *Inj.Lsg. 6mg/2ml*	**Paroxysmale AV-junktionale Tachykardien:** 3-6-9-12mg jeweils als Bolus je nach Wi
Adrenalin (Epinephrin)	HWZ 1-3min → 68
Suprarenin *Amp. 1mg/1ml; Inj.Fl. 25mg/25ml*	**Kardiopulmonale Reanimation:** 1 : 10 verdünnen, alle 3-5min 1mg i.v. (ggf. intraossär); schwere Anaphylaxie: 0.1mg langsam i.v., je nach Wi. initial alle 1-2min, später alle 5min wiederholen
Ajmalin	HWZ 1.6h → 62
Gilurytmal *Amp. 50mg/10ml*	**Supraventrikuläre Tachykardie bei WPW-Syndrom:** 50mg über 5min i.v.; ggf. Wdh. n. 30min; ggf. Dauerinfusion 20-50mg/h; Perf. (250mg) = 5mg/ml ⇒ 4–10ml/h; max. 1200mg/24h
Amiodaron	HWZ 20h-100d → 64
Cordarex *Amp. 150mg/3ml*	**Reanimation mit rezidiv. Kammerflimmern oder pulsloser ventrikulärer Tachykardie:** 300mg i.v.
Atropin	HWZ 2h → 69
Atropinsulfat *Amp. 0.5mg/1ml, 100mg/10ml*	**Bradykardie:** 0.5-1.5mg i.v. alle 4-6h; **Alkylphosphatintoxikation:** 2-5mg alle 10-15min i.v. bis zum Rückgang der Bronchialsekretion, bis 50mg
Biperiden	HWZ 11-36h → 330
Akineton *Amp. 5mg/1ml*	**Dyskinesien durch Neuroleptika:** 2.5-5mg i.m./ i.v.
Butylscopolamin	HWZ 5h → 113
Buscopan *Amp. 20mg/1ml*	**Koliken:** 20-40mg i.v./i.m./s.c., max. 100mg/d
Clemastin	HWZ 8h → 100
Tavegil *Amp. 2mg/5ml*	**Allergische Reaktion, Anaphylaxie:** 2mg langsam i.v.
Diazepam	HWZ 24-48h → 371
Diazepam Desitin rectal tube *Rektallsg. 5, 10mg* **Valium** *Amp. 10mg/2ml* **Stesolid** *Amp. 10mg/2ml; Rectiole 5, 10mg*	**Erregungszustände:** 2-10mg i.v./rekt.; **Status epilepticus:** 5-10mg i.v./rekt.

Digoxin	HWZ 30-50h → 66
Lanicor *Amp. 0.25mg/1ml*	**Tachyarrhythmie bei Vorhofflimmern:** ini 0.25mg i.v., bis 0.75mg an d1 in 3ED
Dopamin	HWZ 5-10min → 68
Dopamin *Amp. 50mg/5ml; Amp. 250mg/50ml*	**Schockzustände, schwere Hypotension:** 2-20µg/kg/min i.v., max. 50µg/kg/min; Perf. (250mg) = 5mg/ml ⇒ 1.7-17ml/h
Esketamin	HWZ 2-4h → 303
Ketanest S *Amp. 25mg/5ml, 50mg/2ml; Inj.Lsg. 100mg/20ml, 250mg/10ml*	**Narkoseeinleitung, Narkoseerhaltung:** 0.5-1mg/kg i.v.; 2-4mg/kg i.m., dann 50% der Initialdosis alle 10-15min; **Analgesie:** 0.125-0.25mg/kg i.v.; 0.25-0.5mg/kg i.m.
Esmolol	HWZ 9min → 41
Brevibloc *Amp. 100mg/10ml, 2.5g/250ml*	**Supraventrikuläre Tachykardie:** ini 0.5mg/kg über 1min i.v., dann 50µg/kg/min, max. 200µg/kg/min
Etomidat	HWZ 3-5h → 303
Hypnomidate *Amp. 20mg/10ml*	**Kurznarkose, Narkoseeinleitung:** 0.15-0.30mg/kg i.v.
Fenoterol	HWZ 3.2h → 87
Berotec N *DA 0.1mg/Hub* **Partusisten** *Amp. 0.5mg/10ml*	**Asthma bronchiale:** 1 Hub, ggf. Wdh. nach 5min; **vorzeitige Wehentätigkeit:** 0.5-3µg/min i.v., Perf. (0.5mg) = 10µg/ml ⇒ 3-18ml/h
Fentanyl	HWZ 3-12h → 295
Fentanyl-Janssen *Amp. 0.1mg/2ml, 0.5mg/10ml*	**Analgesie:** 1.5-3µg/kg i.v.; **Narkose:** 2-50µg/kg i.v.
Flumazenil	HWZ 53min → 447
Anexate *Amp. 0.5mg/5ml, 1mg/10ml*	**Benzodiazepinintoxikation:** ini 0.2mg i.v., ggf. minütlich Nachinjektion von 0.1mg bis max. 1mg Gesamtdosis
Furosemid	HWZ 1h → 55
Lasix *Amp. 20mg/2ml, 40mg/4ml*	**Lungenödem:** 20-40mg i.v.
Glucose 40%	HWZ 15 min → 312
Glucose 40 Braun *Amp. 10ml*	**Hypoglykämie:** 20-100ml i.v.
Haloperidol	HWZ 13-30h → 364
Haldol *Amp. 5mg/1ml*	**Akute Psychose:** ini 5mg i.m., bei Bedarf stündlich 5mg i.m. bis ausreichende Symptomkontrolle erreicht ist, max. 20mg/d

Heparin	HWZ 1.5-2h → 71
Heparin-Natrium-ratioph. *Amp. 25.000IE/5ml*	**Akutes Koronarsyndrom, Lungenembolie, Gefäßverschluss:** 5000IE i.v.
Ketamin	HWZ 2-4h → 303
Ketamin-ratioph. *Amp. 50mg/5ml, 100mg/2ml, 500mg/10ml*	**Narkoseeinleitung, Narkoseerhaltung:** 1-2mg/kg i.v.; 4-8mg/kg i.m., dann 50% der Initialdosis alle 10-15min; **Analgesie:** 0.25-0.5mg/kg i.v., 0.5-1mg/kg i.m.
Mepivacain	HWZ 3h → 307
Scandicain 1% *Amp. 50mg/5ml*	**Lokalanästhesie:** max. 30ml infiltrieren
Metamizol	HWZ 1.8-4.6h → 214
Novalgin *Amp. 1g/2ml, 2.5g/5ml*	**Starke Schmerzen:** 1-2.5g i.v., max. 5g/d
Metoclopramid	HWZ 2.6-4.6h → 112
Paspertin *Amp. 10mg/2ml*	**Übelkeit:** 10mg i.v., bis 3x/d
Metoprololtartrat	HWZ 3-5h → 41
Beloc, Lopresor *Amp. 5mg/5ml*	**Tachykarde Herzrhythmusstörungen:** 5mg langsam i.v., ggf. Wdh. alle 5-10min bis max 15mg; **akuter MI:** 5mg langsam i.v., ggf. Wdh. in Abständen v. 2min bis max 15mg
Morphin	HWZ 2.5h → 296
Morphin, MSI *Amp.10mg/1ml, 20mg/1ml*	**Stärkste Schmerzen, Lungenödem:** 2.5–10mg i.v.; 5–30 mg s.c./i.m.
Naloxon	HWZ 3-4h → 299
Naloxon-ratioph. *Amp. 0.4mg/1ml*	**Opiatintoxikation**: 0.4-2mg i.v./i.m./s.c., ggf. Wdh.; **Opiatüberhang nach Narkose:** 0.1-0.2mg i.v., Wdh. alle 2-3min bis Spontanatmung einsetzt
Natriumhydrogencarbonat 8.4%	→ 314
Natriumhydrogencarbonat 8.4% *Inf.Lsg. 100ml (100ml = 100mmol HCO_3^-)*	**Metabolische Azidose:** Base excess (-) x 0.3 x kgKG=mmol; max. 1.5mmol/kgKG/h i.v.
Nifedipin	HWZ 2.5-5h → 44
Adalat *Kps. 5, 10, 20mg*	**Hypertensiver Notfall:** 10-mg-Kapsel zerbeißen und schlucken, ggf. Wdh. nach 30 min
Nitroglycerin (Glyceroltrinitrat)	HWZ 2-4.4min → 60
Nitrolingual *Spray 0.4mg/Hub; Amp. 5mg/5ml, 25mg/25ml, 50mg/50ml*	**AP, Linksherzinsuffizienz, hypertensiver Notfall, akuter Herzinfarkt:** 0.4-1.2mg s.l., ggf. nach 10min wiederholen; ini 0.5-1mg/h i.v., je nach Wi und RR 2-8mg/h, Perfusor 50mg/50ml (1mg/ml): 0.5-8ml/h

Oxytocin	HWZ 1-12min → 439
Oxytocin HEXAL *Amp. 3IE/1ml, 5IE/1ml, 10IE/1ml*	**Postpartale Nachblutung:** 5-6IE langsam i.v.; 5-10IE i.m.
Phenytoin	HWZ 20-60h → 317
Phenhydan *Amp. 250mg/5ml, 750mg/50ml*	**Status epilepticus:** 750mg über 20-30min i.v. (bis 50mg/min), ggf. Wdh., max. 17mg/kg/d bzw. 1500mg/d
Prednisolon	HWZ 1.7-2.7h → 221
Infectocortikrupp *Supp. 100mg* **Klismacort** *Rektalkps. 100mg* **Solu-Decortin H** *Amp. 50mg/1ml, 250mg/5ml, 1000mg/10ml*	**Anaphylaktischer Schock:** 1g i.v.; **toxisches Lungenödem:** 1g i.v., evtl. Wdh. nach 6, 12 u. 24h; **Status asthmaticus:** 100-500mg i.v.; **Pseudokrupp:** 100mg rekt., bei Bedarf nach 1h (Infectocortikrupp) bzw. 2-4h (Klismacort) erneut 100mg; 3-5mg/kg i.v., evtl. Wdh. nach 2-3h; **Addison-Krise:** 25-50mg i.v.
Promethazin	HWZ 8-15h → 360
Atosil N *Amp. 50mg/2ml*	**Unruhezustände:** 25mg i.v., ggf. Wdh. nach 2h, max. 100mg/d, schw. Fälle 200mg/d; **Ki.: 2-18J:** 12.5-25mg i.v., max. 0.5mg/kg/d
Propofol 1%	HWZ 40-200min → 304
Disoprivan *Amp. 200mg/20ml, 500mg/50ml; Fertigspritze 500mg/50ml* **Propofol lipuro** *Amp. 200mg/20ml, 500mg/50ml, 1g/100ml*	**Narkoseeinleitung:** 1.5-2.5mg/kg langsam i.v.; Patient > 55J oder Risikopatient 1mg/kg; **Narkoseaufrechterhaltung:** 4-12mg/kg/h i.v.; **Sedierung bei chirurgischen oder diagnost. Eingriffen:** ini 0.5-1mg/kg über 1-5min i.v., dann 1.5-4.5mg/kg/h
Terbutalin	HWZ 16h → 87
Bricanyl *Amp. 0.5mg/1ml*	**Status asthmaticus:** 0.25-0.5mg s.c., ggf. Wdh. nach 15-20min, max. 4x/d
Theophyllin	HWZ 7-9h (Erw.); 3-5h (Ki.) → 95
Bronchoparat, Euphylong *Amp. 200mg/10ml*	**Asthma-Anfall:** 4-5mg/kg über 20min i.v. (2-2.5mg/kg bei Theophyllin-Vorbehandlung), dann 9.5mg/kg/d; Perfusor 800mg/50ml (16mg/ml): 2ml/h
Urapidil	HWZ 2-3h → 47
Ebrantil *Amp. 25mg/5ml, 50mg/10ml*	**Hypertensiver Notfall:** 10-50mg langsam i.v., ggf. Wdh. nach 5min; Dauerinfusion: ini 2mg/min, mittlere Erh.Dos. 9mg/h; Perfusor 100mg/50ml (2mg/ml): 4.5-60ml/h
Verapamil	HWZ 3-7(12)h → 43
Isoptin *Amp. 5mg/2ml* **VeraHEXAL** *Amp. 5mg/2ml*	**Supraventrikuläre Tachykardie, absolute Arrhythmie mit schneller Überleitung:** 5mg langsam i.v., ggf. Wdh. nach 5-10min; Perf. (100mg) = 2mg/ml ⇒ 2-5ml/h

1.2 Adult Advanced Life Support (ALS)[1]

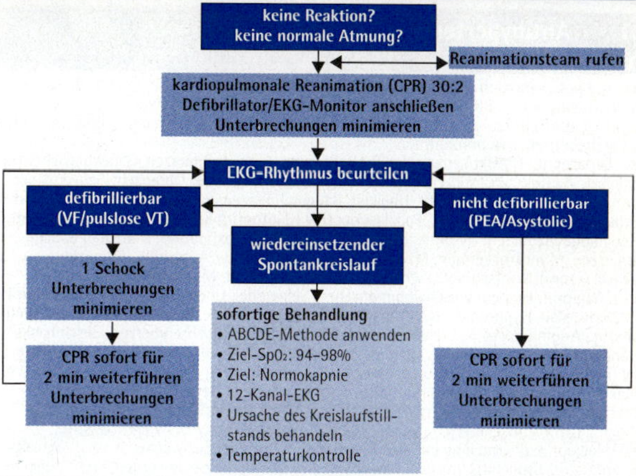

während der CPR
- CPR hoher Qualität sichern: Rate, Tiefe, Entlastung
- Unterbrechungen der Thoraxkompression minimieren
- Sauerstoff geben
- Kapnographie verwenden
- Thoraxkompression ohne Unterbrechung, wenn Atemweg gesichert
- Adrenalin alle 3–5 min
- Amiodaron nach dem 3. Schock

reversible Ursachen behandeln

Hypoxie	Herzbeuteltamponade
Hypovolämie	Intoxikation
Hypo-/Hyperkaliämie/ metabolisch	Thrombose (kardial oder pulmonal)
Hypo-/Hyperthermie	Spannungspneumathorax

erwägen
- Ultraschall Untersuchung
- Verwendung von mechanischen Reanimationsgeräten für Transports oder weitere Behandlung
- Koronarangiographie und perkutane Koronarintervention (PCI)
- extrakorporale CPR

[1] J. Soar, J.P. Nolan et al. Erweiterte Reanimationsmaßnahmen für Erwachsene, Kapitel 3 der Leitlinien zur Reanimation 2015 des ERC. Notfall Rettungsmed 2015; 18:770-832. DOI 10.1007/s10049-015-0085-x.

2 Kardiologie, Angiologie

2.1 Antihypertensiva

2.1.1 ACE-Hemmer

Wm: kompet. Hemmung des Angiotensin-Konversions-Enzyms ⇒ Angiotensin II ↓, Bradykinin ↑; **Wi:** Vasodilatation ⇒ RR ↓, Nierendurchblutung ↑, Aldosteronfreisetzung ↓, Katecholaminfreisetzung ↓, Rückbildung von Herz- u. Gefäßwandhypertrophie, protektive Wi bei diabetischer Nephropathie;
UW (Benazepril): Hb/Hkt/Leukozyten/Thrombozyten ↓, Kopfschmerzen, Gleichgewichtsstrg., Müdigkeit, Apathie, Schläfrigkeit, Hypotonie, Orthostase, Schwindel, Ohnmacht, Sehvermögen ↓, Palpitationen, Husten, Bronchitis, Übelkeit, Bauchschmerzen, gastrointestinale Beschwerden, Verdauungsstrg., Nierenfktstrg., Pollakisurie; **UW** (Captopril): Schlafstrg., Geschmacksstrg., Schwindel, Reizhusten, Dyspnoe, Übelköleit, Erbrechen, Obstipation, Diarrhoe, Bauchschmerzen, Mundtrockenheit, Magenverstimmung, Pruritus, Ausschlag, Alopezie;
UW (Cilazapril): Kopfschmerz, Schwindel, Husten, Übelkeit, Müdigkeit;
UW (Enalapril): Husten, Verschwommensehen, Schwindel, Übelkeit, Asthenie, Kopfschmerzen, Depression, Hypotonie, orthostatische Hypotonie, Synkope, Brustschmerzen, Herzrhythmusstrg., Angina pectoris, Tachykardie, Dyspnoe, Diarrhö, Bauchschmerzen, Geschmacksveränderungen, Hautausschlag, Überempfindlichkeit, angioneurotisches Ödem, Müdigkeit;
UW (Fosinopril): Schwindel, Kopfschmerzen, Tachykardie, Hypotonie, Orthostase, Husten, Übelkeit, Erbrechen, Diarrhoe, Hautausschlag, Angioödem, Dermatitis, Brustschmerz, Schwächegefühl, aP/LDH/Bili/Transaminasen ↑; **UW** (Lisinopril): Benommenheit, Kopfschmerz, orthostatische Wirkungen, Husten, Durchfall, Erbrechen, Nierenfktsstrg.;
UW (Moexipril): übermäßige initiale RR-Senkung, Schwindel, Schwäche, Sehstrg., Synkope, Nierenfktstrg., Bronchitis, trockener Reizhusten, dyspeptische Beschwerden, Kopfschmerzen, Müdigkeit, Hb-Abfall, Leuko-/Thromobopenie; **UW** (Perindopril): Kopfschmerzen, Schwindel, Parästhesie, Benommenheit, Sehstrg., Tinnitus, Hypotonie und Folgeerscheinungen, Husten, Dyspnoe, Übelkeit, Erbrechen, Bauchschmerzen, Geschmacksstrg., Dyspepsie, Diarrhoe, Obstipation, Ausschlag, Pruritus, Muskelkrämpfe, Asthenie;
UW (Quinapril): Nervosität, Benommenheit, Müdigkeit, Schlaflosigkeit, Niedergeschlagenheit, Schwindel, Gleichgewichtsstrg., Schlafstrg., Somnolenz, Hypotonie, Husten, Übelkeit, Erbrechen, Diarrhoe, Exanthem, Kopfschmerz, Thoraxschmerz;
UW (Ramipril): Kopfschmerzen, Schwindel, Reizhusten, Bronchitis, Sinusitis, Dyspnoe, Entzündungen des Magen-Darm-Trakts, Verdauungsstrg., abdominelle Schmerzen, Dyspepsie, Übelkeit, Erbrechen, Diarrhoe, Exanthem, Muskelkrämpfe, Myalgie, Kalium ↑, Hypotonie, Orthostase, Synkope, Brustschmerz, Müdigkeit;
UW (Trandolapril): Kopfschmerzen, Schwindel, Husten, Abgeschlagenheit, Asthenie, Hypotonie;
UW (Zofenopril): Schwindel, Kopfschmerzen, Übelkeit, Erbrechen, Husten, Müdigkeit;
KI (Benazepril): bek. Überempfindlichkeit, anamnestisch bekanntes, durch vorhergehende Therapie mit einem ACE-Hemmer ausgelöstes angioneurotisches Ödem, hereditäres oder idiopathisches Angioödem, bds. Nierenarterienstenose, Nierentransplantation, hämodynamisch relevante Aorten-/Mitralklappenstenose, HCMP, primärer Hyperaldosteronismus, Grav. (2. u. 3. Trimenon);

KI (Captopril, Cilazapril, Enalapril, Fosinopril, Lisinopril, Perindopril, Quinapril): bekannte Überempfindlichkeit, anamnestisch bekanntes, durch vorhergehende Therapie mit einem ACE-Hemmer ausgelöstes angioneurotisches Ödem, hereditäres oder idiopathisches Angioödem, Grav. (2. u. 3. Trimenon); **KI** (Moexipril): bekannte Überempfindlichkeit, anamnestisch bekanntes, durch vorhergehende Therapie mit einem ACE-Hemmer ausgelöstes angioneurotisches Ödem, hereditäres oder idiopathisches Angioödem, Grav. (2. und 3. Trimenon), CrCl < 40, keine ausreichende Therapieerfahrung, Dialyse, primäre Lebererkrankung/Leberfunktionsstrg., unbehandelte, dekompensierte Herzinsuffizienz, Kinder;
KI (Ramipril): bekannte Überempfindlichkeit, anamnestisch bekanntes, durch vorhergehende Therapie mit einem ACE-Hemmer ausgelöstes angioneurotisches Ödem, hereditäres oder idiopathisches Angioödem, Grav. (2. und 3. Trimenon), bds. Nierenarterienstenose oder Nierenarterienstenose bei Einzelniere, extrakorporale Behandlungen mit Kontakt zwischen Blut und negativ geladenen Oberflächen, hypotensive/hämodynamisch instabile Patienten;
KI (Trandolapril): bek. Überempfindlichkeit, anamnestisch bekanntes, durch vorhergehende Therapie mit einem ACE-Hemmer ausgelöstes angioneurotisches Ödem, hereditäres oder idiopathisches Angioödem, Grav./Lakt., Nierenarterienstenose (bds. oder bei Einzelniere), Z.n. Nierentransplantation, hämodynamisch relevante Mitral-/Aortenklappenstenose, HCM, Hypotonie systolisch ≤ 100mmHg, Schock, primärer Hyperaldosteronismus;
KI (Zofenopril): bek. Überempfindlichkeit gegen Z. bzw. andere ACE-Hemmer; angioneurotisches Ödem durch ACE-Hemmern in der Vorgeschichte; angeborenes/idiopathisches angioneurotisches Ödem; schwere Leberfunktionsstörung; Frauen im gebärfähigen Alter ohne ausreichenden Konzeptionsschutz; Nierenarterienstenose (beidseitig oder einseitig bei Einzelniere), Grav. (2. und 3. Trimenon)

Benazepril Rp	HWZ 6h, Qo 0.05, PPB 95%, PRC C (1.), D (2., 3. Trim.), Lact +
Benazepril AL *Tbl. 5, 10, 20mg* **Benazepril HEXAL** *Tbl. 5, 10mg* **Cibacen** *Tbl. 5, 10, 20mg*	**Art. Hypertonie:** 1 x 10-20mg p.o.; max. 40mg/d; **Herzinsuffizienz:** ini 1 x 2.5mg p.o., Erh.Dos. 1 x 5-10mg p.o., max. 20mg/d p.o.; **DANI** CrCl < 30: max. 10mg/d; **DALI** KI

Captopril Rp	HWZ 2(12) h, Qo 0.15, PPB 30%, PRC C (1.), D (2., 3.Trim.), Lact +
ACE-Hemmer-ratioph. *Tbl. 12.5, 25, 50mg* **Captogamma** *Tbl. 6.25, 12.5, 25, 50, 100mg* **CaptoHEXAL** *Tbl. 25, 50, 100mg*	**Art. Hypertonie:** ini 2 x 12.5-25mg p.o., nach Wi steigern bis 2 x 50-75mg, max. 150mg/d; **Ki.** 0.3mg/kg, s. FachInfo; **Herzinsuff.:** ini 2-3 x 6.25-12.5mg p.o., langsam steigern auf 75-150mg/d p.o., max. 150mg/d; **post Herzinfarkt:** ini 1 x 6.25mg p.o., nach 2h 1 x 12.5mg, nach 12h 1 x 25mg, ab d2 2 x 50mg; **diabet. Nephropathie bei D.m. Typ 1:** 75-100mg/d; **DANI (Ki.)** 0.15mg/kg; **DANI** CrCl > 40: ini 25-50mg, max. 150mg/d; 21-40: ini 25mg, max. 100mg/d; 10-20: ini 12.5, max. 75mg/d; < 10: ini 6.25mg, max. 37.5mg/d

Cilazapril Rp	HWZ (9) h, Q0 0.2, PPB 25-30%
Dynorm *Tbl. 0.5, 1, 2.5, 5mg*	**Art. Hypertonie:** ini 1 x 1.25mg p.o., je nach Wi steigern auf 1 x 2.5mg, max. 5mg/d; **Herzinsuffizienz:** ini 0.5mg, wöchentl. setigern auf 1-2.5mg, max. 5mg/d; **DANI** CrCl 40-60: 1 x 0.5-1mg, max. 2.5mg/d; < 40: KI; **DALI** KI
Enalapril Rp	HWZ (11) h, Q0 0.1, PPB < 50%, PRC C (1.), D (2., 3. Trim.), Lact +
Benalapril *Tbl. 5, 10, 20mg* **Corvo** *Tbl. 2.5, 5, 10, 20mg* **EnaHEXAL** *Tbl. 2.5, 5, 10, 20, 30, 40mg* **Enalapril-ratioph.** *Tbl. 2.5, 5, 10, 20mg* **Jutaxan** *Tbl. 5, 10, 20mg* **Xanef** *Tbl. 5, 10, 20mg*	**Art. Hypertonie:** ini 1 x 20mg p.o., Erh.Dos. 20mg/d, max. 2 x 20mg/d; **Herzinsuff., asympt. linksventr. Dysfunktion:** d1-3: 2.5mg, d4-7: 2 x 2.5mg, d8-14: 10mg, d15-28: 20mg/d, max. 40mg/d; **DANI** CrCl 30-80: 5-10mg/d; 10-30: 2.5mg/d p.o.; HD: 2.5mg/d
Fosinopril Rp	HWZ 11.5 h, Q0 0.5, PPB > 95%, PRC C (1.), D (2., 3. Trim.), Lact +
Fosinorm *Tbl. 10, 20mg* **Fosino Teva** *Tbl. 10, 20mg*	**Art. Hypertonie, Herzinsuff.:** ini 1 x 10mg p.o.; je n. Wi steigern auf 1 x 20mg, max. 40mg/d; **DANI, DALI** nicht erforderlich
Lisinopril Rp	HWZ 12h, Q0 0.3, PPB 3-10%, PRC C (1.), D (2., 3. Trim.), Lact +
Lisidigal *Tbl. 5, 10, 20mg* **Lisinopril 1A** *Tbl. 5, 10, 20, 30mg* **Lisigamma** *Tbl. 5, 10, 20mg* **LisiHEXAL** *Tbl. 2.5, 5, 10, 20mg* **Lisi Lich** *Tbl. 5, 10, 20mg*	**Art. Hypertonie:** ini 1 x 10mg p.o., Erh.Dos. 1 x 20mg, max. 80mg/d; **Herzinsuffizienz:** ini 1 x 2.5mg p.o., langs. steigern bis 1 x 10mg, max. 35mg/d; **post Herzinfarkt:** ini 1 x 5mg p.o., nach 24h 1 x 5mg, nach 48h 1 x 10mg, Dosisanp. je nach RR; **diab. Nephropathie bei D.m. Typ 2:** 1 x 10-20mg; **DANI** CrCl 30-80: ini 5-10mg/d; 10-30: ini 2.5-5mg; < 10: ini 2.5mg; jew. langsam steigern bis max. 40mg/d
Perindopril-Arginin Rp	HWZ (17) h, Q0 (0.56), PPB 20%, PRC C (1.), D (2., 3. Trim.), Lact +
Coversum Arginin *Tbl. 2.5, 5, 10mg*	**Art. Hypertonie:** ini 1 x 2.5-5mg p.o., ggf. nach 4W 1 x 10mg; **Herzinsuff.:** ini 1 x 2.5mg, ggf. n. 2 W. 1 x 5mg; **stab. KHK:** ini 1 x 5mg, n. 2W. 1 x 10mg; **DANI** CrCl > 60: 5mg/d; 30-60: 2.5mg/d; 15-< 30: 2.5mg alle 2d; HD: 2.5mg jeweils nach HD; **DALI** nicht erforderlich

Quinapril Rp	HWZ (3)h, Q0 0.2, PPB ca. 97%, PRC C (1.), D (2., 3. Trim.), Lact +
Accupro *Tbl. 5, 10, 20mg*	**Art. Hypertonie:** ini 1 x 10mg p.o., je nach Wi steigern bis 1-2 x 10mg, max. 40mg/d; **Herzinsuffizienz:** ini 2 x 2.5mg p.o., langs. steigern bis 10-20mg/d, max. 2 x 20mg/d; **DANI** CrCl 30-60: ini 1 x 5mg p.o., dann 5-10mg/d, max. 20mg/d; 10-29: 1 x 2.5mg/d, max. 5mg/d; < 10: KI; **DALI** KI
Ramipril Rp	HWZ 3 (13-17)h, Q0 0.15, PPB 73%, PRC C (1.), D (2., 3. Trim.), Lact +
Delix *Tbl. 2.5, 5, 10mg* **Ramilich** *Tbl. 2.5, 5, 10mg* **Ramipril-CT** *Tbl. 2.5, 5, 10mg* **Ramipril HEXAL** *Tbl. 1.25, 2.5, 5, 7.5, 10mg* **Ramipril-ratioph.** *Tbl. 2.5, 5, 10mg*	**Art. Hypertonie:** ini 1 x 2.5mg p.o., je nach Wi steigern bis 1 x 5mg, max. 10mg/d; **Herzinsuff., post Herzinfarkt:** ini 2 x 1.25-2.5mg p.o., langsam steigern bis max. 2 x 5mg; **kardiovask. Prävention:** ini 1 x 2.5mg, alle 1-2W. Dosisverdoppelung auf Erh.Dos. 1 x 10mg; **diabet. Nephropathie:** ini 1 x 1.25mg, n. 2W. 2.5mg, n. 4W. 5mg; **DANI** CrCl 30-60: ini 1 x 2.5mg/d, max. 5mg/d; 10-30, HD: ini 1.25mg/d, max. 5mg/d; **DALI** KI
Trandolapril Rp	HWZ 1 (16-24)h, Q0 0.44, PPB > 80%, PRC C (1.), D (2., 3. Trim.), Lact +
Udrik *Kps. 0.5, 1, 2mg*	**Art. Hypertonie:** ini 1 x 1mg p.o., je nach Wi steigern bis 1 x 2mg, max. 4mg/d; **post Herzinfarkt:** ini 1 x 0.5mg p.o., nach 24h 1 x 1mg, dann langsam steigern bis 1 x 4mg; **DANI** CrCl 30-60: 100%; < 30: KI; **DALI** ini 0.5mg/d, max. 2mg/d; KI bei schwerer LI
Zofenopril Rp	HWZ 5h, PPB 88%, PRC C (1.), D (2., 3. Trim.), Lact ?
Zofenil *Tbl. 7.5, 15, 30, 60mg*	**Art. Hypertonie:** ini 1 x 15mg p.o., je nach Wi steigern auf 30mg/d, max. 60mg/d; **akuter Myokardinfarkt:** d1-2: 2 x 7.5mg; d3-4: 2 x 15mg; ab d5: 2 x 30mg; Dosis ggf. an RR anpassen, s. FachInfo; **DANI** CrCl < 45: 50% 1-x-Gabe; HD: 25% **DALI** leichte bis mittelschwere LI: 50%; schwere LI: KI

2.1.2 Angiotensin-II-Blocker (Sartane)

Wm: Blockade des Angiotensin-II-Typ-1-Rezeptors;
Wi: spezifische Hemmung der Angiotensin-II-Wi, ohne Wi auf Bradykinin;
UW (Azilsartan): Schwindel, Diarrhoe, Kreatinphosphokinasespiegel ↑; **UW** (Candesartan): Atemwegsinfektionen, Kopfschmerzen, (Dreh-)Schwindel, Hyperkaliämie, Hypotonie, Einschränkung der Nierenfkt.; **UW** (Eprosartan): Kopfschmerzen, Schwindel, Rhinitis, allergische Hautreaktionen, unspezifische gastrointestinale Beschwerden, Asthenie;
UW (Irbesartan): (orthostatischer) Schwindel, orthostatische Hypotonie, Übelkeit, Erbrechen, muskuloskelettale Schmerzen, Erschöpfung, Hyperkaliämie, Kreatinkinase ↑, Hb ↓;
UW (Losartan): Schwindel, Asthenie, Müdigkeit, Hypotonie, Hyperkaliämie, Hypoglykämie;
UW (Olmesartan): Schwindel, Bronchitis, Husten, Pharnygitis, Rhinitis, Diarrhoe, Übelkeit, Dyspepsie, Gastroenteritis, Arthritis, Abdominal-/Rücken-/Knochenschmerzen, Hämaturie, Infektion der Harnwege, Brustschmerz, Müdigkeit, periphere Ödeme, grippeähnliche Symptome, Kreatinphosphokinase/Harnsäure/Triglyceride/Leberenzyme ↑; **UW** (Telmisartan): keine sehr häufigen/häufigen UW; **UW** (Valsartan): Schwindel, Hypotonie, Nierenfktstörung;
KI (Azilsartan, Irbesartan): bek. Überempf., Grav. (2., 3. Trim.); **KI** (Candesartan): bek. Überempf., schwere LI, Cholestase, Grav. (2., 3. Trim.); **KI** (Eprosartan): bek. Überempf., schwere LI, Grav. (2., 3. Trim.), Nierenarterienstenose (bds. o. bei Einzelniere); **KI** (Losartan): bek. Überempf., schwere LI, Grav. (2., 3. Trim.); **KI** (Olmesartan): bek. Überempf., Grav. (2., 3. Trim.), Gallenwegobstruktion; **KI** (Telmisartan): bek. Überempf., Grav. (2., 3. Trim.), obstruktive Gallenfunktionstörung, stark eingeschränkte Leberfunktion;
KI (Valsartan): bek. Überempf., schwere LI, Cholestase, biliäre Zirrhose, Grav. (2., 3. Trim.)

Azilsartanmedoxomil Rp	HWZ 11 h, PPB >99%, PRC D (1.), X (2., 3. Trim.), Lact -
Edarbi *Tbl. 20, 40, 80mg*	**Art. Hypertonie:** ini 1 x 40mg p.o., je nach Wi steigern bis max. 1 x 80mg/d; **DANI** bei schwerer Nierenfktstrg. keine Erfahrungen; **DALI** bei schwerer Funktionsstörung Anw. nicht empfohlen, bei leichter bis mäßiger Funktionsstrg. ini 1 x 20mg/d
Candesartan Rp	HWZ 9 h, Qo 0.4, PPB 99%, PRC C (1.), D (2., 3. Trim.), Lact ?
Atacand *Tbl. 4, 8, 16, 32mg* **Blopress** *Tbl. 4, 8, 16, 32mg* **Candesartan HEXAL** *Tbl. 4, 8, 16, 32mg* **Candesartan Stada** *Tbl. 4, 8, 16, 32mg* **Candesartan Q-Pharm** *Tbl. 8, 16, 32mg*	**Art. Hypertonie:** ini 1 x 8mg p.o., je nach Wi steigern bis 1 x 16mg, max. 32mg/d; **Ki. ab 6J:** ini 1 x 4mg, ggf. steigern; < 50kg: max. 8mg/d; > 50kg: 8-16mg; **Herzinsuffizienz**: ini 1 x 4mg, alle 2W Dosis verdoppeln je nach Verträgl. bis 32mg/d; **DANI** ini 4mg; CrCl < 15: Anw. nicht empf.; **DALI** leichte-mittelgradige LI: ini 4mg; schwere LI: KI
Eprosartan Rp	HWZ 5-9 h, Qo 0.9, PPB 98%, PRC C (1.), D (2., 3. Trim.), Lact -
Eprosartan-ratioph. *Tbl. 600mg* **Teveten Mono** *Tbl. 600mg*	**Art. Hypertonie**: 1 x 600mg p.o.; **DANI** CrCl > 30: 100%; < 30: sorgfältige Dosiseinstellung; **DALI** KI bei schwerer LI

Irbesartan Rp	HWZ 11-15h, Q0 1.0, PPB 96%, PRC C (1.), D (2., 3. Trim.), Lact ?
Aprovel *Tbl. 75, 150, 300mg* **Ifirmasta** *Tbl. 75, 150, 300mg* **Irbesartan 1A** *Tbl. 75, 150, 300mg* **Irbesartan AL** *Tbl. 150, 225, 300mg* **Karvea** *Tbl. 75, 150, 300mg*	**Art. Hypertonie, diabet. Nephropathie bei D.m. Typ 2:** ini 1 x 150mg p.o., je nach Wi steigern bis max. 300mg/d; **DANI** Dialyse: ini 75mg; **DALI** leichte-mittelgradige LI: nicht erforderlich; schwere LI: keine Daten
Losartan Rp	HWZ 2 (6-9)h, Q0 0.95, PPB 99%, PRC C (1.), D (2., 3. Trim.), Lact ?
Cozaar Protect *Tbl. 50mg* **Lorzaar** *Tbl. 12.5, 50, 100mg* **Losar-Q** *Tbl. 50, 100mg* **Losartan HEXAL** *Tbl. 12.5, 25, 50, 75, 100mg* **Losar Teva** *Tbl. 25, 50, 100mg*	**Art. Hypertonie**: 1 x 50mg p.o., je nach Wi steigern bis max. 100mg/d; **Herzinsuffizienz**: ini 1 x 12.5mg p.o., langsam steigern bis 1 x 25-50mg; **Hypertonie + D.m. + Proteinurie:** (> 0.5g/d): ini 1 x 50mg, ggf. nach 1 Monat 1 x 100mg; **Hypertonie + LVH zur Risikoreduktion zerebr. Insult:** 1 x 50mg; ggf. 1 x 100mg; **DANI** nicht erforderlich; **DALI** Dosisreduktion., KI bei schwerer LI
Olmesartan Rp	HWZ 10-15h, PPB 99%, PRC C (1.), D (2., 3. Trim.), Lact ?
Belsar *Tbl. 40mg* **Olmetec** *Tbl. 10, 20, 40mg* **Votum** *Tbl. 10, 20, 40mg*	**Art. Hypertonie**: 1 x 10mg p.o., je nach Wi steigern bis max. 40mg/d; **DANI** CrCl > 20: max. 20mg; < 20: nicht empf.; **DALI** leichte Funktionsstrg.: 100%; mäßige: ini 10mg, max. 20mg/d; schwere LI: Anw. nicht empfohlen
Telmisartan Rp	HWZ > 20h, Q0 1.0, PPB 99%, PRC C (1.), D (2., 3. Trim.), Lact ?
Kinzal mono *Tbl. 20, 40, 80mg* **Micardis** *Tbl. 20, 40, 80mg* **Pritor** *Tbl. 40, 80mg* **Telmisartan HEXAL** *20, 40, 80mg* **Tolura** *20, 40, 80mg*	**Art. Hypertonie**: 1 x 20-40mg p.o., max. 80mg/d; **kardiovask. Präv.:** 1 x 80mg p.o.; **DANI** leichte-mäßige NI: 100%; schwere NI, HD: ini 20mg/d; **DALI** max. 40mg/d, KI bei schwerer Leberfktstrg.
Valsartan Rp	HWZ 6h, Q0 0.7, PPB 94-97%, PRC C (1.), D (2., 3. Trim.), Lact ?
Diovan *Tbl. 40, 80, 160, 320mg; Lsg. 3mg/ml* **Provas** *Tbl. 40, 80, 160, 320mg* **Valsacor** *Tbl. 40, 80, 160, 320mg* **Valsartan Puren** *Tbl. 40, 80, 160, 320mg* **Valsartan HEXAL** *Tbl. 40, 80, 160, 320mg* **Valsartan Stada** *Tbl. 40, 80, 160, 320mg*	**Art. Hypertonie**: 1 x 80mg p.o.; ggf. ↑ auf max. 320mg/d; **Ki. 6-18J.:** < 35kg: ini 1 x 40mg p.o., max. 80mg/d; > 35kg: ini 1 x 80mg, 35-80kg: max. 160mg/d; 80-160kg: max. 320mg/d; **Herzinsuff.:** ini 2 x 40mg p.o., steigern auf max. 2 x 160mg; **post Herzinfarkt**: ini 2 x 20mg p.o., steigern auf max. 2 x 160mg; **DANI** CrCl > 10: 100%; < 10, HD: nicht empfohlen; **DALI** leichte bis mittelschwere LI: max. 80mg/d, KI bei schwerer LI

2.1.3 Betablocker

Wm/Wi: kompet. Betarez.-Hemmung ⇒ neg. ino-/chronotrop ⇒ HZV ↓, kard. O_2-Verbrauch ↓, Reninsekretion ↓; hochdosiert: unspez., membranstabilisierende, chinidinartige Wi; **UW** (Atenolol): Bradykardie, Kältegefühl an Extremitäten, Schwindel, Schwitzen, Magen-Darm-Beschwerden, Müdigkeit; **UW** (Betaxolol): Schlaflosigkeit, Schwindel, Müdigkeit, Kopfschmerzen, Schwitzen, Bradykardie, Kältegefühl an Extremitäten, Magen-Darm-Beschwerden, allerg. Hautreaktionen, Haarausfall, Schwäche; **UW** (Bisoprolol): Bradykardie (bei chron. Herzinsuff.), Verschlechterung der Herzinsuffizienz, Schwindel, Kopfschmerzen, Übelkeit, Erbrechen, Diarrhö, Obstipation, Kälte- oder Taubheitsgefühl in den Extremitäten, Hypotonie, Asthenie, Müdigkeit; **UW** (Esmolol): Hypotonie, Diaphorese, Anorexie, Depression, Angstzustände, Schwindelgefühl, Somnolenz, Kopfschmerzen, Parästhesie, Aufmerksamkeitsstrg., Verwirrtheitszustand, Unruhe, Übelkeit, Erbrechen, Asthenie, Reaktionen a.d. Injektionsstelle; **KI** (Atenolol): Überempf., manifeste Herzinsuffizienz, Schock, AV-Block II-III°, Sick-Sinus-Syndrom, sinuatrialer Block, Bradykardie, Hypotonie, Azidose, bronchiale Hyperreagibilität, Spätstadium pAVK, gleichzeitige MAO-Hemmer-Therapie; **KI** (Betaxolol): manifeste Herzinsuff., kardiogener Schock, anamnestisch anaphylaktische Reaktion, AV-Block II-III°, Sick-Sinus-Syndrom, sinuatrialer Block, Bradykardie, Hypotonie, Prinzmetal-Angina, Raynaud-Syndrom, Spätstadium pAVK, gleichzeitige MAO-Hemmer-Therapie, schwere Formen von Asthma/COPD, unbeh. Phäochromozytom, Kombination mit Floctafenin, Sultoprid; **KI** (Bisoprolol): akute Herzinsuffizienz, dekompensierte Herzinsuffizienz mit erforderlicher i.v. inotroper Ther., kardiogener Schock, AV-Block II°/III°, Sinusknotensyndrom, SA-Block, Bradykardie < 60/min, Hypotonie, schwere Formen von Asthma bronchiale, schwere COPD, Spätstadium pAVK, Raynaud-Syndrom, unbehandeltes Phäochromozytom, metabolische Azidose; **KI** (Esmolol): bek. Überempf. gegen E. oder andere Betablocker, schwere Sinusbradykardie (< 50/min); Sinusknotensyndrom, schw. Strg. der AV-Knotenleitung (ohne Herzschrittmacher), AV-Block II-III°, kardiogener Schock, schw. Hypotonie, dekompensierte Herzinsuff., gleichzeitige oder kürzlich (bis 48h) erfolgte i.v. Verabreichung von Verapamil; unbehandeltes Phäochromozytom, pulmonale Hypertonie, akuter Asthmaanfall, metabolische Azidose

		β_1	ISA
Acebutolol Rp	HWZ 4(7-13)h, Qo 0.8 (0.4), PPB 25%, PRC B, Lact ? ✋		
Prent *Tbl. 200, 400mg*	**Art. Hypertonie**: ini 1 x 200mg p.o., je n. Wi steigern bis 1 x 400-800mg; **KHK**: 1 x 400-800mg p.o.; **tachyk. HRST**: 2-3 x 200mg p.o.; **DANI** CrCl 10-30: 50%; < 10: 25%; **DALI** Dosisreduktion	+	+
Atenolol Rp	HWZ 6h, Qo 0.12, PPB 3%, PRC D, Lact ? ✋	+	0
Atenolol-ratioph. *Tbl. 25, 50, 100mg* **AteHEXAL** *Tbl. 25, 50, 100mg* **Juvental** *Tbl. 25, 50, 100mg* **Tenormin** *Tbl. 50mg*	**Hyperkin. Herzsyndrom:** 1 x 25mg p.o.; **art. Hypertonie, KHK, supraventrik. und ventrik. HRST**: 1 x 50-100mg p.o.; **DANI** CrCl 10-30: 50%; < 10: 25%		
Betaxolol Rp	HWZ 18h, Qo 0.8, PPB 50%, PRC C, Lact ? ✋	+	0
Kerlone *Tbl. 20mg*	**Art. Hypertonie:** 1 x 10-20mg p.o.; **DANI** CrCl > 30: 100%; < 30, HD: max. 10mg/d		

Wirkstoff / Präparate	Indikation / Dosierung	β_1	ISA
Bisoprolol Rp — HWZ 11h, Qo 0.48, PPB 30%, PRC C, Lact ?		β_1	ISA
Bisobeta *Tbl. 5, 10mg* **BisoHEXAL** *Tbl. 1.25, 2.5, 3.75, 5, 7.5, 10mg* **Bisoprolol-ratioph.** *Tbl. 1.25, 2.5, 3.75, 5, 10mg* **Concor, Jutabis** *Tbl. 5, 10mg* **Concor Cor** *Tbl. 1.25, 2.5, 3.75, 5, 7.5, 10mg*	**Art. Hypertonie, KHK**: 1 x 2.5-10mg p.o.; **Herzinsuff.**: ini 1 x 1.25mg p.o., je nach Verträglichkeit steigern um 1.25-2.5mg/W bis 10mg/d; **DANI** CrCl < 20: max. 10mg/d; **DALI** max. 10mg/d	+	0
Carvedilol Rp — HWZ 6-10h, Qo 1.0, PPB 99%, PRC C, Lact ?		0	0
Carvedilol HEXAL *Tbl. 3.125, 6.25, 12.5, 25, 50mg* **Carvedilol-ratioph.** *Tbl. 6.25, 12.5, 25mg* **Dilatrend** *Tbl. 3.125, 6.25, 12.5, 25mg* **Querto** *Tbl. 6.25, 12.5, 25mg*	**Art. Hypertonie**: ini 1 x 12.5mg, n. 2d 1 x 25mg, ggf. n. 14d 2 x 25mg p.o.; **chron. stab. AP:** ini 2 x 12.5mg, n. 2d 2 x 25mg, ggf. nach 14d 2 x 50mg; **Herzinsuff.**: ini 2 x 3.125mg, je nach Verträglichkeit alle 2W steigern um 3.125-12.5mg; bis 85kg: max. 2 x 25mg; > 85kg: max. 2 x 50mg; **DANI** nicht erforderlich		
Celiprolol Rp — HWZ 5-7h, Qo 0.6		+	+
Celipro Lich *Tbl. 200mg* **Celitin** *Tbl. 200, 400mg*	**Art. Hypertonie, KHK**: 1 x 200-400mg p.o.; **DANI** CrCl < 10: 1 x 100mg		
Esmolol Rp — HWZ 9min, Qo 1.0, PPB 55%, PRC C, Lact ?		+	0
Brevibloc *Amp. 100mg/10ml, 2500mg/250ml* **Esmocard** *Amp. 100mg/10ml, 2500mg/10ml*	**Supraventrik. Tachykardie**: ini 500µg/kg i.v. über 1min, dann 50µg/kg/min, max. 200µg/kg/min; **DANI** CrCl 30-60: Anw. max. 4h; < 30: KI; **DALI** KI bei schw. Leberfktsstrg.		
Metoprololsuccinat Rp — HWZ 3-4h, PPB 10%		+	0
Beloc-Zok *Tbl. 23.75(ret.), 47.5(ret.), 95(ret.), 190(ret.)mg* **MetoHEXAL-Succ** *Tbl. 23.75(ret.), 47.5(ret.), 95(ret.), 142.5(ret.), 190(ret.)mg* **Meto-Succinat Sandoz** *Tbl. 23.75(ret.), 47.5(ret.), 95(ret.), 142.5(ret.), 190(ret.)mg*	**Art. Hypertonie, KHK, tachyk. HRST, hyperkin. Herzsyndr.:** 1 x 47.5-190mg p.o.; **Herzinsuff.**: ini 1 x 23.75mg, nach Verträglichkeit Dosis alle 2W verdoppeln bis max. 1 x 190mg; **Migräne-Pro.:** 1 x 95mg p.o.		
Metoprololtartrat Rp — HWZ 3-5(8)h, Qo > 0.8, PPB 12%		+	0
Beloc *Amp. 5mg/5ml* **Jutabloc** *Tbl. 100, 200(ret.)mg* **MetoHEXAL** *Tbl. 50, 100, 100(ret.), 200(ret.)mg* **Metoprolol AL** *Tbl. 50, 100, 200(ret.)mg* **Metoprolol-ratioph.** *Tbl. 50, 50(ret.), 100, 100(ret.), 200(ret.)mg*	**Art. Hypertonie, KHK, tachykarde HRST, hyperkinet. Herzsyndrom:** 1-2 x 50-100mg p.o.; 1 x 100-200mg (ret.); 5-10mg langs. i.v., max. 20mg i.v.; **Migräne-Pro.:** 1-2 x 50-100mg p.o.; 1 x 100-200mg (ret.); **DANI** nicht erforderlich		

		β1	ISA
Nebivolol Rp	HWZ 10-50h, Qo 0.95, PPB 98%		
Nebilet *Tbl. 5mg* **Nebivolol Actavis** *Tbl. 5mg* **Nebivolol Stada** *Tbl. 5mg*	**Art. Hypertonie:** 1 x 5mg p.o.; **chron. Herzinsuffizienz bei > 70J:** ini 1.25mg, max. 10mg/d; **DANI** ini 2.5mg; **DALI** KI	+	0
Pindolol Rp	HWZ 3-4h, Qo 0.5, PPB 40%, PRC B, Lact ?	0	+
Visken *Tbl. 5mg*	**Art. Hypertonie:** 3 x 5-10mg p.o.; **KHK:** 3 x 5mg p.o.; 1 x 15mg; **tachyk. HRST:** 3 x 5-10mg p.o.; **hyperkinet. Herzsyndrom:** 2-3 x 2.5mg; **DALI** Dosisreduktion		
Propranolol Rp	HWZ 3-4h, Qo 1.0, PPB 90%, PRC C, Lact ?	0	0
Dociton *Tbl. 10, 40, 80mg; Kps. 80(ret.), 160(ret.)mg; Amp. 1mg/1ml* **Hemangiol** *Lsg. (1ml = 3.75mg)* **Inderal** *Tbl. 40mg* **Obsidan** *Tbl. 25, 40, 100mg* **Propra-ratioph.** *Tbl. 10, 40, 80mg* **Propranolol Stada** *Tbl. 40, 80mg*	**Art. Hypertonie:** 2-3 x 40-80mg p.o.; 2 x 160mg; 1 x 160-320mg (ret.); **KHK, tachykarde HRST:** 2-3 x 40-80mg; 1 x 1mg langsam i.v., max. 10mg i.v.; **Arrhythmien Ki.:** 3-4 x 0.25-0.5mg/kg, max. 4 x 1mg/kg bzw. 160mg/d; **hyperkin. Herzsyndrom:** 3 x 10-40mg; **primäres Angstsyndrom, essentieller Tremor, Migräne-Pro.:** 2-3 x 40mg; **Hyperthyreose:** 3-4 x 10-40mg; **proliferative infantile Hämangiome:** (Hemangiol) Ki. 5W-5M: ini 1mg/kg/d p.o. in 2ED, nach 1W 2mg/kg/d, nach 2W 3mg/kg/d; Ther.-Dauer 6M; **DANI** nicht erforderlich		
Sotalol Rp	HWZ 15h, Qo 0.15, keine PPB, PRC B, Lact ?	0	0
Darob *Tbl. 160mg* **Rentibloc** *Tbl. 40, 160mg* **SotaHEXAL** *Tbl. 40, 80, 160mg* **Sotalex** *Tbl. 80, 160mg;* **Sotalol-ratioph.** *Tbl. 40, 80, 160mg*	**Ventrikuläre HRST**: ini 2 x 80mg p.o., ggf. steigern bis 3 x 80 od. 2 x 160mg; max. 640mg/d in 2-3 ED; **PRO chron. Vorhofflimmern nach DC-Kardioversion**: 2-3 x 80mg p.o., max. 2 x 160mg/d; **PRO paroxysmales Vorhofflimmern**: 2-3 x 80mg p.o.; **DANI** CrCl 30-60: 50%; 10-30: 25%; <10: keine oder vorsichtige Anw.		

β_1**:** selektive Hemmung von Beta-1-Rezeptoren; **ISA:** intrinsische sympathomimetische Aktivität = partieller Agonismus und partieller Antagonismus

2.1.4 Direkte Renininhibitoren

Wm/Wi: selektive direkte Hemmung des humanen Renins ⇒ Blockade der Umwandlung von Angiotensinogen zu Angiotensin I ⇒ Plasmareninaktivität ↓; AT-I- und II-Spiegel ↓ ⇒ RR ↓;
UW: Schwindel, Diarrhoe, Arthralgie, Hyperkaliämie, Hautausschlag, Hypotonie, Einschränkung der Nierenfunktion, periphere Ödeme;
KI: angeborenes/idiopathisches Angioödem, Angioödem unter Aliskiren in Vorgeschichte, gleichzeitige Anwendung mit Ciclosporin, Itraconazol u. anderen potenten P-gp-Inhibitoren (z. B. Chinidin), gleichzeitige Anwendung mit Angiotensin-II-Rezeptor-Blockern oder ACE-Hemmern bei Patienten mit Diabetes mellitus oder eingeschränkter Nierenfkt. (CrCl < 60), Grav. (2./3. Trim.), bek. Überempfindlichkeit gegen Wirkstoff oder sonstige Bestandteile

Aliskiren Rp	HWZ 40h, PPB 49%, PRC C (1.), D (2., 3. Trim.), Lact ?
Rasilez *Tbl. 150, 300mg*	**Art. Hypertonie:** ini 1 x 150mg p.o., ggf. nach 2W steigern auf 1 x 300mg; **DANI** CrCl < 30: vorsichtige Anw.; < 60: KI bei gleichzeitiger Einnahme v. ACE-Hemmern oder AT-II-Blockern; **DALI** nicht erforderlich

2.1.5 Kalziumantagonisten (Non-Dihydropyridine)

Wm: Hemmung des Ca^{2+}-Einstroms; **Wi:** negativ inotrop, kardialer O_2-Verbrauch ↓, Vasodilatation (v.a. Arteriolen ⇒ Nachlast ↓, Vorlast unbeeinflusst!), negativ chronotrop, AV-Überleitungszeit ↑, AV-Refraktärzeit ↑;
UW (Verapamil): Übelkeit, Brechreiz, Völlegefühl, Obstipation, Müdigkeit, Nervosität, Schwindel, Benommenheit, Schläfrigkeit, Parästhesie, Neuropathie, Tremor, Entwicklung/Verschlechterung einer Herzinsuffizienz, Hypotonie, Orthostase, Sinusbradykardie, AV-Block I°, Knöchelödeme, Flush, Hautrötung, Wärmegefühl, allergische Reaktionen, Erythem, Pruritus, Urtikaria, makulopapulöses Exanthem, Erythromelalgie, Schwitzen, Kopfschmerzen;
KI (Verapamil): Herz-Kreislauf-Schock, akuter MI mit Komplik., ausgeprägte Reizleitungsstrg. (z.B. SA- bzw. AV-Block II° u. III°), Sinusknotensyndr., manifeste Herzinsuff., Vorhofflimmern/-flattern u. gleichzeit. WPW-Syndrom, i.v.-Appl. von Betablockern (Ausnahme Intensivmedizin)

Diltiazem Rp	HWZ 6h, Qo > 0.9, PPB 70-85%, PRC C, Lact -
DiltaHEXAL *Tbl. 60, 90(ret.)mg* **Diltiazem-ratioph.** *Tbl. 60mg; Kps. 90(ret.), 120(ret.), 180(ret.)mg* **Dilzem** *Tbl. 90(ret.), 120(ret.), 180(ret.)mg*	**Art. Hypertonie, KHK:** 3 x 60mg; 2 x 90-180mg (ret.); **DANI, DALI** vorsichtige Anw.

Verapamil Rp	HWZ 3-7h, Qo > 0.8, PPB 90%, PRC C, Lact +
Isoptin *Tbl. 40, 80, 120, 120(ret.), 240(ret.)mg; Inj.Lsg. 5mg/2ml* **VeraHEXAL** *Tbl. 40, 80, 120, 120(ret.), 240(ret.)mg; Kps. 120(ret.), 180(ret.), 240(ret.)mg; Inj.Lsg. 5mg/2ml* **Veramex** *Tbl. 40, 80, 120, 240(ret.)mg* **Verapamil-ratioph.** *Tbl. 40, 80, 120, 240(ret.)mg; Inj.Lsg. 5mg/2ml*	**Art. Hypertonie, KHK, supraventr. Tachyk.:** 3 x 80-120mg; 2 x 120-240mg (ret.) p.o.; 5mg langs. i.v., dann 5-10mg/h, max. 100mg/d; Perf. (100mg) = 2mg/ml ⇒ 2-5ml/h; **Ki. 6-14J:** 80-360mg/d, 2.5-5mg i.v.; **< 6J:** 80-120mg/d, 2-3mg i.v.; **Sgl.:** 0.75-2mg i.v.; **NG:** 0.75-1mg i.v.; **DANI** nicht erforderlich; **DALI** 2-3 x 40mg

2.1.6 Kalziumantagonisten (Dihydropyridine)

Wm/Wi: Hemmung des Ca^{2+}-Einstroms ⇒ negativ inotrop, kardialer O_2-Verbrauch ↓, Vasodilatation v.a. der Arteriolen ⇒ Nachlast ↓, Vorlast unbeeinflusst!;
UW (Amlodipin): Knöchelschwellung, Kopfschmerzen, Schläfrigkeit, Schwindel, Schwäche, Palpitationen, Übelkeit, Dyspepsie, Bauchschmerzen, Gesichtsrötung mit Hitzeempfindung;
KI (Amlodipin): Überempfindlichkeit gegen Amlodipin oder andere Dihydropyridine, schwere Hypotonie, Schock, kardiogener Schock, Herzinsuffizienz nach akutem Herzinfarkt (erste 4W), hochgradige Aortenstenose, instabile Angina pectoris

Amlodipin Rp	HWZ 40h, Qo 0.85, PPB 93%, PRC C, Lact ?
Amlobesilat Sandoz *Tbl. 5, 10mg* **Amlodipin Corax** *Tbl. 5, 10mg* **Amlodipin HEXAL** *Tbl. 5, 7.5, 10mg* **Amlodipin-ratioph.** *Tbl. 5, 10mg* **Norvasc** *Tbl. 5mg*	**Art. Hypertonie, chron. stabile AP:** 1 x 5-10mg p.o.; **DANI** nicht erforderlich; **DALI** KI b. schwerer LI
Felodipin Rp	HWZ 10-16h, Qo 1.0, PPB 99%, PRC C, Lact ?
Felocor *Tbl. 2.5(ret.), 5(ret.), 10(ret.)mg* **Felodipin-CT** *Tbl. 2.5(ret.), 5(ret.), 10(ret.)mg* **Modip** *Tbl. 2.5(ret.), 5(ret.), 10(ret.)mg*	**Art. Hypertonie:** ini 1 x 2.5-5mg; Erh.Dos. 1 x 5-10mg (ret.) p.o.; **DANI** CrCl < 30: KI; **DALI** sorgf. Dosiseinstellg., KI bei Child C
Isradipin Rp	HWZ 8.4h, Qo 1.0, PPB 95%, PRC C, Lact ?
Lomir Sro *Kps. 5(ret.)mg* **Vascal uno** *Kps. 2.5(ret.), 5(ret.)mg*	**Art. Hypertonie:** 2 x 2.5-5mg; 1 x 5-10mg (ret.) p.o.; **DANI** CrCl > 30: ini 50%; < 30: nicht empfohlen; **DALI** KI
Lercanidipin Rp	HWZ 8-10h, PPB > 98%
Carmen, Corifeo *Tbl. 10, 20mg* **Lercanidipin Heumann** *Tbl. 10, 20mg* **Lercanidipin Stada** *Tbl. 10, 20mg*	**Art. Hypertonie:** 1 x 10-20mg p.o.; **DANI** CrCl > 30: 100%; < 30: nicht empf.; **DALI** KI bei schwerer Leberfktstrg.
Manidipin Rp	PPB 99%
Manyper *Tbl. 10, 20mg*	**Art. Hypertonie:** ini 1 x 10mg p.o., nach 4W je nach Wi 1 x 20mg; **DANI** CrCl < 10: KI; **DALI** max. 10mg/d
Nifedipin Rp	HWZ 2.5-5h, Qo 1.0, PPB 98%, PRC C, Lact +
Adalat *Kps. 10mg; Tbl. 20(ret.), 30(ret.), 60(ret.)mg; Inf.Lsg. 5mg/50ml* **Aprical** *Kps. 10mg; Tbl. 60(ret.)mg* **NifeHEXAL** *Kps. 5, 20mg; Tbl. 10(ret.), 20(ret.), 30(ret.), 40(ret.), 60(ret.)mg; Gtt. (1ml = 20mg)* **Nifical** *Tbl. 10(ret.), 20(ret.)mg; Gtt. (1ml = 20mg)*	**Art. Hypertonie, KHK:** 3 x 10-20mg p.o.; 1 x 30-60mg (ret.), 2 x 20mg (ret.); max. 60mg/d p.o.; 0.63-1.25mg/h i.v.; Perf. (5mg) = 0.1mg/ml ⇒ min 1-5: 60-120ml/h, dann 6-12ml/h; **hypertensive Krise:** 10mg p.o. (Kps. zerbeißen), evtl. Wdh. nach 30min; **Raynaud-Syndrom:** 3 x 10-20mg p.o.; **DANI** nicht erforderlich; **DALI** sorgfältige Dosiseinstellung

Nilvadipin Rp	HWZ 15-20h, Qo 1.0, PPB 99%
Escor *Kps. 8(ret.), 16(ret.)mg* **Nivadil** *Kps. 8(ret.), 16(ret.)mg*	**Art. Hypertonie:** ini 1 x 8mg p.o., je nach Wi steigern bis 1 x 16mg; **DANI** CrCl < 30: nicht empfohlen; **DALI** max. 8mg/d
Nisoldipin Rp	HWZ 7-12h, Qo 1.0, PPB 99%, PRC C, Lact ?
Baymycard *Tbl. 5, 10mg* **Baymycard RR** *Tbl. 10(ret.), 20(ret.), 30(ret.)mg*	**Art. Hypertonie:** 2 x 5-10mg, max. 2 x 20mg p.o.; 1 x 10-40mg (ret.); **chronisch stabile AP:** 2 x 5-10mg, max. 2 x 20mg p.o.; **DANI** nicht erforderlich; **DALI** KI bei schwerer Leberfktstrg.
Nitrendipin Rp	HWZ 8-12h, Qo 1.0, PPB 99%, PRC C
Bayotensin *Tbl. 10, 20mg; Phiole 5mg* **Jutapress** *Tbl. 10, 20mg* **Nitrendipin-ratioph.** *Tbl. 10, 20mg* **Nitrepress** *Tbl. 10, 20mg*	**Art. Hypertonie:** 1-2 x 10-20mg p.o.; **hypertensive Krise:** 5mg s.l., evtl. Wdh. nach 30 min; **DANI** nicht erforderlich; **DALI** ini 10mg/d, häufige RR-Kontrolle

2.1.7 Zentral angreifende Alpha-2-Rezeptoragonisten

Wm: Stimulation zentraler Alpha-2-Rez. ⇒ präsynaptisch ⇒ Noradrenalinfreisetzung ↓ ⇒ postsynaptisch ⇒ peripherer Sympathikotonus ↓, Reninfreisetzung ↓ ⇒ Hemmung des RAAS;
Wm (Alpha-Methyldopa): bildet zusätzl. „falschen" Transmitter Alpha-Methylnoradrenalin;
Wm (Moxonidin): Stimulation von zentralen Imidazolinrezeptoren; relativ schwache Stimulation zentraler Alpha-2-Rez.; **Wi:** peripherer Widerstand ↓, HF ↓, HZV ↓ ⇒ RR ↓;
UW (Alpha-Methyldopa): Sedierung, Schwindel, orthostatische Strg., Benommenheit, Kopfschmerzen, HF ↓, Mundtrockenheit, Ödeme, Schlafstrg., Depression, Halluzinationen, Libidostrg., Gynäkomastie, Amenorrhoe;
UW (Clonidin): Schlafstrg., Depression, Kopfschmerzen, AV-Block, HF ↓, Sedierung, Mundtrockenheit, Potenz- u. Libidostrg.;
UW (Moxonidin): Benommenheit, Mundtrockenheit, Schläfrigkeit, Schwäche, Schwindel, Kopfschmerzen, gestörte Denkprozesse, Schlafstrg., Übelkeit, Obstipation, Vasodilatation;
KI (Alpha-Methyldopa): akute u. chronische Lebererkrankungen, schwere Nierenfktstrg., Phäochromozytom, Depression, schwere Herzinsuffizienz, hämolytische Anämie;
KI (Clonidin): Depressionen, HF ↓ < 50/min, AV-Block II°-III°, Sick Sinus; Grav./Lact.
KI (Moxonidin): Sick Sinus, sinuatrialer Block, AV-Block II°-III°, HF ↓ < 50, maligne Arrhythmien, Herzinsuffizienz, schwere Koronarinsuffizienz, instabile AP, schwere Nierenfunktionsstörung, Angioödem, schwere Lebererkrankung

Alpha-Methyldopa Rp	HWZ 2h, Qo 0.4, PPB 10-15%, PRC B, Lact +
Dopegyt *Tbl. 250mg* **Methyldopa Stada** *Tbl. 250mg* **Presinol** *Tbl. 125, 250, 500mg*	**Art. Hypertonie:** ini 1-3 x 125mg p.o., je nach Wi steigern bis 2-3 x 250mg; **Schwangerschaftshypertonie:** 250-2000mg/d; **DANI** sorgf. Dosiseinst., Erh.Dos. max. 50%

Clonidin Rp	HWZ 10-20h, Q0 0.4, PPB 30-40%, PRC C, Lact ?
Catapresan *Tbl. 0.075, 0.15, 0.3mg* **Clonidin-ratioph.** *Tbl. 0.075, 0.15, 0.3mg; Kps. 0.25mg; Amp. 0.15mg/1ml* **Clonistada** *Tbl. 0.15, 0.3, 0.25 (ret.)mg*	**Art. Hypertonie:** 2 x 0.075-0.3mg; 1-2 x 0.25mg (ret.), max. 0.9mg/d p.o.; **hypertensive Krise:** 1-4 x 0.075-0.15mg i.m./s.c./i.v.; Perf. (0.45mg) = 9µg/ml ⇒1-5ml/h; s. a. Alkoholentwöhnungsmittel → 379; **DANI** max. 0.3mg/d p.o./i.v.

Moxonidin Rp	HWZ 2-3h, Q0 0.4, PPB 7%
Cynt *Tbl. 0.2, 0.3, 0.4mg* **Moxobeta** *Tbl. 0.2, 0.3, 0.4mg* **Moxonidin HEXAL** *Tbl. 0.2, 0.3, 0.4mg* **Physiotens** *Tbl. 0.2, 0.3, 0.4mg*	**Art. Hypertonie:** 1-2 x 0.2-0.4mg p.o., max. 0.6mg/d; **DANI** CrCl: 30-60: max. 0.4mg/d; < 30: KI; **DALI** KI bei schwerer LI

2.1.8 Alphablocker

Wm: revers. Alpha-1-Rezeptorblock.; (Phenoxybenzamin) irrev. Alpha-1-/Alpha-2-Rez.-Block.; **Wi:** Vasodilatation, Pre- und Afterload ↓; Urapidil: zusätzlich Agonist am 5-HT1A-Rezeptor; **UW** (Doxazosin): Atemwegsinfekte, Harnwegsinfekt, Benommenheit, Kopfschmerzen, Somnolenz, Schwindel, Hypotonie, othostat. Hypotonie, Palpitationen, Tachykardie, Bronchitis, Dyspnoe, Rhinitis, Bauchschmerzen, Dyspepsie, Mundtrockenheit, Übelkeit, Pruritus, Rückenschmerzen, Myalgien, Zystitis, Harninkontinenz, Schwächegefühl, Brustschmerz, Grippesymptome, periph. Ödeme; **KI** (Doxazosin): bekannte Überempfindlichkeit, orthostatische Hypotonie, Pat. mit benigner Prostatahyperplasie, die gleichzeitig eine Stauung der oberen Harnwege, einen chronischen; Harnwegsinfekt oder Blasensteine aufweisen, Pat. mit gastrointest. Obstruktion, ösophagealer Obstruktion oder verringertem Lumendurchmesser des GI-Trakts in der Anamnese, Lakt., benigne Prostatahyperplasie mit Überlaufblase, Anurie oder progressiver Niereninsuffizienz als Monotherapie

Doxazosin Rp	HWZ 8.8-22h, Q0 0.95, PPB 98%, PRC C, Lact ?
Cardular PP *Tbl. 4(ret.), 8(ret.)mg* **Diblocin PP** *Tbl. 4(ret.)mg* **Doxacor** *Tbl. 1, 2, 4, 8mg* **Doxazosin-ratioph.** *Tbl. 2, 4, 4(ret.), 8(ret.)mg* **Doxazosin Stada** *Tbl. 1, 2, 4, 4(ret.), 8mg* **Jutalar** *Tbl. 2, 4, 4(ret.), 8mg*	**Art. Hypertonie:** ini 1 x 1mg/d, bei Bedarf um 1mg/W steigern bis 1 x 8mg/d p.o., max. 16mg/d; **DANI** nicht erforderlich; **DALI** leichte LI: sorgfältige Dosiseinstellung; schwere LI: Anw. nicht empfohlen

Phenoxybenzamin Rp	HWZ 24h, PRC C, Lact ?
Dibenzyran *Kps. 10mg*	**Phäochromozytom:** 1-3W präop.: ini 1 x 10mg p.o., je nach Wi steigern bis 100mg/d; inop.: ini 10mg/d, Erh.Dos. 2-3 x 20-40mg; **Ki.:** ini 0.2-0.4mg/kg/d; **DANI** KI

Terazosin Rp	HWZ 8-14h, Q0 0.95, PPB 90-94%, PRC C, Lact ?
Heitrin *Tbl. 1, 2, 5mg* **Terazosin Stada** *Tbl. 2, 5, 10mg*	**Art. Hypertonie:** ini 1 x 1mg p.o., je nach Wi steigern bis max. 20mg/d; **DANI** nicht erford.; **DALI** Dosisreduktion

Urapidil Rp	HWZ 4.7 (10)h, Qo 1.0, PPB 80%
Ebrantil *Kps. 30(ret.), 60(ret.), 90(ret.)mg; Amp. 25mg/5ml, 50mg/10ml* **Urapidil Carino** *Amp. 25mg/5ml, 50mg/10ml, 100mg/20ml* **Urapidil Stragen** *Amp. 25mg/5ml, 50mg/10ml, 100mg/20ml*	**Art. Hypertonie:** 2x30-90mg (ret.) p.o.; **hypertensiver Notfall:** 10-50mg langs. i.v., ggf. Wdh. nach 5min; Dauerinf. ini 2mg/min, mittlere Erh.Dos. 9mg/h; Perfusor 100mg/50ml (2mg/ml): 4.5-60ml/h; **DANI, DALI** sorgfältige Dosiseinstellung

2.1.9 Direkte Vasodilatatoren

Wm: direkter Angriff an der glatten Muskulatur kleinerer Arterien und Arteriolen ⇒ peripherer Widerstand ↓ (Afterload) ⇒ RR ↓;
UW (Dihydralazin): orthostat. Hypotonie, Schwindel, Appetit ↓, Übelkeit, Erbrechen, Durchfall, Verstopfung, paralytischer Ileus, migräneartige Kopfschmerzen, Nasenverstopfung, Hautrötung, Ödeme, periphere Neuropathie, Parästhesien, Tremor, Muskelkrämpfe; **UW** (Minoxidil): Salz- u. Wasserretention, Tachykardie, Perikarditis, Perikarderguss u. -tamponade, Magen-Darm-Unverträglichkeit, Hypertrichose, Veränderung der Haarfarbe, EKG-Veränderungen;
KI (Dihdralazin): bek. Überempf. (auch gegen Hydralazin); idiopathisch u. medikamentös induzierter Lupus erythem., Aortenaneurysmen, Herzklappenstenosen, hypertrophe Kardiomyopathie, isolierte Rechtsherzinsuff. infolge pulmonaler Hypertonie, Grav. (1. Trimenon);
KI (Minoxidil): bek. Überempf., pulm. Hypertonie wegen Mitralstenose, Phäochromozytom

Dihydralazin Rp	HWZ 4-5h, PPB 84-90%, PRC B
Nepresol *Tbl. 25, 50mg; Amp. 25mg/2ml*	**Art. Hypertonie:** ini 2 x 12.5mg p.o., je nach Wi steigern bis 2 x 25mg; max. 100mg/d; **hypertensive Krise, Eklampsie:** 12.5-25mg i.m.; 6.25-12.5mg langs. i.v., evtl. Wdh. nach 20min; Perf. (75mg) = 1.5mg/ml ⇒ 1-5ml/h; max. 100mg/24h; **DANI, DALI** sorgfältige Dosiseinstellung

Minoxidil Rp	HWZ 4h, Qo 0.9, keine PPB, PRC C, Lact +
Loniten *Tbl. 2.5, 10mg* **Lonoten** *Tbl. 10mg* **Lonolox** *Tbl. 2.5, 10mg*	**Therapieresistente art. Hypertonie:** ini 2 x 2.5mg p.o., alle 3d um 5-10mg steigern, ab 50mg um 25mg/d steigern bis max. 100mg/d; Komb. mit Diuretikum u. Betablocker; **Ki. bis 12J:** ini 0.1mg/kg, alle 3d steigern um 0.1-0.2mg/kg, max. 1mg/kg bzw. 50mg/d; **DANI** CrCl < 30, HD: sorgfältige Dosiseinst.

2.1.10 ACE-Hemmer + Diuretikum

Benazepril + Hydrochlorothiazid Rp	PPB (H) 64%, PRC C (1.), D (2., 3. Trim.), Lact -
Benazeplus AL *Tbl. 10+12.5, 20+25mg* **Benazeplus Stada** *Tbl. 10+12.5, 20+25mg* **Benazepril HEXAL comp., Benazepril Winthrop comp.** *Tbl. 10+12.5, 20+25mg* **Cibadrex** *Tbl. 10+12.5, 20+25mg*	**Art. Hypertonie:** 1 x 10-20 + 12.5-25mg p.o., max. 2 x 20+25mg; **DANI** CrCl 30-60: sorgfältige Dosiseinstellung; < 30: KI; **DALI** KI

Captopril + Hydrochlorothiazid Rp	PRC C (1.), D (2., 3. Trim.), Lact -
ACE-Hemmer-ratioph. comp. *Tbl. 25+12.5, 25+25, 50+25mg* **CaptoHEXAL comp.** *Tbl. 25 +12.5, 25+25, 50+25mg* **Tensobon comp.** *Tbl. 50+25mg*	**Art. Hypertonie:** 1 x 25-50+12.5-25mg p.o.; **DANI** CrCl 30-80: ini 1 x 25+12.5mg; < 30: KI; **DALI** sorgfältige Dosiseinstellung, KI bei schwerer LI
Cilazapril + Hydrochlorothiazid Rp	
Dynorm Plus *Tbl. 5+12.5mg*	**Art. Hypertonie:** 1 x 5+12.5mg p.o.; **DANI** CrCl 30-60: sorgfältige Dosiseinstellung; < 30: KI; **DALI** KI bei schwerer LI
Enalapril + Hydrochlorothiazid Rp	PPB (E) < 50%, PRC C (1.), D (2., 3. Trim.), Lact -
Corvo HCT *Tbl. 10+25mg* **EnaHEXAL comp.** *Tbl. 10+25mg, 20+6mg, 20+12.5mg* **Enalagamma HCT** *Tbl. 10+25, 20+12.5mg* **Enalapril HCT Sandoz** *Tbl. 10+25, 20+6, 20+12.5mg* **Enaplus Al** *Tbl. 10+25mg, 20+6mg, 20+12.5mg* **Renacor** *Tbl. 10+25mg*	**Art. Hypertonie:** 1 x 10-20+6-25mg p.o.; **DANI** CrCl 30-60: sorgfältige Dosiseinstellung; < 30: KI; **DALI** KI bei schwerer LI
Fosinopril + Hydrochlorothiazid Rp	
Dynacil comp. *Tbl. 20+12.5mg* **Fosinopril Act comp.** *Tbl. 20+12.5mg* **Fosino Teva comp.** *Tbl. 20+12.5mg*	**Art. Hypertonie:** 1 x 20+12.5mg p.o.; **DANI** CrCl 30-60: sorgf. Dosiseinstellung; < 30: KI; **DALI** KI
Lisinopril + Hydrochlorothiazid Rp	PRC C (1.), D (2., 3. Trim.), Lact -
Acercomp *Tbl. 10+12.5, 20+12.5mg* **Lisibeta comp.** *Tbl. 10+12.5, 20+12.5mg* **Lisidigal HCT** *Tbl. 10+12.5, 20+12.5mg* **Lisigamma HCT** *Tbl. 10+12.5, 20+12.5mg*	**Art. Hypertonie:** 1 x 10-20+12.5mg p.o.; **DANI** CrCl 30-60: sorgf. Dosiseinstellung; < 30: KI; **DALI** KI bei schwerer LI
Moexipril + Hydrochlorothiazid Rp	PRC C (1.), D (2., 3. Trim.), Lact -
Fempress Plus *Tbl. 15+25mg*	**Art. Hypertonie:** 1 x 15+25mg p.o.; **DANI** CrCl 40-60: 50%; < 40: KI; **DALI** KI
Perindopril + Indapamid Rp	
BiPreterax N *Tbl. 5+1.25mg* **Perindo In 1A** *Tbl. 2+0,625mg, 4+1.25mg* **Preterax N** *Tbl. 2.5+0.625mg*	**Art. Hypertonie:** 1 x 2.5-5+0.625-1.25mg p.o.; **DANI** CrCl 30-60: max. 1 x 2.5+0.625mg; < 30: KI; **DALI** KI
Quinapril + Hydrochlorothiazid Rp	PRC C (1.), D (2., 3. Trim.), Lact -
Accuzide *Tbl. 10+12.5, 20+12.5mg* **Accuzide diuplus** *Tbl. 20+25mg* **Quinaplus Stada** *Tbl. 10+12.5, 20+12.5, 20+25mg* **Quinapril HEXAL comp.** *Tbl. 10+12.5, 20+12.5, 20+25mg*	**Art. Hypertonie:** 1 x 10-20+12.5-25mg p.o.; **DANI** CrCl 30-60: sorgfältige Dosiseinstellung; < 30: KI; **DALI** KI bei schwerer LI

Ramipril + Piretanid Rp	
Arelix ACE *Tbl. 5+6mg* **Ramipril Piretanid Actavis** *Tbl. 5+6mg* **Ramitanid AL** *Tbl. 5+6mg*	**Art. Hypertonie:** 1 x 5-10+6-12mg p.o.; **DANI** CrCl 30-60: sorgfältige Dosiseinstellung, max. 1 x 5 + 6mg; < 30: KI; **DALI** KI bei schwerer LI

Ramipril + Hydrochlorothiazid Rp	
Delix plus *Tbl. 2.5+12.5, 5+25mg* **Ramiplus AL** *Tbl. 2.5+12.5, 5+12.5, 5+25mg* **Ramipril comp.-CT** *Tbl. 2.5+12.5, 5+12.5, 5+25mg* **Ramipril-ratioph. comp.** *Tbl. 2.5+12.5, 5+12.5, 5+25mg* **Rami-Q comp.** *Tbl. 2.5+12.5mg, 5+25mg*	**Art. Hypertonie:** 1 x 2.5-5+12.5-25mg p.o.; **DANI** CrCl 30-60: sorgfältige Dosiseinstellung; < 30: KI; **DALI** KI bei schwerer LI

2.1.11 Angiotensin-II-Blocker + Diuretikum

Candesartan + Hydrochlorothiazid Rp	
Atacand plus *Tbl. 8+12.5, 16+12.5, 32+12.5, 32+25mg* **Blopresid plus** *Tbl. 16+12.5, 32+12.5, 32+25mg* **Blopress plus** *Tbl. 8+12.5; 16+12.5, 32+12.5, 32+25mg* **Candesartan-ratioph. comp.** *Tbl. 8+12.5, 16+12.5, 32+12.5, 32+25mg*	**Art. Hypertonie:** 1 x 8-16+12.5mg p.o.; **DANI** CrCl > 30: 100%; < 30: KI; **DALI** KI bei schwerer LI

Eprosartan + Hydrochlorothiazid Rp	PRC C (1.), D (2., 3. Trim.), Lact -
Eprosartan comp.-CT *Tbl. 600+12.5mg* **Eprosartan-ratioph. comp.** *Tbl. 600+ 12.5mg* **Teveten plus** *Tbl. 600+12.5mg*	**Art. Hypertonie:** 1 x 600+12.5mg p.o.; **DANI** CrCl > 30: 100%; < 30: KI; **DALI** leichte bis mittelschwere Leberfktstrg.: nicht empfohlen, schwere LI: KI

Irbesartan + Hydrochlorothiazid Rp	PRC C (1.), D (2., 3. Trim.), Lact -
CoAprovel *Tbl. 150+12.5, 300+12.5, 300+25mg* **Irbecor comp.** *Tbl. 150+12.5, 300+12.5, 300+25mg* **Irbesartan comp. HEXAL** *Tbl. 150+12.5, 300+12.5, 300+25mg* **Karvezide** *Tbl. 150+12.5, 300+12.5, 300+25mg*	**Art. Hypertonie:** 1 x 150-300+12.5-25mg p.o.; **DANI** CrCl > 30: 100%; < 30: KI; **DALI** KI bei schwerer LI

Losartan + Hydrochlorothiazid Rp	PRC C (1.), D (2., 3. Trim.), Lact -
Cozaar comp. *Tbl. 50+12.5mg* **Fortzaar** *Tbl. 100+25mg* **Hyzaar plus** *Tbl. 50+12.5mg* **Lorzaar plus** *Tbl. 50+12.5, 100+12.5mg* **Losar-Q comp.** *Tbl. 50+12.5; 100+25mg* **Losartan HEXAL comp.** *Tbl. 50+12.5; 100+25mg*	**Art. Hypertonie:** 1 x 50+12.5-25mg p.o.; ggf. steigern bis max. 1 x 100+25mg; **DANI** CrCl > 30: 100%; < 30: KI; **DALI** KI bei schwerer LI
Olmesartan + Hydrochlorothiazid Rp	PRC C (1.), D (2., 3. Trim.), Lact -
Belsar plus *Tbl. 20+12.5mg, 20+25mg* **Mencord plus** *Tbl. 40+12.5mg, 40+25mg* **Olmetec plus** *Tbl. 20+12.5mg, 20+25mg, 40+12.5mg, 40+25mg* **Votum plus** *Tbl. 20+12.5mg, 20+25mg, 40+12.5mg, 40+25mg*	**Art. Hypertonie:** 1 x 20-40+12.5-25mg p.o.; **DANI** CrCl 30-60: max. 1 x 20+12.5-25 mg/d; < 30: KI; **DALI** leichte bis mäßige LI: vorsichtige Anwendung bzw. max. 20+12.5-25 mg/d; starke Leberfktstrg.: KI
Telmisartan + Hydrochlorothiazid Rp	PRC C (1.), D (2., 3. Trim.), Lact -
Actelsar *Tbl. 40+12.5, 80+12.5, 80+25mg* **Kinzalkomb** *Tbl. 40+12.5, 80+12.5, 80+25mg* **Micardis plus** *Tbl. 40+12.5, 80+12.5, 80+25mg* **Pritor plus** *Tbl. 40+12.5, 80+12.5, 80+25mg* **Tolucombi** *Tbl. 40+12.5, 80+12.5, 80+25mg*	**Art. Hypertonie:** 1 x 40-80+12.5-25mg p.o.; **DANI** CrCl > 30: 100%; < 30: KI; **DALI** max. 40+12.5mg, KI bei schwerer Leberfktstrg.
Valsartan + Hydrochlorothiazid Rp	PRC C (1.), D (2., 3. Trim.), Lact -
CoDiovan *Tbl. 80+12.5, 160+12.5, 160+25, 320+12.5, 320+25mg* **Cordinate plus** *Tbl. 80+12.5, 160+12.5, 160+25, 320+12.5, 320+25mg* **Cotareg** Tbl. 80+12.5, 160+12.5, 160+25 320+12.5, 320+25mg **Provas comp.** *Tbl. 80+12.5, 160+12.5, 320+12.5mg* **Provas maxx** *Tbl. 160+25mg, 320+25mg* **Valsacor comp.** *Tbl. 80+12.5, 160+12.5, 160+25, 320+12.5, 320+25mg* **Valsartan-ratioph. comp.** *Tbl. 80+12.5, 120+12.5, 160+12.5, 160+25, 320+12.5, 320+25mg*	**Art. Hypertonie:** 1 x 80-320+12.5-25mg p.o.; ggf. steigern auf max. 320+25mg/d; **DANI** CrCl > 30: 100%; < 30: KI; **DALI** Anwendung nicht empfohlen

2.1.12 Angiotensin-II-Blocker + Kalziumantagonist

Candesartan + Amlodipin Rp	
Caramlo *Tbl. 8+5, 16+10mg*	**Art. Hypertonie**: 1 x 8-16 + 5-10mg p.o.; max. 32+10mg; **DANI** bei mäßiger NI: Ka^+ u. Krea kontrollieren; **DALI** schw. LI und/oder Cholestase: KI
Losartan + Amlodipin Rp	
LosAmlo *Tbl. 50+5, 50+10, 100+5, 100+10mg*	**Art. Hypertonie:** 1 x 50-100 + 5-10mg p.o.; max. 100+10mg; **DANI** nicht erf.; **DALI** vors. Anw.; schwere LI: KI
Olmesartan + Amlodipin Rp	
Sevikar *Tbl. 20+5, 40+5, 40+10mg* **Vocado** *Tbl. 20+5, 40+5, 40+10mg*	**Art. Hypertonie:** 1 x 20-40 + 5-10mg p.o.; **DANI** CrCl 20-60: max. 20+5mg; < 20: Anw. nicht empf.; **DALI** leicht bis mäßig eingeschr. Leberfkt: vorsichtige Anw.; KI bei schwerer LI, Gallenwegsobstruktion
Telmisartan + Amlodipin Rp	
Twynsta *Tbl. 40+5, 40+10, 80+5, 80+10mg*	**Art. Hypertonie:** 1 x 40-80 + 5-10mg p.o.; **DANI** leicht bis mäßig eingeschr. Nierenfkt.: 100%, vorsichtige Anw. bei schwerer NI; **DALI** leicht bis mäßig eingeschr. Leberfkt: vorsichtige Anwendung; KI bei schwerer LI, Gallenwegsobstruktion
Valsartan + Amlodipin Rp	
Dafiro *Tbl. 80+5, 160+5, 160+10mg* **Exforge** *Tbl. 80+5, 160+5, 160+10mg*	**Art. Hypertonie:** 1 x 5-10+80-160mg p.o.; **DANI** CrCl < 30, HD: KI; **DALI** schwere LI, biliäre Leberzirrhose, Cholestase: KI

2.1.13 Angiotensin-II-Blocker + Kalziumantagonist + Diuretikum

Amlodipin + Valsartan + Hydrochlorothiazid Rp	
Dafiro HCT *Tbl. 5+160+12,5, 5+160+25, 10+160+12.5, 10+160+25, 10+320+25mg* **Exforge HCT** *Tbl. 5+160+12.5, 5+160+25, 10+160+12.5, 10+160+25, 10+320+25mg*	**Art. Hypertonie:** 1 x 5-10+160-320+12,5-25 mg p.o.; **DANI** leichte bis mittelschwere Nierenfktstrg.: 100%; CrCl < 30, Anurie, HD: KI; **DALI** KI bei Leberfktstrg., Cholestase, biliärer Zirrhose
Amlodipin + Olmesartan + Hydrochlorothiazid Rp	
Sevikar HCT *Tbl. 20+5+12,5, 40+5+12,5, 40+5+25, 40+10+12,5, 40+10+25mg* **Vocado HCT** *Tbl. 20+5+12.5, 40+5+12.5, 40+5+25, 40+10+12.5, 40+10+25mg*	**Art. Hypertonie:** 1 x 20-40+5-10+12,5-25 mg p.o.; **DANI** CrCl 30-60: max. 1 x 20+5+12.5mg, < 30: KI; **DALI** Child A: vorsichtige Anw., Child B: max. 1 x 20+5+12,5mg, Child C/Cholestase/Gallenwegsobstruktion: KI

2.1.14 Neprilysinhemmer + Angiotensin-II-Blocker

Wm/Wi (Sacubitril): Hemmung von Neprilysin ⇒ Anreicherung natriuretischer Peptide ⇒ Diurese u. Natriurese ↑, Sympathikolyse, Vasodilatation, antiproliferative Wi;
UW (Sacubitril + Valsartan): Anämie, Hyperkaliämie, Hypokaliämie, Hypoglykämie, Schwindel, Kopfschmerzen, Synkope, Hypotonie, Husten, Diarrhoe, Übelkeit, Gastritis, Nierenfktstrg., Nierenversagen, Asthenie, Ermüdung; **KI** (Sacubitril + Valsartan): bek. Überempf., gleichz. Anw. von ACE-Hemmern, anamnest. bek. Angioödem im Zusammenhang mit einer früheren ACE-Hemmer- oder ARB-Therapie; hereditäres oder idiopathisches Angioödem; gleichz. Anw. mit aliskirenhaltigen Arzneimitteln bei Pat. mit D.m. oder bei Pat. mit Nierenfktstrg. (CrCl < 60); schwere LI, biliäre Zirrhose, Cholestase, Grav. (2. u. 3 Trim.)

Sacubitril + Valsartan Rp

Entresto *Tbl. 24+26, 49+51, 97+103mg*	**Herzinsuffizienz mit reduzierter EF:** ini 2 x 49 + 51mg p.o., bei guter Verträglichkeit nach 2-4W steigern auf 2 x 97 + 103mg; **DANI** CrCl 30-60: evtl. ini 2 x 24 + 26mg; < 30: ini 2 x 24 + 26mg; chron. Nierenversagen: Anw. nicht empf.; **DALI** Child A: 100%; B: vors. Anw.; C, biliäre Zirrhose, Cholestase: KI

2.1.15 Betablocker + Diuretikum

Atenolol + Chlortalidon Rp — PRC D, Lact -

AteHEXAL comp. *Tbl. 50+12.5, 100+25mg* **Atenogamma comp.** *Tbl. 50+12.5, 100+25mg* **Atenolol comp. Stada** *Tbl. 50+12.5, 100+25mg* **Teneretic** *Tbl. 100+25mg*	**Art. Hypertonie:** 1 x 50-100+12.5-25mg p.o.; **DANI** sorgfältige Dosiseinst.; CrCl < 30: KI; **DALI** KI bei schwerer LI

Bisoprolol + Hydrochlorothiazid Rp — PRC C, Lact ?

Bisolich comp. *Tbl. 5+12.5, 10+25mg* **Bisoplus AL** *Tbl. 5+12.5mg, 10+25mg* **Bisoplus Stada** *Tbl. 5+12.5mg, 10+25mg* **Concor plus** *Tbl. 5+12.5mg, 10+25mg*	**Art. Hypertonie:** 1 x 5-10+12.5-25mg p.o.; **DANI** sorgfältige Dosiseinstellung; CrCl < 30: KI

Metoprololtartrat + Hydrochlorothiazid Rp

MetoHEXAL comp. *Tbl. 100+12.5mg* **Metoprolol-ratioph. comp.** *Tbl. 100+ 12.5mg*	**Art. Hypertonie:** 1 x 100+12.5mg p.o.; **DANI** sorgfältige Dosiseinst.; CrCl < 30: KI; **DALI** KI bei Coma/Praecoma hepaticum

Metoprololsuccinat + Hydrochlorothiazid Rp

Beloc-Zok comp *Tbl. 95(ret.)+12.5mg* **MetoHEXAL Succ comp.** *Tbl. 95(ret.) +12.5mg* **Metoprololsuccinat plus 1A** *Tbl. 95(ret.) +12.5mg*	**Art. Hypertonie:** 1 x 95-190+12.5-25mg p.o.; **DANI** sorgfältige Dosiseinstellung; CrCl < 30: KI; **DALI** KI bei Coma/Praecoma hepaticum

Penbutolol + Furosemid Rp

Betasemid *Tbl. 20+10, 40+20mg*	**Art. Hypertonie:** 1 x 20-40+10-20mg p.o., max. 80+40mg/d; **DANI** KI bei termin. NI; **DALI** KI bei Coma/Praecoma hepaticum

Propranolol + Triamteren + Hydrochlorothiazid Rp	
Beta-Turfa *Tbl. 80+25+12.5mg* **Dociteren** *Tbl. 80+25+12.5mg* **Propra comp.-ratioph.** *Tbl. 80+25+12.5mg*	**Art. Hypertonie:** 1-2 x 80-160+25-50+12.5-25mg p.o.; **DANI** sorgfältige Dosiseinst.; CrCl < 30: KI; **DALI** Dosisreduktion, KI bei schwerer LI

2.1.16 Direkte Renininhibitoren + Diuretikum

Aliskiren + Hydrochlorothiazid Rp	
Rasilez HCT *Tbl. 150+12.5, 150+25, 300+12.5, 300+25mg*	**Art. Hypertonie:** 1 x 150–300+12.5–25mg p.o.; **DANI** CrCl < 30: KI; < 60: KI in Komb. mit ACE-Hemmern oder AT-II-Blockern; **DALI** KI bei schw. LI

2.1.17 Kalziumantagonisten + Diuretikum

Verapamil + Hydrochlorothiazid Rp	
Isoptin RR plus *Kps. (ret.) 240+12.5mg*	**Art. Hypertonie:** 1 x 240+12.5mg p.o.; **DANI** CrCl < 30: KI; **DALI** KI bei (Prae-)Coma hepat.

Verapamil + Hydrochlorothiazid + Triamteren Rp	
Veratide *Tbl. 160+25+50mg*	**Art. Hypertonie:** 1-2 x 160+25+50mg p.o.; **DANI** CrCl 50-75: max. 50mg Triamteren; 30-50: max. 25mg Triamteren; < 30: KI; **DALI** sorgfältige Dosiseinstellung

2.1.18 Kalziumantagonisten + Betablocker

Amlodipin + Bisoprolol Rp	
Biramlo *Tbl. 5+5, 5+10, 10+5, 10+10mg* **Bisodipin** *Tbl. 5+5, 5+10, 10+5, 10+10mg*	**Art. Hypertonie:** 1 x 5-10+5-10mg p.o.; **DANI** CrCl < 20: max. 10mg Bisoprolol/d; HD: vorsicht. Anw.; **DALI** leichte bis mäßige LI: vorsicht. Anw.; schwere LI: max.10mg Bisoprolol/d

Felodipin + Metoprololsuccinat Rp	
Logimat *Tbl. (ret.) 5+47.5mg* **Logimax** *Tbl. (ret.) 5+47.5mg* **Mobloc** *Tbl. (ret.) 5+47.5mg*	**Art. Hypertonie:** 1 x 5-10+47.5-95mg p.o.; **DANI** CrCl > 30: nicht erf., < 30: KI; **DALI** KI bei schwerer Leberfunktionsstörung

Nifedipin + Atenolol Rp	
Bresben Sandoz *Kps. 10(ret.)+25, 20(ret.)+50mg* **Nifatenol** *Kps. 20(ret.)+50mg* **Nif Ten** *Kps. 10(ret.)+25, 20(ret.)+50mg*	**Art. Hypertonie:** 1 x 10-20(ret.)+25-50mg p.o.; **DANI** CrCl > 30: 100%; < 30: nicht empf.

Nifedipin + Metoprololtartrat Rp	
Belnif *Kps. (ret.) 15+50mg*	**Art. Hypertonie:** 1-2 x 15+50mg p.o.; **chronisch stabile AP:** 2 x 15+50mg; **DANI** CrCl < 30: nicht empf.; **DALI** KI bei schwerer LI

2.1.19 Kalziumantagonisten + ACE-Hemmer

Amlodipin + Perindopril-Arginin Rp	
Viacoram *Tbl. 2.5+3.5mg, 5+7mg*	**Art. Hypertonie:** ini 1 x 2.5+3.5mg p.o., ggf. nach 4W steigern auf 1 x 5+7mg; **DANI** CrCl 30-60: ini 2.5+3.5mg alle 2d, ggf. steigern auf 2.5+3.5mg/d; < 30: KI; **DALI** schwere LI: vorsichtige Anw.
Amlodipin + Ramipril Rp	
Ramipril HEXAL plus Amlodipin *Tbl. 5+5, 5+10, 10+5, 10+10mg* **Tonotec** *Tbl. 5+5, 5+10, 10+5, 10+10mg*	**Art. Hypertonie:** 1 x 5-10+5-10mg p.o.; **DANI** CrCl < 60: max. 5mg Ramipril; HD: vorsichtige Anw.; **DALI** Anw. nicht empf.
Felodipin + Ramipril Rp	
Delmuno *Tbl. (ret.) 2.5+2.5mg, 5+5mg* **Unimax** *Tbl. (ret.) 2.5+2.5mg, 5+5mg*	**Art. Hypertonie:** 1 x 2.5-5+2.5-5mg p.o.; **DANI** CrCl 20-60: s. Einzelsubstanz; < 20: KI; **DALI** s. Einzelsubstanz
Lercanidipin + Enalapril Rp	
Carmen ACE *Tbl. 10+10mg, 10+20mg* **Lercaprel** *Tbl. 10+10mg, 10+20mg* **Zanipress** *Tbl. 10+10mg, 10+20mg*	**Art. Hypertonie:** 1 x 10 +10-20mg p.o.; **DANI** CrCl < 30, HD: KI; **DALI** KI bei schwerer Leberfunktionsstörung
Nitrendipin + Enalapril Rp	
Eneas *Tbl. 20+10mg*	**Art. Hypertonie:** 1 x 20+10mg p.o.; **DANI** CrCl < 10, HD: KI; **DALI** KI bei schwerer LI
Verapamil + Trandolapril Rp	PRC D, Lact -
Tarka *Tbl. (ret.) 180+2, 240+2, 240+4mg*	**Art. Hypertonie:** 1 x 180-240+2-4mg p.o.; **DANI** CrCl < 10: KI; **DALI** bei schwerer LI nicht empfohlen, KI bei Leberzirrhose mit Aszites

2.1.20 Statin + ACE-Hemmer + Kalziumantagonist

Atorvastatin + Perindopril + Amlodipin Rp (UW, KI → 140)	
Triveram *Tbl. 10+5+5, 20+5+5, 20+10+5, 20+10+10, 40+10+10mg*	**Hypertonie und/oder stabile KHK + primäre Hypercholesterinämie oder gemischte Hyperlipidämie:** 1 x 10-40 + 5-10 + 5-10mg p.o.; **DANI** CrCl ≥ 60: 100%; < 60: Anw. nicht empfohlen; **DALI** KI bei aktiver Lebererkr.

2.2 Diuretika

2.2.1 Schleifendiuretika

Wm: Rückresorption ↓ von Na^+, Cl^-, K^+, H_2O, v.a. im aufsteigenden Teil der Henle-Schleife;
Wi: Exkretion von Na^+, Cl^-, K^+, H_2O, Ca^{2+}, Mg^{2+} ↑;
UW (Furosemid): Hämokonzentration, Dehydratation, Hypotonie, Orthostasesyndrom, Hyponatriämie, Hypochlorämie, Hypokaliämie, Hyperurikämie, Hypercholesterinämie, Hypertriglyzeridämie, hepat. Enzephalopathie bei Pat. mit LI, Kreatinin ↑, Urinvolumen ↑;
KI (Furosemid): bek. Überempf. gegen Furosemid/Sulfonamide, Nierenversagen mit Anurie (spricht auf Furosemid nicht an), hepat. Enzephalopathie mit (Prae-)Coma hepaticum, schwere Hypokaliämie, schwere Hyponatriämie, Hypovolämie, Dehydratation, Lakt.; bei Tbl. 500mg, Inf.Lsg. 250mg: normale Nierenfkt. bzw. CrCl > 20 wegen Gefahr des zu starken Flüssigkeits-/Elektrolyt-Verlusts

Furosemid Rp	HWZ 30-120min, Qo 0.3, PPB 95%, PRC C, Lact ?
Furanthril *Tbl. 40, 500mg* **Furorese** *Tbl. 40, 80, 125, 250, 500mg; Kps. 30(ret.), 60(ret.), 120(ret.)mg; Amp. 20mg/2ml, 40mg/4ml* **Furosemid-ratioph.** *Tbl. 20, 40, 125, 250, 500mg; Kps. 30(ret.)mg; Amp. 20mg/2ml, 40mg/4ml, 250mg/25ml* **Fusid** *Tbl. 40mg* **Lasix** *Tbl. 40, 500mg; Kps. 30(ret.)mg; Gtt. (1ml = 10mg); Amp. 20mg/2ml, 40mg/4ml, 250mg/25ml*	**Ödeme, Aszites, art. Hypertonie:** 1-2 x 20-40mg p.o.; 1 x 60mg (ret.) p.o.; 20-40mg i.v., Wdh. je nach Diurese; **Ki.:** 1-2mg/kg/d, max. 40mg/d p.o., 0.5mg/kg/d i.v.; **Oligurie bei terminaler Niereninsuffizienz:** 250-1000mg/d p.o.; ini 100-200mg i.v., je nach Diurese bis 1000mg/d; **akutes Nierenversagen:** ini 40mg i.v., je nach Diurese 50-100mg/h, max. 1500mg/d; **DANI** nicht erforderlich, s. auch FachInfo; **DALI** KI bei Praecoma/Coma hepaticum

Piretanid Rp	HWZ 1-1.7h, Qo 0.5, PPB 90%
Arelix *Tbl. 3, 6mg; Kps. 6(ret.)mg* **Piretanid 1A** *Tbl. 3, 6mg* **Piretanid HEXAL** *Tbl. 3, 6mg* **Piretanid Stada** *Tbl. 6mg*	**Ödeme:** ini 1 x 6mg p.o., Erh.Dos. 1 x 3-6mg; **arterielle Hypertonie:** ini 2 x 6mg (ret.), nach 2-4W 1 x 6mg (ret.) p.o.; **DANI** Dosisreduktion; **DALI** KI bei Coma hepaticum

Torasemid Rp	HWZ 3-4h, Qo 0.75, PPB 99%
Toragamma *Tbl. 2.5, 5, 10, 20, 200mg* **Torasemid HEXAL** *Tbl. 2.5, 5, 10, 20, 50, 100, 200mg* **Torem** *Tbl. 2.5, 5, 10, 200mg; Amp. 10mg/2ml, 20mg/4ml; Inf.Lsg. 200mg/20ml* **Unat** *Tbl. 5, 10mg*	**Art. Hypertonie:** 1 x 2.5-5mg p.o.; **kard. Ödeme:** 1 x 5mg p.o., je nach Wi bis 20mg/d steigern; 10mg i.v., max. 40mg/d; **Oligurie bei terminaler Niereninsuffizienz:** ini 50mg, je nach Diurese bis 200mg/d p.o./i.v.; **DANI** nicht erforderlich, s. auch FachInfo

2.2.2 Benzothiadiazine und Analoga

Wm: Hemmung der Rückresorpt. von Na^+, Cl^- und H_2O im dist. Tubulus, K^+-Sekretion ↑;
Wi: Ausscheidung von Na^+, Cl^-, H_2O und K^+ ↑; Exkretion von Ca^{2+} und PO_4^{3-} ↓;
UW (Chlortalidon): Hypokaliämie, Hyperurikämie, Gichtanfälle, Cholesterin-/Triglyzeridspiegel ↑, Hyponatriämie, Hypomagnesiämie, Hyperglykämie, Glukosurie, diabet. Stoffwechsellage ↓; Krea/Harnstoff ↑; Kopfschmerzen, Schwindel, Schwächegefühl, Hypotonie, Orthostase, Palpitationen, Appetit ↓, Mundtrockenheit, Übelkeit, Erbrechen, Oberbauchschmerzen, Bauchkrämpfe, Obstipation, Diarrhoe, allerg. Reakt., Pruritus, Hypotonie der Skelettmuskulatur, Muskelkrämpfe, Impotenz;
UW (Hydrochlorothiazid): Hypokaliämie, Serumlipide ↑, Hyponatriämie, Hypomagnesiämie, Hyperurikämie, Urtikaria, Exanthem, Appetitlosigtkeit, Übelkeit, Erbrechen; orthostatische Hypotonie, die durch Alkohol, Anästhetika od. Sedativa verstärkt werden kann;
UW (Xipamid): Hypokaliämie, Störungen des Elektrolyt- und Flüssigkeitshaushalts, Hypermagnesiurie, Kopfschmerzen, Schwindel, Mundtrockenheit, Müdigkeit, orthostat. Hypotonie, Antriebsarmut, Lethargie, Muskelspasmen/-krämpfe, Herzklopfen, Schwitzen, Angst, Agitiertheit, Oberbauchbeschwerden, Bauchkrämpfe, Diarrhoe oder Obstipation, reversibler Anstieg von Harnstoff, Kreatinin;
KI (Chlortalidon): bek. Überempf. gegen C., andere Thiazide und Sulfonamide; Anurie, schwere Nierenfktsstrg., CrCl < 30, Serum-Krea >1,8mg/100ml, GN, schwere Leberfktsstrg., Hyperkalzämie, therapieresist. Hypokaliämie oder Zustände mit erhöhten Kaliumverlusten, schwere Hyponatriämie, symptomatische Hyperurikämie;
KI (Hydrochlorothiazid): bek. Überempf. gegen H., andere Thiazide und Sulfonamide, Weizenstärke, Anurie, schwere Nierenfktsstrg., CrCl < 30, Serum-Krea > 1,8mg/100ml, Glomerulonephritis, Coma und Praecoma hepaticum, therapieresistente Hypokaliämie oder Hyperkalzämie, therapierefrakt. Hyponatriämie, Hypovolämie, symptomatische Hyperurikämie/Gicht, Grav./Lakt.;
KI (Xipamid): bek. Überempf. gegen X., and. Thiazide u. Sulfonamide, schwere Leberfktsstrg., therapieres. Hypokaliämie, schw. Hyponatriämie, Hyperkalzämie, Hypovolämie, Gicht, Grav./Lakt.

Bemetizid nur in Komb. mit anderen Diuretika — HWZ 6h, Qo 0.8

Bendroflumethiazid nur in Komb. mit anderen Diuretika — HWZ 3.5h, Qo 0.7

Chlortalidon Rp — HWZ 50h, Qo 0.5, PPB 76%

Hygroton *Tbl. 25, 50mg*	**Ödeme, Herzinsuffizienz:** ini 1 x 50-100mg, max. 200mg p.o., Erh.Dos. 1 x 25-50mg; **art. Hypertonie:** ini 1 x 12.5-50mg, Erh.Dos. alle 2d 25-50mg; **renaler Diabetes insipidus:** ini 2 x 100mg, Erh.Dos. 1 x 50mg; **DANI** CrCl > 30: 100%; < 30: KI; **DALI** KI bei schwerer LI

Clopamid nur in Komb. mit anderen Diuretika — HWZ 4-5h, Qo 0.6

Hydrochlorothiazid Rp — HWZ 6-8h, Qo 0.05, PPB 64%, PRC B, Lact +

Disalunil *Tbl. 25mg* **Esidrix** *Tbl. 25mg* **HCT Beta** *Tbl. 12.5, 25mg* **HCT HEXAL** *Tbl. 12.5, 25mg* **HCTad** *Tbl. 25mg*	**Ödeme:** ini 1 x 25-50mg p.o., Erh.Dos. 1 x 25-100mg; **art. Hypertonie:** 1 x 12.5-25mg; **DANI** CrCl > 30: 100%; < 30: KI; **DALI** KI bei Coma hepaticum

Indapamid Rp	HWZ 15-18h, Qo 0.95, PPB 76-79%, PRC B, Lact ?
Indapamid Actavis *Tbl. 1.5(ret.)mg, Kps. 2.5mg* **Indapamid Heumann** *Tbl. 1.5(ret.)mg, 2.5mg* **Natrilix** *Tbl. 1.5(ret.), 2.5mg*	**Art. Hypertonie:** 1 x 2.5mg p.o.; 1 x 1.5mg(ret.); **DANI** CrCl > 30: 100%; < 30: KI; **DALI** KI bei Coma hepaticum

Mefrusid nur in Komb. mit anderen Diuretika	HWZ 3-12(10-14)h

Xipamid Rp	HWZ 7h, Qo 0.6, PPB 99%
Aquaphor *Tbl. 10, 20, 40mg* **Xipamid HEXAL** *Tbl. 10, 20, 40mg* **Xipamid Stada** *Tbl. 10, 20, 40mg*	**Ödeme:** 1 x 10-40mg p.o., max. 2 x 40mg; **art. Hypertonie:** 1 x 10-20mg; **DANI** vorsichtige Anw., Wirkungsverlust bei mittlerer-schwerer NI; **DALI** Dosis anpassen, KI bei schwerer Leberfunktionsstörung

2.2.3 Kaliumsparende Diuretika

Wm: Hemmung der Rückresorption von Na^+, Cl^- und H_2O, Hemmung der K^+-Sekretion im distalen Tubulus; **Wi:** vermehrte Ausscheidung von Na^+, Cl^- und H_2O, K^+-Ausscheidung ↓

Amilorid nur in Komb. mit anderen Diuretika	HWZ 9.6h, Qo 0.25, PPB 40%, PRC B, Lact ?
Triamteren nur in Komb. mit and. Diuretika	HWZ 1.5-2.5h, Q0 0.8, PPB 60%, PRC D, Lact -

2.2.4 Aldosteronantagonisten

Wm: kompetitive Blockade des Aldosteronrezeptors im spätdistalen Tubulus;
Wi: Ausscheidung von Na^+, Cl^- und H_2O ↑; K^+-Ausscheidung ↓;
UW (Eplerenon): Eosinophilie, Hyperkaliämie, Dehydrierung, Hypercholesterinämie, Hypertriglyzeridämie, Hyponatriämie, Schlaflosigkeit, Benommenheit, Kopfschmerz, Vorhofflimmern, MI, Linksherzinsuff., Hypotonie, Beinarterienthrombose, Pharyngitis, Durchfall, Übelkeit, Erbrechen, Blähungen, Juckreiz, Schwitzen ↑, Rückenschmerzen, Beinkrämpfe, Nierenfktsstrg., Kreatinin ↑, Harnsäure ↑, Kraftlosigkeit, Unwohlsein, Pyelonephritis; **UW** (Spironolacton): Hyperkaliämie, Gynäkomastie, Kopfschmerzen, Schläfrigkeit, Ataxie, Verwirrtheit, Impotenz, Amenorrhoe, Hirsutismus, Stimm-, Hautveränderungen, Harnsäure ↑; **KI** (Eplerenon): Kalium > 5 mmol/l bei Behandlungsbeginn, NI CrCl < 50, LI Child C, Kombination mit kaliumsparenden Diuretika/starken CYP3A4-Hemmern (Itraconazol, Ketoconazol, Ritonavir, Nelfinavir, Clarithromycin, Telithromycin); **KI** (Spironolacton): bek. Überempf., NI CrCl < 30 oder Krea > 1,8mg/dl, Anurie, akutes Nierenversagen, Hyperkaliämie, Hyponatriämie, Hypovolämie, Dehydratation, Grav./Lakt.

Eplerenon Rp	HWZ 3-5h, PPB 50%
Elecor *Tbl. 25, 50mg* **EplerenHEXAL** *Tbl. 25, 50mg* **Eplerenon Stada** *Tbl. 25, 50mg* **Inspra** *Tbl. 25, 50mg*	**Herzinsuffizienz mit linksventrikulärer Dysfunktion nach MI:** ini 1 x 25mg p.o., innerhalb von 4W auf 1 x 50mg steigern; **DANI** CrCl < 50: KI; **DALI** Child C: KI

Kaliumcanrenoat Rp	HWZ 23h, PPB > 98%
Aldactone *Amp. 200mg/10ml*	**Primärer/sekundärer Hyperaldosteronismus:** 1-2 x 200mg i.v., max. 800mg/d; **Ki.:** ini 4-5mg/kg i.v., dann max. 2-3mg/kg; **Sgl.:** ini 2-3mg/kg i.v., dann max. 1.5-2mg/kg/d; **DANI** CrCl 30-60: sorgf. Dosiseinstellg.; < 30: KI

Spironolacton Rp	HWZ 1-2(13-15)h, Qo 1.0, PPB 98%, PRC D, Lact +
Aldactone *Tbl. 25, 50mg; Kps. 100mg* **Osyrol** *Tbl. 50mg* **Spiro-CT** *Tbl. 50, 100mg* **Spironolacton-ratioph.** *Tbl. 50, 100mg*	**Primärer/sekundärer Hyperaldosteronismus:** ini 100-200mg, max. 400mg/d p.o., nach 3-6d 50-100mg, max. 200mg/d; **Ki.:** ini 3mg/kg/d, nach 3-5d 2-3mg/kg/d; **Sgl.:** ini 2-3mg/kg/d, nach 3-4d 1.5-2mg/kg/d; **DANI** CrCl 30-60: sorgf. Dosiseinstellg.; < 30: KI

2.2.5 Osmotische Diuretika

Wm: osmotische Bindung von Wasser im Tubuluslumen der Niere;
Wi: vermehrte Wasserausscheidung bei geringer Mehrausscheidung von Elektrolyten;
UW: Exsikkose, Hypernatriämie, Volumenbelastung; **KI:** Herzinsuffizienz, Lungenödeme

Mannitol OTC	HWZ 71-100min, Qo 0.05, PRC C, Lact ?
Deltamannit, Mannit, Mannitol, Osmofundin, Osmosteril *Inf.Lsg. 10, 15, 20%*	**Beginnendes akutes Nierenvers. nach Trauma, Schock:** bis 1.5g/kg/d, max. 0.3g/kg/h i.v.; **Hirnödem:** 1.5-2g über 30-60min i.v.; **Ki.:** ini 1ml/kg über 3-5min, dann 2.5-7.5ml/kg

2.2.6 Diuretika-Kombinationen

Amilorid + Bendroflumethiazid Rp	
Tensoflux *Tbl. 5+2.5mg*	**Ödeme, art. Hypertonie:** 1-2 x 1 Tbl. p.o.; **Aszites:** 1 x 1 Tbl.; **DANI** CrCl < 30: KI; **DALI** KI bei Coma hepat.

Amilorid + Hydrochlorothiazid Rp	PRC B, Lact -
Amiloretik *Tbl. 2.5+25mg; 5+50mg* **Amilorid comp.-ratioph.** *Tbl. 5+50mg* **Diursan** *Tbl. 5+50mg*	**Art. Hypertonie:** ini 1 x 2.5+25mg p.o., Erh.Dos. 1 x 1.25+12.5mg; **Ödeme:** 1 x 2.5-5+25-50mg, max. 10+100mg/d; **DANI** CrCl < 60: KI; **DALI** KI bei Coma hepat.

Amilorid + Furosemid Rp	
Diaphal *Tbl. 5+40mg*	**Ödeme, Aszites, art. Hypertonie:** 1-2 x 5+40mg p.o.; **DANI** CrCl 30-60: max. 5+40mg/d; < 30: KI; **DALI** KI bei Coma hepaticum

Triamteren + Hydrochlorothiazid Rp	PRC D, Lact -
Dytide H *Tbl. 50+25mg* **Nephral** *Tbl. 50+25mg* **Triampur comp.** *Tbl. 25+12.5mg* **Triamteren comp.-ratioph.** *Tbl. 50+25mg* **Triarese** *Tbl. 50+25mg* **Tri Thiazid** *Tbl. 50+25mg* **Turfa Gamma** *Tbl. 50+25mg*	**Art. Hypertonie:** ini 1-2 x 50+25mg, Erh.Dos. 1 x 25-50+12.5-25mg p.o.; **Ödeme:** ini 2 x 50-100+25-50mg, Erh.Dos. 1 x 25+12.5mg oder 50+25mg alle 2d; **Herzinsuffizienz:** 1-2 x 50+25mg; **DANI** CrCl 75-100: max. 100mg Triamteren/d; 50-74: max. 50mg Triamteren/d; 30-49: max. 25mg Triamteren/d; < 30: KI; **DALI** KI bei Praecoma/Coma hepaticum

Triamteren + Furosemid Rp	
Furesis comp. *Tbl. 50+40mg*	**Ödeme, art. Hypertonie, Herzinsuff.:** 1-2 x 50+40mg p.o.; **DANI** CrCl 30-60: sorgfältige Dosiseinstellung; < 30: KI; **DALI** KI bei Coma hepaticum
Triamteren + Xipamid Rp	
Neotri *30+10mg*	**Art. Hypertonie:** 1 x 30+10mg p.o.; **Ödeme:** 1 x 30-60 + 10-20mg; **DANI** CrCl 30-60: sorgfältige Dosiseinstellung; < 30: KI; **DALI** KI bei Coma hepaticum
Triamteren + Bemetizid Rp	
Diucomb *Tbl. 20+10, 50+25mg* **Dehydro sanol tri** *Tbl. 20+10mg*	**Ödeme, art. Hypertonie:** 1 x 10-50+5-25mg p.o.; **DANI** CrCl 30-60: sorgfältige Dosiseinst.; < 30: KI; **DALI** KI bei Coma hepaticum
Spironolacton + Furosemid Rp	
Furorese comp. *Tbl. 50+20, 100+20mg* **Osyrol-Lasix** *Kps. 50+20, 100+20mg* **Spiro comp.** *Tbl. 50+20, 100+20mg* **Spiro D** *Tbl. 50+20, 100+20mg*	**Hyperaldosteronismus mit Ödemen, Aszites:** ini 1-4 x 50-100 + 20mg p.o., nach 3-6d Erh.Dos. 50-300 + 20-60mg/d, evtl. nur alle 2-3d; **DANI** CrCl 30-60: sorgfältige Dosiseinst.; < 30: KI; **DALI** KI bei Coma hepaticum

2.3 Antianginosa

2.3.1 Nitrate

Wm (Nitrate): Metabolit NO relaxiert glatte Gefäßmuskulatur; **Wi** (Nitrate): Vorlast ↓ durch venöses Pooling, Koronarspasmolyse, Nachlast ↓; **Wm/Wi** (Trapidil): Hemmung der Phosphodiesterase ⇒ Hemmung der intrazellulären cAMP- und cGMP-Degradation ⇒ Vasorelaxation; Thromboxan-A_2-Bildung ↓ ⇒ Thrombozytenaggregation ↓;
UW (ISDN): Tachykardie, Schwächegefühl, Kopfschmerzen, Benommenheit, Schwindelgefühl, Schläfrigkeit, Hypotonie; **UW** (Molsdomin): Kopfschmerzen, reflektorische Tachykardie, orthostat. Dysregulation; **UW** (Trapidil): keine sehr häufigen bzw. häufigen UW;
KI (Glyceroltrinitrat): bek. Überempf. ggü. Nitraten, akutes Kreislaufversagen, kardiogener Schock, ausgeprägte Hypotonie (RR < 90 mmHg), tox. Lungenödem; Erkr., die mit erhöhtem intrakraniellem Druck einhergehen; gleichz. Anw. von Sildenafil, Vardenafil, Tadalafil;
KI (ISDN): bek. Überempf. gegen ISDN bzw. andere Nitrate; akutes Kreislaufversagen, nicht ausreichend behandelter kardiogener Schock, HOCM, konstriktive Perikarditis, Hypotonie mit RR < 90 mmHg, gleichzeitige Anwendung von Sildenafil, Vardenafil, Tadalafil;
KI (Molsidomin): bek. Überempf., akutes Kreislaufversagen, schwere Hypotonie, Lakt., gleichz. Anw. von Sildenafil, Vardenafil, Tadalafil;
KI (Trapidil): bek. Überempf., Schock, Hypotonie, Grav./Lakt.

Glyceroltrinitrat (Nitroglycerin) Rp	HWZ 2-4.4min, Qo 1.0, PPB 60%, PRC C, Lact ?
Minitrans *TTS 5, 10mg/d* **Nitro Carino** *Inf.Lsg. 50mg/50ml* **Nitroderm** *TTS 5, 10mg/d* **Nitrolingual** *Spray 0.4mg/Hub* **Nitronal** *Kps. 0.8mg*	**AP, Ther. und Pro.:** 0.4-1.2mg s.l.; TTS 1 Pfl. (5-10mg)/d; **akute Linksherzinsuff., akuter MI** (RR syst. >100): 0.4-1.2mg s.l., ggf. Wdh. n. 10min; 2-8mg/h i.v.; Perf. (50mg) = 1mg/ml ⇒ 2-8ml/h; **Pro. katheterinduzierte koron. Spasmen:** 0.4-0.8mg vor Koronarangio; **DANI** nicht erf.
Isosorbidmononitrat Rp	HWZ 4-5h, Qo 0.8, PRC C, Lact ?
IS 5 mono-ratioph. *Tbl. 20, 40, 40(ret.), 60(ret.), 100(ret.)mg; Kps. 50(ret.)mg* **ISMN-CT** *Tbl. 20, 40mg* **Ismo** *Tbl. 20, 40(ret.)mg* **Isomonit** *Tbl. 60(ret.), 100(ret.)mg* **Mono-Mack Depot** *Tbl. 100(ret.)mg*	**Pro., Langzeit-Therapie der AP:** 2 x 20-40mg; 1 x 40-100mg (ret.) p.o.; **DANI** nicht erforderlich
Isosorbiddinitrat Rp	HWZ 0.5(5)h, Qo 1.0, PPB 16-40%, PRC C, Lact ?
ISDN HEXAL *Kps. 20(ret.), 40(ret.), 60(ret.)mg* **ISDN-ratioph.** *Tbl. 5mg; Kps. 20(ret.), 40(ret.), 60(ret.), 80(ret.)mg* **Isoket** *Subling.Tbl. 5mg; Tbl. 10, 20, 40, 20(ret.), 40(ret.), 60(ret.)mg; Kps. 80(ret.), 120(ret.)mg; Spray 1.25mg/Hub; Amp. 10mg/10ml*	**Akute AP:** 5mg s.l.; 1-3 Hübe, evtl. Wdh. nach 10min; ini 1-2mg/h, max. 8-10mg/h i.v.; **Pro., Langzeit-Therapie der AP:** 2 x 10-40mg p.o.; 2 x 20mg (ret.); 1-2 x 40-60mg (ret.); 1 x 80-120mg (ret.); **DANI** nicht erforderlich
Molsidomin Rp	HWZ 0.25(1-2)h, Qo 0.9, PPB 3-11%
Corvaton *Tbl. 2, 4, 8(ret.)mg; Amp. 2mg/1ml* **Molsidomin Heumann** *Tbl. 2, 4, 8(ret.)mg* **MolsiHEXAL** *Tbl. 8(ret.)mg*	**Pro., Langzeit-Therapie der AP:** 2 x 2-4mg, max. 3-4 x 4mg p.o.; 1-2 x 8mg (ret.), max. 3 x 8mg (ret.); **instabile AP:** ini 2-4mg i.v., dann 4mg/h; **DANI/DALI** niedrigere Initialdosis i.v.
Pentaerithrityltetranitrat Rp	HWZ 0.1 h
Pentalong *Tbl. 50, 80mg*	**Pro., Langzeit-Therapie der AP:** 2-3 x 50-80mg p.o.
Trapidil Rp	HWZ 2-4h, PPB 80%
Rocornal *Kps. 200mg*	**Chronisch stabile AP:** 2-3 x 200mg p.o.

2.3.2 I_f-Kanal-Hemmer

Wm/Wi: selektive Hemmung des I_f-Kanals, der die spontane Depolarisation am Sinusknoten kontrolliert ⇒ negativ chronotrop, myokardialer O_2-Verbrauch ↓, O_2-Versorgung ↑; **UW:** lichtbed. visuelle Symptome, Verschwommensehen, HF ↓, AV-Block I°, VES, SVES, Vorhofflimmern, Palpitationen, Kopfschmerzen, Schwindel, Übelkeit; **KI:** bek. Überempf. gegen I_f-Kanal-Hemmer, HF in Ruhe < 70/min, kardiogener Schock, akuter MI, schwere Hypotonie, schwere LI, Sick Sinus, SA-Block, AV-Block III°, instabile oder akute Herzinsuff., Herzschrittmacherabhängigkeit, instab.AP, gleichzeitige Anw. starker CYP 3A4 Hemmer (Ketoconazol, Itraconazol, Clarithromycin, Erythromycin p.o., Josamycin, Telithromycin, Nelfinavir, Ritonavir, Nefazodon), Kombination mit Verpamil oder Diltiazem, Grav./Lakt.

Ivabradin Rp	HWZ 2h, PPB 70%
Procoralan *Tbl. 5, 7.5mg*	**Symptomat. KHK:** ini 2 x 5mg p.o., je n. Ansprechen auf Ther. n. 3-4W ↑ auf 2 x 7.5mg; **chron. stabile Herzinsuff. NYHA II-IV:** ini 2 x 5mg p.o., bei HF > 60 nach 2W ↑ auf 2 x 7.5mg; **DANI** CrCl > 15: 100%; CrCl < 15: vorsichtige Anw.; **DALI** KI bei schwerer LI
Metoprololtratrat + Ivabradin Rp	
Implicor *Tbl. 25+5, 25+7.5, 50+5, 50+7.5mg*	**Chron. stabile AP:** 2 x 5-7.5+25-50mg p.o.; **DANI** CrCl > 15: 100%; CrCl < 15: vorsicht. Anw.; **DALI** KI bei schwerer LI

2.3.3 I_{Na}-late Inhibitor

Wm/Wi: weitestgehend unbekannt; Hemmung des späten Natriumeinstroms in die kardialen Myozyten, dadurch Reduktion der intrazellulären Kalziumüberladung ⇒ O_2- Bedarf ↓, O_2-Angebot ↑, Verbesserung der myokardialen Relaxation und Mikrozirkulation; hämodynamisch neutral, nur minimale Beeinflussung von RR und HF;
UW: Schwindel, Kopfschmerzen, Obstipation, Erbrechen, Übelkeit, Asthenie;
KI: bek. Überempf.; schwere NI und/oder mäßige bis schwere LI; gleichz. Anw. von starken CYP3A4-Inhibitoren (z.B. Itraconazol, Ketoconazol, Voriconazol, Posaconazol, HIV-Proteasehemmer, Clarithromycin, Telithromycin, Nefazodon); gleichz. Anw. von Antiarrhythmika der Klasse Ia (Chinidin) oder Klasse III (z.B. Dofetilid, Sotalol) mit Ausnahme von Amiodaron

Ranolazin Rp	HWZ 7h, PPB 62% PRC C, Lact -
Ranexa *Tbl. 375(ret.), 500(ret.), 750(ret.)mg*	**Stabile AP:** ini 2 x 375 mg p.o., nach 2-4W 2 x 500mg, dann je nach Anspr. auf max. 2 x 750mg steigern; **DANI** CrCl < 30: KI; **DALI** KI bei mäßiger oder schwerer LI

2.4 Antiarrhythmika

2.4.1 Klasse-Ia-Antiarrhythmika

Wm/Wi: Na^+-Einstrom ↓ ⇒ Depolarisation ↓, Leitungsgeschwindigkeit ↓ (neg. dromotrop), Schwellenpot. AP ↑ (Erregbark. ↓), neg. inotrop, K^+-Ausstrom ↓ ⇒ AP-Dauer ↑, Refraktärzeit ↑;
UW (Ajmalin): Transaminasen ↑, Cholestase, BB-Veränd., Proarrhythmien, Reizleitungsstrg., Kammerfrequenz ↑ bei Vorhofflimmern, Flush-, GI-Sympt.; **UW** (Chinidin): Übelkeit, Erbrechen, Durchfall, Proarrhythmien, ventrik. Tachykardie, Torsade de pointes; **UW** (Prajmaliumbitartrat): Übelkeit, Appetitlosigkeit, Erbrechen, Durchfall, Verstopfung, intrahepatische Cholestase;
KI (Ajmalin): bek. Überempf., AV-Block II° und III°, vorbestehende intraventr. Erregungsleitungsstrg., Adam-Stokes-Anfälle, manifeste Herzinsuff., erhebliche Verbreiterung des QRS-Komplexes bzw. Verlängerung der QT-Zeit, Intox. mit herzwirksamen Glykosiden, hypertrophe Kardiomyopathie, Bradykardien < 50/min; Tachykardien aufgrund v. Herzdekompensation, Myasthenia gravis, innerhalb der ersten drei Monate nach MI oder bei Pat. mit einer linksventrikulären Auswurffraktion von < 35% (Ausnahme: Pat. mit lebensbedrohl. ventrikulären Herzrhythmusstörungen); **KI** (Chinidin): kardiale Dekompensation, Digitalisüberdosierung, AV-Block II°-III°, Myokarditis, Thrombopenie, QT-Zeit ↑, bis 90d nach MI;
KI (Prajmaliumbitartrat): s. Ajmalin, Z.n. medikamentös induzierter Cholestase

Ajmalin Rp	HWZ 1.6h, Q_0 0.85, PPB 75%
Gilurytmal *Amp. 50mg/10ml*	**(Supra-)ventrikuläre Tachykardie:** 50mg langsam i.v., ggf. Wdh. nach 30min; ggf. Dauerinf. 20-50mg/h, max. 1200mg/24h; **DANI** sorgfältige Dosiseinst.; **DALI** 10-30mg/h

Chinidin nur in Komb. mit anderen Antiarrhythmika	HWZ 6-7h, Q_0 0.8

Chinidin + Verapamil Rp	
Cordichin *Tbl. 160+80mg*	**Nach Kardioversion von Vorhofflimmern:** 2 x 160+80 p.o., ab d2 3 x 160+80mg; **Vorhofflimmern, Rezidiv-Pro.:** d1: 1 x 160+80mg, d2-3: 2 x 160+80mg, ab d4: 3 x 160+80mg

Prajmaliumbitartrat Rp	HWZ 4-7h, Q_0 0.95, PPB 60%
Neo-Gilurytmal *Tbl. 20mg*	**(Supra-)ventrikuläre Tachykardie:** ini 3-4 x 20mg p.o., nach 2-3d 2-4 x 10mg; **DANI** CrCl 30-60: 50%; < 30: KI; **DALI** nicht erforderlich

2.4.2 Klasse-Ib-Antiarrhythmika

Wm: Na^+-Einstrom ↓, K^+-Ausstrom ↑, Phase-4-Depolarisation verlangsamt;
Wi: Erregbarkeit ↓, v.a. am Ventrikel (s. Kl. Ia), AP-Dauer + Refraktärzeit (Purkinje-System) ↓, an Vorhof/Ventrikel ↑; Ausfilterung hochfrequenter Erregungen (Extrasystolen), AV-Überleitung evtl. ↑, negative Inotropie geringer als Klasse Ia; in hohen Konz. negativ dromo-, inotrop;
UW (Lidocain): Benommenheit, Schwindel, Sprachstrg., Parästhesien bis hin zu generalisierten Krämpfen, kardiovaskuläre Strg., Blutdruckabfall, Bradykardie, AV-Blockierungen, Asystolie, proarrhythmische Wirkungen mit der möglichen Folge eines Herzstillstandes, Erhöhung der Defibrillationsschwelle bei Herz-Kreislauf-Stillstand, respiratorische Strg.;
KI (Lidocain): bek. Überempf. gegen Lidocain bzw. gegen Lokalanästhetika vom Säureamid-Typ; bei AV-Block II. und III. Grades ohne verfügbaren Herzschrittmacher, innerhalb der ersten drei Monate nach Myokardinfarkt oder bei eingeschränkter Herzleistung (linksventrikuläres Auswurfvolumen < 35%) außer bei Pat. mit lebensbedrohenden ventrikulären HRST

Lidocain Rp	HWZ 1.5-2(3.5)h, Q_0 0.9, PPB 60%, PRC B, Lact +
Xylocain 2% *Amp. 100mg/5ml, 1000mg/50ml* **Xylocitin Cor 1%, 2%** *Amp. 100mg/10ml, 100mg/5ml, 200mg/10ml*	**Ventrikuläre HRST:** ini 50-100mg bzw. 1-1,5mg/kg langsam über 2-3min. i.v.; ggf. Wdh. in Abständen v. 5-10min. dann Dauerinfusion: 1mg/min.; max. 4 mg/min. bzw. 200-300mg/h; alternativ: Erh.Dos. 30µg/kg/min. über 24-30h; **endotracheopulmonale Anwendung:** 2- bis 2,5-fache der i.v. initialen Bolusgabe; **DANI, DALI** sorgfältige Dosiseinstellung, 50% bei ausgeprägter NI, LI

2.4.3 Klasse-Ic-Antiarrhythmika

Wm/Wi (Flecainid): bindet an schnelle Natriumkanäle und verlangsamt die Depolarisationsgeschwindigkeit; Überleitung in Vorhof, AV-Knoten, Ventrikel und Purkinje-Fasern ↓;
Wm/Wi (Propafenon): Blockade von Natriumkanälen ⇒ neg. dromotrop; Refraktärzeiten ↑ in Vorhof, AV-Knoten, akzessorischen Bahnen (WPW-Syndrom) und Kammern;
UW (Flecainid): Schwindel, Depression, Angstzustände, Schlaflosigkeit, Kopfschmerzen, Parästhesien, Hypästhesien, Ataxien, Synkope, Hautrötung, Schwitzen ↑, Zittern, Sehstrg., Tinnitus, proarrhythm. Wi., Atemnot, Übelkeit, Erbrechen, Durchfall, Verdauungsstrg., Verstopfung, Exanthem, Schwäche, Müdigkeit, Ödeme; **UW** (Propafenon): Schwindel, Benommenheit, Überleitungsstrg. (SA-Block, AV-Block, intraventr. Block), Angst, Schlafstörungen, Kopfschmerzen, Geschmacksstrg., Sehstrg., Sinusbradykardie, Bradykardie, Tachykardie, Vorhofflattern, Dyspnoe, Bauchschmerzen, Erbrechen, Übelkeit, Durchfall, Verstopfung, Mundtrockenheit, Anomalien der Leberfkt., Brustschmerzen, Asthenie, Müdigkeit, Pyrexie;
KI (Flecainid): bek. Überempf., strukturelle Herzerkr. und/oder eingeschränkte linksventr. Fkt. (EF < 35 %); nach MI (außer bei Pat. mit lebensbedrohenden ventrik. Herzrhythmusstörungen); kardiogener Schock, schwere Bradykardie, SA-Blockierungen, AV-Block II–III u. intraventrik. Leitungsstrg. bei Pat. ohne Herzschrittmacher; Sinusknotensyndrom oder Bradykardie-Tachykardie-Syndrom bei Pat. ohne Herzschrittmacher; permanentes Vorhofflimmern, hämodynamisch wirksame Herzklappenfehler, gleichz. Anw. von Antiarrhythmika der Klasse I;
KI (Propafenon): bek. Überempf., Brugada-Syndrom, manifeste Herzinsuff., kardiogener Schock (außer wenn dieser durch eine Störung der Herzschlagfolge bedingt ist); schwere symptomatische Bradykardie, innerhalb der ersten drei Monate nach MI oder bei eingeschränkter Herzleistung (EF < 35%), außer bei Pat. mit lebensbedrohenden ventrik. Herzrhythmusstörungen; ausgeprägte Reizleitungsstrg. wie SA- bzw. AV-Block II–III°, Schenkelblock ohne Schrittmacherimplant., bei Sinusknotensyndrom (ohne Schrittmacherimplant.); ausgeprägte Hypotonie, manifeste Strg. des Elektrolythaushalts, schwere obstruktive Atemwegerkr., Myasthenia gravis, gleichz. Anw. von Ritonavir

Flecainid Rp	HWZ 20h, Qo 0.7, PPB 40%, PRC C, Lact +
Flecadura *Tbl. 50, 100mg* **Flecainid HEXAL** *Tbl. 50, 100mg* **Tambocor** *Tbl. 50, 100mg; Amp. 50mg/5ml*	**(Supra-)ventrikuläre Tachykardie:** 2 x 50-150mg p.o.; 1mg/kg langsam i.v., evtl. nach 15-20min 0.5mg/kg; Dauerinfusion: 200-400mg/d; **DANI, DALI** CrCl < 50: ini max. 2 x 50mg p.o., Erh.Dos. max. 2 x 150mg oder 200-300mg i.v.

Propafenon Rp	HWZ 5-8h, Qo 1.0, PPB 85-95%, PRC C, Lact ?
Propafenon-ratioph. *Tbl. 150, 300mg* **Rytmonorm** *Tbl. 150, 300mg; Amp. 70mg/20ml* **Rytmonorm SR** *Kps. 225(ret.), 325(ret.), 425(ret.)mg*	**(Supra-)ventrikuläre Tachykardien:** 3 x 150 oder 2 x 300mg, max. 3 x 300mg p.o.; **Ki.:** 10-20mg/kg p.o. in 3-4ED; 0.5-1mg/kg i.v., ggf. 2mg/kg Kurzzeitinf. über 1-3h mit 0.5-1mg/Min; Langzeitinf. max. 560mg/d **Rezidiv-Pro. Vorhofflimmern:** ini 2 x 225mg p.o., ggf. nach 5d 2 x 325mg bzw. nach 10d 2 x 425mg; **DANI** sorgfältige Dosiseinstellung; **DALI** ggf. Dosisred.

2.4.4 Klasse-II-Antiarrhythmika = Betablocker → 40

2.4.5 Klasse-III-Antiarrhythmika

Wm/Wi: Blockade von K^+Kanälen ⇒ AP-Dauer ↑;
UW (Amiodaron): Korneaablagerung, Lungenfibrose, Photosensibilität, Leberschäden, Sehstrg., Erythema nodosum, Hypo-, Hyperthyreose;
UW (Sotalol): AV-Block, HF ↓, Hypotonie, Herzinsuffizienz ↑, QT-Verlängerung, ventrikuläre Tachyarrhythmien, Torsade de pointes, Bronchokonstriktion, periphere Vasokonstriktion, Insulinsekretion ↓, Glykogenolyse ↓, Hypoglykämiesymptome maskiert, Potenzstörung;
KI (Amiodaron): bek. Überempfindlichkeit, Sinusbradykardie (< 55/min), alle Formen einer Leitungsverzögerung (sinuaurikuläre und nodale Leitungsverzögerung, einschließlich Sick-Sinus, AV-Block II und III sowie bi- und trifaszikuläre Blöcke, sofern kein Herzschrittmacher eingesetzt ist); Schilddrüsenerkrankungen, vorbestehende QT-Verlängerung, Hypokaliämie, Jodallergie, gleichzeitige Ther. mit MAO-Hemmern, gleichzeitige Ther. mit Arzneimitteln, die Torsade de pointes auslösen können; Kreislaufkollaps, Hypotonie, schwere Ateminsuffizienz, Kardiomyopathie, Herzinsuffizienz, Kinder bis 3J., Grav./Lakt.;
KI (Sotalol): Herzinsuff. NYHA IV, akuter Herzinfarkt, AV-Block II°–III°, SA-Block, Sick Sinus, HF↓ < 50/min, vorbestehende QT-Verlängerung, COPD, schwere pAVK s. Betablocker → 40

Amiodaron Rp — HWZ 64d, Qo 1.0, PPB 95%, PRC D, Lact -

Amiodaron-ratioph. *Tbl. 100, 200mg; Amp. 150mg/3ml* **AmioHEXAL** *Tbl. 200mg* **Cordarex** *Tbl. 200mg; Amp. 150mg/3ml* **Cordarone** *Tbl. 200mg; Amp. 150mg/3ml*	**(Supra-)ventrikuläre HRST:** d1-10: 3-6 x 200mg, Erh.Dos. 1 x 200mg an 5d/W p.o.; 5mg/kg über 3min i.v.; Dauerinfusion: 10-20mg/kg in 250-500ml Glucose 5% für max. 7d; **DANI** nicht erforderlich

Sotalol (s. auch Betablocker → 42) Rp — HWZ 7-18h, Qo 0.015, keine PPB, PRC B, Lact ? ✋

2.4.6 Klasse-IV-Antiarrhythmika = Ca-Antagonisten mit antiarrhythmischer Wi → 43

2.4.7 Mehrkanalblocker

Wm/Wi: (Dronedaron): Hemmung des Kalium-, Natrium- u. Kalziumstroms, AP und Refraktärzeit verlängert, nicht kompetitiver Antagonist adrenerger Aktivität ⇒ effektive Refraktärzeit von Vorhof, AV-Knoten und Ventrikel verlängert ⇒ Verhinderung von Vorhofflimmern oder Wiederherstellung eines Sinusrhythmus, Reduktion der Herzfrequenz;
Wm/Wi (Vernakalant): Blockade von elektrischen Strömen in allen Phasen des atrialen Aktionspotentials ⇒ antiarrhythmische Wi v.a. im Vorhof, atriale Refraktärzeit ↑, Überleitungsgeschwindigkeit ↓ ⇒ Konversion in Sinusrhythmus;
UW (Dronedaron): Kreatininanstieg, QTc-Verlängerung, Bradykardie, Diarrhoe, Erbrechen, Übelkeit, Bauchschmerzen, Dyspepsie, Exanthem, Juckreiz, Müdigkeit, Asthenie;
UW (Vernakalant): Dysgeusie, Parästhesie/Hypoästhesie, Schwindel, Kopfschmerz, Bradykardie, Vorhofflattern, Hypotonie, Niesen, Husten, nasale Beschwerden, Übelkeit, Erbrechen, Mundtrockenheit, Pruritus, Hyperhidrose, Schmerzen/Parästhesien an Inf.Stelle, Hitzegefühl;

KI (Dronedaron): bek. Überempf., AV-Block II°/III° oder Sick-Sinus-Syndrom (außer bei gleichzeitigem Schrittmacher), Bradykardie < 50/min; Herzinsuff. NYHA IV oder instabile NHYA III, hämodyn. instabile Pat.; gleichz. Anw. starker CYP-3A4-Inhibitoren (z.B. Ketoconazol, Itraconazol, Voriconazol, Posaconazol, Telithromycin, Clarithromycin, Nefazodon, Ritonavir); gleichz. Anw. von Arzneimitteln, die Torsade de pointes verursachen können (z.B. Phenothiazine, Cisaprid, Bepridil, trizyklische Antidepressiva; Terfenadin, bestimmte orale Makrolid-Antibiotika, Klasse-I- und-III-Antiarrhythmika), QTc-Verlängerung ≥ 500 ms, schwere Leberfktsstrg., stark eingeschränkte Nierenfunktion (CrCl < 30ml/min);
KI (Vernakalant): Überempf., schwere Aortenklappenstenose, RR < 100mmHg (systolisch), NYHA III/IV, QT-Verlängerung, schwere Bradykardie, AV-Block II°/III°/Sinusknotenerkr. (ohne Schrittmacher), i.v.-Anw. von Antiarrhythmika in letzten 4h, ACS innerhalb der letzten 30d

Dronedaron Rp	HWZ 25-30h, PRC X, Lact ?
Multaq *Tbl. 400mg*	**Nichtpermanentes Vorhofflimmern:** 2 x 400mg p.o.; **DANI** CrCl ≥ 30: 100%; < 30: KI; **DALI** KI bei schwerer LI

Vernakalanthydrochlorid Rp	HWZ 3-5,5h , PRC X, Lact ?
Brinavess *Inf.Lsg. 20mg/ml*	**Kürzlich aufgetret. Vorhofflimmern:** (ohne herzchir. Eingriff < 7d, mit herzchir. Eingriff < 3d): ini 3mg/kg über 10min i.v. (max. 339mg), nach 15min ggf. Wdh. mit 2mg/kg über 10min. (max. 226mg); max. 5mg/kg/24h; **DANI, DALI** nicht erforderlich

2.4.8 Weitere Antiarrhythmika

Wm/Wi (Adenosin): über Purin-1-Rezeptoren vermittelte Verlangsamung der Überleitungszeit am AV-Knoten und Sinusknoten ⇒ Terminierung von Reentry-Tachykardien; Relaxierung von Gefäßmuskelzellen; **UW** (Adenosin): Flush, thorakale Schmerzen, HF ↓, Asystolie (meist transient), Sinuspause, ventrikuläre und supraventrikuläre Extrasystolen, AV-Block, ventrikuläre Tachykardien, Vorhofflimmern, Dyspnoe, Kopfschmerzen, Schwindel, innere Unruhe, Verschwommensehen, metallischer Geschmack, Bronchospasmus, RR ↓;
KI (Adenosin): bek. Überempfindlichkeit, AV-Block II°-III°, Sick-Sinus-Syndrom, Vorhofflimmern/-flattern, chronisch obstruktive Lungenerkrankungen, verlängertes QT-Intervall, schwere Hypotonie, dekomp. Herzinsuffizienz, gleichzeitige Anw. v. Dipyridamol

Adenosin Rp	HWZ < 10s, Q_0 1.0, PRC C, Lact ?
Adenoscan *Inj.Lsg. 30mg/10ml* **Adenosin Life Medical** *Inj.Lsg. 10mg/2ml, 50mg/10ml* **Adrekar** *Inj.Lsg. 6mg/2ml*	**Paroxysmale AV-junktionale Tachykardien:** 3-6-9-12mg jeweils als Bolus je nach Wi; **Ki.:** ini 100µg/kg i.v., je nach Wi steigern um 50µg/kg alle 2min bis 250µg/kg; **pharmakologische Provokation einer Myokardischämie:** 140µg/kg/min über 4-6min i.v.; **DANI** nicht erforderlich

2.5 Digitalisglykoside

Wm: Hemmung des aktiven Na^+-K^+-Transports an der Muskelzelle ⇒ intrazelluläres Na^+ ↑ ⇒ Na^+-Ca^{2+}-Austausch ↓ ⇒ intrazelluläres Ca^{2+} ↑; Vagusaktivität ↑, Sympathikusaktivität ↓;
Wi: positiv inotrop, Schlagvolumen ↑ ⇒ Wirkungsgrad des insuffizienten Herzens ↑, Gewebs- und Koronarperfusion ↑, negativ chrono-, dromotrop, Refraktärzeit am AV-Knoten ↑, am Myokard ↓ ⇒ Aktivierung ektoper Schrittmacher, positiv bathmotrop;
UW: AV-Block, Arrhythmie, Extrasystolie, Nausea, Erbrechen, Diarrhoe, Farbsehstörung, Verwirrtheit;
KI: AV-Block II°-III°, WPW-Syndrom, ventrikuläre Tachykardie, Carotissinussyndrom, HOCM, Hyperkalzämie, Hypokaliämie, thorakales Aortenaneurysma

Digitoxin Rp	HWZ 7-8d, Q_0 > 0.7, PPB 90-97%, PRC C, Lact + therap. Serumspiegel (ng/ml): 10-30
Digimed *Tbl. 0.07, 0.1mg* **Digimerck** *Tbl. 0.05, 0.07, 0.1mg; Amp. 0.1mg/1ml, 0.25mg/2.5ml* **Digitoxin Philo** *Amp. 0.25mg/1ml* **Digitoxin AWD** *Tbl. 0.07mg*	**Herzinsuff., tachykardes Vorhofflimmern:** d1-3: 3 x 0.07-0.1mg p.o., dann: 1 x 0.07-0.1mg; d1: 0.5mg i.v., d2, 3: 0.25mg i.v., dann 0.07-0.1mg/d p.o./i.v.; **Ki.:** bis zur Sättigung 0.03mg/kg/d, dann 0.003mg/kg/d p.o.; **DANI** CrCl < 10: Dosisreduktion

Digoxin Rp	HWZ 30-50h, Q_0 0.3, PPB 20%, PRC C, Lact + therap. Serumspiegel (ng/ml): 0.8-2.0
Digacin *Tbl. 0.25mg* **Lanicor** *Tbl. 0.25mg; Amp. 0.25mg/1ml* **Lenoxin** *Tbl. 0.125, 0.25mg; Gtt. (1ml = 0.05mg)*	**Herzinsuff., tachykardes Vorhofflimmern:** d1-3: 1 x 0.25-0.5mg p.o.; 2-3 x 0.25mg i.v., dann 1 x 0.25-0.375mg p.o.; 1 x 0.25mg i.v.; **Ki.:** s. FachInfo; **DANI** CrCl 50-100: 50%; 20-49: 33-50%; < 20: 33%; **DALI** nicht erforderlich

Beta-Acetyldigoxin Rp	HWZ (36) h, Q_0 0.3, PPB 30%; therap. Serumspiegel (ng/ml): 0.8-2.0
Beta-Acetyl Acis *Tbl. 0.2mg* **Novodigal** *Tbl. 0.1, 0.2mg*	**Herzinsuff., tachykardes Vorhofflimmern:** d1-2: 3 x 0.2mg p.o., dann: 1 x 0.2-0.3mg; **Ki. 1-3J:** d1 40µg/kg in 3ED, dann 10µg/kg; **4-12J:** d1: 25-30µg/kg in 3ED, dann 5µg/kg; **DANI** CrCl 50-100: 50%; 20-49: 33-50%; < 20: 33%; **DALI** nicht erforderl.

Metildigoxin Rp	HWZ 48 h, Q_0 0.35, PPB 20-30%; therap. Serumspiegel (ng/ml): 0.8-2.0
Lanitop *Tbl. 0.05, 0.1, 0.15mg; Gtt. (15Gtt. = 0.2mg)*	**Herzinsuff., tachykardes Vorhofflimmern:** d1-2: 1 x 0.3-0.4mg p.o., dann 1 x 0.1-0.3mg; **Ki.:** s. Packungsbeilage; **DANI** CrCl 50-100: 50%; 20-49: 33-50%; < 20: 33%

2.6 Sympathomimetika

Wm/Wi (Dobutamin): v.a. beta-1- u. alpha-1-, geringer auch beta-2- u. alpha-2-agonistisch, Kontraktilität ↑, Schlagvolumen ↑, linksventrikulärer Füllungsdruck ↓, systemischer Gefäßwiderstand ↓; **Wm/Wi** (Dopamin): dosisabhängig dopaminerg, alpha-/beta-agonistisch, renale Vasodil., HZV ↑, Vasokonstriktion, RR ↑; **Wm/Wi** (Ephedrin): sympathomimet. Amin, das direkt an Alpha- und Betarez. wirkt; indirekte Wi über ↑Freisetzung von Noradrenalin, Wi als MAO-Hemmer; **Wm/Wi** (Epinephrin): beta- > alphaagonistisch, pos. ino-, chrono-, bathmotrop, syst. RR ↑, diast. RR ↓, Bronchodilatation;
Wm/Wi (Etilefrin): alpha-/betaagonistisch, RR ↑durch Vasokonstriktion, positiv ino- und chronotrop; **Wm/Wi** (Midodrin): alpha-1-agonistisch, syst. u. diast. RR ↑;
Wm/Wi (Norepinephrin): alpha-/beta-1-agonistisch, Vasokonstriktion, syst. und diast. RR ↑; **Wm/Wi** (Theodreanlin + Cafedrin): betaagonistisch, Kontraktilität ↑, Schlagvolumen ↑, peripherer Gefäßwiderstand ↑;
UW (Cafedrin + Theodrenalin): Herzklopfen, pektanginöse Beschwerden, ventrikuläre Herzrhythmusstörungen, Miktionsbeschwerden, Muskeltremor, Gewöhnung, Abhängigkeit;
UW (Dobutamin): HRST, Palpitationen, AP, RR ↑ u. RR ↓, Kopfschmerzen, Übelkeit, Exanthem, Fieber, Bronchospasmus, Hemmung d. Thrombozytenfkt.;
UW (Dopamin): HRST, AP, Dyspnoe, Übelkeit, Erbrechen, Angstgefühl, Kopfschmerzen, RR ↑ und RR ↓; **UW** (Ephedrin): Verwirrtheit, Angstzustände, Depressionen, Nervosität, Reizbarkeit, Unruhe, Schwäche, Schlaflosigkeit, Kopfschmerz, Schwitzen, Palpitationen, Hypertonie, Tachykardie, Dyspnoe, Übelkeit, Erbrechen;
UW (Epinephrin): tachykarde HRST, Kammerflimmern, AP, hypertone Rkt., Vasokonstriktion, Hyperglykämie, metabol. Azidose, Übelkeit, Tremor, Angst, Halluzinationen;
UW (Etilefrin): Palpitationen, HRST, RR ↑, AP, Unruhe, Angstzustände, Schwitzen, Tremor, Kopfschmerzen, Schwindel;
UW (Midodrin): Liegendhypertonie, Reflexbradykardie, Palpitationen, Tachykardie, Parästhesien, Pruritus, Piloarrektion, Kältegefühl, Nausea, Dyspepsie, Harnverhalt;
UW (Norepinephrin): Herzklopfen, AP, Myokardischämie, starker RR ↑, Lungenödem, Vasokonstriktion, ischämische Nekrosen, Oligurie, Anurie;
KI (Cafedrin + Theodrenalin): bek. Überempf., Hypertonie, Mitralstenose, Hyperthyreose, Engwinkelglaukom, Phäochromozytom, Prostataadenom mit Restharnbildung, Bronchialasthmatiker mit Sulfitüberempf.;
KI (Dobutamin): mechan. Behinderung der ventrik. Füllung u./o. des Ausflusses, Hypovolämie;
KI (Dopamin): Thyreotoxikose, Phäochromozytom, Glaukom, Blasenentleerungsstörung, hochfrequente absolutet Arrhythmie, Hypovolämie, Kammerflimmern, Grav.;
KI (Ephedrin): bek. Überempf., Behandlung mit MAO-Hemmern, Koronarthrombose, Diabetes mellitus, ischämische Herzerkrankung, Hypotonie, Thyreotoxikose, Winkelblockglaukom, ältere Patienten, Prostathypertrophie;
KI (Epinephrin): system. Anw.: bek. Überempf., Hypertonie, Hyperthyreose, Phäochromozytom, Engwinkelglaukom, Prostataadenom mit Restharnbildung, paroxysmale Tachykardie, hochfrequente absolute Arrhythmie, schwere Nierenfktsstrg., Koronar- und Herzmuskelerkrankungen, sklerotische Gefäßveränderungen, Cor pulmonale, Sulfitüberempfindlichkeit, intraarterielle Anwendung; lokale Anw.: bek. Überempfindlichkeit, Engwinkelglaukom, paroxysmale Tachykardie, hochfrequente absolute Arrhythmie; Anästhesien im Endstrombereich (insbes. Finger, Zehen, Penis, Nasenspitze); Sulfitüberempfindlichkeit;

KI (Etilefrin, Midodrin): Thyreotoxikose, Phäochromozytom, Glaukom, Blasenentleerungsstrg., RR↑, KHK, tachykarde HRST, Herzklappenstenose, HOCM; **KI** (Norepinephrin): Hypertonie, Hyperthyreose, Phäochromozytom, Engwinkelglaukom, Prostataadenom mit Restharnbildung, paroxysmale Tachykardie, hochfrequente absol. Arrhythmie, schwere Nierenfunktionsstörungen, Koronar- und Herzmuskelerkrankungen, Arteriosklerose, Cor pulmonale, bek. Überempf., Sulfit-Überempf., intraarterielle Anw.

Adrenalin (Epinephrin) Rp	HWZ 1-3min, Q_0 > 0.7, PRC C, Lact ?
Adrenalin Infectopharm *Amp. 1mg/1ml* **Emerade** *Pen 0.15/0.15ml, 0.3/0.3ml, 0.5mg/0.5ml* **Epipen** *Autoinjektor 0.15mg/0.3ml, 0.3mg/0.3ml* **Fastjekt** *Autoinjektor 0.15, 0.3mg/ED* **Jext** *Autoinjektor 0.15mg/0.3ml, 0.3mg/0.3ml* **Suprarenin** *Amp. 1mg/1ml; Inj.Lsg. 25mg/25ml*	**Kardiopulmonale Reanimation** → 29: 1 : 10 verdünnen, 1mg i.v. alle 3-5min; **Ki.:** 0.01mg/kg i.v./i.o., ggf. Wdh. nach 3-5min; bei persist. Erfolglosigkeit 0.1mg/kg i.v./i.o., max. 1mg; **Anaphylaxie:** 1 : 10 verdün., 0.1mg i.v.; Wdh. nach Wi; **Ki.:** 0.01mg/kg über 1-2min i.v.; ggf. Perfusor mit 0.05-0.5µg/kg/min i.v.; Autoinj. Pen: Selbstmedikation 0.3mg i.m.; **Ki.:** 15-30kg: 0.15-0.3mg i.m.; > 30kg: 0.3mg i.m.; **Septischer Schock:** 0.014-0.28µg/kg/min als Dauerinf. i.v.; **lokale Blutstillung:** 1: 10 verdünnen, davon 10 Gtt. auf Tupfer bzw. einige ml in Harnröhre instillieren; **Blasenblutung:** 1:10-50 verdünnen, davon 100-150ml zur Spülung

Dobutamin Rp	HWZ 2-3min, Q_0 0.7, PRC B, Lact ?
Dobutamin Carino, Dobutamin Fresenius *Inf.Lsg. 250mg/50ml, 500mg/50ml* **Dobutamin HEXAL** *Inf.Lsg. 250mg/50ml* **Dobutamin-ratioph.** *Inf.Lsg. 250mg/10ml*	**Akute Herzinsuffizienz:** 2.5-10µg/kg/min i.v.; Perf. (250mg) = 5mg/ml ⇒ 2-10ml/h; **Ki.:** 1-15µg/kg/min i.v.

Dopamin Rp	HWZ 5-10min, Q_0 0.95, PRC C, Lact ?
Dopamin Carino *Amp. 50mg/5ml, 250mg/50ml* **Dopamin Fresenius** *Amp. 50mg/5ml, 200mg/5ml; Inf.Lsg. 250mg/50ml*	**Kardiale und andere Schockzustände:** 2-20µg/kg/min i.v.; Perf. (250mg) = 5mg/ml ⇒ 2-18ml/h; max. 50µg/kg/min i.v.; **Ki.:** 5-10µg/kg/min i.v.

Ephedrin Rp	HWZ 3-6h
Ephedrin Carino *Inj.Lsg. 30mg/ml* **Ephedrin Meduna** *Inj.Lsg. 50mg/5ml*	**Verringerung des RR-Abfalls während Spinalanästhesie:** bis zu 30mg in Teildosen von 3-7.5mg i.v.

Etilefrin OTC	HWZ 2.5h, Q_0 0.7, PPB 23%, PRC C
Bioflutin *Gtt. (1ml = 5mg)* **Effortil** *Tbl. 5mg, Gtt. (1ml = 7.5mg)* **Thomasin** *Tbl. 10, 25(ret.)mg; Gtt. (1ml = 15mg)*	**Hypotone Kreislaufregulationsstörung:** 3 x 5-10mg p.o.; 1-2 x 25mg (ret.) p.o.; **Ki. 2-6J:** 3 x 2.5-5mg p.o.; < **2J:** 3 x 2-5Gtt. (1-2.5mg)

Midodrin OTC	HWZ 0.5h, Qo 0.4, PRC C, Lact ?
Gutron *Tbl. 2.5mg; Gtt. (1ml = 10mg)*	**Orthostat. Hypotonie:** 2-3 x 2.5mg (= 7Gtt.) p.o.; ggf. ↑, max. 30mg/d
Norepinephrin (Noradrenalin) Rp	HWZ 1-3min, Qo > 0.8, PPB 50%, PRC C, Lact ?
Arterenol *Amp 1mg/1ml; Inj.Lsg. 25mg/25ml*	**Sept. Schock:** 0.014-0.28µg/kg/min i.v.; Perf. (5mg) = 0.1mg/ml ⇒ 0.6-12ml/h
Theodrenalin + Cafedrin OTC	HWZ 1h (Cafedrin)
Akrinor *Amp. 10+200mg/2ml*	**Anästhesie-bedingte, klinisch relevante Blutdruckabfälle; klinisch relevante Hypotonien i.d. Notfallmedizin:** 1 Amp. mit 8ml NaCL 0.9% verdünnen (1ml = 1 + 20mg); nach Wi. Einzelgaben von 1 + 20mg i.v./i.m., max 30 + 600mg/d

2.7 Parasympatholytika

Wm: kompetitiver Antagonismus an muscarinartigen Cholinozeptoren;
Wi: HF ↑, Spasmolyse, Tränen-/Speichel-/Schweiß-/Bronchialsekretion ↓, Mydriasis;
UW (Atropin) ohne Häufigkeitsangabe: Mundtrockenheit, Schweißsekretion ↓, Tachykardie, Sehstrg. infolge Mydriasis und Störung der Akkomodation, supraventrik. und ventrikuläre Arrhythmien, Verkürzung der AV-Überleitung, Muskelschwäche, muskuläre Koordinationsstrg., Miktionsstrg., Strg. der Darmperistaltik, Schluckstrg., gastroösophagealer Reflux, Sprachstrg., Unruhe- und Erregungszustände, Halluzinationen, Verwirrtheitszustände, Krämpfe, Delirien, komatöse Zustände, Glaukomanfall;
KI (Atropin): bek. Überempf. gegen A./andere Anticholinergika, Engwinkelglaukom, Tachykardie bei Herzinsuff. und Thyreotoxikose, tachykarde Herzrhythmusstrg., Koronarstenose, mech. Verschlüsse des Magen-Darm-Trakts, paralytischer Ileus, Megakolon, obstrukt. Harnwegerkrankungen, bestehende Prostatahypertrophie mit Restharnbildung, Myasthenia gravis, akutes Lungenödem, Schwangerschaftstoxikose

Atropin Rp	HWZ 2h, Qo 0.45, PPB 2-40%, PRC C, Lact ?
Atropinsulfat *Amp. 0.5mg/1ml; Inj.Lsg. 100mg/10ml* **Atropinum sulfuricum** *Amp. 0.25mg/1ml, 0.5mg/1ml, 1mg/1ml*	**Bradykarde HRST:** 0.5-1.5mg i.v./i.m. alle 4-6h; **Ki.:** 0.01mg/kg i.v. (min. 0.1, max. 0.5mg); **Narkoseprämed.:** 0.01mg/kg i.v.; **Alkylphosphatintoxikation:** 2-5mg alle 10-15min i.v. bis zum Rückgang der Bronchialsekretion, max. 50mg in Einzelfällen; Erh.Dos. 0.5-1mg alle 1-4h; **Ki.:** 0.5-2mg i.v., Erh.Dos. nach Klinik; **Neostigmin-/Pyridostigminintox.:** 1-2mg i.v.

2.8 Phosphodiesterasehemmer

Wm: Hemmung der Phosphodiesterase ⇒ intrazelluläre cAMP-Konzentration ↑ und Ca^{2+} ↑ ⇒ Kontraktion ↑; **Wi:** positiv chrono- und inotrop (Schlagvolumen und HZV ↑), Broncho-/Vasodilatation (Vor-/Nachlast ↓);
Wm (Levosimendan): ↑ Kalziumsensitivität der kontraktilen Proteine durch Bindung an kardiales Troponin C; Öffnung der ATP-sensitiven Kaliumkanäle ⇒ Vasodilatation systemischer und koronarer art. Widerstandsgefäße und systemischer ven. Kapazitätsgefäße;
Wi (Levosimendan): positiv ino- u. chronotrop, Vasodilatation, Vor- und Nachlast ↓, aktiviert "stunned" Myokard, myokardiale Durchblutung ↑, Endothelin-1-Spiegels ↓;
UW (Enoximon): Hb-Wert/Hämatokrit ↓ um mind. 5 %, ventrik. Tachykardie, andere Arrhythmien, Hypotonie, Schlaflosigkeit, Gedächtnisstrg., Somnolenz, Angst, Unruhe, Kopfschmerzen, Übelkeit, Erbrechen, Muskelschmerzen, Thrombopenie, petechiale Blutungen, Purpura, and. Blutungskomplik., GOT ↑, Bilirubin ↑, bei schwerer Herzinsuff. bedrohliche ventrik. Arrhythmien
UW (Levosimendan): Hypokaliämie, Schlaflosigkeit, Kopfschmerzen, Schwindel, ventrik. Tachykardie, Vorhofflimmern, Tachykardie, ventrik. Extrasystolen, Herzversagen, Myokardischämie, Eytrasystolen, Hypotonie, Übelkeit, Obstipation, Diarrhoe, Erbrechen, Hämoglobinwerte ↓;
UW (Milrinon): ventrikuläre Ektopien, ventrikuläre Tachykardie, supraventrik. Arrhythmien, Hypotonie, Kopfschmerzen;
KI (Enoximon): bek. Überempf., extravasale Injektion, Gabe der Erh.Dos. als Inf. bei Kreatinin-Clearance < 40ml/min, Grav.; **KI** (Levosimendan): bek. Überempf., schwere Hypotonie und Tachykardie; signif. mech. Behinderung, die die ventrikuläre Füllung und/oder den Ausstrom beeinflussen; CrCl < 30ml/min, schwer beeinträchtigte Leberfkt., Torsades de Pointes in der Anamnese; **KI** (Milrinon): bek. Überempfindlichkeit, schwere Hypovolämie

Enoximon Rp	HWZ 4.2-6.2h, Qo 1.0 (0), PPB ca. 85%
Perfan *Inj.Lsg. 100mg/20ml*	**Akute Herzinsuff.:** ini 90µg/kg/min i.v., nach 10-30 min 2.5-10µg/kg/min; 0.5mg/kg (max. 12.5mg/min, max. 8 x/d); **DANI** CrCl 0-5: 33%, 6-15: 50%, 16-30: 67%, 31-40: 80%, > 40: 100%; **DALI** s. FachInfo

Levosimendan Rp	HWZ 1h, PPB ca. 97%
Simdax *Inf.Lsg. 12.5mg/5ml, 25mg/10ml*	**Akut dekompensierte schwere chronische Herzinsuffizienz:** ini 6-12µg/kg i.v. über 10min, dann 0.1µg/kg/min über 24h i.v., ggf. Dosisanpassung auf 0.05-0.2µg/kg/min; **DANI** CrCl < 30: KI; **DALI** KI bei schwerer LI

Milrinon Rp	HWZ 2.3h, Qo 0.2, PPB 70-91%
Milrinon Carino *Amp. 10mg/10ml* **Milrinon Hikma** *Amp. 10mg/10ml* **Milrinon Stragen** *Amp. 10mg/10ml*	**Schwere Herzinsuff.:** ini 50µg/kg i.v. langsam über 10min, anschließend Erh.Dos. 0.375-0.75µg/kg/min; max. 1.13mg/kg/d; **DANI** CrCl 0-5: 0.2µg/kg/min, 6-10: 0.23µg/kg/min, 11-20: 0.28µg/kg/min, 21-30: 0.33µg/kg/min, 31-40: 0.38µg/kg/min, 41-50: 0.43µg/kg/min

2.9 Gerinnung

2.9.1 Unfraktioniertes Heparin

Wm/Wi: Komplexbildung mit AT-III ⇒ beschleunigt inhibierende Wi von AT-III um Faktor 1000 ⇒ v.a. Hemmung von Thrombin, Xa, XIa, XIIa und Kallikrein, Aktivierung der Lipoproteinlipase;
UW (Heparin): Heparininduzierte Thrombopenie Typ 1, Blutungen, Reakt. an Injektionsstelle, Transaminasen/gGT/Lipase/LDH ↑;
KI (Heparin): bek. Überempf., aktive Blutungen, Heparin-induzierte Thrombopenie Typ II (HIT-II), mit hämorrhagischer Diathese verbundene Erkrankungen und Organschäden wie Koagulopathien, Thrombozytopenie, schwere Erkrankungen von Leber und Pankreas; Krankheiten, bei denen der Verdacht von Gefäßschäden besteht, z.B. Blutungen im Magen-Darm-Trakt; nicht eingestellte und schwere arterielle Hypertonie mit einem diastolischen Blutdruck von mehr als 110 mmHg, intrakranielle Blutungen, Hirnarterienaneurysma, Retinopathien, Glaskörperblutungen, ophthalmologische Eingriffe oder Verletzung, aktive Tuberkulose, infektiöse Endokarditis, Abortus imminens

Heparin Rp — HWZ 90-120 min, Q0 0.8, PPB 90%, PRC C, Lact +

Heparin-Calcium-ratioph. *Amp. 5000IE/0.2ml, 12500IE/0.5ml;* **Heparin-Natrium-ratioph.** *Amp. 5000IE/0.2ml, 25000IE/5ml; Fertigspr. 5000IE/0.2ml, 7500IE/0.3mg*	**Thrombose-Pro.:** 3 x 5000IE oder 2 x 7500IE s.c.; **Ther. Thromboemb.:** 5000IE als Bolus i.v., dann 300-600IE/kg/d; Perf. (25000IE) = 500IE/ml: 1.7-3.3ml/h; Dosisanp. nach PTT (1.5-2.5 x Normwert); **Ki.:** ini 50IE/kg i.v., dann 20IE/kg/h; **DANI** nicht erforderlich

2.9.2 Niedermolekulare Heparine

Wm/Wi: Molekulargewicht ↓ ⇒ Thrombinhemmung ↓, während Faktor-Xa-Hemmung ↑; Wi auf Thrombozytenfkt. ↓, Thrombolyse ↑ ⇒ antithrombotische Wi ↑, Blutungsgefahr ↓; geringere Neutralisation durch Plättchenfaktor 4; bei s.c.-Anwendung deutlich höhere Bioverfügbarkeit; längere HWZ;
UW (Enoxaparin): Blutung, Thrombozytose, Thrombopenie, Transaminasen ↑, allergische Reaktion, Urtikaria, Pruritus, Erythem, Hämatom/Schmerzen an Injektionsstelle;
KI (Enoxaparin): bekannte Überempfindlichkeit, < 6W zurückliegende OP an ZNS, Auge, Ohr, < 30d zurückliegende, klin. relevante Blutung, < 6M zurückliegender hämorrhagischer Schlaganfall oder andere intrakranielle Blutungen, akute oder anamnestisch bek. intrakranielle Erkrankung (Neoplasma, arteriovenöse Malformation, Aneurysma), klinisch relevante Gerinnungsstrg., Magen- oder Darmulzera, Abortus imminens, schwere Leber- oder Pankreaserkrankung, unkontrollierbare schwere Hypertonie, Endokarditis, allergisch bedingte Thrombozytopenie (HIT-Typ II) auf Heparin, V. a. vaskuläre Retinopathie, Glaskörperblutungen oder andere intraokuläre Blutungen, gleichzeitige Lumbalpunktion, Epidural- oder Periduralanaesthesie

Certoparin Rp	HWZ 4.3 h
Mono-Embolex *Fertigspr. 3000IE/0.3ml, 8000IE/0.8ml* **Mono-Embolex multi** *Inj.Lsg. 90000IE/15ml (3000 IE/0.5ml)*	**Postop. Thromb.-Pro.:** ini 3000IE s.c. 1–2h vor OP-Beginn, dann 1 x tgl. 3000IE; **Thromb.-Pro. internist. Pat. u. bei ischäm. Schlaganfall:** 1 x 3000IE s.c.; **Ther. tiefe VT:** 2 x 8000IE s.c.; **Antikoagulation bei Dialyse:** ini 3000IE i.v., dann 600IE/h, individ. Dosisanp.; **DANI** vorsichtige Anw. bei schwerer NI (CrCl < 30); **DALI** KI bei schwerer LI
Dalteparin Rp	HWZ 2-5 h, PRC B, Lact ?
Fragmin P *Fertigspr. 2500IE/0.2ml* **Fragmin P forte** *Fertigspr. 5000IE/0.2ml* **Fragmin** *Amp. 10000IE/1ml; Fertigspr. 10000IE/0.4ml, 12.500IE/0.5ml, 15000IE/0.6ml, 18000/0.72ml* **Fragmin D** *Amp. 10000IE/4ml* **Fragmin Multidose** *Inj.Lsg. 100000IE/4ml, 100000IE/10ml*	**Postop. Thrombose-Pro.:** ini 2500IE s.c. 2h vor OP-Beginn, dann 1 x 2500IE; bei hohem Risiko: 5000IE am Abend vor OP, dann 1 x 5000IE; **Thrombose-Pro. internist. Pat.:** 1 x 5000IE; **Ther. tiefe Venenthrombose:** 1 x 200IE/kg s.c. oder 2 x 100IE/kg s.c., max. 18000IE/d; **Rezidiv-Pro. Thromboembolie bei onkologischen Pat.:** 1 x 150IE/kg s.c., Dosisred. bei Thrombopenie (s. FachInfo) **Antikoag. bei Dialyse:** Bolus 85IE/kg i.v.; **kontinuierliche Antikoagulation:** ini 30–35IE/kg, dann 10-15IE/kg/h, bei hohem Blutungsrisiko ini 5–10IE/kg, dann 4–5IE/kg/h; **DANI, DALI** vorsichtige Anwendung
Enoxaparin Rp	HWZ 4.5 h
Clexane *Fertigspr. 20mg/0.2ml, 40mg/0.4ml, 60mg/0.6ml, 80mg/0.8ml, 100mg/1ml* **Clexane multidose** *Inj.lsg. 1000mg/10ml* **Lovenox** *Fertigspr. 20mg/0.2ml, 40mg/0.4ml, 60mg/0.6ml, 80mg/0.8ml, 100mg/1ml*	**Postop. Thrombose-Pro.:** 1 x 20mg s.c., Beginn 2h präop.; hohes Risiko 1 x 40mg s.c., Beginn 12h präop.; **Thrombose-Pro. nicht-chirurg. Pat.:** 1 x 40mg s.c.; **Ther. TVT:** 2 x 1mg/kg s.c.; **Antikoagulation bei Dialyse:** 0.01ml/kg (Lsg. multidose) i.v. bzw. individ. Dosis; **NSTEMI, instabile AP:** 2 x 1mg/kg s.c.; **STEMI:** Pat. < 75J: Bolus 30mg i.v., 2 x 1mg/kg s.c.; Pat. > 75J: kein Bolus, 2 x 0.75mg/kg s.c.; **DANI** CrCl > 30: 100%; < 30: s. FachInfo; **DALI** KI bei schwerer LI

Nadroparin Rp	HWZ 3.3h
Fraxiparin *Fertigspr. 1900IE/0.2ml, 2850IE/0.3ml, 3800IE/0.4ml, 5700IE/0.6ml, 7600IE/0.8ml, 9500IE/1ml* **Fraxiparin Multi** *Amp. 47.500IE/5ml, 142.500IE/15ml (1ml = 9500IE)* **Fraxodi** *Fertigspr. 11400IE/0.6ml, 15200IE/0.8ml, 19000IE/1.0ml*	**Postop. Thromb.-Pro.:** 2850IE 2h vor OP, dann 1 x tgl. 2850IE s.c. für 7d; Hüft-OP: s. Packungsbeil.; **Antikoagul. bei Dialyse:** 2850-5700IE i.v.; **Therapie TVT:** Fraxiparin: < 50kg: 2 x 0.4ml; 50-59kg: 2 x 0.5ml; 60-69kg: 2 x 0.6ml; 70-79kg: 2 x 0.7ml; 80-89kg: 2 x 0.8ml; > 90kg: 2 x 0.9ml s.c.; Fraxodi: 1 x tgl. s.c. ml/kg s.o.; **DANI** KI bei schw. NI (CrCl < 30), vorsichtige Anw. bei CrCl 30-60; **DALI** KI bei schwerer LI
Reviparin Rp	HWZ 3.3h
Clivarin 1750 *Fertigspr. 1750IE/0.25ml* **Clivarin 5726IE/ml** *Fertigspr. 3436IE/0.6ml* **Clivarodi** *Fertigspr. 17178IE/ml*	**Thrombose-Pro. perioperativ bzw. bei Immobilisation:** ini 1750IE s.c. 2h vor OP-Beginn, dann 1 x tgl. 1750IE s.c.; **Pro. bei hohem Thromboserisiko:** ini 3436IE/0.6ml s.c. 12 h vor OP-Beginn, dann 1 x tgl. 3436IE/0.6ml s.c.; **Therapie TVT:** 35-45kg: 2 x 2863IE s.c.; 46-60kg: 2 x 3436IE; > 60kg: 2 x 5153IE oder 1 x tgl. 10307IE/0.6ml s.c. (Clivarodi); **DANI, DALI:** KI bei schwerer NI/LI
Tinzaparin Rp	HWZ 3-4h, PRC B, Lact ?
innohep *Fertigspr. 3500IE/0.3ml* **innohep multi** *20000IE/2ml, 50000IE/5ml* **innohep 20000** *Fertigspr. 8000IE/0.4ml, 10000IE/0.5ml, 12000IE/0.6ml, 14000IE/0.7ml, 16000IE/0.8ml, 18000IE/0.9ml; Amp. 40000IE/2ml*	**Postop. Thrombose-Pro.:** ini 3500IE s.c. 2h vor OP-Beginn, dann 1 x tgl. 3500IE s.c.; **Ther. TVT:** 1 x tgl. 175IE/kg s.c.; **Thromboembolie-Ther./Rezidiv-Pro. bei aktiver Tumorerkr.:** 1 x tgl. 175IE/kg s.c. f. 3-6M; **DANI** CrCl < 30 vorsichtige Anw.; **DALI** keine Daten

2.9.3 Heparinoide, andere Faktor-Xa-Hemmer

Wm/Wi (Apixaban, Edoxaban, Rivaroxaban als NOAK): selektiver, direkter Inhibitor von Faktor Xa; **Wm/Wi** (Danaparoid; Fondaparinux): Faktor-Xa-Hemmung;
UW (Apixaban): Anämie, Blutungen, Übelkeit, Hämatome, Hämaturie, Kontusion;
UW (Danaparoid): Blutungskomplikationen, allergische Reaktionen, Thrombopenie;
UW (Edoxaban): Anämie, Epistaxis, GI-Blutungen, Mund/Pharynx-Blutungen, Hämaturie, vaginale Blutung, Blutung an Punktionsstelle, Übelkeit, Erhöhung von gGT, Bilirubin, anomaler Leberfunktionstest, kutane Weichteilgewebsblutung, Exanthem, Juckreiz;
UW (Fondaparinux): Blutungskomplik., Anämie, Thrombopenie, Ödeme, veränderte Leberfunktionstests; **UW** (Rivaroxaban): postop. Blutungen, Anämie, Schwindel, Kopfschmerzen, Augeneinblutungen, Hypotonie, Hämatome, Epistaxis, Hämoptyse, Zahnfleischbluten, GI-Blutungen, GI-Schmerzen, Dyspepsie, Verstopfung, Durchfall, Erbrechen, Übelkeit, Transaminasen ↑, Pruritus, Hautrötung, Ekchymose, kutane und subkutane Blutung, Extremitätenschmerzen, Blutung im Urogenitaltrakt, Nierenfunktion ↓, Fieber, Ödeme, Leistungsfähigkeit ↓;
KI (Apixaban): bek. Überempf., klinisch relevante aktive Blutung, Lebererkrankung mit Koagulopathie, Läsionen oder klinische Situationen mit hohem Blutungsrisiko;
KI (Danaparoid): hämorrhagische Diathese, kurz zuvor Schlaganfall/OP am Gehirn, bakterielle Endokarditis, diabetische Retinopathie, fortgeschrittene NI und LI, Überempfindlichkeit gegen Wirkstoff bzw. Sulfit, Grav./Lakt.;
KI (Edoxaban): bek. Überempf., klinisch relevante akute Blutung; Lebererkrankungen, die mit Koagulopathie und klinisch relevantem Blutungsrisiko einhergehen; Läsionen oder signif. Risiko für eine schwere Blutung (z.B. gastrointestinale Ulzerationen, maligne Neoplasien mit hohem Blutungsrisiko, kürzlich aufgetretene Hirn- oder Rückenmarksverletzungen, kürzlich durchgeführte chirurgische Eingriffe an Gehirn, Rückenmark oder Augen, kürzlich aufgetretene intrakranielle Blutungen, Ösophagusvarizen, arteriovenöse Fehlbildungen, vaskuläre Aneurysmen, größere intraspinale oder intrazerebrale vaskuläre Anomalien); nicht eingestellte schwere Hypertonie, gleichzeitige Anw. anderer Antikoagulanzien, Grav./Lakt.;
KI (Fondaparinux): bek. Überempf., aktive Blutung, bakterielle Endokarditis, CrCl < 20 (1.5–2.5mg); < 30 (5–10mg);
KI (Rivaroxaban): aktive Blutungen, Läsionen oder signif. Risiko einer schweren Blutung, bek. Überempf., Lebererkrankung mit Koagulopathie oder klin. relevantem Blutungsrisiko, gleichz. Anw. anderer Antikoagulanzien außer bei Umstellung der antikoag. Ther., Grav./Lakt.

Apixaban Rp — HWZ 12h, PPB 87%

Eliquis *Tbl. 2.5, 5mg*	**Pro. ven. Thromboembolien bei Hüft-/Kniegelenkersatz:** 2 x 2.5mg p.o., Beginn 12-24h post OP, für 32-38d (Hüfte) bzw. 10-14d (Knie); **Ther. tiefer Venenthrombosen und Lungenembolien:** 2 x 10mg, nach 7d 2 x 5mg; **Pro. rezidiv. TVT/LE:** 2 x 2.5mg; **Pro. Schlaganfall/system. Embolien bei VHF:** 2 x 5mg p.o.; Pat. mit mind. 2 Kriterien (≥ 80J, ≤ 60kg oder Krea ≥ 1.5mg/dl): 2 x 2.5 mg; **DANI:** CrCl > 30: 100%, 15-29: vors. Anw., < 15: Anw. nicht empfohlen; **DALI:** Child A/B: vors. Anw., Child C: Anw. nicht empfohlen

Danaparoid Rp	HWZ 7-14h, Qo 0.58, PRC B, Lact ?
Orgaran *Amp. 750E/0.6ml*	**Thrombose-Pro.:** 2 x 750E s.c.; **Ki.:** 2 x 10E/kg s.c.; **Thromboembolie bei HIT-2:** ini 2500E (< 55kg: 1250E; > 90kg: 3750E) i.v., dann 400E/h für 4h, dann 300E/h für 3h, Erh.Dos. 150-200E/h; **Ki.:** ini 30E/kg, dann 1.2-4E/kg/h i.v.; **DANI, DALI** KI bei schwerer NI/LI
Edoxaban Rp	HWZ 10-14h, PPB 55% , PRC C, Lact ?
Lixiana *Tbl. 15, 30, 60mg*	**Pro. Schlaganfall/system. Embolien bei VHF:** 1 x 60mg p.o.; **Ther. tiefe VT, LE, Pro. rezidiv. TVT, LE:** ini parent. Antikoagulans über 5d, dann 1 x 60mg p.o; Pat. ≤ 60kg od. gleichz. Anw. von Ciclosporin, Erythromycin, Ketoconazol, Dronedaron: 1 x 30 mg p.o.; **DANI** CrCl > 50: 100%; 15-50: 1 x 30mg; < 15: Anw. nicht empfohlen; **DALI** leichte bis mäßige LI: 100%; schwere LI: Anw. nicht empfohlen; Lebererkr. mit Koagulopathie: KI
Fondaparinux Rp	HWZ 17-21h, PRC B, Lact ?
Arixtra *Fertigspr. 1.5mg/0.3ml, 2.5mg/0.5ml, 5mg/0.4ml, 7.5mg/0.6ml, 10mg/0.8ml* **Fondaparinux-Natrium beta** *Fertigspr. 2.5mg/0.5ml, 5mg/0.4ml, 7.5mg/0.6ml, 10mg/0.8ml*	**Thrombose-Pro.:** ini 6h post-OP 2.5mg s.c., dann 1 x 2.5mg für 5-9d; **DANI** CrCl > 50: 100%; 20-50: 1.5mg/d; < 20: KI; **Ther. oberfl. VT unt. Extr.:** 1 x 2.5mg s.c. für 30–45d; **Ther. tiefe VT, LE:** < 50kg: 1 x 5mg s.c.; 50-100kg: 1 x 7.5mg; > 100kg: 1 x 10mg; **NSTEMI, instab. AP:** 1 x 2.5mg s.c. für max. 8d; **STEMI:** 1 x 2.5 mg, 1. Dosis i.v., dann s.c. max. 8d; **DANI** untersch. je nach Ind/Dos. s. FachInfo; KI s.o.; **DALI** schwere LI: vors. Anw.
Rivaroxaban Rp	HWZ 7-11h, PPB 94%
Xarelto *Tbl. 2,5, 10, 15, 20 mg*	**Pro. Thromboembolie bei elekt. Knie-/Hüftgelenkersatz:** 1 x 10mg p.o. 6-10h post-OP, dann 10mg/d für 35d (Hüfte) bzw. 14d (Knie); **Ther./Pro. rez. tiefer VT:** d1-21 2 x 15mg p.o., ab d22 1 x 20mg; **Ther./Pro. rez. LE bei hämodyn. stabilen Pat.:** d1-21 2 x 15mg p.o., ab d22 1 x 20mg; **Sek.-Pro. nach ACS mit ↑ kard. Biomarkern:** 2 x 2.5 mg in Komb. mit ASS oder mit ASS + Clopidogrel/Ticlopidin; **Pro. von Schlaganfällen/system. Embolien bei Vorhofflimmern:** 1 x 20mg p.o.; **DANI** CrCl > 50: 100%; 15-49: s. Fachinfo; < 15: Anw. nicht empf.; **DALI** KI bei Lebererkr. mit Koagulopathie und ↑ Blutungsrisiko

2.9.4 Direkte Thrombininhibitoren

Wm/Wi (Argatroban, Bivalirudin; Dabigatran als NOAK): direkter spezif. Thrombininhibitor; **UW** (Argatroban): Blutungskomplikationen, Anämie, Leukopenie, Thrombopenie, Thrombose, Thrombophlebitis, Purpura, Übelkeit, Erbrechen, Kopfschmerzen; **UW** (Bivalirudin): Blutungskomplik., allerg. Rkt., Fieber, Anämie, Thrombopenie, Kopfschmerz, HRST, Exanthem, Rückenschmerz; **UW** (Dabigatran): Anämie, Nasenbluten, GI-Blutung, Bauchschmerzen, Diarrhoe, Übelkeit, Dyspepsie, abnorme Leberfkt. bzw. Leberfunktionstests, urogenitale Blutung; **KI** (Argatroban): unkontrollierbare Blutungen, bek. Überempfindlichkeit, schwere Leberfktsstrg.; **KI** (Bivalirudin): aktive Blutungen, Gerinnungsstrg., unkontrollierte Hypertonie, subakute bakt. Endokarditis, NI mit CrCl < 30, Hämodial.; **KI** (Dabigatran): bek. Überempf., schwere NI (CrCl < 30), akute klin. relev. Blutung, Läsionen od. klin. Situationen mit signif. Risiko einer schweren Blutung; Beeinträchtigung der Leberfkt. oder Lebererkr. mit evtl. Auswirkungen auf das Überleben; gleichzeit. Anw. anderer Antikoagulanzien außer bei Umstellung der Antikoagulationsther.; gleichzeit. Anw. von Ketoconazol, Ciclosporin, Itraconazol, Tacrolimus und Dronedaron; Pat. mit künstlichen Herzklappen, die eine gerinnungshemmende Therapie benötigen

Argatroban Rp	HWZ 1 h PPB 54% PRC B, Lact ?
Argatra *Inj.Lsg. 250mg/2.5ml*	**Antikoagulation bei HIT-2:** 2µg/kg/min i.v., Dosisanp. n. PTT (Ziel: 1.5-3 x Ausgangswert), max. 10µg/kg/min, Ther.-Dauer max. 14d; **DANI** nicht erforderlich; **DALI** Child B: ini 0.5µg/kg/min; Child C: KI
Bivalirudin Rp	HWZ 13-37 min
Angiox *Inj.Lsg. 250mg* **Bivalirudin Accord** *Inj.Lsg. 250mg*	**Instabile AP, NSTEMI:** ini 0.1mg/kg i.v., dann 0.25mg/kg/h bis zu 72h; s. FachInfo für Dosierung bei nachfolgenden Interventionen; **perkutane Koronarintervention:** ini 0.75mg/kg i.v.-Bolus, dann 1.75mg/kg/h für Dauer des Eingriffs, ggf. weitere 4h; **DANI** CrCl 30-59: 1.4mg/kg/h, akt. Gerinnung (ACT) kontr.; < 30, HD: KI; **DALI** nicht erf.
Dabigatran Rp	HWZ 12-14 h PPB 35%
Pradaxa *Kps. 75, 110, 150mg*	**Pro. Thromboembolie bei elektivem Knie-/Hüftgelenkersatz:** 110mg p.o. 1-4h post-OP, dann 1 x 220mg für 10d (Knie) bzw. 28-35d (Hüfte); > 75J. oder Pat., die Verapamil, Amiodaron od. Chinidin einnehmen: 1 x 150mg; **Pro. von Schlaganfällen/system. Embolien bei Vorhofflimmern:** 2 x 150mg p.o., > 80J. oder Pat., die Verapamil, Amiodoran oder Chinidin einnehmen: 2 x 110mg; **Ther./Pro. rez. tiefer VT und LE:** 2 x 150mg; > 80J. oder Pat., die Verapamil, Amiodoran oder Chinidin einnehmen: 2 x 110mg; **DANI:** CrCl < 30: KI; 30-50: s. FI; > 50: 100%; **DALI:** GPT > 2 x ob. Grenzwert: Anw. nicht empf.

2.9.5 Sonstige antithrombotische Mittel

Wm/Wi (Defibrotid): schützt Endothelzellen vor Fludarabin-induz. Apoptose, Funktion des Gewebeplasminogenaktivators (t-PA) ↑, Aktivität des Plasminogenaktivator-Inhibitors (PAI-1) ↓; **UW** (Defibrotid): Koagulopathie, Blutungen, Hypotonie, Erbrechen, Hämaturie; **KI** (Defibrotid): bek. Überempfindlichkeit, gleichzeitige Anw. einer thrombolytischen Ther.

Defibrotid Rp	HWZ 1h
Defitelio *Inf.Lsg. 200mg/2.5ml*	**Schwere hepatische venookklusive Erkrankung bei Stammzell-Tx.:** 6.25mg/kg alle 6h i.v., Anw. f. mindestens 21d; **DANI, DALI** vorsichtige Anwendung

2.9.6 Antidota für Antikoagulantien

Wm/Wi (Idarucizumab): monoklonales Fab-AK-Fragment ⇒ bindet an Dabigatran und neutralisiert dessen antikoagulatorische Wi.; **Wm/Wi** (Protamin): bildet salzartige Heparinverbindung ⇒ Inaktivierung von Heparin; **UW** (Idarucizumab): keine; **UW** (Protamin): Wärmegefühl, Flush, Hypotonie; **KI** (Idarucizumab): keine; **KI** (Protamin): bek. Überempf.

Idarucizumab Rp	HWZ 10h
Praxbind *Inj.Lsg. 2.5g/50ml*	**Antagonisierung der Dabigatran-Wi:** 5g i.v., ggf. Wh innerhalb von 24h; **DANI, DALI** nichterforderlich

Protamin OTC	HWZ (24min) PRC C, Lact ?
Protamin Me *Amp. 5000IE/5ml, 25000IE/5ml* **Protaminsulfat Leo** *Amp. 7000IE/5ml*	**Antagonisierung der Heparin-Wi:** 1000IE inaktivieren 1000IE Heparin, langsam i.v.; **Antagonisierung von niedermolekularen Heparinen:** s. FachInfo

2.9.7 Cumarinderivate

Wm/Wi: Hemmung der Vit.-K-vermittelten Carboxylierung Ca^{2+}-abhäng. Gerinnungsfakt. (II, VII, IX, X) in der Leber; **UW** (Phenprocoumon): Hämaturie, Epistaxis, Zahnfleischbluten, Hämatome nach Verletzungen, Hepatitis, Ikterus; **KI** (Phenprocoumon): bek. Überempf., Erkr. mit erhöhter Blutungsbereitschaft, frischer Apoplex, Endocarditis lenta, Perikarditis, Hirnarterienaneurysma, dissez. Aortenaneurysma, Magen-Darm-Ulzera, OPs am Auge, OPs od. Traumen am ZNS, Retinopathien ↑, Blutungsrisiko, fixierte u. behandlungsrefraktäre Hypertonie (> 200/105 mmHg), kavernöse Lungen-Tbc, nach Uro-OP mit Makrohämaturie, ausgedehnte offene Wunden, schwere Leberparenchymschäden, Grav. (Ausnahme: absolute Ind. zur Antikoagulation bei lebensbedrohlicher Heparinunverträglichkeit)

Phenprocoumon Rp	HWZ 150h, Qo 1.0, PPB 99%
Falithrom *Tbl. 1.5, 3mg* **Marcumar** *Tbl. 3mg* **Phenprocoumon Acis** *Tbl. 3mg* **Phenpro-ratioph.** *Tbl. 3mg* **Phenprogamma** *Tbl. 3mg*	**Langzeitantikoagulation, Pro. arterieller und venöser Thrombosen und Embolien:** d1: 6-9mg p.o., d2: 6mg; Erh.Dos. je nach INR-Wert 1 x 1.5-4.5mg (abends); **DANI** nicht erforderlich; **DALI** schwere Leberparenchymschäden: KI

Warfarin Rp	HWZ 35-45h, Qo 1.0, PPB 99%, PRC X, Lact +
Coumadin *Tbl. 5mg*	**Langzeitantikoagulation, Pro. arterieller und venöser Thrombosen und Embolien:** ini 2.5-10mg, Erh.Dos. je nach INR-Wert 2.5-10mg (abends); **DANI** nicht erf.

2.9.8 Thromboembolische Risiken und Ziel-INR bei oraler Antikoagulation

Indikation	Risiko ohne OAK	RR durch OAK	Ziel-INR
Akute venöse Thromboembolie, 1. M	40%	80%	2.0-3.0
Akute venöse Thromboembolie 2. + 3. M	10%	80%	2.0-3.0
Rezidiv venöse Thromboembolie	15%	80%	2.0-3.0
Arterielle Embolie	15%	66%	2.0-3.0
Absolute Arrhythmie + Z.n. Embolie	12%	66%	2.0-3.0
Absolute Arrhythmie ohne Klappenbeteiligung	4.5%	66%	2.0-3.0
Aortenklappenersatz*	12%	80%	2.0-3.0
Mitralklappenersatz*	22%	85%	2.5-3.5
Doppelklappenersatz*	90%	95%	2.5-3.5

* Bei Bioklappen OAK nur in den ersten 3M postop., INR 2.0-3.0; OAK: orale Antikoagulation; RR: Risikoreduktion; INR: International Normalized Ratio; Bauersachs R.: Moderne Antikoagulation; Internist 2004, 45 Heft 6: 717-726, Springer Verlag

2.9.9 Fibrinolytika

Wm (Urokinase, rtPA): proteolytische Umwandlung von Plasminogen in Plasmin; **Wm** (Streptokinase): bildet Streptokinase-Plasminogen-Komplex ⇒ freies Plasminogen → Plasmin (Plasmin baut Fibrin ab); **Wi:** Auflösung noch nicht organisierter Thromben; **UW:** Blutungskomplik., Kopf-/Rückenschmerzen, anaphylaktische Reaktionen; **KI:** schwere Hypertonie, Aortenaneurysma, Endokarditis, Ulzera, Pankreatitis, fortgeschrittenes Malignom, pathol. Hämostase, OP/Punktion < 10d, i.m.-Injektion < 7d, Ösophagusvarizen, Grav.: 1. Trimenon

Alteplase (rt-PA) Rp	HWZ 26-46min, Qo 1.0, PPB 0%, PRC C, Lact ?
Actilyse *Inj.Lsg. 10mg/10ml, 20mg/20ml, 50mg/50ml* **Actilyse Cathflo** *Inj.Lsg. 2mg/2ml*	**Herzinfarkt, akut:** 15mg über 2min i.v., dann 50mg über 0.5h, dann 35mg über 1h; < 65kg: 15mg über 2min i.v., dann 0.75mg/kg, dann 0.5mg/kg; **Lungenembolie:** 10mg i.v. über 2min, dann 90mg über 2h; < 65kg: Gesamtdosis max. 1.5mg/kg; **zerebr. Ischämie:** 0.9mg/kg, max. 90mg über 1h, davon 10% als Initialbolus, kein Heparin! **DALI** KI bei schwerer Lebererkrankung; **Thrombolyse verschlossener ZVK, Port-Hämodialysekatheter:** ≥ 30kg: 2mg in den dysfunktionalen Venenkatheter instillieren, ggf. Wdh. nach 2h; < 30kg: s. FachInfo

Streptokinase Rp	HWZ 18-83min, Qo 1.0, PRC C, Lact ?
Streptase *Inf.Lsg. 0.25, 1.5 Mio IE*	**Herzinfarkt, akut:** 1.5 Mio IE i.v. über 1h; **periph. ven./art. Gefäßverschluss:** 0.25 Mio IE i.v. über 30min, dann 1.5 Mio IE/h über 6h, evtl. Wdh. nach 1d oder 100000IE/h über max. 5d
Tenecteplase Rp	HWZ 17-20min, PRC C, Lact ?
Metalyse *Inj.Lsg. 10000U (50mg)/10ml*	**Herzinfarkt, akut:** < 60kg: 30mg; 60-69kg: 35mg; 70-79kg: 40mg; 80-89kg: 45mg; > 90kg: 50mg als Bolus i.v.; **DALI** KI bei schwerer Leberfunktionsstrg.
Urokinase Rp	HWZ 20min od. weniger, PRC B, Lact ?
Urokinase medac *Inf.Lsg. 10000IE, 50000IE, 100000IE, 250000IE, 500000IE*	**Art. Thrombose:** 0.25-0.6 Mio IE über 10-20 min i.v., dann 80000-150000IE/h über 4-5d; **Lungenembolie:** 2000-4400IE/kg über 10-20min i.v., dann 2000IE/kg/h; **ven. Thrombose:** 0.25-0.6 Mio IE über 10-20min i.v., 40000-100000IE/h über 7-14d; **DANI, DALI** KI bei schwerer NI, LI

2.9.10 Protein C

Protein C Rp	
Ceprotin *Inj.Lsg. 500, 1000IE*	**Purpura fulm., cumarininduz. Hautnekrosen, schwerer angeborener Protein-C-Mangel:** ini 60-80IE/kg i.v., dann n. Protein-C-Spiegel; **DANI, DALI** engmaschige Kontrolle

2.9.11 Antifibrinolytika

Wm/Wi (Aminomethylbenzoesäure, Aprotinin): Hemmung der Plasminbildung/-wirkung ⇒ sofortige Fibrinolysehemmung; **Wm/Wi** (Aprotinin): Hemmung von Trypsin, Plasmin, Plasma- u. Gewebekallikrein ⇒ Fibrinolysehemmung;
Wm/Wi (Tranexamsäure): Plasminogenaktivatorhemmung ⇒ verzögerte Fibrinolysehemmung;
UW (Aminomethylbenzoes., Aprotinin): keine sehr häufigen bzw. häufigen UW;
UW (Tranexamsäure): Diarrhoe, Übelkeit, Erbrechen;
KI (Aminomethylbenzoesäure): bek. Überempf., schwere NI, Glaskörperblutungen, akute Thrombosen oder thromboembolische Erkr., außer als Antidot bei vital bedrohl. Blutungen unter fibrinolyt. Therapie;
KI (Aprotinin): bek. Überempf.; pos. Aprotinin-Antkörpertest; erneute Gabe innerhalb von 12M, wenn zuvor Aprotinin-Antkörpertest nicht durchgeführt werden kann;
KI (Tranexamsäure): bek. Überempf.; akute venöse oder arterielle Thrombosen, hyperfibrinolytische Zustände infolge Verbrauchskoagulopathie, außer vorherrschender Aktivierung des fibrinolytischen Systems mit akuten schw. Blutungen, schwere Nierenfktsstrg., Krampfanfälle in Anamnese, intrathekale und intraventrikuläre Injektion, intrazerebr. Applikation

Aminomethylbenzoesäure Rp	
Pamba *Tbl. 250mg*	**Lokale und generalis. hyperfibrinolytische Blutungen:** 2-3 x 250mg p.o., max. 1000mg/d; **DANI** KI bei schwerer NI
Aprotinin Rp	HWZ 5-10h
Trasylol *Inf.Lsg. 500.000KIE/50ml*	**Pro. eines hohen Bluverlusts bei extrakorp. Zirkulation:** zunächst Testdosis mit 10.000 KIE; dann 1-2 Mio KIE über 20-30min i.v., weitere 1-2 Mio KIE in das Priming-Volumen der Herz-Lungen-Maschine, dann 250.000-500.000 KIE/h bis OP-Ende, max. 7 Mio KIE Gesamtdosis; **DANI** nicht erforderl.; **DALI** keine Daten
Tranexamsäure Rp	HWZ 1.9-3.3h, Q0 0.03
Cyklokapron *Tbl. 500mg; Inj.Lsg. 500mg/5ml* **Tranexamsäure HEXAL** *Inj.Lsg. 500mg/5ml*	**Pro./Ther. hyperfibrinolytische Blutung:** 6-8 x 500mg p.o.; 2-3 x 500-1000mg i.v./i.m.; **Ki.:** ini 10mg/kg i.v./i.m. in 15min, dann 1mg/kg/h; **DANI** Krea (mg/dl): 1.35-2.82: 2 x 10mg/kg i.v., 2 x 15mg/kg p.o.; 2.82-5.65: 1 x 10mg/kg i.v., 1 x 15mg/kg p.o.; > 5.65: 1 x 5mg/kg i.v., 1 x 7.5mg/kg p.o.; schwere NI: KI; **DALI** nicht erforderl.

2.9.12 Thrombozytenaggregationshemmer

Wm (Abciximab, Eptifibatid, Tirofiban): Antagonist des Glykoprotein-IIb/IIIa-Rezeptors; **Wm** (ASS): Hemmung der Cyclooxygenase ⇒ ↓ Synthese v. Thromboxan A2 (Aggregationsaktivator von Thrombozyten) und von Prostacyclin (Aggregationsinhibitor im Endothel); **Wm** (Clopidogrel, Prasugrel, Ticagrelor, Ticlopidin): Blockade des ADP-Rezeptors an Thrombozyten; **Wm** (Dipyridamol): Hemmg. der Phosphodiesterase ⇒ aggregationshemm. cAMP in Thromboz. ↑; **UW** (Abciximab, Tirofiban): Blutung, Thrombopenie, Übelkeit, Fieber, Kopfschmerz; **UW** (ASS): Ulkus, allerg. Hautreakt., Schwindel, Tinnitus, Sehstrg., Nausea, Bronchospasmus, Alkalose, Azidose; **UW** (Cangrelor): Blutungen, Hämatom, Ekchymose, Hb-Abfall, Ausfluss aus Punktionsstelle; **UW** (Clopidogrel): Bauchschmerzen, Dyspepsie, Durchfall, Übelkeit, Exanthem, Juckreiz, Kopfschmerzen, Schwindel, Parästhesien, Blutungen, Thrombopenie; **UW** (Prasugrel): Anämie, Hämatom, Epistaxis, GI-Blutung, Exanthem, Ekchymose, Hämaturie, Hämatom/Blutung an Punktionsstelle; **UW** (Ticagrelor): Dyspnoe, Epistaxis, GI-Blutung, subkutane/dermale Blutungen; **UW** (Ticlopidin): Agranulozytose, Panzytopenie, allerg. Hautreakt.; **KI** (Abciximab, Tirofiban): zerebrovask. Komplik. in letzten 2J, OP/Trauma in letzten 2M, Thrombopenie, Vaskulitis, Aneurysma, AV-Fehlbildungen, hypertensive/diabet. Retinopathie; **KI** (ASS): Ulzera, hämorrhag. Diathese, Anw.Beschr. Grav./Lakt., Ki.; **KI** (Cangrelor): bek. Überempf., aktive Blutungen od. ↑ Risiko von Blutungen bei beeinträchtigter Hämostase u./od. irreversiblen Koagulationsstrg. oder kürzlich erfolgten großen chirurgischen Eingriffen, Traumata oder unkontrollierter schwer einstellbarer Hypertonie; Schlaganfall oder TIA i.d. Anamnese; **KI** (Clopidogrel): schwere Leberfktsstrg., akute Blutung, Grav./Lakt.; **KI** (Prasugrel): bek. Überempf., Schlaganfall u./od. TIA in Anamnese, aktive pathol. Blutung, Leberfktsstrg. Child C; **KI** (Ticagrelor): bek. Überempf., aktive pathol. Blutung, intrazerebrale Blutung in Anamnese, mäßige/schwere Leberfktsstrg.; **KI** (Ticlopidin): BB-Veränderung, Grav./Lakt.

Abciximab Rp	HWZ 10-30min, Q_0 1.0, PRC C, Lact ?
ReoPro *Inf.Lsg. 10mg/5ml*	**Koronarintervention, instab. AP:** ini 0.25mg/kg i.v., dann 0.125µg/kg/min über 12h; **DANI, DALI** KI bei HD, schwerer NI, LI
Acetylsalicylsäure (ASS) OTC	HWZ 15min (3h), Q_0 1.0 (0.8), PRC D, Lact ?
Aspirin *Tbl. 100, 300mg* **ASS Dexcel protect** *Tbl. 75, 100mg* **ASS-ratioph.** *Tbl. 100, 300mg* **Godamed** *Tbl. 50, 100, 300mg* **Herz ASS-ratioph.** *Tbl. 50, 100mg*	**Instabile AP, akuter Herzinfarkt:** 1 x 75-300mg p.o.; **Sekundär-Pro. KHK, AVK, zerebrale Ischämie, TIA:** 1 x 30-300mg p.o.; s. auch → 209
Cangrelor Rp	HWZ 3-6 min, PPB 98% PRC C, Lact ?
Kengrexal *Inf.Lsg. 50mg*	**Pro. thrombotisch-kardiovaskulärer Ereignisse bei PCI:** ini 30µg/kg als Bolus i.v., dann 4µg/kg/min f. die Dauer der Intervention, mindest. 2h, max 4h; Komb. mit ASS; **DANI, DALI** nicht erforderlich
Cilostazol Rp	HWZ 10h, PPB 98%
Cilostazol AL *Tbl. 50,100mg* **Cilostazol HEXAL** *Tbl. 100mg* **Pladizol** *Tbl. 100mg* **Pletal** *Tbl. 50, 100mg*	**AVK:** 2 x 100mg p.o.; **DANI:** CrCl > 25: 100%; < 25: KI; **DALI** KI bei mittelschwerer bis schwerer LI
Clopidogrel Rp	HWZ 8h, Q_0 > 0.8, PRC B, Lact ?
Clopidogrel HEXAL *Tbl. 75mg* **Clopidogrel-ratioph.** *Tbl. 75mg* **Grepid** *Tbl. 75mg* **Iscover** *Tbl. 75, 300mg* **Plavix** *Tbl. 75, 300mg*	**Sek.-Pro. KHK, AVK, zerebrale Ischämie, TIA:** 1 x 75mg p.o.; **NSTEMI** (inkl. Pat. nach PCI mit Stenting), **STEMI** (f. Thrombolyse infrage kommende Pat.): ini 300mg p.o., dann 1 x 75mg, Komb. mit ASS; **Pro. atherothrombotischer und thromboembolischer Ereignisse bei Vorhofflimmern:** 1 x 75mg. Komb. m. ASS; **DANI** vorsi. Anw.; **DALI** KI bei schwerer LI
Clopidogrel + ASS Rp	
Clopidogrel HEXAL plus ASS 100 *Tbl. 75+100mg* **DuoPlavin** *Tbl. 75+100mg*	**ACS ohne ST-Hebung** (inkl. Pat. PCI mit Stenting), **STEMI** (für Thrombolyse infrage kommende Pat.): 1 x 75 + 100mg p.o.; **DANI, DALI** KI bei schwerer NI, LI
Dipyridamol + ASS Rp	
Aggrenox *Kps. 200+25(ret.)mg* **Asasantin Retard** *Kps. 200+25(ret.)mg* **ASS HEXAL plus Dipyridamol** *Kps. 200+25(ret.)mg* **Dipyridamol Ass beta** *Kps. 200+25(ret.)mg*	**Sekundär-Pro. nach TIA, zerebraler Ischämie:** 2 x 1Kps. p.o.

Eptifibatid Rp	HWZ 1.13-2.5h, Qo 0.6, PRC B, Lact ?
Eptifibatid Accord *Inj.Lsg. 20mg/10ml; Inf.Lsg. 75mg/100ml* **Integrilin** *Inj.Lsg. 20mg/10ml; Inf.Lsg. 75mg/100ml*	**Instabile AP, Non-Q-wave-Infarkt:** ini 180µg/kg i.v., dann 2µg/kg/min bis 20-24h n. PCI, max für 72h; **DANI** CrCl 30–50: 1µg/kg/min; < 30: KI
Prasugrel Rp	HWZ 7h, PPB 98%
Efient *Tbl. 5, 10mg*	**Pro. atherothrombotischer Ereignisse bei akutem Koronarsyndrom (instabile AP, NSTEMI, STEMI) mit prim./verzögerter PCI:** ini 60mg p.o., dann 1 x 10mg, Komb. mit ASS; < 60kg: 1 x 5mg; > 75J: Anw. nur nach sorgfältiger Nutzen-Risiko-Abwägung, 1 x 5mg; **DANI** nicht erforderlich; **DALI** Child C KI
Ticagrelor Rp	HWZ 7(8.5)h, PPB > 99%, PRC C, Lact ?
Brilique *Tbl. 60, 90mg*	**Akutes Koronarsyndrom:** (komb. mit ASS), ini 1 x 180mg, dann 2 x 90mg p.o. für 12M; **Z.n. MI (> 1J) und hohem atherothrombot. Risiko:** 2 x 60-90mg (Komb. mit ASS); **DANI** nicht erf., HD: Anw. nicht empfohlen; **DALI** mäßige LI: vorsicht. Anw.; schwere LI: KI
Ticlopidin Rp	HWZ 30-50h, Qo 1.0, PPB 98%, PRC B, Lact ?
Tiklyd *Tbl. 250mg* **Ticlopidin HEXAL** *Tbl. 250mg* **Ticlopidin-ratioph.** *Tbl. 250mg*	**Sekundär-Pro. nach TIA, PRIND, zerebraler Ischämie:** 2 x 250mg p.o.
Tirofiban Rp	HWZ 1.5h, Qo 0.6, PRC B, Lact ?
Aggrastat *Inf.Lsg. 12.5mg/50ml, 12.5mg/250ml* **Tirofiban HEXAL** *Inf.Lsg. 12.5mg/50ml, 12.5mg/250ml* **Tirofiban Hikma** *Inf.Lsg. 12.5mg/50ml, 12.5mg/250ml*	**Instabile AP, Non-Q-wave-Infarkt:** ini 0.4µg/kg/min in 30min i.v., dann 0.1µg/kg/min, Ther.-Dauer mind. 48h, max. 108h bzw. mind. 12h und max. 24h nach PCI, Komb. mit unfraktioniertem Heparin und ASS; **bei vorgesehener PCI innerhalb der ersten 4h:** ini 25µg/kg als Bolus i.v. über 3min, dann 0.15 µg/kg/min über 12-24h, max. 48h, Kombination mit Heparin und oralen Thrombozytenaggregationshemmern; **DANI** CrCl < 30: 50%; **DALI** KI bei schwerer LI

2.9.13 Durchblutungsfördernde Mittel

Wm/Wi (Alprostadil, Iloprost): Prostaglandine ⇒ Vasodilatation, Hemmung der Thrombozytenaggregation;
Wm/Wi (Na-PPS): Hemmung der Thrombozytenaggregation; Hemmung des Faktors Xa, Wechselwirkung mit Faktor VIIIa, Hemmung der Aktivierung des Faktors V; Freisetzung von t-PA aus den Endothelien, Aktivierung des Faktors XII und Modifikation der Fibrinbildung ⇒ fördert Thrombusauflösung;
Wm/Wi (Pentoxifyllin): Vasodilatation, Erythrozytenverformbarkeit ↑, Blutviskosität ↓;
UW (Alprostadil): Temperatur ↑, Verwirrtheit, Krampfanfälle, RR ↓, Tachykardie, Kopfschmerz, Durchfall, Übelkeit, Erbrechen, Flush-Reaktion, Schmerz, Erytheme, Ödeme an infundierter Extremität, Rötungen der infundierten Vene;
UW (Na-PPS): Thrombozytopenie, Thromboembolie, zerebrale Ischämie, Myokardinfarkt, Übelkeit, Erbrechen, allergische Reaktionen, Aortenstenose;
UW (Pentoxifyllin): Hautreaktionen, Flush, Kopfschmerzen, Schwindel, GI-Störung, Tachykardie, RR ↓, Stenokardien;
KI (Alprostadil): schwere Herzinsuffizienz, HRST, KHK, Lungenödem, Lungeninfiltrationen, schwere COPD, Lebererkrankung, Magenulkus, Grav./Lakt.;
KI (Na-PPS): bek. Überempf.,
allergische Thrombopenie Typ II in der Anamnese, aktuelle Blutung, Blutungsgefahr, ZNS-/Augen-OP, Lumbalanästhesie, schwere Leber-, Nieren-, Pankreaserkr., Endokarditis lenta, drohender Abort, drohende Plazentalösung, Placenta praevia, Cave in Grav.;
KI (Pentoxifyllin): frischer MI, Massenblutungen, großflächige Retinablut., Grav., Cave in Lakt.

Alprostadil Rp	HWZ 5-10 (0.5) min, PRC X, Lact -
Alprostadil HEXAL Kardio *Inf.Lsg. 20µg* **Pridax** *Amp. 20µg/1ml* **Prostavasin** *Amp. 20µg*	**AVK Stadium III-IV:** 2 x 40µg in 250ml NaCl über 2h i.v.; 1 x 10-20µg in 50ml NaCl über 60-120min i.a.; **DANI** Krea (mg/dl) > 1.5: ini 2 x 20µg i.v., nach 2-3d evtl. 2 x 40µg i.v.; **DALI** KI bei Lebererkrankung

Iloprost Rp	HWZ 0.5h, Q0 1.0, PPB 60%
Ilomedin *Amp. 20mg/1ml* **Iloprost Ibisqus** *Amp. 50µg/0.5ml*	**Thrombangitis obliterans:** 0.5-2ng/kg/min über 6h i.v.; **DANI** CrCl > 30: 100%; HD: sorgfältige Dosiseinstellung, Dosisintervall mind. 3h; **DALI** Dosisred.

Naftidrofuryl Rp	HWZ 1h
Dusodril *Kps. 100mg; Tbl. 100(ret.), 200mg* **Naftilong** *Kps. 100(ret.), 200(ret.)mg* **Nafti-ratioph.** *Kps. 100(ret.), 200(ret.)mg*	**AVK Stadium II:** 3 x 100-200mg p.o.; 3 x 100-200mg (ret.) p.o.; **DALI** KI bei Leberfunktionsstrg.

Natrium-Pentosanpolysulfat (Na-PPS) Rp	HWZ 24h, Q0 0.7, PRC B, Lact -
Pentosanpolysulfat SP 54 *Tbl. 25mg; Inj.Lsg. 100mg*	**AVK Stadium IIb:** schwere akute Zustände: ini 100mg s.c. alle 12h; stufenweise auf 1 x 100mg/d s.c. red.; Dauerinf. d1–2: 300mg/24h verdünnt i.v., d3–6: 200mg/24h verdünnt i.v.; subakute/chron. Zustände: 3 x 100mg s.c./W; 3 x 75–100mg/d p.o.

Pentoxifyllin Rp	HWZ 1.6 h, Q0 1.0, PRC C, Lact ?
PentoHEXAL *Tbl. 400(ret.), 600(ret.)mg; Amp. 100mg/5ml, 300mg/15ml* **Rentylin** *Tbl. 400(ret.)mg* **Trental** *Tbl. 400(ret.), 600(ret.)mg; Amp. 100mg/5ml, 300mg/15ml*	**AVK Stadium IIb:** 2-3 x 400mg (ret.) p.o.; 2 x 600mg (ret.) p.o.; 1-2 x 100-600mg i.v., max. 100mg/h; **DANI** CrCl < 30: 50-70%; **DALI** Dosisreduktion

2.9.14 Gerinnungsfaktoren

Faktor I (Fibrinogen) Rp	HWZ 72-96h
Haemocomplettan P *Inf.Lsg. 1, 2g*	**Hypo-, Dys-, Afibrinogenämie:** 1-2g i.v., weiter nach Bedarf

Faktor VIIa (Eptacog alfa) Rp	HWZ 2.9h
NovoSeven *Inj.Lsg. 50, 100, 250, 400kIE*	**Angeb. Hämophilie, erworb. Hemmkörper gegen Fakt. VIII u. IX:** ini 4.5kIE/kg über 2-5min i.v., dann 3-6kIE/kg pro Inj.

Faktor VIII (antihämophiles Globulin A) Rp	HWZ 8-24h
Beriate P, Haemate HS, Haemoctin, Immunate *Inj.Lsg. 250, 500, 1000IE* **Advate, Helixate, Iblias, Kogenate, Kovaltry** *Inj.Lsg. 250, 500, 1000, 2000IE* **Afstyla, Elocta, NovoEight** *Inj.Lsg. 250, 500, 1000, 1500, 2000, 3000 IE* **Nuwiq** *Inj.Lsg. 250, 500, 1000, 2000IE* **Obizur** *Inj.Lsg. 500 IE* **Recombinate** *Inj.Lsg. 250, 500, 1000IE*	**Hämophilie A:** 1IE/kg erhöht den Faktor-VIII-Spiegel um 2%; **erworbene Hämophilie mit Faktor-VIII-AK:** Obizur: ini 200 IE/kg i.v., weitere Gaben nach Faktor-VIII-Aktivität

Faktor IX (Christmasfaktor, antihämophiles Globulin B) Rp	
Alphanine *Inj.Lsg. 500, 1000IE* **Alprolix** *Inj.Lsg. 250, 500, 1000, 2000, 3000IE* **Benefix** *(rekombinant) Inj.Lsg. 250, 500, 1000, 2000, 3000IE* **Berinin P** *Inj.Lsg. 300, 600, 1200IE* **Idelvion** *nj.Lsg. 250, 500, 1000, 2000IE* **Immunine** *Inj.Lsg. 600, 1200IE* **Mononine, Octanine** *Inj.Lsg. 500, 1000IE* **Rixubis** *Inj.Lsg. 250, 500, 1000, 2000, 3000IE*	**Hämophilie B:** 1IE/kg erhöht den Faktor-X-Spiegel um 0.5-1.5%

Faktor XIII (fibrinstabilisierender Faktor) Rp	HWZ 96-168 h
Fibrogammin P *Inj.Lsg. 250, 1250IE*	**Angeborener und erworbener Faktor-XIII-Mangel:** 10-35 E/kg i.v.

Prothrombinkomplex (Faktor II, VII, IX, X) Rp	
Beriplex *Inj.Lsg. 250, 500, 1000IE* **Octaplex** *Inj.Lsg. 500IE*	**Angeborener und erworbener Mangel an Faktor II, VII, IX, X, Cumarinüberdosierung:** 1IE/kg hebt Quick-Wert um ca. 1%

Prothrombinkomplex (Faktor II, VII, VIII, IX, X) Rp	
FEIBA *Inj.Lsg. 500E, 1000IE*	**Hämophilie-A und B und erworbener Mangel an Faktor VIII, IX, XI; in Kombination mit Faktor-VIII-Konzentrat für LZ-Therapie mit F VIII:** 50–100E/kgKG (max. 100E/kg, max. 200E/kg/d)

2.9.15 Thrombininhibitoren

Antithrombin III Rp	HWZ 36-72 h
Anbinex *Inj.Lsg. 500, 1000IE* **AT III Nf** *Inj.Lsg. 500, 1000IE* **Atenativ, Kybernin Hs** *Inj.Lsg. 500, 1000IE*	**Angeborener und erworbener AT-III-Mangel:** 1IE/kg erhöht den AT-III-Spiegel um ca. 1-1.5%

2.9.16 Enzyminhibitoren

Wm/Wi (Alpha-1-Proteinase-Inhibitor): Hemmung der Neutrophilen-Elastase ⇒ Hemmung der Proteolyse des Lungengewebes;
Wm/Wi (C1-Esterase-Inhibitor): Hemmung des Komplementsystems;
Wm/Wi (Conestat alfa): rekombin. Analagon des humanen C1-Esterase-Inhibitors;
Wm/Wi (Icatibant): selektiver kompetitiver Antagonist des Bradykininrezeptors Typ 2;
UW (Alpha-1-Proteinase-Inhibitor): Schwindel, Kopfschmerzen;
UW (C1-Esterase-Inhibitor): Hautausschlag;
UW (Conestat alfa): Kopfschmerzen, allergische Reaktion;
UW (Icatibant): Erythem, Schwellung, Brennen, Jucken, Hautschmerzen, Wärmegefühl, Übelkeit, Bauchschmerzen, Schwächegefühl, Schwindel, Kopfschmerzen, verstopfte Nase, Exanthem, CK-Erhöhung, abnorme Leberfunktionswerte;
KI (Alpha-1-Proteinase-Inhibitor): bek. Überempf., IgA-Mangel und bek. AK gegen IgA;
KI (Conestat alfa): Allergie gegen Kaninchen, bekannte Überempfindlichkeit;
KI (C1-Esterase-Inhibitor, Icatibant): bekannte Überempfindlichkeit

Alpha-1-Proteinase-Inhibitor Rp	HWZ 5d
Prolastin *Inf.Lsg. 1g* **Respreeza** *Inf.Lsg. 1g*	**Schwerer Alpha-1-Proteinase-Inhibitor-Mangel:** 60mg/kg 1x/W i.v.; **DANI, DALI** keine Daten

C1-Esterase-Inhibitor Rp	HWZ 4.5d
Berinert *Inj.Lsg. 500E*	**Erbliches Angioödem:** 500-1000E i.v., ggf. Wdh. je nach Wi; **Ki.:** s. Erw.
Cinryze *Inj.Lsg. 500E*	**Erbliches Angioödem:** 1000E i.v., ggf. Wdh. nach 60 min od. früher; **Pro:** alle 3-4 d 1000E i.v. bzw. 24h vor Eingriff; **Ki.:** s. Erw.; **DANI/DALI** nicht erforderlich

Conestat alfa Rp	HWZ 2h, PRC C, Lact ?
Ruconest *Inj.Lsg. 2100IE (150IE/ml)*	**Attacke eines hereditären Angioödems:** Erw. < 84kg: 50IE/kg i.v. über 5min; > 84kg: 4200IE i.v.; max. 2 Dosen/24h; < 18J: KI; **DANI** nicht erforderlich; **DALI** keine Daten

Icatibant Rp	HWZ 1-2h PPB 44%
Firazyr *Fertigspr. 30mg/3ml*	**Attacke eines hereditären Angioödems:** 30mg s.c., max. 3 x 30mg/24h; **DANI, DALI** nicht erforderlich

2.9.17 Fusionsproteine

Wm/Wi (Eltrombopag): Aktivierung der Thrombozytenproduktion über Interaktion mit der Transmembrandomäne des Thrombopoetin-Rez.; **Wm/Wi** (Romiplostim): Fusionsprotein, aktiviert über den Thrombopoetin-Rezeptor die Thrombozytenproduktion;
UW (Eltrombopag): Schlaflosigkeit, Kopfschmerzen, Katarakt, Augentrockenheit, Übelkeit, Diarrhoe, Obstipation, Bauchschmerzen, Transaminasen- u. Bilirubinerhöhung, Exanthem, Juckreiz, Haarausfall, Arthralgie, Myalgie, Knochenschmerzen, Fatigue, peripheres Ödem;
UW (Romiplostim): Kopfschmerzen, Knochenmarkstrg., Thrombopenie, Schlaflosigkeit, Schwindel, Parästhesie, Migräne, Übelkeit, Dyspepsie, Bauchschmerzen, Diarrhoe, Obstipation, Pruritus, Ekchymose, Exanthem, Arthralgie, Myalgie, Knochenschmerzen, Müdigkeit, Ödeme, grippeähnl. Sympt., Schmerzen, Fieber, Asthenie, Reakt. an Injektionsstelle, Kontusion;
KI (Eltrombopag): bek. Überempf.; **KI** (Romiplostim): Überempf. gg. Romiplostim, E.-coli-Proteine

Eltrombopag Rp	HWZ 21-32h; PPB 99%
Revolade *Tbl. 25, 50, 75mg*	**Immunthrombozytopenische Purpura mit Splenektomie; Thrombopenie b. chron. Hepatitis C; schwere aplastische Anämie:** ini 1 x 50mg p.o. (Ostasiaten 25mg), dann Dosisanpassung an Thrombozytenzahl (s. FI), max. 75mg/d; **DANI** vorsichtige Anw.; **DALI** mäßige bis schwere LI: Anw. nicht empf.

Romiplostim Rp	HWZ 3.5d
Nplate *Inj.Lsg. 250, 500µg*	**Immunthrombozytopenische Purpura:** ini 1x/W 1µg/kg s.c., weitere Dosis je nach Thrombozytenzahl (s. FachInfo), max. 10µg/kg/W; **DANI, DALI** keine Daten

3 Pneumologie

3.1 Inhalative Beta-2-Sympathomimetika

3.1.1 SABA (short acting beta-agonist)

Wm/Wi (alle): Stimulation der Beta-2-Rezeptoren ⇒ Erschlaffung der Bronchialmuskulatur, Anregung der mukoziliären Clearance;
Wi (Fenoterol): pos. ino-/chronotrop, Relaxation der Uterusmuskulatur;
UW (Fenoterol): Tremor, Schwindel, Husten, Übelkeit, Schwitzen;
UW (Salbutamol): Tremor, Übelkeit, Kopfschmerzen, Schwindel, Palpitationen, Tachykardie, Arrhythmie, Urtikaria, Myalgien, Schlafstrg., $K^+ \downarrow$;
KI (alle): bekannte Überempfindlichkeit;
KI (Fenoterol): HOCM, tachykarde Arrhythmien;
KI (Terbutalin): Hyperthyreose, Thyreotoxikose, Tachykardie, idiopathische hypertrophe subvalvuläre Aortenstenose, Phäochromozytom

Fenoterol Rp	HWZ 3.2h, Qo 0.85
Berotec N *DA 100µg/Hub*	**Asthma bronchiale, COPD (akute Atemnot): Erw., Ki. ab 6J:** 100µg, evtl. Wdh. nach 5min; **Ki. 4-6J:** 100µg ED; **Dauerther.:** 3-4 x 100-200µg, max. 800µg/d; **4-6J:** 4 x 100µg; **Pro. Anstrengungsasthma:** 100-200µg 10min zuvor; **4-6J:** 100µg

Salbutamol Rp	HWZ 2.7-5h, Qo 0.7, PPB 10%
Apsomol N *DA 0.1mg/Hub* **Bronchospray** *DA u. Autohaler 0.1mg/Hub* **Pentamol** *Fert.Inh.Lsg. 1.25mg/2.5ml* **SalbuHEXAL** *DA 0.1mg/Hub; Fert.Inh.Lsg. 1.25mg/2.5ml; Inh.Lsg. (1ml = 5mg)* **Salbulair N** *Easi-Breathe 0.1mg/Hub* **Salbutamol-ratioph.** *DA 0.1mg/Hub; Fert. Inh.Lsg.1.25mg/2.5ml; Inh.Lsg. (1ml = 5mg)* **Sultanol** *DA 0.12mg/Hub; Fert.Inh.Lsg. 1.25mg/2.5ml; 2.5mg/2.5ml; Inh.Lsg. (1ml = 5mg)* **Ventilastin Novolizer** *DA 0.1mg/Hub*	**Asthma bronchiale, COPD (akute Atemnot):** 0.1-0.2mg; **Ki. < 12J:** 0.1mg; **Dauerther.:** 3-4 x 0.1-0.2mg, max. 1.0mg/d; **Ki. < 12J:** 3-4 x 0.1mg, max. 0.4mg/d; **Akute Atemnot: Erw., Ki. 4-18J:** 1.25mg über Vernebler inhalieren lassen, ggf. nach 5-10min wiederholen, max. 7.5mg/d; **Pro. Anstrengungsasthma:** 0.1-0.2mg 10min zuvor; **4-11J:** 0.1mg

Terbutalin Rp	HWZ 3-4h, Qo 0.4, PPB 25%, PRC B, Lact +
Aerodur *Turbohaler 0.5mg/Hub* **Bricanyl** *Turbohaler 0.5mg/Hub*	**Asthma bronchiale, COPD (akute Atemnot): Erw., Ki. ab 5J:** 0.5mg, evtl. Wdh. nach 5min; **Dauerther.:** 3 x 0.5mg, max. 6mg/d; **< 12J:** max. 4mg/d; **Pro. Anstrengungsasthma:** 0.5mg 10min zuvor

3.1.2 LABA (long acting beta-agonist)

Wm/Wi (alle): Stimulation der Beta-2-Rezeptoren ⇒ Erschlaffung der Bronchialmuskulatur, Anregung der mukoziliären Clearance;
Wm/Wi (Formoterol, Salmeterol): lang wirksame Beta-2-Sympathomimetika, nicht zur Therapie des akuten Asthmaanfalls geeignet;
UW (Formoterol): Kopfschmerzen, Tremor, Palpitationen;
UW (Indacaterol): Nasopharyngitis, Infektion der oberen Atemwege, Sinusitis, Diabetes mellitus, Hyperglykämie, Kopfschmerzen, Schwindel, ischämische Herzerkrankung, Palpitationen, Husten, pharyngolaryngealer Schmerz, Rhinorrhoe, Atemwegsobstruktion, Muskelspasmus, periphere Ödeme;
UW (Olodaterol): keine häufigen bzw. sehr häufigen UW;
UW (Salmeterol): Tremor, Kopfschmerzen, Palpitationen, Muskelkrämpfe;
KI (alle): bekannte Überempfindlichkeit

Formoterol Rp	HWZ 2-3h, Q0 0.9
Atimos *DA 12µg/Hub* **Foradil P** *Inh.Kps. 12µg/Hub; DA 12µg/Hub* **Forair** *DA 12µg/Hub* **Formoterol-ratioph.** *Inh.Kps. 12µg* **Formatris** *Novolizer 6, 12µg/Hub* **Formotop** *Novolizer 6, 12µg/Hub* **Oxis** *Turbohaler 6, 12µg/Hub*	**Asthma bronchiale, COPD:** 1-2 x 6-12µg, max. 48µg/d; **Ki. > 6J:** 1-2 x 12µg/d, max. 24µg/d
Indacaterol Rp	HWZ 40-52h, PPB 95%
Onbrez Breezhaler *150, 300µg*	**COPD:** 1 x 150-300µg, max. 300µg/d; **DANI** nicht erforderlich; **DALI** leichte bis mittelschwere LI: nicht erf.; schwere LI: keine Daten
Olodaterol Rp	HWZ 45h, PPB 60%
Striverdi Respimat *DA 2.5µg/Hub*	**COPD:** 1 x 5µg; **DANI** nicht erforderlich; **DALI** leichte bis mittelschwere LI: nicht erf.; schwere LI: keine Daten
Salmeterol Rp	HWZ 5.5h, PRC C, Lact ?
Salmeterol HEXAL *DA 0.025mg/Hub* **Serevent** *DA 0.025mg; Diskus 0.05mg/Hub*	**Asthma bronchiale, COPD Dauerther.:** 2 x 0.025-0.1mg, max. 0.2mg/d; **Ki. ab 4J:** 2 x 0.05mg

3.2 Systemische Beta-2-Sympathomimetika

Wm: Stimulation der Beta-2-Rezeptoren; **Wi:** Erschlaffung der Bronchialmuskulatur, Anregung der mukoziliären Clearance, antiallergisch;
UW (Bambuterol): Urtikaria, Exanthem, Palpitationen, Überempfindlichkeitsreaktionen, Verhaltensstrg., Schlafstrg., Tremor, Kopfschmerzen, Muskelkrämpfe;
UW (Clenbuterol): Tremor, Kopfschmerzen, Unruhegefühl, Übelkeit, Palpitationen;
UW (Orciprenalin): Nervosität, Kopfschmerzen, Schwindel, Tachykardie, Arrhythmie, Palpitationen, Husten, lokale Irritationen, Hautreaktionen, Muskelkrämpfe, Myalgie;
UW (Reproterol): Kopfschmerzen, Unruhe, Tremor, Palpitationen, Muskelkrämpfe;
UW (Terbutalin): Tremor, Palpitationen, Kopfschmerzen, Muskelkrämpfe, Tachykardie, Hypokaliämie, Urtikaria, Exantheme;
KI (Bambuterol): bek. Überempf., frischer MI, Tachykardie, subvalvuläre Aortenstenose;
KI (Clenbuterol): bek. Überempf., schwere Hyperthyreose, tachykarde Arrhythmien, HOCM;
KI (Orciprenalin): bek. Überempf., HOCM, Tachyarrhythmien, schwere Hyperthyreose, Phäochromozytom;
KI (Reproterol): bek. Überempfindlichkeit, schwere Hyperthyreose, HOCM, Phäochromozytom;
KI (Terbutalin): bekannte Überempfindlichkeit, Tachykardie, Hyperthyreose, Phäochromozytom, idiopathische subvalvuläre Aortenstenose

Bambuterol Rp	HWZ 13(22)h, Qo 0.45
Bambec *Tbl. 10mg*	**Asthma bronchiale, COPD:** ini 1x 10mg p.o. z.N., nach 1-2W evtl. 1 x 20mg; **Ki. 2-6J:** 1 x 10mg p.o.; **6-12J:** s. Erw.; **DANI** CrCl < 60: 50%
Clenbuterol Rp	HWZ 34h, Qo 0.4
Spiropent *Tbl. 0.02mg;*	**Asthma bronchiale, COPD:** 2 x 0.01-0.02mg p.o.; **Ki. 0-8M:** 2 x 2.5µg; **8-24M:** 2 x 5µg; **2-4J:** 2 x 7.5µg; **4-6J:** 2 x 10µg; **6-12J:** 2 x 15µg
Reproterol Rp	HWZ 1.5h
Bronchospasmin *Amp. 0.09mg/1ml*	**Bronchospastischer Anfall, Status asthmaticus:** 0.09mg langsam i.v.; Dauerinfusion: 18-90µg/h i.v.; **Ki.:** 1.2µg/kg langsam i.v.; Dauerinfusion: 0.2µg/kg über 36-48h
Orciprenalin Rp	HWZ 2.6h, PRC C, Lact ?
Alupent *Inj.Lsg. 0.5mg/1ml; Inf.Lsg. 5mg/10ml*	**Akute Zustände bei Asthma bronchiale oder bronchopulmonale Erkr. mit asthmat. Komponente:** 0.5-1mg i.m./s.c.; 0.25mg unter Monitoring langsam i.v.; 5-10µg/min i.v.; **DANI, DALI** keine Daten

Salbutamol Rp	HWZ 2.7-5h, PPB 10%
Salbubronch Elixier *Gtt. (1ml enth. 1mg)* **Salbubronch Forte** *Gtt. (1ml enth. 5mg)*	**Asthma bronchiale, chronische Bronchitis, Emphysem: Ki. 2-23M:** ini 0.15mg/kg/d p.o. in 3ED, max. 0.6mg/kg/d; **2-13J:** 2-4 x 1-2mg p.o., max. 8mg/d; **ab 14J.**, Erw.: 3-4 x 2-4mg p.o., max. 16mg/d; **DANI, DALI** keine Daten

Terbutalin Rp	HWZ 11-26h, PPB 25% PRC B, Lact +
Bricanyl *Amp. 0.5mg/1ml* **Terbutalin AL** *Tbl. 2.5mg; Kps. 7.5(ret.)mg*	**Asthma bronchiale, COPD:** 2-3 x 2.5-5mg p.o.; 2 x 7.5mg (ret.) p.o., max. 15mg/d p.o.; bis 4 x 0.25mg s.c.; **Ki. < 3J:** 2-3 x 0.75mg p.o.; **3-6J:** 2-3 x 0.75-1.5mg p.o.; **7-14J:** 2-3 x 1.5-3mg p.o.

3.3 Inhalative Alpha- und Beta-Sympathomimetika

Wm: Stimulation von Alpha-/Beta-Rezeptoren;
Wi: Bronchodilatation, Abschwellung der Schleimhäute im Bereich der Luftwege;
UW (Epinephrin inhalativ): Herzklopfen, Rhythmusstörung, Blutzuckeranstieg;
KI (Epinephrin inhalativ): bekannte Überempfindlichkeit, paroxysmale Tachykardie, Engwinkelglaukom, hochfrequente absolute Arrhythmie

Epinephrin (Adrenalin) Rp	HWZ 1-3min
InfectoKrupp Inhal *Inh.Lsg. (4mg/ml = 0.56mg/Hub)*	**Akute stenosierende Laryngotracheitis:** 7-14 Hübe über Vernebler applizieren

3.4 Inhalative Anticholinergika

3.4.1 SAMA (short acting muscarinergic-antagonist)

Wm/Wi: Hemmung der vagusinduzierten Reflexbronchokonstriktion, Freisetzung bronchospastisch wirksamer Mediatoren ↓;
UW (Ipratropium): Kopfschmerzen, Schwindel, Husten, Rachenreizung, trockener Mund, Übelkeit, Geschmacksstörung, gastrointestinale Mobilitätsstörungen;
KI: bek. Überempfindlichkeit, auch gegen Atropinderivate

Ipratropiumbromid Rp	HWZ 4h, PRC B, Lact ?
Atrovent *DA 20µg/Hub; Fert.Inh.Lsg. 0.25mg/2ml; 0.5mg/2ml* **Atrovent Ls** *Inh.Lsg. (1ml = 0.25mg)* **Iprabronch** *Inh.Lsg. 0.25mg/1ml; 0.5mg/2ml* **Ipratropium Teva** *Inh.Lsg. 0.25mg/1ml; 0.5mg/2ml* **Ipratropiumbromid HEXAL** *DA 20mg/Hub*	**Asthma bronchiale, COPD:** DA: 3-6 x 20-40µg, max. 240µg/d; **Ki.:** s. Erw.; Inh.Lsg.: 3-4 x 0.5mg; **Ki. 6-12J:** 3-4 x 0.25mg; **< 6J:** 3-4 x 0.1-0.25mg

3.4.2 LAMA (long acting muscarinergic-antagonist)

Wm/Wi: Hemmung der vagusinduzierten Reflexbronchokonstriktion, Freisetzung bronchospastisch wirksamer Mediatoren ↓;
UW (Aclidinium): Sinusitis, Nasopharyngitis, Kopfschmerz, Husten, Diarrhoe;
UW (Glycopyrronium): trockener Mund, Insomnie, Kopfschmerzen, Gastroenteritis, Harnweginfekt; **UW** (Tiotropium): trockener Mund; **UW** (Umeclidinium): Nasopharyngitis, Infektion der oberen Atemwege, Harnweginfekt, Sinusitis, Kopfschmerzen, Tachykardie, Husten;
KI (alle): bek. Überempfindlichkeit, auch gegen Atropinderivate

Aclidiniumbromid Rp	HWZ 2-3h
Eklira Genuair *Inh.Pulver 322µg/Hub* **Bretaris Genuair** *Inh.Pulver 322µg/Hub*	**COPD:** 2 x 322µg/d; **DANI** nicht erforderl.; **DALI** nicht erforderl.
Glycopyrroniumbromid Rp	HWZ 33-57h
Seebri Breezhaler *Inh.Kps. 44µg* **Tovanor Breezhaler** *Inh.Kps. 44µg*	**COPD:** 1 x 44µg/d; **DANI** CrCl > 30: 100%; < 30: vorsichtige Anw.; **DALI** nicht erforderl.
Tiotropiumbromid Rp	HWZ 5-6d, PRC C, Lact ?
Braltus Zonda *Inh.Kps. 10µg* **Spiriva HandiHaler** *Inh.Kps. 18µg* **Spiriva Respimat** *DA 2.5µg/Hub*	**COPD:** Spiriva HandiHaler: 1 x 18µg, max. 18µg/d; Spiriva Respimat: 1 x 5µg, max. 5µg/d; Braltus Zonda: 1 x 10µg, max. 10µg/d; **Asthma bronchiale** zusätzlich zu ICS + LABA; Spiriva Respimat: 1 x 5µg; **DANI** CrCl > 50: 100%; < 50: vorsichtige Anw.; **DALI** nicht erf.
Umeclidiniumbromid Rp	HWZ 19h
Incruse Ellipta *55µg* **Rolufta Ellipta** *55µg*	**COPD:** 1 x 55µg/d, max. 55µg/d **DANI** nicht erf.; **DALI** schwere LI: vors. Anw.

3.4.3 Kombinationen

Wm/Wi (Vilanterol): selektiver, langwirksamer beta-2-adrenerger Agonist ⇒ zyklisches AMP ↑ ⇒ Relaxation der glatten Bronchialmuskulatur, Hemmung der Freisetzung von Mediatoren d. allerg. Sofortreaktion; **UW** (Aclidinium + Formoterol): Nasopharyngitis, Sinusitis, Harnwegsinf., Zahnabszesse, Schlafstg., Angstzustände, Kopfschmerzen, Schwindel, Tremor, Husten, Diarrhoe, Übelkeit, Mundtrockenheit, Myalgie, Muskelkrämpfe, Ödeme, CK ↑; **UW** (Umeclidinium + Vilanterol): Harnwegsinf., Sinusitis, Nasopharyngitis, Pharyngitis, Inf. der oberen Atemwege, Kopfschmerzen, Husten, Schmerzen im Oropharynx, Obstipation, trockener Mund

Aclidiniumbromid + Formoterol Rp	
Brimica Genuair *Inh.Pulver 340+12µg/Hub* **Duaklir Genuair** *Inh.Pulver 340+12µg/Hub*	**COPD:** 2 x 340 + 12µg/d; **DANI, DALI:** nicht erforderl.
Glycopyrroniumbromid + Indacaterol Rp	
Ultibro Breezhaler *Inh.Kps. 43+85µg* **Ulunar Breezhaler** *Inh.Kps. 43+85µg* **Xoterna Breezhaler** *Inh.Kps. 43+85µg*	**COPD:** 1 x 43 + 85µg/d; **DANI:** CrCl > 30: 100%; < 30: vorsichtige Anw.; **DALI:** schwere LI: vorsichtige Anw.

Ipratropiumbromid + Fenoterol Rp	
Berodual N *DA 0.02mg+0.05mg/Hub* **Berodual Ls** *Inh.Lsg., Pumpspender (1ml = 0.25+0.5mg; 1Hub = 0.1ml)* **Duovent** *DA 0.02mg+0.05mg/Hub*	**Asthma bronchiale, COPD:** DA: **Erw., Ki. ab 6J:** 3-4 x 0.02-0.04+0.05-0.1mg; **Akut-Ther. plötzlicher Bronchialkrämpfe:** Berodual Ls: **Erw., Ki. ab 12J:** 1-2.5, max. 4ml inhalieren; **Ki. 6-12J.:** 0.5-2ml inhalieren; **Pro. Anstrengungsasthma, allerg. Asthma:** Berodual LS: **Erw., Ki. ab 6J:** 0.1-0.2ml inhalieren

Ipratropiumbromid + Salbutamol Rp	
Ipramol, SalbuHEXAL plus Ipratropiumbromid *Inh.Lsg. (2.5ml = 0.5+2.5mg)*	**COPD:** Erw., **Ki. ab 12J:** 3-4 x 0.5 +2.5mg inhalieren; **DANI, DALI** keine Daten

Umeclidiniumbromid + Vilanterol Rp	PRC C, Lact ?
Anoro Ellipta *Inh.Pulver 55+22µg*	**COPD:** 1 x 55+22µg p.i.; **DANI** nicht erf.; **DALI** vorsichtige Anw. bei schwerer LI

Tiotropiumbromid + Olodaterol Rp	
Spiolto Respimat *DA 2.5+2.5µg/Hub*	**COPD:** 1 x 5+5µg p.i.; **DANI, DALI** nicht erf.

3.5 Inhalative Glukokortikoide

Wi: Entzündungsreakt. ↓, Empfindlichkeit v. Beta-Rezeptoren ↑, antiallergisch, antiödematös, antiexsudativ;
UW (Beclometason): Laryngitis, Pharyngitis, Übelkeit, Dyspepsie, Husten;
UW (Budesonid): oropharnygeale Candida-Inf., Reizungen im Rachenraum, Husten, Heiserkeit;
UW (Ciclesonid): keine sehr häufigen bzw. häufigen UW;
UW (Fluticason): Heiserkeit, Blutergüsse, Pneumonie bei COPD-Patienten, Candidose der Mund- und Rachenschleimhaut;
UW (Mometason): Candidose, Pharyngitis, Dysphonie, Kopfschmerzen;
KI (alle): bekannte Überempfindlichkeit

Beclometason Rp	
BecloHEXAL *DA 0.1mg/Hub* **Beclomet** *Easyhaler 0.1, 0.2, 0.4mg/Hub* **Beclometason-ratioph.** *DA 0.05, 0.1, 0.2, 0.25mg/Hub* **Junik** *DA 0.05, 0.1mg/Hub; Autohaler 0.05, 0.1mg/Hub* **Sanasthmax** *DA 0.05, 0.25mg/Hub; Jetspacer 0.05, 0.25mg; Inh.Susp. 0.4mg/1ml* **Ventolair** *DA 0.05, 0.1, 0.25mg/Hub*	**Asthma bronchiale, COPD:** 2 x 0.2-0.5mg, max. 1.5-2mg/d; **Ki. 6-12J:** 2 x 0.25mg, max. 0.5mg/d; **Rauchgasinhalation:** unmittelbar nach Exposition 0.4mg, nach ambulanter Aufnahme erneut 0.4mg, nach weiteren 2h 0.4mg; bei persistierenden Symptomen alle 2h 0.4mg bis zum Abklingen

Budesonid Rp	HWZ 2-3h, PRC C, Lact ?
Budes N *DA 0.2mg/Hub* **Budiair** *DA 0.2mg/Hub* **Cyclocaps Budesonid** *Inh.Kps. 0.1, 0.2, 0.4, 0.8mg* **Larbex** *Inh.Lsg. 0.5mg/2ml* **Miflonide** *Inh.Kps. 0.2, 0.4mg* **Novopulmon** *Novolizer 0.2, 0.4mg/Hub* **Pulmicort** *Turbohaler 0.2, 0.4mg/Hub; Inh.Lsg. 0.5mg/2ml, 1mg/2ml*	**Asthma bronchiale, COPD:** 2 x 0.2-0.4mg, max. 1.6mg/d; **Ki. < 12J:** 1-2 x 0.1-0.2mg, max. 0.8mg/d; Inh.Lsg.: 2 x 0.5-1mg über Vernebler
Ciclesonid Rp	
Alvesco *DA 80, 160µg/Hub*	**Asthma bronchiale:** ini 1 x 160µg, ggf. reduz. auf 1 x 80µg; **DANI** nicht erforderl.
Fluticason Rp	HWZ 7.8h, PRC C, Lact ?
Fluticason Cipla *DA 0.125, 0.25mg/Hub* **Flutide** *DA 0.05, 0.125, 0.25mg/Hub; Diskus 0.05, 0.1, 0.25, 0.5mg;* **FlutiHEXAL** *DA 0.125, 0.25mg/Hub*	**Asthma bronchiale, COPD:** 2 x 0.25-0.5mg; **Ki. > 4J:** 2 x 0.05-0.1mg
Mometason Rp	HWZ 4.5h
Asmanex *Twisthaler 200, 400µg/Hub*	**Asthma bronchiale:** 1-2 x 200µg, 1 x 400µg, max. 2 x 400µg

3.5.1 Kombinationen

Wm/Wi: Stimulation der Beta-2-Rezeptoren ⇒ Erschlaffung der Bronchialmuskulatur ⇒ Bronchodilatation, Anregung der mukoziliären Clearance, Entzündungsreaktion ↓, Empfindlichkeit von Beta-Rezeptoren ↑;
Wm/Wi (Vilanterol): selektiver, langwirksamer beta-2-adrenerger Agonist ⇒ zyklisches AMP ↑ ⇒ Relaxation der glatten Bronchialmuskulatur, Hemmung der Freisetzung von Mediatoren der allergischen Sofortreaktion;
UW (Formoterol + Beclometason): Pharyngitis, Kopfschmerzen, Dysphonie;
UW (Formoterol + Budesonid): Candidiasis Mund/Rachenraum, Kopfschmerzen, Tremor, Palpitationen, leichte Reizung des Rachens, Husten, Heiserkeit;
UW (Salmeterol + Fluticason): Kopfschmerzen, Nasopharyngitis, Candidiasis Mund/Rachenraum, Pneumonie, Bronchitis, Hypokaliämie, Heiserkeit, Dysphonie, Sinusitis, Blutergüsse, traumatische Frakturen, Arthralgien, Myalgien;
UW (Vilanterol + Fluticason): Pneumonie, Infektion der oberen Atemwege, Bronchitis, Influenza, Candidiasis im Mund- und Rachenraum, Kopfschmerzen, Nasopharyngitis, Schmerzen im Oropharynx, Sinusitis, Pharyngitis, Rhinitis, Husten, Dysphonie, Bauchschmerzen, Arthralgie, Rückenschmerzen, Frakturen, Fieber;
KI: bek. Überempfindlichkeit

Formoterol + Beclometason Rp	
Inuvair *DA 6+100µg/Hub* **Formodual** *DA 6+100µg/Hub* **Foster** *DA 6+100, 6+200µg/Hub; Nexthaler 6+100, 6+200µg/Hub* **Kantos** *DA 6+100, 6+200µg/Hub; Nexthaler 6+100, 6+200µg/Hub*	**Asthma bronchiale:** Erhaltungsther.: 2 x 6-12 + 100-400µg; Erhaltungs- und Bedarfstherapie: 2 x 6 + 100µg, ggf. 6 zusätzliche Gaben bis max. 48 + 800µg/d; **COPD:** 2 x 12 + 200µg; Pat. < 18J: nicht empf.; **DANI, DALI** keine Daten

Formoterol + Budesonid Rp	
DuoResp *Spiromax 4.5+160, 9+320µg/Hub* **Gibiter** *Easyhaler 4.5+160, 9+320µg/Hub* **Pulmelia Elpenhaler** *5.5+97, 5.5+194, 11+380µg/Hub* **Symbicort** *Turbohaler 4.5+80, 4.5+160, 9+320µg/Hub*	**Asthma bronchiale:** Erhaltungsther.: 2 x 4.5+80-160mg - 9+320µg; zusätzliche Bedarfsth. möglich mit 4.5+160µg, max. 12 Inh./d mit 4.5+160µg f. begrenzten Zeitraum; DuoResp: nur Erw. ab18J; Symbicort: **Ki. 6-12J:** 2 x 2 Inh.; Erhaltungs- u. Bedarfsther.: 2 x 1 Inh., max. 12 Inh./d; 4.5+160µg: Erhaltungsther.: 2 x 1-2 Inh., max. 8 Inh./d; **12-17J:** 2 x 1-2 Inh.; Erhaltungs- u. Bedarfsther.: 2 x 1-2 Inh., max. 12 Inh./d; 9+320µg: 2 x 1 Inh., max. 4 Inh./d; **COPD:** 4.5+160µg: 2 x 2 Inh.; 9+320µg: 2 x 1 Inh.

Formoterol + Fluticason Rp	
Flutiform *DA 5+50, 5+125, 10+250µg/Hub*	**Asthma bronchiale:** Erw.: 2 x 5-10 + 50-250µg; **Ki ab 12J.:** 2 x 5-10 + 50-125µg; **DANI, DALI** keine Daten

Salmeterol + Fluticason Rp	
Airflusal *DA 25+125, 25+250µg/Hub; Inh.Pulver 50+500µg* **Atmadisc** *DA 25+50, 25+125, 25+250µg/Hub; Diskus 50+100, 50+250, 50+500µg* **Rolenium** *Inh.Pulver 50+250µg, 50+500µg* **Seretide** *DA 25+250µg/Hub; Diskus 50+250, 50+500µg* **Serroflo** *DA 25+125, 25+250µg/Hub* **Viani** *DA 25+50, 25+125, 25+250µg/Hub; Diskus 50+100, 50+250, 50+500µg*	**Asthma bronchiale:** 2 x 50+100-500µg; **Ki. 4-12J:** 2 x 50+100µg; **COPD:** 2 x 50+500µg; **DANI** nicht erforderlich; **DALI** keine Daten

Vilanterol + Fluticason Rp	
Relvar Ellipta *Inh.Pulver 22+92, 22+184µg*	**Asthma bronchiale:** Erw., **Ki. ab 12J:** 1 x 22+92-184µg; **COPD :** Erw. ab 18J: 1 x 22+92µg; **DANI** nicht erforderlich; **DALI** vorsi. Anw.; Child B, C: max. 22+92µg/d

3.6 Methylxanthine

Wm: Hemmung der intrazell. Phosphodiesterase ⇒ cAMP ↑; **Wi:** Bronchospasmolyse, zentr. Atemstimulation, positiv ino-/chronotrop, Vasodilatation (Ausnahme Hirngefäße), Diurese ↑; **UW** (Aminophyllin, Theophyllin): Tachykardie, Arrhythmie, Palpitationen, RR ↓, Magen-Darm-Beschwerden, Übelkeit, Erbrechen, Diarrhoe, Hypokaliämie, Hyperkalziämie, Hyperglykämie, Hyperurikämie, Kopfschmerzen, Erregungszustände, Tremor, Unruhe, Schlaflosigkeit, Schwindel, Krampfanfälle, verstärkte Diurese, Krea ↑;
KI (Aminophyllin, Theophyllin): bek. Überempf., frischer MI, akute tachykarde Arrhythmien

Aminophyllin Rp	HWZ 6h, Qo 0.8, PRC C, Lact ?
Aminophyllin 125 *Tbl. 125mg*	**Asthma bronchiale, COPD:** 11-13mg/kg p.o. in 3-4 ED; **Ki. 6-8J:** 24mg/kg/d; **8-12J:** 20mg/kg/d; **12-16J:** 18mg/kg/d; Dosisanpas. an Serumspiegel

Theophyllin Rp	HWZ (5-10)h, Qo 0.8, ther. Serumspiegel: 8-20mg/l
Bronchoretard *Kps. 100(ret.), 200(ret.), 350(ret.), 500(ret.)mg* **Contiphyllin** *Tbl. 300(ret.)mg* **Euphylong** *Kps. 125(ret.), 200(ret.), 250(ret.), 300(ret.), 375(ret.) mg, Amp. 200mg/10ml* **Solosin** *Tbl. 135(ret.), 270(ret.)mg; Gtt. (24Gtt. = 104mg); Amp. 624mg/15ml* **Theophyllin-ratioph.** *Kps. 125(ret.), 250(ret.), 375(ret.), 500(ret.)mg* **Uniphyllin** *300(ret.), 400(ret.), 600(ret.)mg*	**Asthma bronchiale, COPD:** 11-13mg/kg/d p.o. in 2ED; **Ki. 1-8J:** 24mg/kg/d p.o.; **8-12J:** 20mg/kg/d p.o.; **12-16J:** 18mg/kg/d p.o.; Dosisanpassung an Theophyllinserumspiegel; **akute Bronchokonstr.:** ohne Theophyllinvorbehandlung: 4-5mg/kg über 20min i.v.; mit Theophyllinvorbeh.: 2-2.5mg/kg in 20min i.v.; Erh.Dos. 9.5mg/kg/d i.v.; Raucher: 15mg/kg/d i.v.; > 60J: 5.5mg/kg/d i.v.; **Ki. 6M-9J:** 19mg/kg/d i.v.; **9-16J:** 15mg/kg/d i.v.; Dosisanp. an Theophyllinserumspiegel; **DANI** nicht erforderlich

3.7 Leukotrienrezeptorantagonisten

Wm: Blockade der Leukotrienrezeptoren;
Wi: Bronchodilatation, bronchiale Hyperreagibilität ↓;
UW: Infektion der oberen Atemwege, Fieber, Diarrhoe, Nausea, Erbrechen, Erhöhung von GOT/GPT, Ausschlag, Pyrexie;
KI: bekannte Überempfindlichkeit

Montelukast Rp	HWZ 2.7-5h, PRC B, Lact -
Lukastang *Tbl. 10mg; Kautbl. 4, 5mg* **Monkasta** *Tbl. 10mg* **Montelair HEXAL, Montelubronch** *Tbl. 10mg; Kautbl. 4, 5mg; Gran. 4mg* **Montelukast AL** *Tbl. 10mg; Kautbl. 4, 5mg* **Singulair** *Tbl. 10mg; Kautbl. 4, 5mg; Gran. 4mg*	**Asthma bronchiale:** 1 x 10mg p.o. z.N.; **Ki. 6-14J:** 1 x 5mg p.o. z.N.; **6M-5J:** 1 x 4mg; **DANI** nicht erforderlich; **DALI** Child-Pugh < 9: 100%; > 9: keine Daten

3.8 Phosphodiesterase-4-Inhibitor

Wm/Wi: Phosphodiesterase-4-Inhibitor, nicht-steroidale antiinflammatorische Substanz ⇒ cAMP-Spiegel intrazellulär ↑ ⇒ systemische u. pulmonale Entzündung ↓;
UW: Gewicht ↓, Appetit ↓, Schlafstrg., Kopf-/Bauchschmerzen, Diarrhoe, Übelkeit;
KI: Überempfindlichkeit, Child-Pugh B/C

Roflumilast Rp HWZ 17 (30)h, PPB 99%, PRC C, Lact -

Daxas *Tbl. 500µg*	**Begleitther. bei schw. COPD/häufiger Exazerbation:** 1 x 1 Tbl.; **DANI** nicht erforderl.; **DALI** Child A: vorsichtige Anw., Child B/C: KI

3.9 Sekreto- und Mukolytika

Wm/Wi (ACC): Spaltung von Disulfidbrücken der Schleimproteine ⇒ Sputumviskosität ↓;
Wm/Wi (Ambroxol, Bromhexin): Schleimproduktion ↑ ⇒ Sputumviskosität ↓;
Wm/Wi (Carbocistein): Hemmung der Becherzellhyperplasie und der Neuraminidaseaktivität ⇒ Hemmung des Bradykininsystems über Sialoglykoproteine ⇒ Sputumviskosität ↓;
Wm/Wi (Mannitol): verändert viskoelastische Eigenschaften des Schleims, steigert Hydration der periziliären Solschicht und hat mukoziliäre Aktivität ⇒ verstärkte Sputumclearance;
Wm (Tyloxapol): Oberflächenspannung u. Mucusviskosität ↓;
UW (ACC): keine sehr häufigen bzw. häufigen UW;
UW (Ambroxol): i.v.: Tachykardie, Palpitationen, Übelkeit, Erbrechen; p.o.: Übelkeit;
UW (Bromhexin): keine sehr häufigen bzw. häufigen UW;
UW (Carbocistein): Sodbrennen, Übelkeit, Erbrechen, Diarrhoe, Kopfschmerzen;
UW (Mannitol): Kopfschmerzen, Husten, Hämoptysen, Rachen-/Kehlkopfschmerzen, Thoraxbeschwerden, Giemen, Rachenreizung, (posttussives) Erbrechen, Asthma;
UW (Tyloxapol): Überempfindlichkeitsreaktion, Übelkeit, initialer Hustenreiz;
KI (ACC, Bromhexin): bek. Überempfindlichkeit;
KI (Carbocistein): bek. Überempfindlichkeit, akute Magen-Darm-Ulzera;
KI (Mannitol): bek. Überempfindlichkeit, bronchiale Hyperreaktivität gegen inh. Mannitol;
KI (Tyloxapol): Lungenödem, Flüssigkeitsansammlung in der Lunge, Sekretstau durch Strg. des Abtransports des Schleims aus der Lunge, Grav./Lakt.

Acetylcystein (ACC) OTC/Rp HWZ 2h, Q0 0.7, PRC B, Lact ?

ACC HEXAL *Tbl. 100, 200, 600mg; Brausetbl. 100, 200, 600mg; Saft (5ml = 100mg); Amp. 300mg/3ml* **Fluimucil** *Brausetbl. 200, 600mg; Gran. 200mg; Saft (5ml = 100mg); Amp. 300mg/3ml, 5g/25ml* **NAC-ratioph.** *Trinktbl. 200, 600mg; Brausetbl. 200, 600mg; Gran. 200, 600mg; Amp. 300mg/3ml* **NAC Stada akut** *Brausetbl. 600mg*	**Erkältungsbedingte Bronchitis:** 600mg/d in 1-3ED; **Ki. 6-14J:** 3-4 x 100mg p.o.; **Akute/chronische bronchopulmonale Erkrankung:** 2-3 x 200-300mg p.o.; 1 x 600mg p.o.; 1-2 x 300mg i.v.; **Ki. < 2J:** 2-3 x 50mg p.o.; **2-5J:** 2-3 x 100mg p.o.; **6-14J:** 3-4 x 100mg p.o.; **Mukoviszidose: Ki. < 2J:** 3 x 50mg p.o.; **2-6J:** 4 x 100mg p.o.; **> 6J:** 3 x 200mg p.o.; **Paracetamolintoxikation** → 444; **DANI** nicht erforderlich

Ambroxol OTC/Rp	HWZ 9 h, Q0 0.9, PPB 85%
AmbroHEXAL *Tbl. 30mg; Brausetbl. 60mg; Gtt. (1ml= 7.5mg); Saft (5ml = 15, 30mg);* **Lindoxyl K** *Supp. 15mg* **Mucosolvan** *Tbl. 60mg; Brausetbl. 60mg; Lutschtbl. 15mg; Kps. 75(ret.)mg; Gtt. (20Gtt. = 15mg); Saft (5ml = 30mg); Inh.Lsg. (1ml = 7.5mg); Amp. 15mg/2ml; Inf.Lsg. 1g/50ml* **Paediamuc** *Saft (5ml = 30mg)*	**Akute/chronische bronchopulmonale Erkrankung:** ini 2-3 x 30mg p.o., nach 3d 2 x 30mg oder 3 x 15mg; 1 x 75mg (ret.) p.o.; 2-3 x 15-30mg i.v.; 1-2 x 2-3ml inhalieren; **Ki. < 2J:** 2 x 7.5mg p.o./i.v.; 1 x 15mg rekt.; **2-5J:** 3 x 7.5mg p.o./i.v.; 2 x 15mg rekt.; **6-12J:** 3 x 15mg p.o./i.v.; 2-3 x 15mg rekt.; **Atelektasenpro. Intensivpatient:** 1 x 1g über 3-4h i.v.; **Atemnotsyndrom FG- u. NG:** 30mg/kg/d in 4ED i.v.
Bromhexin OTC	HWZ 1 h
Bisolvon *Tbl. 8mg; Saft (5ml = 8mg)* **Bromhexin Berlin Chemie** *Tbl. 8mg, Gtt. (1ml = 12mg)* **Bromhexin KM** *Tbl. 12mg; Gtt. (1ml = 8, 12mg); Saft (10ml = 8mg)*	**Akute/chronische bronchopulmonale Erkrankung:** 3 x 8-16mg p.o.; **Ki. 3-6J:** 3 x 4mg p.o.; **6-14J:** 3 x 8mg p.o.
Carbocistein Rp	HWZ 23 min
Transbronchin *Kps. 375mg*	**Akute/chronische bronchopulmonale Erkrankung:** **Erw., Ki. ab 13J.:** 3 x 750mg p.o.; **DANI, DALI** keine Angaben
Mannitol Rp	HWZ 4-5h, PRC B, Lact ?
Bronchitol *Inh.Kps. 40mg*	**Mukoviszidose:** 2 x 400mg p.i.; nach Initialdosis-Test (s. Fachinfo); **DANI, DALI** nicht erforderlich
Tyloxapol OTC	
Tacholiquin *Inh.Lsg. 1%*	**Entzündungen/akute/chron. Reizzustände der Atemwege:** 3-5 x 5ml d. 1%-Lsg. inhalieren; bei Dauerinh. 0.1%- od. 1%-Lsg. verwenden

3.10 Antitussiva

Wm/Wi: (Codein): Bindung an supraspinale Opiatrezeptoren (μ) ⇒ zentral analgetisch und antitussiv (dosisabhängig);
Wm/Wi (Dextromethorphan, Pentoxyverin): Derivat des Levorphanols ⇒ antitussiv, nur schwaches Abhängigkeitspotenzial;
Wm/Wi (Dihydrocodein): Opioid-agonistische Wirkung ⇒ antitussiv, zentral analgetisch;
Wm/Wi (Dropropizin): vagale Afferenzen in der Lunge ↓ ⇒ Hustenreflex wird unterbrochen;
Wm/Wi (Noscapin): Hemmung des Hustenzentrums im Gehirn ⇒ Häufigkeit, Intensität von Hustenstößen ↓;
UW (Codein): Kopfschmerzen, Schläfrigkeit, Übelkeit, Erbrechen, Obstipation;
UW (Dextromethorphan, Pentoxyverin): Müdigkeit, Schwindel, Übelkeit/Erbrechen, Magen-Darm-Beschwerden; **UW** (Dihydrocodein): Sedierung, Kopfschmerzen, Schwindel, Obstipation, Übelkeit, Erbrechen, Abdominalschmerz, Mundtrockenheit;
UW (Dropropizin): keine sehr häufigen bzw. häufigen UW;
UW (Noscapin): Kopfschmerzen, Benommenheit;
KI (Codein): bek. Überempfindlichkeit, Ateminsuffizienz, Atemdepression, Pneumonie, akuter Asthmaanfall, Koma, Ki. < 12J., nahende Geburt, drohende Frühgeburt, tiefe Bewusstlosigkeit; **KI** (Dextromethorphan, Pentoxyverin): bek. Überempfindlichkeit, Ateminsuffizienz, -depression, Pneumonie, Asthma bronchiale, COPD, Lakt.;
KI (Dihydrocodein): bek. Überempfindlichkeit, Ateminsuffizienz, Asthmaanfall, akute/chron. Pankreatitis; **KI** (Dropropizin): bek. Überempf., eingeschränkte Leber-/Nierenfkt., Ki. < 12J, schwere Herz-/Kreislaufbeschwerden, Grav./Lakt., Asthma bronchiale;
KI (Noscapin): bek. Überempfindlichkeit, produktiver Husten;
KI (Pentoxyverin): bek. Überempfindlichkeit gegen P., Methyl(4-hydroxybenzoat), Propyl(4-hydroxybenzoat); Grav./Lakt., Ki. < 2J.

Codein Rp	HWZ 3-5h, PRC C, Lact +
Bronchicum Mono Codein *Gtt. (30Gtt= 24mg)* **Codeintropfen-CT** *Gtt. (20Gtt. = 20mg)* **Codicaps Mono** *Kps. 30mg* **Codicompren** *Tbl. 50(ret.)mg* **Tryasol Codein** *Gtt. (30Gtt. = 30mg); Lsg. (10ml = 25mg)*	**Reizhusten:** 2-4 x 30-50mg p.o.; 2 x 30-50mg (ret.), max. 200mg/d;

Dextromethorphan OTC	HWZ 1.2-2.2h
Dextro Bolder *Pastillen 7.7mg* **Hustenstiller-ratioph. Dmp.** *Kps. 30mg* **Wick Husten** *Pastillen 7.3mg; Saft (15ml = 15mg)*	**Reizhusten:** Kps.: 30mg alle 6h p.o., max. 120mg/d; **Ki. 1-6J:** Saft: 3 x 5ml; **7-12J:** 3 x 7.5ml; **>13J:** 3 x 15ml

Dihydrocodein Rp	HWZ 3.3-5.8h
DHC *Tbl. 60(ret.), 90(ret.), 120(ret.)mg* **Paracodin** *Tbl. 6.7mg; Saft (1ml = 2.43mg); Gtt. (20Gtt. = 10mg)* **Tiamon** *Kps. 23.4(ret.)mg*	**Reizhusten:** 1-3 x 10-30mg p.o.; 1-2 x 40-80mg (ret.); **mäßig starke bis starke Schmerzen:** 2 x 60-120mg (ret.) p.o.

Dropropizin OTC	HWZ 2h
Larylin Hustenstiller *Pastillen 20mg; Saft (10ml = 30mg)*	**Reizhusten:** 1-3 x 20-60mg p.o., max. 180mg/d; **DANI, DALI** KI
Noscapin Rp	HWZ 4.5h
Capval *Tbl. 25mg; Gtt. (30Gtt. = 25mg); Saft (5ml = 25mg)*	**Reizhusten: Tbl.:** 1-3 x 50mg p.o.; **Ki.** > **6M:** 2 x 12.5mg p.o.; **3-12J:** 3 x 25mg; **Saft:** 3 x 10ml; **Ki. > 6M:** 2 x 2.5ml; **3-12J:** 3 x 5ml; **Gtt.:** 6 x 30Gtt.; **Ki. > 6M:** 6 x 8Gtt.; **3-12J:** 6 x 15Gtt.
Pentoxyverin OTC	HWZ 2-6h
Sedotussin *Saft (5ml = 6.76mg); Gtt. (1ml = 19mg);* **Silomat Pentoxyverin** *Saft (10ml = 13.5mg); Gtt. (30Gtt. = 30mg)*	**Reizhusten:** 4-6 x 20-30mg, max. 120mg/d p.o.; 2 x 50mg p.o.; **Ki. 2-5J:** 0.5-1mg/kg/d p.o. in 3ED; **6-14J:** 1-2mg/kg/d p.o. in 3ED

3.11 Antihistaminika

Wm/Wi (alle): kompetitive Blockade von H1-Rezeptoren ⇒ antiallergisch;
UW (Azelastin): Müdigkeit, Schläfrigkeit, Mundtrockenheit;
UW (Cetirizin): Müdigkeit, Schläfrigkeit, Bauchschmerzen, Kopfschmerzen, Schwindel, Agitiertheit, Mundtrockenheit, Übelkeit, Pharyngitis, Rhinitis;
UW (Clemastin): Sedierung, Erregungszustände des ZNS, Somnolenz;
UW (Desloratadin): Diarrhoe, Fieber, Schlaflosigkeit, Kopfschmerzen, Müdigkeit;
UW (Dimetinden): Erschöpfung, Schläfrigkeit, Nervosität;
UW (Ebastin, Hydoxyzin): Somnolenz, Kopfschmerzen, Mundtrockenheit;
UW (Fexofenadin): Kopfschmerzen, Schläfrigkeit, Schwindel, Übelkeit;
UW (Levocetirizin): Somnolenz, Kopfschmerzen, Schwindel, Pharyngitis, Rhinitis, Bauchschmerzen, Mundtrockenheit, Übelkeit, Müdigkeit;
UW (Loratadin): Kopfschmerzen, Nervosität, Müdigkeit;
UW (Mizolastin): Diarrhoe, Übelkeit, Abdominalschmerzen, Mundtrockenheit;
UW (Rupatadin): Somnolenz, Kopfschmerzen, Schwindel, Müdigkeit, Schwäche, Mundtrockenheit;
KI (Cetirizin): bek. Überempf., schwere NI; **KI** (Clemastin): bek. Überempf., Porphyrie, Leber-, Niereninsuffizienz; **KI** (Dimetinden): bek. Überempf., Ki. < 3J.;
KI (Ebastin): bek. Überempf., schwere Leberinsuffizienz;
KI (Hydroxyzin): bek. Überempf., Porphyrie, QT-Zeit-Verlängerung, Engwinkelglaukom, Prostataadenom mit Restharnbildung, Ther. mit MAO-Hemmern, Intoxikation mit Alkohol/zentraldämpfenden Med., Ki. < 6 J., Grav./Lakt.;
KI (Levocetirizin): bek. Überempf., schwere Niereninsuffizienz;
KI (Mizolastin): bek. Überempf. gleichzeitige Ther. mit Makroliden/Imidazol-Antimykotika/QT-Zeit-verlängernden Medikamenten, schwere Leberfkt.strg., manifeste Herzerkrankungen/Arrythmien, QT-Zeit-Verlängerung, Strg. d. Elektrolythaushalts, relevante Bradykardie;
KI (Terfenadin): bek. Überempf., schwere Leberfktsstrg., gleichz. Ther. mit Azolabkömmlingen/Makroliden/Mibefradildihydrochlorid, QT-Verlängerung, QT-verlängernde Umstände

Azelastin Rp	HWZ 20h, PRC C, Lact -
Allergodil *Tbl. 2mg*	**Allerg. Rhinitis:** **Erw., Ki. ab 6J:** 2 x 2mg p.o.
Cetirizin OTC	HWZ 7.4 h, Q0 0.3, PRC B, Lact ?
Cetidex *Tbl. 10mg* **Cetirizin 1A** *Tbl. 10mg* **Cetirizin HEXAL** *Tbl. 10mg; Gtt. (20Gtt. = 10mg); Saft (10ml = 10mg)* **Reactine** *Tbl. 10mg* **Zyrtec** *Tbl. 10mg; Gtt. (20Gtt. = 10mg)*	**Allergische Rhinokonjunktivitis, Urtikaria:** 1 x 10mg p.o.; **Ki. 2-6J:** 2 x 2.5mg p.o.; **6-12J:** 2 x 5mg p.o.; **DANI** CrCl >50: 100%; 30-49: 1 x 5mg; 10-29: 5mg alle 2d; < 10: KI; **DALI** nicht erforderlich
Clemastin OTC	HWZ 8h, Q0 1.0, PRC B, Lact -
Tavegil *Tbl. 1mg; Amp. 2mg/5ml*	**Chron. idiopathische Urticaria, allergische Rhinitis:** 2 x 1mg, max. 6mg/d p.o.; **Ki. 6-12J:** 2 x 0.5mg p.o., max. 2 x 1mg; **Akute allergische Zustände, anaphylaktischer Schock:** 2mg langsam i.v.; **Prophylaxe v. Kontrastmittel-Allergien:** 2mg i.v./i.m.; **Ki. ≥ 1J:** 0.03mg/kg langs. i.v.; **DANI** KI; **DALI** KI
Desloratadin Rp	HWZ 27h, PRC C, Lact -
Aerius *Tbl. 5mg; Schmelztbl. 2.5mg, 5mg; Gtt. (1ml = 0.5mg)* **Dasselta** *Tbl. 5mg* **Desloraderm** *Tbl. 5mg; Gtt. (1ml = 0.5mg)* **Desloratadine-ratioph.** *Tbl. 5mg*	**Allergische Rhinitis, chronische Urtikaria:** 1 x 5mg p.o.; **Ki. 1-5J:** 1 x 1.25mg; **6-11J:** 1 x 2.5mg; **> 12J:** s. Erw.
Dimetinden OTC	HWZ 5-7h, Q0 0.9, PRC B
Fenistil *Tbl. 1mg; Kps. 4(ret.)mg; Gtt. (20Gtt. = 1mg); Amp. 4mg/4ml*	**Allergische Haut-, Schleimhautprozesse:** 3 x 1-2mg p.o.; 1 x 4mg (ret.) p.o.; 1-2 x 4mg i.v.; **Ki. > 3J:** Tbl. 3 x 1mg p.o.; **Ki. 1-8J:** Gtt. 3 x 0.5-0.75mg p.o.; **> 9J:** Gtt. 3 x 1mg p.o.
Ebastin Rp	HWZ (15-19h)
Ebastel *Tbl. 10, 20mg* **Ebastin Aristo** *Schmelztbl. 10mg; Tbl. 10, 20mg* **Ebastin Lindopharm** *Tbl. 10, 20mg*	**Allergische Rhinitis, Urtikaria:** 1 x 10-20mg p.o.; **Ki. ab 12J:** s. Erw.; **DANI** bei Therapie < 6d nicht erforderlich; **DALI** bei Therapie < 8d nicht erforderlich

Fexofenadin Rp	HWZ 11-15h, PRC C, Lact -
Fexofenaderm *Tbl. 120, 180mg* **Fexofenadin Winthrop** *Tbl. 120, 180mg* **Telfast** *Tbl. 30, 120, 180mg*	**Allergische Rhinitis:** 1 x 120-180mg p.o.; **Ki. 6-11J:** 2 x 30mg; **Ki. ab 12J:** s. Erw.; **DANI, DALI** nicht erforderlich
Hydroxyzin Rp	HWZ 5-24h, PRC C, Lact -
AH 3 N *Tbl. 25mg* **Atarax** *Tbl. 25mg* **Hydroxyzin Bluefish** *Tbl. 25mg*	**Allergische Haut-, Schleimhautprozesse, Angst-, Spannungszustände:** 2-3 x 12.5-25mg p.o.; **Ki. 6-10J:** 25-50mg/d; **Schlafstrg.:** 37.5-75mg z.N.
Levocetirizin Rp	HWZ 6-10h, Q_0 0.15
Levocetirizin HEXAL *Tbl. 5mg* **Levocetirizin Stada** *Tbl. 5mg* **Xusal** *Tbl. 5mg, Gtt. (20Gtt. = 1mg), Saft (10ml=5mg)* **Xyzall** *Tbl. 5mg; Gtt. (20Gtt. = 1mg)*	**Allergische Haut-, Schleimhautprozesse:** 1 x 5mg p.o.; **Ki. 2-6J:** 2 x 1.25mg; **6-12J:** 1 x 5mg; **DANI** CrCl 30-49: 5mg alle 2d; < 30: 5mg alle 3d; < 10, Dialyse: KI
Loratadin OTC	HWZ 12-15h, Q_0 1.0 (0.5), PRC B, Lact ?
Loraderm *Tbl. 10mg* **Lorano** *Tbl. 10mg* **Loratadin Stada** *Tbl. 10mg*	**Allergische Haut-, Schleimhautprozesse:** 1 x 10mg p.o.; **Ki. 2-12J:** < 30kg: 1 x 5mg p.o.; > 30kg: 1 x 10mg; **DALI** Erw., **Ki. > 30kg:** ini 10mg alle 2d; **Ki. < 30kg:** ini 5mg alle 2d
Mizolastin Rp	HWZ 13h, Q_0 1.0
Mizollen *Tbl. 10mg* **Zolim** *Tbl. 10mg*	**Allergische Haut-, Schleimhautprozesse:** 1 x 10mg p.o.; **Ki. ab 12J:** s. Erw.
Rupatadin Rp	HWZ 6-9h
Rupafin *Tbl. 10mg* **Rupatadin AL** *Tbl. 10mg* **Urtimed** *Tbl. 10mg; Saft (10ml = 10mg)*	**Allergische Rhinitis, chron. idiopathische Urtikaria:** **Erw. u. Ki. > 12J:** 1 x 10mg p.o.; **Ki. < 12J:** nicht empfohlen; **DANI, DALI** nicht empfohlen
Terfenadin Rp	HWZ (20h), Q_0 0.6, PRC C
Terfenadin AL *Tbl. 60mg*	**Allergische Haut-, Schleimhautprozesse:** **Erw. u. Ki. > 12J:** 1-2 x 60mg p.o.; 1 x 120mg; **DANI** CrCl < 40: 50%

S. auch Rhinologika, Antihistaminika → 411

3.12 Mastzellstabilisatoren und Kombinationen

Wm/Wi (Cromoglicinsäure): Stabilisierung der Mastzellmembran ⇒ Mediatorfreisetzung ↓; Permeabilität der Darmmukosa ↓ ⇒ Durchtritt von Allergenen, Mediatoren ↓;
Wm/Wi (Ketotifen): Stabilisierung der Mastzellmembran, H1-Rezeptor-Antagonist;
UW (Cromoglicinsäure): oral: Überempfindlichkeitsreaktionen; inhalativ: Überempfindlichkeitsreaktionen, Irritation Rachenraum, Husten, Heiserkeit, unangenehmer Geschmack, Übelkeit, Myalgien, Arthralgien, Dermatitis, Myositis, Gastroenteritis;
UW (Ketotifen): Müdigkeit, initial Verschlechterung d. Asthma bronchiale, Kopfschmerzen, Schwindel, Mundtrockenheit, Übelkeit;
KI (Cromoglicinsäure): oral: bekannte Überempfindlichkeit, Sgl. im 1. u. 2. M; inhalativ: bekannte Überempfindlichkeit;
KI (Cromoglicinsäure + Reproterol): bek. Überempf., eosinophile Pneumonie, Ki. < 2J.;
KI (Ketotifen): bek. Überempf.

Cromoglicinsäure OTC	HWZ 1.4h, Qo 0.6
Allergoval *Kps. 100mg* **Colimune** *Gran. 100, 200mg* **Cromo-ratioph.** *Inh.Lsg. (2ml = 20mg)* **DNCG Oral paedia** *Kps. 100mg* **Intal** *DA 1mg/Hub* **Pentatop** *Kps. 100mg; Gran. 200mg*	**Asthma bronchiale: Erw., Ki. ab 5J:** DA: 4 x 2mg; Inh.Lsg.: 4 x 20mg über Vernebler; **Nahrungsmittelallergien:** 4 x 200mg p.o. vor den Mahlzeiten, max. 2g/d; **Ki. 2-14J:** 4 x 100mg p.o., max. 40mg/kg/d; **Sgl., Ki. bis 2J:** 20-40mg/kg/d in 4 ED

Cromoglicinsäure + Reproterol Rp	
Aarane N *DA 1mg+0.5mg/Hub* **Allergospasmin N** *DA 1mg+0.5mg/Hub*	**Asthma bronchiale:** 4 x 2 Hub, max. 16 Hub/d

Ketotifen Rp	HWZ 21h, Qo 1.0
Ketof *Kps. 1mg* **Ketotifen Stada** *Kps. 1mg*	**Allergische Haut-, Schleimhautprozesse; Asthma-Pro.: Erw., Ki. ab 3J:** d1-4: 1mg p.o. z.N., dann 2 x 1mg; **Ki. 6M-3J:** 2 x 0.5mg p.o.

3.13 Monoklonale Antikörper

Wm/Wi (Mepolizumab, Reslizumab): humanisierter monoklonaler Antikörper, der an Interleukin-5 bindet ⇒ Hemmung von Produktion bzw. Überleben der Eosinophilen;
Wm/Wi (Omalizumab): rekombinanter monoklonaler Antikörper, der an IgE bindet ⇒ freies IgE ↓, Hemmung der allergischen Kaskade;
UW (Mepolizumab): Kopfschmerzen, Infektion d. unt. Atemwege, Pharyngitis, Harnweginf., Überempfindlichkeitsreaktionen, nasale Kongestion, Oberbauchschmerzen, Rückenschmerzen, Ekzem, Fieber, Reaktionen an der Injektionsstelle;
UW (Omalizumab): Kopfschmerzen, Reakt. an der Injektionsstelle, Fieber, Oberbauchschmerzen;
UW (Reslizumab): CK-Anstieg;
KI (Mepolizumab): bekannte Überempf.; **KI** (Omalizumab): bek. Überempf.;
KI (Omalizumab): bek. Überempf.

Mepolizumab Rp	HWZ 16-22d
Nucala *Inj.Lsg. 100mg*	**Schweres refrakt. eosinophiles Asthma:** 100mg alle 4W s.c.; **DANI, DALI** nicht erf.

Omalizumab Rp	HWZ 26d
Xolair *Fertigspr. 75, 150mg; Inj.Lsg. 75, 150mg*	**Schweres persistierendes allergisches Asthma bronchiale:** je nach Gewicht und IgE-Serumspiegel 75-600mg s.c., s. FachInfo; **Ki. > 6J:** s. Erw.

Reslizumab Rp	HWZ 24d
Cinqaero *Inf.Lsg. 100mg/10ml*	**Schweres refrakt. eosinophiles Asthma:** 3mg/kg alle 4W i.v.; **DANI, DALI** nicht erf.

3.14 Immunsuppressiva

Wm/Wi (Pirfenidon): reduziert Akkumulation von Entzündungszellen, dämpft die Fibroblastenproliferation ⇒ antifibrotisch, antiinflammatorisch;
UW (Pirfenidon): Infektion der oberen Atemwege, Harnwegsinfektion, Gewicht ↓, Appetit ↓, Anorexie, Insomnie, Kopfschmerzen, Schwindel, Somnolenz, Dysgeusie, Hitzewallung, Dyspnoe, Husten, Auswurf, Dyspepsie, Übelkeit, Durchfall, Reflux, Erbrechen, abdominelle Beschwerden, Gastritis, Obstipation, Flatulenz, AST/ALT/GGT ↑, Photosensibilitätsreaktion, Hautausschlag, Juckreiz, Erythem, Myalgie, Arthralgie, Müdigkeit, Asthenie, nichtkardialer Thoraxschmerz, Sonnenbrand;
KI (Pirfenidon): Überempf., gleichzeitige Anw. von Fluvoxamin, schwere NI/LI

Pirfenidon Rp	HWZ 2.4h, PPB 50-58%, PRC C, Lact ?
Esbriet *Kps. 267mg*	**Idiopathische Lungenfibrose:** d1-7: 3 x 1 Kps. p.o., d8-14: 3 x 2 Kps., ab d15: 3 x 3 Kps.; **DANI** CrCl > 30: nicht erforderlich, < 30: KI; **DALI** Child A, B: nicht erford., Child C: KI

3.15 Proteinkinaseinhibitoren

Wm/Wi (Nintedanib): Tyrosinkinaseinhibitor ⇒ Hemmung des von Blutplättchen abgeleiteten Wachstumsfaktor-Rezeptors α und β, des Fibroblasten-Wachstumsfaktor-Rez. 1-3 und VEGFR 1-3 ⇒ Hemmung der Proliferation, Migration und Differenzierung von Lungenfibroblasten/Myofibroblasten ⇒ antifibrotisch, antiinflammatorisch;
UW (Nintedanib): Gewicht ↓, Appetit ↓, Diarrhoe, Übelkeit, Bauchschmerzen, Erbrechen, GPT/GOT/γGT ↑; **KI** (Nintedanib): bekannte Überempfindlichkeit, Erdnuss-, Sojallergie

Nintedanib Rp	HWZ 10-15h, PPB 98%, PRC C, Lact ?
Ofev *Kps. 100, 150mg*	**Idiopathische Lungenfibrose:** 2 x 150mg p.o., bei schlechter Verträglichkeit ggf. 2 x 100mg p.o.; **DANI** CrCl > 30: nicht erf., CrCl < 30: keine Daten; **DALI** Child A: nicht erf.; Child B, C: Anwendung nicht empfohlen

3.16 Mittel zur Therapie der pulmonalen Hypertonie

Wm/Wi (Ambrisentan): selektiver Antagonist am Endothelinrezeptor Typ ET_A ⇒ Hemmung der Vasokonstriktion und Proliferation glatter Muskelzellen;
Wm/Wi (Bosentan, Macitentan): spezifischer und kompetitiver Antagonist am Endothelinrezeptor Typ ET_A und ET_B ⇒ Inh. von Endothelin-1-Wi ⇒ pulmonal arterieller Druck ↓;
Wm/Wi (Iloprost): Prostaglandin ⇒ Vasodilatation; **Wm/Wi** (Riociguat): Stimulator der löslichen Guanylatcyclase, nach Bindung an NO wird die cGMP-Synthese gesteigert ⇒ Verminderung von Tonus, Proliferation, Fibrose und Entzündung in pulmonalarteriellen Gefäßen;
Wm/Wi (Selexipag): Stimulation des IP-Rezeptors ⇒ Vasodilatation, Hemmung von Zellproliferation und Fibrose; **Wm/Wi** (Sildenafil, Tadalafil): Hemmung der Phosphodiesterase Typ 5 ⇒ cGMP-Abbau ↓ ⇒ pulmonal arterieller Druck ↓ (Phosphodiesterase-5-Inhibitor);
UW (Ambrisentan): Kopfschmerzen, periphere Ödeme, Flüssigkeitsretention, Palpitationen, Anämie, Schleimhautschwellungen in oberen Atemwegen, Sinusitis, Rhinitis, abdominelle Schmerzen, Obstipation, Hautrötungen; **UW** (Bosentan): Kopfschmerzen, Nasopharyngitis, Hypotension, Flush, Ödeme, Anämie, Transaminasen ↑, Leberschaden;
UW (Macitentan): Nasopharyngitis, Bronchitis, Influenza, Harnwegsinfekt, Anämie, Kopfschmerzen, Hypotonie; **UW** (Riociguat): Schwindel, Kopfschmerz, Diarrhoe, Übelkeit, Erbrechen, Dyspepsie, Ödeme, Gastroenteritis, Anämie, Palpitationen, Hypotonie, Hämoptoe, Epistaxis, vertsopfte Nase, Gastritis, Reflux, Bauchschmerzen, Dysphagie, Obstipation, Meteorismus; **UW** (Selexipag): Kopfschmerzen, Flush, Nasopharyngitis, Diarrhoe, Übelkeit, Erbrechen, Kieferschmerzen, Myalgie, Arthralgie, Extremitätenschmerz, Anämie, Hyperthyreose, reduzierter Appetit, Gewichtsverlust, Hypotonie, Bauchschmerzen, Exanthem, Urtikaria, Erythem, Schmerzen; **UW** (Sildenafil): Kopfschmerzen, Flush, Gliederschmerzen, Myalgie, Dyspepsie, Diarrhoe, Husten, Epistaxis, Schlaflosigkeit, Fieber, Grippe, Sehstörung;
UW (Tadalafil): Kopfschmerzen, Verschwommensehen, Hautrötung, Hypotonie, Epipharyngitis, Epistaxis, Übelkeit, Erbrechen, Muskelschmerzen, vermehrte uterine Blutung;
UW (Treprostinil): Kopfschmerzen, Vasodilatation, Diarrhoe, Übelkeit, Hautausschlag, Kieferschmerzen, Schmerzen an der Infusionsstelle, Reaktionen an der Infusionsstelle, Blutung oder Hämatom, Benommenheit, Hypotonie, Pruritus, Ödem, Blutungen;
KI (Ambrisentan): bekannte Überempfindlichkeit, stark eingeschränkte Leberfunktion, keine Kontrazeption, Grav./Lakt.; **KI** (Bosentan): Grav.; **KI** (Macitentan): bek. Überempfindlichkeit, Grav./Lakt., Frauen im gebärfähigen Alter, die keine zuverlässigen Verhütungsmethoden anwenden; schwere Leberfunktionsstörung, vor Behandlungsbeginn bestehende Transaminasenerhöhung (>3 ONW); **KI** (Selexipag): bek. Überempfindlichkeit, schwere KHK oder instabile Angina pectoris, Myokardinfarkt innerhalb der letzten 6M, dekomp. Herzinsuffizienz, sofern nicht engmaschig überwacht, schwere Arrhythmien, zerebrovaskuläre Ereignisse innerhalb der letzten 3M, angeborene oder erworbene Klappendefekte mit klinisch relevanten myokardialen Funktionsstörungen, die nicht mit einer pulmonalen Hypertonie in Verbindung stehen;
KI (Riociguat): bek. Überempfindlichkeit, gleichzeitige Anwendung von PDE-5-Hemmern (wie z.B. Avanafil, Sildenafil, Tadalafil, Vardenafil); schwere Leberfunktionsstörung (Child C); gleichzeitige Anwendung von Nitraten oder Stickstoffmonoxid-Donatoren (wie z.B. Amylnitrit) in jeglicher Form; RR syst. < 95 mmHg bei Behandlungsbeginn; Grav.;
KI (Tadalafil): bek. Überempfindlichkeit, schw. Hypotonie, Herzinfarkt < 90d, gleichzeitige Anwendung von Nitraten, nichtarteriitische anteriore ischämische Optikusatrophie (NAION);

KI (Treprostinil): bek. Überempfindlichkeit, pulmonale arterielle Hypertonie in Verbindung mit einer Venenverschlusserkrankung; kongestive Herzinsuffizienz infolge einer schweren LV-Dysfunktion; schwere Leberinsuffizienz (Child C); aktives Magen-Darm-Geschwür, intrakranielle Blutung, Verletzung oder andere Blutungen; kongenitale oder erworbene Herzklappenfehler mit klinisch relevanter myokardialer Funktionsstörung, die nicht mit pulmonaler Hypertonie zusammenhängt; schwere koronare Herzkrankheit oder instabile Angina; Herzinfarkt innerhalb der letzten sechs Monate; dekompensierte Herzinsuffizienz, wenn diese nicht unter genauer ärztlicher Aufsicht steht; schwere Arrhythmien; zerebrovaskuläre Ereignisse (z. B. transitorischer ischämischer Schlaganfall, Schlaganfall) innerhalb der letzten drei Monate

Ambrisentan Rp	HWZ 14-17h, PPB 99%, PRC X Lact ?
Volibris *Tbl. 5, 10mg*	**Pulmonale Hypertonie** (WHO II-III): 1 x 5mg p.o.; **PAH + Bindegewebserkrankung:** ini 1 x 5mg, evtl. auf 10mg/d steigern; **Ki. < 18J:** Anwendung nicht empfohlen; **DANI** CrCl > 30: 100%; < 30: vorsichtige Anwendung; **DALI** Transaminasenerhöhung > 3 x ULN: KI
Bosentan Rp	HWZ 5h, PPB 98%, PRC X, Lact -
Tracleer *Tbl. 32, 62.5, 125mg*	**Pulmonale Hypertonie** (WHO III-IV): ini 2 x 62.5mg p.o., nach 4W 2 x 125mg; max. 2 x 250mg; **Ki. > 3J: 10-20kg:** ini 1 x 31.25mg, Erh.Dos. 2 x 31.25mg; **20-40kg:** ini 2 x 31.25mg, Erh.Dos. 2 x 62.5mg; **> 40kg:** ini 2 x 62.5mg, Erh.Dos. 2 x 125mg; **DANI** nicht erforderlich; **DALI** Child B-C: KI
Iloprost Rp	HWZ 0.5h, Q0 1.0, PPB 60%
Ventavis *Amp. 10µg/1ml, 20µg/2ml*	**Primäre pulmonale Hypertonie NYHA III:** 6-9 x 2.5-5µg inhalieren; **DANI** CrCl > 30: 100%; HD: sorgfältige Dosiseinstellung, Dosisintervall mind. 3h; **DALI** Dosisreduktion
Macitentan Rp	HWZ 16 (48)h, PPB 99%
Opsumit *Tbl. 10mg*	**Pulmonale Hypertonie NYHA II-III:** 1 x 10mg p.o.; **DANI** nicht erford.; HD: Anw. nicht empfohlen; **DALI** schwere LI: KI

Selexipag Rp	HWZ 0.8-2.5 (6.2-13.5)h, PPB 99%
Uptravi *Tbl. 200, 400, 600, 800, 1000, 1200, 1400, 1600mg*	**Pulmonale Hypertonie WHO II-III:** ini 2 x 200mg p.o., wöchentl. um 2 x 200mg steigern bis zur höchsten individuell verträglichen Dosis, max. 2 x 1600mg; **DANI** CrCl < 30: vorsichtige Dosistitration; **DALI** Child A: 100%; B: ini 1 x 200mg, um 1 x 200mg steigern; C: Anw. nicht empf.
Riociguat Rp	HWZ 7-12h, PPB 95%
Adempas *Tbl. 0.5, 1, 1.5, 2, 2.5mg*	**Pulmonale Hypertonie, chronisch thromboembolische pulm. Hypertonie NYHA II-III:** ini 3 x 1mg p.o. f. 3W, dann alle 2W um 3 x 0.5mg steigern sofern syst. RR ≥ 95mmHg, bis max. 3 x 2.5mg; **DANI** CrCl 30-50: vorsichtige Dosistitration; < 30: Anw. nicht empfohlen; **DALI** Child B: vorsichtige Dosistitration; C: KI
Sildenafil Rp	HWZ 3-5h, PPB 96%, PRC B, Lact ?
Granpidam *Tbl. 20mg* **SildeHEXAL PAH** *Tbl. 20mg* **Revatio** *Tbl. 20mg; Trockensaft (1ml = 10mg); Inj.Lsg. 10mg/12.5ml*	**Pulmonale Hypertonie** (WHO III): 3 x 20mg p.o.; 3 x 10mg i.v.; **Ki. 1-17J:** < 20kg: 3 x 10mg p.o; > 20kg: 3 x 20mg; **DANI** CrCl < 30: bei schlechter Verträglichkeit 2 x 20mg; **DALI** Child-Pugh A, B: evtl. 2 x 20mg; C: KI
Tadalafil Rp	HWZ 16h, PPB 94%, PRC B, Lact ?
Adcirca *Tbl. 20mg*	**Pulmonale Hypertonie** (WHO II-III): 1 x 40mg p.o.; **DANI** leichte bis mäßige NI: ini 20mg, ggf. steigern auf 40mg/d; schwere NI: Anwendung nicht empfohlen; **DALI** Child-Pugh A, B: evtl. ini 20mg; C: Anwendung nicht empfohlen
Treprostinil Rp	
Remodulin *Inf.Lsg. 20mg/20ml, 50mg/20ml, 100mg/20ml, 200mg/20ml*	**Idiopathische oder familiäre pulmonalarterielle Hypertonie (NYHA III):** ini 1.25ng/kg/min i.v.; in den ersten 4W um 1.25ng/kg/min/W steigern, dann 2.5ng/kg/min; s.a. FachInfo; **DANI, DALI** vorsichtige Anw.

4 Gastroenterologie

4.1 Ulkustherapeutika

4.1.1 H_2-Blocker

Wm: kompetetiver Antagonismus am H_2-Rezeptor der Belegzellen;
Wi: basale und Histamin-stimulierte Säuresekretion ↓;
UW (Cimetidin): keine sehr häufigen bzw. häufigen UW;
UW (Famotidin): Kopfschmerzen, Schwindel, Verstopfung, Durchfall;
UW (Ranitidin): Diarrhoe, Hepatitis, Obstipation, Exantheme;
KI (Cimetidin): bek. Überempfindl., Kinder u. Jugendliche im Wachstumsalter, Grav., Lakt.;
KI (Famotidin): bekannte Überempfindlichkeit, Kinder;
KI (Ranitidin): bek. Überempf., Ki. < 10J, akute Porphyrie, schwere Niereninsuffizienz

Cimetidin Rp	HWZ 2h, Q_0 0.3, PPB 20%, PRC B, Lact +
Cimetidin Acis *Tbl. 200, 400, 800mg* **Cim Lich** *Tbl. 800mg* **H_2-Blocker-ratioph.** *Amp. 200mg/2ml* **Tagamet** *Amp. 200mg/2ml*	**Gastroduodenale Ulzera:** 800–1000mg/d p.o. in 1–2ED; **Stressulkus-Pro.:** 1–2g/d i.v. in 3–5ED oder Dauerinfusion, max. 80mg/h; **Prämed. zur Vermeidung anaphylaktoider Reaktionen:** 5mg/kgKG i.v.; **Refluxösophagitis:** 2 x 400–800mg p.o.; **Zollinger-Ellison-Syndrom:** 1–2g/d p.o. in 2–3ED; **Ki.:** 15–30mg/kg/d p.o., max. 1600mg/d in 4ED; **DANI** CrCl 0–15: 400mg/d; 15–30: 600mg/d; 30–50: 800mg/d

Famotidin Rp	HWZ 2.6–4h, Q_0 0.2, PPB 20% PRC B, Lact ?
Famotidin-CT *Tbl. 20mg* **Famotidin-ratioph.** *Tbl. 20, 40mg* **Pepdul** *Tbl. 20, 40mg*	**Gastroduod. Ulzera:** 1 x 40mg p.o. z.N., Rezidiv-Pro.: 1 x 20mg; **Zollinger-Ellison-Syndrom:** 4 x 20mg p.o., je nach Wi steigern bis 800mg/d; **DANI** CrCl < 30, HD:50%

Ranitidin Rp/OTC	HWZ 2.5h, Q_0 0.25, PPB 15%, PRC B, Lact +
Ranibeta *Tbl.150, 300mg* **Ranitic** *Tbl. 75, 150, 300mg; Amp. 50mg/5ml* **Ranitidin-ratioph.** *Tbl. 75, 150, 300mg; Brausetbl. 150, 300mg; Amp.50mg/5ml* **Zantic** *Tbl. 75mg*	**Gastroduod. Ulzera, Refluxösophagitis:** 1 x 300mg oder 2 x 150mg p.o.; **Stressulkus-Pro.:** 3–4 x 50mg i.v.; **Zollinger-Ellison-Syndrom:** 3 x 150mg, je nach Wi steigern bis 900mg/d; **Ki. > 10J:** 2 x 2mg/kg p.o.; **Sodbrennen:** 1–2 x 75mg p.o., max. 300mg/d; **DANI** CrCl < 10: KI; < 30: 150mg/d p.o.; 3–4 x 25mg i.v.; > 30: 300mg/d; 3–4 x 50mg i.v.

4.1.2 Protonenpumpenblocker

Wm/Wi: Blockade der H^+/K^+-ATPase ⇒ stärkste Suppression der Säurebildung;
UW (Dexlansoprazol): Kopfschmerzen, Diarrhoe, Bauchschmerzen, Übelkeit, Flatulenz, Obstipation; **UW** (Esomeprazol): Bauchschmerzen, Verstopfung, Diarrhoe, Blähungen, Übelkeit/Erbrechen, Kopfschmerzen; **UW** (Lansoprazol): Kopfschmerzen, Schwindel, Übelkeit, Diarrhoe, Magenschmerzen, Obstipation, Erbrechen, Flatulenz, trockener Mund/Hals, Anstieg der Leberenzyme ↑, Urtikaria, Juckreiz, Hautausschlag, Müdigkeit; **UW** (Omeprazol): Diarrhoe, Verstopfung, Flatulenz, Bauchschmerzen, Übelkeit, Erbrechen, Müdigkeit, Schläfrigkeit, Schlafstörungen, Schwindel, Kopfschmerzen; **UW** (Pantoprazol): Diarrhoe, Kopfschmerzen; **UW** (Rabeprazol): Infekte, Kopfschmerzen, Schwindel, Schlaflosigkeit, Pharyngitis, Rhinitis, Husten, Diarrhoe, Erbrechen, Übelkeit, Bauchschmerzen, Obstipation, Flatulenz, unspezifische Schmerzen, Rückenschmerzen, Asthenie, Influenza-ähnliche Symptome;
KI (Dexlansoprazol): bek. Überempf., Kombination mit Atazanavir; **KI** (Esomeprazol): bek. Überempf., Kombination mit Atazanavir, Nelfinavir; **KI** (Lansoparzol): bek. Überempf., Kombination mit Atazanavir; **KI** (Omeprazol): bek. Überempf., Kombination mit Atazanavir; **KI** (Pantoprazol): bek. Überempf., gegen P., Soja, Erdnuss; Kombination mit Atazanavir; **KI** (Rabeprazol): bek. Überempf., Kombination mit Atazanavir, Grav./Lakt.

Dexlansoprazol Rp	HWZ 1-2h, PPB 98%
Dexilant *Kps 30, 60mg*	**Erosive Refluxösophagitis:** 1 x 60mg p.o. für 4W, ggf. f. 8W, dann 1 x 30mg f. bis zu 6M; **nichterosive Refluxkrankheit:** 1 x 30mg für bis zu 4W.; **DANI** nicht erforderlich; **DALI** schwere LI Anw. nicht empfohlen

Esomeprazol Rp/OTC*	HWZ 1.5h, Q_0 > 0.9, PPB 97%, PRC B, Lact ?
Esomep *Tbl. 20, 40mg* **Esomeprazol-CT** *Tbl. 20, 40mg* **Esomeprazol Normon** *Inf.Lsg. 40mg* **Esomeprazol-ratioph.** *Tbl. 20, 40mg* **Nexium Mups** *Tbl. 20, 40mg* **Nexium** *Tbl. 20, 40mg; Gran. 10mg; Inf.Lsg. 40mg* ** 20mg Tbl. teils als OTC in kleinen Packungsgrößen verfügbar*	**Refluxösophagitis:** Erw. u. **Ki. ab 12J:** ini 1 x 40mg p.o. für 4-8W, dann 1 x 20mg; 1 x 20-40mg i.v.; **Ki 1-11J:** 10-20kg: 1 x 10mg p.o.; ≥ 20kg: 1 x 10-20mg bis zu 8W; **H.P.-Erad.:** 2 x 20mg p.o. + Antibiose; **Pro. gastroduodenale Ulzera bei NSAR-Ther.:** 1 x 20mg; **Zollinger-Ellison-Syndrom:** 2 x 40mg p.o., ggf. bis 2 x 80mg; **DANI** nicht erforderlich; **DALI** bei schwerer LI max. 20mg/d

Lansoprazol Rp	HWZ 0.9-1.5h, Q_0 1.0 (0.7), PPB 97%, PRC B, Lact ?
Agopton *Kps. 15, 30mg* **Lansogamma** *Kps. 15, 30mg* **Lansoprazol HEXAL** *Kps. 15, 30mg* **Lansoprazol-ratioph.** *Kps. 15, 30mg*	**Gastroduod. Ulzera, Refluxösophagitis:** 1 x 30mg p.o.; Rezidiv-Pro.: 1 x 15mg; **H.P.-Erad.:** 2 x 30mg + Antibiose; **Pro. gastroduodenale Ulzera bei NSAR-Ther.:** 1 x 15mg; **Zollinger-Ellison-Syndrom:** ini 1 x 60mg, je nach Wi bis 180mg/d; **DANI** max. 30mg/d; **DALI** leichte bis mäßige LI: 30 bzw. 15mg/d; schwere LI: Anwendung nicht empfohlen

Omeprazol Rp/*OTC**	HWZ 0.5–1.5h, Q_0 1.0, PPB > 90%, PRC C, Lact ?
Antra Mups *Tbl. 10, 20mg* **Omedoc** *Kps. 20mg* **Omep** *Kps. 10, 20, 40mg; Inf.lsg. 40mg* **Omeprazol-ratioph. NT** *Kps. 10, 20, 40mg* **Omeprazol Dexcel** *Kps. 10, 20, 40mg* **Ome Tad** *Kps. 20mg* ** 20mg Tbl. teils als OTC in kleinen Packungsgrößen verfügbar*	**Gastroduodenale Ulzera:** 1 x 20–40mg p.o.; 1 x 10–20mg i.v.; **Refluxösophagitis:** 1 x 20–40mg p.o.; **Ki. > 2J:** < 20kg: 1 x 10mg; > 20kg: 1 x 20mg; **H.P.-Eradikation:** 2 x 20mg; **Pro. gastroduoden. Ulzera bei NSAR-Ther.:** 1 x 20mg; **Zoll.-Ellison-Syndr.:** ini 1 x 60mg p.o., je nach Wi steigern bis 2 x 40–60mg, max. 200mg/d i.v.; **DANI** nicht erforderlich; **DALI** max. 20mg/d

Pantoprazol Rp/*OTC**	HWZ 1h, Q_0 0.7, PPB 98%, PRC B, Lact ?
Gastrozol *Tbl. 20, 40mg* **Pantoprazol HEXAL** *Tbl. 20, 40mg; Inj.Lsg. 40mg* **Pantoprazol NYC** *Tbl. 20, 40 mg* **Pantoprazol Stada** *Tbl. 20, 40mg* **Pantorc** *Tbl. 20, 40mg* **Pantozol** *Tbl. 20, 40mg; Inj.Lsg. 40mg* **Pantozol control** *Tbl. 20mg* **Rifun** *Tbl. 20, 40mg* ** 20mg Tbl. teils als OTC in kleinen Packungsgrößen verfügbar*	**Gastroduodenale Ulzera, Refluxösophagitis:** 1 x 40mg p.o.; 1 x 40mg i.v.; **Langzeittherapie u. Rezidiv-Pro. Refluxösophagitis, Pro. gastroduod. Ulzera bei NSAR-Therapie:** 1 x 20mg; **Zollinger-Ellison-Syndrom:** 1 x 80mg p.o./i.v., ggf. zeitweilig 2 x 80mg; **H.P.-Eradik.:** 2 x 40mg p.o. + Antib.; **DANI** nicht erforderlich; **DALI** schwere LI max. 40mg alle 2d

Rabeprazol Rp	HWZ 1–2h, Q_0 0.8, PPB 97%, PRC B, Lact ?
Pariet *Tbl. 10, 20mg* **Rabeprazol Puren** *Tbl. 10, 20mg* **Rabeprazol-ratioph.** *Tbl. 10, 20mg*	**Gastroduod. Ulzera, Refluxösophagitis:** 1 x 20mg p.o.; Rezidiv-Pro. 1 x 10mg; **H.P.-Eradikation:** 2 x 20mg p.o. + Antibiose; **Zollinger-Ellison-Syndrom:** 1 x 60mg, ggf. bis 2 x 60mg; **DANI, DALI** nicht erforderlich

4.1.3 Kombinationen zur Helicobacter-pylori-Therapie

Wm/Wi (Bismut): genauer Wm nicht bekannt, scheint mit direkter Toxizität für die Membranfunktion, Hemmung der Protein- und Zellwandsynthese, Hemmung der Urease-Enzymaktivität, Verhinderung von Zytoadhärenz, der ATP-Synthese und einer unspez. kompetitiven Beeinträchtigung des Eisentransportes zusammenzuhängen;
UW (Pylera): metallischer Geschmack, Übelkeit, Diarrhoe, Schwarzfärbung des Stuhls, Vaginalinfektion, Anorexie, verminderter Appetit, Kopfschmerzen, Schwindel, Somnolenz, Erbrechen, Bauchschmerzen, Dyspepsie, Obstipation, Mundtrockenheit, Flatulenz, Transaminasenerhöhung, Exanthem, Chromurie, Schwächezustände;
KI (Pylera): bek. Überempf.., Ki. bis 12J., Nieren- oder Leberfunktionsstrg., Grav./Lakt.

Pantoprazol + Amoxicillin + Clarithromycin Rp	
ZacPac *Packung enth. 14 Tbl. Pantozol 40mg, 14 Tbl. Amoxicillin 1g, 14 Tbl. Clarithromycin 500mg*	**H.P.-Eradikation:** 2 x 1Tbl. p.o. für 7d; **DANI** CrCl < 30: KI; **DALI** KI bei mittelschwerer bis schwerer LI

Omeprazol + Amoxicillin + Clarithromycin Rp	
Omep plus *Packung enth. 14 Tbl. Omeprazol 20mg, 14 Tbl. Amoxicillin 1g, 14 Tbl. Clarithromycin 500mg*	**H.P.-Eradikation:** Erw. u. **Ki. ab 12J:** 2 x 1Tbl. p.o. für 7d; **DANI, DALI** Anw. nicht empf.
Bismut-III-Oxid-Citrat + Metronidazol + Tetracyclin Rp	
Pylera *Kps. 140+125+125mg*	**H.P.-Eradikation, PRO rezidivierender peptischer H.P.-induzierter Ulzera:** 4 x 3 Kps. n. d. Essen p.o. + 2 x 20mg Omeprazol für 10d; **DANI, DALI** KI

4.1.4 Antazida

Wm/Wi: Neutralisierung der Magensäure; **UW** (Hydrotalcit): weiche Stühle, Diarrhoe; bei NI: Hypermagnesiämie, Aluminiumeinlagerung v.a. in Knochen und Nervengewebe, Phosphatverarmung; **KI** (Hydrotalcit): Niereninsuffizienz (CrCl < 30) nur unter Kontrolle des Magnesium- u. Aluminiumspiegels, Hypophosphatämie, Ki. < 12J

Almasilat OTC	
Megalac Almasilat *Btl. 1g* **Simagel** *Tbl. 430mg*	**Säurebedingte Magenbeschwerden:** bis zu 6 x 430–860mg p.o.; **DANI** CrCl < 30: Al- und Mg-Spiegel-Kontrolle erforderlich
Hydrotalcit OTC	
Ancid *Kautbl. 500, 1000mg* **Hydrotalcit-ratioph.** *Kautbl. 500mg* **Talcid** *Kautbl. 500mg; Btl. 1000mg; Saft 1g/Messl.* **Talidat** *Kautbl. 500mg*	**Säurebedingte Magenbeschwerden:** 3–4 x 500–1000mg p.o., max. 6g/d; **DANI** CrCl < 30: Al- und Mg-Spiegel kontrollieren
Magaldrat OTC	PRC B, Lact ?
Magaldrat-ratioph. *Tbl. 800mg* **Marax** *Tbl. 800mg* **Riopan** *Tbl. 800mg; Btl. 1600mg*	**Säurebedingte Magenbeschwerden:** 3–4 x 400–1600mg p.o.; max. 6400mg/d; **DANI** CrCl < 30: Al- und Mg-Spiegel kontrollieren
Al-Na-carbonat-Dihydroxid OTC	
Kompensan *Tbl. 300mg, Btl. 300mg*	**Säurebedingte Magenbeschwerden:** 3–4 x 300–600mg p.o.; **DANI** CrCl < 30: KI
Al-Mg-Silicat OTC	
Gelusil Lac *Kautbl. 500mg*	**Säurebedingte Magenbeschwerden:** bis 3 Kautbl. mehrmals/d p.o.; **DANI** Kontrolle von Al- und Mg-Spiegel erf.; CrCl < 30: KI
Mg-hydroxid + Al-oxid OTC	PRC B, Lact ?
Maalox *Kautbl. 400+200mg* **Maaloxan** *Kautbl. 400+200mg; Btl. 400+230mg; Susp. (10ml = 400+230mg)*	**Säurebedingte Magenbeschwerden:** 3–4 x 400–800 + 200–900mg p.o.; **DANI** CrCl < 30: Al-/Mg-Spiegel kontrollieren

4.1.5 Anticholinergika, Schleimhautprotektiva

Wm/Wi (Misoprostol): prostaglandinvermittelte Hemmung der Säuresekretion, Aktivierung der Bikarbonat- und Schleimsekretion; **Wm/Wi** (Pirenzepin): Parasympathikolyse durch kompetitive Blockade der Muscarinrezeptoren ⇒ Säure- und Pepsinogensekretion ↓; **UW** (Misoprostol): Diarrhoe, Schwindel, Kopfschmerzen, Metrorrhagien, Übelkeit, Erbrechen; **UW** (Pirenzepin): Kopfschmerzen, Akkommodationsstörung, Mundtrockenheit, Diarrhoe, Obstipation, Exanthem; **UW** (Sucralfat): Obstipation, Aluminiumspiegel ↑ bei NI; **KI** (Misoprostol): entzündliche Darmerkrankungen, Grav./Lakt.; **KI** (Pirenzepin): bek. Überempf., in Grav./Lakt. zu vermeiden; **KI** (Sucralfat): bek. Überempf.; relative KI bei schwerer Einschränkung der Nierenfunktion, Ki. < 14 J, Grav./Lakt.

Misoprostol Rp	HWZ 0.5 h, Q0 1.0, PPB 85%, PRC X, Lact -
Cytotec *Tbl. 200µg* *(Int. Apotheke)*	**Ulkus-Pro. bei NSAR-Ther.:** 2–4 x 200µg p.o.; **Gastroduod. Ulzera:** 4 x 200µg/d
Pirenzepin Rp	HWZ 10–14 h, Q0 0.6, PPB 12%
Gastrozepin *Tbl. 50mg*	**Ulcus ventrikuli/duodeni:** 2 x 50mg p.o.; max. 3 x 50mg; **DANI** nicht erforderlich
Sucralfat Rp	PRC B, Lact +
Sucrabest *Tbl. 1g; Gran. 1g*	**Gastroduodenale Ulzera, Refluxösophagitis:** 4 x 1g p.o.; Rezidiv-Pro.: 2 x 1g; **DANI** KI bei dialysepflichtiger NI

4.2 Motilitätssteigernde Mittel

Wm/Wi (Domperidon, MCP): Antagonismus an zentr. u. periph. Dopaminrezeptoren ⇒ Acetylcholinfreisetzung ↑; **Wm/Wi** (Methylnaltrexon): selektiver Opioid-Antagonist am µ-Rezeptor; **Wm/Wi** (Naloxegol): peripher wirkender µ-Opioidrezeptor-Antagonist im GI-Trakt, wobei es die obstipierenden Wirkungen der Opioide reduziert; **Wm/Wi** (Prucaloprid): selektiver Serotonin-(5HT4)-Agonist ⇒ enterokinet. Aktivität ↑; **UW** (Domperidon): Mundtrockenheit; **UW** (MCP): Durchfall, Müdigkeit, akute Dyskinesien, Dystonien, Parkinsonismus, Kopfschmerzen, Schwindel, Angst, Ruhelosigkeit, Exanthem, HRST, Prolaktin ↑; **UW** (Methylnaltrexon): abdom. Schmerzen, Übelkeit, Diarrhoe, Flatulenz, Schwindel, allg. Injektionsbeschwerden; **UW** (Naloxegol): Bauchschmerzen, Diarrhoe, Nasopharyngitis, Kopfschmerzen, Flatulenz, Übelkeit, Erbrechen, Hyperhidrose; **UW** (Prucaloprid): Kopfschmerzen, Schwindel, Übelkeit, Bauchschmerzen, Diarrhoe, Erbrechen, Dyspepsie, Rektalblutung, Flatulenz, anormale Darmgeräusche, Pollakisurie, Müdigkeit; **KI** (Domperidon): bek. Überempfindlichkeit, Prolaktinom, mäßige oder schwere Leberfunktionsstörungen, best. Verlängerung des kard. Reizleitungsintervalls, insbes. der QTc-Zeit, sign. Elyt.Störungen, kongestive Herzinsuffizienz; gleichzeitige Anw. von Disopyramid, Chinidin, Amiodaron, Dofetilid, Dronedaron, Ibutilid, Sotalol, Haloperidol, Pimozid, Sertindol, Citalopram, Escitalopram, Erythromycin, Clarithromycin, Telithromycin Levofloxacin, Moxifloxacin, Spiramycin, Pentamidin, Halofantrin, Lumefantrin, Cisaprid, Dolasetron, Prucaloprid, Mequitazin, Mizolastin, Toremifen, Vandetanib, Vincamin, Bepridil, Diphemanil, Methadon, Proteasehemmer, systemische Azol-Antimykotika;

KI (MCP): bek. Überempfindlichkeit, Phäochromozytom, prolaktinabhängige Tumoren, mechan. Darmverschluss, Darmdurchbruch, Epilepsie, M. Parkinson, extrapyramidalmotor. Störung, Vorgeschichte neurolept. od. durch Metoclopramid verursachter Spätdyskinesie, Komb. mit Levodopa oder dopaminergen Agonisten, bekannte Vorgeschichte von Methämoglobinämie mit Metoclopramid oder eines NADH-Cytochrom-b5-Reduktase-Mangels, Ki. < 1J;
KI (Methylnaltrexon): bek. Überempfindlichkeit, Darmverschluss, akutes chirurg. Abdomen;
KI (Naloxegol): bek. Überempfindlichkeit, bek. oder vermuteter gastrointestinaler Verschluss, Krebserkrankung mit erhöhtem Risiko f. GI-Perforation (Malignome des GI-Trakts bzw. des Peritoneums, rezidiv. oder fortgeschr. Ovarial-Ca, Ther. mit VGEF-Inhibitoren), gleichzeitige Anw. von starken CYP3A4-Inhibitoren (z. B. Clarithromycin, Ketoconazol, Itraconazol, Telithromycin, Ritonavir, Indinavir, Saquinavir; Grapefruitsaft in großen Mengen);
KI (Prucaloprid): bek. Überempfindlichkeit, Dialysepflicht, Darmperforation od. Verstopfung infolge einer strukturellen od. funkt. Erkrankung der Darmwand, obstruktiver Ileus, schwere chron. entzündl. Darmerkrankungen, toxisches Megakolon

Domperidon Rp	HWZ 7 h, Qo 1.0, PPB 80–90%
Domperidon HEXAL *Tbl. 10mg* **Domperidon Teva** *Tbl. 10mg* **Motilium** *Tbl. 10mg; Gtt. (1ml = 10mg)*	**Übelkeit, Erbrechen:** **Erw., Ki. ab 12J u. > 35kg:** 1–3 x 10mg p.o.; max. 30mg/d für max. 1W; **DANI** schwere NI: 1–2 x 10mg; **DALI** mäßige bis schwere LI: KI

Metoclopramid Rp	HWZ 2.5–5 h, Qo 0.7, PPB 40%, PRC B, Lact ?
Gastronerton *Tbl. 10 mg* **Gastrosil** *Tbl. 10mg* **MCP HEXAL** *Tbl. 10mg; Amp. 10mg/2ml* **MCP-ratioph.** *Tbl. 10mg; Kps. 30(ret.)mg; Lsg. (10ml = 10mg); Supp. 10mg; Amp. 10mg/2ml* **MCP Stada** *Tbl. 10mg; Lsg. (10ml = 10mg);* **Paspertin** *Tbl. 10mg; Amp. 10mg/2ml*	**Prävention von verzögerter chemo-/strahlentherapieinduzierter/postoperativer Übelkeit und Erbrechen, symptomatische Behandlung von Übelkeit und Erbrechen:** 1–3 x 10mg p.o.; max. 2 x 15mg (ret.) p.o.; 3 x 10mg rekt.; 1–3 x 10mg i.v.; Behandlungsdauer max. 5 Tage; **Ki./Jug. 1–18J:** 0.1–0.15mg/kg/ED, max. 0.5mg/kg/d; **Übelkeit, Erbrechen bei Chemotherapie:** 30min vor Chemother. 2mg/kg über 15min i.v., Wdh. nach 2, 4, 6 und 9h, max. 10mg/kg/d; 2h vor Chemother. 1mg/kg/h i.v., während Chemother. 0.5mg/kg/h über 24h i.v.; **DANI** CrCl < 15: 25%, CrCl 15–60: 50%; **DALI** schwere LI mit Aszites: 50%

Methylnaltrexon Rp	HWZ 8h , PPB 13%, PRC B, Lact ?
Relistor *Inj.Lsg. 12mg/0.6ml*	**Opioid-induzierte Obstipation**: Erw. 38–61kg: 1 x 8mg (0.4ml) alle 2d s.c.; 62–114kg: 1 x 12mg (0.6ml) alle 2d s.c., < 38kg, > 114kg: 0.15mg/kg alle 2d s.c.; **DANI** CrCl < 30: 62–114kg: 1 x 8mg s.c., < 62kg: 1 x 0.075mg/kg s.c.; terminale NI: Anw. nicht empf.; **DALI** Child C: Anw. nicht empf.
Naloxegol Rp	HWZ 6-11h, PPB 0-20%
Moventig *Tbl. 12.5, 25mg*	**Opiod-induzierte Obstipation:** 1 x 25mg p.o.; **DANI** mittelschwere bis schwere NI: ini 1 x 12.5mg, bei guter Verträglichkeit 1 x 25mg; **DALI** schwere LI: Anw. nicht empfohlen
Prucaloprid Rp	HWZ 24h, PPB 30%
Resolor *Tbl. 1, 2mg*	**Chron. Obstipation:** 1 x 2mg p.o.; > 65J: ini 1 x 1mg, ggf. steigern auf 2mg/d; **DANI** CrCl < 30: 1mg/d; **DALI** Child C: 1mg/d

4.3 Spasmolytika

Wm/Wi: Antagonismus am Muscarinrezeptor (Parasympatholyse);
Wm/Wi (Mebeverin): zusätzlich papaverinartige Wi (direkte Wi auf glatte Muskulatur);
UW (Butylscopolamin): keine sehr häufigen bzw. häufigen UW;
UW (Mebeverin): keine sehr häufigen bzw. häufigen UW;
KI (Butylscopolamin): bek. Überempf., mechanische Stenosen des MD-Trakts, Megakolon, Harnverhaltung bei subvesikaler Obstruktion, Engwinkelglaukom, Tachykardie, Tachyarrhythmie, Myasthenia gravis; **KI** (Mebeverin): bek. Überempf., paralytischer Ileus

Atropin Rp	HWZ 2-3h, Q_0 0.45, PPB 2-40%, PRC C, Lact?
Dysurgal *Tbl. 0.5mg*	**Magen-Darm-/Harnwegsspasmen:** 1-3 x 0.5-1mg p.o.; **Ki. 2-5J:** 1-3 x 0.25mg; **6-14J:** 1-3 x 0.5mg
Butylscopolamin OTC/Rp	HWZ 5h, Q_0 0.55, PPB 3-11%, PRC C
BS-ratioph. *Amp. 20mg/1ml* **Buscopan** *Tbl. 10mg; Supp. 10mg; Amp. 20mg/1ml* **Butylscopolamin Rotexmed** *Amp. 20mg/1ml*	**Magen-Darm-Spasmen:** 3-5 x 10-20mg p.o./rekt.; 20-40mg i.v./i.m./s.c., max. 100mg/d; **Ki. ab 6J, Jug.:** 0.3-0.6mg/kg i.v./i.m./s.c., max. 1.5mg/kg/d
Mebeverin Rp	HWZ 2h, PPB 76%
Duspatal *Tbl. 135mg; Kps. 200(ret.)mg* **Duspatalin** *Tbl. 135mg* **Mebeverin Puren** *Tbl. 135mg*	**Reizdarmsyndrom:** 2 x 200mg (ret.) p.o.; 3 x 135mg, evtl. Dosisreduktion nach einigen W

4.4 Laxantien

Wm/Wi (Bisacodyl, Natriumpicosulfat): nach Resorption und Metabolisierung in der Leber biliäre Exkretion, im Darm als freies Diphenol wirksam ⇒ antiresorptiv, hydragog;
Wm/Wi (Lactulose): osmotische Wirkung, Vergärung durch Bakterien zu Säuren ⇒ Anregung der Peristaltik;
Wm/Wi (Macrogol) = Polyethylenglycol: nicht resobierbar, keine Metabolisierung, Wasserbindung ⇒ Auslösung von Diarrhoe;
Wm/Wi (Plantago ovata): Stuhlvolumen ↑ ⇒ Darmpassage ↑ (Gleit- u. Füllmittel);
Wm/Wi (Senna): Spaltung der enthaltenen Anthraglykoside durch Colibakt. zu Anthronen bzw. Anthranolen ⇒ antiresorptive und hydragoge Wi;
UW (Laxantien): Elektrolytverlust (v.a. K^+), Melanosis coli, Albuminurie, Hämaturie;
UW (Plantago ovata): Blähungen, Völlegefühl, allerg. Reakt.;
KI (Laxantien): Ileus, Grav./Lakt.

Bisacodyl OTC	PRC B, Lact ?
Dulcolax *Tbl. 5mg; Supp. 10mg* **Hemolax** *Tbl. 5mg* **Laxans-ratioph.** *Tbl. 5mg; Supp. 10mg* **Pyrilax** *Supp. 10mg* **Tirgon** *Tbl. 5mg*	**Obstipation:** 5–10mg p.o.; 10mg rekt.; **Ki. > 2J:** 5mg p.o./rekt.
Lactulose OTC	PRC B, Lact ?
Bifiteral *Saft (10ml = 6.67g); Btl. 10g* **Lactuflor** *Saft (10ml = 6.5g)* **Lactulose-ratioph.** *Saft (10ml = 6.67g)*	**Obstipation:** 1–2 x 5–10g p.o.; **Ki.:** 1–2 x 3–6g p.o.; **hepatische Enzephalopathie:** ini 3–4 x 5–10g p.o., langsam steigern bis 3–4 x 20–30g bis 2–3 weiche Stühle/d entleert werden
Macrogol OTC	
Bellymed Abführpulver *(1 Messl. = 14g)* **Dulcolax M Balance** *Lsg. (1ml = 500mg)* **Kinderlax** *Btl. 6g* **Laxofalk** *Btl. 10g*	**Obstipation:** 1–2 x 10–14g p.o.; **Ki. 6M–1J:** 4g/d; **1–4J:** 4–8g/d; **4–8J:** 8–16g/d; **> 8J:** 10–20g/d
Macrogol + NaCl + $NaHCO_3$ + KCl Rp/OTC	
Isomol *Btl. 13.1g+351mg+179mg+47mg* **Macrogol Stada** *Btl. 13.1g+350mg+179mg +46mg* **Movicol** *Btl. 13.1g+351mg+179mg+47mg* **Movicol Junior** *Btl. 6.56g+175mg+89mg+23mg*	**Obstipation:** 1–3 x 1Btl. p.o.; **Koprostase:** 8Btl./d p.o.; **Ki. 5–11J:** Movicol Junior: 4–12Btl./d
Natriumpicosulfat OTC	
Agiolax Pico *Tbl. 5mg* **Guttalax** *Gtt. (1ml = 7.5mg)* **Laxoberal** *Tbl. 5mg; Perlen 2.5mg; Gtt. (14Gtt. = 7.5mg)*	**Obstipation:** 1 x 5–10mg p.o.; **Ki. > 4J:** 1 x 2.5–5mg p.o.

Paraffin OTC	
Obstinol M *Emulsion (1ml = 332mg)*	**Obstipation:** 10–45ml/d; **Ki. 2–6J:** 10–20ml/d; **6–12J:** 10–30ml
Plantago ovata (Flohsamen) OTC	
Agiocur *Gran. (5g enth. 3.25g)* **Mucofalk** *Gran. (5g enth. 3.25g)* **Flosine Balance** *Gran. (5g enth. 3g)* **Metamucil** *Pulver (10g enth. 5.3g)*	**Obstipation:** Granulat: 1–3 x 5–10g; Pulver: 1–3 x 7.5g (1TL)
Plantago ovata (Flohsamen) + Sennoside OTC	
Agiolax *Gran. (5g enth. 2.6g+15mg)*	**Obstipation:** 1–2 x 1TL Granulat

4.5 Darmlavage-Lösungen

Wm/Wi (Macrogol): Polyethylenglycol, nicht resorbierbar, keine Metabolisierung, Wasserbindung ⇒ Diarrhoe; **Wm/Wi** (Na_2SO_4 = Natriumsulfat): verhindert Resorption von Na-Ionen ⇒ osmotische Diarrhoe; **UW:** Übelkeit, Völlegfühl, Erbrechen, Magenkrämpfe, Reizung des Darmausgangs; **KI:** Ileus, V.a. Ileus, GI-Obstruktion oder Perforation, hochfloride Kolitis, tox. Megacolon, Entleerungsstrg. des Magens, Bewusstseinsstrg. mit Aspirationsneigung

Citronensäure + Magnesiumoxid + Natriumpicosulfat OTC	
Citrafleet *Btl. 12g+3.5g+10mg* **Picoprep** *Btl. 12g+3.5g+10mg*	**Koloskopie-Vorbereitung:** 1Btl. in 150ml Wasser lösen; am Vortag um 8 Uhr und 6–8h später jeweils 1 Btl. trinken; Picoprep: **Ki. 1–2J:** 2 x 1/4 Btl.; **2–4J:** 2 x 1/2 Btl.; **4–9J:** 1Btl. morgens, 1/2Btl. nachmittags; > **9J:** s. Erw.
Kaliumsulfat + Magnesiumsulfat + Natriumsulfat OTC	
Eziclen *2 x Konzentrat 3.13+3.28+17.51g/176ml*	**Koloskopie-Vorbereitg.:** Konzentrat mit Wasser auf 0.5l auffüllen; am Vortag um 18 u. 20Uhr 0.5l Lösung + jeweils 1l klare Flüssigkeit trinken; auch 2-d-Schema möglich, s. FachInfo
Macrogol + Na_2SO_4 + $NaHCO_3$ + NaCl + KCl OTC	
Delcoprep *Lsg. (1l = 59+12.88+1.68+1.46+0.75g)* **Klean Prep** *Btl. 59+5.68+1.68+1.46+0.74g*	**Koloskopie-Vorbereitung:** 1Btl. in 1l Wasser lösen; 3–4l über 4–6h trinken
Macrogol + Na_2SO_4 + NaCl + KCl + Ascorbinsäure + Natriumascorbat OTC	
Moviprep *Lsg. (1l = 100+7.5+2.69+1.01+4.7+5.9g)*	**Koloskopie-Vorbereitung:** Btl. A und B in 1l Wasser lösen; 2l über 2–4h trinken, zusätzlich 1l klare Flüssigkeit trinken
Macrogol + $NaHCO_3$ + NaCl + KCl OTC	
Endofalk Classic *Btl. 52.5+0.71+1.4+0.18g* **Isomol** *Btl. 13+0.18+0.35+0.05g*	**Koloskopie-Vorbereitung:** 2Btl. in 1l Wasser lösen; 3–4l über 4–6h trinken

4.6 Karminativa

Wm/Wi: Oberflächenspannung ↓ ⇒ entschäumend, antimeteoristisch; **UW/KI:** keine

Simeticon OTC	
Elugan *Kautbl. 40mg; Gtt. (1ml = 40mg)* **Espumisan** *Kautbl. 40mg; Kps. 40mg; Emulsion (1ml = 40mg)* **Imogas** *Kps. 120, 240mg* **Lefax** *Kautbl. 41, 100mg; Kps. 250mg; Granul. 250mg; Gtt. (1ml = 40mg); Susp. (5ml = 40mg)* **sab simplex** *Kautbl. 80mg; Gtt. (25Gtt. = 69mg)* **Simethicon-ratioph.** *Kautbl. 80mg*	**Meteorismus:** 3-4 x 40-240mg p.o.; **Sgl.:** 15Gtt. zu jeder Flaschennahrung; **Kleinki.:** 3-4 x 15 Gtt. p.o.; **Schulki.:** 4-6 x 20-30 Gtt; **Spülmittelintoxikation:** 5-20ml Suspension p.o.; **Ki.:** 2.5-10ml Suspension; **DANI** nicht erforderlich

4.7 Antidiarrhoika

Wm/Wi (Loperamid): Stimulation peripherer Opiatrezeptoren ⇒ Hemmung der Peristaltik; **Wm/Wi** (Carbo medicinalis): Adsorption von Bakterientoxinen; **Wm/Wi** (Racecadotril): Hemmung der Enkephalinase ⇒ Enkephalinabbau ↓ ⇒ antisekretorisch;
UW (Loperamid): Kopfschmerzen, Müdigkeit, Schwindel, Mundtrockenheit, Nausea;
UW (Racecadotril): Kopfschmerzen, Übelkeit, Erbrechen, Fieber, K^+ ↓, Ileus, Bronchospasmus;
KI (Loperamid): Ileus, Ki. < 2J, Grav./Lakt.; **KI** (Racecadotril): Sgl. < 3M, Nieren-/Leberfkt. ↓, Fruktoseintoleranz, Glukose-Galaktose-Malabsorption, Saccharase-Isomaltase-Mangel

Carbo medicinalis OTC	
Kohle Hevert *Tbl. 250mg* **Kohle Pulvis** *Pulver 10g* **Ultracarbon** *Granulat 50g*	**Diarrhoe:** 3-4 x 500-1000mg p.o.; **Ki.:** 3-4 x 250-500mg p.o.; **Vergiftungen:** 50g in 400ml H_2O suspendieren ⇒ p.o. oder über Magensonde
Loperamid Rp/OTC	HWZ 7-15h, Qo 1.0, PRC B, Lact +
Imodium *Lingualtbl. 2mg; Kps. 2mg; Lsg. (1ml = 0.2mg)* **Lopedium** *Tbl. 2mg; Brausetbl. 2mg; Kps. 2mg; Gtt. (30Gtt. = 2mg)* **Loperamid-ratioph.** *Tbl. 2mg; Lsg. (1ml = 0.2mg)* **Loperhoe** *Tbl. 2mg; Kps. 2mg*	**Akute Diarrhoe:** ini 4mg p.o., nach jedem Durchfall 2mg, max. 16mg/d; **Ki. 2-8J:** 0.04mg/kg/d p.o.; **> 8J:** ini 2mg p.o.; max. 8mg/d; **chronische Diarrhoe:** 4mg/d p.o.; **DANI** nicht erforderlich; **DALI** vorsichtige Anw.
Racecadotril Rp/OTC	HWZ 3h, PPB 90%
Tiorfan *Kps. 100mg; Granulat 10, 30mg* **Vaprino** *Kps. 100mg*	**Akute Diarrhoe:** 3 x 100mg p.o. für max. 7d; **Ki. > 3M:** 3 x 1.5mg/kg p.o. (5-7d)
Saccharomyces boulardii OTC	
Eubiol *Kps. 375mg* **Perenterol** *Kps. 50, 250mg; Btl. 250mg* **Perocur forte, Yomogi** *Kps. 250mg*	**Akute Diarrhoe, Reisediarrhoe-Pro.:** 3 x 100-200mg p.o.; 1-2 x 250mg p.o.; 1 x 375mg p.o.; **Ki. > 2J:** s. Erw.; **chronische Akne:** 2 x 375mg p.o.

Smektit OTC	
Colina *Btl. 3g*	**Diarrhoe, funkt. Magen-Darm-Strg.:** 3 x 3–6g p.o.; **Ki. < 2J:** 1–2 x 3g; **Ki. > 2J:** 2–3 x 3–6g

4.8 Lebertherapeutika

Wm/Wi: (Ornithinaspartat): Ammoniakentgiftung ↑ über günstige Beeinflussung der Harnstoff- und Glutaminsynthese; **UW:** (Ornithinaspartat): keine sehr häufigen bzw. häufigen UW; **Kl:** (Ornithinaspartat): bek. Überempf., schwere Nierenfunktionsstörung

Ornithinaspartat OTC	HWZ 0.3-0.4h
Hepa Merz *Granulat 3000, 6000mg; Inf.Lsg. 5g/10ml*	**Latente/manifeste hep. Enzephalopathie:** 3 x 3000-6000mg p.o.; 20g/d i.v., max.5g/h; bei beginnend. **Bewusstseinsstrg./Koma:** 40g/d; **DANI:** Krea>3mg/dl Kl; **DALI** nicht erforderlich

4.9 Gallensäuren, Gallensäureregulatoren

Wm/Wi (Obeticholsäure): Agonist am Farnesoid-X-Rezeptor ⇒ ↓ der de-novo-Gallensäuresynthese, Förderung der Cholerese ⇒ Verminderung des zirkulierenden Gallensäure-pools; **Wm/Wi** (Ursodeoxycholsäure/UDC): Hemmung der biliären Cholesterinsekretion und intestinalen Cholesterinresorption, Hemmung der HMG-CoA-Reduktase ⇒ Cholesterinsynthese ↓, Auflösung von Cholesterinsteinen; relativer Austausch lipophiler, detergentienartig wirkender, toxischer Gallensäuren gegen die hydrophile, zytoprotektive, untoxische Ursodesoxycholsäure ⇒ Verbesserung der sekretor. Leistung der Leberzelle, Einfluss auf immunregulat. Prozesse; **UW** (Obeticholsäure): Pruritus, Bauchschmerzen, Müdigkeit, Schilddrüsenfunktionsstrg. Schwindel, Herzklopfen, Schmerzen im Mund- und Rachenraum, Obstipation, Ekzem, Hautausschlag, Gelenkschmerz, periph. Ödem, Fieber; **UW** (UDC): Durchfall, schw. rechtsseitige Oberbauchschmerzen, Verkalkung von Gallensteinen, Dekompensation einer Leberzirrhose, Urtikaria; **KI** (Obeticholsäure): bek. Überempf., totaler Gallengangsverschluss; **KI** (UDC): Entzünd. der Gallenblase/-wege, Choledochus- oder Zystikusverschluss, gestörte Kontraktionsfähigkeit der Gallenblase, kalzifizierte Gallensteine, bek. Überempf., Grav./Lakt.

Obeticholsäure Rp	Q0 1.0, PPB 99%
Ocaliva *Tbl. 5, 10mg*	**Primär biliäre Cholangitis Monotherapie oder Komb. mit UDC:** ini 1 x 5mg p.o., nach 6M 1 x 10mg; **DANI** nicht erforderl.; **DALI** Child A: 100%; B, C: ini 1x/W 5mg für 3M, dann je nach Ansprechen 2 x 5mg/W, ggf. 2 x 10mg/W

Ursodeoxycholsäure (UDC) Rp	HWZ 3.5–5.8d
UDC *Tbl. 250, 400mg* **Urso** *Tbl. 250, 400mg* **Ursochol** *Tbl. 150, 300mg* **Ursofalk** *Tbl. 500mg; Kps. 250mg; Susp. (5ml = 250mg)*	**Auflösung von Cholesteringallensteinen** (bis 15mm): 10mg/kg p.o.; **Gallenrefluxgastritis:** 1 x 250mg p.o.; **prim. biliäre Cholangitis:** 10–15mg/kg p.o.; **hepatobiliäre Erkr. bei zystischer Fibrose; Ki. 6-18J:** 20mg/kg/d p.o. in 2-3 ED, ggf. 30mg/kg/d

4.10 Verdauungsenzyme

Pankreatin OTC	PRC C, Lact ?
Cotazym *Kps. 20000, 30000, 40000E** **Kreon** *Kps. 10000, 25000, 40000E*; Btl. 20800E** **Kreon f. Kinder** *Granulat (1 Messl. = 5000E*)* **Ozym** *Kps. 10000, 20000, 40000E** **Pangrol** *Kps. 10000, 25000, 40000E*; Tbl. 20000E** **Pankreatin Mikro-ratioph.** *Kps. 20000E** **Panzytrat** *Kps. 10000, 25000, 40000E*; Pellets (1 Messl. = 20000E*)*	**Bei exokriner Pankreasinsuffizienz:** mind. 25000–40000E zu den Hauptmahlzeiten, mind. 10000–25000E zu den Nebenmahlzeiten; Faustregel: pro Gramm Nahrungsfett ca. 2000E Lipase; **Störung der Pankreasfunktion bei Mukoviszidose: Sgl.:** 5000E zu jeder Mahlzeit, nach Bedarf steigern, max. 20.000E/kg
Pankreatin + Simeticon (Dimeticon) OTC	
Enzym Lefax *Kautbl. 2100E*+41.2mg; Kps. 10500E*+40mg*	**Verdauungsstörung, Meteorismus bei exokriner Pankreasinsuffizienz:** 3 x 1–2 Kautbl. p.o.; 2–4 Kps. zu jeder Mahlzeit
Meteozym *Tbl. 15000E* + 100mg*	**Verdauungsstörung, Meteorismus bei exokriner Pankreasinsuffizienz:** 1–2 Tbl. zu jeder Mahlzeit p.o.
* *Gehalt an Triacylglycerollipase*	

4.11 Aminosalicylate

Wm/Wi (Mesalazin): Beeinflussung der Prostaglandinbiosynthese, Hemmung der Leukotrien Bildung ⇒ lokal antiphlogistisch; **Wi** (Sulfasalazin): antiinflammatorisch, immunsuppressiv, bakteriostatisch; **UW** (Mesalazin): Flatulenz, Kopfschmerzen, Nausea;
UW (Sulfasalazin): Folsäuremangelanämie, Leukopenie, Kopfschmerzen, Schwindel, Geschmacksstörung, Husten, Nausea, Bauchschmerzen, Appetitlosigkeit, Dyspepsie, Magenbeschwerden, Proteinurie, Arthralgie, Exantheme, Pruritus, Müdigkeit, Fieber, Schlaflosigkeit, Konzentrationsstörung, Leberenzyme ↑, reversible Oligospermie;
KI (Mesalazin): bek. Überempf., schwere Leber-/Nierenfunktionsstörung, bestehendes Ulcus ventriculi/duodeni, hämorrhagische Diathese, Cave in Grav./Lakt. (absolute KI in letzten 2W!);
KI (Sulfasalazin): bek. Überempfindlichkeit, Erkrankung der blutbildenden Organe, akute intermittierende Porphyrie, schwere NI/LI, Glucose-6-Phosphat-Dehydrogenase-Mangel, Leuko-/Thrombozytopenie, Ileus, Erythema exsudativum multiforme (auch in der Anamnese)

Mesalazin (= 5-ASA) Rp	HWZ 0.5–2.4(6–9) h, Qo 0.75, PPB 43%
Asacol *Tbl. 400, 800mg* **Claversal** *Tbl. 500mg; Pellets 1.5g; Supp. 250, 500mg; Klysma 4g; Rektalschaum (5g enth. 1g)* **Mesalazin Kohlpharma** *Tbl. 500mg; Supp. 500mg; Rektalschaum (5g enth. 1g)* **Mesavancol** *Tbl. 1.2g* **Mezavant** *Tbl. (ret.) 1.2g* **Pentasa** *Tbl. 500(ret.), 1000(ret)mg; Granulat 1(ret.), 2(ret.)g, Supp. 1g; Klysma 1g* **Salofalk** *Tbl. 250, 500mg; Gran. 500(ret.), 1000(ret.), 1500(ret.), 3000(ret.)mg; Supp. 250, 500, 1000mg; Klysma 2, 4g; Rektalschaum (5g enth. 1g)*	**Chron. entzündl. Darmerkr.:** akuter Schub: 3 x 400–1000mg p.o.; 1–2 x 2g p.o.; 1 x 1.5–4.8g(ret.) p.o.; 3 x 250–500mg rekt.; 1 x 1g rekt.; Klysma: 1 x 1–4g rekt. z.N.; Rektalschaum: 1 x 2g rekt.; Rezidivpro. 1500mg/d p.o.; 0.75–1g rekt.; **Ki.:** akuter Schub 30–50mg/kg/d p.o., max. 75mg/kg/d; >6J.: 1–1,5g/d rekt.; Rezidivpro. 15–30mg/kg/d p.o.; > 6J. 0.75–1g rekt.; **DANI/DALI** KI bei schwerer Nieren- bzw. Leberinsuffizienz

Olsalazin Rp	HWZ 0.9 h, PRC C, Lact ?
Dipentum *Kps. 250mg; Tbl. 500mg*	**Colitis ulcerosa:** Akuttherapie: 3 x 500–1000mg p.o.; Rezidiv-Pro.: 2 x 500mg; **DANI/DALI** KI bei schwerer NI/LI

Sulfasalazin Rp	HWZ 7.6 h, PPB > 95%, PRC B, Lact ?
Azulfidine *Tbl. 500mg* **Colo-Pleon** *Tbl. 500mg* **Salazopyrine** *Tbl. 500mg* **Sulfasalazin HEXAL** *Tbl. 500mg* **Sulfasalazin Heyl** *Tbl. 500mg*	**Chron. entzündl. Darmerkr., Strahlen-, kollagene Kolitis:** Akut: 3–4 x 1g p.o.; Rezidiv-Pro.: 2 x 1–1.5g p.o.; 2 x 500–1000mg rekt.; **Ki.:** ini 40–60mg/kg, Erh.Dos. 30–40mg/kgKG p.o. in 3–4ED; **DANI/DALI** KI bei schwerer NI/LI

4.12 Glukokortikoide

Wm/Wi (Budesonid): Induktion spezifischer Proteine ⇒ Hemmung der Phospholipase A2 ⇒ verhindert Bildung entzündungsauslösender Mediatoren ⇒ antientzündlich, antiallergisch, antiexsudativ, antiödematös;
UW (Budesonid): cushingoid, Dyspepsie, Mukelkrämpfe, Palpitationen, Nervosität, Schlaflosigkeit, Verschwommensehen, Exantheme, Urtikaria, Menstruationsstrg., K^+ ↓;
UW (rektal): Brennen im Enddarm, Schmerzen;
KI (Budesonid): bek. Überempf., lokale Infekt. des Darms, Leberzirrhose, portale Hypertension

Betamethason Rp	Qo 0.95
Betnesol *Lsg. (100ml = 5mg)*	**Colitis ulcerosa:** 1 x 5mg rekt. für 2–4 W

Budesonid Rp	HWZ 2-3h, Qo 1.0, PPB 90%, PRC C, Lact ?
Budenofalk *Kps. 3mg; Granulat 9mg; Rektalschaum 2mg/Hub* **Cortiment MMX** *Tbl. 9(ret.)mg* **Entocort Kapseln** *Kps. 3(ret.)mg* **Entocort rektal** *Klysma 2.3mg*	**M. Crohn, kollagene Colitis:** 1 x 9mg oder 3 x 3mg p.o.; **Autoimmunhepatitis:** 3 x 3mg p.o., nach Erreichen einer Remission 2 x 3mg; **Colitis ulcerosa:** Cortiment zur Remissionsinduktion, wenn Mesalazin nicht ausreicht: 1 x 9mg p.o. f. max. 8W; Entokort rektal: 1 x 2.3mg rekt. f. 4-8W
Hydrocortison Rp	HWZ 1-2h, Qo 1.0, PRC C, Lact -
Colifoam *Schaum (1g enth. 90mg)*	**Proktosigmoiditis bei M. Crohn, Colitis ulcerosa:** 1-2 x 90mg rekt., nach 2W 1 x 90mg

4.13 Antikörper bei CED

Adalimumab → 224
Golimumab → 225
Infliximab → 226
Ustekinumab → 387
Vedolizumab → 226

4.14 Antiemetika, Antivertiginosa

4.14.1 H_1-Antihistaminika

Wm/Wi: kompetitive Hemmung zentraler Histaminrezeptoren ⇒ antiemetisch;
UW: Somnolenz, Benommenheit, Schwindel, Muskelschwäche, Mundtrockenheit, Tachykardie, Sehstrg., Miktionsstörungen, Glaukom, Magen-Darm-Beschwerden, Stimmungsschwankungen;
KI: bekannte Überempfindlichkeit, akuter Asthma-Anfall, Engwinkelglaukom, Phäochromozytom, Porphyrie, Prostatahyperplasie mit Restharn, Epilepsie, Eklampsie

Dimenhydrinat Rp/*OTC*	HWZ 5-10h, Qo > 0.7, PPB 99%, PRC B, Lact +
Dimenhydrinat AL *Tbl. 50mg* **Reisegold, Reisetabletten-ratioph., Rodavan S, Rubiemen** *Tbl. 50mg;* **Superpep** *Tbl. 50mg; Kautbl. 20mg;* **Vertigo-Vomex** *Kps. 120(ret.)mg; Supp. 80mg* **Vomacur** *Tbl. 50mg; Supp. 40, 70mg* **Vomex A** *Tbl. 50, 200(ret.)mg; Kps. 150(ret.)mg; Supp. 40, 70, 150mg; Saft (10ml = 33mg); Amp. (i.v.) 62mg/10ml, (i.m.) 100mg/2ml*	**Reisekrankheit:** Pro.: 3 x 20-50mg p.o.; 2 x 200mg (ret.) p.o.; Ther.: 50-100mg p.o. alle 4h, max. 300mg/d; **Ki. 6-12J:** 5mg/kg p.o. in 4ED, max. 150mg/d; **Übelkeit, Erbrechen, zentrales vestibuläres Reizsyndrom:** 3-4 x 50-100mg p.o.; 2 x 120-200mg (ret.) p.o.; 3-4 x 80-150mg rekt.; 100-200mg i.m.; 62-124mg i.v.; **Ki.:** 1-2mg/kg i.v./i.m.; 6-15kg: 1-2 x 40mg rekt.; 15-25kg: 2-3 x 40mg rekt.; > 25kg: 2-4 x 40mg rekt.; 6-14J: 3 x 50mg p.o.

4.14.2 Partielle Histaminagonisten

UW: Magen-Darm-Unverträglichkeit, Übelkeit, Augenbrennen, Herzklopfen, Brustbeklemmungen, Kopfdruck, Hitzegefühl, Benommenheit, Nervosität, flüchtiger Hautausschlag;
KI: Asthma bronchiale, Phäochromozytom, Grav.

Betahistin Rp	PPB 1–5%
Aequamen *Tbl. 6, 12mg* **Betahistin-ratioph.** *Tbl. 6, 12mg* **Betavert** *Tbl. 6, 12mg* **Vasomotal** *Tbl. 16, 24mg; Gtt. (1ml = 8mg)*	**Schwindelanfälle, M. Menière:** 3 x 6–16mg p.o.; 1–2 x 24mg

4.14.3 Prokinetika

Wm/Wi: Antagonismus an zentralen + peripheren Dopaminrezeptoren ⇒ stark antiemetisch und gastroprokinetisch; **UW/KI:** s. motilitätssteigernde Mittel → 111

Alizaprid Rp	HWZ 3h, PPB 75%
Vergentan *Tbl. 50mg; Amp. 50mg/2ml*	**Übelkeit, Erbrechen bei Chemotherapie, Bestrahlung:** 30min vor + nach Chemotherapie jeweils 150mg p.o., dann 3 x 50mg; jeweils 100mg vor + 4h nach Chemotherapie i.v./i.m.; **DANI** CrCl < 10: 25%; < 50: 50%

Domperidon → 112

Metoclopramid → 112

4.14.4 Serotoninantagonisten

Wm/Wi (Granisetron, Ondansetron, Palonosetron): selektive Blockade zentraler 5-HT3-Rezeptoren ⇒ antiemetisch;
Wm/Wi (Netupitant): selektiver Antagonist an hum. Substanz P/Neurokinin 1-Rezeptoren ⇒ antiemetisch, insbes. bei verzögert einsetzender Nausea;
UW (Ondansetron): Kopfschmerzen, Wärmegefühl, Flush, Obstipation, lokale Irritation an Applikationsstelle;
UW (Palonosetron + Netupitant): Kopfschmerzen, Obstipation, Ermüdung;
KI (Ondansetron): bek. Überempfindlichkeit, gleichzeitige Anw. v. Apomorphin;
KI (Palonosetron + Netupitant): bek. Überempfindlichkeit, Grav.

Granisetron Rp	HWZ 10–11h, Q0 0.85, PPB 65%, PRC B, Lact ?
Axigran *Amp. 1mg/1ml; Tbl. 2mg* **Granisetron HEXAL** *Tbl. 1, 2mg; Amp. 1mg/1ml, 3mg/3ml* **Granisetron-ratioph.** *Tbl. 1, 2mg; Amp. 1mg/1ml, 3mg/3ml* **Granisetron Stada** *Tbl. 2mg* **Kevatril** *Tbl. 2mg; Amp. 1mg/1ml, 3mg/3ml* **Kytril** *Amp. 3mg/3ml* **Sancuso** *TTS 3.1mg/24h*	**Übelkeit, Erbrechen bei Chemother.:** 1h vor Chemother. 2mg p.o.; vor Chemother. 1–3mg i.v., max. 3 x 3mg/d i.v.; **TTS:** 24–48h vor bis 24h nach Chemother. applizieren, max. 7d; **Ki. > 1J:** 20µg/kg p.o. 1h vor Chemother., bis 2 x 20µg/kg p.o. für 5d; **> 2J:** 40µg/kg i.v. vor Chemother., ggf. zus. 2 x 20µg/kg i.v.; **DANI/DALI** nicht erforderlich

Ondansetron Rp	HWZ 3h, Q0 > 0.8, PPB 70–76%, PRC B, Lact ?
Axisetron *Tbl. 4, 8mg; Lingualtbl. 4, 8mg; Amp. 4, 8mg* **Cellondan** *Tbl. 8mg; Lingualtbl. 4, 8mg; Amp. 4, 8mg* **Ondansetron HEXAL** *Tbl. 4, 8mg; Lingualtbl. 4, 8mg; Amp. 4, 8mg* **Ondansetron-ratioph.** *Tbl. 4, 8mg; Lingualtbl. 4, 8mg; Amp. 4, 8mg* **Zofran** *Tbl. 4, 8mg; Lingualtbl. 4, 8mg; Saft (5ml = 4mg); Amp. 4mg/2ml, 8mg/4ml*	**Übelkeit, Erbrechen bei Chemother.:** 1–2h vor Chemother. 8mg p.o., dann 2 x 8mg bis max. 5d; bei hochemetogener Chemother. ggf. bis 24mg p.o. + 12mg Dexamethason p.o.; 8mg vor Chemother. i.v., ggf. zusätzl. 2 x 8mg i.v.; bei hochemetogener Chemotherapie ggf. 16mg in 50–100ml NaCl 0.9% über 15min i.v + 20mg Dexamethason i.v.; **Ki. 6M–17J:** ≤10kg: d1 bis 3 x 0.15mg/kg i.v., d2–6 2 x 2mg i.v. ; >10kg: d1 bis 3 x 0.15mg/kg i.v., d2–6 2 x 4mg i.v./p.o.; **postop. Übelkeit, Erbrechen:** 16mg p.o. 1h präop. oder 4mg i.v. bei Narkosebeginn; **Ki. 1M–17J:** 0.1mg/kgKG, max. 4mg i.v.; **DANI** nicht erf.; **DALI** max. 8mg/d p.o.
Palonosetron Rp	HWZ 40h, PPB 62%
Aloxi *Kps. 500µg; Inj.Lsg. 250µg/5ml* **Palonosetron HEXAL** *Inj.Lsg. 250µg/5ml* **Palonosetron Riboseph.** *Inj.Lsg. 250µg/5ml*	**Übelkeit, Erbrechen bei Chemother.:** einmalig 1h vor Chemotherapie 500µg p.o. oder 30min vor Chemotherapie 250µg i.v.; **DANI/DALI** nicht erforderlich
Netupitant + Palonosetron Rp	
Akynzeo *Kps. 300mg + 0.5mg*	**Pro. akut u. verzögert auftretender Übelkeit, Erbrechen bei mäßig u. stark emetogener Chemotherapie:** einmalig 1h vor Chemotherapie 300mg+500µg p.o.; **DANI** HD: Anw. nicht empfohlen; **DALI** Child-Pugh ≥ 9: vorsichtige Anw.
Tropisetron Rp	HWZ 8h, Q0 0.9, PPB 71%
Navoban *Kps. 5mg; Amp. 2mg/2ml, 5mg/5ml*	**Übelkeit, Erbrechen bei Chemother.:** vor Chemother. 5mg i.v., dann 1 x 5mg p.o.; **Ki.:** 0.2mg/kg i.v.; **DANI/DALI** nicht erf.

4.14.5 Anticholinergika

Wm/Wi: Antagonist am Muscarinrezeptor ⇒ Parasympathikolyse, zentrale antiemetische Wi durch Hemmung der cholinergen Reizübertragung;
UW: Mundtrockenheit, Mydriasis, Verschwommensehen, Glaukom;
KI: Ki. bis 10J, Engwinkelglaukom

Scopolamin Rp	HWZ 1(4,5)h, Q0 0.9
Scopoderm TTS *TTS 1mg/72h*	**Reisekrankheit:** 1 Pflaster 5–6h oder am Abend vor Reiseantritt auf unbehaarte Haut hinter dem Ohr aufkleben; Wi-Dauer: bis 72h

4.14.6 Neuroleptika

Wm/Wi: Neuroleptikum, wirkt hemmend auf dopaminerge Rezeptoren in der Area postrema, keine antihistaminerge, keine anticholinerge Wirkung ⇒ antiemetisch;
UW: Benommenheit, Hypotonie, Halluzinationen, Epilepsie, Parkinson-Syndrom, Koma, QT-Verlängerung, Bronchospasmus, Laryngospasmus;
KI: Überempf. gegen Droperidol bzw. Butyrophenone, bekanntes oder vermutetes verlängertes QT-Intervall, Hypokaliämie oder Hypomagnesiämie, Bradykardie (< 55/min), Begleitmedikation, die zu Bradykardie führen kann, Phäochromozytom, komatöse Zustände, M. Parkinson, schwere Depression

Droperidol Rp — HWZ 2h; PPB 85-90%

Droperidol Rotexmedica *Inj.Lsg. 2.5mg/1ml* **Ponveridol** *Inj.Lsg. 1.25mg/1ml* **Xomolix** *Inj.Lsg. 2.5mg/1ml*	**Postoperative Übelkeit/Erbrechen:** Pro. u. Ther.: 0.625–1.25mg i.v.; **Ki. > 2J:** 20–50µg/kg, max. 1.25mg; **DANI, DALI** max. 0.625mg; **morphininduzierte Übelkeit/Erbrechen:** Pro.: 15–50µg/mg Morphin, max. 5 mg/d

4.14.7 Neurokinin-1-Antagonisten

Wm/Wi: selektiver Antagonismus am Human-Substanz-P-Neurokinin-Rez. ⇒ antiemetisch;
UW: Kopfschmerzen, Schluckauf, Appetitlosigkeit, Obstipation, Diarrhoe, Müdigkeit, Transaminasen ↑;
KI: bek. Überempf., Komb. mit Pimozid, Terfenadin, Astemizol, Cisaprid

Aprepitant Rp — HWZ 9-13h, PPB 97%

Emend *Kps. 80, 125mg; Btl. 125mg*	**Übelkeit, Erbrechen bei Chemotherapie:** 1h vor Chemotherapie 125mg p.o., d2+3 jeweils 1 x 80mg p.o.; Kombination mit Dexamethason und 5-HT3-Antagonisten; **DANI** nicht erforderlich

Fosaprepitant Rp — HWZ 9–13h; PPB 97%

Ivemend *Inj.Lsg. 150mg*	**Übelkeit, Erbrechen bei Chemotherapie:** 150mg über 15min i.v. 30min vor Chemotherapie an d1; Kombination mit Dexamethason und 5-HT3-Antagonist; **DANI** nicht erforderlich; **DALI** vorsichtige Anwendung

4.14.8 Cannabinoide

Wm/Wi (Nabilon): synthetische Variante von Tetrahydrocannabinol ⇒ antiemetisch; **UW** (Nabilon): Somnolenz, Vertigo, Euphorie, Ataxie, Sehstörungen, Konzentrationsschwierigkeiten, Schlafstörungen, Dysphorie, Kopfschmerzen, Hypotonie, Mundtrockenheit, Nausea; **KI** (Nabilon): bek. Überempf.

Nabilon Rp (Btm)	HWZ 2(5-10)h
Canemes *Kps. 1mg*	**Übelkeit, Erbrechen bei Chemotherapie:** 2 x 1-2mg p.o., max 6mg/d in 3 ED; **DANI** keine Daten, vorsichtige Anw.; **DALI** schwere LI: Anw. nicht empfohlen

4.14.9 Kombination

Dimenhydrinat + Cinnarizin Rp	PPB (Cinnarizin) 80%
Arlevert *Tbl. 40+20mg* **Cinna/Dimen-neuraxpharm** *Tbl. 40+20mg*	**Schwindel verschiedener Genese:** 3 x 1 Tbl. p.o., max. 5 Tbl./d

4.15 Regulatorische Peptide

Wm/Wi (Lanreotid): Octapeptidanalogon des natürlichen Somatostatins, Hemmung der Wachstumshormonsekretion durch Bindung an Somatostatinrezeptoren, v.a. SSTR 2 und 5; **Wm/Wi** (Octreotid, Somatostatin): Hemmung d. Freisetzung von Wachstumshormon, Gastrin, Insulin u. Glucagon, Vasokonstr. im Splanchnikusbereich; **Wm/Wi** (Teduglutid): GLP-2-Analogon, Hemmung der Magensäuresekretion u. Darmaktivität, Darmzottenhöhe/Darmkryptentiefe ↑; **UW** (Lanreotid): Diarrhoe, Bauchschmerzen, Nausea, Erbrechen, Dyspepsie, Flatulenz, Cholelithiasis, Kopfschmerzen, Müdigkeit, Sinusbradykardie, Hypo- und Hyperglykämie; **UW** (Octreotid): Übelkeit, Erbrechen, Diarrhoe, Bauchschmerzen, Hepatitis; **UW** (Somatostatin): ini Blutzucker ↓, Brechreiz, Hitzegefühl; **UW** (Teduglutid): Atemweginf., Kopfschmerzen, Bauchschmerzen, Blähungen, Übelkeit, Erbrechen, gastrointestinale Stomakomplikationen, periph. Ödem, Reaktionen an Injektionsstelle, Grippe, Appetit ↓, Angstzustände, Schlafstrg., Parästhesie, kongestive Herzinsuffizienz, Hitzegefühl, Dyspnoe, Husten, Pankreatitis, Darmverschluss, Cholestase, Cholezystitis, allergische Dermatitis, Gelenkschmerzen, Nierenkolik, Empfindl. im Nierenlager, Brustschmerzen, nächtl. Schwitzen, CRP ↑; **KI** (Lanreotid): bekannte Überempfindlichkeit, Anwendung in Grav./Lakt. nicht empfohlen; **KI** (Octreotid): Cave in Grav./Lakt.; **KI** (Somatostatin): peri- u. postnatal, Grav./Lakt.; **KI** (Teduglutid): bek. Überempfindlichkeit gegen T. bzw. Tetracyclin, aktives oder vermutetes Malignom, Vorgeschichte eines Malignoms im GI-Trakt in den vergangenen 5J

Lanreotid Rp	HWZ 23-33d (s.c.)
Somatuline Autogel *Fertigspr. 60, 90, 120mg*	**Akromegalie, karzinoide Tumoren:** ini 60mg s.c., Wdh. alle 4W; nach 3M Dosisanp. je nach Wi bzw. GH- und IGF-1-Spiegel; **gastropankreatische neuroendokrine Tumore:** 120mg s.c., Wdh. alle 4W; **DANI, DALI** nicht erforderlich

Octreotid Rp	HWZ 1.5h, Q0 0.8, PPB 65%, PRC B, Lact ?
Sandostatin *Inj.Lsg. 0.05mg/1ml, 0.1mg/1ml, 0.5mg/1ml, 1mg/5ml; Pen 1500µg/3ml* **Sandostatin LAR Monatsdepot** *Inj.Lsg. 10(ret.)mg/2ml, 20(ret.)mg/2ml, 30(ret.)mg/2ml* **Octreotid HEXAL** *Inj.Lsg 0.05mg/1ml, 0.1mg/1ml, 0.5mg/1ml*	**Hormonaktive Tumoren des GI-Trakts:** ini 1-2 x 0.05mg s.c., dann ↑ bis 3 x 0.1-0.2mg, max. 3 x 0.5mg; 10-30mg (ret.) alle 4W i.m.; **Akromegalie:** ini 2-3 x 0.05-0.1mg s.c., Erh.Dos. 0.3mg/d, max. 1.5mg/d; **Pro. postoperative pankreatische Komplik.:** 3 x 0.1mg s.c. für 7d; **DANI, DALI** nicht erf.
Somatostatin Rp	HWZ 1.1-3min
Somatostatin HEXAL *Inj.Lsg. 3mg* **Somatostatin Inresa** *Inj.Lsg. 3mg*	**Schwere gastrointestinale Blutung, stark sezernierende postop. Pankreasfisteln:** ini 3.5µg/kg in 1min. i.v., dann 3.5µg/kg/h i.v.
Teduglutid Rp	HWZ 2h
Revestive *Inj.Lsg. 5mg/0.5ml*	**Kurzdarmsyndrom:** 1 x 0.05mg/kg s.c.; **DANI** CrCl <50: 50%; **DALI** Child A, B: 100%; C: keine Daten

4.16 Hämorrhoidalmittel

Wm/Wi (Cinchocain, Lidocain): Lokalanästhetika ⇒ schmerzstillend;
Wm/Wi (Bismut): Adstringentium ⇒ blutstillend, austrocknend, antiphlogistisch;
Wm/Wi (Glukokortikoide): antiphlogistisch, antiinflammatorisch;
UW (Glukokortikoide): Hautatrophie, Sekundärinfektionen;
KI (Glukokortikoide): vorhandene lokale Infektionen

Cinchocain Rp	
Dolo Posterine N *Creme 25, 50, 100g (1g enth. 5mg); Supp. 6mg; Kombipackung (Supp. + Creme)* **Dolo Posterine Haemotamp** *Supp. mit Mulleinlage 6mg*	**Hämorrhoiden, Pruritus, Fissuren:** 2 x tgl. auftragen bzw. 2 x 1 Supp. rekt.
Hydrocortison Rp	
Postericort *Salbe (1g enth. 2.96mg); Supp. 2.96mg*	**Analekzem:** 2 x tgl. auftragen bzw. 2 x 1 Supp. rekt.; Ther.-Dauer max. 10d
Lidocain OTC	
Posterisan Akut *Salbe (1g enth. 50mg); Supp. 60mg*	**Hämorrhoiden, Fissuren, Proktitis:** 2-3 x tgl. auftragen bzw. 2 x 1 Supp. rekt.; max. 4g Salbe/Einzelanwendung
Fluocinonid + Lidocain Rp	
Jelliproct *Salbe (1g enth. 0.25+50mg); Supp. 0.25+60mg; Kombipackung (Supp. + Salbe)*	**Hämorrhoiden, Analekzem:** 2 x/d auftragen bzw. 2 x 1 Supp. rekt.; Ther.-Dauer max. 14d

Fluocortolon + Lidocain Rp	
Doloproct *Creme (1g enth. 1+20mg); Supp. 1+40mg*	**Hämorrhoiden, Proktitis:** ini bis 3 x/d auftragen bzw. 2–3 x 1 Supp. rekt., dann 1–2 x/d; Ther.-Dauer max. 14d
Prednisolon + Bismut + Zinkoxid Rp	
Bismolan H Corti *Salbe (1g enth. 1+22+33mg)*	**Hämorrhoiden I-II° mit Brennen, Juckreiz:** Salbe ein oder mehrmals tgl. auftragen; Ther.-Dauer max. 14d

4.17 Glyceroltrinitrat zur topischen Anwendung

Wm/Wi (Glyceroltrinitrat): Gefäßerweiterung ⇒ Durchblutung ↑ ⇒ bessere Abheilung;
UW (Glyceroltrinitrat): Kopfschmerzen, Schwindelgefühl, Übelkeit, anales Brennen/Jucken;
KI (Glyceroltrinitrat): bek. Überempf.; gleichzeitige Anw. anderer Nitraten, Sildenafil, Vardenafil, Tadalafil, orthostatischer Hypotonus, unbeh. Hypovolämie, erhöhter Schädelinnendruck, zerebrale Durchblutungsstrg., Migräne, Aorten- oder Mitralstenose, HOCM, konstriktive Perikarditis, Perikardtamponade, ausgeprägte Anämie, Engwinkelglaukom

Glyceroltrinitrat Rp	
Rectogesic *Salbe (1g enth. 4mg)*	**Chronische Analfissuren:** 2 x tgl. 2,5cm langen Salbenstrang auftragen

5 Nephrologie

5.1 Phosphatbinder

Wm (Sevelamer): Ca- u. Al-freies Polymer; **Wi** (alle): Hemmung d. enteralen Phosphatresorption; **UW** (Aluminiumchlorid-OH-Komplex): Obstipation, Ileus, Al-Einlagerung in Nerven/Knochen; **UW** (Lanthancarbonat): Bauchschmerzen, Obstipation, Diarrhoe, Dyspepsie, Blähungen, Übelkeit, Erbrechen, Hypokalzämie; **UW** (Calciumacetat): Hyperkalziämie, Aufstoßen, Blähungen, Übelkeit, Erbrechen, Obstipation, Diarrhoe; **UW** (Sevelamer): Schmerz, Übelkeit, Erbrechen, Diarrhoe, Obstipation, Dyspnoe; **UW** (Sucroferric-Oxyhydroxid): Diarrhoe, Stuhlverfärbung, Obstipation, Übelkeit, Erbrechen, Dyspepsie, Bauchschmerzen, Flautulenz, Zahnverfärbung;
KI (Aluminiumchlorid-OH-Komplex): manifeste Al-Intox.;
KI (Calciumacetat): bek. Überempf., Hyperkalziämie; **KI** (Lanthancarbonat): Hypophosphatämie, bek. Überempf.; **KI** (Sevelamer): Hypophosphatämie, Ileus, Cave in Grav./Lakt.;
KI (Sucroferric-Oxyhydroxid): bek. Überempfindlichkeit, Hämochromatose

Aluminiumchloridhydroxid-Komplex OTC	
Phosphonorm *Kps. 300mg*	**Hyperphosphatämie bei NI:** 3–6 x 300mg p.o.
Calciumdiacetat OTC	
Calcet *Tbl. 475, 900mg* **Calciumacetat** *Tbl. 475, 900mg* **Calciumacetat-Nefro** *Tbl. 500, 700, 950mg* **Calciumacetat Prorenal** *Tbl. 500mg* **Renacet** *Tbl. 475, 900mg*	**Hyperphosphatämie bei NI:** 2500-7000mg/d p.o. in mehreren ED zu den Mahlzeiten
Calciumdiacetat + Mg^{2+} OTC	
OsvaRen *Tbl. 435 + 60mg* **RenaMag** *Tbl. 435 + 55mg*	**Hyperphosphatämie bei NI:** 3-10 Tbl./d p.o. in mehreren ED zu den Mahlzeiten; max. 12 Tbl./d
Lanthancarbonat Rp	PRC C, Lact ?
Fosrenol *Kautbl. 500, 750, 1000mg, Btl. 750, 1000mg*	**Hyperphosphatämie bei NI:** nach Serumphosphat (mmol/l): 1.8-2.4: 750mg/d p.o., > 2.4–2.9: 1500mg/d, > 2.9: 2250mg/d
Sevelamer Rp	PRC C, Lact ?
Renagel *Tbl. 800mg* **Renvela** *Tbl. 800mg; Btl. 2.4g* **Sevelamer HEXAL** *Tbl. 800mg*	**Hyperphosphatämie bei NI:** nach Serumphosphat (mmol/l): 1.76-2.42: 3 x 800mg p.o., > 2.42: 3 x 1600mg
Sucroferric Oxyhydroxide Rp	
Velphoro *Tbl. 500mg*	**Hyperphosphatämie bei NiI:** ini 3 x 1 Tbl. p.o. zu den Mahlz., je n. P-Sp. ↑, max. 6 Tbl./d

5.2 Kationenaustauscher → 424
5.3 Eisen → 159
5.4 Erythropoetin → 160
5.5 Vitamin D → 163
5.6 Vitamin-D-Analoga → 163
5.7 Azidosetherapeutika → 314

6 Endokrinologie

6.1 Antidiabetika

6.1.1 Sulfonylharnstoffe

Wm: Blockade ATP-abhängiger K^+-Kanäle; **Wi:** Insulinfreisetzung aus Pankreas-Beta-Zellen ↑;
UW (Glibenclamid): Hypoglykämie, Gewichtszunahme; **UW** (Gliclazid): ohne Häufigkeitsangabe: Hypoglykämie, GI-Störungen, Anstieg der Leberenzyme, Rash, Pruritus, Urtikaria, Erythem, makulopapulöses Exanthem, bullöse Reaktionen, Blutbildveränderungen;
UW (Glimepirid): keine sehr häufigen oder häufigen UW;
UW (Gliquidon): Hypoglykämie, Gewichtszunahme;
KI (Glibenclamid): bekannte Überempfindlichkeit gegen Glibenclamid oder andere Sulfonylharnstoffe/Sulfonamide, Typ-1-D.m., diabetisches Koma, Ketoazidose, schwere Nieren- und Leberfunktionsstörung; gleichzeitige Anw. von Bosentan; Grav./Lakt.;
KI (Gliclazid): bekannte Überempfindlichkeit gegen Gliclazid oder andere Sulfonylharnstoffe/Sulfonamide, Typ-1-D.m., diabetisches Koma, Ketoazidose, schwere Nieren- und Leberfunktionsstörung; gleichzeitige Anwendung von Miconazol, Stillzeit;
KI (Glimepirid): bek. Überempf. gegen Glimepirid oder andere Sulfonylharnstoffe/Sulfonamide, insulinpflichtiger D.m., diabetisches Koma und Präkoma, Ketoazidose, schwere Nieren- und Leberfunktionsstörung;
KI (Gliquidon): bekannte Überempf. gegen Gliquidon oder andere Sulfonylharnstoffe/Sulfonamide, komplettes Sekundärversagen einer Sulfonylharnstofftherapie bei D.m. Typ 2; Typ-1-D.m., diabetisches Koma, Ketoazidose, schwere Nieren- und Leberfunktionsstörung

Glibenclamid Rp	HWZ 2-5h, Q0 1.0, PPB 99%
Euglucon N *Tbl. 3.5mg* **Glib-ratioph.** *Tbl. 1.75, 3.5mg* **Gliben-CT** *Tbl. 3.5mg* **GlibenHEXAL** *Tbl. 3.5mg* **Maninil** *Tbl. 1, 1.75, 3.5, 5mg*	**D.m. Typ 2:** ini 1.75-3.5mg/d p.o., Steigerung bis max. 10.5mg/d; **DANI** CrCl < 30: KI; **DALI** KI bei schwerer Leberinsuffizienz
Gliclazid Rp	HWZ 12h, Q0 0.8, PPB 95%
Diamicron Uno *Tbl. 60mg*	**D.m. Typ 2:** ini 1 x 30mg p.o., ggf. steigern auf 1 x 60-120mg; **DANI** CrCl < 30: KI; **DALI** KI bei schwerer LI
Glimepirid Rp	HWZ 5-8h, Q0 1.0, PPB 99%, PRC C, Lact -
Amaryl *Tbl. 1, 2, 3, 4, 6mg* **Glimepirid-CT** *Tbl. 1, 2, 3, 4, 6mg* **GlimepiridHEXAL** *Tbl. 1, 2, 3, 4, 6mg* **Glimepirid Stada** *1, 2, 3, 4mg*	**D.m. Typ 2:** ini 1 x 1mg p.o. morgens, ggf. schrittweise steigern bis max. 6mg/d; **DANI** CrCl < 30: KI; **DALI** KI bei schwerer Leberinsuffizienz
Gliquidon Rp	HWZ 1.5h
Glurenorm *Tbl. 30mg*	**D.m. Typ 2:** ini 1 x 15, ggf. schrittweise steigern bis max. 120mg/d p.o.; **DANI** CrCl < 30: KI; **DALI** KI

6.1.2 Glinide

Wm: Blockade von ATP-abhängigen K^+-Kanälen;
Wi: Insulinfreisetzung aus Pankreas-Beta-Zellen ↑;
UW (Nateglinid): Hypoglykämie, Nausea, Dyspepsie, abdominelle Schmerzen;
UW (Repaglinid): Hypoglykämie, grippeähnliche Symptome, Rücken-/Kopfschmerzen, Rhinitis, Bronchitis, abdominelle Schmerzen, Diarrhoe, Arthralgien;
KI (Nateglinid): bekannte Überempfindlichkeit, Typ-1-D.m., Ketoazidose, Grav./Lakt., schwere Lebererkrankung; **KI** (Repaglinid): bekannte Überempfindlichkeit, Typ-1-D.m., Ketoazidose, Grav./Lakt., schwere Lebererkrankung, gleichzeitige Einnahme v. Gemfibrozil

Nateglinid Rp	HWZ 1,5h, Q0 > 0.8, PPB 98%
Starlix *Tbl. 60, 120mg*	**D.m. Typ 2, Komb. m. Metformin:** 3 x 60-120mg vor den Hauptmahlzeiten p.o., max. 3 x 180mg; **DANI** nicht erforderlich; **DALI** KI bei schwerer Leberinsuffizienz

Repaglinid Rp	HWZ < 1h, PPB 98%, PRC C, Lact ?
Enyglid *Tbl. 0.5, 1, 2mg* **Novonorm** *Tbl. 0.5, 1, 2mg* **Prandin** *Tbl. 0.5, 1, 2mg* **Repaglinid HEXAL** *Tbl. 0.5, 1, 2, 4mg* **Repaglinid Stada** *Tbl. 0.5, 1, 2mg*	**D.m. Typ 2:** ini 0.5mg vor den Hauptmahlzeiten p.o., je nach BZ-Verlauf steigern bis 4mg, max. 16mg/d; **DANI** sorgfältige Dosiseinstellung; **DALI** KI bei schwerer Leberinsuffizienz

6.1.3 Biguanide

Wm (Metformin): Glukoseaufnahme in die Zelle ↑, nichtoxidativer Glukosemetabolismus ↑;
UW (Metformin): Nausea, Erbrechen, Diarrhoe, Bauchschmerzen, Appetitverlust, Geschmacksveränderung, Laktatazidose (sehr selten);
KI (Metformin): bek. Überempf., diabetische Ketoazidose, diabetisches Präkoma; Niereninsuffizienz (CrCl < 45); akute Zustände, die zu einer Beeinträchtigung der Nierenfunktion führen können, z.B.: Dehydration, schwere Infektionen, Schock; Erkrankungen, die zu einer Gewebshypoxie führen können, wie dekompensierte Herzinsuffizienz, respiratorische Insuffizienz, frischer Myokardinfarkt, Schock; Leberinsuffizienz, akute Alkoholintoxikation, Alkoholismus

Metformin Rp	HWZ 1.5-6.2h, Q0 < 0.1, PPB 0%, PRC B, Lact ?
Diabesin *Tbl. 500, 850, 1000mg* **Glucobon** *Tbl. 850mg* **Glucophage** *Tbl. 500, 850, 1000mg* **Juformin** *Tbl. 500, 850, 1000mg* **Metfoliquid Geriasan** *Lsg. (5ml = 500mg)* **Metformin-ratioph.** *Tbl. 500, 850, 1000mg* **Metformin Dura** *Tbl. 500, 850, 1000mg* **Metsop** *Tbl. 500, 850, 1000mg* **Siofor** *Tbl. 500, 850, 1000mg*	**D.m. Typ 2:** 2-3 x 500-850mg p.o., max. 3 x 1g; **Ki. ab 10J.:** ini 1 x 500-850mg p.o., max. 2g/d in 2-3ED; **DANI** CrCl 45-59: ini 1 x 500-850mg, max. 1g/d; < 45: KI; **DALI** KI

6.1.4 Alpha-Glukosidase-Inhibitoren

Wm/Wi: Glukosidasehemmung ⇒ intestinale Glukosefreisetzung ↓;
UW: Meteorismus, Bauchschmerzen, Diarrhoe;
KI: bek. Überempfindlichkeit, chronisch entzündliche Darmerkrankungen mit deutlichen Verdauungs- und Resorptionsstörungen, Kolon-Ulzerationen, bei teilweisem Darmverschluss oder bei Pat. mit prädisponiertem Darmverschluss; Zustände, die sich durch eine vermehrte Gasbildung im Darm verschlechtern können (z. B. Roemheldscher Symptomenkomplex, größere Hernien, Verengungen und Geschwüre des Darms); schwere Niereninsuff. (CrCl < 25); schwere Leberfunktionsstrg.

Acarbose Rp	HWZ 2h, PRC B, Lact ?
Acarbose-CT *Tbl. 100mg* **Acarbose Stada** *Tbl. 50, 100mg* **Glucobay** *Tbl. 50, 100mg*	**Zusatzther. bei D.m.:** ini 3 x 50mg p.o. vor den Hauptmahlzeiten, ggf. steigern bis 3 x 100mg p.o., max. 3 x 200mg/d; **DANI** CrCl < 25: KI

Miglitol Rp	HWZ 2h, PPB < 4%, PRC B, Lact -
Diastabol *Tbl. 50, 100mg*	**Zusatzther. bei D.m.:** ini 3 x 50mg p.o., nach 4 W ggf. 3 x 100mg; **DANI** CrCl > 25: 100%; < 25: KI; **DALI** nicht erforderlich

6.1.5 GLP1-Agonisten

Wm/Wi (Albiglutid, Exenatid, Liraglutid): Inkretin-Mimetikum mit verschiedenen antihyperglykämischen Wirkungen des Glucagon-like-Peptide (GLP-1);
UW (Albiglutid): Hypoglykämie, Diarrhoe, Übelkeit, Reaktionen an Inj.Stelle, Pneumonie, Erbrechen, Obstipation, Dyspepsie, gastroösophageale Refluxerkrankung, Vorhofflimmern, Vorhofflattern; **UW** (Dulaglutid): Hypoglykämie, Übelkeit, Diarrhoe, Erbrechen, Bauchschmerzen, Appetit ↓, Obstipation, Meteorismus, Dyspepsie, abdominale Distension, gastroösophageale Refluxerkrankung, Aufstoßen, Fatigue, Sinustachykardie, AV-Block I°;
UW (Exenatid): Übelkeit, Erbrechen, Diarrhoe, Hypoglykämie, Appetit ↓, Kopfschmerzen, Schwindel, Bauchschmerzen, Reflux, vermehrtes Schwitzen, innere Unruhe;
UW (Liraglutid): Übelkeit, Erbrechen, Diarrhoe, Obstipation, Bauchschmerzen, Dyspepsie, Kopfschmerzen, Nasopharyngitis, Hypoglykämie, Schwindel, Schlaflosigkeit, Geschmacksstörung, Cholelithiasis, Refluxkrankheit, Asthenie, Erschöpfung;
KI (Albiglutid, Exenatid, Liraglutid): bek. Überempfindlichkeit

Albiglutid Rp	HWZ 5d PRC C Lact ?
Eperzan *Pen 30, 50mg/Dosis*	**D.m. Typ 2 als Monotherapie oder in Komb. mit anderen Antidiabetika inkl. Basalinsulin:** 1x/W 30mg s.c., ggf. steigern auf 1x/W 50mg; **DANI** CrCl ≥ 30: nicht erforderlich; CrCl < 30: Anw. nicht empfohlen; **DALI** nicht erforderlich

Dulaglutid	HWZ 4.6d PRC C Lact ?
Trulicity *Pen 0.75, 1.5mg*	**D.m. Typ 2 als Monother. oder in Komb. mit anderen Antidiabetika inkl. Insulin:** Monoth. 1 x/W 0.75mg s.c.; Komb. Ther. 1x/W 1.75mg; **DANI** CrCl ≥ 30: nicht erforderl.; CrCl < 30: Anwendung nicht empfohlen; **DALI** nicht erforderlich
Exenatid Rp	HWZ 2.4h PRC C Lact ?
Bydureon *Inj.Lsg. 2mg, Pen 2mg* **Byetta** *Pen 5µg/Dosis, 10µg/Dosis*	**D.m. Typ 2 in Komb. mit Metformin, Sulfonylharnstoff, Thiazolidindion oder Metformin und Sulfonylharnstoff oder Metformin und Thiazolidindion:** 2 x 5µg s.c. für 1M, dann ggf. 2 x 10µg, jeweils < 1h vor Mahlzeit; 1 x 2mg/W. s.c.; **DANI** CrCl > 50: nicht erforderl.; CrCl < 30: Anw. nicht empf.; **DALI** nicht erforderlich
Liraglutid Rp-L/Rp	HWZ 13h, PPB 98%
Saxenda *Pen 18mg/3ml* **Victoza** *Pen 18mg/3ml*	**D.m. Typ 2 in Komb. mit Basalinsulin oder Metformin u./o. Sulfonylharnstoff oder Thiazolidindion:** ini 1 x 0.6mg s.c., nach 1W 1.2mg, ggf. nach 2W 1.8mg; **Gewichtsregulierung bei BMI ≥30 oder BMI 27-29 + mindestens 1 Erkr. (Prädiabetes, D.m., Hypertonie, Dyslipidämie, obstr. Schlafapnoe):** Saxenda: W1: 1 x tgl. 0.6mg s.c., wöchentl. um 0.6mg steigern, ab W5: 1 x tgl. 3mg; **DANI** CrCl ≥ 30: nicht erforderl.; < 30: Anw. nicht empf.; **DALI** schwere LI: Anw. nicht empf.

6.1.6 DPP-4-Inhibitoren

Wm/Wi (Saxagliptin, Sitagliptin): Dipeptidylpeptidase-4-Inhibitor ⇒ Spiegel aktiver Inkretin-Hormone (GLP-1, GIP) ↑ ⇒ glukoseabhängige Insulinfreisetzung aus Pankreas-Beta-Zellen ↑, Glukagonfreisetzung aus Pankreas-Alpha-Zellen ↓;
UW (Saxagliptin): Infektion der oberen Atemwege/Harnwege, Gastroenteritis, Sinusitis, Nasopharyngitis, Hypoglykämie, Kopfschmerzen, Erbrechen, periphere Ödeme;
UW (Sitagliptin): Kopfschmerzen, Obstipation, Schwindel, Hypoglykämie;
KI (Saxagliptin): bekannte Überempfindlichkeit gegen S. bzw. andere DDP-4-Inhibitoren;
KI (Sitagliptin): bekannte Überempfindlichkeit, Grav./Lakt.

Saxagliptin Rp	HWZ 2.5-3.1h, PRC B, Lact?
Onglyza *Tbl. 2.5, 5mg*	**D.m. Typ 2** als Monother. oder in Komb. mit Metformin, Sulfonylharnstoff, Thiazolidindion od. Insulin (mit/ohne Metformin): 1 x 5mg p.o.; **DANI** CrCl > 50: 100%, 30-50: 1 x 2.5mg, < 30: vorsicht. Anw.; HD: Anw. nicht empf.; **DALI** leichte bis mäßige LI: vorsicht. Anw.; schwere LI: Anwendung nicht empfohlen

Sitagliptin Rp	HWZ 12.4h, PPB 38% PRC B Lact ?
Januvia *Tbl. 25, 50, 100mg* **Xelevia** *Tbl. 25, 50, 100mg*	**D.m. Typ 2** als Monotherapie (bei Gegenanzeigen/Unverträgl. von Metformin) oder in Komb. mit Metformin, Pioglitazone (mit/ohne Metformin), Sulfonylharnstoffen (mit/ohne Metformin) oder Insulin (mit/ohne Metformin): 1 x 100mg p.o.; **DANI** CrCl ≥ 50: 100mg, 30-49: 50mg, < 30: 25mg; **DALI** leichte bis mäßige LI: 100%; schwere LI: keine Daten

6.1.7 DPP-4-Inhibitor-Kombinationen

Saxagliptin + Metformin Rp	
Komboglyze *Tbl. 2.5 + 850mg, 2.5 + 1000mg*	**D.m. Typ 2:** 2 x 2.5+850-1000mg p.o., Komb. mit Insulin oder Sulfonylharnstoff möglich; **DANI** CrCl <60: KI; **DALI** KI

Sitagliptin + Metformin Rp	
Janumet *Tbl. 50+850mg, 50+1000mg* **Velmetia** *Tbl. 50+850mg, 50+1000mg*	**D.m. Typ 2:** 2 x 50+850-1000mg p.o., Komb. mit Sulfonylharnstoff, Thiazolidindion oder Insulin mögl.; **DANI** CrCl < 60: KI; **DALI** KI

6.1.8 Glitazone und Kombinationen

Wm/Wi (Glitazone) = Thiazolidindione = Insulinsensitizer: spezifische Bindung an Peroxisome Proliferator Activated(PPA)-Rezeptor in Insulinzielgeweben ⇒ verbesserte Insulinwirkung ⇒ zelluläre Glukoseaufnahme ↑, hepatische Glukoneogenese ↓;
UW: Kombination mit Metformin: Anämie, Hypo-/Hyperglykämie, Kopf-/Bauchschmerzen, Durchfall, Übelkeit, Müdigkeit, Ödeme, Kombination mit Sulfonylharnstoff, Anämie, Thrombopenie, Hypo-/Hyperglykämie, Gewicht ↑, Ödeme; **KI** (Pioglitazon): bek. Überempf., Herzinsuff. (auch i.d. Anamnese), eingeschränkte Leberfkt., diabetische Ketoazidose

Pioglitazon Rp	HWZ 3-7h, Q0 > 0.8, PPB 99%, PRC C, Lact ?
Actos *Tbl. 15, 30, 45mg* **Pioglitazon Aurobindo** *Tbl. 15, 30, 45mg*	**D.m. Typ 2:** 1 x 15-30mg p.o., max. 45mg/d; Monother. oder Komb. m. Metformin und/ oder Sulfonylharnstoff oder Insulin; **DANI** CrCl > 4: 100%; HD: KI; **DALI** KI

Pioglitazon + Metformin Rp	
Competact *Tbl. 15+850mg*	**D.m. Typ 2:** 2 x 15+850mg p.o.; **DANI** CrCl < 60: KI; **DALI** KI

6.1.9 SGLT-2-Inhibitoren

Wm/Wi (Dapagliflozin, Empaglifozin): selektiver reversibler Inhibitor des renalen Natrium-Glucose-Cotransporters 2 ⇒ renale Glucose-Reabsorption ↓ ⇒ Glucose-Ausscheidung mit Harn ↑ ⇒ Nüchtern- und postprandialer Plasma-Glucosespiegel ↓;
UW (Dapagliflozin): Infektion des Genitalbereichs, Harnweginfekte, Hypoglykämie, Rückenschmerzen, Dysurie, Polyurie, Dyslipidämie, Hämatokrit ↑;
UW (Empagliflozin): Hypoglykämie (bei Komb.-Ther.), vaginale Moniliasis, Vulvovaginitis, Balanitis, genitale Infektionen, Harnwegsinfekt, Pruritus, verstärkte Harnausscheidung;
KI (Dapagliflozin, Empagliflozin): bekannte Überempfindlichkeit

Dapagliflozin Rp — HWZ 13 h, PPB 91%

Forxiga *Tbl. 5, 10mg*	**D.m. Typ 2:** 1 x 10mg p.o. Monother. oder Komb. mit anderen Antidiabetika; **DANI** CrCl > 60: 100%, < 60: Anwendung nicht empfohlen; **DALI** Child-Pugh A, B: 100%; C: ini 1 x 5mg/d

Empagliflozin Rp — HWZ 12 h, PPB 86%

Jardiance *Tbl. 10, 25mg*	**D.m. Typ 2:** 1 x 10mg p.o. Monotherapie oder Kombination mit anderen Antidiabetika; ggf. steigern auf 1 x 25mg p.o.; **DANI** CrCl > 60: 100%, 45-60: 1 x 10mg; < 45: Anwendung nicht empfohlen; **DALI** Child-Pugh A, B: 100%; C: Anwendung nicht empfohlen

6.1.10 SGLT-2-Inhibitor-Kombinationen

UW (Dapaglifozin + Metformin): Vulvovaginitis, Balanitis, Infektion des Genitalbereichs, Harnweginfektion, Hypoglykämie, Geschmackstrg., gastrointest. Symptome, Rückenschmerzen, Dysurie, Polyurie, Dyslipidämie, Hämatokrit ↑;
KI (Dapaglifozin+Metformin): bek. Überempf., diabetische Ketoazidose, diabetisches Präkoma, moderate/schwere Nierenfunktionsstörung, akute Erkrankung, die potenziell die Nierenfunktion beeinflussen kann (Dehydratation, schwere Infektion, Schock), akute/chronische Erkrankung, die zur Gewebehypoxie führen kann (Herz-/Lungeninsuffizienz, Myokardinfarkt, Schock), Leberfunktionsstörung, akute Alkoholvergiftung, Alkoholismus

Dapaglifozin + Metformin Rp — PRC C, Lact ?

Xigduo *Tbl. 5+850, 5+1000mg*	**D.m. Typ 2:** 2 x 5 + 850-1000mg p.o. **DANI** CrCl > 60: 100%; < 60: KI; **DALI** KI

6.1.11 Insuline – Übersicht

Wm/Wi (Insuline): Glukoseaufnahme in Muskel- und Fettzellen ↑, anaboler Stoffwechsel ↑ (Glykogen-/Lipid-/Proteinsynthese ↑), katabol. Stoffwechsel ↓ (Glykogeno-, Lipo-, Proteolyse ↓)

Insuline/Insulin-Analoga (IA)	**Wirkstoff** (Handelsname)	**Wirk-beginn**	**Wirk-max.**	**Wirk-dauer**
Sehr kurz wirksame IA	**Insulin glulisin** (Apidra®); **Insulin lispro** (Humalog®, Liprolog®); **Insulin aspart** (NovoRapid®, Fiasp®)	0.25h	0.5-3h	2-5h
Kurz wirksame Insuline (humane Insuline)	**Normalinsulin = Altinsulin** (Berlinsulin H Normal®, Huminsulin Normal®, Insuman Rapid®, Actrapid HM®, Humulin Normal®)	0.25-0.5h	1-4h	6-9h
Mittellang wirksame Insuline (Verzögerungs-insuline)	**NPH-Insulin** (Berlinsulin H Basal®, Huminsulin Basal®, Insuman Basal®, Protaphane HM®, Humulin Basal®, Insulatard®)	0.75-1.5h	3-12h	11-20h
Lang wirksame IA	**Insulin detemir** (Levemir®)	3-4h	10-14h	16-20h
Sehr lang wirksame IA	**Insulin glargin** (Abasaglar®, Lantus®, Toujeo®)	3-4h	10-16h	20-30h

6.1.12 Sehr kurz wirksame Insulin-Analoga

Wm/Wi (Insulinaspart, Insulinglulisin, Insulin lispro): schnellere Resorption durch Veränderung der Aminosäuresequenz ⇒ Verkürzung des Spritz-Ess-Abstands

Insulin aspart Rp — HWZ 81min, PRC ?, Lact ?

NovoRapid, Fiasp	**D.m. Typ 1/2:** nach Bedarf

Insulin glulisin Rp — HWZ 42min, PRC C, Lact ?

Apidra	**D.m. Typ 1/2:** nach Bedarf

Insulin lispro Rp — HWZ 26-52min, PRC B, Lact ?

Humalog, Liprolog	**D.m. Typ 1/2:** nach Bedarf

6.1.13 Kurz wirksame Insuline (Normalinsulin)

Insulin normal (Altinsulin) human Rp — HWZ wenige min (i.v.), 2-5h (s.c.), PPB gering, PRC B

Actrapid, Berlinsulin H Normal, Huminsulin Normal, Humulin Normal, Insuman Infusat, Insuman Rapid	**D.m. Typ 1/2:** nach Bedarf

6.1.14 Mittellang wirksame Insuline (Verzögerungsinsuline)

Wm/Wi: plus Protamin als Depotstoff ⇒ Wi-Dauer ↑; NPH = *N*eutrales *P*rotamin *H*agedorn

Verzögerungsinsulin (NPH-Insulin), human Rp

Berlinsulin H Basal, Huminsulin Basal, Humulin Basal, Protaphane, Insuman Basal, Insulatard	**D.m. Typ 1/2:** nach Bedarf

6.1.15 Insulin-Kombinationen

Insulin normal (Altinsulin) + Verzögerungsinsulin Rp	
Actraphane 30, 50 *30/70, 50/50%* **Berlinsulin H 30/70** *30/70%* **Huminsulin Profil III** *30/70%* **Insuman Comb 15, 25, 50** *15/85, 25/75, 50/50%* **Mixtard 30** *30/70%*	**D.m. Typ 1/2:** nach Bedarf
Insulin lispro + Verzögerungsinsulin (NPL-Insulin) Rp	
Humalog Mix 25, 50 *25/75, 50/50%* **Liprolog Mix 25, 50** *25/75, 50/50%*	**D.m. Typ 1/2:** nach Bedarf
Insulinaspart + Verzögerungsinsulin (NPA-Insulin) Rp	
Novomix 30 *30/70%*	**D.m. Typ 1/2:** nach Bedarf

6.1.16 Lang und sehr lang wirksame Insulin-Analoga

Wm/Wi (Insulindetemir): gentechnisch verändertes Insulinmolekül, starke Selbstassoziation an der Injektionsstelle, Bindung an Albumin ⇒ langsamere Abgabe in peripheres Zielgewebe; **Wm/Wi** (Insulin glargin): gentechnisch verändertes Insulinmolekül, im physiologischen pH-Bereich schwer löslich ⇒ langsame Resorption ⇒ Wirkdauer ↑

Insulin detemir Rp	HWZ 5-7h, PRC C, Lact ?
Levemir	**D.m. Typ 1/2:** nach Bedarf
Insulin glargin Rp	PRC C, Lact ?
Abasaglar, Lantus, Toujeo	**D.m. Typ 1/2:** nach Bedarf

6.2 Antihypoglykämika

Wm/Wi (Diazoxid): reversible Hemmung der Insulinausschüttung an Pankreas-Beta-Zellen; **Wm/Wi** (Glucagon): cAMP-vermittelte Glykogenolyse in der Leber ⇒ Glukoneogenese ↑ ⇒ Blutglukose ↑; **UW** (Diazoxid): Übelkeit, Erbrechen, Ödeme, Kaliumverlust, Tachykardie, Hypotonie, Hautausschlag, Hypertrichose, BB-Veränd., IgG ↓; **UW** (Glucagon): Übelkeit, Erbrechen, Bauchschmerzen, Hypotonie, Tachykardie, sekundäre Hypoglykämie; **KI** (Diazoxid): bek. Überempf., MI, Herzinsuff., idiop. postprandiale Hypoglykämie, Lakt.; **KI** (Glucagon): bek. Überempf., Phäochromozytom; **KI** (Glucose 40%): Hyperglykämie, Hypokaliämie, Azidose

Diazoxid Rp	HWZ 24-36h, Q0 0.8, PPB 90%, PRC C, Lact ?
Proglicem *Kps. 25, 100mg*	**Hypoglykämie verschiedener Genese:** ini 5mg/kg p.o. in 2-3ED, ggf. steigern; **Ki.:** u.U. 15-20mg/kg; **DANI** Dosisreduktion
Glucagon Rp	HWZ 8-18min, PRC B, Lact ?
GlucaGen *Inj.Lsg. 1mg/1ml*	**Hypoglykämie: Erw., Ki. > 25kg** oder **> 6-8J:** 1mg s.c./i.m./i.v.; **Ki. < 25kg** oder **< 6-8J:** 0.5mg; **Relaxation Magen-Darm-Trakt:** 0.2-0.5mg i.v.; 1-2mg i.m.

Glucose 40% Rp/OTC	
Glucose 40 Miniplasco *Amp. 4g/10ml* **Glucosteril 40%** *Amp. 4g/10ml*	**Hypoglykämie:** 20-100ml i.v.

6.3 Lipidsenker

Therapieziele abhängig von Begleiterkrankung[2]	
Diabetes mellitus	**D.m. plus makro- u./od. mikrovaskuläre Komplikationen oder weitere RF wie arterielle Hypertonie oder Albuminurie**
• Hypercholesterinämie LDL-Zielwert < 100 mg/dl • Kombinierte Hyperlipidämie LDL-Zielwert < 100 mg/dl TG-Zielwert < 150 mg/dl	• Hypercholesterinämie LDL-Zielwert < 70 mg/dl • Kombinierte Hyperlipidämie LDL-Zielwert < 70 mg/dl TG-Zielwert < 150 mg/dl

[2] Vereinfachte schematische Darstellung nach aktuellen DDG/DEGIM-und DGK-Empfehlungen 2012; ESC/EAS Guidelines for the management of dyslipidaemias, European Society of Cardiology. European Heart Journal (2011) 32, 1769–1818.

6.3.1 Fibrate

Wm: Lipoproteinlipase-Aktivität ↑⇒ Triglyzeride ↓, LDL ↓, HDL ↑;
UW (Bezafibrat): Krea/CPK/AP ↑, Appetitlosigkeit;
UW (Fenofibrat): Bauchschmerzen, Übelkeit, Diarrhoe, Erbrechen, Flatulenz, Transaminasen ↑;
UW (Gemfibrozil): Dyspepsie, Diarrhoe, Übelkeit, Bauchschmerzen, Erbrechen, Meteorismus, Obstipation, Ekzem, Exanthem, Müdigkeit;
KI (Bezafibrat): bek. Überempf., Gallenblasen-/Lebererkrankungen (Ausnahme: Fettleber), bek. photoallergische/-toxische Reaktion auf Fibrate, schwere Niereninsuff. (Krea > 6mg/dl bzw. CrCl < 15), Dialyse, Grav./Lakt., Ki.;
KI (Fenofibrat): bek. Überempf., Leberinsuffizienz, primär biliäre Zirrhose, unerklärbar persistierende Leberfunktionsabnormität, Gallenblasenerkrankungen, schwere chronische Nierenerkrankung, chron. oder akute Pankreatitis mit Ausnahme einer akuten Pankreatitis aufgrund schwerer Hypertriglyceridämie, bek. photoallergische oder phototoxische Reaktionen unter Behandlung mit Fibraten oder Ketoprofen;
KI (Gemfibrozil): bek. Überempf., eingeschränkte Leberfunktion, schwere Niereninsuff., bek. Gallenblasen- oder Gallenwegserkrankung mit Cholelithiasis, auch in der Anamnese, gleichzeitige Anw. von Repaglinid oder Simvastatin; photoallergische oder phototoxischen Reaktionen unter Behandlung mit Fibraten in der Anamnese

Bezafibrat Rp	HWZ 2.5h, Q0 0.15, PPB 95%
Befibrat *Tbl. 200, 400(ret.)mg* **Bezafibrat AL** *Tbl. 400(ret.)mg* **Bezafibrat-ratioph.** *Tbl. 200, 400(ret.)mg* **Cedur** *Tbl. 200, 400(ret.)mg*	**Schwere Hypertriglyzeridämie, gemischte Hyperlipidämie** (bei Statin-KI/-Unverträgl.): 3 x 200mg p.o.; 1 x 400mg (ret.); **DANI** CrCl: > 60: 100%; 40-60: 2 x 200mg; 15-40: 200mg alle 1-2d; < 15: KI; HD: KI; **DALI** KI

Fenofibrat Rp	HWZ 21 h, Q0 0.2, PPB 99%, PRC C, Lact -
Cil *Kps. 160, 200mg* **Durafenat** *Kps. 200mg* **Fenofibrat-ratioph.** *Kps. 100, 250(ret.)mg* **Lipidil** *Kps. 200mg* **Lipidil 145 ONE** *Tbl. 145mg (Nanopartikel)* **Lipidil Ter** *Tbl. 160mg*	**Schwere Hypertriglyzeridämie, gemischte Hyperlipidämie** (bei Statin-KI/-Unverträgl.), **gemischte Hyperlipidämie** (bei hohem kardiovask. Risiko zusätzl. zu Statin, wenn Triglyzerid- u. HDL-Cholest. nicht ausreich. kontrolliert werden können): 3 x 100mg p.o.; 1 x 160-200mg; 1 x 145mg; 1 x 250mg (ret.); **DANI** Krea (mg/dl) > 2: 1 x 100mg/d; HD: 100mg alle 2d; Krea (mg/dl) > 6: KI; **DALI** KI

Gemfibrozil Rp	HWZ 1.5 h, Q0 1.0, PPB > 97%, PRC C, Lact -
Gevilon *Tbl. 600, 900mg*	**Schwere Hypertriglyzeridämie; gemischte Hyperlipidämie od. prim. Hypercholesterinämie** (bei Statin-KI/-Unverträglichkeit), **Pro. kardiovask. Morbidität** (Männer mit Nicht-HDL-Hypercholesterinämie u. Statin-KI/-Unverträglichkeit): 1 x 900mg p.o.; 2 x 600mg; **DANI** CrCl 50-80: ini 900mg/d; KI bei schw. NI; **DALI** KI

6.3.2 Statine (CSE-Hemmer)

Wm: kompetitive Hemmung der HMG-CoA-Reduktase (= Cholesterol-Synthese-Enzym = CSE); **Wi:** intrazelluläre Cholesterinsynthese ↓, LDL ↓, HDL ↑; **UW** (Atorvastatin): Nasopharyngitis, allerg. Reakt., Hyperglykämie, Kopfschmerzen, Epistaxis, pharyngolaryngeale Schmerzen, Obstipation, Diarrhoe, Dyspesie, Übelkeit, Meteorismus, Myalgie, Arthralgie, Extremitätenschmerzen, Muskelspasmen, Gelenkschwellungen, Rückenschmerzen, veränderte Leberfunktionstests, CK ↑; **UW** (Rosuvastatin): D.m., Kopfschmerzen, Schwindel, Verstopfung Übelkeit, Bauchschmerzen, Myalgie, Asthenie; **UW** (Simvastatin): Transaminasen ↑, Myopathie, Myalgie, CK ↑, Rhabdomyolyse, Exanthem, Anämie, periph. Neuropathie, Kopfschmerzen, Hypersensitivitätssyndrom; **KI** (Atorvastatin): bek. Überempf., aktive Lebererkr., Transaminasen ↑ > 3 x oberer Normwert, Grav./Lakt., Frauen im gebärfähigen Alter ohne geeignete Empfängnisverhütung; **KI** (Rosuvastatin): bek. Überempf., aktive Lebererkr., unklare Transaminasen ↑, schwere Niereninsuff., Myopathie, gleichzeitige Anw. von Ciclosporin, Grav./Lakt.; 40mg-Dosis bei Pat. mit prädisponierenden Faktoren für eine Myopathie/Rhabdomyolyse wie mittelschwere Niereninsuff., Hypothyreose, erbliche Muskelerkr. in der pers. oder fam. Anamnese, Alkoholmissbrauch, asiatische Abstammung, gleichzeitige Anw. von Fibraten, muskelschädigende Wi. durch frühere Einnahme eines Fibrats oder and. Statins; **KI** (Simvastatin): bek. Überempf., aktive Lebererkr., unklare Transaminasen ↑, Grav./Lakt., gleichz. Anw. potenter CYP3A4-Inhibit. (z.B. Itraconazol, Ketoconazol, Proteaseinhibitoren, Erythromycin, Clarithromycin, Telithromycin, Nefazodon)

Atorvastatin Rp	HWZ 14 h, Q0 > 0.7, PPB 98%, PRC X, Lact -
Atoris *Tbl. 10, 20, 30, 40, 60, 80mg* **Atorvastatin-CT** *Tbl. 10, 20, 30, 40mg* **Atorvastatin HEXAL** *Tbl. 10, 20, 30, 40, 60, 80mg* **Lipitor** *Tbl. 20mg* **Sortis** *Tbl. 10, 20, 40, 80mg*	**Hypercholesterin-, komb. Hyperlipidämie, Primärpräv. kardiovask. Erkr.:** ini 1 x 10mg p.o., je nach Wi steigern auf 1 x 20-40mg, max. 80mg/d; **DANI** nicht erforderlich; **DALI** regelmäßige Transaminasenkontr., KI bei aktiver Lebererkr.

Fluvastatin Rp	HWZ 1-3h, Q0 1.0, PPB 98%, PRC X, Lact -
Fluvastatin PUREN *Kps. 20, 40mg; Tbl. 80(ret.)mg* **Fluvastatin HEXAL** *Kps. 20, 40mg; Tbl. 80(ret.)mg* **Locol** *Tbl. 80(ret.)mg*	**Hypercholesterin-, kombinierte Hyperlipidämie, KHK nach Herzkatheter:** 1 x 20-40mg p.o., max. 2 x 40mg oder 1 x 80mg (ret.); **Ki. < 18J:** KI; **DANI** nicht erford.; **DALI** KI bei aktiver Lebererkrankung/unklarer Transaminasenerhöhung
Lovastatin Rp	HWZ 1.4h, Q0 1.0, PPB 95%, PRC X, Lact -
Lovabeta *Tbl. 10, 20, 40mg* **LovaHEXAL** *Tbl. 10, 20, 40mg* **Lovastatin-ratioph.** *Tbl. 20, 40mg*	**Hypercholesterin-, komb. Hyperlipidämie:** 1 x 20-40mg p.o., max. 80mg/d; **DANI** CrCl: > 30: 100%; < 30: 20mg/d; **DALI** KI
Pravastatin Rp	HWZ 1.5-2h, Q0 0.55, PPB 45%, PRC X, Lact -
Lipifacil *Tbl. 10, 20, 40mg* **Prava Basics** *Tbl. 10, 20, 40mg* **Pravalich** *Tbl. 10, 20, 40mg* **Pravasin protect** *Tbl. 10, 20, 40mg* **Pravastatin-CT** *Tbl. 10, 20, 40mg* **Pravastatin HEXAL** *Tbl. 10, 20, 30, 40mg*	**Hypercholesterin-, kombin. Hyperlipidämie:** 1 x 10-40mg p.o.; **Primär-/Sekundärpräv. kardiovask. Erkr.:** 1 x 40mg/d; **Post-Transplantations-Hyperlipidämie:** ini 1 x 20mg, ggf. steigern auf 1 x 40mg; **Ki. 8-13J:** max. 1 x 20mg; **DANI, DALI** ini 1 x 10mg/d, Anpassung unter med. Kontrolle; KI bei aktiver Lebererkrankung/unklarer Transaminasenerhöhung
Rosuvastatin Rp	HWZ 19h, PPB 90%, PRC X , Lact -
Crestor *Tbl. 5, 10, 20mg*	**Hypercholesterin-, kombinierte Hyperlipidämie, homozygote, familiäre Hypercholesterinämie:** ini 1 x 5-10mg/d, max. 40mg/d; > 70J: ini 1 x 5mg; **Ki. 6-9J:** 1 x 5-10mg; **10-17J:** 1 x 5-20mg; **Pro. kardiovaskulärer Ereignisse:** 1 x 20mg; **DANI** CrCl > 60: 100%, 30-60: ini 1 x 5mg, max. 20mg/d, < 30: KI; **DALI** Child-Pugh < 7: 100%, 8-9: Bestimmung Nierenfunktion, > 9: keine Daten, KI bei aktiver Lebererkr.
Simvastatin Rp	HWZ 1.9h, Q0 1.0, PPB 95%, PRC X, Lact -
Simva Aristo *Tbl. 10, 20, 30, 40, 60, 80mg* **Simvabeta** *Tbl. 5, 10, 20, 30, 40, 80mg* **SimvaHEXAL** *Tbl. 5, 10, 20, 30, 40, 60, 80mg* **Simvastatin-ratioph.** *Tbl. 5, 10, 20, 30, 40, 60, 80mg* **Zocor** *Tbl. 10, 20, 40mg*	**Hypercholesterin-, komb. Hyperlipidämie, KHK:** ini 1 x 10-20mg, je nach Wi alle 4W steigern bis max. 80mg/d; **homozygote, famil. Hypercholesterinämie:** 1 x 40mg/d oder 80mg/d in 3ED (20-20-40mg); **DANI** CrCl > 30: 100% < 30: 10mg/d; **DALI** KI bei aktiver Lebererkrankung/unklarer Transaminasenerhöhung

6.3.3 Statin-Kombinationen

UW (Fenofibrat + Pravastatin): Abdominelles Spannungsgefühl, Bauchschmerzen, Oberbauchschmerzen, Obstipation, Diarrhoe, Mundtrockenheit, Dyspepsie, Aufstoßen, Flatulenz, Übelkeit, abdominelle Beschwerden, Erbrechen, Transaminasen ↑;
UW (ASS + Atorvastatin + Ramipril): Sodbrennen, Übelkeit, Erbrechen, Magenschmerzen, Diarrhoe, Obstipation, Dyspepsie, geringfügige Blutverluste aus GI-Trakt, paroxysmaler Bronchospasmus, schwerwiegende Dyspnoe, Rhinitis, Nasophyryngitis, allergische Reaktionen, Hyperglykämie, Kopfschmerzen, Schwindel, pharyngolaryngeale Schmerzen, Epistaxis, Myalgie, Arthralgie, Schmerzen in den Extremitäten, Muskelkrämpfe, Gelenkschwellungen, Rückenschmerzen, Leberenzymerhöhungen, CK ↑, Reizhusten, Bronchitis, Sinusitis, Exanthem, Muskelkrämpfe, Myalgie, Hyperkaliämie, Hypotonie, orthostat. RR-Abfall, Synkope, Thoraxschmerz, Erschöpfung;
UW (Atorvastatin + Perindopril + Amlodipin): Nasopharyngitis, allerg. Reakt., Hyperglykämie, Schläfrigkeit, Schwindel, Kopfschmerzen, Geschmacksstörungen, Parästhesie, Sehstörungen, Tinnitus, Palpitationen, Hypotonie, Flush, pharyngolaryngeale Schmerzen, Nasenbluten, Husten, Dyspnoe, Übelkeit, Erbrechen, Bauchschmerzen, Diarrhoe, Obstipation, Blähungen, Exanthem, Pruritus, Gelenkschwellungen, Knöchelschwellungen, Extremitätenschmerzen, Arthralgie, Myalgie, Muskelkrämpfe, Rückenschmerzen, Asthenie, Ödeme, CK ↑, veränderte Leberfunktionstests;
KI (Fenofibrat + Pravastatin): Überempfindlichkeit gegen Pravastatin oder Fenofibrat; schwere Leberfunktionsstörung inkl. biliärer Zirrhose oder aktive Lebererkrankung einschließl. nicht abgeklärter, persistierend erhöhter Werte bei Leberenzymen (> 3 x ULN); Ki. (< 18J), mittelschwere bis schwere NI, bek. Lichtallergie oder phototoxische Reaktion während Therapie mit Fibraten oder Ketoprofen, Gallenblasenerkr., chronische oder akute Pankreatitis mit Ausnahme einer akuten Pankreatitis infolge schw. Hypertriglyzeridämie, Myopathie u./od. Rhabdomyolyse unter Statinen und/oder Fibraten in der Anamnese oder gesicherte Erhöhung der Creatinphosphokinase (CK) > 5 x ULN unter einer früheren Behandlung mit Statinen, Grav./Lakt.;
KI (ASS + Atorvastatin + Ramipril): Überempfindlichkeit gegen Wirkstoffe, Soja, Erdnuss, andere Salicylate, NSAR, andere ACE-Hemmer, bei anamnest. bek. Asthmaanfällen oder anderen allergischen Reaktionen auf Salicylsäure oder andere NSAR, akute Magen-Darm-Ulzera, Hämophilie und andere Blutungsstörungen, stark eingeschränkte Nieren- und Leberfunktion, Hämodialyse-Patienten, schwere Herzinsuffizienz, gleichzeitige Behandlung mit Methotrexat (in einer Dosierung von 15mg oder mehr pro Woche), Patienten mit Nasenpolypen im Zusammenhang mit Asthma, das durch ASS ausgelöst oder verschlimmert wird; aktive Lebererkrankung oder unerklärte anhaltende Transaminasenerhöhung (> 3 x ULN), Grav./Lakt.; Frauen im gebärfähigen Alter, die keine geeigneten Empfängnisverhütungsmethoden anwenden; gleichzeitige Behandlung mit Tipranavir, Ritonavir, Ciclosporin; Angioödem in der Vorgeschichte (hereditär, idiopathisch oder früheres Angioödem bei Einnahme von ACE-Hemmern oder AT-II-Rezeptorantagonisten); extrakorporale Behandlungen, bei denen es zu einem Kontakt zwischen Blut und negativ geladenen Oberflächen kommt; signifikante beidseitige Nierenarterienstenose oder Nierenarterienstenose bei nur einer funktionsfähigen Niere, hypotensive oder hämodynamisch instabile Zustände, Ki. < 18J., gleichzeitige Anwendung von Aliskiren bei Patienten mit Diabetes mellitus oder eingeschränkter Nierenfunktion mit CrCl < 60;

KI (Atorvastatin + Perindopril + Amlodipin): bek. Überempf. gegen die Wirkstoffe; aktive Lebererkr. oder unklare dauerhafte ↑ der Serumtransaminasen (> 3 x ULN); Grav./Lakt.; Frauen im gebärfähigen Alter, die keine geeigneten Empfängnisverhütungsmethoden anwenden; schwere Hypotonie, Schock, Obstruktion des linksventrikulären Ausflusstrakts, hämodynamisch instabile Herzinsuff. nach einem akuten Myokardinfarkt, Angioödem (Quincke-Ödem) in Anamnese im Zusammenhang mit vorausgegangener ACE-Hemmer-Ther., hereditäres oder idiopathisches Angioödem; gleichzeit. Anw. mit Aliskiren-haltigen Arzneimitteln bei Patienten mit D.m. oder Nierenfunktionstrg. (CrCl < 60)

Fenofibrat + Pravastatin Rp

Pravafenix *Tbl. 160+40mg*	**Komb. Hyperlipidämie und hohes KHK-Risiko:** 1 x 160 + 40 mg p.o.; **DANI** CrCl < 60: KI; **DALI** mittelschwere LI: Anw. nicht empfohlen; schwere LI: KI

ASS + Atorvastatin + Ramipril Rp

Sincronium *Tbl. 100+20+2.5mg, 100+20+5mg, 100+20+10mg*	**Sekundär-Pro. kardiovask. Ereignisse:** 1 x 100+20+2.5-10mg p.o.; **DANI** CrCl 30-60: max. 5mg Ramipril; < 30, HD: KI; **DALI** vors. Anw. unter Transaminasen-Ktr., max. 2.5mg Ramipril; schwere LI: KI

Atorvastatin + Perindopril + Amlodipin Rp

Triveram *Tbl. 10+5+5, 20+5+5, 20+10+5, 20+10+10, 40+10+10mg*	**Hypertonie und/oder stabile KHK + prim. Hypercholesterinämie od. gemischte Hyperlipidämie:** 1 x 10-40 + 5-10 + 5-10mg p.o.; **DANI** CrCl ≥ 60: 100%; < 60: Anw. nicht empf.; **DALI** KI bei aktiver Lebererkr.

6.3.4 Gallensäurenkomplexbildner

Wm/Wi: Bindung von Gallensäuren im Darm ⇒ Unterbrechung des enterohepat. Kreislaufs der Gallensäuren ⇒ Gallensäureprod. aus Cholesterin ↑ ⇒ Cholesterin i.S. ↓; LDL-Rezeptoraktivität ↑ ⇒ LDL-Aufnahme der Leber ↑ ⇒ Cholesterin i.S. ↓;
UW (Cholestyramin): Obstipation, Völlegefühl, Nausea, Diarrhoe, Resorptionsstörung (Medikamente, lipophile Vit.); **UW** (Colesevelam): Dyspepsie, Obstipation, Myalgie;
KI (Cholestyramin): Gallengangverschluss;
KI (Colesevelam): bek. Überempf., Darmverschluss, Gallengangsobstruktion

Colestyramin Rp

Colestyramin HEXAL, Colestyramin-ratioph., Quantalan, Questran *Btl. 4g* **Lipocol** *Kautbl. 2g* **Vasosan** *Btl. 4g; Gran. (2 Messl. enth. 4g)*	**Hypercholesterinämie:** 3 x 4-8g p.o.; **Pruritus/Ikterus bei partiellem Gallengangverschluss:** 1-2 x 4g p.o.; **chologene Diarrhoe:** 3 x 4g p.o.; **Ki.:** kg x Erw.-Dosis/70kg

Colesevelam Rp

Cholestagel *Tbl. 625mg*	**Hypercholesterinämie:** 4–6 Tbl./d; max. 3 x 2Tbl.

6.3.5 Cholesterinresorptionshemmstoffe, Omega-3-Fettsäuren

Wm/Wi (Ezetimib): selektive Hemmung der intestinalen Cholesterinresorption; **UW** (Ezetimib): Kopfschmerzen, Bauchschmerzen, Diarrhoe, bei Komb. mit CSE-Hemmer auch Transaminasen ↑, Myalgie; **UW** (Omega-3-S.): Oberbauchschmerzen, Meteorismus, Obstipation, Diarrhoe, Dyspepsie, Flatulenz, Aufstoßen, Refluxösophagitis, Übelkeit, Erbrechen; **KI** (Ezetimib): Grav./Lakt.; **KI** (Omega-3-S.): bek. Überempfindlichkeit

Ezetimib Rp	HWZ 22h, PPB 99%
Ezetrol *Tbl. 10mg* **Zetia** *Tbl. 10mg*	**Primäre Hypercholesterinämie, homozygote familiäre Hypercholesterinämie, homozygote Sitosterinämie:** 1 x 10mg p.o. allein oder in Kombination mit CSE-Hemmer; **Ki. < 10J:** KI; **DANI** nicht erforderlich; **DALI** Child-Pugh 5-6: nicht erforderl.; > 7: KI
Ezetimib + Atorvastatin Rp	
Atozet *Tbl. 10+10mg, 10+20mg, 10+40mg, 10+80mg* **Tioblis** *Tbl. 10+10mg, 10+20mg, 10+40mg, 10+80mg*	**Primäre Hypercholesterinämie:** 1 x 10+10 bis 10+80mg p.o.; **homozygote fam. Hypercholesterinämie:** 1 x 10+40 bis 10+80mg; **DANI** nicht erforderl.; **DALI** KI bei aktiver Lebererkr./unklarer Transaminasenerhöhung
Ezetimib + Simvastatin Rp	
Goltor *Tbl. 10+10mg, 10+20mg, 10+40mg, 10+80mg* **Inegy** *Tbl. 10+10mg, 10+20mg, 10+40mg, 10+80mg* **Vytorin** *Tbl. 10+40mg*	**Primäre Hypercholesterinämie:** 1 x 10+10 bis 10+80mg p.o.; **homozygote fam. Hypercholesterinämie:** 1 x 10+40 bis 10+80mg; **DANI** CrCl < 30: sorgf. Dosisanp.; **DALI** Child-Pugh 5-6: nicht erf.; > 7: KI ; KI bei aktiver Lebererkr./unklarer Transaminasenerh.
Omega-3-Säurenethylester Rp	
Omacor *Kps. 1g* **Zodin** *Kps. 1g*	**Pro. nach Herzinfarkt:** 1g/d; **Hypertriglyzeridämie:** 2g/d p.o., ggf. steigern bis 4g/d; **DANI, DALI** keine Daten

6.3.6 Sonstige Mittel, den Lipidstoffwechsel beeinflussend

Wm/Wi (Alipogentiparvovec): enthält humane LPL-Genvariante LPL^{S447X} in einem Adeno-assoziierten Virus vom Serotyp 1 (AAV1)-Vektor ⇒ wird von Muskelzellen aufgenommen ⇒ Expression des LPL^{S447X} - Gens und Produktion des transgenen LPL ^{S447X} Proteins ⇒ Schlüssel-Enzym für die Metabolisierung von Lipoproteinen; **Wm/Wi** (Alirocumab, Evolocumab): Proproteinkonvertase Subtilisin/Kexin Typ 9 (PCSK9) bindet an und zerstört LDL-Rez. an der Leberzelle ⇒ LDL-Chol.-Aufnahme und Abbau in Leberzelle ↓ ⇒ LDL-Cholesterin im Blut ↑; PCSK9-Inhibitoren binden PCSK9 ⇒ LDL-Cholesterin-Aufnahme und -Abbau in Leberzelle ↑ ⇒ LDL-Chol. im Blut ↓; **UW** (Alipogentiparvovec): Appetit ↓, Hypoglykämie, Kopfschmerz, Brennen, Benommenheit, Schwindelgefühl, Ameisenlaufen, Präsynkope, Lipaemia retinalis, Hypertonie, Belastungsdyspnoe, Lungenembolie, Bauchschmerzen, Übelkeit, Verstopfung, Xanthom, abnormes Haarwachstum, palmarplant. Erythrodysästhesiesyndrom, Ausschlag;

UW (Alipogentiparvovec, Fortsetzung): Schmerzen in Extremität, Arthritis, Gliederschmerzen, Muskelspasmen, Muskelzerrung, muskuloskelettale Steifigkeit, Myalgie, Nackenschmerzen, Schweregefühl, Ermüdung, Hyperthermie, Schüttelfrost, Schmerzen/Ödem/Juckreiz/ Beschwerden an Injektionsstelle, peripheres Ödem, Fieber, Prellung;
UW (Alirocumab): lokale Reaktionen an Injektionsstelle, klinische Zeichen und Symptome im Bereich der oberen Atemwege, Pruritus; **UW** (Evolocumab): Influenza, Nasopharyngitis, Inf. d. oberen Atemwege, Hautausschlag, Urtikaria, Übelkeit, Rückenschmerzen, Arthralgie, Reaktionen an Injektionsstelle; **KI** (Alipogentiparvovec): bek. Überempf., Immundefizienz, Blutungsneigung ↑, Muskelerkrankungen, gleichzeitige Anw. mit Thrombozytenaggregationshemmern oder sonstigen gerinnungshemmenden Arzneimitteln, Einnahme oraler Kontrazeptiva;
KI (Alirocumab): bek. Überempfindlichkeit; **KI** (Evolocumab): bek. Überempfindlichkeit

Alipogentiparvovec Rp	Lact -
Glybera *Inj.Lsg. 3 x 10^{12}gc/ml*	**Familiäre Lipoproteinlipasedefizienz:** max. 1 x 10^{12} gc/kgKG, einmalige Anw. mittels mehrerer i.m.-Injekt., max. 0.5ml pro Injektionsstelle; **DANI**, **DALI** nicht erf.
Alirocumab Rp	HWZ 17-20d
Praluent *Pen 75, 150mg*	**Primäre Hypercholesterinämie, gemischte Dyslipidämie:** ini 75mg s.c. alle 2W; ggf. 150mg alle 2W je nach Ansprechen/Ther.-Ziel; **DANI** leichte-mittelschw.NI: 100%; schw. NI: vorsichtige Anw.; **DALI** leichte-mittelschw. LI: 100%; schw. LI: vorsichtige Anw.
Evolocumab Rp	HWZ 11-17d
Repatha *Pen 140mg/1ml*	**Primäre Hypercholesterinämie, gemischte Dyslipidämie:** 140mg alle 2W oder 420mg 1 x /M s.c.; **homozygote familiäre Hypercholesterinämie:** ini 420mg 1x/M s.c., nach 12W ggf.420mg s.c. alle 2W; **DANI** CrCl < 30: vorsichtige Anw.; **DALI** geringe LI: 100%; mäßige LI: engmaschige Überwachung; schw. LI.: vorsichtige Anw.

6.4 Schilddrüse, Nebenschilddrüse

6.4.1 Schilddrüsenhormone

Wm/Wi: Stimulierung von Wachstum, körperlicher/geistiger Entwicklung, Proteinsynthese ↑, oxidativer Abbau von Fetten/Kohlenhydraten ↑ (Grundumsatz ↑);
UW: Herzrhythmusstörungen (z. B. Vorhofflimmern und Extrasystolen), Tachykardie, Herzklopfen, pektanginöse Zustände, Kopfschmerzen, Muskelschwäche und Krämpfe, Flush, Fieber, Erbrechen, Menstruationsstörungen, Pseudotumor cerebri, Tremor, innere Unruhe, Schlaflosigkeit, Hyperhidrosis, Gewichtsabnahme, Diarrhoe; **KI:** bek. Überempf., unbehandelte Nebennierenrindeninsuff., unbehandelte Hypophyseninsuff., unbehandelte Hyperthyreose; Ther.-Beginn bei akutem Myokardinfarkt, akuter Myokarditis und akuter Pankarditis; Komb. Ther. mit T4 und Thyreostatika bei Hyperthyreose während der Schwangerschaft

Levothyroxin (T4) Rp	HWZ 7d (22h), Q0 1.0 (1.0), PPB 99%, PRC A, Lact ?
Berlthyrox *Tbl. 50, 75, 100, 125, 150µg* **Eferox** *Tbl. 25, 50, 75, 100, 125, 150, 175, 200µg* **Euthyrox** *Tbl. 25, 50, 75, 88, 100, 112, 125, 137, 150, 175, 200µg* **L-Thyrox HEXAL** *Tbl. 25, 50, 75, 88, 100, 112, 125, 150, 175, 200µg* **L-Thyroxin inject Henning** *Inj.Lsg. 500µg/5ml* **L-Thyroxin-Na ratioph.** *Tbl. 25, 50, 75, 100, 125, 150, 175, 200µg* **Thevier** *Tbl. 50, 100µg*	**Hormonsubstitution bei Hypothyreose:** ini 1 x 25-50µg p.o., alle 2-4W um 25-50µg steigern bis 100-200µg/d; **Ki.:** ini 12.5-50µg/m² KOF, dann 100-150µg/m² KOF; **euthyreote Struma, Pro. Rezidivstruma:** 75-200µg/d; **hypothyreotes Koma:** ini 0.3-0.5mg i.v.; ab d2: 100µg/d; **Suppressionstherapie bei SD-Malignom:** 150-300µg/d
Liothyronin (T3) Rp	HWZ 22h, Q0 1.0, PPB 99%, PRC A, Lact ?
Thybon *Tbl. 20, 100µg* **Thyrotardin-inject** *Inf.Lsg. 100µg*	**Hormonsubstitution bei Hypothyreose:** ini 20µg/d p.o., Erh.Dos. 50-75µg/d in 3 ED; **hypothyreotes Koma:** 0.1mg i.v.; **SD-Suppressionstest:** 60-100µg/d für 6-10d
T4 + T3 Rp	PRC A, Lact ?
Novothyral *Tbl. 75+15, 100+20µg* **Prothyrid** *Tbl. 100+10µg*	**Hormonsubst. bei Hypothyreose, euthyr. Struma, Pro. Rezidivstruma:** ini 50µg T4/d, nach 2W evtl. 75µg T4/d, Erh.Dos. 50-100µg T4/d; **SD-Malignom postop.:** 100-200µg T4/d
T4 + Kaliumiodid Rp	PRC A
Eferox-Jod *Tbl. 50+150, 75+150, 88+150, 100+100, 100+150, 112+150, 125+150, 150+150µg* **Jodthyrox** *Tbl. 100+131µg* **L-Thyrox Jod HEXAL** *Tbl. 50+150, 75+150, 88+150, 100+100, 100+150, 112+150, 125+150, 150+150µg* **Thyronajod** *Tbl. 50+196, 75+196, 100+196, 125+196, 150+196µg*	**Euthyreote Struma, Pro. Rezidivstruma:** 1 x 50-150µg T4 p.o.

6.4.2 Thyreostatika

Wm/Wi (Carbimazol, Propylthiouracil, Thiamazol): Hemmung thyreoidaler Peroxidase ($J^- \rightarrow J$) und Hormonsynthese, Inkretion bereits fertiger Hormone wird nicht gehemmt, Propylthiouracil: zusätzl. part. Hemmung d. Konversion T4 → T3; **Wm/Wi** (Natriumperchlorat): kompet. Hemmung thyreoidaler Iodidaufnahme; **UW:** (Carbimazol, Thiamazol): Agranulozytose, Leukos ↓, allerg. Hautreaktion, Strumaentwicklung, GI-Beschwerden, Hepatitis, transiente Cholestase; **UW:** (Natriumperchlorat): flüchtiges Exanthem, Übelkeit, Brechreiz, Mundtrockenheit, pharyngitische Reizungen, Lymphadenopathie, Leukopenie, Purpura, fieberhafte Arthralgie; **KI** (Carbimazol, Thiamazol): bek. Überempf., Granulozytopenie, frühere Knochenmarkschädigung durch Thyreostatika, Cholestase, bei zusätzl. Therapie mit SD-Hormonen in der Grav.; **KI** (Natriumperchlorat): retrosternale Struma, bek. Überempf.; zuvor unter Perchlorat-Gabe aufgetretene BB-Veränd., v.a. Agranulozytose; während Plummerung zur OP-Vorbereitung

Carbimazol Rp	HWZ 0.5(4)h, Q0 1.0 (0.9), PPB 0%, PRC C
Carbimazol Aristo *Tbl. 5, 10mg* **Carbimazol Henning** *Tbl. 5, 10mg* **Carbimazol HEXAL** *Tbl. 5, 10mg*	**Hyperthyreose:** ini 40-60mg p.o., Erh.Dos. 1 x 5-20mg; **Ki.:** ini 0.5-0.7 mg/kg/d, Erh.Dos. 0.3-0.5 mg/kg/d; **DALI** möglichst niedrige Dosis
Propylthiouracil Rp	HWZ 0.9-4.3h, Q0 0.9, PPB 80%, PRC D, Lact ?
Propycil *Tbl. 50mg*	**Hyperthyreose:** ini 3 x 75-100mg/d p.o., in schweren Fällen: 300-600mg/d in 4-6ED, Erh.Dos. 25-150mg/d; **Ki. 6-10J:** ini 50-150mg/d, Erh.Dos. 25-50mg/d; **neonatal:** ini 5-10mg/d in 3ED, Erh.Dos. 3-4mg/kg/d; **DANI** milde bis mäßige NI: 75%, schwere NI: 50%; **DALI** ggf. Dosisreduktion
Thiamazol Rp	HWZ 3h, Q0 0.9, PPB 0%, PRC C
Methizol *Tbl. 5, 20mg* **Thiamazol Henning** *Tbl. 5, 20mg; Amp. 40mg/1ml* **Thiamazol HEXAL** *Tbl. 5, 10, 20mg* **Thyrozol** *Tbl. 5, 10, 20mg*	**Hyperthyreose:** ini 20-40mg/d p.o. in 2-4ED, Erh.Dos. 1 x 5-20mg; **Ki.:** ini 0.3-0.5mg/kg/d, Erh.Dos. 0.2-0.3mg/kg/d; **thyreotoxische Krise:** ini 80mg i.v., dann Dauerinfusion 120-240mg/d; **DALI** möglichst niedrige Dosis
Natriumperchlorat Rp	
Irenat *Gtt. (15Gtt. = 300mg)*	**Hyperthyreose:** ini 4-5 x 10Gtt., nach 1-2W 4 x 5Gtt.; **Ki. 6-14J:** 3-6 x 1Gtt. oder 4-6 x 2Gtt.; **Schilddrüsenblockade vor szintigraphischer Untersuchung:** 10-20Gtt.; **Perchlorat-Discharge-Test:** 30-50 Gtt. nach Radiojodtracerdosis; **Ki.:** 300-600mg/m² KOF

6.4.3 Parathormon

Wm/Wi (Teriparatid): rekombinantes Parathormon ⇒ Knochenbildung ↑ durch Osteoblastenstimulation, intest. Kalziumresorption ↑, tubuläre Kalziumreabsorption ↑, renale Phosphatausscheidung ↑; **UW** (Teriparatid): Gliederschmerzen, Kopfschmerzen, Schwindel, Nausea, Emesis, Depression, Anämie, Hypercholesterinämie, Müdigkeit, Thoraxschmerzen, Schwitzen; **KI** (Teriparatid): bek. Überempf., Ca^{++} ↑, schwere NI, M. Paget, Hyperparathyreoidismus, ungeklärte aP ↑, Z.n. Strahlentherapie des Skeletts

Teriparatid Rp	HWZ 1h, PRC C, Lact -
Forsteo *Injector 750µg/3ml (20µg/Dosis), 600µg/2.4ml (20µgDosis)*	**Manifeste Osteoporose:** 1 x 20µg s.c. für max. 18M; **DANI** KI bei schw. NI; **DALI** keine Daten

6.4.4 Kalzimimetikum

Wm/Wi: erhöht Empfindlichkeit des kalziumsensitiven Rez. der Nebenschilddrüse auf extrazelluläres Kalzium ⇒ Parathormonspiegel ↓ ⇒ Serumkalziumspiegel ↓;
UW: Übelkeit, Erbrechen, Anorexie, Schwindel, Parästhesien, Rash, Myalgien, Asthenie, Hypokalzämie, Testosteronspiegel ↓, allergische Reaktionen, Krampfanfälle, Hypotonie, Verschlechterung einer Herzinsuffizienz, Dyspepsie, Diarrhoe;
KI: bekannte Überempflichkeit, Galaktoseintoleranz, Laktase-Mangel, Glukose-Galaktose-Malabsorption, Ki. und Jug.

Cinacalcet Rp	HWZ 30-40h, Q0 0.2, PPB 97%, PRC B, Lact ?
Mimpara *Tbl. 30, 60, 90mg*	**Sek. HPT bei dialysepflichtiger, terminaler NI:** ini 1 x 30mg p.o., Dosistitration alle 2-4W nach PTH-Spiegel, max. 180mg/d; regelmäßige Ca- u. PTH-Kontr.; **Hyperkalzämie bei Nebenschilddrüsen-Ca, prim. HPT:** ini 2 x 30mg p.o., alle 2-4W ED um 30mg steigern bis 2 x 90mg, max. 3-4 x 90mg; regelmäßige Ca-Kontrollen; **DALI** sorgfältige Dosiseinstellung

6.5 Gichtmittel

6.5.1 Urikosurika

Wm/Wi (Benzbromaron, Probenecid): Hemmung der tubulären Harnsäurerückresorption;
UW (Benzbromaron): Nausea, Brechreiz, Völlegefühl, Diarrhoe, Gichtanfall, Uratsteine;
UW (Probenecid): Anorexie, Nausea, Brechreiz, Völlegefühl, Hautreakt., Zahnfleischentzündung, Haarausfall, Hautjucken, Kopfschmerzen, Benommenheit, Gichtanfall, Uratsteine;
KI (Benzbromaron): bek. Überempf., Nierensteindiathese, Niereninsuff. akuter Gichtanfall, Lebererkr., Grav.; **KI** (Probenecid): bek. Überempf., akuter Gichtanfall, Ki. < 2J, Nierensteindiathese, Niereninsuffizienz, Grav./Lakt.

Benzbromaron Rp	HWZ 3(17-20)h, Q0 1.0 (1.0), PPB 99%
Benzbromaron AL *Tbl. 100mg* **Narcaricin mite** *Tbl. 50mg*	**Hyperurikämie:** ini 1 x 20-25mg p.o., Erh.Dos. 1 x 100mg; **DANI, DALI** KI

Probenecid Rp	HWZ 3-17h, Q0 0.9, PPB 90%, PRC B, Lact ?
Probenecid *Tbl. 500mg*	**Hyperurikämie:** W1: 2 x 250mg p.o., dann 2 x 500mg; **Ki. > 2J:** ini 25mg/kg, dann 40mg/kg; **DANI** KI

6.5.2 Xanthin-Oxidase-Inhibitoren

Wm/Wi: Hemmung der Xanthinoxidase ⇒ Harnsäureproduktion ↓ (Urikostatikum);
UW (Allopurinol): Nausea, Erbrechen, Hautreakt., Diarrhoe, Leukopenie, reakt. Gichtanfall;
UW (Febuxostat): Leberfkt. Strg., Durchfall, Übelkeit, Hautausschlag, Kopfschmerzen;
KI (Allopurinol): bek. Überempf., Cave in Grav./Lakt.;
KI (Febuxostat): bek. Überempf.

Allopurinol Rp	HWZ 1.5(19)h, Q0 0.8 (0.1), PPB < 1%, PRC C, Lact ?
Allo-CT *Tbl. 100, 300mg* **Allopurinol-ratioph.** *Tbl. 100, 300mg* **Epidropal** *Tbl. 300mg* **Jenapurinol** *Tbl. 100mg* **Zyloric** *Tbl. 100, 300mg*	**Hyperurikämie, Uratnephropathie, Pro. von Ca-Oxalatsteinen, Lesch-Nyhan-Syndrom:** 1 x 100-300mg p.o., max. 800mg/d; **Ki. < 15J:** 10mg/kg/d in 3ED; max. 400mg/d; **DANI** CrCl 10-20: 100-200mg/d; < 10: 100mg/d; HD: 2-3 x/W 300-400mg; **DALI** s. DANI

Febuxostat Rp	HWZ 5-8h, PPB 99%, PRC C, Lact ?
Adenuric *Tbl. 80, 120mg*	**Chron. Hyperurikämie mit Uratablagerungen:** 1 x 80mg p.o.; ggf. 1 x 120mg, wenn Harnsäurespiegel nach 2-4W > 6mg/dl; **DANI** leichte-mittelschw. NI: 100%; schwere NI: keine Daten; **DALI** leichte LI: 80mg/d; mittelschwere bis schwere LI: keine Daten

6.5.3 Allopurinol-Kombinationen

Allopurinol + Benzbromaron Rp	
Allopurinol-ratioph. comp. *Tbl. 100+20mg*	**Hyperurikämie:** 1 x 100+20mg p.o., evtl. vorübergehend 300+60mg/d; **DANI** KI; **DALI** KI

6.5.4 Weitere Gichtmittel

Wm/Wi (Colchicin): verhindert Phagozytose abgelagerter Uratkristalle durch Leukozyten, die Entzündungsmediatoren freisetzen = Mitosehemmstoff;
Wm/Wi (Rasburicase): Katalyse der enzymatischen Oxidation von Harnsäure in Allantoin, das leichter über die Niere ausgeschieden wird;
UW (Colchicin): Durchfälle, Nausea, Erbrechen, Leukopenie, Alopezie;
UW (Rasburicase): Fieber, Erbrechen, Übelkeit, Diarrhoe, Kopfschmerzen, allerg. Reaktionen;
KI (Colchicin): Grav./Lakt.;
KI (Rasburicase): G-6-PDH-Mangel, Grav./Lakt.

Colchicin Rp	HWZ 4.4h, Q0 1.0, PRC D, Lact +
Colchicum-Dispert *Tbl. 0.5mg* **Colchysat** *Gtt. (25Gtt. = 0.5mg)*	**Akuter Gichtanfall:** ini 1mg p.o., dann alle 1-2h 0.5-1.5mg bis Besserung, max. 8mg/d bzw. 12mg/Anfall; **DANI, DALI** KI

Rasburicase Rp	HWZ 19h, keine PPB
Fasturtec *Inj.Lsg. 1.5mg/1ml, 7.5mg/5ml*	**Akute Hyperurikämie, Tumorlyse bei Therapie hämatologischer Malignome:** 1 x 0.2mg/kg über 30min i.v. über 5-7d; **DANI, DALI** nicht erforderlich

6.6 Kalziumstoffwechselregulatoren

6.6.1 Bisphosphonate

Wm/Wi: Osteoklastentätigkeit ↓ ⇒ ossäre Kalziumfreisetzung ↓, Knochenabbau ↓;
UW (Alendronsäure): Kopfschmerzen, Bauchschmerzen, Dyspepsie, Obstipation, Diarrhoe, Flatulenz, Ösophagusulzera, Dysphagie, aufgetrieb. Abdomen, saures Aufstoßen, muskuloskelettaler Schmerz; **UW** (Zolendronsäure): Anämie, Kopfschmerzen, Konjunktivitis, Übelkeit, Erbrechen, Appetit ↓, Knochenschmerzen, Myalgie, Arthralgie, generalisierte Schmerzen, Nierenfktsstrg., Fieber, grippeähnliche Symptome, Hypophosphatämie, Hypokalzämie, Serum-Krea/-Harnstoff ↑;
KI (Alendronsäure): bek. Überempf.; Ösophagusanomalien und and. Faktoren, die die Ösophagusentleerung verzögern wie Striktur oder Achalasie; Unfähigkeit, für mind. 30 Min zu stehen oder aufrecht zu sitzen; Hypokalzämie;
KI (Zoledronsäure): bek. Überempfindlichkeit, Lakt.

Alendronsäure Rp — HWZ bis zu 10a (im Knochen), Q0 0, PPB 78%, PRC C, Lact ?

Alendron Beta *Tbl. 70mg* **Alendron HEXAL** *Tbl. 10, 70mg* **Alendronsäure Basics** *Tbl. 10, 70mg* **Alendronsäure-ratioph.** *Tbl. 70mg* **Binosto** *Brausetbl. 70mg* **Fosamax** *Tbl. 10, 70mg* **Tevanate** *Tbl. 10, 70mg*	**Postmenopausale Osteoporose, Osteoporose bei Männern, Ther./Pro. der glukokortikoid-induzierten Osteoporose:** 1 x 10mg p.o.; **postmenopausale Osteoporose:** 1 x 70mg/W; **DANI** CrCl 35-60: 100%; < 35: Anw. nicht empfohlen; **DALI** nicht erforderlich

Alendronsäure + Colecalciferol Rp

Alendronsäure/Colecalciferol AbZ *Tbl. 70mg+5600IE* **Alendronsäure-ratioph. + Colecalciferol** *Tbl. 70mg+2800IE, 70mg+5600IE* **Fosavance** *Tbl. 70mg+2800IE, 70mg+5600IE*	**Postmenopausale Osteoporose bei Risiko für Vit.-D-Mangel:** 1 x/W 70mg + 2800IE p.o.; bei fehlender zusätzlicher Vitamin-D-Supplementierung 1 x/W 70mg+5600IE; **DANI** CrCl 35-60: 100%; < 35: Anw. nicht empf.

Alendronsäure + Colecalciferol + Calcium Rp

Alendron HEXAL plus Calcium D *Kombipck. mit Tbl. Alendronsäure 70mg u. Brausetbl. Calcium 1000mg + Colecalciferol 880 IE* **Alendrokit Dura** *Kombipck. mit Tbl. Alendronsäure 70mg u. Tbl. Calcium 600mg + Colecalciferol 400 IE*	**Postmenopausale Osteoporose bei Risiko für Vit.-D- u. Calcium-Mangel:** 1 x/W 70mg Alendrons. p.o.+1 x tgl. 600-1000mg Ca + 400-880IE Colecalciferol p.o.; **DANI** CrCl 35-60: 100%; < 35: Anw. nicht empfohlen

Alendronsäure + Alfacalcidol Rp

Alendronsäure-ratioph. plus *Kombipack. mit Alendrons. Tbl. 70mg u. Alfacalcidol Kps.1µg* **Tevabone** *Kombipck. mit Alendronsäure Tbl. 70mg und Alfacalcidol Kps.1µg*	**Postmenopausale Osteoporose:** 1 x/W 70mg Alendronsäure + 1 x tgl. 1µg Alfacalcidol p.o.; **DANI** CrCl 35-60: 100%; < 35: Anw. nicht empfohlen

Clodronsäure Rp	HWZ 2h, geringe PPB
Bonefos *Amp. 300mg/5ml, 1.5g/25ml* **Clodron HEXAL** *Tbl. 400, 800mg* **Ostac** *Tbl. 520mg*	**Tumorinduz. Hyperkalzämie, Osteolyse:** ini 2400-3200mg/d p.o., langsam auf 1600mg/d reduzieren; 1500mg i.v. einmalig oder 300mg/d i.v. für 10d; **DANI** CrCl 50-80: 75% i.v. bzw. 1600mg/d p.o.; 12-50: 50-75% i.v. bzw. 1200mg/d p.o.; < 12: 50% i.v. bzw. 800mg/d p.o.
Etidronsäure Rp	HWZ 1-6h, PRC C, Lact -
Etidronat Jenapharm *Tbl. 200mg*	**Postmenopausale Osteoporose, Pro. der glukokortikoid-induzierten Osteoporose:** 400mg p.o. für 14d, dann 500mg Ca für 76d; **M. Paget:** 5mg/kg für max. 6M, Steigerung auf max. 20mg/kg/d; Wdh. evtl. nach 3M; **DANI** KI bei schw. NI
Ibandronsäure Rp	HWZ 10-16h, PRC C, Lact ?
Ascendra *Fertigspr. 3mg/3ml* **Bondronat** *Tbl. 50mg; Amp. 2mg/2ml, 6mg/6ml* **Bonviva** *Tbl. 150mg; Fertigspr. 3mg/3ml* **Ibandronsäure HEXAL** Tbl. 150mg; Inf.Lsg. 2mg/2ml, 3mg/3ml, 4mg/4ml, 6mg/6ml **Ibandronsäure-ratioph.** *Tbl. 50, 150mg; Fertigspr. 3mg/3ml* **Ibandronsäure Stada** *Tbl. 150mg; Inf.Lsg. 2mg/2ml, 3mg/6ml, 6mg/6ml* **Ribobandron** *Inf.Lsg. 2mg/2ml, 6mg/6ml*	**Tumorinduzierte Hyperkalzämie:** 2-4mg, max. 6mg i.v. als ED; **Pro. skelettbezogener Komplikationen bei Knochenmetastasen:** 1 x 50mg p.o.; 6mg i.v. alle 3-4W; **postmenopausale Osteoporose:** 150mg p.o. 1 x/M; 3mg i.v. alle 3M; **DANI** CrCl > 30: 100%; < 30: 2mg i.v. alle 3-4W bzw. 50mg p.o. 1 x/W; **DALI** nicht erforderlich
Pamidronsäure Rp	HWZ 1.6-27h, Q0 0.5, PPB 54%, PRC C, Lact ?
Aredia *Inj.Lsg. 15mg/5ml, 30mg/10ml, 60mg/10ml, 90mg/10ml* **Axidronat** *Inj.Lsg. 15mg/5ml, 30mg/10ml, 60mg/10ml, 90mg/10ml* **Pamidron HEXAL** *Inj.Lsg. 15mg/1ml, 30mg/2ml, 60mg/4ml, 90mg/6ml* **Pamifos** *Inj.Lsg. 15mg/5ml, 30mg/10ml, 60mg/20ml, 90mg/30ml* **Ribodronat** *Inj.Lsg. 60mg/20ml, 90mg/30ml*	**Tumorinduzierte Hyperkalzämie, osteolytische Metastasen, Multiples Myelom:** 90mg i.v. alle 4W; **M. Paget:** 1 x 30mg/W über 6W i.v.; **DANI** CrCl > 30: 100%, max. 90mg/4h; < 30: KI; **DALI** leichte bis mittlere LI: 100%, schwere LI: keine Daten
Risedronsäure Rp	HWZ 1.5(24)h, PPB 24%, PRC C, Lact ?
Acara *Tbl. 35mg* **Actonel** *Tbl. 5, 30, 35, 75mg* **Risedronat Heumann** *Tbl. 35mg* **Risedron HEXAL** *Tbl. 35, 75mg* **Risedronsäure-CT** Tbl. 75mg	**Osteoporose:** 1 x 5mg p.o.; 1 x/W 35mg; **postmenopausale Osteoporose mit erhöhtem Frakturrisiko:** 75mg p.o. d1+2, Wh d29; **M. Paget:** 1 x 30mg p.o. für 2M, evtl. Wdh. nach 2M; **DANI** CrCl < 30: KI

Zoledronsäure Rp	HWZ 167h, Q0 0.1, PPB 56%, PRC D, Lact ?
Aclasta *Inf.Lsg. 5mg/100ml* **Ribometa** *Inf.Lsg. 4mg/5ml* **Steozol** *Inf.Lsg. 4mg/5ml* **Zerlinda** *Inf.Lsg. 4mg/100ml* **Zoledron HEXAL** Inf.Lsg. 4mg/5ml, 4mg/100ml **Zoledronsäure Actavis** Inf.Lsg. 4mg/5ml **Zoledronzentiva** Inf.Lsg. 4mg/5ml, 4mg/100ml **Zometa** *Inf.Lsg. 4mg/5ml, 4mg/100ml*	**Tumorinduzierte Hyperkalzämie, Pro. skelettbezogener Komplikationen bei Knochenmetastasen:** Zometa: 4mg in 100ml NaCl 0.9% über 15min i.v., alle 3-4W; **DANI** CrCl 50-60: 3.5mg; 40-49: 3.3mg; 30-39: 3mg; < 30: Anw. nicht empfohlen; **M. Paget:** Aclasta: einmalig 5mg i.v.; **erhöhtes Frakturrisiko bei postmenopaus./ cortisoninduz. Osteoporose, Osteoporose bei Männern:** Aclasta: 1 x/J 5mg i.v.; **DANI** CrCl > 35: 100%; < 35: KI; **DALI** nicht erf.

6.6.2 Calcitonin

Wm/Wi: ossärer Kalzium- und Phosphateinbau ↑, renale Kalzium- und Phosphatausscheidung ↑; **UW:** Flush, Übelkeit, Erbrechen, Malignombildg.; **KI:** bek. Überempf., Hypokalzämie, Pat. < 18J

Calcitonin (vom Lachs) Rp	HWZ 5h, PPB 30-40%, Q0 0.95, PRC C, Lact ?
CalciHEXAL *Amp. 100IE/1ml* **Calcitonin Rotexmedica** *Amp. 50IE/1ml, 100IE/1ml*	**Pro. von akutem Knochenverlust nach plötzlicher Immobilisation:** 100IE s.c./i.m. in 1-2ED für 2-4W; **Hyperkalzämie durch Malignome:** ini 100IE i.m./s.c. alle 6-8h, Steigerung bis max. 400IE alle 6-8h; in schweren Fällen 5-10IE/kg über 6h i.v.; **M. Paget:** ini 1 x 100IE s.c./i.m., Erh.Dos. 100IE alle 2d; **DANI, DALI** nicht erforderlich

6.6.3 RANKL-Inhibitoren

Wm/Wi: humaner monoklon. AK, inhibiert RANKL, hemmt Bildung, Funktion und Überleben der Osteoklasten u. Vorläuferzellen ⇒ Knochenresorption im kortikalen u. trabekulären Knochen ↓; **UW:** Hypokalzämie (v.a. bei renaler Funktionsstörung), Hypophosphatämie, Dyspnoe, Diarrhoe, Hyperhidrose, Kieferosteonekrose, Zahnextraktion, Katarakt, Harnwegsinfektion, Infekte der oberen Atemwege, Ischiassyndrom, Obstipation, Exanthem, Gliederschmerzen; **KI:** Hypokalzämie, bekannte Überempfindlichkeit, Anwendung in Grav./Lakt. nicht empf.

Denosumab Rp	HWZ 26d, PRC C Lact-
Prolia *Fertigspr. 60mg/1ml*	**Postmenop. Osteoporose, O. bei Männern u. bei Z.n. Androgenentzug bei Prostata-Ca:** 60mg s.c. alle 6M; **DANI** nicht erf.; **DALI** k. Dat.
Xgeva *Inj.Lsg. 120mg*	**Pro. skelettbez. Komplik. bei Knochenmetast. solider Tumore:** 120mg alle 4W. s.c., Komb. mit mind. 500mg Kalzium und 400IE Vit. D, außer bei Hyperkalzämie; **Riesenzelltumore des Knochens:** 120mg s.c. d1, 8, 15, Wdh. d29; **DANI** nicht erforderlich; **DALI** keine Daten

6.6.4 Knochenmorphogene Proteine

Wm/Wi: osteoinduktives Protein, bindet an Oberflächenrezeptoren von Mesenchymzellen ⇒ Bildung von trabekulärem Knochen;
UW: Amylase ↑, Kopfschmerzen, Tachykardie, Hypomagnesiämie;
KI: bekannte Überempfindlichkeit gegen Dibotermin alfa bzw. Rinderkollagen Typ I, noch nicht ausgewachsener Knochenbau, akute Infektion an der Frakturstelle, Kompartmentsyndrom, pathologische Frakturen, M. Paget, Malignome, Grav.

Dibotermin alfa Rp

InductOs *Implantationskit 12mg/8ml*	**Zur anterioren Lendenwirbelfusion, Tibiafraktur:** Lsg. auf Matrix auftragen und Frakturoberfläche damit bedecken

6.7 Abmagerungsmittel

6.7.1 Zentral wirksame Mittel

Wm/Wi (Amfepramon): indirektes Sympathomimetikum durch präsynaptische Freisetzung adrenerger Amine ⇒ Appetithemmung durch Erregung der Neuronen im lat. Hypothalamus;
UW (Amfepramon): Psychosen, Depression, Nervosität, Schwindel, Tachykardie, Herzklopfen, präkardiale Schmerzen, Mundtrockenheit, Abhängigkeit, pulmonale Hypertonie;
KI (Amfepranon): tachykarde Arrhythmien, Phäochromozytom, Hyperthyreose, schwere AP, Engwinkelglaukom, pulmonale Hypertonie, schwere arterielle Hypertonie, Psychosen, Anorexia nervosa, Grav./Lakt.

Amfepramon Rp-L! — HWZ 4-6h, PRC B, Lact ? ✋

Regenon *Kps. 25, 60(ret.)mg* **Tenuate** *Tbl. 75(ret.)mg*	**Adipositas** (BMI > 30kg/m²): bis 3 x 25mg p.o.; 1 x 60-75mg (ret.); Therapiedauer max. 12W

6.7.2 Lipasehemmer

Wm: hemmt gastrische und der pankreatische Lipase;
Wi: Triglyzeride können nicht mehr in freie Fettsäuren und Monoglyzeride hydrolysiert und somit nicht resorbiert werden;
UW: Bauchschmerzen, Fettstuhl, Flatulenz mit Stuhlabgang, Stuhldrang, Kopfschmerzen, Abgeschlagenheit, Resorption fettl. Vit. ↓;
KI: chron. Malabsorptionssyndrom, Cholestase, Grav./Lakt.

Orlistat Rp-I !/OTC — HWZ 1-2h, PPB 99%, PRC B, Lact ?

Orlistat HEXAL *Kps. 60, 120mg* **Orlistat-ratioph.** *Kps. 60, 120mg* **Xenical** *Kps. 120mg*	**Adipositas:** BMI > 30kg/m² oder > 28kg/m² + Risikofakt.: 3 x 120mg; BMI > 28kg/m²: 3 x 60mg; jeweils zur oder bis 1h nach der Hauptmahlzeit; **DANI, DALI** nicht erforderlich

6.8 Orphan Drugs

Orphan Drugs: Medikamente zur Therapie seltener Erkrankungen;
Wm (Agalsidase, Galsulfase, Imiglucerase, Laronidase, Sebelipase alfa, Velaglucerase alfa): Enzymsubstitution der entsprechenden Mangelerkrankung;
Wm/Wi (Amifampridin): Blockade spannungsabhängiger Kaliumkanäle ⇒ Verlängerung der Depolarisation ⇒ Erhöhung der intrazellulären Kalziumkonzentration ⇒ Steigerung der Exozytose acetylcholinhaltiger Vesikel; **Wm/Wi** (Asfotase alfa): humanes rekombinantes Fusionsprotein ⇒ Förderung der Sklettmineralisierung; **Wm/Wi** (Ataluren): verhindert die durch ein Stopcodon bedingten vorzeitige Beendigung des Translationsprozess am Ribosom ⇒ Proteine können in voller Länge erzeugt werden; **Wm/Wi** (Betain): Methylgruppendonator ⇒ Remethylierung von Homocystein zu Methionin; **Wm/Wi** (Canakinumab): bindet an Interleukin-1-beta ⇒ Bildung von Entzündungsmediatoren; **Wm/Wi** (Carglumsäure): Aktivierung der Carbamoylphosphatsynthetase (erstes Enzym des Harnstoffzyklus) ⇒ Normalisierung des Ammoniakspiegels; **Wm/Wi** (Cholsäure): Substitution der vorherrschenden primären Gallensäure;
Wm/Wi (Eliglustat): Inhibitor der Glukocerebrosid-Synthase ⇒ Hemmung der pathologischen Glucocerebrosid-Anreicherung; **Wm/Wi** (Elosulfase alfa): liefert exogenes Enzym N-Acetylgalactosamin-6-Sulfatase ⇒ wird in Lysosomen aufgenommen ⇒ steigert Katabolismus der Glukosaminglykane; **Wm/Wi** (Hemin): Ausgleich des bei Porphyrien auftretenden Häminmangels, Verhinderung einer erhöhten Delta-Amino-Laevulinsäure-Synthase-Aktivität, Reduktion der Porphyriensynthese bzw. Bildung toxischer Zwischenprodukte;
Wm/Wi (Ivacaftor): selek. Potentiator des CFTR-Proteins, ↑ CFTR-Kanal-Gating-Aktivität und Chloridtransport; **Wm/Wi** (Lumacaftor): CFTR-Korrektor, der die Menge an funktionellem CFTR an der Zelloberfläche erhöht;
Wm/Wi (Migalastat): bindet mutierte, fehlgefaltete alpha-Gal-A-Formen => fördert den Abtransport in Lysosomen; **Wm** (Miglustat): Hemmung der Glucosylceramidsynthase;
Wm/Wi (Natriumphenylbutyrat): Prodrug, Verstoffwechslung zu Phenylacetat und Phenylacetatglutamin ⇒ alternativer Träger zur Stickstoffausscheidung;
Wm/Wi (Tafamidis): Stabilisator v. Transthyretin ⇒ Verlangsamung des Krankheitsverlaufs;
Wm/Wi (Sapropterin): synthetische Form des 6R-Tetrahydrobiopterins ⇒ Aktivität der Phenylalaninhydroxylase ↑;
UW, KI (alle): s. Packungsbeilage; **UW** (Asfotase alfa): Zellulitis an der Injektionsstelle, Hämatomneigung ↑, Kopfschmerzen, Hitzewallung, orale Hypästhesie, Übelkeit, Erythem, Lipohypertrophie, Cutis laxa, Hautverfärbung mit Hypopigmentierung, gespannte Haut, Extremitätenschmerzen, Myalgie, Fieber, Reizbarkeit, Schüttelfrost, Kontusion, Narbe;
UW (Ataluren): Kopfschmerzen, Übelkeit, Erbrechen, Appetit ↓, Schwindel, Hypertonie, Epistaxis, Husten, Oberbauchschmerzen, Flatulenz, Diarrhoe, Magenbeschw., Bauchschmerzen, Obstipation, Regurgitation, Erythem, Schmerzen in Extremitäten, Einnässen, Nierenzyste, Pollakisurie, anomale Urinfarbe, Pyrexie, Müdigkeit, Gewicht ↓;
UW (Cholsäure): ohne Häufigkeitsangabe: Diarrhoe, Pruritus, Gallensteine, Transaminasen ↑;
UW (Eliglustat): Kopfschmerzen, Übelkeit, Diarrhoe, Bauchschmerzen, Blähungen, Arthralgie, Ermüdung; **UW** (Elosulfase alfa): Überempf., Kopfschmerzen, Schwindel, Dyspnoe, Diarrhoe, Erbrechen, Schmerzen im Mundrachenbereich, Oberbauchschmerzen, Übelkeit, Myalgie, Schüttelfrost, Pyrexie;
UW (Ivacaftor): Nasopharyngitis, Inf. ob. Atemwege, Rhinitis, Kopfschmerzen, Schwindel, Ohrbeschwerden, Tinnitus, Trommelfellhyperämie, verstopfte Nase/NNH, oropharyng. Schmerzen, Rachenrötung, Bauchschmerzen, Diarrhoe, Hautausschlag, Bakt. im Sputum;

UW (Ivacaftor + Lumacaftor): Nasopharyngitis, Inf. ob. Atemwege, Rhinitis, Kopfschmerzen, Schwindel, Ohrbeschwerden, Tinnitus, Trommelfellhyperämie, vestibuläre Störung, verstopfte Nase/NNH, Dyspnoe, oropharyng. Schmerzen, Rachenrötung, Bauchschmerzen, Diarrhoe, Übelkeit, Erbrechen, Flatulenz, Transaminasenerhöhung, Hautausschlag, Dysmennorhoe, Metorrhagie, gutartige Knoten i.d. Brust, Bakt. im Sputum;
UW (Migalastat): Kopfschmerzen, Depression, Parästhesie, Hypästhesie, Benommenheit, Schwindel, Herzklopfen, Dyspnoe, Epistaxis, Diarrhoe, Übelkeit, Bauchschmerzen, Obstipation, Mundtrockenheit, Stuhldrang, Dyspepsie, Exanthem, Juckreiz, Muskelspasmen, Myalgie, Schiefhals, Proteinurie, Müdigkeit, Gewicht ↑, CK ↑;
UW (Natriumphenylbutyrat): Anämie, Thrombozytopenie, Leukopenie, Leukozytose, Thrombozytose, metabolische Azidose, Alkalose, Appetit ↓, Depression, Reizbarkeit, Synkope, Kopfschmerzen, Ödem, abdominelle Schmerzen, Erbrechen, Übelkeit, Verstopfung, Dysgeusie, Haut-
ausschlag, abnormaler Hautgeruch, renaltubuläre Azidose, Amenorrhoe, unregelmäßige Menstruation, Hypokaliämie, Hypalbuminämie, Hypoproteinämie, Hypophosphatämie, aP/GOT/GPT/Bilirubin/Harnsäure/Chlorid/Phosphat/Natrium ↑; Gewicht ↑;
UW (Sebelipase alfa): Augenlidödem, Agitiertheit, Reizbarkeit, Hypotonus, Herzerkr., Tachykardie, Gefäßerkrankungen, Hypertonie, Blässe, Atemnot, Giemen, Husten, Rhinitis, Nasenverstopfung, Niesen, Diarrhoe, gastroösophageale Refluxkrankheit, Brechreiz, Erbrechen, Urtikaria, Ausschlag, Ekzem, Pruritus, makulopapulöser Ausschlag, Schüttelfrost, Hyperthermie, Pyrexie, Ödem, Körpertemperatur ↑, Sauerstoffsättigung ↓, RR ↑, Herzfrequenz ↑, Atemfrequenz ↑, Harnweginfektion, anaphylaktische Reaktion, Hypercholesterinämie, Hypertriglyzeridämie, Angst, Schlaflosigkeit, Schwindelgefühl, Hyperämie, Kehlkopfödem, Abdominalschmerz, aufgetriebener Bauch, Übelkeit, Menorrhagie, thorakale Beschwerden, Ödem, Ermüdung, Induration an Infusionsstelle, Pyrexie;
UW (Tafamidis): Harnwegsinfekte, Scheideninfektionen, Diarrhoe, Oberbauchschmerzen;
KI (Asfotase alfa): bek. Überempfindlichkeit;
KI (Ataluren): bek. Überempfindlichkeit, gleichzeitige i.v.-Anw. von Aminoglykosiden;
KI (Cholsäure): bek. Überempfindlichkeit, gleichzeitige Anw. von Phenobarbital;
KI (Eliglustat): bek. Überempf.;
KI (Elosulfase alfa): bek. Überempf.; **KI** (Ivacaftor, Lumacaftor): bek. Überempf.;
KI (Migalastat): bek. Überempf.; **KI** (Natriumphenylbutyrat): bek. Überempf., Grav., Lakt.;
KI (Sebelipase alfa): lebensbedrohliche Überempf.; **KI** (Tafamidis): bek. Überempfindlichkeit

Agalsidase alfa Rp	Keine PPB zu erwarten
Replagal *Inf.Lsg. 3.5mg/3.5ml*	**M. Fabry (Alpha-Galactosidase-A-Mangel):** alle 2W 0.2mg/kg über 40min i.v.; **DANI** nicht erforderlich; **DALI** keine Daten

Agalsidase beta Rp	HWZ 45-102min, PRC B, Lact ?
Fabrazyme *Inf.Lsg. 35mg*	**M. Fabry (Alpha-Galactosidase-A-Mangel):** alle 2W 1mg/kg über 2h i.v.; **DANI** nicht erforderlich

Alglucosidase alfa Rp	HWZ 2-3h, PRC B, Lact ?
Myozyme *Inf.Lsg. 50mg*	**M. Pompe (Alpha-Glucosidase-Mangel):** alle 2W 20mg/kg i.v.; **DANI, DALI** keine Daten

Amifampridin Rp	HWZ 2h
Firdapse *Tbl. 10mg*	**Lambert-Eaton-Myasthenisches-Syndrom:** ini 15mg/d p.o., alle 4-5d um 5mg steigern bis max. 60mg in 3-4ED, max. 20mg/ED; **DANI, DALI** leichte NI/LI ini 10mg; mäßige bis schwere NI/LI ini 5mg
Asfotase alfa Rp	
Strensiq *Inj.Lsg. 12, 18, 28, 40, 80mg*	**Hypophosphatasie bei Ki. und Jug.:** 3x/W 2mg/kg s.c. oder 6x/W 1mg/kg; **DANI, DALI** keine Daten
Ataluren Rp	HWZ 2-6h, PPB 99%
Translarna *Granulat 125, 250, 1000mg*	**Duchenne-Muskeldystrophie mit Nonsense-Mutation im Dystrophin-Gen:** Erw., **Ki. ab 5J:** 3 x tgl. Einnahme mit 10-10-20mg/kg p.o.; **DANI, DALI** vorsichtige Anw.
Betain Rp	HWZ 14h
Cystadane *Pulver (1g enth. 1g)*	**Homocystinurie:** Erw., **Ki >10J:** 2 x 3g p.o.; Ki <10J: 100mg/kg/d in 2 Einzeldosen; **DANI, DALI** nicht erforderlich
Canakinumab Rp	HWZ 26d
Ilaris *Inj.Lsg. 150mg*	**Cryopyrin-assoziierte periodische Syndrome ab 4J:** ≥ **15-40kg:** 2mg/kg alle 8W s.c.; > **40kg:** 150mg alle 8W s.c.; **DANI** nicht erforderlich; **DALI** keine Daten
Carglumsäure Rp	HWZ 28h
Carbaglu *Tbl. 200mg*	**Hypermammonämie bei N-Acetylglutamat-synthasemangel:** ini 100-250mg/kg in 2-4 ED p.o., Erh.Dos. 10-100mg/kg; **DANI, DALI** keine Daten
Cholsäure Rp	
Orphacol *Kps. 50, 250mg*	**Angeb. Störung d. primären Gallensäure-synthese:** Erw., **Ki. ab 1M:** 5-15mg/kg p.o., Mindestdosis 50mg, Erw. max. 500mg, Dosiseinst. n. Gallensäurespiegel in Blut/Urin; **DANI** keine Daten, **DALI** vorsichtige Anw.
Eliglustat Rp	HWZ 4-9h PPB 76-83%
Cerdelga *Kps. 84mg*	**M. Gaucher Typ 1:** 2 x 84mg p.o. (intermed. und schnelle CYP2D6-Metabolisierer); 1 x 84mg (langsame CYP2D6-Metabolisierer); **DANI, DALI** keine Daten

Elosulfase alfa Rp	HWZ 7-36min, PRC B, Lact ?
Vimizim *Inf.Lsg. 5mg/5ml*	**Mucopolysaccharidose Typ IVa:** 1 x 2mg/kg KG/W über 4h i.v.; **DANI, DALI** keine Daten
Galsulfase Rp	PRC B, Lact ?
Naglazyme *Inj.Lsg. 5mg/5ml*	**Mukopolysacch. VI:** 1 x/W 1mg/kg über 4h i.v.
Hemin Rp	HWZ 11h
Normosang *Amp. 250mg/10ml*	**Akute Schübe d. akuten intermitt. Porphyrie, Porphyria variegata, hered. Koproporphyrie:** 1 x 3mg/kg i.v. für 4-7d; **DANI, DALI** KI
Idursulfase Rp	HWZ 45min
Elaprase *Inj.Lsg. 6mg/3ml*	**Hunter-Syndrom (Mukopolysacch. II):** 1 x/W 0.5mg/kg über 3h i.v.; **DANI, DALI** keine Daten
Imiglucerase Rp	
Cerezyme *Inf.Lsg. 400U*	**M. Gaucher Typ I/III:** alle 2W 60U/kg über 3h i.v.; **DANI** nicht erforderlich
Ivacaftor Rp	HWZ 12h, PPB 99%, PRC B, Lact ?
Kalydeco *Tbl. 150mg*	**Mukoviszidose mit G551D-Mutation:** 2 x 150mg/d p.o.; **DANI** CrCl > 30: 100%, < 30: vors. Anw.; **DALI** Child-Pugh A: 100%; B: 1 x 150mg/d; C: keine Dat., ini 1 x 150mg alle 24h
Ivacaftor + Lumacaftor Rp	
Orkambi *Tbl. 125 + 200mg*	**Mukoviszidose mit homozyg. F508del-Mutation:** Erw., **Ki. ab 12J:** 2 x 250+400mg p.o.; **DANI** CrCl > 30: 100%, < 30: vors. Anw.; **DALI** Child-Pugh A: 100%; B: 375+600mg/d; C: keine Daten, 250+400mg/d
Laronidase Rp	HWZ 1.5-3.6h PRC B, Lact ?
Aldurazyme *Inf.Lsg. 500U/5ml*	**Mukopolysaccharidose I:** 1 x/W 100U/kg i.v.
Migalastat Rp	HWZ 3-5h, keine PPB
Galafold *Kps. 123mg*	**M. Fabry:** Erw., **Ki. ab 16J:** 1 x 123mg alle 2d p.o.; **DANI** CrCl < 30: Anw. nicht empf.; **DALI** nicht erf.
Miglustat Rp	HWZ 6-7h, keine PPB
Zavesca *Kps. 100mg*	**M. Gaucher Typ I:** 3 x 100mg p.o.; **DANI** CrCl 50-70: 2 x 100mg; 30-50: 1 x 100mg; < 30: KI; **DALI** keine Daten

Natriumphenylbutyrat Rp	HWZ 1.3-2.4h
Pheburane *Granulat 483mg/g* **Ammonaps** *Granulat 940mg/g;Tbl. 500mg*	**Zusatztherapie bei Stoffwechselstörungen des Harnstoffzyklus:** < 20kg: 450-600mg/kg/d p.o. in mehreren ED zu den Mahlzeiten; > 20kg: 9.9-13 g/m2/d, max. 20g/d; **DANI, DALI** vorsichtige Anwendung
Nitisinon Rp	
Orfadin *Kps. 2, 5, 10mg*	**Tyrosinämie Typ I:** ini 1mg/kg/d p.o. in 2 ED, ggf. 1.5-2mg/kg/d
Sapropterin Rp	
Kuvan *Tbl. 100mg*	**Hyperphenylalaninämie bei Phenylketonurie:** ini 1 x 10mg/kg/d p.o. morgens, ggf. 5-20mg/kg/d; **bei Tetrahydrobiopterin-Mangel:** ini 1 x 2-5mg/kg/d p.o., ggf. bis 20mg/kg/d steigern, evtl. in 2-3 ED; **DANI, DALI** keine Daten
Sebelipase alfa Rp	HWZ 0.1h
Kanuma *Inf.Lsg 20mg/10ml*	**Lysosomale saure Lipase-Mangel: Ki. < 6M** ini 1 x/W 1mg/kg i.v., ggf. 1 x/W 3mg/kg; **Ki > 6M, Erw.** 1mg/kg alle 2W i.v.; **DANI, DALI** nicht erforderlich
Tafamidis Rp	HWZ 59h, PPB 99,9%
Vyndaqel *Kps. 20mg*	**Transthyretin-Amyloidose mit symptomatischer PNP (Stadium I):** 1 x 20mg/d p.o.; **DANI** nicht erf.; **DALI** schwere LI: vors. Anw.
Velaglucerase alfa Rp	PRC B, Lact ?
Vpriv *Inf.Lsg. 400IE (100IE/1ml)*	**M. Gaucher Typ I:** 60 IE/kg i.v. alle 2 W.; **DANI, DALI** nicht erforderlich

6.9 Steroidgenesehemmer

Wm/Wi (Ketoconazol): Hemmung der 17-alpha-Hydroxylase und der 11-Hydroxylierung ⇒ Hemmung der Cortison- u. Aldosteronsynthese, Hemmung kortikotroper Tumorzellen bei Cushing-Syndrom; **UW** (Ketoconazol): Nebennierenrindeninsuffizienz, Übelkeit, Erbrechen, Bauchschmerzen, Diarrhoe, erhöhte Leberenzyme, Pruritus, Exanthem;
KI (Ketoconazol): bek. Überempf. gegen K. bzw. Imidazol enthaltende Antimykotika; Grav./Lakt., akute oder chron. Lebererkr. und/oder Leberenzymerhöhung (> 2 x ULN), gleichzeitige Anw. Simvastatin, Atorvastatin, Lovastatin, Eplerenon, Methadon, Disopyramid, Chinidin, Dronedaron, Pimozid, Sertindol, Saquinavir, Saquinavir/Ritonavir, Ranolazin, Mizolastin, Halofantrin, Dabigatran, Triazolam, orales Midazolam und Alprazolam, Ergotalkaloide, Lurasidon, Quetiapin, Felodipin, Nisoldipin, Colchicin, Irinotecan, Everolimus, Sirolimus, Vardenafil bei Männern über 75J; bei Patienten mit eingeschränkter Nierenfunktion: Telithromycin, Clarithromycin, Fesoterodin, Solifenacin

Ketoconazol Rp	HWZ 2h, PPB 99%
Ketoconazole HRA *Tbl. 200mg*	**Endogenes Cushing-Syndrom:** Erw., **Ki ab12J:** ini 400-600mg/d in 2-3ED, rasche Steigerung auf 800-1200mg/d mögl.; Dosisanpassung an Plasmacortisolspiegel; Erh. Dos. 400-1200mg/d; s. FachInfo; **DANI:** nicht erforderlich; **DALI:** KI

6.10 Hypothalamushormone

6.10.1 Somatostatin-Analagon

Wm/Wi (Pasireotid): Bindung an Somatostatin-Rezeptoren (Subtypen hsst 1-5) mit starker Affinität zu hsst5 der kortikotropen Zellen von ACTH-produzierenden Adenomen ⇒ Hemmung der ACTH-Sekretion; **UW** (Pasireotid): Anämie, Nebenniereninsuffizienz, Hyperglykämie, Diabetes mellitus, Appetit ↓, Kopfschmerzen, Sinusbradykardie, QT-Verlängerung, Hypotonie, Durchfall, Bauchschmerzen, Übelkeit, Erbrechen, Cholelithiasis, Haarausfall, Pruritus, Myalgie, Arthralgie, Reaktion an Injektionsstelle, Erschöpfung, glykosyliertes Hb/γGT/ALAT/BZ/Lipase/Amylase, Prothrombinzeit ↑;
KI (Pasireotid): Überempfindlichkeit gegen Wirkstoff oder Bestandteile, Child-Pugh C

Pasireotid Rp	HWZ 12h , PPB 88% PRC C , Lact -
Signifor *Inj.Lsg. 0.3, 0.6, 0.9mg/ml; 20, 40, 60mg*	**M. Cushing:** 2 x 0.6mg/d s.c., ggf. steigern auf 2 x 0.9mg/d s.c.; **DANI** nicht erf.; **DALI** Child-Pugh A: 100%; B: 2 x 0.3mg/d, max. 2 x 0.6mg/d; C: KI **Akromegalie:** 40mg i.v. alle 4W; ggf. nach 3M steigern auf max. 60mg; ggf. Dosisred. um 20mg bei UW bzw. Überreaktion; **DANI** nicht erf.; **DALI** Child-Pugh A: 100%; B: ini 20mg alle 4W, max. 40mg alle 4W; C: KI

6.11 Hypophysenhinterlappenhormone

6.11.1 Agonisten

Wm/Wi (Argipressin): = Vasopressin, renale H_2O-Rückresorption ↑; vasokonstriktiv;
Wm/Wi (Desmopressin): renale H_2O-Rückresorption ↑; vasokonstriktiv;
Wm/Wi (Oxytocin): Kontraktion der Uterusmuskulatur, Förderung der Milchejektion durch Kontraktion der glatten Muskulatur der Milchdrüse;
Wm/Wi (Terlipressin): Durchblutung im Portalgefäßgebiet ↓ + Kontraktion der glatten Ösophagusmuskulatur ⇒ Kontraktion der Ösophagusvarizen ⇒ portale Hypertension ↓;
UW (Argipressin): ohne Häufigkeitsangabe: Herzstillstand, Anaphylaxie, Bronchokonstriktion, Hautnekrose, digitale Ischämie, Arrhythmien, Myokardinfarkt, Übelkeit, Erbrechen, intestinale Ischämie; **UW** (Terlipressin): Bronchospasmus, RR-Schwankungen, Kopfschmerzen, Diarrhoe;
KI (Argipressin): bek. Überempf.; **KI** (Terlipressin): schwere Hypertonie, Arteriosklerose, AP, Epilepsie, Grav.; Anw. Beschr. bei Asthma bronchiale, Herzinsuffizienz

Argipressin Rp	HWZ 10-20min
Empressin *Inj.Lsg. 40 IE/2ml*	**Katecholaminrefraktäre Hypotonie bei septischen Schockzuständen:** ini 0.01IE/min i.v., ggf. alle 15-20min steigern bis 0.03IE/min; Perfusor 40IE/50ml (0.8IE/ml) 0.75-2.25 ml/h; **DANI, DALI** keine Daten

Desmopressin Rp	HWZ 75min i.v./90-150min p.o., Q0 1.0, PRC B, Lact ?
Desmogalen *Spray (10μg/Hub)* **Desmopressin** Tbl. 0.1, 0.2mg **Desmotabs** *Tbl. 0.1, 0.2mg* **Minirin** *Schmelztbl. 60, 120, 240μg; Tbl. 0.1, 0.2mg; Spray (10μg/Hub); Rhinyle (0.1ml = 10μg); Amp. 4μg/1ml* **Nocturin** *Tbl. 0.1mg* **Nocutil** *Tbl. 0.1, 0.2mg; Spray (10μg/Hub)* **Octostim** *Spray (150μg/Hub)*	**Zentr. Diabetes insipidus:** 3 x 60-200μg p.o.; 1 x 10-20μg nasal; 1-2 x 0.5-2μg i.v./i.m./s.c.; **Ki.:** 2-3 x 10-40μg p.o.; 1 x 10μg nasal; 1-2 x 0.2-0.5μg i.v./i.m./s.c.; **diagnostisch:** 1 x 40μg nasal; 4μg i.m./s.c.; **Ki. < 1J:** 1 x 10μg nasal; 0.4μg i.m./s.c.; **> 1J:** 1 x 20μg nasal; 1-2μg i.m./s.c.; **Nykturie bei nächtl. Polyurie:** ini 60μg p.o. z.N., ggfs. steigern auf 120-240μg; **Enuresis noct. Ki. ab 5J:** ini 120-200μg p.o. z.N., evtl. 240-400μg; **Steigerung der F-VIII-Gerinnungsaktivität, Thrombozytendysfkt:** 0.3-0.4μg/kg über 30min i.v. präop.; 300μg nasal 1-2h präop.

Oxytocin → 32, → 439	HWZ 15min, PRC X, Lact -, Nasenspray +

Terlipressin Rp	HWZ 24min
Glycylpressin *Inj.Lsg. 0.1mg/ml* **Haemopressin** *Inj.Lsg. 1mg/5ml* **Variquel** *Inj.Lsg. 0.2mg/ml*	**Ösophagusvarizenblutung:** ini 1-2mg i.v., Erh.Dos. 1mg alle 4-6h für 2-3d; max. 6 x 20μg/kg/d

6.11.2 Vasopressinantagonisten

Wm/Wi: selektiver Vasopressin-V2-Rezeptorantagonist ⇒ Harnausscheidung ↑ ⇒ Aquaresis ↑, Osmolarität des Urins ↓, Serumnatriumkonzentration ↑;
UW: Polydipsie, Hyperkaliämie, Dehydration, Hyperglykämie, Appetit ↓, orthostatische Hypotonie, Obstipation, Mundtrockenheit, Ecchymosis, Pruritus, Polyurie, Pollakisurie, Durst, Asthenie, Pyrexie, Blukreatininwerte ↑; **KI:** bek Überempf., Anurie, Volumendepletion, hypovolämische Hyponatriämie, Hypernatriämie, Patient ohne Durstgefühl, Grav./Lakt.

Tolvaptan Rp	HWZ 12h, PPB 98%, Q0 1.0, PRC C, Lact ?
Jinarc *Tbl. 15, 30mg* **Samsca** *Tbl. 15, 30mg*	**Hyponatriämie bei SIADH:** ini 1 x 15mg/d p.o., max. 60mg/d; **Verlangsamung der Progression von Zystenentwicklung und NI bei autos.-domin. polyzystischer Nierenerkr.:** Jinarc: ini 60mg/d, nach 1W 90mg/d, n. 2W 120mg/d; **DANI** CrCl > 10: nicht erf.; < 10: keine Daten; Anurie: KI; **DALI** Ch. A-B: nicht erf.; C: vors. Anw.

6.12 Wachstumshormonrezeptorantagonisten

Wm/Wi: selektive Bindung an Wachstumshormonrezeptoren ⇒ Hemmung der Wachstumshormonwirkung ⇒ IGF-1 ↓, IGF-Bindungsproteine ↓; **UW:** Diarrhoe, Übelkeit, Erbrechen, grippeähnliche Symptome, Müdigkeit, Arthralgie, Myalgie, Kopfschmerzen, Schwindel, Somnolenz, Tremor, Schwitzen, Pruritus, Exanthem; **KI:** bekannte Überempfindlichkeit

Pegvisomant Rp — 6d, PRC B, Lact ?

Somavert *Inj.Lsg. 10mg/1ml, 15mg/1ml, 20mg/1ml*	**Akromegalie:** ini 80mg s.c., dann 10-20mg/d s.c., Dosisanp. alle 4-6W in 5-mg-Schritten n. IGF-1-Serumsp., max.30mg/d; **DANI, DALI** keine Daten

6.13 Endokrinologische Diagnostik

Corticorelin (CRH) Rp

Cortirel *Inj.Lsg. 0.1mg/1ml* **CRH Ferring** *Inj.Lsg. 0.1mg/1ml*	**Test der kortikotropen Partialfunktion des HVL:** 0.1mg i.v., bei übergewichtigen Pat. 2μg/kg; ACTH- und Cortisolbestimmung zuvor und nach 15, 30, 60, 90min

Gonadorelin (LHRH) Rp — PPB < 15%

LhRh Ferring *Amp. 0.1mg/1ml* **Relefact LHRH** *Amp. 0.1mg/1ml*	**Diagnostik hypothalamischer, hypophys. u. gonadaler Funktionsstörung:** 0.1mg i.v.; **Ki.:** 60μg/m^2 KOF, mindestens 25μg i.v.; LH-/FSH-Bestimmung zuvor und nach 30min

Metyrapon Rp — HWZ 2h

Metopiron *Kps. 250mg*	**ACTH-Insuffizienz-Kurztest:** 30mg/kg, max. 3g um 0 Uhr p.o., nach 7.5-8h Bestimmung von 11-Desoxycortisol und/oder ACTH; **Mehrfachddosistest:** s. FachInfo; Ther. **Cushing-Syndrom:** ini 250-1000mg p.o., Erh.Dos. 500-6000mg/d in 3-4 ED

Protirelin (TRH) Rp

Antepan *Spray 1mg/Hub, Amp. 0.2mg/1ml* **TRH Ferring** *Amp. 0.2mg/1ml*	**Diagnostik v. Hypophysen- u. Schilddrüsenfunktionsstörung:** 2mg nasal; 0.2-0.4mg i.v.; **Ki.:** 1mg nasal; 1μg/kg oder 50-100μg i.v.; erneute Diagnostik nach 30-45min (Spray) bzw. nach 30min (Amp.)

Somatorelin (GHRH) Rp

GHRH Ferring *Inj.Lsg. 0.05mg/1ml*	**Test der somatotropen Partialfkt. des HVL:** 0.05mg i.v.; **Ki.:** 1μg/kg i.v.; Wachstumshormonbest. zuvor und nach 30, 60, 90, 120min

Tetracosactid (ACTH) Rp

Synacthen *Amp. 0.25mg/1ml (= 25IE)*	**Test d. Nebennierenrindenfkt:** 0.25mg i.v./i.m.; Cortisolbestimmung zuvor und nach 30min

7 Hämatologie, Onkologie

7.1 Antianämika

7.1.1 Eisen

UW (Eisen-II-Ion): Übelkeit, Erbrechen, Diarrhoe, Obstipation, epigastrische Beschwerden, Dunkelfärbung des Stuhls;
UW (Eisen-III-Ion): Geschmacksstörung;
UW (Eisen-III-Maltol): Bauchschmerzen, Flatulenz, Obstipation, Diarrhoe, Übelkeit, aufgetriebener Bauch;
KI (Eisen-II-Ion): bek. Überempf., Hämochromatose, chron. Hämolysen mit Zeichen der Eisenüberladung, Bleianämie, Thalassämie, sideroachrestische Anämie;
KI (Eisen-III-Ion): bek. Überempf.; Anämien, die nicht durch Eisenmangel verursacht sind; Hämochromatose, Hämosiderose, Thalassämie, sideroachrestische Anämie, gleichzeitige Anw. oraler Eisenpräparate;
KI (Eisen-III-Maltol): bek. Überempfindlichkeit, Hämochromatose und sonstige Eisenüberladungssyndrome; Pat., die wiederholt Bluttransfusionen erhalten

Eisen-II-Ion OTC	
Eisentabletten-ratioph. *Tbl. 50, 100mg* **Eryfer** *Kps. 100mg* **ferro sanol** *Tbl. 40mg; Gtt. (20Gtt. = 30mg)* **ferro sanol duodenal** *Kps. 50, 100mg* **Ferrum Hausmann** *Kps. (ret.) 100mg* **Lösferron** *Brausetbl. 80.5mg* **Tardyferon** *Tbl. (ret.) 80mg* **Vitaferro** *Brausetbl. 80.5mg*	**Eisenmangelanämie:** 1-2 x 50-100mg p.o. für mind. 8 W; nach Normalisierung des Hb-Werts Weiterbehandlung für 6-8W
Eisen-III-Ion Rp	
Ferrlecit *Amp. 40mg/3.2ml, 62.5mg/5ml* **Venofer** *Amp. 100mg/5ml*	**Ausgeprägte Eisenmangelzustände:** 1 x 40-62.5mg langsam i.v.; Venofer: 2-3x/W 100-200mg i.v.; **Ki.:** 2-3x/W 0.15ml/kg i.v.
Eisen-III-Hydroxid-Dextran-Komplex Rp	
CosmoFer *Amp. 625mg (= 100mg Fe^{3+})/2ml*	**Ausgeprägte Eisenmangelzustände:** 2-3x/W 100-200mg Fe^{3+} i.v., max. 20mg Fe^{3+}/kg/Infusion
Eisen-III-Hydroxid-Oxidcitrat-Isomaltooligosaccharidalkohol-Hydrat-Komplexe Rp	
MonoFer *Amp. 100mg Fe^{3+}/1ml, 500mg Fe^{3+}/5ml, 1000mg Fe^{3+}/10ml*	**Eisenmangelanämie:** bis 3x/W 100-200mg Fe^{3+} i.v.; Ges. Dosis max. 20mg Fe^{3+}/kg/Inf. in 500ml NaCl über 60min i.v.; s.a. FachInfo

Eisen-III-Hydroxid-Polymaltose-Komplex Rp	
Ferinject *Amp. 370mg (=100mg Fe^{3+})/2ml, 1850mg (= 500mg Fe^{3+})/10ml* **Ferrum Hausmann** *Gtt. 186mg (= 50mg Fe^{3+})/1ml; Saft 186mg (= 50mg Fe^{3+})/5ml*	**Ausgeprägte Eisenmangelzustände:** max. 2-3x/W 200mg Fe^{3+} i.v.-Inj. oder max. 15mg Fe^{3+}/kg bzw. max. 1x/W 1g Fe^{3+} als Inf.; Gesamtdosis indiv. berechnen, s. FI; **Erw.:** 1 x 100-200mg Fe^{3+}/d p.o.; **Ki.:** 1 x 50-100mg Fe^{3+}/d p.o.; **< 2J:** 1 x 25-50mg Fe^{3+}/d p.o.; **FG:** 2.5-5mg Fe^{3+}/kg/d p.o.; **DANI, DALI** KI b. schwerer NI, LI

Eisen-III-Maltol Rp	
Feraccru *Kps. 30mg*	**Eisenmangelanämie bei CED:** 2 x 30mg p.o.; **DANI, DALI** keine Daten

7.1.2 Erythropoetin

Wm/Wi (Erythropoetin): spez. Interaktion mit dem Erythropoetinrezeptor auf erythroiden Vorläuferzellen im Knochenmark ⇒ Erythropoese ↑;
Wm/Wi (Darbepoetin): s. Erythropoetin, längere HWZ durch veränderte Molekülstruktur;
UW (Darbepoetin): Kopfschmerz, Hypertonie, Shuntthrombose, Schmerz an der Einstichstelle;
UW (Erythropoetin): Hypertonie, Hautreaktion, Schwindel, Kopfschmerz, grippeähnliche Symptome, epileptische Anfälle;
UW (Epoetin theta): Kopfschmerzen, Hypertonie, hypertensive Krise, Hautreaktionen, Arthralgie, grippeähnliche Erkrankung, Shuntthrombose;
UW (Epoetin zeta): Kopfschmerzen, Benommenheit, Thrombosen, Lungenembolie, Exanthem, Gelenkschmerzen, Blutdruckanstieg, Schwächegefühl, grippeähnliche Symptome, Müdigkeit, Blutgerinnsel in künstlichen Nieren;
KI (alle): bek. Überempf. gegen Inhaltsstoffe;
KI (Darbepoetin): schwer kontrollierbare Hypertonie, Lakt., keine Daten bezüglich Grav.;
KI (Erythropoetin): schwer kontrollierbare Hypertonie, Ki. < 2J;
KI (Epoetin theta): bek. Überempf., unkontrollierte Hypertonie;
KI (Epoetin zeta): bek. Überempf., unkontrollierte Hypertonie, bek. Erythroblastopenie nach Epoetin-Therapie, Pat. ohne adäquat durchführbare Thromboseprophylaxe; bei Ind. autologe Blutspende: MI, Schlaganfall innerhalb 1M vor Ther., instabile AP, Risiko für Thromboembolien ↑; bei Ind. vor großen orthopädischen OPs: schwere Koronar-, periphere Gefäß-, Karotiden- oder Hirngefäßkrankheit, inkl. Pat. mit kürzlichem MI oder zerebrovaskulärem Ereignis

Darbepoetin alfa Rp	HWZ 49h (s.c.); 21h (i.v.), Q_0 > 0.7
Aranesp *Fertigspr. 10, 15, 20, 30, 40, 50, 60, 80, 100, 130, 150, 300, 500µg*	**Anämie bei chron. Niereninsuff., Anämie nach Chemotherapie:** ini 0.45µg/kg 1x/W i.v./s.c.; Dosisanpassung nach Hb (s. Packungsbeilage)

Epoetin alfa Rp	HWZ 16h
Abseamed/Binocrit/Epoetin Alfa HEXAL *Fertigspr. 1000IE/0.5ml, 2000IE/1ml, 3000IE/0.3ml, 4000IE/0.4ml, 5000IE/0.5ml, 6000IE/0.6ml, 8000IE/0.8ml, 10000IE/1ml* **Erypo** *Fertigspr. 1000IE/0.5ml, 2000IE/0.5ml, 3000IE/0.3ml, 4000IE/0.4ml, 5000IE/0.5ml, 6000IE/0.6ml, 8000IE/0.8ml, 10000IE/1ml, 20000IE/0.5ml, 30000IE/0.75ml, 40000 IE/1ml*	**Anämie bei chron. Niereninsuff.:** ini 50IE/kg 3x/W s.c./i.v., Dosisanpassung +/- 25IE/kg je nach Hb (Ziel: 10-12g/dl); **Tumoranämie bei Chemotherapie:** 150IE/kg 3x/W s.c., alternativ: 450IE/kg 1x/W s.c., bei Hb↑< 1g/dl: 300IE/kg; **autologe Blutspende:** 600IE/kg 2x/W s.c. für 3W prä-OP
Epoetin beta Rp	HWZ 4-12h, Q0 0.9
NeoRecormon *Inj.Lsg. 10000IE/1ml, 20000IE/1ml, 50000IE/10ml, 100000IE/5ml; Fertigspr. 500IE/0.3ml, 1000IE/0.3ml, 2000IE/0.3ml, 3000IE/0.3ml, 4000IE/0.3ml, 5000IE/0.3ml, 6000IE/0.3ml, 10000IE/0.6ml, 20000IE/0.6ml, 30000IE/0.6ml*	**Anämie bei chron. Niereninsuff.:** ini 20IE/kg 3x/W s.c., evtl. Dosis ↑ um 20IE/kg; Erh.Dos. 50% der Initialdosis; **Anämie bei Chemotherapie:** 150IE/kg 3x/W s.c., max. 900IE/kg/W; **Pro. der Frühgeborenenanämie:** 250IE/kg 3x/W s.c. für 6W
Epoetin theta Rp	HWZ 22-41h, Q0 0.9
Biopoin *Fertigspr. 1000IE/0,5ml, 2000IE/0,5ml, 3000IE/0,5ml, 4000IE/0,5ml, 5000IE/0,5ml, 10.000IE/1ml* **Eporatio** *Fertigspr. 1000IE/0,5ml, 2000IE/0,5ml, 3000IE/0,5ml, 4000IE/0,5ml, 5000IE/0,5ml, 10.000IE/1ml, 20.000IE/1ml, 30.000IE/1ml*	**Anämie bei chron. Niereninsuff.:** ini 20IE/kg 3x/W s.c., evtl. nach 4W 40IE/kg falls Hb-Anstieg < 1g/dl; ini 40IE/kg 3x/W i.v., evtl. nach 4W 80IE/kg; max 700 IE/kg/W; Erh.Dos. je nach Hb; **Anämie bei Chemother.:** ini 20.000IE 1x/W s.c., evtl. nach 4W 40.000IE falls Hb-Anstieg < 1g/dl; Ther. bis 4W nach Chemotherapie; s.a. FachInfo
Epoetin zeta Rp	HWZ 4-12h, Q0 0.9
Retacrit *Fertigspr. 1000IE/0.3ml, 2000IE/0.6ml, 3000IE/0.9ml, 4000IE/0.4ml, 5000IE/0.5ml, 6000IE/0.6ml, 8000IE/0.8ml, 10.000IE/1.0ml, 20.000IE/0.5ml, 30.000IE/0.75ml, 40.000IE/1.0ml* **Silapo.** *Fertigspr. 1000IE/0.3ml, 2000IE/0.6ml, 3000IE/0.9ml, 4000IE/0.4ml, 5000IE/0.5ml, 6000IE/0.6ml, 8000IE/0.8ml, 10.000IE/1.0ml, 20.000IE/0.5ml, 30.000IE/0.75ml, 40.000IE/1.0ml*	**Anämie bei chron. Niereninsuff.:** ini 50IE/kg 2-3 x/W s.c./i.v., evtl. nach 4W steigern um 25IE/kg je nach Hb-Verlauf; Erh. Dos. 17-300IE/kg/W; **Ki. + HD:** ini 3 x 50 IE/kg i.v., evtl. nach 4W steigern um 25IE/kg je nach Hb-Verlauf, Erh.Dos. 30-150IE/kg; **Anämie bei Chemother.:** ini 150IE/kg 3 x/W oder 450IE 1 x/W s.c., ggf. nach 4W 300IE/g 3x/W. falls Hb-Anstieg < 1g/dl; **autologe Blutspende:** 600IE/kg 2 x/W s.c. für 3W; **vor großem orthopädischem Eingriff:** 600IE/kg 1x/W s.c. 3W vor OP und am OP-Tag; s.a. FachInfo
PEG-Epoetin beta Rp	HWZ 140h
Mircera *Fertigspr. 30, 50, 75, 100, 120, 150, 200, 250, 360µg*	**Anämie bei chron. Niereninsuff.:** ini 0.6µg/kg alle 2W s.c./i.v.; Dosisanp. nach Hb, z.B. 25% steigern, wenn Hb < 1g/dl in 1M ansteigt; bei EPO-Vorbehandlung: s. FachInfo

7.2 Eisenchelatbildner

Wm/Wi (Deferasirox, Deferipron, Deferoxamin): Komplexbildung mit 3-wertigen Eisenionen und Aluminiumionen ⇒ Ausscheidung des chelatgebundenen Eisens über Urin bzw. Stuhl; **UW** (Deferasirox): Diarrhoe, Obstipation, Erbrechen, Übelkeit, Bauchschmerzen, Blähungen, Dyspepsie, Transaminasenerhöhung, Exanthem, Juckreiz, Kreatininerhöhung, Proteinurie; **UW** (Deferipron): Übelkeit, Erbrechen, Bauchschmerzen, Chromaturie, Neutropenie, Agranulozytose, Appetitzunahme, Kopfschmerz, Diarrhoe, Arthralgie, Mattigkeit, erhöhte Leberwerte; **UW** (Deferoxamin): Kopfschmerzen, Übelkeit, Urtikaria, Arthralgie, Myalgie, Fieber; Schmerzen, Rötung, Schwellung a.d. Inj.Stelle; **KI** (Deferasirox): bek. Überempf., Komb. mit anderen Eisenchelattherapien, CrCl < 60ml/min; **KI** (Deferipron): bek. Überempf., anamnest. belegte rezidivierende; Neutropenie-Schübe bzw. Agranulozytose, Grav./Lakt., gleichzeitige Anw. von Arzneimitteln, die zu Neutropenie oder Agranulozytose führen können; **KI** (Deferoxamin): bek. Überempfindlichkeit

Deferasirox Rp	HWZ 8-16h, PPB 90%, PRC C, Lact ?
Exjade *Tbl. 125, 250, 500mg*	**Eisenüberladung durch Transfusionen bei Thalassaemia, Eisenüberladung bei anderen Anämien:** Erw., **Ki. ab 2J:** ini 10-30mg/kg p.o., Dosisanpassung an Ferritinspiegel, max 40mg/d; s.a. FachInfo; **DANI** CrCl < 60: KI; **DALI** Child B: Dosisreduktion; C: Anw. nicht empfohlen

Deferipron Rp	HWZ 2-3h, PRC D, Lact ?
Ferriprox *Tbl. 500, 1000mg; Lsg. (1ml enth. 100mg)*	**Eisenüberladung bei Thalassaemia major:** Erw., **Ki. ab 10J:** 3 x 25mg/kg p.o.; **DANI, DALI** vorsichtige Anw.

Deferoxamin Rp	HWZ 3-6h, PRC C, Lact ?
Desferal *Inj.Lsg. 0.5, 2g*	**Chron. Eisenüberladung:** 20-60mg/kg/d als s.c.-Infusion über 8-12h, 5-7 x/W; **DANI** vorsichtige Anw.; **DALI** keine Daten

7.3 Vitamine

7.3.1 Vitamin B

B_1 (Thiamin) OTC	PRC A, Lact +
B1 Asmedic *Tbl. 100mg* **Novirell B_1** *Amp. 50mg/1ml* **Vitamin B1 Hevert** *Amp. 200mg/2ml* **Vitamin-B_1-ratioph.** *Tbl. 200; Amp.100mg/2ml*	**Thiaminmangelzustände:** 1-3 x 100mg p.o.; 1 x 100mg i.v.; i.m.

B_2 (Riboflavin) OTC	PRC A, Lact +
B_2-Asmedic *Tbl. 10mg* **Vitamin B_2 Jenapharm** *Tbl. 10mg*	**Riboflavinmangelzustände:** 1-2 x 100mg p.o.; **Ki.:** 1-2 x 5mg p.o.

B_6 (Pyridoxin) OTC	HWZ 15-20d, PRC A, Lact +
B6 Asmedic *Tbl. 40mg* **B_6-Vicotrat** *Tbl. 300mg* **Vitamin B6 Hevert** *Tbl. 100mg; Amp. 25mg/2ml* **Vitamin B_6-ratioph.** *Tbl. 40mg*	**Pro. Vit.-B_6-Mangel-Neuropathie:** 1 x 25-50mg p.o.; **Therapie von Vit.-B_6-Mangelzuständen:** 50-300mg/d p.o.; ini 100-250mg/d i.v./i.m.
B_{12} (Cyanocobalamin) OTC	HWZ 6d PRC A, Lact +
B_{12}-Ankermann *Tbl. 1000µg; Gtt. (1ml = 50µg); Amp. 100µg/1ml, 1000µg/1ml* **Lophakomp B_{12}** *Amp. 3mg/2ml* **Novirell B_{12}** *Amp. 1mg/1ml* **Vitamin B_{12}-ratioph.** *Tbl. 10µg; Amp. 100µg/1ml*	**Perniziöse Anämie, funikuläre Myelose:** ini 100µg tgl. oder 1000-2000µg/W i.m. für 14d, dann 1 x 100µg/M. i.m.; 1 x 300-1000µg p.o.
B_1 + B_6 OTC	
Medivitan N Neuro *Tbl. 100+100mg* **Neuro-ratioph. 100/100 N** *Tbl. 100+100mg* **Neurotrat S forte** *Tbl. 100+100mg*	**Neurol. Systemerkrankung durch B1- und B6-Mangel:** 1 x 1Tbl. p.o., bei manifestem nachgewiesenem Mangel max. 3 x 1 Tbl. p.o.
B_6 + B_{12} + Folsäure (+ Lidocain) OTC	
Medivitan IM mit Lidocain *Amp. 5+1+1.1mg*	**B_6-, B_{12}-, Folsäure-Mangelzustände:** 2 x 1 Amp./W i.m. über 4 W

7.3.2 Vitamin C

UW: z.T. osmotische Diarrhoe;
KI: Anw. Beschr. bei Oxalaturolithiasis, Thalassämie, Hämochromatose

Ascorbinsäure OTC	HWZ 3h, Q0 0.3, PRC C, Lact ?
Ascorvit *Tbl. 200, 500mg* **Cetebe** *Kps. 500(ret.)mg* **Pascorbin** *Inj.Lsg. 7.5g/50ml; Amp. 750mg/5ml* **Vitamin C Loges** *Amp. 500mg/5ml*	**Vitamin-C-Mangel:** 200-1000mg/d p.o.; 100-500mg i.v.; **Ki.:** 5-7mg/kg/d i.v.; **Methämoglobinämie:** 500-1000mg i.v.

7.3.3 Vitamin D

UW: Hyperkalzämie, Nausea, Erbrechen, Kalzifizierung verschiedener Organe, Nierensteine;
KI: Hyperkalzämie, Cave in Grav./Lakt.

Alfacalcidol Rp	HWZ (35)h
Alfacalcidol HEXAL *Kps. 0.25, 0.5, 1µg* **Bondiol** *Kps. 0.25, 0.5, 1µg* **Doss** *Kps. 0.25, 0.5, 1µg* **EinsAlpha** *Kps. 0.25, 0.5, 1µg; Gtt. (20Gtt. = 2µg); Amp. 1µg/0.5ml, 2µg/1ml* **One-Alpha** *Kps. 0.25, 0.5, 1µg; Gtt. (20Gtt. = 2µg); Amp. 1µg/0.5ml, 2µg/1ml*	**Renale Osteodystrophie, postmenopausale Osteoporose, Osteomalazie:** 1 x 1µg p.o.; **Ki. < 20kg:** 0.05µg/kg/d; 1µg/Dialyse i.v., max. 12µg/W i.v.; Doss: **zur Sturzprophylaxe bei Älteren:** 1 x 1µg p.o.

Calcitriol Rp	HWZ 5-8h, PRC C, Lact ?
Calcitriol Kyramed *Tbl. 0.25, 0.5µg* **Decostriol** *Tbl. 0.25, 0.5µg; Amp. 1µg/1ml, 2µg/1ml* **Osteotriol** *Kps. 0.25, 0.5µg* **Renatriol** *Tbl. 0.25, 0.5µg* **Rocaltrol** *Tbl. 0.25, 0.5µg*	**Renale Osteodystrophie:** 0.25µg alle 2d p.o.; ini 0.5µg i.v. 3 x/W nach Dialyse, Erh.Dos. 0.5-3µg 3 x/W nach Dialyse; **Hypoparathyreoidismus, hypophosphatämische Rachitis:** 0.25µg/d; Dosissteigerung nach Serum-Ca

Colecalciferol OTC/Rp	HWZ 12 h
D 3 Vicotrat *Amp. 100.000IE/1ml* **Dekristol** *Tbl. 400, 500, 1000IE; Kps. 20000IE* **Heliodrei** *Lsg. 25.000,100.000/1ml* **Vigantol** *Gtt. (30Gtt. = 20000IE)* **Vigantoletten** *Tbl. 500, 1000IE* **Vitamin D_3-Hevert** *Tbl. 1000IE*	**Osteoporose:** 1000-3000IE/d p.o.; **Malabsorption:** 3000-5000IE/d p.o.; 50000-100000IE i.m. alle 3 M; **Vitamin-D-Mangelzustände:** ini 1x/W 100.000 IE p.o.; Erh.Dos. im Verlauf niedriger; **Rachitis, Osteomalazie:** 1000-5000IE/d für 1J; **Rachitis-Pro. Sgl.:** 500IE/d

Colecalciferol + Calciumcarbonat OTC	
Calci Aps D_3 *Brausetbl. 880IE+2.5g* **Calcicare D_3** *Kautbl. 400IE+1.5g; Brausetbl. 880IE+2.5g* **Calcimagon D_3** *Kautbl. 400IE+1.25g* **Calcivit D** *Kautbl. 400IE+1.5g; Brausetbl. 400IE+1.5g; 880IE+2.5g* **DEOS** *Kautbl. 400IE+1.25g* **Ossofortin D** *Brausetbl. 800IE+3g* **Ossofortin forte** *Brausetbl. 400IE+1.5g; Kautbl. 400IE+1.5g* **Sandocal-D** *Gran. 440/880IE+1.25/2.5g*	**Osteoporose, Vitamin-D-, Kalziummangel bei älteren Patienten:** 800-880IE/d Colecalciferol p.o. in 1-2 ED; **DANI** KI bei schwerer NI; **DALI** nicht erforderlich

Colecalciferol + Fluorid OTC	
D-Fluoretten *Tbl. 500IE+0.25mg* **Fluor-Vigantoletten** *Tbl. 500IE+0.25mg, 1000IE+0.25mg* **Zymafluor D** *Tbl. 500IE+0.25mg, 1000IE+0.25mg*	**Rachitis- und Karies-Pro.:** **FG:** 1 x 1000IE p.o.; **Sgl., Ki. bis 2J:** 1 x 500IE p.o.

Dihydrotachysterol Rp	HWZ 16-18h PRC C, Lact ?
A.T. 10 *Kps. 0.5mg; Gtt. (26Gtt. = 1mg)* **Atiten** *Gtt. (26Gtt. = 1mg)*	**Hypoparathyreoidismus:** 0.5-1.5mg/d p.o., je nach Serum-Ca-Spiegel

Paricalcitol Rp	HWZ 15h PPB 99%
Paricalcitol HEXAL *Amp. 4µg/2ml, 5µg/1ml, 10µg/2ml* **Pasonican** *Kps. 1, 2µg* **Zemplar** *Kps. 1, 2µg; Amp. 5µg/1ml, 10µg/2ml*	**Pro. Hyperparathyreoidismus bei chron. Niereninsuff.:** nach PTH-Serumspiegel [pg/ml]: Dosis in µg = PTH/80, alle 2d i.v. während Dialyse; Dosisanpassung nach PTH s. FachInfo; **DALI** nicht erforderlich

7.3.4 Vitamin K

UW: bei i.v.-Anwendung anaphylaktische Reaktionen mit Atemstillstand

K1 (Phytomenadion) OTC — HWZ 1.5-3h, Qo 0.95

Ka Vit *Gtt. (20Gtt. = 20mg)* **Konakion** *Amp. 2mg/0.2ml, 10mg/1ml*	**Blutung bei Cumarinüberdosierung:** 5-10mg p.o.; 1-10mg langsam i.v.; **Pro. M. haemorrhagicus: NG:** 2mg p.o. oder 2mg i.m./s.c. bei U1, U2, U3

7.3.5 Carotinoide

Wm/Wi (Betacaroten): Antioxidans, Fänger von Singulett-Sauerstoff und freien Radikalen; protektive Wi bei phototoxischen Prozessen;
UW (Betacaroten): keine häufigen oder sehr häufigen UW;
KI (Betacaroten): bek. Überempfindlichkeit, Leberschäden, starke Raucher (≥ 20 Zigaretten)

Betacaroten OTC

Carotaben *Kps. 25mg*	**Erythropoetische Protoporphyrie, polymorphe Lichtdermatosen:** ini 150-200mg p.o.; Dosisanp. nach Schweregrad bzw. Stärke der Sonneneinstrahlung; **Ki., Vorschulki.:** 50-75mg; **Schulki.:** 50-125mg; **Pigmentstörungen:** ini 75-125mg, nach 3-5W 25-50mg; **DANI** vorsichtige Anwendung

7.3.6 Folsäure

UW (Folsäure): selten ZNS-Strg., GI-Strg.;
KI (Folsäure): megaloblastäre Anämie infolge Vitamin-B_{12}-Mangels

Folsäure OTC — HWZ 1.5-2h PRC A, Lact +

Folarell *Tbl. 5mg; Amp. 5mg/1ml* **Folsan** *Tbl. 0.4, 5mg* **Folsäure Hevert** *Tbl. 5mg; Amp. 5mg/2ml, 20mg/2ml* **Rubiefol** *Tbl. 5mg*	**Folsäuremangel: Pro.:** 0.4-0.8mg/d; 1-5mg i.v./i.m.; **Therapie:** ini 1-20mg i.v./i.m., dann 5-20mg 1-3x/W i.v./i.m.; ini 5-15mg/d p.o., dann 1-3x/W; **Ki.:** 2.5-7.5mg p.o.

Folsäure + Fe^{2+} OTC

Plastulen Duo *Kps. 0.5+102mg* **Tardyferon-FOL** *Tbl. 0.35+80mg*	**Eisen- und Folsäuremangelzustände:** 1-3 x 1Tbl. p.o.

7.4 Wachstumsfaktoren

Wm/Wi (Filgrastim, Lenograstim): humaner Granulozytenkolonie-stimul. Faktor (G-CSF) reguliert Entstehung und Freisetzung funktionsfähiger neutrophiler Granulozyten aus dem Knochenmark; **Wm/Wi** (Lipegfilgrastim): kovalentes Konjugat von Filgrastim mit verlängerter Verweildauer; **Wm/Wi** (Plerixafor): selektiver, reaktiver Antagonist des CXCR4-Chemokin-Rezeptors ⇒ Leukozytose u. Spiegel zirkulierender, hämatopoetischer Progenitorzellen ↑; Mobilisierung von $CD34^{+}$-Zellen (funktional und transplantionsfähig);

UW (Filgrastim): Knochenschmerzen, Miktionsbeschwerden, LDH/aP/gGT/Harnsäure ↑, Übelkeit, Erbrechen, Kopfschmerzen;
UW (Lipefilgrastim): Thrombozytopenie, Hypokaliämie, Kopfschmerzen, Hautreaktionen, Schmerzen des Muskel- und Skelettsystems/ im Brustraum;
UW (Plerixafor): Schlaflosigkeit, Benommenheit, Kopfschmerzen, Durchfall, Übelkeit, Erbrechen, Bauchschmerzen, Obstipation, Flatulenz, Mundtrockenheit, orale Hypästhesie, Hyperhidrose, Erytheme, Arthralgie, Reaktion am Injektionsort, Müdigkeit, Unwohlsein;
KI (Filgrastim): Überempf. gegen Filgrastim, Kostmann-Syndrom (kongenitale Neutropenie);
KI (Lipegfilgrastim): bekannte Überempfindlichkeit;
KI (Plerixafor): bekannte Überempfindlichkeit

Filgrastim (G-CSF) Rp	HWZ 2-7 h, PRC C, Lact ?
Accofil *Fertigspr. 300, 480µg* **Filgrastim HEXAL** *Fertigspr. 300, 480µg* **Grastofil** *Fertigspr. 300, 480µg* **Neupogen 30, 48** *Inj.Lsg. 300, 480µg; Fertigspr. 300, 480µg* **Nivestim** *Inj.Lsg. 120, 300, 480µg* **Ratiograstim** *Fertigspr. 300, 480µg* **Zarzio** *Fertigspr. 300, 480µg*	**Neutropenie nach Chemotherapie:** 5µg/kg/d s.c.; **Mobilisierung peripherer Blutstammzellen:** 10µg/kg/d als s.c.-Dauerinfusion über 24h für 5-7d; **schwere kongenitale Neutropenie:** 12µg/kg/d, max. 24µ/kg/d; **Neutropenie bei HIV:** 1µg/kg/d, max. 4µg/kg/d; **Spender von allogener Stammzellspende:** 10µg/kg/d für 4-5d
Lenograstim (G-CSF) Rp	HWZ 3-4h
Granocyte 13 *Inj.Lsg. 105µg (13.4 Mio IE)* **Granocyte 34** *Inj.Lsg. 263µg (33.6 Mio IE)*	**Neutropenie nach Chemotherapie, Mobilisierung peripherer Blutstammzellen:** 150µg/m² KOF/d s.c.
Lipegfilgrastim (G-CSF) Rp	HWZ 32-62h, PRC C, Lact -
Lonquex *Fertigspr. 6mg/0.6ml (13.4 Mio IE)*	**Neutropenie nach Chemotherapie:** 1 x 6mg s.c. je Zyklus, 24h nach CTX
Pegfilgrastim (G-CSF) Rp	
Neulasta *Fertigspr. 6mg/0.6ml*	**Neutropenie nach Chemotherapie:** 6mg s.c. einmalig pro Chemo-Zyklus
Plerixafor Rp	HWZ 3-5h, PPB 58%, PRC D, Lact ?
Mozobil *Inj.Lsg 24mg/1.2ml*	**Mobilisierung peripherer Blutstammzellen zur autologen Tx bei Lymphom/Multiplem Myelom:** 0.24mg/kg/d s.c. 6-11h vor Apherese nach 4-tägiger G-CSF-Vorbehandl., Anw. für 2-7d; **DANI** CrCl > 50: 100%, 20-50: 0.16mg/kg/d, < 20: keine Daten

7.5 Wichtiger Benutzerhinweis für Chemotherapeutika

Die Angaben zu Indikation und Dosierung sind den aktuellen Fachinformationen der entsprechenden Handelspräparate entnommen. Hierbei ist zu beachten, dass Chemotherapeutika bei einigen angegebenen Indikationen heute kaum mehr eingesetzt werden. Andererseits erfolgt der Einsatz zahlreicher Substanzen bei hier nicht aufgeführten Indikationen nach aktuellen Therapiestandards.
Bei den Dosierungsangaben unterscheiden sich die hier abgebildeten Angaben aus den FachInfos teils erheblich von der in Klinik und Praxis etablierten Vorgehensweise. Auch kann nicht immer auf die in der Onkologie häufig durchgeführten Kombinationstherapien mit mehreren Substanzen eingegangen werden. Hier sei auf aktuelle Therapieleitlinien von Fachgesellschaften und Tumorzentren verwiesen.
Am Anfang dieses Kapitels sind die unerwünschten Wirkungen (UW) angegeben, die bei nahezu allen Zytostatika auftreten können. Weitere substanzspezifische UW sind in den Tabellen der jeweiligen Wirkstoffgruppe aufgeführt.

7.6 Allgemeine unerwünschte Wirkungen von Zytostatika

Sofortreaktionen

Übelkeit, Erbrechen, Fieber, allergische Reaktionen, RR ↓, HRST, Venenentzündungen

Verzögert einsetzende, reversible Nebenwirkungen

Knochenmarkdepression (Leuko- und Thrombopenie, weniger häufig Anämie), Mukositis, Stomatitis, aregenerative Enteropathie mit Appetitlosigkeit und Diarrhoe, Haarausfall, Hautveränderungen (Pigmentierungen, Hyperkeratosen), Hautausschläge, Lungen-, Nieren-, Leberfunktionsstörung, Gerinnungsstörung, Amenorrhoe, Azoospermie, Wachstumshemmung bei Kindern

Bleibende chronische Toxizität

Kardiotoxizität, Nieren- und Leberschädigung, Neurotoxizität (Lähmungen, Sensibilitätsstrg., Polyneuropathie), Mutagenität, Teratogenität, Karzinogenität (Zweittumor)

Indirekte Wirkungen, Paravasat

Immunsuppressive Wirkung als Folge der Leukopenie, Infektanfälligkeit, Hyperurikämie, akute Nephropathie und akutes Nierenversagen;
Zytostatika-Paravasat: initial Ödem, Rötung, Schmerzen, Überwärmung, im weiteren Verlauf Gewebsnekrose, Superinfektion möglich

7.7 Alkylierende Mittel

7.7.1 Stickstofflost-Analoga

Wm/Wi (alkylierende Mittel): Quervernetzung von DNA-Einzel und -Doppelsträngen durch Alkylierung, Strg. von Matrixfunktion und Synthese der DNA;
UW (alle) s. allgemeine UW von Zytostatika → 167;
UW (Bendamustin): Infektion, Leukopenie, Thrombopenie, Übelkeit, Erbrechen, Mukositis, Erschöpfung, Fieber, Hb-Abfall, Krea/Harnstoff-Anstieg, Tumorlysesyndrom, Schlaflosigkeit, Palpitationen, Angina pectoris, Arrhythmie, Hypotonie, Hypertonie, Lungenfunktionsstörung, Diarrhoe, Obstipation, Stomatitis, Hautveränderungen, Alopezie, Schmerzen, Schüttelfrost, Dehydrierung, Appetitlosigkeit, Transaminasen/aP/Bili-Anstieg, Hypokaliämie;
UW (Cyclophosphamid): transiente Transaminasen ↑, Cholestase, hämorrhagische Zystitis, Blasenfibrose, bei Hochdosistherapie akute Myo-/Perikarditis, Herzinsuffizienz, hämorrhagische Myokardnekrosen, akute Enzephalopathie, Lungenfibrose, Pneumonitis;
UW (Chloroambucil): Lungenfibrose v.a. bei kumulativer Dosis > 2000mg, transiente Transaminasen ↑, Lebertoxizität, periphere/zentrale Neurotoxizität, Zystitis;
UW (Melphalan): pulmonale Fibrose;
UW (Ifosfamid): transiente Transaminasen ↑, Cholestase, hämorrhagische Zystitis, akute Enzephalopathie und zerebelläre Neurotoxizität, Verwirrtheit, Psychose, Ataxie, Krampfanfälle, Somnolenz, Koma;
UW (Trofosfamid): transiente Transaminasen ↑, hämorrhagische Zystitis bei hochdosierter oder Langzeittherapie

Bendamustin Rp	HWZ 30min, PPB 95%
Bendamustin HEXAL *Inf.Lsg. 25, 100mg* **Bendamustin Ribosepharm** *Inf.Lsg. 25, 100mg* **Levact** *Inf.Lsg. 25, 100mg*	**Non-Hodgkin-Lymphome:** 120mg/m² d1-2, Wdh. d22; **Multiples Myelom:** 120-150mg/m² d1-2, Wdh. d29 + Prednison; **CLL:** 70-100mg/m² d1-2, Wdh. d29; **DANI** CrCl ≥ 10: 100%; **DALI** Serumbili 1.2-3mg/dl: 70%; > 3mg/dl: keine Daten; s.a. FachInfo

Cyclophosphamid Rp	HWZ (4-8h), Qo 0.5, PPB 15%
Cyclophosphamid Baxter *Inf. Lsg, 1000, 2000mg* **Endoxan** *Tbl. 50mg; Inf.Lsg. 200, 500, 1000mg*	**ALL, AML, maligne Lymphome, Hoden-, Mamma-, Ovarial-Ca, Ewing-Sarkom, Neuroblastom, kleinzell. Bronchial-Ca, Rhabdomyosarkom, Autoimmunerkrankung, immunsuppressive Therapie nach Organ-Tx:** Dauertherapie 120-240mg/m² i.v. tgl. oder 1 x 50-200mg p.o.; Intervalltherapie 400-600mg/m² i.v. in Abständen von 2-5d; 800-1600mg/m² i.v. alle 21-28d; **DANI** CrCl < 10: 50%; **DALI** Serumbili 3.1-5mg/dl: 75%

Chlorambucil Rp	HWZ 1-1.5(2.4)h, Q0 1.0, PPB 98%
Leukeran *Tbl. 2mg*	**CLL, niedrig maligne Non-Hodgkin-Lymphome:** 1 x 0.4mg/kg p.o. d1, Wdh. d15, ggf. um 0.1mg/Zyklus steigern; bei Komb. mit Prednison 5mg/m² d1-3, Wdh. d15, ggf. um 1.3mg/m² steigern; **M. Waldenström:** 0.1mg/kg tgl. oder 0.3mg/kg für 7d, Wdh. alle 6W; **DANI** nicht erforderlich; **DALI** Dosisreduktion empfohlen
Melphalan Rp	HWZ (1.5-2h), Q0 0.9, PPB 90%
Alkeran *Tbl. 2mg; Inf.Lsg. 50mg*	**Multiples Myelom:** 0.25mg/kg p.o. d1-4, Wdh. nach 4-6W, Kombination mit Prednison; 15mg/m² i.v. d1, Wdh. nach 4W; Hochdosistherapie: 100-200mg/m²; **fortgeschrittenes Ovarial-Ca:** 0.2mg/kg p.o. d1-5, Wdh. nach 4-8W; **DANI** CrCl 30-50: 50%
Ifosfamid Rp	HWZ 6-8(4-7)h, Q0 0.5, PPB gering
Holoxan *Inf.Lsg. 0.5, 1, 2, 3g* **IFO-cell** *Inf.Lsg. 1, 2, 5g*	**Hoden-, Zervix-, Mamma-, nichtkleinzelliges Bronchial-Ca, kleinzelliges Bronchial-Ca, Weichteil-, Ewing-Sarkome, Non-Hodgkin-Lymphome, M. Hodgkin:** 1200-2400mg/m² i.v. d1-5 oder 5-8g/m² über 24h d1; **DANI** KI bei schwerer Niereninsuffizienz
Trofosfamid Rp	HWZ 1-1.5(4-8)h
Ixoten *Tbl. 50mg*	**Non-Hodgkin-Lymphome:** 3 x 50mg p.o.; **DANI** k.A.

7.7.2 Alkylsulfonate

Wm/Wi (alkylierende Mittel): Quervernetzung von DNA-Einzel- und -Doppelsträngen durch Alkylierung, Strg. von Matrixfunktion und Synthese der DNA;
UW (alle): s. allgemeine UW von Zytostatika → 167;
UW (Busulfan): Lungenfibrose, insbesondere bei kumulativer Dosis > 300mg, bei Hochdosistherapie Lebervenenverschlusssyndrom, Katarakt, Gynäkomastie, retroperitoneale Fibrose, Endokardfibrose, hämorrhagische Zystitis;
UW (Treosulfan): Lungenfibrose, allergische Alveolitis, Pneumonie, Cholestase, Sklerodermie, Psoriasis, Parästhesien, hämorrhagische Zystitis

Busulfan Rp	HWZ 2.5h, Q0 1.0, PPB 32%
Busilvex *Inf.Lsg. 60mg/10ml* **Myleran** *Tbl. 2mg*	**Konditionierung vor konventioneller Stammzell-Tx:** 0.8mg/kg i.v. alle 6h über 4d; **CML:** Remissionseinleitung 0.06mg/kg p.o., Erhaltungstherapie 0.5-2mg/d; **Polycythaemia vera:** 4-6mg/d; **DANI** nicht erforderlich
Treosulfan Rp	HWZ 1.5-1.8h
Ovastat *Kps. 250mg; Inf.Lsg. 1, 5g*	**Ovarial-Ca:** 4 x 100-150mg/m² p.o. für 28d, Wdh. d56; 5-8g/m² i.v. d1, Wdh. d21-28; **DANI** k.A.

7.7.3 Nitrosoharnstoffe

Wm/Wi (alkylierende Mittel): Quervernetzung von DNA-Einzel- und -Doppelsträngen durch Alkylierung, Strg. von Matrixfunktion und DNA-Synthese;
UW: s. allgemeine UW von Zytostatika → 167;
UW (Lomustin): pulmonale Infiltrate, Lungenfibrose, transiente Transaminasen ↑, periphere und zentrale Neurotoxizität

Lomustin Rp	HWZ (72h), PPB 60%
Cecenu *Kps. 40mg*	**M. Hodgkin, Hirntumoren, Hirnmetastasen, malignes Melanom, kleinzell. Bronchial-Ca:** 70-100mg/m² p.o. d1, Wdh. nach 6W; **DANI** Dosisreduktion, KI bei stark eingeschränkter Nierenfunktion

7.7.4 Platinhaltige Verbindungen

Wm/Wi (alkylierende Mittel): Quervernetzung von DNA-Einzel- und -Doppelsträngen durch Alkylierung, Störung von Matrixfunktion und Synthese der DNA;
UW: s. allg. UW von Zytostatika → 167; **UW** (Carboplatin): transiente Transaminasen ↑, Nephrotoxizität, periphere Neurotoxizität, Hörstörung, Optikusneuritis;
UW (Cisplatin): Herzinsuff., Enteritis, transiente Transaminasen ↑, Elektrolytveränderungen (Ca^{2+} ↓, Mg^{2+} ↓, K^+ ↓, Na^+ ↓), kumulative Nephrotoxizität mit Tubulusschädigung, Otoxizität, periphere Neurotoxizität, Geschmacksstörung, fokale Enzephalopathie, Sehstörung, Optikusneuritis, Schwindel; **UW** (Oxaliplatin): meist transiente periphere Neuropathie mit Dysästhesien, Parästhesien der Extremitäten (ausgelöst/verstärkt durch Kälteexposition), akute laryngeale/pharyngeale Dysästhesie mit Erstickungsgefühl

Carboplatin Rp	HWZ 2(24)h, Q0 0.25, PPB < 25%
Axicarb *Inf.Lsg. 10mg/ml* **Carboplatin-GRY** *Inf.Lsg. 10mg/ml* **CARBO-cell** *Inf.Lsg. 10mg/ml* **Carboplatin HEXAL** *Inf.Lsg. 50, 150, 450, 600, 1000mg* **Ribocarbo-L** *Inf.Lsg. 50, 150, 450, 600mg*	**Ovarial-, Zervix-Ca, kleinzelliges Bronchial-Ca, Plattenepithel-Ca des Kopf-/Halsbereichs:** 300-400mg/m² i.v., Wdh. nach 4W; alternativ Dosierung nach AUC; **DANI** CrCl 40-60: 250mg/m²; 20-40: 200mg/m²; < 20: KI

Cisplatin Rp	HWZ 58-90h, Qo 0.6, PPB > 90%
Cisplatin-Lsg.-Ribosepharm *Inj.Lsg. 10, 25, 50mg* **Cisplatin medac** *Inf.Lsg. 10, 25, 50, 100mg* **Cisplatin HEXAL PI** *Inf.Lsg. 10, 50mg* **Cisplatin Neocorp** *Inf.Lsg. 10, 50, 100mg*	**Hoden-, Prostata-, Ovarial-Ca, kleinzelliges und nicht-kleinzelliges Bronchial-Ca, Oesophagus-, Zervix-, Blasen-, Endometrium-Ca, Kopf-Hals-Ca, Osteosarkom:** 50-120mg/m² i.v. d1 oder 15-20mg/m² d1-5, Wdh. nach 3-4W; **DANI** KI bei Niereninsuffizienz

Oxaliplatin Rp	HWZ biphasisch 0.4h und 38h
Croloxat *Inf. Lsg. 150mg/30ml* **Eloxatin** *Inf.Lsg. 100, 200mg* **Medoxa** *Inf.Lsg. 50mg/10ml, 100mg/20ml, 150mg/30ml* **Oxaliplatin HEXAL** *Inf.Lsg. 50, 100, 150ml* **Riboxatin** *Inf. Lsg. 50mg/10ml, 100mg/20ml*	**Kolorektales Karzinom, adjuvant und metastasiert:** 85mg/m² i.v. d1, Wdh. d15, Kombination mit 5-FU; **DANI** CrCl < 30: KI

7.7.5 Weitere alkylierende Mittel

Wm/Wi (alkylierende Mittel): Quervernetzung von DNA-Einzel- und -Doppelsträngen durch Alkylierung, Strg. von Matrixfunktion und Synthese der DNA;
Wm/Wi (Procarbazin): hemmt die Inkorporation von kleinen DNA-Präkursoren sowie die RNA- und Protein-Synthese, direkte Schädigung der DNA durch Alkylierungsreaktion, schwacher Inhibitor der MAO im ZNS;
UW: s. allgemeine UW v. Zytostatika → 167;
UW (Dacarbazin): transiente Transaminasen ↑, Lebervenenverschlusssyndrom, Lebernekrose, Photosensitivität, ZNS-Strörung (Kopfschmerzen, Sehstörung, Verwirrtheit, Lethargie, Krämpfe), Parästhesien, Thrombophlebitis, ausgeprägte Nausea;
UW (Procarbazin): KM-Suppression, Anämie, Neutropenie, Leukopenie, Thrombozytopenie mit Blutungstendenz, Panzytopenie, allergische Reaktionen mit makulopapillarem Exanthem, Hypereosinophilie, Fieber, Hautrötung, Urtikaria, Neuropathien, Parästhesien der Extremitäten, Schläfrigkeit, Verwirrtheit, interstitielle Pneumonie, Nausea, Erbrechen, Anorexie, Obstipation, Diarrhoen, Stomatitis, Leberfktsstrg., Azoospermie, Beendigung der Ovarialfunktion, Alopezie, inkurrente Infektionen, Herpes zoster; **UW** (Temozolomid): Obstipation, Kopfschmerzen, Schwindel, Geschmacksanomalien, Parästhesien;
KI (Procarbazin): bek. Überempf., Myelosuppression mit Granulozyto- und Thrombozytopenie (nicht durch maligne Grunderkrankung bedingt), Lakt., schwere Nieren- und Leberschäden

Dacarbazin Rp	HWZ 0.5-3.5h, Qo 0.3, PPB 5%
Dacarbazin Lipomed *Inf.Lsg. 100, 200mg* **Detimedac** *Inf.Lsg. 100, 200, 500, 1000mg*	**Malignes Melanom:** 200-250mg/m² i.v. d1-5 oder 850mg/m² d1, Wdh. nach 3W; **Weichteilsarkom:** 250mg/m² d1-5, Wdh. nach 3W; **M. Hodgkin:** 375mg/m² d1, Wdh. d15; **DANI** leichte bis mittlere NI: 100%, schwere NI: KI; **DALI** leichte bis mittlere LI: 100%, schwere LI: KI

Procarbazin Rp	PRC D, Lact -
Natulan *Kps. 50mg*	**M. Hodgkin:** 100mg/m² KOF für 7-14 d p.o. in Kombination mit anderen Zytostatika

Temozolomid Rp	HWZ 1.8h, PPB 10-20%
Temodal *Kps. 5, 20, 100, 140, 180, 250mg* **Temozo Cell** *Kps. 5, 20, 100, 140, 180, 250mg* **Temozolomid HEXAL** *Kps. 5, 20, 100, 140, 180, 250mg*	**Rezidivierende oder progrediente maligne Gliome:** 200mg/m² d1-5, Wdh. nach 4W; vorbehandelte Patienten beim 1. Zyklus 150mg/m²; **DANI** nicht erforderlich

7.8 Antimetabolite

7.8.1 Folsäure-Analoga

Wm/Wi (Antimetabolite): Einbau als falsches Substrat in die DNA oder RNA, Hemmung der DNA- oder RNA-Polymerase;
UW: s. allgemeine UW von Zytostatika → 167;
UW (Methotrexat): GI-Blutungen, Transaminasen ↑, Tubulusschädigung, reversible akute Enzephalopathie nach i.v.-/intrathekaler Applikation, Leukenzephalopathie, Konjunktivitis;
UW (Pemetrexed): Transaminasen ↑, Fieber, motorische und sensible Neuropathie, Diarrhoe, Fatigue, Hautrötung, Appetitverlust, Stomatitis, Angina pectoris, kardiovaskuläre Ereignisse

Methotrexat → 218 Rp	HWZ 12-24h, Q0 0.06, PPB 50%
Methotrexat-Gry *Inf.Lsg. 5, 50, 500, 1000, 5000mg* **Methotrexat medac** *Inj.Lsg. 5, 15, 50mg; Inf.Lsg. 250, 500, 1000, 5000mg* **MTX HEXAL** *Tbl. 2.5, 5, 7.5, 10, 15mg; Inj.Lsg. 5, 7.5, 10, 15, 25, 50, 500, 1000mg; Fertigspritze 2.5mg/0.33ml, 7.5mg/1ml, 10mg/1ml, 10mg/1.33ml, 15mg/2ml, 20mg/2.67ml, 25mg/3.33ml*	**Chorionepitheliom, Mamma-Ca, Kopf-Hals-Ca, Non-Hodgkin-Lymphom, ALL, kleinzelliges Bronchial-Ca, Osteosarkom, Meningeosis leucaemica + carcinomatosa, maligne Lymphome im Kindesalter, ZNS-Tumoren:** ED i.v. je nach Therapie-Schema, niedrigdosierte Therapie: < 100mg/m²; mittelhochdosierte Therapie: 100-1000mg/m²; hochdosierte Therapie: > 1000mg/m²; intrathekal: 8-12mg/m², max. 15mg absolut, ini alle 2-3d, später alle 4W; **DANI** CrCl > 80: 100%; 80: 75%; 60: 63%; < 60: KI

Pemetrexed Rp	HWZ 3.5h, PPB 81%
Alimta *Inf.Lsg. 100, 500mg*	**Malignes Pleuramesotheliom:** 500mg/m² i.v. d1, Kombination mit Cisplatin 75mg/m² d1, Wdh. d22; **NSCLC:** 500mg/m² d1, Wdh. d22; **DANI** CrCl ≥ 45: 100%; < 45: Anwendung nicht empfohlen

7.8.2 Purin-Analoga

Wm/Wi (Antimetabolite): Einbau als falsches Substrat in die DNA oder RNA, Hemmung der DNA- oder RNA-Polymerase; **Wm/Wi** (Cladribin): DNA-Synthese und -Reparatur wird blockiert; **Wm/Wi** (Nelarabin): wird zu ara-G metabolisiert;
UW: s. allgemeine UW von Zytostatika → 167; **UW** (Cladribin): transiente Transaminasen ↑, toxische Epidermiolyse, periphere od. zentrale Neurotoxizität, Immunsuppression mit T-Zell-Defizienz (CD^{4+}↓↓, CD^{8+}↓), Kopfschmerzen;
UW (Clofarabin): febrile Neutropenie, Ängstlichkeit, Kopfschmerzen, Nausea, Erbrechen, Diarrhoe, Dermatitis, Pruritus, Schleimhautentzündung, Pyrexie, Erschöpfung;
UW (Fludarabin): akute Kardiotoxizität mit Arrhythmien, Hypotonie, transiente Transaminasen ↑, periphere Neuropathie mit Parästhesien, ZNS-Strg., Immunsuppression mit T-Zell-Defizienz, (CD^{4+}↓↓, CD^{8+}↓), Tumorlysesyndrom, Hämolyse;
UW (Mercaptopurin): transiente Transaminasen ↑, Cholestase, Lebervenenverschlusssyndrom;
UW (Nelarabin): Infektionen, Tumor-Lyse-Syndrom, Hypoglykämie, Hypokalzämie, Hypomagnesiämie, Hypokaliämie, Verwirrtheit, Somnolenz, Kopfschmerzen, periphere neurologische Störung, Schwindel; **UW** (Tioguanin): transiente Transaminasen ↑, Cholestasen, Lebervenenverschlusssyndrom, Darmperforation

Cladribin Rp	HWZ 3-22h (kontinuierl. Infusion an 7d), 11h (s.c.-Bolus an 5d), PPB 20%
Leustatin *Inf.Lsg. 10mg/10ml* **LITAK** *Inj.Lsg. 10mg/5ml*	**Haarzell-Leukämie:** 0.14mg/kg s.c. d1-5 oder 0.09mg/kg i.v. über 24h d1-7; **DANI, DALI** vorsichtige Anwendung
Clofarabin Rp	HWZ 5.2h
Evoltra *Inf.Lsg. 20mg/20ml*	**ALL: Ki > 21kg:** 52mg/m² über 2h i.v. d1-5; **DANI, DALI** KI bei schwerer NI, LI
Fludarabin Rp	HWZ 10-30h, PPB nicht ausgeprägt
Bendarabin *Inf.Lsg. 50mg* **Fludara** *Inf.Lsg. 50mg* **Fludarabinphosphat-GRY** *Inj.Lsg. 50mg*	**CLL vom B-Zell-Typ:** 25mg/m² i.v. d1-5, Wdh. d29; **DANI** CrCl 30-70: 50%; < 30: KI; **DALI** vorsichtige Anwendung
Mercaptopurin Rp	HWZ 1.5h, Q0 0.8, PPB 20%
Mercaptopurin Medice *Tbl. 10mg* **Puri-Nethol** *Tbl. 50mg* **Xaluprine** *Susp. (1ml = 20mg)*	**ALL:** 2.5mg/kg/d p.o., Therapiedauer je nach Schema; **DANI, DALI** Dosisreduktion erwägen
Nelarabin Rp	HWZ 0.5(3)h, PPB 25%
Atriance *Inf.Lsg. 250mg/50ml*	**T-ALL, T-LBL:** 1.5g/m² i.v. d 1, 3, 5, Wdh. d22; **Ki., Jugendl. < 21J:** 650mg/m² i.v. d1-5, Wdh. d22; **DANI, DALI** keine Daten
Tioguanin Rp	HWZ (0.5-6h)
Thioguanin Aspen *Tbl. 40mg* **Thioguanin Wellcome** *Tbl. 40mg*	**AML:** Induktion: 100mg/m² alle 12h p.o.; **ALL:** 60mg/m² p.o.; Therapiedauer je nach Schema; **DANI, DALI** Dosisreduktion erwägen

7.8.3 Pyrimidin-Analoga

Wm/Wi (Antimetabolite): Einbau als falsches Substrat in die DNA oder RNA, Hemmung der DNA- oder RNA-Polymerase; **Wm/Wi** (Gimeracil): Dihydropyrimidindehydrogenase-(DPD)-Hemmer ⇒ verhindert Abbau von 5-FU ⇒ 5-FU-Plasmakonzentration ↑;
Wm/Wi (Oteracil): Orotatphosphoribosyltransferase-(OPRT)-Hemmer ⇒ setzt Aktivität von 5-FU in der normalen Magen-Darm-Mukosa herab;
UW: s. allgemeine UW von Zytostatika → 167;
UW (Azacitidin): Pneumonie, Nasopharyngitis, Anorexie, Schwindel, Kopf-, Bauch-, Brustschmerzen, Diarrhoe, Obstipation, Petechien, Exanthem, Pruritus, Ekchymosen, Arthralgien, Erythem an der Injektionsstelle, Hypokaliämie, Myalgie;
UW (Capecitabin): Ödeme der unteren Extremitäten, Hand-Fuß-Syndrom, Kopfschmerzen, Parästhesien, Geschmacksstörung, Schwindel, Schlaflosigkeit, Lethargie, Dehydrierung;
UW (Cytarabin): bei hochdosierter Therapie akute Pulmotoxizität, Lungenödem, ARDS, Pankreatitis, Ulzera, Darmnekrose, Ösophagitis, transiente Transaminasen ↑, Cholestase, Konjunktivitis, Keratitis, periphere und zentrale Neurotoxizität, zerebrale und zerebelläre Störung, bei intrathekaler Gabe akute Arachnoiditis, Leukenzephalopathie, Myalgien, Arthralgien, Knochenschmerzen; **UW** (Fluorouracil): akute Kardiotoxizität mit Arrhythmien, Ischämie, Herzinfarkt, Konjunktivitis, hoher Tränenfluss, ZNS-Strg. (Somnolenz, Verwirrtheit), reversible zerebelläre Strg. (Ataxie, Müdigkeit, Sprachstrg.), Palmar- und Plantarveränderungen; **UW** (Gemcitabin): Fieber, Schüttelfrost, Kopf-, Rückenschmerzen, transiente Transaminasen ↑, mäßiggradige Proteinurie/Hämaturie, Lungenödem, periphere Ödeme;
UW (Teysuno): Neutro-/Leuko-/Lymphopenie, Anämie, Thrombopenie, febrile Neutropenie, Anorexie, Dehydratation, Hypokaliämie, Hyponatriämie, Hypokalzämie, Hypomagnesiämie, Hypalbuminämie, Hyperkaliämie, Schlaflosigkeit, periphere Neuropathie, Schwindel, Kopfschmerzen, Dysgeusie, Sehstörungen, Erkrankungen der Tränenwege, Konjunktivitis, Augenerkrankung, Hörschäden, Taubheit, Hypotonie, Hypertonie, tiefe Venenthrombose, Dyspnoe, Epistaxis, Singultus, Husten, Diarrhoe, Erbrechen, Obstipation, Übelkeit, gastrointestinale Blutung/Entzündung, Stomatitis, Flatulenz, abdominelle Beschwerden, Dysphagie, Dyspepsie, trockener Mund, Erhöhung von Bilirubin/GPT/GOT, Erythrodysästhesie-Syndrom der Handflächen und Fußsohlen, Ausschlag, Pruritus, Hyperpigmentation der Haut, trockene Haut, Alopezie, Schmerzen des Bewegungsapparates, Nierenversagen, Erhöhung von Kreatinin/Harnstoff, verminderte CrCl, Müdigkeit, Asthenie, Gewichtsverlust, Pyrexie, Schleimhautentzündung, peripheres Ödem, Schüttelfrost; **UW** (Trifluridin): Neutropenie, Leukopenie, Anämie, Thrombopenie, vermind. Appetit, Diarrhoe, Übelkelt, Erbrechen, Ermüdung, Infektion d. unteren/oberen Atemwege, febrile Neutropenie, Lymphopenie, Monozytose, Hypoalbuminämie, Schlaflosigkeit, Geschmacksstrg., periph. Neuropathie, Schwindelgefühl, Kopfschmerzen, Flush, Dyspnoe, Husten, Abdominalschmerz, Obstipation, Stomatitis, Erkrank. d. Mundraumes, Hyperbilirubinämie, palmarplantares Erythrodysästhesie-Syndrom, Hautausschlag, Alopezie, Pruritus, trockene Haut, Proteinurie, Fieber, Ödem, Schleimhautentzünd., Unwohlsein, Leberenzyme ↑, alkalische Phosphatase ↑, Gewicht ↓;
KI (Teysuno): Überempfindlichkeit, schwere UW gegen Fluoropyrimidin-Therapie in der Vorgeschichte, bekannter Mangel an DPD, Grav./Lakt., schwere Knochenmarkdepression, terminale/dialysepflichtige Niereninsuffizienz, gleichzeitige Gabe von anderen Fluoropyrimidinen, Behandlung mit DPD-Hemmern innerhalb von 4 W;
KI (Trifluridin): bek. Überempfindlichkeit

Azacitidin Rp	HWZ 41min
Vidaza *Inj.Lsg. 100mg*	**Myelodysplastische Syndrome, CMML, AML:** 75mg/m² s.c. d1-7, Wdh. d29; **DANI** s. FachInfo; **DALI** sorgf. Überwachung
Capecitabin Rp	HWZ 0.25h, Q0 1.0, PPB 54%
Capecitabin Accord *Tbl. 150, 300, 500mg* **Capecitabin HEXAL** *Tbl. 150, 500mg* **Capecitabin Medac** *Tbl. 150, 500mg* **Ecansya** *Tbl. 150, 300, 500mg* **Xeloda** *Tbl. 150, 500mg*	**Kolorektales Ca:** 2 x 1250mg/m²/d p.o. d1-14, Wdh. d22; **Mamma-Ca:** 2 x 1250mg/m²/d p.o. d1-14, Wdh. d22, Komb. mit Docetaxel; **Kombinationsther. bei Kolorektal- und Magen-Ca:** 2 x 800-1000mg/m² d1-14, Wdh. d22; bei fortlaufender Gabe 2 x 625mg/m²; **DANI** CrCl 30-50: 75%; < 30: KI
Cytarabin Rp	HWZ (1-3h), Q0 0.9, PPB 15%
DepoCyte *Inj.Susp. 50mg* **ARA-cell** *Inj.Lsg. 40mg/2ml, 100mg/5ml; Inf.Lsg. 1g/20ml, 4g/80ml, 5g/50ml, 10g/100ml* **Alexan** *Inj.Lsg. 100mg/5ml; Inf.Lsg. 1000mg/20ml*	**Akute Leukämien:** Induktion 100-200mg/m² i.v. für 5-10d; Remissionserhaltung: 70-200mg/m² i.v./s.c. d1-5, Wdh. d29; **NHL:** 300mg/m² i.v. je nach Schema, z.B. d8; **Meningeosis lymphomatosa:** DepoCyte: 50mg intrathekal W1+3, dann W5, 7, 9, 13, 17, 21, 25, 29; **DANI** CrCl < 10: 50-75%
Fluorouracil (5-FU) Rp	HWZ 8-40min, Q0 1.0, PPB 0%
Fluorouracil-GRY *Inf.Lsg. 1000mg/20ml, 5000mg/100ml* **5-FU HEXAL** *Lsg. 5000mg* **5-FU medac** *Inf.Lsg. 500, 1000, 5000, 10000mg* **Benda 5 Fu** *Inf.Lsg. 1g/20ml, 5g/200ml* **Eurofluor** *Inf.Lsg. 500mg/10ml, 1g/20ml, 5g/100ml* **Ribofluor** *Inf.Lsg. 250mg/5ml, 500mg/10ml, 1000mg/20ml, 5000mg/100ml* **Efudix** *Salbe (1g enth. 50mg)*	**Kolorektales Karzinom:** 370-600mg/m² als i.v.-Bolus; 200-750mg/m² als Dauerinfusion; **Pankreas-Ca:** 400-500mg/m² als i.v.-Bolus; 1000mg/m² als Dauerinfusion; **Mamma-Ca, Magen-Ca:** 500-600mg/m²; **DANI** CrCl < 10: 50-75%; **solare und solide Keratosen, M. Bowen, Basaliome:** Effudix: 1-2 x tgl. auftragen

Gemcitabin Rp	HWZ 42-94min (0.7-12h), Q0 > 0.9
Gemci Cell *Inf.Lsg. 200, 1000, 1500, 2000mg* **Gemcitabin HEXAL** *Inf.Lsg. 200, 1000, 2000mg* **Gemedac** *Inf.Lsg. 200, 1000, 1500mg* **Gemzar** *Inf.Lsg. 200, 1000mg*	**Blasen-Ca:** 1g/m² i.v. d1, 8, 15, Wdh. d29, Komb. mit Cisplatin 70mg/m² d2; **nichtkleinzelliges Bronchial-Ca:** 1250mg/m² d1, 8, Wdh. d22 oder 1000mg/m² d1, 8, 15, Wdh. d29; **Mamma-Ca:** 1250mg/m² d1, 8, Wdh. d22, Komb. mit Paclitaxel 175mg/m² d1; **Ovarial-Ca:** 1g/m² d1, 8, Wdh. d22, Komb. mit Carboplatin d1 (Ziel-AUC 4.0mg/ml × min); **Pankreas-Ca:** 1g/m² 1 x/W für 7W, dann d1, 8, 15, Wdh. d29; **DANI** vorsichtige Anwendung
Tegafur + Gimeracil + Oteracil Rp	Lact -
Teysuno *Kps. 15+4.35+11.8mg, 20+5.8+15.8mg*	**Fortgeschrittenes Magen-Ca in Komb. mit Cisplatin:** 2 x 25mg Tegafur/m²/d p.o. d1-21, Wh. d29; **DANI** CrCl > 50: 100%, 30-50: 2 x 20mg Tegafur/m²/d, < 30: Anwendung nicht empfohlen; **DALI** nicht erforderlich
Trifluridin + Tipiracil Rp	
Lonsurf *Tbl. 15+6.14, 20+8.19mg*	**Metastasierendes kolorektales Ca:** 2 x 35mg/m² p.o. d1-5 und d8-12, Wdh. d29; **DANI** CrCl 30-89: 100%, <30: keine Daten; **DALI** leichte LI: 100%; mäßige bis schwere LI: keine Daten

7.9 Alkaloide und andere natürliche Mittel

7.9.1 Vinca-Alkaloide und -Analoga

Wm/Wi (Vinca-Alkaloide und -Analoga): Bindung an mikrotubuläre Proteine mit Depolarisation, Verhinderung der mitotischen Spindel, Strg. der Protein-, DNA- und RNA-Synthese; **UW:** s. allgem. UW von Zytostatika → 167;
UW (Vinca-Alkaloide und -Analoga): kardiovaskuläre Strg., RR ↑, RR ↓, akute interstitielle Pneumonitis/Bronchospasmus v.a. bei Gabe mit Mitomycin C, Obstipation, Ileus, Polyurie (ADH-Sekretion ↓), Dysurie, Harnverhalten (Blasenatonie), dosisabhängige periphere Neurotoxizität, autonome Neurotoxizität, Hirnnervenausfälle und ZNS-Strg.: Hypästhesie, Parästhesien, motorische Strg., Areflexie, Paralyse, Ataxie, paralytischer Ileus, Optikusatrophie, Erblindung, Krampfanfälle, Muskelkrämpfe/Schmerzen in Unterkiefer/Hals/Rücken/Extremitäten nach Injektion, Pankreatitis, schwere Gewebsnekrose bei Paravasat;
UW (Vinflunin): Panzytopenie, Infektionen, Anorexie, Dehydratation, Überempf., Insomnie, periph. sensorische Neuropathie, Synkope, Kopf-, Ohrenschmerzen, Neuralgie, Tachykardie, Hypo-, Hypertension, Venenthrombose, gastrointestinale Strg., Husten, Dyspnoe, Alopezie, Myalgie, Hautreaktionen, muskuloskeletale Schmerzen, Asthenie, Reaktion an der Applikationsstelle, Schüttelfrost

Vinblastin Rp	HWZ 25h, Q0 0.95, PPB 44-75%
Vinblastinsulfat Teva *Inf.Lsg. 10mg*	**Hoden-Ca, Mamma-Ca, M. Hodgkin, Non-Hodgkin-Lymphom, Histiocytosis X:** ini 3.7mg/m²/W, dann steigern um 1.8-1.9mg/m²/W bis 6mg/m² i.v. 1 x/W; **Ki.:** ini 2.5mg/m² 1 x/W, steigern auf max. 7.5mg/m²/W; **DANI** nicht erforderlich; **DALI** Bilirubin i.S. (µmol/l) < 25: 100%; 20-50: 50%; > 50: KI
Vincristin Rp	HWZ 85h, Q0 0.95, PPB 44%
Cellcristin *Inj.Lsg. 1mg/1ml, 2mg/2ml* **Vincristinsulfat HEXAL** *Inj.Lsg. 1mg, 2mg* **Vincristin Liquid L** *Inj.Lsg. 1mg/1ml* **Vincristinsulfat Teva** *Inj.Lsg. 1mg/1ml, 2mg/2ml, 5mg/5ml*	**ALL, M. Hodgkin, Non-Hodgkin-Lymphom, Mamma-Ca, kleinzelliges Bronchial-Ca, Sarkome, Wilms-Tumor, Neuroblastom, M. Werlhof:** 1.4mg/m² i.v. 1 x/W, max. 2mg/W; **Ki.:** < 10kg: 0.05mg/kg 1 x/W; > 10kg: 2mg/m² 1 x/W; **DANI** k.A.; **DALI** Bili > 3mg/dl: 50%
Vindesin Rp	HWZ 25h
Eldisine *Inj.Lsg. 5mg*	**Akute Leukämien, Blastenschub der CML, maligne Lymphome, malignes Melanom, NSCLC und SCLC, Mamma-, Ösophagus-, Kopf-Hals-, Hoden-Ca:** 3mg/m² i.v.; **Ki.:** 4mg/m²; **DANI** k.A.; **DALI** Bili > 3mg/dl: 50%
Vinflunin Rp	HWZ 40h, PPB 67%
Javlor *Inf.Lsg. 25mg/ml*	**Fortgeschrittenes/metastasiertes Urothel-Übergangszell-Ca:** 320mg/m² über 20min. i.v. d1, Wdh. d22; **DANI** CrCl > 60: 100%; 40-60: 280mg/m²; 20-39: 250mg/m² alle 3W; **DALI** s. FachInfo
Vinorelbin Rp	HWZ 38-40h, Q0 > 0.7, PPB 14%
Bendarelbin *Inf.Lsg. 10mg/1ml, 50mg/5ml* **Navelbine** *Inf.Lsg. 10mg/1ml, 50mg/5ml; Kps. 20, 30, 80mg* **Navirel** *Inf.Lsg. 10mg/1ml, 50mg/5ml* **Vinorelbin Actavis** *Inf.Lsg. 10mg/1ml, 50mg/5ml* **Vinorelbin Nc** *Inf.Lsg. 10mg/1ml*	**Fortgeschrittenes nichtkleinzelliges Bronchial-Ca, anthrazyklinresistentes Mamma-Ca:** 25-30mg/m² i.v. d1, Wdh. d29; 60mg/m² p.o. 1 x/W, nach 3 Gaben 80mg/m²; **DANI** nicht erforderlich; **DALI** massive Lebermetasen/schwere LI: 66%

7.9.2 Podophyllotoxin-Derivate

Wm/Wi (Podophyllotoxin-Derivate): Interaktion mit Topoisomerase II, DNA-Einzel- und -Doppelstrangbrüche; **UW:** s. allgemeine UW von Zytostatika → 167;
UW (Etoposid): Hypotonie bei i.v.-Gabe, Ischämie, Dysphagie, Obstipation, transiente Transaminasen ↑, allerg. Reaktionen bis zur Anaphylaxie, periphere Neuropathie/ZNS-Störung;
UW (Tenisposid): transiente Transaminasen ↑, Lebervenenverschlusssyndrom, allergische Reaktionen bis zur Anaphylaxie, periphere Neuropathie/ZNS-Störung

Etoposid Rp — HWZ 6-8h, Q0 0.65, PPB 98%

Eto Cell *Inf.Lsg. 100, 500mg* **Eto-GRY** *Inf.Lsg. 20mg/ml* **Etomedac** *Inf.Lsg. 100mg/5ml, 500mg/25ml* **Etopophos** *Inf.Lsg. 100, 1000mg* **Etoposid HEXAL** *Inf.Lsg. 50, 100, 200, 400, 1000mg* **Lastet** *Kps. 25, 50, 100mg* **Riboposid** *Inf.Lsg. 100mg/5ml, 200mg/10ml, 400mg/20ml* **Vepesid** *Kps. 50, 100mg*	**Kleinzelliges Bronchial-Ca, nichtkleinzelliges Bronchial-Ca, M. Hodgkin, NHL, AML, Hoden-, Chorion-, Ovarial-Ca:** 50-100mg/m² i.v. d1-5 oder 120-150mg/m² d1, 3, 5; 100-200mg/m² p.o. d1-5, Wdh. nach 3-4W; **DANI, DALI** KI bei schwerer Nieren-/Leberinsuffizienz

7.9.3 Taxane

Wm/Wi (Taxane): pathol. Bildung und Stabilisierung von Mikrotubuli ⇒ Störung der Mitose; **UW**: s. allgemeine UW von Zytostatika → 167; **UW** (Cabazitaxel): Hyperglykämie, Hypokaliämie, Dehydratation, Angst, Verwirrtheitszustände, Geschmacksstörungen, Schwindel, Kopfschmerzen, Lethargie, Ischialgie, Konjunktivitis, Tränenfluss ↑, Tinnitus, TVT, Dyspnoe, Husten, Schmerzen im Oropharynx, Abdominalschmerz, Hämorrhoiden, Reflux, Mundtrockenheit, Rückenschmerzen, Arthralgie, Myalgie, Hämaturie, Dysurie; **UW** (Docetaxel): Ischämiesymptomatik, Obstipation, transient Transaminasen ↑, Dermatoxizität, Dysästhesien, Epidermiolyse, periphere Neurotoxizität mit Parästhesien und motor. Störungen, paralytischer Ileus, ZNS-Störung, Hypersensitivitätsreaktion, Flüssigkeitsretention (Kapillarpermeabilität ↑) mit Gewichtszunahme u. Ödemen, Hypotonie, Pleuraerguss, Aszites; **UW** (Paclitaxel): Erregungsleitungsstrg. (Herz), Ischämie, Obstipation, transiente Transaminasenerhöhung, periphere Neurotoxizität mit Parästhesien, paralytischer Ileus, ZNS-Strg., Hypersensitivitätsreaktion

Cabazitaxel Rp — HWZ 95h, Q0 > 0.95, PPB 89-92%

Jevtana *Inf.Lsg. 60mg*	**Hormonrefraktäres, metast. Prostata-Ca (nach Vorbehandlung mit Docetaxel):** 25mg/m² über 1h i.v. d1, Wdh. d22; **DANI** CrCl > 50: 100%, < 50: vorsichtige Anwendung; **DALI** KI bei schw. LI

Docetaxel Rp — HWZ 11h, Q0 > 0.9, PPB 95%

Bendadocel *Inf.Lsg. 20, 80, 140mg* **Docetaxel Nc** *Inf.Lsg. 20, 80, 160mg* **Ribodocel** *Inf.Lsg. 20, 80, 160mg* **Taxceus** *Inf.Lsg. 20, 80, 140mg* **Taxotere** *Inf.Lsg. 20, 80, 160mg*	**Mamma-Ca:** 75-100mg/m² i.v. d1, Wdh. d22; **nichtkleinzell. Bronchial-Ca, Prostata-, Magen-Ca, Plattenepithel-Ca des Kopf-/Halsbereichs:** 75mg/m² i.v. d1, Wdh. d22; **DANI** k.A.; **DALI** KI bei schwerer LI

Paclitaxel Rp	HWZ 6.4-12.7h, Qo > 0.8, PPB 89-98%
Abraxane *Inf.Lsg. 5mg/ml* **Celltaxel** *Inf.Lsg. 300mg* **Neotaxan** *Inf.Lsg. 30, 100, 150, 300, 600mg* **Paclitaxel HEXAL** *Inf.Lsg. 30, 100, 150, 300mg* **Ribotax** *Inf.Lsg. 30, 100, 300mg* **Taxomedac** *Inf.Lsg. 30, 100, 300mg*	**Ovarial-Ca:** 175mg/m² über 3h i.v. d1; 135mg/m² über 24h i.v. d1, Wdh. d22; **Mamma-Ca, fortgeschr. nichtkleinzell. Bronchial-Ca:** 175mg/m² über 3h i.v. d1, Wdh. d22; **Kaposi-Sarkom bei AIDS:** 100mg/m² über 3h i.v. d1, Wdh. d15; **DANI** k.A.; **DALI** auf verstärkte Myelosuppression achten; KI bei schwerer LI

7.10 Zytotoxische Antibiotika

7.10.1 Anthracycline

Wm/Wi (Anthracycline): Interkalation in die Doppelhelix der DNA, Hemmung der Topoisomerase I und II; **Wm/Wi** (Pixantron): schwacher Inhibitor der Topoisomerase II, alkyliert direkt DNA ⇒ bildet stabile DNA-Addukte und Doppelstrangbrüche;
UW: s. allg. UW von Zytostatika → 167; **UW** (Daunorubicin): akute Kardiotoxizität (EKG-Veränd., Arrhythmien, Ischämie, Infarkt) u. chron. Kardiotoxizität (dilatative Kardiomyopathie, LVEF ↓), Tubulusschädigung, Rezidiv früherer Strahlendermatitis; **UW** (Doxorubicin): akute Kardiotoxizität (EKG-Veränd., Arrhythmien, Ischämie, Infarkt) u. chron. Kardiotoxizität (dilatative Kardiomyopathie, LVEF ↓), Rezidiv früherer Strahlendermatitis;
UW (Doxorubicin liposomal): im Vergleich zu Doxorubicin geringere chron. Kardiotoxizität;
UW (Epirubicin): Kardiotoxizität geringer als bei Dauno-/Doxorubicin: akute Kardiotoxizität (EKG-Veränd., Arrhythmien, Ischämie, Infarkt) u. chron. Kardiotoxizität (dilatative Kardiomyopathie mit LVEF ↓), Rezidiv früherer Strahlendermatitis; **UW** (Idarubicin): Kardiotoxizität ist geringer als bei anderen Anthrazyklinen: akute Kardiotoxizität (EKG-Veränderungen, Arrhythmien, Ischämie, Infarkt) u. chron. Kardiotoxizität (dilatative Kardiomyopathie);
UW (Mitoxantron): chron. Kardiotoxizität: Kardiomyopathie, Herzinsuff. (im Vergleich zu Doxorubicin weniger ausgeprägt), GI-Blutungen, Transaminasen ↑ (transient), Cholestase, Pruritus, bläuliche Verfärbung von Skleren/Fingernägeln/Injektionsstelle u. Urin;
UW (Pixantron): neutropenische Infektion, Inf. der Atemwege, Neutro-, Leuko-, Lymphopenie, Anämie, Thrombozytopenie, febrile Neutropenie, Bluterkrankung, Anorexie, Hypophosphatämie, Geschmacksstrg., Kopfschmerzen, Somnolenz, Parästhesie, Konjunktivitis, linksventr. Dysfunktion, Herzerkrankung, kongestive Herzinsuff., Tachykardie, Schenkelblock, Blässe, Venenverfärbung, Hypotonie, Dyspnoe, Husten, Übelkeit, Erbrechen, Stomatitis, Diarrhoe, Obstipation, Abdominalschmerz, Dyspepsie, Mundtrockenheit, Hautverfärbung, Haarausfall, Erythem, Pruritus, Nagelstörungen, Knochenschmerzen, Chromaturie, Proteinurie, Hämaturie, Asthenie, Müdigkeit, Entzündung der Schleimhaut, Fieber, Schmerzen in der Brust, Ödeme, GOT/GPT/aP/Kreatinin ↑; **KI** (Pixantron): Überempfindlichkeit, Immunisierung mit Lebendvirusimpfstoff, starke Knochenmarkdepression, schwere Leberfunktionsstörung

Daunorubicin Rp	HWZ 11-27h, Qo 0.9
Daunoblastin *Inf.Lsg. 20mg*	**AML, ALL:** 24-60mg/m²/d i.v.; Kumulativdosis max. 550mg/m²; **Ki. > 2J** max. 300mg/m²; **DANI** Krea (mg/dl) > 3: 50%; **DALI** Bili 1.2-3: 50%; 3.1-5: 25%

Daunorubicin liposomal Rp	
Daunoxome *Inf. Lsg. 50mg/25ml*	**AIDS-assoziiertes Kaposi-Sarkom:** 40mg/m² d1, Wdh. d15; **DANI, DALI** Anw. nicht empfohlen; **AML, ALL:** 20-120mg/m² alle 7-14d i.v.; Kumulativdosis max. 550mg/m²
Doxorubicin Rp	HWZ 30-50h, Qo 0.95, PPB 75%
Adrimedac *Inf.Lsg. 10, 20, 50, 200mg* **DOXO-cell** *Inj.Lsg. 10, 50, 150mg, 50mg+BIS* **Doxorubicin HEXAL** *Inj.Lsg. 10, 50, 100, 200mg* **Doxorubicin NC** *Inf.Lsg. 10, 50, 100mg* **Ribodoxo** *Inf.Lsg. 10, 50mg* **UROKIT Doxo-cell** *Instillationsset 50 mg*	**Kleinzell. Bronchial-Ca, Mamma-Ca, Ovarial-Ca, Harnblasen-Ca, Osteosarkom, Weichteilsarkom, Ewing-Sarkom, Hodgkin-Lymphom, Non-Hodgkin-Lymphom, ALL, AML, Multiples Myelom, Endometrium-Ca, Wilms-Tu., Schilddrüsen-Ca, Neuroblastom, Magen-Ca, AIDS-ass. Kaposi-Sarkom:** Monotherapie: 50-80mg/m² i.v. d1, Wdh. d22; Polychemotherapie: 30-60mg/m² d1; Wdh. d22/29; Kumulativdosis max. 450-550mg/m²; **Rezidiv-Pro. Harnblasen-Ca nach TUR:** 50mg 1x/W intravesikale Instillation f. 1-2h; **DANI** CrCl < 10: 75%; **DALI** Bili 1.2-3: 50%; 3.1-5: 25%; > 5: KI
Doxorubicin liposomal Rp	
Myocet *Inf.Lsg. 50mg*	**Metastasiertes Mamma-Ca:** 60-75mg/m² i.v. d1 in Kombination mit Cyclophosphamid, Wdh. d22; **DANI** nicht erforderlich
Doxorubicin liposomal, polyethylenglykolisiert Rp	HWZ 74h
Caelyx *Inf.Lsg. 20mg/10ml, 50mg/25ml*	**Mamma-Ca, Ovarial-Ca:** 50mg/m² i.v. d1, Wdh. d29; **AIDS-ass. Kaposi-Sarkom:** 20mg/m² i.v. d1, Wdh. nach 2-3W; **Multiples Myelom:** 30mg/m² i.v. d4 in Komb. mit Bortezomib; **DANI** nicht erforderlich
Epirubicin Rp	HWZ 30-40h, Qo 1.0
Axirubicin *Inj.Lsg. 50, 200mg* **Bendaepi** *Inj.Lsg. 50, 100, 200mg* **EPI-cell** *Inj.Lsg. 10, 20, 50, 200mg* **Epirubicin HEXAL** *Inj.Lsg. 10, 50, 100, 200mg* **Eracin** *Inj.Lsg. 10, 20, 50, 200mg* **Farmorubicin** *Inf.Lsg., 20, 50, 200mg* **Riboepi** *Inf.Lsg. 10, 50, 100, 200mg*	**Mamma-Ca, Ovarial-Ca, kleinzell. Bronchial-Ca, Magen-Ca, Weichteilsarkom:** konventionelle Dos.: 75-90mg/m² i.v. d1, Wdh. d22; intensivierte Dosierung: bis 135mg/m² d1, Wdh. d22/29; Kumulativdosis max. 1g/m²; **Harnblasen-Ca, Rezidiv-Pro.:** 50mg intravesical 1 x/W, Wdh. s. FachInfo; **DANI** CrCl < 10: 75%; **DALI** Bili 2.1-3: 75%, > 3: 50%

Idarubicin Rp	HWZ 11-35(41-69)h
Zavedos *Inj.Lsg. 5mg/5ml, 10mg/10ml, 20mg/20ml* **Zavedos Oral** *Kps. 5, 10, 25mg*	**AML, ALL:** 15-30mg/m² p.o. d1-3; 12mg/m² i.v. d1-3 od. 8mg/m² d1-5; Kumulativdosis max. 120mg/m² i.v.; **DANI** Krea (mg/dl) > 2.5: KI; **DALI** Bili > 2: KI

Mitoxantron Rp	HWZ 5-18d, Qo 0.95, PPB 90%
Mitoxantron HEXAL *Inj.Lsg. 10mg, 20mg* **Novantron** *Inf.Lsg. 10mg/5ml, 20mg/10ml* **Onkotrone** *Inf.Lsg. 10mg /5ml, 20mg/10ml, 25mg/12.5ml, 30mg/15ml* **Ralenova** *Inf.Lsg. 10mg/5ml; 20mg/10ml*	**Mamma-Ca, Non-Hodgkin-Lymphom:** 12-14mg/m² i.v. d1, Wdh. d22; intrapleural: 20-30mg; **AML:** 10-12mg/m² d1-5; **Prostata-Ca:** 12mg/m² d1, Wdh. d22; **Multiple Sklerose:** Ralenova: 12mg/m² i.v. alle 3M; **DANI** k.A.

Pixantron Rp	HWZ 14.5-44.8h , PPB 50%, PRC C, Lact -
Pixuvri *Inj.Lsg. 29mg*	**Mehrfach rezidiv. oder therapierefrakt. Non-Hodgkin-B-Zell-Lymphom:** 50mg/m² i.v. d1, 8 und 15, Wh. d29, bis zu 6 Zyklen; **DANI** keine Daten/vors. Anw.; **DALI** leichte-mittelschwere LI: vors. Anw.; KI bei schwerer LI

7.10.2 Weitere zytotoxische Antibiotika

Wm/Wi (Bleomycin): Einzel- und Doppelstrangbrüche der DNA infolge einer Redoxreaktion; **Wm/Wi** (Mitomycin): Alkylierung der DNA ⇒ Hemmung der DNA-Synthese, DNA-Brüche; **UW:** s. allgemeine UW von Zytostatika → 167; **UW** (Bleomycin): interstitielle Pneumonitis und Lungenfibrose, Nagelveränderungen, Pruritus, Striae, Ödeme, idiosynkratische Reaktionen bis zur Anaphylaxie; **UW** (Mitomycin): Herzinsuffizienz, Ischämie, Pulmotoxizität (Pneumonitis, Fibrose), transiente Transaminasen↑, hämolytisch-urämisches Syndrom, Photosensitivität, Neurotoxizität: Sehstörungen, Parästhesien

Bleomycin Rp	HWZ 3h, Qo 0.45
BLEO-cell *Inj.Lsg. 15mg* **Bleomedac** *Inj.Lsg. 15, 30mg* **Bleomycin HEXAL** *Inj.Lsg. 15mg*	**Hoden-Ca:** 30mg i.v. d1, 8, 15; **M. Hodgkin:** 10mg/m² i.v.; **NHL:** 5mg/m² i.v.; **maligne Pleuraergüsse:** 60mg intrapleural; **DANI** k.A.

Mitomycin Rp	HWZ 30-70min
Ametycine *Inj.Lsg. 20mg* **Mitem** *Inj.Lsg. 10, 20mg* **Mito-extra** *Inj.Lsg. 40mg (zur Blaseninstillation)* **Mito-medac** *Inj.Lsg. 20mg (zur Blaseninstillation)* **Mitomycin medac** *Inj.Lsg. 2, 10, 15mg* **Mitomycin HEXAL** *Inj.Lsg. 10, 20mg*	**Blasentumoren:** 20-40mg intravesikal 1 x/W; **Magen-, Bronchial-, Pankreas-, Kolon-, Rektum-, Mamma-, Leberzell-, Zervix-, Ösophagus-Ca, CML, Osteosarkom, Karzinome im Kopf-Hals-Bereich:** 10-20mg/m² i.v. d1, Wdh. nach 6-8W oder 8-12mg/m², Wdh. nach 3-4W; **DANI** k.A.

7.11 Topoismerase-I-Hemmer

Wm/Wi (Topoisomerase-I-Hemmer): Hemmung der Topoisomerase I;
UW: s. allgemeine UW von Zytostatika → 167;
UW (Irinotecan): cholinerges Frühsyndrom (u.a. Diarrhoe, Bauchkrämpfe, Konjunktivitis, HF ↓, Miosis, Flush), verzögert einsetzende Diarrhoe, Fieber, Dyspnoe, Bauchschmerzen, Transaminasen ↑;
UW (Irinotecan liposomal): septischer Schock, Sepsis, Pneumonie, febrile Neutropenie, Gastroenteritis, orale Candidose, Neutropenie, Leukopenie, Anämie, Thrombopenie, Hypokaliämie, Hypomagnesiämie, Dehydratation, Appetitmangel, Hypoglykämie, Hyponatriämie, Hypophosphatämie, Schlaflosigkeit, Schwindel, cholinerges Syndrom, Geschmacksstörung, Hypotonie, Lungenembolie, Embolie, tiefe Beinvenenthrombose, Dyspnoe, Dysphonie, Diarrhoe, Erbrechen, Übelkeit, Abdominalschmerz, Stomatitis, Kolitis, Hämorrhoiden, Hypalbuminämie, Alopezie, akutes Nierenversagen, Fieber, peripheres Ödem, Schleimhautentzündung, Ermüdung, Asthenie, Reaktion im Zusammenhang mit der Infusion, Ödem, Gewichtsverlust, Transaminasenerhöhung, INR-Erhöhung;
UW (Topotecan): schwere Zytopenie, Hautausschläge, Dyspnoe;
KI (Irinotecan): bek. Überempf., CED und/oder Darmverschluss, Lact., Bilirubin > 3fach ULN, schwere Knochenmarkdepression, WHO Performance Status > 2, gleichzeitige Anw. von Johanniskrautpräparaten;
KI (Irinotecan liposomal): bek. Überempfindlichkeit, Lact.;
KI (Topotecan): bek. Überempfindlichkeit, Lact., schwere Knochenmarkdepression

Irinotecan Rp	HWZ 14.2h, Qo 0.8, PPB 65%
Irinotecan HEXAL *Inf.Lsg. 40mg/2ml, 100mg/5ml, 150mg/7.5ml, 300mg/15ml, 500mg/25ml* **Riboirino** *Inf.Lsg. 40mg/2ml, 100mg/5ml, 300mg/15ml, 500mg/25ml*	**Kolorektales Karzinom:** Monotherapie: 350mg/m² i.v. d1, Wdh. d22; Kombinationstherapie mit 5-FU: 180mg/m² d1, Wdh. d15; weitere Kombinationen mgl. mit Cetuximab, Bevacizumab, Capecitabin s. FachInfo; **DANI** Anwendung nicht empfohlen; **DALI** s. FachInfo

Irinotecan liposomal Rp	Qo 0.8, PPB < 1%
Onivyde *Inf.Lsg. 50mg/10ml*	**Vorbehandeltes (Gemcitabin) metas. Pankreas-Ca:** 80mg/m² über 90min i.v. d1, Komb. mit 5-FU, Folins. Wdh. d15; **DANI** CrCl < 30: Anw. nicht empfohlen; **DALI** Bili > 2.0mg/dl oder GOT/GPT > 2,5-fach ULN bei Leberfiliae: Anw. nicht empfohlen

Topotecan Rp	HWZ 2-3h, Qo 0.6, PPB 35%
Hycamtin *Kps. 0.25, 1mg; Inf.Lsg. 1mg, 4mg* **Potactsol** *Inf. Lsg. 1, 4mg* **Topotecan Medac** *Inf.Lsg. 1, 2, 4mg*	**Ovarial-Ca, kleinzelliges Bronchial-Ca** (sec. line)**:** 1.5mg/m² i.v. d1-5, Wdh. d22; **DANI** CrCl 20-40: 50%; < 20: Anw. nicht empfohlen

7.12 Proteinkinase-Inhibitoren

Wm/Wi (Afatinib): selektiver irreversibler Blocker der ErbB-Familie (u.a. EGFR, HER2); **Wm/Wi** (Alectinib): ALK- und RET-Tyrosinkinaseinhibitor ⇒ Tumorzell-Apoptose; **Wm/Wi** (Axitinib): selektiver Tyrosinkinase-Inhibitor der vaskulären, endothelialen Wachstumsfaktor-Rez. (VEGFR-1 bis 3) ⇒ Verzögerung des Tumorwachstums, Tumorregression, Hemmung von Metastasen; **Wm/Wi** (Bosutinib): hemmt die pathologisch veränderte BCR-ABL-Kinase und die Aktivität von Kinasen der Src-Familie, minimale Hemmung von PDGF-Rezeptoren und c-Kit; **Wm/Wi** (Cabozantinib): Hemmung mehrerer Tyrosinkinasen, die an Tumorwachstum, Angiogenese und pathologischem Knochenumbau beteiligt sind; **Wm/Wi** (Crizotinib): selekt. Inhibitor der ALK-Rezeptor-Tyrosinkinase (RTK) + Inhibitor der Hepatozyten-Wachtstumsfaktor-Rezeptor-RTK; **Wm/Wi** (Cobimetinib): Inhibitor der Kinasen MEK1 und 2 ⇒ antiproliferativ; **Wm/Wi** (Dabrafenib): Inhibitor der RAF-Kinasen; **Wm/Wi** (Dasatinib): Hemmung der BCR-ABL-Kinase und anderer onkogener Kinasen; **Wm/Wi** (Erlotinib): Hemmung der Tyrosinkinase und dadurch Hemmung der Aktivierung des Wachstumsfaktors HER1/EGFR; **Wm/Wi** (Geftinib): Hemmung der Tyrosinkinase des epidermalen Wachstumusfaktors (EGF); **Wm/Wi** (Ibrutinib): Bruton-Tyrosinkinase-Inhibitor ⇒ wichtiges Signalmolekül im Signalweg des B-Zell-Antigen-Rezeptors und des Zytokin-Rezeptors ⇒ effektive Hemmung der Proliferation und des Überlebens maligner B-Zellen; **Wm/Wi** (Imatinib): Protein-Tyrosinkinase-Inhibitor, starke Hemmung der Tyrosinkinase-Aktivität von BCR-ABL, Inhibition der Proliferation und Induktion von Apoptose; **Wm/Wi** (Lapatinib): Inhibition der intrazellulären Tyrosinkinase-Domänen, des EGFR- und ErbB2-Rez.; **Wm/Wi** (Lenvatinib): Hemmung von Kinasen, u.a. VEGFR (Vascular Endothelial Growth Factor Receptor) ⇒ antitumoral, antiangiogenet.; **Wm/Wi** (Nilotinib): Hemmung der BCR-ABL-Kinase; **Wm/Wi** (Nintedanib): Angiokinaseinhibitor ⇒ blockiert vaskulär endotheliale, von Blutplättchen abgeleitete Wachstumsfaktorrezeptoren und die Kinaseaktivität von Fibroblasten-Wachstumsfaktorrezeptoren; **Wm/Wi** (Osimertinib): irreversible Hemmung des EGF-Rezeptors; **Wm/Wi** (Palbociclib): hochselektiver und reversibler Inhibitor der cyclinabhängigen Kinase 4 und 6 ⇒ Hemmung der Zellproliferation; **Wm/Wi** (Pazopanib): Multi-Tyrosinkinase-Inhibitor ⇒ antiproliferativ, antiangiogen; **Wm/Wi** (Ponatinib): starker pan-BCR-ABL-Inhibitor ⇒ Hemmung von Tyrosinkinaseaktivitäten; **Wm/Wi** (Ruxolitinib): selektive Hemmung der JAK1- und JAK2-Kinasen ⇒ Hemmung des Signalwegs und der Zellproliferation von Zytokin-abh. Zellmodellen hämatologischer Malignome; **Wm/Wi** (Sorafenib): Multi-Kinase-Inhibitor ⇒ antiproliferativ, antiangiogen; **Wm/Wi** (Trametinib): Inhibitor der Kinasen MEK1 und 2 ⇒ antiproliferativ; **Wm/Wi** (Vandetanib): Inhibitor von VEGFR-2, EGFR, der RET-Tyrosinkinase und der vaskulären endothelialen Rezeptor-3-Tyrosinkinase ⇒ antiangiogen, antiproliferativ; **Wm/Wi** (Vemurafenib): Inhibitor der BRAF-Serin-Threonin-Kinase;
UW (Afatinib): Paronychie, Zystitis, Appetit ↓, Dehydratation Hypokaliämie, Geschmacksstrg., Konjunktivitis, trockenes Auge, Epistaxis, Rhinorrhoe, Diarrhoe, Stomatitis, Dyspepsie, Cheilitis, GPT/GOT ↑, Ausschlag, akneiforme Dermatitis, Pruritus, palmar-plantares Erythrodysästhesie-Syndrom, Muskelspasmen, eingeschränkte Nierenfunktion/Nierenversagen, Fieber, Gewicht ↓; **UW** (Alectinib): Anämie, Sehstrg., Bradykardie, Übelkeit, Erbrechen, Diarrhoe, Obstipation, Exanthem, Lichtempf., Myalgie, Ödeme, CK-, Krea-, Transaminasen-, Bilirubin-Erhöhung;

UW (Axitinib): Anämie, Thrombozytopenie, Hypothyreose, Appetit ↓, Dehydrierung, Kopfschmerzen, Dysgeusie, Schwindel, Tinnitus, Hypertonie, Hämorrhagie, arterielle/venöse thrombot./embol. Ereignisse, Dysphonie, Dyspnoe, Husten, oropharyngealer Schmerz, Diarrhoe, Erbrechen, Nausea, Stomatitis, Obstipation, (Ober-)Bauchschmerzen, Dyspepsie, Blähungen, Hämorrhoiden, Hand-Fuß-Syndrom, Ausschlag, trockene Haut, Pruritus, Erytheme, Alopezie, Myalgie, Arthralgie, Schmerz in Extremitäten, Proteinurie, Nierenversagen, Müdigkeit, Asthenie, Mukositis, Gewicht ↓, TSH/GOT/GPT/aP/Amylase/Lipase ↑; **UW** (Bosutinib): Atemwegsinfekt., Pneumonie, Grippe, Bronchitis, Nasopharyngitis, Thrombozytopenie, (febrile) Neutropenie, Anämie, Leukopenie, Arzneimittelüberempf., Appetit ↓, Dehydratation, Hyperkaliämie, Hypophosphatämie, Kopfschmerzen, Schwindel, Geschmacksstörung, Perikarderguss, QT-Verlängerung, Husten, Dyspnoe, Pleuraerguss, Diarrhoe, Erbrechen, Übelkeit, Oberbauchschmerz, Gastritis, GOT/GPT/Bilirubin/γGT/Lipase/Amylase/Kreatinin/Kreatinphosphokinase ↑, Hepatotoxizität, anormale Leberfunktion, Hautausschlag, Urtikaria, Akne, Pruritus, Arthralgie, Myalgie, Rückenschmerzen, Nierenversagen, Fieber, Ödem, Fatigue, Thoraxschmerz, Asthenie; **UW** (Cabozantinib): Appetit ↓, Hypokalzämie, Hypophosphatämie, Hyperbilirubinämie, Hypokaliämie, Hypomagnesämie, Dysgeusie, Kopfschmerzen, Schwindel, Hypertonie, Dysphonie, orophar. Schmerzen, Diarrhoe, Übelkeit, Stomatitis, Obstipation, Erbrechen, abdominale Schmerzen, Dyspepsie, Dysphagie, Glossodynie, palmoplantares Erythrodysästhesie-Syndrom, farbliche Veränderung der Haare; Exanthem, Erythem, trockene Haut, Alopezie, Arthralgie, Muskelkrämpfe, Erschöpfung, Schleimhautentzündung, Asthenie, Gewichts ↓, Leberenzyme/LDH/TSH ↑, Lymphopenie, Thrombopenie, Neutropenie, Abszess, Pneumonie, Follikulitis, Pilzinfektion, Hypothyreose, Dehydratation, Angst, Depression, Verwirrtheit, periph. Neuropathie, Parästhesien, Ageusie, Tremor, Verschwommensehen, Ohrschmerz, Tinnitus, Vorhofflimmern, Hypotonie, Thrombose, periph. Durchblutungsstrg., tracheale Fistelbildung, Lungenembolie, Blutung d. Atemwege, Aspirationspneumonie, GI-Perforation, GI-Blutung, Pankreatitis; **UW** (Cabozantinib, Fortsetzung): Hämorrhoiden, Analfissur, Cholelithiasis, Hyperkeratose, Akne, Blasen, unnatürliches Haarwachstum, Hautabschälung, Hypopigmentierung, muskuloskelettaler Brustschmerz, Kieferosteonekrose, Proteinurie, Dysurie, Hämaturie, gestörte Wundheilung, Schüttelfrost, Gesichtsödem, Kreatinin/CPK ↑; **UW** (Cobimetinib): Anämie, seröse Retinopathie, Hypertonie, Blutungen, Übelkeit, Erbrechen, Diarrhoe, Lichtempfindlichkeit, Exanthem (makulopapulös, akneiform), Hyperkeratose, Pyrexie, CPK/GOT/GPT/γGT/aP/Bili ↑; Basalzell-Ca, kutanes Plattenepithel-Ca, Keratoakanthom, Dehydration, Hypophosphatämie, Hyponatriämie, Hyperglykämie, verschwommenes Sehen, Sehschwäche, Pneumonitis, Schüttelfrost, verminderte Auswurffraktion; **UW** (Crizotinib): Neutro-, Leuko-, Lymphopenie, Anämie, Appetit ↓, Hypophosphatämie, Neuropathie, Schwindel, Dysgeusie, Sehstörungen, Bradykardie, Pneumonitis, Übelkeit, Erbrechen, Diarrhoe, Obstipation, ösophageale Störungen, Dyspepsie, Ausschlag, Müdigkeit, Ödeme, GPT/GOT/aP ↑, QT-Zeit-Verlängerung; **UW** (Dabrafenib): Papillom, Plattenepithelkarzinom der Haut, seborrhoische Keratose, Akrochordon, Basalzellkarzinom, Appetit ↓, Hypophosphatämie, Hyperglykämie, Kopfschmerzen, Husten, Übelkeit, Erbrechen, Durchfall, Obstipation, Hyperkeratose, Haarausfall, Hautausschlag, palmar-plantares Erythrodysästhesiesyndrom, trockene Haut, Pruritus, aktinische Keratose, Hautläsion, Erythem, Arthralgie, Myalgie, Schmerzen in Extremitäten, Pyrexie, Fatigue, Schüttelfrost, Asthenie, grippeartige Erkrankung, Verringerung der LVEF; **UW** (Dasatinib): Flüssigkeitsretention, Diarrhoe, Hautausschlag, Kopfschmerzen, Blutungen, Erschöpfung, Übelkeit, Dyspnoe, febrile Neutropenie; **UW** (Erlotinib): Exanthem, Pruritus, Diarrhoe, Übelkeit, Erbrechen, Husten, Konjunktivitis, Stomatitis, Bauchschmerzen, Ermüdung, Anorexie;

UW (Geftinib): Anorexie, Konjunktivitis, Blepharitis, trockene Augen, Hämorrhagie, Epistaxis, Hämaturie, interstitielle Lungenerkrankung, Diarrhoe, Übelkeit, Erbrechen, Stomatitis, Dehydratation, Transaminasen- und Bilirubin ↑, Hautreaktionen, Alopezie, Nagelstörung, Krea ↑, Proteinurie, Asthenie, Pyrexie; **UW** (Ibrutinib): Pneumonie, Inf. der oberen Atemwege, Sinusitis, Sepsis, Harnweginfektion, Infektion der Haut, Neutropenie, Thrombozytopenie, Anämie, Leukozytose, Lymphozytose, Dehydratation, Hyperurikämie, Schwindel, Kopfschmerz, Verschwommensehen, Vorhofflimmern, Blutung, Bluterguss, Petechien, subdurales Hämatom, Epistaxis, Diarrhoe, Erbrechen, Stomatitis, Übelkeit, Obstipation, trockener Mund, Hautausschlag, Arthralgie, muskuloskelettale Schmerzen, Fieber, periphere Ödeme; **UW** (Imatinib): Hepatotoxizität mit reversibler Enzymerhöhung, Flüssigkeitsretention, Ödeme, Muskelkrämpfe, Arthralgie; **UW** (Lapatinib): linksventrikuläre Ejektionsfraktion ↓, Diarrhoe, Erbrechen, Hautausschlag, Nagelveränderungen, Anorexie, Müdigkeit, Hyperbilirubinämie, Hepatotoxizität, Dyspepsie, trockene Haut, Kopfschmerzen, Stomatitis, Obstipation, palmar-plantare Erythrodysästhesie, Schmerzen in Extremitäten/Rücken, Schlaflosigkeit; **UW** (Lenvatinib): (sehr) häufig: Harnwegsinfektion, Thrombozytopenie, Lymphopenie, Hypothyreose, Thyreoidea-stimulierendes Hormon im Blut ↑, Hypokalzämie, Hypokaliämie, Gewichtsverlust, Appetit ↓, Dehydrierung, Hypomagnesiämie, Hypercholesterinämie, Insomnie, Schwindel, Kopfschmerz, Dysgeusie, Schlaganfall, MI, Herzinsuff., verlängerte QT-Zeit im EKG, red. Ejektionsfraktion, Blutung, Hypertonie, Hypotonie, Dysphonie, Lungenembolie, Diarrhoe, gastrointest. u. abd. Schmerzen, Erbrechen, Übelkeit, orale Entzündung, Schmerzen im Mundbereich, Verstopfung, Dyspepsie, Mundtrockenheit, Analfistel, Flatulenz, AST ↑, Hypalbuminämie, ALT ↑, aP ↑, Leberfunktionsstrg.; **UW** (Lenvatinib): γGT ↑, Bili ↑, palmar-plantares Erythrodysästhesie-Syndrom, Hautausschlag, Alopezie, Hyperkeratose, Rückenschmerzen, Arthralgie, Myalgie, Schmerzen der Extremitäten, Muskel- und Knochenschmerzen, Proteinurie, Fälle von NI, Nierenfunktionsstörungen, Kreatinin ↑, Harnstoff ↑, Ermüdung, Asthenie, peripheres Ödem, Unwohlsein; **UW** (Nilotinib): Exanthem, Pruritus, Diarrhoe, Übelkeit, Obstipation, Ödeme, Knochenschmerzen, Arthralgien, Muskelspasmen; **UW** (Nintedanib): Neutropenie, Abszesse, Sepsis, Appetit ↓, Elektrolytverschiebung, Dehydratation, periphere Neuropathie, Blutung, venöse Thromboembolie, Hypertonie, Diarrhoe, Erbrechen, Übelkeit, Abdominalschmerz, GOT/GPT/Bilirubin ↑, Mukositis; **UW** (Osimertinib): interstit. Lungenerkrankung, Diarrhoe, Stomatitis, Exanthem, trockene Haut, Paronychie, Pruritus, Thrombo-, Leuko-, Neutropenie; **UW** (Palbociclib): Infektionen, Neutropenie, Leukopenie, Anämie, Thrombopenie, febrile Neutropenie, verminderter Appetit, Dysgeusie, verschwommenes Sehen, verstärkte Tränensekretion, trockenes Auge, Epistaxis, Stomatitis, Übelkeit, Erbrechen, Diarrhö, Exanthem, Alopezie, trockene Haut, Fatigue, Asthenie, Pyrexie, Transaminasenerhöhung; **UW** (Pazopamib): Hypothyreose, Appetit ↓, Thrombo-, Leuko-, Neutropenie, Geschmacksstrg., Kopfschmerzen, Lethargie, Parästhesie, Schwindel, Hypertonie, Hitzewallungen, Nasenbluten, Dysphonie, Diarrhoe, Übelkeit, Erbrechen, Bauchschmerzen, Dyspepsie, Flatulenz, Stomatitis, Leberfunktionsstrg., Hyperbilirubinämie, Haarausfall, Verfärbung der Haare, Hautausschlag, palmar-plantares Erythrodysästhesiesyndrom, Hypopigmetierung der Haut, Erythem, Pruritus, trockene Haut, Hyperhidrose, Myalgie, Muskelkrämpfe, Proteinurie, Fatigue, Asthenie, Mukositis, Ödeme, Brustschmerzen, GPT/GOT/Krea/Lipase/γGT ↑, Gewicht ↓, Zahnfleischinfektion, Tumorschmerzen, Hyperalbuminämie, Dehydratation, Schlaflosigkeit, periphere sensorische Neuropathie, verschwommenes Sehen, kardiale Dysfunktion, Bradykardie, venöses thromboembolisches Ereignis, Dyspnoe, Pneumothorax, Singultus, orale/anale Blutungen;

UW (Ponatinib): Pneumonie, Sepsis, Infekt. der oberen Atemwege, Follikulitis, Anämie, Thrombopenie, Neutropenie, Panzytopenie, Appetit ↓, Dehydratation, Flüssigkeitsretention, Hypokalzämie, -kaliämie, -phosphatämie Hyperglykämie/-urikämie/-triglyzeridämie, Gewicht ↓, Schlaflosigkeit, Kopfschmerzen, periphere Neuropathie, Müdigkeit, Benommenheit, Migräne, Hyper-/Hypo-/Parästhesie, Verschwommensehen, trockene Augen, Herzinsuff., MI, KHK, Vorhofflimmern, Perikarderguss, Angina pectoris, LVEF ↓, Hypertonie, TVT, Hitzewallungen, Flush, Dyspnoe, Husten, Pleuraerguss, Epistaxis, Dysphonie, Bauchschmerzen, Diarrhoe, Erbrechen, Obstipation, Übelkeit, Lipase/Amylase/GOT/GPT/Bilirubin/aP/γGT ↑, Pankreatitis, GERD, Stomatitis, Dyspepsie, Meteorismus, Mundtrockenheit, Hautausschlag, Hauttrockenheit, Erythem, Alopezie, Pruritus, Hyperhidrosis, Petechien, Ekchymose, periorbitales/peripheres/Gesichts-Ödem, Knochenschmerzen, Arthralgie, Myalgie, Gliederschmerzen, Rückenschmerzen, erektile Dysfunktion, Asthenie, Pyrexie, Schüttelfrost, grippaler Infekt, nicht-kardialer Thoraxschmerz, tastbare Knoten;
UW (Ruxolitinib): Harnweginfektionen, Herpes zoster, Anämie, Thrombozytopenie, Neutropenie, Blutungen, Gewicht ↑, Hypercholesterinämie, Schwindel, Kopfschmerzen, Flatulenz, Obstipation, GOT/GPT ↑, Hypertonie;
UW (Sorafenib): Lymphopenie, Hypophosphatämie, Blutungen, Hypertonie, Durchfall, Übelkeit, Erbrechen, Exanthem, Hand-Fuß-Syndrom, Müdigkeit, Pruritus, Schmerzen, Leukopenie, Anämie, Thrombopenie, Depression;
UW (Sunitinib): Anämie, Kopfschmerzen, Geschmacksstrg., Verfärbung der Haut, Übelkeit, Erbrechen, Diarrhoe, Bauchschmerzen, palmoplantare Erythrodysästhesie;
UW (Trametinib): Anämie, Überempf., Dehydratation, verschwommenes Sehen, periorbitales Ödem, Sehstörung, linksventrikuläre Dysfunktion, Auswurffraktion ↓, Hypertonie, Hämorrhagie, Lymphödem, Husten, Atemnot, Pneumonitis, Diarrhoe, Übelkeit, Erbrechen, Obstipation, Mundtrockenheit, Exanthem, Stomatitis, akneiforme Dermatitis, trockene Haut, Juckreiz, Haarausfall, Erythem, palmoplantares Erythrodysästhesie-Syndrom, Hautfissuren, Fatigue, periph. Ödem, Pyrexie, Gesichtsödem, Schleimhautentzündung, Asthenie, Follikulitis, Nagelbettentzündung, Zellulitis, pustulärer Huatausschlag, Transaminasen/gGT/aP/CK ↑, Harnweginfekt, Nasopharyngitis, kutanes Plattenepithel-Ca, Papillom, seborrhoische Keratose, Akrochordon, Anämie, Leukopenie, Thrombopenie, Kopfschmerz, Schwindel, Arthralgie, Myalgie;
UW (Vandetanib): Nasopharyngitis, Bronchitis, Infektion der oberen Atemwege, Harnweginfektionen, Pneumonie, Sepsis, Influenza, Zystitis, Sinusitis, Laryngitis, Follikulitis, Furunkel, Pilzinfektion, Pyelonephritis, Hypothyreose, Appetit ↓, Hypo-/Hyperkalziämie, Hypokaliämie, Hyperglykämie, Dehydratation, Hyponatriämie, Insomnia, Depression, Angst, Kopfschmerzen, Parästhesie, Dysästhesie, Schwindel, Tremor, Lethargie, Bewusstseinsverlust, Gleichgewichtsstörungen, Dysgeusie, verschwommenes Sehen, Strukturveränderungen der Hornhaut, Sehstörung, Dyspepsie, Colitis, Mundtrockenheit, Stomatitis, Halos, Photopsie, Glaukome; Konjunktivitis, Augentrockenheit, Keratopathie, QT-Zeit-Verlängerung, Hypertonie, hypertensive Krisen, ischämische zerebrovaskuläre Störungen, Epistaxis, Hämoptyse, Pneumonitis, Abdominalschmerz, Diarrhoe, Übelkeit, Erbrechen, Dyspepsie, Colitis, Mundtrockenheit, Stomatitis, Dysphagie, Obstipation, Gastritis, gastrointestinale Hämorrhagie, Cholelithiasis, Ausschlag und andere Hautreaktionen, palmar-plantares Erythrodysästhesie-Syndrom, Alopezie, Proteinurie, Nephrolithiasis, Dysurie, Hämaturie, Nierenversagen, Pollakisurie, Harndrang, Asthenie, Erschöpfung, Schmerzen, Ödeme, Pyrexie, GOT/GPT/Kreatinin ↑, Gewichtsverlust;

UW (Vemurafenib): Follikulitis, Plattenepithelkarzinom der Haut, seborrhoische Keratose, Hautpapillom, Basalzellkarzinom, neue primäre Melanome, Kopfschmerzen, Dysgeusie, Lähmung des N. facialis, Schwindelgefühl, Uveitis, Husten, Diarrhoe, Erbrechen, Übelkeit, Obstipation, Lichtempfindlichkeitsreaktionen, aktinische Keratose, Ausschlag, Pruritus, Hyperkeratose, Erythem, Alopezie, trockene Haut, Sonnenbrand, palmar-plantares Erythrodysästhesie-Syndrom, Pannikulitis, Keratosis pilaris, Arthralgie, Myalgie, Schmerzen in den Extremitäten, Schmerzen des Bewegungsapparats, Rückenschmerzen, Arthritis, Abgeschlagenheit, Pyrexie, periphere Ödeme, Asthenie, γGT/GPT/aP/Bilirubin ↑, Gewicht ↓, QT-Verlängerung; **KI** (Afatinib): bek. Überempf.; **KI** (Alectinib): bek. Überempf.; **KI** (Axitinib): bek. Überempf.; **KI** (Bosutinib): bek. Überempf., Leberinsuff.; **KI** (Cabozantinib): bek. Überempf.; **KI** (Cobimetinib): bek. Überempf.; **KI** (Crizotinib): bek. Überempf., schwere Leberfkt. Strg.; **KI** (Dabrafenib): bek. Überempf.; **KI** (Ibrutinib): bek. Überempf., gleichzeitige Anw. mit Johanniskraut-Präparaten; **KI** (Levatinib): bek. Überempf.; **KI** (Nintedanib): bek. Überempf., Soja-, Erdnussallergie; **KI** (Osimertinib): bek. Überempf., gleichzeitige Anw. von Johanniskraut-Präparaten; **KI** (Palbociclib): bek. Überempf., gleichzeitige Anw. von Johanniskraut-Präparaten; **KI** (Pazopanib): bek. Überempf.; **KI** (Ponatinib): bek. Überempf.; **KI** (Ruxolitinib): bek. Überempf., Grav./Lakt.; **KI** (Trametinib): bek. Überempf.; **KI** (Vandetanib): bek. Überempf., kongenitales Long-QT-Syndrom, QT-Intervall > 480ms, gleichzeitige Anw. von arsenhaltiger Arzneimittel, Cisaprid, Erythromycin (i.v.), Toremifen, Mizolastin, Moxifloxacin, Antiarrhythmika der Klasse IA und III; **KI** (Vemurafenib): bek. Überempf.

Afatinib Rp	HWZ 37h, PPB 95%, PRC B, Lact -
Giotrif *Tbl. 20, 30, 40, 50mg*	**Lokal fortgeschrittenes u./od. metastasiertes NSCLC mit aktivierenden EGFR-Mutationen:** 1 x 40mg/d p.o., ggf. steigern auf 1 x 50mg/d; **DANI** CrCl > 30: 100%, < 30: Anw. nicht empf.; **DALI** Child-Pugh A, B: 100%; C: Anw. nicht empf.
Alectinib Rp	HWZ 32h, PPB 99%
Alecensa *Kps. 150mg*	**Fortgeschrittenes, ALK-pos. NSCLC Crizotinib-vorbehandelt:** 2 x 600mg p.o., Dosisanpassung n. Toxizität, s. FachInfo; **DANI** nicht erforderl.; **DALI** leichte LI: 100%; mittlere-schwere LI: Anw. nicht empf.
Axitinib Rp	HWZ 2.5-6h, PPB 99%, PRC C, Lact -
Inlyta *Tbl. 1, 5mg*	**Fortgeschrittenes Nierenzell-Ca:** 2 x 5mg/d p.o., ggf. steigern auf max. 2 x 10mg/d; **DANI** CrCl > 15: 100%, < 15: keine Daten; **DALI** vorsichtige Dosiseinstellung
Bosutinib Rp	HWZ 34h, PPB 95%, PRC C, Lact -
Bosulif *Tbl. 100, 500mg*	**Ph-positive CML in chron./akzelerierter Phase und Blastenkrise mit mind. einer Vorbeh.:** 1 x 500mg/d p.o., ggf. steigern auf max. 1 x 600mg/d; **DANI, DALI** keine Daten

Cabozantinib Rp	HWZ 120h, PPB 99%
Cometriq *Kps. 20, 80mg*	**Fortgeschrittenes medulläres Schilddrüsen-Ca.:** 1 x 140mg p.o.; ggf. Dosisanpassung bei Toxizität s. FachInfo.; **DANI** leichte-mittelschwere NI: vorsichtige Anw.; schwere NI: Anw. nicht empfohlen; **DALI** leichte-mittelschwere LI: 1 x 60mg; schwere LI: Anw. nicht empfohlen
Ceritinib Rp	HWZ 31-41h, PPB 97%, PRC D, Lact ?
Zykadia *Kps. 150mg*	**ALK-posit. NSCLC, Crizotinib-vorbehandelt:** 1 x 750mg p.o.; **DANI** leichte-mäßige NI: 100%; schwere NI: vorsichtige Anw.; **DALI** mäßig-starke LI: Anw. nicht empfohlen
Cobimetinib Rp	HWZ 44h, PPB 95%, Lact -
Cotellic *Tbl. 20mg*	**Nicht-resezierbares oder metastasiertes Melanom (BRAF-V600-Mutation-positiv):** 1 x 60mg p.o. d1-21, Wdh. d29; Komb. mit Vemurafenib; **DANI** schw. NI: vorsicht. Anw.; **DALI:** mäßige bis schwere LI: vorsicht. Anw.
Crizotinib Rp	HWZ 42h, PPB 91%, PRC C, Lact -
Xalkori *Kps. 200, 250mg*	**Vorbehandeltes ALK-positives NSCLC:** 2 x 250mg/d p.o.; **DANI** CrCl > 30: 100%, < 30: keine Daten; **DANI** leichte-mäßige Funktionsstrg.: vors. Anw., KI bei schwerer Funktionsstrg.
Dabrafenib Rp	HWZ 10h, PPB 99%, PRC C, Lact ?
Tafinlar *Kps. 50, 75mg*	**Nicht-resezierbares oder metastasiertes Melanom (BRAF-V600-Mutation-positiv):** 2 x 150mg/d p.o.; Monoth. oder Komb. mit Trametinib; **DANI** leichte-mäßige Funktionsstrg.: 100%, schwere Funktionsstrg.: vorsichtige Anwendung; **DALI** mäßige bis schwere Funktionsstörung: vorsichtige Anwendung
Dasatinib Rp	HWZ 5-6h, Q0 0.99, PPB 96%
Sprycel *Tbl. 20, 50, 70, 80, 100, 140mg*	**Chron. Phase neu diagnost. Ph+CML, chron./akzelerierte Phase der CML oder Blastenkrise mit Resistenz/Intoleranz gegen vorherige Behandlung (einschl. Imatinibmesilat), Ph+ALL oder lymphat. Blastenkrise der CML:** chron. Phase: 1 x 100mg/d p.o; akzelerierte Phase, myeloische oder lymphatische Blastenkrise: 1 x 140mg/d p.o; **DANI** nicht erf.; **DALI** vors. Dosiseinstellung

Erlotinib Rp	HWZ 36h, Q0 0.97
Tarceva *Tbl. 25, 100, 150mg*	**Nichkleinzell. Bronchial-Ca:** 1 x 150mg p.o.; **Pankreas-Ca:** 1 x 100mg p.o., Kom. mit Gemcitabin; **DANI, DALI:** Anw. bei schwerer Nieren-/Leberinsuff. nicht empf.
Gefitinib Rp	HWZ 41h, Q0 0.9, PPB 90%
Iressa *Tbl. 250mg*	**Nichtkleinzelliges Bronchial-Ca:** 1 x 250mg p.o.; **DANI** CrCl > 20: 100%; < 20: vorsichtige Anwendung; **DALI**: Child B, C: engmaschige Überwachung hinsichtlich UW
Ibrutinib Rp	HWZ 4-13h, PPB 97% PRC D, Lact ?
Imbruvica *Kps. 140mg*	**Rezidiv. oder refrakt. Mantelzell-Lymphom:** 1 x 560mg/d p.o.; **CLL:** 1 x 420mg/d p.o.; **DANI** CrCl > 30: nicht erf.; < 30: vors. Anw.; **DALI:** Child A: 1 x 280mg/d p.o.; B: 1 x 140mg/d p.o.; C: Anw. nicht empfohlen
Imatinib Rp	HWZ 18h, Q0 0.95, PPB 95%
Glivec *Tbl. 100, 400mg* **Imanivec** *Tbl. 100, 400mg* **Imatinib Heumann** *Tbl. 100, 400mg* **Imatinib Onkovis** *Kps. 100, 200, 400mg*	**Ph+CML:** chronische Phase: 1 x 400mg p.o.; akzelerierte Phase, Blastenkrise: 600mg p.o.; **Ki. > 2J:** 340mg/m^2, max. 570mg/m^2 bzw. 800mg/d; **Ph+ALL:** 1 x 600mg; **MDS:** 1 x 400mg; **hypereosinophiles Syndr., chron. eosinophile Leukämie:** 1 x 100mg, ggf. bis 400mg/d steig.; **CD117+GIST:** 1 x 400mg; **Dermatofibrosarcoma protuberans:** 1 x 800mg; **DANI** vors. Anw. bei schwerer NI; **DALI** 400mg/d
Lapatinib Rp	HWZ 24h PPB 99%
Tyverb *Tbl. 250mg*	**Fortgeschritt./metastasiertes Mamma-Ca mit Her2-Überexpression:** 1 x 1250mg/d p.o. in Komb. mit Capecitabin; **DANI** CrCl > 30: 100%; < 30: keine Daten; **DALI** Child A, B: keine Daten, Child C: KI
Lenvatinib Rp	HWZ 17h, Q0 0.9, PPB 98%
Kisplix *Kps. 4, 10mg* **Lenvima** *Kps. 4, 10mg*	**Fortgeschr. Nierenzell-Ca, VGEF-vorbeh.:** Kisplyx: 1 x 18mg p.o., Dosisanpassung n. Toxizität s. FachInfo; Komb. m. Everolimus; **DANI, DALI** schwere NI/LI: ini 10mg; **Progr., lokal fortgeschr. oder metastasiertes differenziertes (papilläres/follikuläres/Hürthle-Zell-)Schilddrüsen-Ca** (DTC), das nicht auf Radiojodtherapie (RAI) angesprochen hat: Lenvima: 24mg p.o.; **DANI** nicht erford.; **DALI** nicht erford.

Nilotinib Rp	HWZ 17h, Q0 0.9, PPB 98%
Tasigna *Kps. 150, 200mg*	**Ph+CML:** 2 x 400mg p.o., ggf. Dosisanpass. nach Blutbild, s. FachInfo; **DANI** nicht erf.
Nintedanib Rp	HWZ 10-15h, PPB 98%
Vargatef *Kps. 100, 150mg*	**Lokal fortgeschrittenes, metastasiertes oder lokal rezidiviertes NSCLC:** 2 x 200mg p.o. d2-21 in Komb. mit Docetaxel; **DANI** CrCl > 30: 100%, < 30: keine Daten; **DALI** Child A: 100%, Child B, C: Anw. nicht empf.
Osimertinib Rp	HWZ 48h
Tagrisso *Kps. 40, 80mg*	**Lokal fortgeschrittenes oder metastasiertes NSCLC mit T790M-Mutation:** 1 x 80mg p.o.; **DANI** schwere NI, HD: vorsichtige Anw.; **DALI** mittlere bis schw. LI: Anw. nicht empf.
Palbociclib Rp	HWZ 29h, PPB 85%
Ibrance *Kps. 75, 100, 125mg*	**Lokal fortgeschrittenes oder metastasiertes Mamma-Ca, HR-pos., HER-2-neg.:** 1 x 125mg p.o. d1-21, dann 7d Pause; je nach UW Dosisreduktion auf 100-75mg.; **DANI** CrCl < 30, HD: keine Daten, vorsichtige Anw.; **DALI** mittlere bis schw. LI: vors. Anw.;
Pazopanib Rp	HWZ 31h, PPB 99%, PRC C, Lact ?
Votrient *Tbl. 200, 400mg*	**Fortgeschrittenes Nierenzell-Ca, Weichteilsarkom (WTS, STS):** 1 x 800mg/d p.o.; **DANI** CrCl > 30: 100%, < 30: keine Daten; **DALI** Child A: keine Daten, B: max. 20mg/d, C: KI
Ponatinib Rp	HWZ 22h, PPB >99%, PRC C, Lact -
Iclusig *Tbl. 15, 45mg*	**CML in chron. oder akzelerierter Phase oder Blastenkrise und Ph+ALL:** 1 x 45mg/d p.o.; **DANI** CrCl > 50: 100%, < 50: vorsichtige Anwendung; **DALI** vors. Anwendung
Ruxolitinib Rp	HWZ 3h, PPB 97%
Jakavi *Tbl. 5, 10, 15, 20mg*	**Myelofibrose (MF):** ini 2 x 15-20mg p.o., max. 2 x 25mg/d; **Polycythaemia vera (PV):** ini 2 x 10mg p.o., max. 2 x 25mg/d; **DANI** CrCl > 30: 100%, < 30: MF: 50%, PV: ini 2 x 5mg/d; HD: MF: 1 x 15-20mg oder 2 x 10mg am Dialysetag; PV: 1 x 10mg oder 2 x 5mg am Dialysetag; **DALI** 50%

Sorafenib Rp	HWZ 25-48h, Q0 >0.9
Nexavar *Tbl. 200mg*	**Leberzell-Ca, fortgeschr. Nierenzell-Ca, Schilddrüsen-Ca:** 2 x 400mg p.o.; **DANI** CrCl > 30: 100%, < 30: keine Daten; **DALI** Child A, B: 100%, C: keine Daten
Sunitinib Rp	HWZ 40-60(80-110)h, Q0 >0.7, PPB 95%
Sutent *Kps. 12.5, 25, 50mg*	**GIST, fortgeschr. Nierenzell-Ca:** 1 x 50mg p.o., ggf. Dos. in 12.5mg-Schritten anpassen; mind. 25mg/d, max. 75mg/d; über 4W, dann 2W Pause; **pankreat. neuroendokrine Tumore:** 1 x 37.5mg ohne Therapie-Pause; **DANI** nicht erf.; **DALI** Child A, B: 100%; C: keine Daten, Anw. nicht empfohlen
Vandetanib Rp	HWZ 19d, PPB 93%, PRC C, Lact -
Caprelsa *Tbl. 100, 300mg*	**Medull. SD-Ca mit nicht resektabler, lokal fortgeschritt. od. metast. Erkr.:** 1 x 300mg p.o.; **DANI**: CrCl 30-50: ggf. ini 200mg/d, < 30: Anw. nicht empf.; **DALI** keine Daten
Trametinib Rp	HWZ 5d, PPB 97%, PRC D, Lact ?
Mekinist *Tbl. 0.5, 2mg*	**BRAF-V600-Mutation-positives, nicht resezierbares oder metastasiertes Melanom:** 1 x 2mg p.o. Monother. oder Komb. mit Dabrafenib; **DANI** leichte-mäßige NI: 100%; schwere NI: keine Daten; **DALI** leichte LI: 100%; mäßige-schwere LI: vorsichtige Anw.
Vemurafenib Rp	HWZ 51.6h, PPB > 99%, PRC B, Lact ?
Zelboraf *Tbl. 240mg*	**BRAF-V600-Mutation-pos., nicht resezierbares od. metastas. Melanom:** 2 x 960mg p.o.; **DANI, DALI** engmaschige Überwachung bei schw. Nierenfunktionsstrg. bzw. mittlerer bis schw. Leberfunktionsstrg.

7.13 mTOR-Inhibitoren

Wm/Wi (Everolimus, Temsirolimus): Hemmung des mTOR (mammalian target of rapamycin) = Enzymkomplex, der u.a. das Zellwachstum reguliert ⇒ antitumorale und antiangiogene Wi; **UW** (Everolimus): Stomatitis, Hautausschlag, Hauttrockenheit, Nagelveränd., Hand-Fuß-Syndr., Erythem, Exfoliation, akneförmige Dermatitis, Hautläsionen, Alopezie, Erschöpfung, Asthenie, Diarrhoe, Übelkeit, Appetitlosigkeit, Mukositis, Infektionen, Erbrechen, Husten, Pruritus, Epistaxis, Pneumonitis, Dyspnoe, Anämie, Cholesterin/Triglyzeride/GOT/GPT/Krea/Blutzucker ↑, Thrombopenie, Leukopenie, Neutropenie, Lymphopenie, D.m., Hypophosphatämie, Hypokaliämie, Hypokalzämie, Dehydratation, Hyperlipidämie, Schlaflosigkeit, Dysgeusie, Kopfschmerzen, Konjunktivitis, Ödeme der Augenlider, Hypertonie, Blutungen, Lungenembolie, Bluthusten, Mundtrockenheit, Abdominalschmerzen, Schmerzen im Mund, Dysphagie, Dyspepsie, Arthralgie, Nierenversagen, Proteinurie, peripheres Ödem, Pyrexie, Brustschmerzen, Gewichtsverlust;

UW (Temsirolimus): Kreatinin ↑, Thrombopenie, Anämie, Dysgeusie, Atemnot, Nasenbluten, Husten, Bauchschmerzen, Erbrechen, Stomatitis, Diarrhoe, Übelkeit, Exanthem, Hautjucken, Akne, Nagelveränderungen, Rückenschmerzen, Arthralgie, Hypokaliämie, bakterielle und virale Infektionen, Pharyngitis, Rhinitis, Mukositis, Schmerzen, Schmerzen im Brustkorb, Ödeme, Pyrexie, Asthenie; **KI** (Everolimus): bekannte Überempfindlichkeit

Everolimus Rp	HWZ 30h, PPB 74%, PRC D, Lact ?
Afinitor *Tbl. 2.5, 5, 10mg*	**Nierenzell-Ca, Hormonrezeptor-pos. Mamma-Ca, neuroendokrine Tumore pankreatischen Ursprungs:** 1 x 10mg p.o., ggf. 5mg bei intolerablen UW; **DANI** nicht erf.; **DALI** Child A: 1 x 7.5mg/d; Child B: 5mg/d; Child C: nach Nutzen-Risiko-Abwägung, max. 1 x 2.5mg/d
Temsirolimus Rp	HWZ 17(55)h, PRC D, Lact ?
Torisel *Inf.Lsg. 30mg*	**Nierenzell-Ca:** 1 x/W 25mg über 30-60min i.v., zuvor Antihistaminikum; **DANI** vorsichtige Anw. bei schwerer NI; **DALI** Anw. bei schwerer LI nicht empfohlen

7.14 Antikörper

Wm/Wi (Antikörper): Bindung an spezifisches Antigen, durch Komplementfixierung entsteht antikörperabhängige, zellvermittelte Zytotoxizität; **Wm/Wi** (Bevacizumab): bindet an Gefäßwachstumsfaktor VEGF, Hemmung der Tumorvaskularisierung;
Wm/Wi (Blinatumomab): bindet an CD19 und CD3 ⇒ Bildung einer zytolytischen Synapse zwischen T-Zelle und Tumorzelle mit Freisetzung proteolytischer Enzyme;
Wm/Wi (Brentuximab Vedotin): AK-Wirkstoff-Konjugat ⇒ setzt Zytostatikum frei ⇒ bindet an CD30-tragende Tumorzellen ⇒ Unterbrechung des Zellzyklus und programmierter Zelltod;
Wm/Wi (Cetuximab): Blockierung von EGFR, dadurch Reduktion der Invasion von Tumorzellen ins Normalgewebe und Reduktion von Metastasenbildung;
Wm/Wi (Daratumumab): humaner monoklonaler IgG-AK, der an CD38-Protein bindet, welches in hoher Konz. auf Tumorzellen des mult. Myeloms exprimiert wird ⇒ Apoptose;
Wm/Wi (Eculizumab): rekombinanter humanisierter IgG-AK, der an das Komplementprotein C5 bindet, Hemmung der komplementvermittelten intravaskulären Hämolyse;
Wm/Wi (Elotuzumab): Monoklonaler IgG1-Antikörper, der an SLAMF bindet, welches stark auf Myelomzellen exprimiert wird ⇒ erleichtert die Interaktion mit natürlichen Killerzellen;
Wm/Wi (Necitumumab): humaner, monoklonaler IgG1-Antikörper, der an EGFR bindet ⇒ Hemmung der Angiogenese, Induktion von Apoptose bzw. Zelltod;
Wm/Wi (Nivolumab, Pembrolizumab): PD-1-Inhibitor (Programmed-Cell-Death-Protein-1-Inhibitor) blockiert Bindung von PD-L1 u. PD-L2 an PD-1-Rezeptoren auf T-Zellen ⇒ T-Zell-Proliferation ↑, Zytokinbildung ↑, Immunantwort gegen Krebszellen ↑;
Wm/Wi (Obinutuzumab): monoklon., humanisierter AK ⇒ bindet an CD-20-Transmembranantigen auf der Oberfläche nichtmaligner und maligner prä-B- und reifer B-Lymphozyten ⇒ direkter Zelltod, antikörperabhängige zelluläre Zytotoxizität und Phagozytose;

Wm/Wi (Ofatumumab): humaner monoklonaler Antikörper ⇒ bindet an CD20-Epitope, Lyse von Tumorzellen, Zelltodinduktion durch antikörperabhängige, zellvermittelte Zytotoxizität;
Wm/Wi (Olaratumab): humaner monoklonaler IgG1-Antikörper bindet an PDGFR-alpha ⇒ Hemmung des Tumorzellwachstums;
Wm/Wi (Panitumomab): humaner monoklonaler IgG2-Antikörper gegen EGF-Rezeptor, dadurch Hemmung des Zellwachstums, Induktion der Apoptose und Verminderung der Produktion von Interleukin 8 und vaskulärem, endothelialem Wachstumsfaktor;
Wm/Wi (Pertuzumab): humanisierter monoklonaler Antikörper ⇒ bindet an HER2 und hemmt Heterodimerisierung von HER2 mit anderen Rezeptoren der HER-Rezeptorfamilie ⇒ zellulärer Wachstumsstopp bzw. Apoptose;
Wm/Wi (Ramucirumab): humaner Antikörper ⇒ bindet spezifisch an VEGF Rezeptor-2 ⇒ verhindert die Liganden-stimulierte Aktivierung d. VEGF Rezeptor-2 und der nachfolgenden Signalkaskaden ⇒ Proliferation u. Migration der humanen Endothelzellen wird neutralisiert;
Wm/Wi (Rituximab): bindet spezifisch an das Transmembran-Antigen CD20, das auf > 95% aller Zellen von Non-Hodgkin-Lymphomen des B-Zell-Typs exprimiert wird;
Wm/Wi (Trastuzumab): monoklon. AK gg. menschl. epidermalen Wachstumsfaktor 2 (HER2);
Wm/Wi (Trastuzumab Emtansin): gegen HER2 gerichtetes Antikörper-Wirkstoff-Konjugat; Emtansin verleiht Zytostatikum Selektivität für Tumorzellen mit Überexpression von HER2;
UW: s. allgemeine UW von Zytostatika → 167;
UW (Bevacizumab): Sepsis, Abszess, Infektion, (febrile) Neutropenie, Leuko-, Thrombozytopenie, Anämie, Ovarialinsuffizienz, Dehydrierung, Anorexie, periphere sensorische Neuropathie, Schlaganfall, Synkope, Somnolenz, Kopfschmerzen, Dysgeusie, Dysarthrie, Augenerkrankung, erhöhter Tränenfluss, kongestive Herzinsuffizienz, supraventrikuläre Tachykardie, Hypertonie, arterielle/venöse Thromboembolie, Asthenie, Fatigue, Lethargie, Schleimhautentzündung, Pyrexie, Diarrhoe, Übelkeit, Erbrechen, Obstipation, Schmerzen, Magen-Darm-Perforation, Ileus, Bauchschmerzen, Erkrankung des GI-Trakts, Blutungen, Lungenembolie, Dyspnoe, Hypoxie, Epistaxis, Rhinitis, Stomatitis, palmoplantares Erythrodysäthesiesyndrom, exfoliative Dermatitis, trockene Haut, Hautverfärbung, Muskelschwäche, Myalgie, Arthralgie, Proteinurie, Harnwegsinfektion;
UW (Blinatumomab): Infektionen, (febrile) Neutropenie, Anämie, Thrombopenie, Leukopenie, Zytokinfreisetzungssyndrom, Hypokaliämie, Hypomagnesiämie, Hyperglykämie, verminderter Appetit, Schlaflosigkeit, Kopfschmerzen, Tremor, Schwindel, Hypotonie, Husten, Übelkeit, Verstopfung, Diarrhoe, Bauchschmerzen, Erbrechen, Exanthem, Rückenschmerzen, Gliederschmerzen, Arthralgie, Knochenschmerzen, Fieber, periph. Ödeme, Schüttelfrost, Fatigue, Brustschmerzen, Transaminasen- und γGT ↑, Infusionsreaktionen, Sepsis, Pneumonie, Leukozytose, Lymphopenie, Überempfindlichkeit, Hypophosphatämie, Hypalbuminämie, Tumorlysesyndrom, Verwirrtheit, Desorientiertheit, Enzepahlopathie, Aphasie, Parästhesie, Krämpfe, kognitive Störungen, Gedächtnisstörungen, Tachykardie, Ödem, Immunglobuline ↓, Bilirubinerhöhung;
UW (Brentuximab Vedotin): Infektion, Infektion der oberen Atemwege, Herpes zoster, Pneumonie, Neutropenie, Anämie, Thrombozytopenie, Hyperglykämie, periphere sensorische/ motorische Neuropathie, Schwindel, demyelinisierende Polyneuropathie, Husten, Dyspnoe, Diarrhoe, Übelkeit, Erbrechen, Obstipation, Haarausfall, Juckreiz, Hautausschlag, Myalgie, Arthralgie, Rückenschmerzen, Fatigue, Fieber, infusionsbedingte Reaktionen, Schüttelfrost;

UW (Catumaxomab): Lymphopenie, Leukozytose, Anämie, Neutrophilie, Thrombozythämie, Tachykardie, Vertigo, Bauchschmerzen, Übelkeit, Erbrechen, Diarrhoe, Ileus, Obstipation, Flatulenz, Reflux, Stomatitis, Fieber, Schüttelfrost, Schmerzen, Asthenie, Ödeme, Durst, Hyperbilirubinämie, Hepatitis, Infektionen, Anorexie, Elektrolytstrg., Arthralgie, Rückenschmerzen, Myalgie, Angst, Oligurie, Proteinurie, Hämaturie, Dyspnoe, Hautausschlag, Hypo-/Hypertonie, Hitzewallungen; **UW** (Cetuximab): Atemnot, Paronychie, Konjunktivitis, akneartiges Exanthem; **UW** (Daratumumab): Pneumonie, Nasopharyngitis, Infektion der oberen Atemwege, Anämie, Thrombopenie, Leukopenie, Lymphopenie, Appetit ↓, Kopfschmerzen, Hypertonie, Husten, verstopfte Nase, Dyspnoe, Übelkeit, Diarrhoe, Obstipation, Erbrechen, Rückenschmerzen, Arthralgie, Gliederschmerzen, muskuloskelettale Brustschmerzen, Fatigue, Pyrexie, Schüttelfrost, infusionsbedingte Reaktion; **UW** (Eculizumab): Schwindel, Dysgeusie, Parästhesie, Vertigo, progressive Hypertonie, Husten, verstopfte Nase, Pharynx-/Larynxschmerzen, Bauchschmerzen, Obstipation, Diarrhoe, Dyspepsie, Übelkeit, Erbrechen, Alopezie, trockene Haut, Pruritus, Exanthem, Arthralgie, Rückenschmerzen, Myalgie, Nackenschmerzen, Extremitätenschmerzen, Dysurie, Spontanerektion, Thorax beschwerden, Schüttelfrost, Fatigue, Asthenie, infusionsbed. Reaktion, Ödeme, Fieber, pos. Coombs-Test; **UW** (Elotuzumab): Herpes zoster, Nasopharyngitis, Pneumonie, Infekt d. oberen Atemwege, Lymphopenie, Hypersensitivität, Stimmungsschwankungen, Kopfschmerzen, Hypästhesie, Husten, tiefe Venenthrombose, oropharyngeale Schmerzen, Diarrhoe, Nachtschweiß, Brustschmerzen, Fatigue, Fieber, Gewicht ↓, infusionsbedingte Reaktionen; **UW** (Necitumumab): Harnwegsinfekt, Kopfschmerzen, Dysgeusie, Konjunktivitis, venöse/arterielle thromboembolische Ereignisse; Phlebitis, Hämoptysen, Epistaxis, oropharyngeale Schmerzen, Erbrechen, Stomatitis, Dysphagie, Mundulzerationen, Hautreaktionen, Überempfindlichkeitsreaktionen, Muskelkrämpfe, Dysurie, Pyrexie, Hypomagnesiämie, Hypokalzämie, Hypophosphatämie, Hypokaliämie, Gewichtsabnahme; **UW** (Nivolumab): häufig: Infekt. der oberen Atemwege, infusionsbed. Reaktion, Hypothyreose, Hyperthyreose, Hyperglykämie, Hyponatriämie, Appetit ↓, periphere Neuropathie, Kopfschmerzen, Schwindelgefühl, Hypertonie, Pneumonitis, Dyspnoe, Husten, Diarrhö, Übelkeit, Kolitis, Stomatitis, Erbrechen, Bauchschmerzen, Obstipation, Hautausschlag, Juckreiz, Vitiligo, trockene Haut, Erythem, Alopezie, Muskel- und Skelettschmerzen, Arthralgie, Müdigkeit, Pyrexie, Ödeme (einschließl. peripheres Ödem), AST/ALT/Gesamtbilirubin/aP/Kreatinin ↑, Lymphozytopenie, Thrombozytopenie, Anämie, Lipase/Amylase ↑, Neutropenie; **UW** (Obinutuzumab): Harnweginfektion, Nasopharyngitis, Lippenherpes, Rhinitis, Pharyngitis, Plattenepithelkarzinom der Haut, Neutropenie, Thrombozytopenie, Anämie, Leukopenie, Tumorlysesyndrom, Hyperurikämie, Vorhofflimmern, Hypertonie, Husten, Diarrhoe, Obstipation, Alopezie, Arthralgie, Rückenschmerzen, muskuloskelettale Thoraxschmerzen, Fieber, Gewicht ↑, infusionsbedingte Reaktionen; **UW** (Ofatumumab): Infektionen, Sepsis, Neutropenie, Anämie, Thombopenie, allerg. Reaktion, Tachykardie, Hypo-/Hypertonie, Bronchospasmus, Husten, Hypoxie, Dyspnoe, Brustbeschwerden, Exanthem, Fatigue, Hyperhidrose, Dünndarmobstruktion, Diarrhoe, Übelkeit, Pruritus, Rückenschmerzen, Fieber, Schüttelfrost; **UW** (Olaratumab): Neutropenie, Lymphopenie, Kopfschmerzen, Diarrhoe, Übelkeit, Erbrechen, Mukositis, muskuloskelettale Schmerzen, infusionsbedingte Reaktionen; **UW** (Panitumomab): Exanthem, akneiforme Dermatitis, Exfoliation, Paronychie, Pruritus, Fissuren, Diarrhoe, Fatigue, Infusionsreaktionen, Elektrolytverschiebungen, Nausea, Emesis, Dyspnoe, Husten, Kopfschmerzen, Konjunktivitis, Wimpernwachstum, Stomatitis, Onycholyse, Hypertrichose, Alopezie, trockene Haut/Nase/Mund, Lungenembolie;

UW (Pembrolizumab): häufig: Anämie, Thrombozytopenie, Hypophysitis, Hyper-/Hypothyreose, verminderter Appetit, Dehydrierung, Kopfschmerzen, Dysgeusie, periphere Neuropathie, Schwindel, Parästhesie, trockene Haut, Vertigo, Hitzewallungen, Pneumonitis, Dyspnoe, Husten, Diarrhö, Übelkeit, Komitees, Erbrechen, Abdominalschmerzen, Obstipation, Mundtrockenheit, aufgeblähtes Abdomen, Hautausschlag, Pruritus, Schwere Hautreaktionen, Vitiligo, Hauttrockenheit, Erythem, Ekzem, Hyperhidrose, Hypopigmentierung der Haut, Alopezie, Athralgie, Myalgie, Muskelschwäche, muskuloskelettale Schmerzen, Schmerzen in den Extremitäten, Rückenschmerzen, Arthritis, Muskelkrämpfe, muskuloskelettale Steifheit, Müdigkeit, Erschöpfung, Asthenie, Fieber, Schleimhautentzündungen, periphere Ödeme, grippeähnliche Erkr., Schüttelfrost, Aspartataminotransferase (AST) ↑, Alaninaminotransferase (ALT) ↑, Gewicht ↓, alkalischer Phosphatase im Blut ↑, infusionsbed. Reaktionen; **UW** (Pertuzumab): Infektion der oberen Atemwege, Nasopharyngitis, (febrile) Neutropenie, Leukopenie, Anämie, Überempfindlichkeit, anaphylakt. Reaktion, infusionsbedingte Reaktion/Zytokin-Freisetzungs-Syndrom, Appetit ↓, Schlaflosigkeit, periphere (sensorische) Neuropathie, Kopfschmerzen, Schwindel, Dysgeusie, Tränensekretion ↑, linksventrikuläre Dysfunktion, Dyspnoe, Husten, Pleuraerguss, Diarrhoe, Erbrechen, Stomatitis, Übelkeit, Obstipation, Dyspepsie, Alopezie, Exanthem, Nagelveränderungen, Pruritus, trockene Haut, Myalgie, Arthralgie, Mukositis, Ödem, Schmerzen, Pyrexie, Fatigue, Asthenie, Schüttelfrost; **UW** (Ramucirumab): Neutro-/Leukopenie, Thrombozytopenie, Hypoalbuminämie, Hypertonie, Epistaxis, gastrointestinale Blutungsereignisse, Stomatitis, Diarrhoe, Proteinurie, Fatigue/Asthenie, periph. Ödeme, Hypokaliämie, Hyponatriämie, Kopfschmerzen, abd. Schmerzen; **UW** (Rituximab): Hypertonie, Angina pectoris od. Herzinsuff. bei bek. Herzerkrankung, Husten, Sinusitis, Bronchitis (obliterans), Dyspepsie, Transaminasen ↑, Kopfschmerz, Tumorschmerz, Parästhesien, Schwindel, Angstgefühl, allerg. Reaktionen (u.a. Dyspnoe, Bronchospasmus, Angioödem), Nachtschweiß, periphere Ödeme, Arthralgien, Myalgien, Knochenschmerz, Konjunktivitis, Hyperkalzämie, LDH ↑, Lymphadenopathie, Geschmacksveränderungen; **UW** (Trastuzumab): Vasodilatation, Tachykardie, Herzinsuffizienz, Kardiomyopathie, Ischämie, Perikarderguss, Herzstillstand, Kopfschmerzen, Schwindel, Parästhesien, Neuropathie, Tremor, Depression, allerg. Reaktionen (u.a. Dyspnoe, Bronchospasmus, Urtikaria, Angioödem, Anaphylaxie), Arthralgie, Myalgie, Mastitis, transienter Tumorschmerz, Ödeme, AK-Bildung; **UW** (Trastuzumab Emtansin): Harnweginfektion, Neutro-, Leukozytopenie, Arzneimittelüberempfindlichkeit, Hypokaliämie, Insomnie, periph. Neuropathie, Kopfschmerzen, Schwindel, Dysgeusie, Gedächtnisstrg., trockenes Auge, Konjunktivitis, verschwommenes Sehen, verstärkte Tränensekretion, LV-Dysfkt., Blutung, Hypertonie, Epistaxis, Husten, Dyspnoe, Stomatitis, Diarrhoe, Erbrechen, Übelkeit, Obstipation, Mundtrockenheit, Abdominalschmerz, Dyspepsie, Zahnfleischbluten, Ausschlag, Pruritus, Alopezie, Nagelstörungen, Hand-Fuß-Syndrom, Urtikaria, Myalgie, Arthralgie, Fatigue, Fieber, Asthenie, Schüttelfrost, peripheres Ödem, erhöhte Transaminasen/aP, infusionsbed. Reaktionen; **KI** (Bevacizumab): Überempf. gegen Wirkstoff, CHO-Zellprodukte o. a. rekomb. humane/humanisierte AK, Grav.; **KI** (Blinatomomab): bek. Überempfindlichkeit, Lact.; **KI** (Brentuximab Vedotin): bek. Überempfindlichkeit, kombin. Anw. mit Bleomycin; **KI** (Daratumumab): bek. Überempf.; **KI** (Elotuzumab): bek. Überempf.; **KI** (Necitumumab): bek. schw. oder lebensbedrohliche Überempf.; **KI** (Nivolumab): siehe FI; **KI** (Obinutuzumab, Olaratumab): bek. Überempf.; **KI** (Pembrolizumab): siehe FachInfo; **KI** (Pertuzumab): bek. Überempf.; **KI** (Ramucirumab): bek. Überempf.; **KI** (Rituximab): bek. Überempf., aktive/schw. Infektionen, stark geschwächte Immunabwehr; **KI** (Trastuzumab Emtansin): bek. Überempf.

Bevacizumab Rp	HWZ 20d, Lact ?
Avastin *Inf.Lsg. 100mg/4ml, 400mg/16ml*	**Kolorektales Karzinom:** 5-10mg/kg i.v. d1, Wdh. d15 oder 7.5-15mg/kg d1, Wdh. d22; Kombination mit 5-FU/Folinsäure/Irinotecan; **Mamma-Ca:** 10mg/kg i.v. d1, Wdh. d15 oder 15mg/kg d1, Wdh. d22; **nichtkleinzelliges Bronchial-Ca:** 7.5 bzw. 15mg/kg d1, Wdh. d22, Komb. mit platinhaltiger Chemoth.; **Nierenzell-Ca:** 10mg/kg d1, Wdh. d15, Komb. mit Interferon; **epitheliales Ovarial-Ca, Eileiter-Ca, prim. Peritoneal-Ca:** Primärbeh.: 15mg/kg i.v. d1, Wdh. d22, in Komb. mit Carboplatin und Paclitaxel; Rezidiv: 15mg/kg d1, Wdh. d22, in Komb. mit Carboplatin und Gemcitabin; **DANI, DALI** keine Daten
Blinatumomab Rp	HWZ 2h, PRC C, Lact ?
Blincyto *Inf.Lsg. 38.5µg*	**Philadelphia-Chrom.-neg., rezidiv. oder refr. B-Vorläufer ALL:** 9µg/d Dauerinf. i.v. d1-7, 28µg/d d8-28, dann 2W Pause, danach 28µg/d d1-28; **DANI** leichte-mäßige NI: 100%; schw. NI: keine Daten; **DALI** keine Daten
Brentuximab Vedotin Rp	HWZ 4-6d, PPB 68-82% PRC C, Lact ?
Adcetris *Inf.Lsg. 50mg/10ml*	**Rezidiviertes/refraktäres CD30+Hodgkin-Lymphom, rezidiv. refraktäres großzelliges anaplastisches Lymphom:** 1.8mg/kg i.v. über 30min alle 21d, 8-16 Zyklen; **DANI, DALI** k.A.
Catumaxomab Rp	HWZ 0.7-17
Removab *Inf.Lsg. 10µg/0.1ml, 50µg/0.5ml*	**Maligner Aszites bei EpCAM-pos. Ca:** 10µg intraperitoneal an d1, 20µg d3, 50µg d7, 150µg d10; **DANI, DALI** k.A.
Cetuximab Rp	HWZ 70-100h
Erbitux *Inf.Lsg. 100mg/20ml, 500mg/100ml*	**Kolorektales Karzinom, fortgeschrittenes Plattenepithel-Camim Kopf-/Halsbereich:** ini $400mg/m^2$ i.v. d1, dann 1 x/W $250mg/m^2$; **DANI, DALI** k.A.
Daratumumab Rp	HWZ 18d
Darzalex *Inf.Lsg. 100mg/5ml*	**Rezidiviertes und refraktäres multiples Myelom:** 16mg/kg i.v. W1-8: 1x/W; W9-24: alle 2W; W25 bis Progress: alle 4W; Begleit-Medikation beachten, s. FachInfo; **DANI** nicht erforderl.; **DALI** leichte LI: 100%; mäßige bis schwere LI: keine Daten

Eculizumab Rp	HWZ 11d
Soliris *Inf.Lsg. 300mg/30ml*	**Par. nächt. Hämoglobinurie:** ini 600mg i.v. 1x/W f. 4W, dann 900mg alle 14d; **atyp. häm.-uräm. Synd.:** ini 900mg i.v. 1 x/W für 4W, dann 1200mg alle 14d; **DANI** nicht erforderlich; **DALI** keine Daten
Elotuzumab Rp	
Empliciti *Inf.Lsg. 300, 400mg*	**Multiples Myelom mit mindestens einer Vorbehandlung:** 10mg/kg i.v. d1, 8, 15, 22 Wdh. d29, nach 2 Zyklen: d1, 15, Wdh. d29; Kombination mit Lenalidomid; **DANI** nicht erford.; **DALI** leichte LI: 100%; mäßige bis schwere Li: keine Daten
Necitumumab Rp	HWZ 14d
Portrazza *Inf.Lsg. 800mg/50ml*	**Fortgeschrittenes EGFR-exprimierendes NSCLC:** 800mg i.v. d1, 8, Wdh. d22, Kombination mit Gemcitabin, Cisplatin; **DANI** (leicht-moderat) nicht erforderlich; schwer: keine Daten; **DANI** (moderat-schwer) keine Daten
Nivolumab Rp	HWZ 11d
Opdivo *Inf.Lsg. 40mg/4ml, 100mg/10ml*	**Fortgeschrittenes (nicht-resezierbares oder metastasierendes) Melanom:** 3mg/kg alle 2Wo über 60min i.v.; **DANI** (leicht, moderat) nicht erford., (schwer) keine Daten; **DALI** (leicht, mäßig) nicht erford., (schwer) keine Daten; Grav.: keine Daten
Obinutuzumab Rp	HWZ 30d, PRC C, Lact ?
Gazyvaro *Inf.Lsg. 1000mg/40ml*	**CLL Komb. mit Chlorambucil: Zyklus 1:** 100mg i.v. d1, 900mg d2, 1000mg d8 und 15, Wh. d29, **Zyklus 2-6:** 1000mg an d1; **DANI** CrCl > 30: nicht erforderlich, < 30: keine Daten; **DALI** keine Daten
Ofatumumab Rp	HWZ 1.3d (1.), 11.5d (4.), 15.8d (8.Inf.), PRC C, Lact ?
Arzerra *Inf.Lsg. 100mg/5ml, 1000mg/50ml*	**CLL** (refraktär auf Fludarabin u. Alemtuzumab): ini 300mg i.v. (12ml/h, steigern bis max. 200ml/h), dann 2000mg (25ml/h, steigern bis max. 400ml/h) 1 x/W für 8 W, dann 2000mg 1 x alle 4W; **DANI** CrCl > 30: 100%, < 30: keine Daten; **DALI** keine Daten

Olaratumab Rp	HWZ 11d
Lartruvo *Inf.Lsg. 500mg/50ml*	**Fortgeschrittenes Weichgewebesarkom:** 15mg/kg i.v. d1, 8, Wdh. d22, Komb. mit Doxorubicin; **DANI, DALI** leichte-moderate NI, LI: 100%; schwere NI, LI: keine Daten
Panitumumab Rp	HWZ 7.5d
Vectibix *Inf.Lsg. 100mg/5ml, 400mg/20ml*	**Metastasiertes EGFR-exprimierendes kolorektales Karzinom:** 6mg/kg alle 14d über 60min. i.v., Verdünnung mit NaCl auf < 10mg/ml; **DANI, DALI** k.A.
Pembrolizumab Rp	HWZ 26d
Keytruda *Inf.Lsg. 50mg/2ml*	**Fortgeschrittenes (nicht-resezierbares oder metastasierendes) Melanom:** 2mg/kg alle 3W über 30min i.v.; **DANI** (leicht, moderat) nicht erforderlich, (schwer) keine Daten; **DALI** (leicht) nicht erforderlich, (moderat, schwer) keine Daten; Grav.: keine Daten
Pertuzumab Rp	HWZ 18d, PRC C, Lact ?
Perjeta *Inf.Lsg. 420mg/14ml (30mg/ml)*	**HER2-positives metastasiertes oder lokal rezidivierendes, inoperables Mamma-Ca:** ini 840mg über 60 min. i.v., Erhaltungsdosis 420mg alle 3 Wochen über 30-60 min. i.v.; **DANI** CrCl > 30: 100%, < 30: k.A.; **DALI** k.A.
Ramucirumab Rp	HWZ 15d, PRC C, Lact ?
Cyramza *Inf.Lsg. 100mg/10ml, 500mg/50ml*	**Fortgeschrittenes Adeno-Ca des Magens oder gastroösophagealen Übergangs mit Tumorprogress nach Platin- und Fluoropyrimidin-haltiger Chemotherapie:** Monotherapie: 8mg/kg über 60min i.v. alle 2W; Kombination mit Paclitaxel: 8mg/kg KG i.v. d1, 15, Wdh. d29; **DANI/DALI** keine Daten
Siltuximab Rp	HWZ 12-18d
Sylvant *Inf.Lsg. 100, 400mg*	**Multizentrische Castleman-Krankheit, HIV- u. HHV-8 neg.:** 11mg/kg über 1h i.v. d1, Wdh. d22 bis zum Therapieversagen; **DANI, DALI** keine Daten

Rituximab Rp	HWZ 76-206h
MabThera *Inf.Lsg. 100, 500mg* **MabThera SC** *Inj.Lsg. 1400mg/11.7ml* **Truxima** *Inf.Lsg. 500mg*	**Follikuläres Lymphom:** Monotherapie: 375mg/m² i.v. d1, Wdh. d8, 15, 22; Komb. mit CVP-Schema: 375mg/m² d1; Induktionstherapie: 1 x 1400mg s.c. pro Zyklus; Erhaltungstherapie: 1 x 1400mg s.c. alle 2M bzw. alle 3M beim rezidivierenden/refraktärem foll. Lymphom; **CD20+ großzellig diffuses B-Zell-Lymphom:** 375mg/m² i.v. d1 bzw. 1 x 1400mg s.c. pro Zyklus, Komb. mit CHOP-Schema; **CLL:** 375mg/m² d1 + Chemotherapie, ab 2. Zyklus 500mg/m², insgesamt 6 Zyklen; **rheumatoide Arthritis:** 1g i.v. d1, Wdh. d15; **DANI, DALI** k.A.
Trastuzumab Rp	HWZ 28.5d
Herceptin *Inf.Lsg. 150mg* **Herceptin s.c.** *Inj.Lsg. 600mg/5ml*	**Mamma-Ca mit HER2-Überexpression:** metastasiert: ini 4mg/kg i.v. d1, dann 2mg/kg 1 x/W; Frühstadium: ini 8mg/kg i.v., dann 6mg/kg alle 3W; 600mg s.c. alle 3W; **metastasiertes Magen-Ca mit HER2-Überexpression:** ini 8mg/kg i.v. d1, dann 6mg/kg alle 3W; 600mg s.c. alle 3W, Kombination mit Capecitabin oder 5-FU und Cisplatin; **DANI** k.A.
Trastuzumab Emtansin Rp	HWZ 4d
Kadcyla *Inf.Lsg. 100, 160mg*	**Inoperables o. metastasiertes Mamma-Ca (HER2-positiv):** 3.6mg/kg i.v. d1, Wdh. d22; **DANI** leicht bis mäßig eingeschränkte Fkt.: nicht erf.; schwere Funktionseinschränkung: engmaschige Überwachung; **DALI** keine Daten

7.15 Weitere antineoplastische Mittel

Wm/Wi (Aflibercept): agiert als löslicher Rezeptor und bindet an VEGF-A, -B und PlGF ⇒ blockiert rezeptorvermittelte Signalübertragung ⇒ hemmt Wachstum von neuen Gefäßen;
Wm/Wi (Aldesleukin): vergleichbar mit nativem humanen IL-2 ⇒ vielfältige immunologische Effekte ⇒ inhibiert Wachstum und Ausbreitung von Tumoren;
Wm/Wi (Alitretinoin): Vitamin A verwandtes Hormon, steuert Prozess der Zelldifferenzierung und -proliferation;
Wm/Wi (Amsacrin): Interkalation in die DNA, dadurch Hemmung der DNA-Synthese, DNA-Brüche, Chromosomenaberrationen und falsche Chromosomenteilungen;
Wm/Wi (Anagrelid): Hemmung der zyklischen AMP-Phosphodiesterase III, Verzögerung der Megakaryozytenreifung;
Wm/Wi (Asparaginase): Senkung des Asparaginspiegels ⇒ Stillstand der Proteinsynthese;
Wm/Wi (Bexaroten): selektive Bindung und Aktivierung der drei RXR;
Wm/Wi (Bortezomib, Carfilzomib): Proteasom-Inhibitor;
Wm/Wi (Eribulin): hemmt die Wachstumsphase der Mikrotubuli und kapselt Tubulin in nicht produktive Aggregate ab ⇒ Mitoseblockade und apoptotischer Zelltod;
Wm/Wi (Estramustin): antimitotische und antimikrotubuläre Effekte durch Interaktion mit mikrotubuliassoziierten und Tau-Proteinen; estragene Komponente ⇒ LH ↓, FSH ↓ ⇒ Androgenproduktion ↓;
Wm/Wi (Folinsäure): Blockade der Thymidilatsynthase, Hemmung der DNA-Synthese;
Wm/Wi (Histaminhydrochlorid): Hemmung der NAPDH-Oxidase ⇒ Schutz der von IL-2 aktivierten NK- und T-Zellen vor sauerstofffreier Radikal-induzierter Inhibition u. Apoptose;
Wm/Wi (Hydroxycarbamid): Blockade des Ribonukleotidreduktase-Systems ⇒ Hemmung der DNA-Synthese;
Wm/Wi (Idelalisib): Hemmung der Phosphatidylinositol-3-Kinase p110δ ⇒ induziert Apoptose und hemmt die Proliferation in Zelllinien aus malignen B-Lymphozyten und Primärtumorzellen;
Wm/Wi (Ixazomib): Proteasom-Inhibitor ⇒ bindet und hemmt die Chymotrypsin-ähnliche Aktivität der Beta-5-Untereinheit des 20S-Proteasoms ⇒ Apoptose-Induktion;
Wm/Wi (Lenalidomid): Proliferationshemmung bestehender hämatopoetischer Tumorzellen, Hemmung der Angiogenese, Produktionshemmung von TNF-alpha und IL-6;
Wm/Wi (Mifamurtid): Analogon von Muramyldipeptid (Bestandteil der Zellwand von Mycobacterium sp.) ⇒ bindet an NOD2, ein starker Monozyten-/Makrophagenaktivator;
Wm/Wi (Miltefosin): Hemmung membranständiger Enzymsysteme;
Wm/Wi (Mitotan): bindet kovalent an die Makromoleküle der Mitochondrien ⇒ Zerstörung der Mitochondrien, Zelltod und Nekrose, wirkt selektiv zytotoxisch auf die Zonae fasciculata und retikularis, hemmt die Produktion von Kortikosteroiden und beeinflusst den extraadrenalen Metabolismus von endogenen und exogenen Steroiden;
Wm/Wi (Olaparib): Inhibitor der humanen Poly(ADP-ribose)-Polymerase-Enzyme (PARP), die zur effizienten Reparatur von DNA-Einzelstrangbrüchen benötigt werden ⇒ genomische Instabilität ⇒ Absterben der Tumorzelle;
Wm/Wi (Panobinostat): Hemmung der Histon-Deacetylase ⇒ Akkumulation acetylierter Histone ⇒ Stillstand des Zellzyklus und/oder Apoptose transformierter Zellen;
Wm/Wi (Pentostatin): Hemmung der Adenosin-Deaminase, direkte Hemmung der RNA-Synthese und erhöhte Schädigung der DNA;

Wm/Wi (Pomalidomid): direkt gegen das Myelom gerichtete, tumorizide Wirkung, immunmodulierende Wirkungen, hemmt das Tumorzellwachstum beim multiplen Myelom, hemmt die Proliferation und induziert die Apoptose hämatopoetischer Tumorzellen, hemmt die Proliferation von Lenalidomid-resistenten Zelllinien, hemmt die Angiogenese, verstärkt die durch T-Zellen und Killerzellen vermittelte Immunität, hemmt die Bildung von proinflammatorischen Zytokinen;
Wm/Wi (Talimogen laherparepvec): modifiziertes HSV-Virus, das sich in Melanomzellen vermehrt ⇒ Produktion von GM-CSF ⇒ systemische Anti-Tumor-Immunantwort;
Wm/Wi (Thalidomid): Suppression der TNF-alpha-Produktion, Hemmung bestimmter Adhäsionsmoleküle und der antiangiogenetischen Aktivität ⇒ immunmodulatorisch, antiinflammatorisch, antineoplastisch;
Wm/Wi (Venetoclax): selektiver Inhibitor des antiapoptotischen B-Zell-Lymphom(BCL)-2-Proteins ⇒ Einleitung des programmierten Zelltods;
UW (Aflibercept): (neutropenische) Infektion, Sepsis, HWI, Nasopharyngitis, Leuko-, Neutro-, Thrombopenie, Überempf., Appetit ↓, Gewicht ↓, Dehydratation, Kopfschmerzen, Hypertonie, Blutung, arterielle/venöse Thromboembolie, Dyspnoe, Epistaxis, Dysphonie, Schmerzen im Oropharynx, Rhinorrhoe, Diarrhoe, Stomatitis aphtosa, Abdominalschmerz, Rektalblutung, Fistel, Hämorrhoiden, Zahnschmerzen, Proktalgie, GOT/GPT ↑, palmoplantares Erythrodysästhesiesyndrom, Hauthyperpigmentierung, Proteinurie, Kreatinin ↑, Schwächezustände;
UW (Aldesleukin): Infektion des Respirationstrakts, Sepsis, Anämie, Thrombozytopenie, Leukopenie, Koagulopathie (u.a. DIC), Eosinophilie, Hypothyreose, Hyperthyreose, Anorexie, Azidose, Hyperglykämie, Hypo-/Hyperkalziämie ⇒, Hyperkaliämie, Dehydratation, Angstgefühl, Verwirrtheit, Depression, Schlaflosigkeit, Reizbarkeit, Agitiertheit, Halluzinationen, Schwindel, Kopfschmerzen, Parästhesie, Somnolenz, Neuropathie, Synkopen, Sprachstrg., Verlust des Geschmacksinns, Lethargie, Konjunktivitis, Tachykardie, Arrhythmie, Brustschmerzen, Zyanose, vorübergehende EKG-Veränderungen, Myokardischämie, Palpitationen, kardiovask. Erkrankungen (u.a. Herzversagen), Hypotonie, Hypertonie, Phlebitis, Dyspnoe, Husten, Lungenödem, Pleuraergüsse, Hypoxie, Hämoptyse, Epistaxis, nasale Kongestion, Rhinitis, Übelkeit, Erbrechen, Diarrhoe, Stomatitis, Dysphagie, Dyspepsie, Obstipation, gastrointest. Blutungen, Hämatemesis, Aszites, Cheilitis, Gastritis, GOT/GPT/aP/LDH/Bilirubin/Harnstoff/Kreatinin ↑, Hepatomegalie, Hepatosplenomegalie, Erythem, Ausschlag, exfoliative Dermatitis, Pruritus, Schwitzen, Alopezie, Urtikaria, Myalgie, Arthralgie, Oligurie, Hämaturie, Nierenversagen, Anurie, Reaktion/Schmerzen/Entzündung/Knötchen an der Injektionsstelle, Fieber, Schüttelfrost, Unwohlsein, Asthenie, Müdigkeit, Schmerzen, Ödeme, Gewicht ↑/↓, Hypothermie; **UW** (Alitretinoin, lokal): Erythem, Ödem, Pruritus, Krustenbildung, Nässen, exfoliative Dermatitis, Schmerzen; **UW** (Amsacrin): Herzinsuffizienz, Herzstillstand, transient Transaminasen ↑, Gelbfärbung, periphere und zentrale Neurotoxizität mit Kopfschmerzen, Verwirrtheit, Krampfanfällen; **UW** (Anagrelid): Anämie, Flüssigkeitsretention, Kopfschmerzen, Schwindel, Palpitationen, Tachykardie, Müdigkeit, Exanthem, Übelkeit, Erbrechen, Diarrhoe, Bauchschmerzen; **UW** (Asparaginase): Transaminasen ↑, Hepatitis, Pankreatitis, Hyperglykämie, Strg. der Gerinnungsfaktorsynthese, thromboembolische Ereignisse, Blutungen, akutes Nierenversagen, reversible Enzephalopathie: Antriebslosigkeit, Somnolenz, Verwirrtheit, hirnorganisches Psychosyndrom (chronisch), allergische Reaktionen bis zum anaphylaktischen Schock;
UW (Bexaroten): Hyperlipämie, Hyperthyroidismus, Hypercholesterinämie, Kopfschmerzen, Schmerzen; **UW** (Bortezomib): Dehydratation, periphere Neuropathie, Kopfschmerzen, orthostatische Hypotonie, Dyspnoe, Myalgie, Anorexie, Obstipation;
UW (Carfilzomib): s. FachInfo;

UW (Eribulin): HWI, orale Candidiasis, Infektion der oberen Atemwege, Nasopharyngitis, Rhinitis, Neutropenie, Leukopenie, Anämie, Thrombozytopenie, Lymphopenie, Appetit ↓, Hypokaliämie, Hypomagnesiämie, Dehydratation, Hyperglykämie, Hypophosphatämie, Insomnie, Depression, periphere Neuropathie, Kopfschmerzen, Dysgeusie, Schwindel, Hypoästhesie, Lethargie, Neurotoxizität, Tränenfluss ↑, Konjunktivitis, Vertigo, Tachykardie, Hitzewallungen, Dyspnoe, Husten, oropharyngeale Schmerzen, Epistaxis, Rhinorrhoe, Übelkeit, Obstipation, Diarrhoe, Erbrechen, Bauchschmerzen, Stomatitis, Mundtrockenheit, Dyspepsie, gastroösophageale Refluxkrankheit, Mundschleimhautgeschwüre, aufgetriebenes Abdomen, GOT/GPT ↑, Alopezie, Hautausschlag, Pruritus, Nagelerkrankungen, nächtl. Schweißausbrüche, palmarplantare Erythrodysästhesie, trockene Haut, Erythem, Hyperhidrose, Arthralgie, Myalgie, Schmerzen in Extremitäten, Muskelspasmen, muskuloskelettale Schmerzen, Muskelschwäche, Knochenschmerzen, Rückenschmerzen, Müdigkeit, Asthenie, Pyrexie, peripheres Ödem, Schüttelfrost, grippeähnl. Zustand, Gewicht ↓;
UW (Estramustin): Ischämie, Herzinsuff., Ödeme, transient Transaminasen ↑, Gynäkomastie, Missempfindungen im Perineum bzw. Prostatabereich;
UW (Folinsäure): hochdosiert GI-Strg.;
UW (Histamindihydrochlorid + IL-2): Eosinophilie, Thrombozytopenie, Anorexie, Schlaflosigkeit, Kopfschmerzen, Benommenheit, Geschmacksstörungen, Tachykardie, Palpitationen, Flush, Hypotonie, Husten, Dyspnoe, verstopfte Nase, Übelkeit, Dyspepsie, Durchfall, Erbrechen, Oberbauchbeschwerden, trockener Mund, Hautausschlag, Erytheme, vermehrtes Schwitzen, Nachtschweiß, Pruritus, Arthralgie, Myalgie, Gliederschmerzen, Rückenschmerzen, influenzaartige Erkrankung, Schüttelfrost, Entzündung/Schmerzen/Urtikaria/Pruritus/Exanthem/blaue Flecke/Granulome an der Injektionsstelle, Schwächegefühl, Schmerzen in der Brust;
UW (Hydroxycarbamid): akute Pulmotoxizität mit diffuser pulmonaler Infiltration/Lungenödem, Obstipation, transiente Transaminasenerhöhung, Proteinurie, Hyperurikämie, periphere/zentrale Neurotoxizität;
UW (Idelalisib): Infektionen, Neutropenie, Pneumonitis, Diarrhoe, Kolitis, Transaminasen/Triglyceride ↑, Exanthem, Pyrexie; **UW** (Ixazomib): Infektion d. oberen Atemwege, Herpes zoster, Thrombopenie, Neutropenie, periph. Neuropathie, Übelkeit, Erbrechen, Diarrhoe, Obstipation, Exanthem, Rückenschmerzen, per. Ödem;
UW (Lenalidomid): Neutropenie, Müdigkeit, Asthenie, Obstipation, Muskelkrämpfe, Thrombopenie, Anämie, Diarrhoe, Exanthem, venöse Thromboembolie;
UW (Mifamurtid): Infektionen und parasitäre Erkrankungen, Tumorschmerzen, Anämie, Leukopenie, Thrombopenie, Anorexie, Dehydratation, Verwirrtheit, Depression, Angstzustände, Verschwommensehen, Hörstörungen, Tachykardie, Hypo-/Hypertonie, Dyspnoe, Pleuraerguss, Husten, Diarrhoe, Emesis, Hyperhidrosis, Exanthem, Arthralgien, Myalgien, Dysurie, Dysmenorrhoe, Fieber, Schüttelfrost, Schmerzen, Ödeme;
UW (Mitotan): subjektive und objektive Symptome einer Hypervitaminose A, Retinoic-Acid-Syndrome, Lethargie, Ataxie, Schwäche, Schwindel, Anorexie, Hypertonie, Hämaturie, hämorrhagische Zystitis, Albuminurie, Leberveränderungen, bei hoher Dosierung M. Addison;
UW (Olaparib): Appetit ↓, Kopfschmerzen, Schwindel, Dysgeusie, Übelkeit, Erbrechen, Diarrhoe, Dyspepsie, Oberbauchschmerzen, Stomatitis, Erschöpfung, Anämie, Neutropenie, Lymphopenie, Thrombozytopenie, Anstieg des Kreatinin-Wertes/MCV;
UW (Olaparib): Appetit ↓, Kopfschmerzen, Schwindel, Dysgeusie, Übelkeit, Erbrechen, Diarrhoe, Dyspepsie, Oberbauchschmerzen, Stomatitis, Erschöpfung, Anämie, Neutropenie, Lymphopenie, Thrombozytopenie, Kreatinin-Wert/MCV ↑;

UW (Panobinostat): Infektion d. oberen u. unteren Atemwege, Pneumonie, septischer Schock, Harnwegsinf., Virusinf., orale Herpesinf., Clostridium-difficile-Kolitis, Otitis media, Zellulitis, Sepsis, Gastroenteritis, Candidiasis, Panzytopenie, Thrombopenie, Anämie, Leukopenie, Neutropenie, Lymphopenie, Hypothyreose, Appetit ↓, Hypophosphatämie, Hyponatriämie, Hypokaliämie, Hyperglykämie, Dehydration, Hypalbuminämie, Flüssigkeitsretention, Hyperurikämie, Hypokalzämie, Hypomagnesiämie, Schlaflosigkeit, Schwindel, Kopfschmerz, intrakranielle Blutung, Synkope, Tremor, Geschmacksstrg., Bindehautblutung, Bradykardie, Vorhofflimmern, Sinustachykardie, Tachykardie, Palpitation, QT-Verlängerung, Hypotonie, Hypertonie, Hämatom, orthostatische Hypotonie, Husten, Dyspnoe, respiratorische Insuff., Lungenrasseln, Giemen, Epistaxis, Diarrhoe, Übelkeit, Erbrechen, Abdominalschmerz, Dyspepsie, GI-Blutung, Hämatochezie, Gastritis, Cheilitis, aufgeblähter Bauch, Mundtrockenheit, Flatulenz, anomale Leberfkt., Bilirubin/Transaminasen/aP/Kreatinin/Harnstoff ↑; GFR ↓, Hautläsionen, Ausschlag, Erythem, Gelenkschwellung, Nierenversagen, Hämaturie, Harninkontinenz, Fatigue, peripheres Ödem, Fieber, Asthenie, Schüttelfrost, Unwohlsein, Gewicht ↓;
UW (Pentostatin): EKG-Veränderungen, Herzinsuffizienz, transiente Transaminasenerhöhung, Photosensibilität, Pruritus, Keratokonjunktivitis, periorbitales Ödem;
UW (Pomalidomid): (Broncho-)Pneumonie, neutropenische Sepsis, Bronchitis, Atemweginfektion, Nasopharyngitis, (febrile) Neutropenie, Thrombozytopenie, Anämie, Leukopenie, Appetit ↓, Hyperkaliämie, Hyponatriämie, Verwirrtheit, Bewusstseinstrübung, periphere sensorische Neuropathie, Schwindel, Tremor, Vertigo, tiefe Venenthrombose, Dyspnoe, Husten, Lungenembolie, Diarrhoe, Nausea, Obstipation, Erbrechen, Hautausschlag, Pruritus, Knochenschmerzen, Muskelkrämpfe, Nierenversagen, Harnverhalt, Unterleibsschmerzen, Fatigue, Pyrexie, periphere Ödeme, Erhöhung der GPT; Bilirubin-, aP-, gGT-, Transaminasen ↑;
UW (Talimogen laherparepvec): Zellulitis, oraler Herpes, Tumorschmerzen, infizierte Neoplasien, periph. Ödem, Anämie, immunvermittelte Ereignisse, Dehydratation, Kopfschmerzen, Verwirrtheit, Angst, Depression, Schwindel, Schlaflosigkeit, Ohrenschmerzen, Tachykardie, tiefe Venenthrombose, Hypertonie, Erröten, Husten, Belastungsdyspnoe, oropharyngeale Schmerzen, Infektion der oberen Atemwege, Erbrechen Diarrhoe, Obstipation, Übelkeit, Bauchschmerzen, abdomin. Unwohlsein, Vitiligo, Exanthem, Dermatitis, Myalgie, Arthralgie, Schmerzen in Extremitäten, Rückenschmerzen, Schmerzen in d. Leiste, grippeähnl. Erkr., Pyrexie, Schüttelfrost, Fatigue, Schmerzen, Reaktion a.d. Inj.Stelle, Unwohlsein, Schmerzen i.d. Achselhöhle, Gewicht ↓, Wundkomplik., Wundsekretion, Quetschung, Schmerzen durch Eingriff;
UW (Thalidomid): Neutro-, Leuko-, Thrombozytopenie, Anämie, periphere Neuropathie, Tremor, Schwindel, Somnolenz, Obstipation, periphere Ödeme, Herzinsuffizienz, Bradykardie, Koordinationsstrg., thromboembolische Ereignisse, Bronchopneumopathie, Erbrechen, toxische Hautausschläge, Fieber, Verwirrtheit, Teratogenität;
UW (Trabectedin): CK-Erhöhung, Obstipation, Anorexie, Asthenie, Abgeschlagenheit;
UW (Tretinoin): Cheilitis, Konjunktivitis, Kopfschmerzen, intrakranieller Druck ↑, Pseudotumor-cerebri-Syndrom, Schwindelgefühl, Verwirrtheit, Depression, Parästhesien, Seh-/Hörstrg., Pankreatitis, Kreatinin/Transaminasen/Triglyceriden/Cholesterol/VLDL/LDL ↑, Hyperkalzämie, Dyspnoe, Ateminsuffizienz, Knochen-, Brust-, Muskelschmerzen;
UW (Venetoclax): Infektion d. oberen Atemwege, Harnwegsinfekt, Pneumonie, febrile Neutropenie, Lymphopenie, Hyperphosphatämie, Tumorlysesyndrom, Hyperkaliämie, Hyperurikämie, Hypokalzämie, Diarrhoe, Übelkeit, Erbrechen, Obstipation, Fatigue, Krea ↑;
UW (Vismodegib): Leberenzyme ↑, Appetit ↓, Dehydratation, Hyponatriämie, Dys-/Hypo-/Ageusie, Übelkeit, Diarrhoe, Obstipation, Erbrechen, Dyspepsie, Oberbauchschmerzen, Alopezie, Pruritus, Ausschlag, Madarosis, unnorm. Haarwachstum, Muskelspasmen, Myalgie, Arthralgie, Glieder-/Rücken-/Brustmuskel-/Leistenschmerzen, Amenorrhoe, Gewicht ↓, Müdigkeit, Asthenie;

KI (Aflibercept): bek. Überempf., Anw. am Auge/intravitreale Anw.; Autoimmunkrankheit; **KI** (Aldesleukin): bek. Überempfindlichkeit, ECOG ≥ 2, ECOG ≥ 1 plus metastatischer Befall in > 1 Organ plus Intervall < 24 M zwischen Erstdiagnose und Indikationsstellung zur Aldesleukin-Therapie, bek. schwere Herzkrankheit, akute schwere Infektion mit Ind. zur Antibiose, PaO_2 < 60mmHg in Ruhe, bestehende schwere organische Erkr., ZNS-Metastasierung, Anfallsleiden, Leukozyten < 4.000/mm^3, Thrombozyten < 100.000/mm^3, Hkt <30%, Serumbilirubin-/Kreatininwerte außerhalb der Norm, Pat. mit allogener Organtransplantation, potenzielle Notwendigkeit zur Kortikosteroidgabe, bestehende Autoimmunkrankheit; **KI** (Carfilzomib): bek. Überempf., Lakt.; **KI** (Eribulin): bek. Überempfindlichkeit, Lakt.; **KI** (Histamindihydrochlorid): bek. Überempf.; **KI** (Idelalisib): bek. Überempf.; **KI** (Ixazomib): bek. Überempf.; **KI** (Olaparib): bek. Überempf., Lakt. (während u. 1M nach letzter Dosis); **KI** (Pomalidomid): bek. Überempf., Grav., gebärfähige Frauen (ohne Grav.-Verhütungsprogramm), männliche Patienten ohne Einhalt der erford. Verhütungsmaßnahmen; **KI** (Talimogen laherparepvec): bek. Überempfindlichkeit, schwere Immunschwäche; **KI** (Thalidomid): bek. Überempf., Grav., gebärfähiges Alter; **KI** (Venetoclax): bek. Überempf., gleichzeitige Anw. von Johanniskraut, Ketoconazol, Ritonavir, Clarithromycin, Itraconazol, Voriconazol, Posaconazol; **KI** (Vismodegib): bek. Überempfindlichkeit, Grav./Lakt., gebährfähiges Alter, gleichzeitige Anwendung von Johanniskraut

Aflibercept Rp — HWZ 6d, PRC D, Lact ?

Zaltrap *Inf.Lsg. 100mg/4ml, 200mg/8ml*	**Metastasiertes kolorektales Ca in Komb. mit FOLFIRI:** 4mg/kg i.v. über 1h, gefolgt von FOLFIRI, Wdh. nach 14d

Aldesleukin Rp — PRC C, Lact ?

Proleukin S *Inj./Inf.Lsg 1.1mg/ml (18 x 10^6 IE/ml)*	**Metastasiertes Nierenzellkarzinom:** 18 x 106 IE/m^2 KÖ i.v. d1-5, nach 2-6d weit. 5d Therapie, Wdh. nach weiteren 3W Pause; Erhaltung: bis zu 4 Zyklen (18 x 106 IE/m^2 d1-5) alle 4W; 18 x 106 IE s.c. d1-5, Pause an d6+7, dann 18 x 106 IE s.c. an d1+2 und 9 x 106IE s.c. an d3-5 der folgenden 3W, Zyklus an d8 wdh.; **DANI, DALI** keine Daten

Alitretinoin Rp

Panretin *Gel 0.1% (1g enth. 1mg)*	**Kaposi-Sarkom bei AIDS:** ini 2 x tgl. auf die Hautläsionen auftragen, nach 14d je nach Wi und Verträglichkeit ggf. auf 3-4 x tgl. steigern

Amsacrin Rp — HWZ 6.3h, PPB 95%

Amsidyl *Inf.Lsg. 75mg*	**AML, ALL:** Induktion, Monotherapie: 90mg/m^2 i.v. d1-5; Erhaltungstherapie: 50mg/m^2 d1-3, Wdh. nach 3-4W; **DANI, DALI** 60-75mg/m^2 i.v. d1-5; Kontrolle der Nieren-/Leberwerte bei NI/LI

Anagrelid Rp	HWZ 1.3h
Xagrid *Kps. 0.5mg*	**Essentielle Thrombozythämie:** ini 2 x 0.5mg p.o., nach 1W je nach Thrombo-Zahl (Ziel: 150-400/nl) steigern um max. 0.5mg/W; Erh.Dos. 1-3mg/d; **DANI** CrCl < 30: KI; **DALI** Child-Pugh C: KI
Asparaginase Rp	HWZ 14-22h
Asparaginase Medac *Inf.Lsg. 5000, 10.000 IE* **Oncaspar** *Inf.Lsg. 3750IE*	**Non-Hodgkin-Lymphom:** 200E/kg oder 6000E/m² i.v. tgl.; 45000E/m² und mehr 2 x/W; 100-400E/kg/d oder 3000-12000E/m² /d i.m.; **Oncaspar: ALL:** 2500IE/m² alle 14d; **Ki. mit KOF < 0.6m²:** 82.5 IE/kg; **DANI** k.A.
Bexaroten Rp	HWZ 1-3h, PPB 99%
Targretin *Kps. 75mg*	**Kutanes T-Zell-Lymphom:** 300mg/m²/d p.o.; **DANI** sorgfältige Überwachung; **DALI** KI
Bortezomib Rp	HWZ 5-15h PPB 83%
Velcade *Inf.Lsg. 3.5mg*	**Multiples Myelom:** 1.3mg/m² i.v. d1, 4, 8, 11, Wdh. d22; **DANI, DALI** sorgfältige Überwachung, evtl. Dosisreduktion
Carfilzomib Rp	HWZ 1h PPB 97%
Kyprolis *Inf.Lsg. 60mg*	**Multiples Myelom:** 20mg/m², max. 44mg i.v. d1, 2, 8, 9, 15, 16, Wdh. d29; bei guter Verträglichkeit im 1. Zyklus ab d8 27mg/m², max. 60mg; Komb. m. Lenalidomid u. Dexamethason; **DANI** nicht erforderlich; **DALI** sorgfältige Überwachung
Eribulin Rp	HWZ 40h, PPB 49-65% , PRC C, Lact -
Halaven *Inj.Lsg. 0.44mg/ml*	**Lokal fortgeschr. oder metast. Mamma-Ca:** 1.23mg/m² über 2-5min i.v. d1, 8, Wdh. d22; **DANI** CrCl < 40: ggfs. Dosisreduktion; **DALI** Child A: 0.97mg/m² d1, 8, Wdh. d22; Child B: 0.62mg/m²; Child C: keine Daten;
Estramustin Rp	HWZ 20-24h, Q0 1.0, PPB 99%
Cellmustin *Kps. 140, 280mg* **Estracyt** *Kps. 140mg* **Estramustin HEXAL** *Kps. 140, 280mg*	**Prostata-Ca:** 300-450mg i.v. für 5-10d; ini 3 x 280mg p.o., nach 4W 2 x 280mg; **DANI** k.A.

Folinsäure Rp	HWZ 0.5-2(2.25-6)h
Calciumfolinat HEXAL *Kps. 15mg; Amp. 30mg; Inf.Lsg. 100, 200, 300, 400, 500, 800, 1000mg;* **Foli Cell** *Inf.Lsg. 200, 500, 1000mg* **Leukovorin** *Tbl. 15mg; Amp. 10, 30, 50mg* **Oncofolic** *Inf.Lsg. 100, 200, 300, 400, 500, 900mg* **Vorina** *Inf.Lsg. 100, 350, 500, 1000mg*	**Kolorektales Karzinom:** 20-500mg/m² i.v. + 5-FU; **Pro. von Intoxikationserscheinungen bei Methotrexat-Therapie:** nach MTX-Serumspiegel, s. FachInfo; **DANI** k.A.
Histamindihydrochlorid Rp	HWZ 0.75-1.5h
Ceplene *Inj.Lsg. 0.5mg/0.5ml*	**AML in erster Remission mit gleichzeitiger IL-2-Th.:** 0.5mg über 5-15min i.v., jeweils 1-3 Minuten nach jeder IL-2-Injektion; **DANI, DALI** vorsichtige Anwendung
Hydroxycarbamid Rp	HWZ 2-4.5h, Qo 0.5
Hydrea *Kps. 500mg* **Hydroxycarbamid 1A** *Kps. 500mg* **Litalir** *Kps. 500mg* **Syrea** *Kps. 500mg* **Siklos** *Tbl. 1000mg*	**CML:** ini 40mg/kg p.o., wenn Leukozyten < 20/nl 20mg/kg, Leukozytenziel: 5-10/nl; **essent. Thrombozythämie:** ini 15mg/kg p.o., Dosisanpassg. n. Thrombozyten (Ziel < 600/nl); **Polycythaemia vera:** ini 15-20mg/kg p.o., Dosisanpassung je nach Hkt, Leukozyten; **DANI** k.A.
Idelalisib Rp	HWZ 8.2h, PPB 93-94%, Lact ?
Zydelig *Tbl. 100, 150mg* **Zydlig** *Tbl. 100, 150mg*	**CLL in Komb. mit Rituximab** (als Zweitlinientherapie oder bei Vorliegen einer 17p-Deletion oder TP53-Mutation); **Follikuläres Lymphom** (Drittlinientherapie): 2 x 150mg p.o.; **DANI** nicht erforderlich; **DALI** schwere LI: vorsichtige Anw.
Ixazomib Rp	HWZ 9.5d, PPB 99%
Ninlaro *Kps. 2.3, 3, 4mg*	**Multiples Myelom:** 4mg p.o. d1, 8, 15, Wdh. d29; Komb. mit Lenalidomid und Dexamethason; Dosisanpassung n. Toxizität; **DANI** CrCl < 30: 3mg; **DALI** mäßige-schwere LI: 3mg
Lenalidomid Rp	HWZ 3h, PPB 22-29%, PRC X, Lact -
Revlimid *Kps. 2.5, 5, 7.5, 10, 15, 20, 25mg*	**Multiples Myelom:** ini 1 x 25mg p.o. d1-2, Wdh. d29, Komb. mit Dexamethason, ggf. Dosisanpassung nach Blutbild, s. FachInfo; **myelodysplastische Syndrome:** ini 1 x 10mg p.o. d1-21, Wdh. d29; Dosisanpassung nach Blutbild, s. FachInfo; **DANI** CrCl 30-50: 1 x 10mg; < 30: 15mg alle 2d; HD: 15mg 3 x/W

Mifamurtid Rp	HWZ 18h
Mepact *Inf.Lsg. (4mg/50ml)*	**High-grade Osteosarkom:** 2-30J als postop. Kombinationstherapie: W1-12: 2mg/m² i.v. 2 x/W, W13-24: 2mg/m² 1 x/W, jeweils als Inf. über 60min; **DANI, DALI** keine Daten
Miltefosin Rp	HWZ 150-200h
Impavido *Kps. 10, 50mg*	**Hautmetastasen bei Mamma-Ca:** 1 x tgl. auftragen (1-2Gtt./10cm²), nach 1W 2 x tgl.; **viszerale Leishmaniasis:** 1.5-2.5mg/kg/d p.o. in 2-3ED für 28d; **kutane Leishmaniasis:** 30-45kg: 2 x 50mg; > 45kg: 3 x 50mg für 28d; **DANI, DALI** KI bei schwerer NI, LI
Mitotan Rp	HWZ 0.14h
Lysodren *Tbl. 500mg*	**Nebennierenrinden-Ca:** ini 2-3g/d p.o., nach 8W 1-2g/d; **< 18J:** ini 1.5-3.5g/m²/d; **DANI, DALI** Anwendung bei schwerer NI, LI nicht empfohlen
Olaparib Rp	HWZ 11.9h, PPB 82%, PRC D, Lact ?
Lynparza *Kps. 50mg*	**Platin-sensitives Rezidiv eines epithelialen Ovarial-Ca, Eileiter-Ca, primären Peritoneal-Ca:** 2 x 400mg/d p.o.; **DANI** CrCl ≥ 50: 100%; < 50: Anw. nicht empfohlen; **DALI** Anw. nicht empfohlen
Panobinostat Rp	HWZ 37h, PPB 90%
Farydak *Kps. 10, 15, 20mg*	**Multiples Myelom, rezidiviert und/oder refraktär:** 1 x 20mg p.o. d 1, 3, 5, 8, 10, 12 eines 21-tägigen Zyklus, Kombination mit Bortezomib, Dexamethason; **DANI** leichte-schwere NI: 100%; HD: keine Daten; **DALI** leichte LI: ini 15mg, bei guter Verträglichkeit 20mg; mittelschwere LI: ini 10mg, bei guter Verträglichkeit 15mg; schwere LI: Anw. nicht empfohlen
Pentostatin Rp	HWZ 5.7h, PPB 4%
Nipent *Inf.Lsg. 10mg*	**Haarzell-Leukämie:** 4mg/m² i.v. d1, Wdh. d15; **DANI** CrCl < 60: KI; **DALI** vorsichtige Anw.
Pomalidomid Rp	HWZ 7.5h, PPB 12-44%, PRC X, Lact ?
Imnovid *Kps. 3, 4mg*	**Rezidiviertes oder refraktäres Multiples Myelom:** 1 x 4mg p.o. d1-21, Wdh. d29 in Kombination mit Dexamethason; **DANI, DALI** vorsichtige Dosiseinstellung

Talimogen laherparepvec Rp	
Imlygic *Inj.Lsg. 10^6, 10^8 Plaque-bildende Eineiten (PFU)/ml*	**Mal. Melanom, lokal od. entfernt metastasiert (Stadien IIIB, IIIC, IVM1a):** je nach Läsionsgröße bis zu 4ml intraläsional, Wdh. n. 3 u. 5W; s. FachInfo; **DANI, DALI** nicht erf.
Thalidomid Rp	HWZ 5.5-7.3h, PPB 55-65%, PRC X, Lact -
Thalidomide Celgene *Kps. 50mg*	**Multiples Myelom bei Pat. > 65J oder bei KI für hochdosierte Chemother.:** 1 x 200mg abends, max. 12 x 6W; in Kombination mit Melphalan und Prednison; **DANI, DALI** vorsichtige Dosiseinstellung
Trabectedin Rp	HWZ 180h, PPB 96%
Yondelis *Inf.Lsg. 0.25, 1mg*	**Fortgeschrittene Weichteilsarkome:** $1.5mg/m^2$ i.v. (ZVK) d1, Wdh. d22; **DANI** CrCl < 30: KI; **DALI** KI bei ↑ Bilirubin
Tretinoin Rp	HWZ 0.7h
Vesanoid *Kps. 10mg*	**Akute Promyelozytenleukämie:** $45mg/m^2$ p.o. in 2ED bis Vollremission erreicht, max. 90d; **DANI, DALI** $25mg/m^2$
Venetoclax Rp	HWZ 26h PPB99%
Venclyxto *Tbl. 10, 50, 100mg*	**CLL nach Ther.-Versagen bzw. bei 17p-Deletion oder TP53-Mutation:** W1 20mg/d, W2 50mg/d, W3 100mg/d, W4 200mg/d; W5 u. danach 400mg/d p.o.; **DANI** CrCl 30-90: 100%; < 30, HD: keine Daten; **DALI** leichte-mittelschwere LI: vorsichtige Anw.; schw. LI: Anw. nicht empf.
Vismodegib Rp	HWZ 12d, PPB > 99%, PRC X, Lact -
Erivedge *Kps. 150mg*	**Symptomatisches metast. oder lokal fortgeschrittenes Basalzellkarzinom:** 1 x 150mg/d p.o.; **DANI, DALI** keine Daten

7.16 Entgiftungsmittel bei Zytostatikatherapie

Wm/Wi (Mesna): Stabilisierung urotoxischer Hydroxymetaboliten, Bildung atoxischer Additionsverbindungen mit Acrolein; **UW** (Mesna): Überempfindlichkeitsreaktionen, Übelkeit, Erbrechen, Juckreiz, Exantheme, Enantheme, Fieber; **KI** (Mesna): bek. Überempf., Ki. < 3J

Mesna Rp	
Mesna Cell *Inj.Lsg. 400, 1000, 5000mg* **Uromitexan** *Tbl. 400, 600mg; Inj.Lsg. 400, 1000, 5000mg*	**Verhütung der Harnwegstoxizität von Oxazaphoshorinen (Ifosfamid, Cyclophosphamid, Trofosfamid):** ini 20% der Oxazaphosphorindosis i.v., n. 2 u. 6h 40% p.o.

8 Rheumatologie

8.1 Non-steroidale Antirheumatika (NSAR)

8.1.1 Salicylsäurederivate (Salizylate)

Wm: Hemmung der Cyclooxygenase ⇒ Prostaglandinsynthese ↓; **Wi:** analgetisch, antiphlogistisch, antipyretisch, (ASS): thrombozytenaggregationshemmend; **UW** (NSAR-Säuren): allergische Hautreaktion, Schwindel, Nausea, Tinnitus, Magen-Darm-Ulzera, Bronchospasmus, Blutbildungsstörung, Nierenfunktionsstörung, Abszesse bei i.m.-Anwendung; **UW** (ASS): zusätzlich Panzytopenie, Störung des Säure-Basen-Haushalts, Blutungszeit ↑; **KI** (NSAR-Säuren): Magen-Darm-Ulzera, Blutbildungsstörung, Grav./Lakt. (nicht alle Wirkstoffe); **KI** (ASS): Grav. (nach 36. SSW, vorher strenge Ind.Stell.); Anw.Beschr. bei Ki. und Jugendlichen mit fieberhaften Erkrankungen (Cave: Reye-Syndrom)

Acetylsalicylsäure (ASS) OTC/Rp — HWZ (2-4) h, Qo 1.0, PPB 70-90%, PRC D, Lact ?

Acesal *Tbl. 250, 500mg* **Aspirin** *Tbl. 100, 300, 500mg; Kautbl. 500mg; Brausetbl. 500mg; Gran. 500mg* **Aspirin i.v.** *Inj.Lsg. 500mg/5ml* **ASS HEXAL** *Tbl. 100, 500mg* **ASS-ratioph.** *Tbl. 100, 300, 500mg* **Delgesic** *Pulver 100, 500, 1000mg* **Godamed** *Tbl. 50, 100, 300mg*	**Leichte, mäßig starke Schmerzen, Fieber:** 2-3 x 0.5-1g p.o., max. 3g/d; 1-2 x 0.5-1g i.v., max. 5g/d; **Thrombozytenaggregationshemmung:** **Ki. 6-14J:** 1-3 x 250-500mg p.o.; max. 13mg/kg/ED; 10-25mg/kg/d i.v.; **DANI, DALI** Dosisreduktion

8.1.2 Propionsäurederivate

Wm/Wi (Ibuprofen): Hemmung der Cyclooxygenase ⇒ Prostaglandinsynthese ↓ ⇒ analgetisch, antiphlogistisch, antipyretisch, gering thrombozytenaggregationshemmend; **Wm/Wi** (Naproxen): Hemmung der Cyclooxygenase ⇒ Prostaglandinsynthese ↓ ⇒ analgetisch, antiphlogistisch, antipyretisch; **UW** (Ibuprofen): Sodbrennen, Bauchschmerzen, Obstipation, Übelkeit, Erbrechen, GI-Blutungen/Ulzera, Diarrhoe, Stomatitis, Verschlechterung von Colitis ulcerosa bzw. M. Crohn, Kopfschmerzen, Schwindel, Schlaflosigkeit, Erregung, Reizbarkeit, Müdigkeit; **UW** (Naproxen): Kopfschmerzen, Schwindel, Schlaflosigkeit, Erregung, Reizbarkeit, Müdigkeit, Sehstrg., Hörststrg., Tinnitus, Übelkeit, Erbrechen, Sodbrennen, Magenschmerzen, Völlegefühl, Obstipation, Diarrhoe; geringfügige Blutverluste im Magen-Darm-Trakt, die in Ausnahmefällen eine Anämie verursachen können; GI-Ulzera, GI-Blutung, periph. Ödeme, Exanthem, Pruritus, Purpura, Ekchymosen; **KI** (Ibuprofen): bek. Überempf., bek. bronchospastische Reaktion, Asthma, Rhinitis oder Urtikaria nach ASS-/NSAR-Einnahme in der Anamnese, ungeklärte Blutbildungsstrg., akute oder in der Anamnese wiederholt aufgetretene peptische Ulzera oder Blutungen, zerebrovaskuläre oder andere aktive Blutungen, schwere Leber- oder Nierenfktsstrg., schwere Herzinsuffizienz, Grav. (3. Trimenon); **KI** (Naproxen): bek. Überempf., bek. Reaktionen von Bronchospasmus, Asthma, Rhinitis, Urtikaria nach Einnahme von ASS oder anderen NSAR; ungeklärte Blutbildungsstrg., bestehende oder Z.n. peptischen Ulzera oder Hämorraghien (mind. 2 unterschiedliche Episoden nachgewiesener Ulzeration od. Blutung), NSAR-induzierte GI-Blutungen oder Perforation i.d. Vorgeschichte, zerebrovaskuläre oder andere aktive Blutungen, schwere Leber- oder Nierenfktsstrg.; schwere Herzinsuffizienz, Grav. (3. Trimenon), Ki. < 5J.

Dexibuprofen Rp	HWZ 1.8-3.5h, Qo 1.0, PPB 99%
Deltaran *Tbl. 200, 300, 400mg* **Dolomagon** *Tbl. 400mg*	**Schmerzen bei degen. Gelenkerkrankung, Dysmenorrhoe:** 2-3 x 200-300mg p.o., max. 1200mg/d; **DANI** CrCl < 30: KI; **DALI** KI bei schwerer Leberfktsstrg.
Dexketoprofen Rp	HWZ 0.35-1.65h, PPB 99%
Sympal *Tbl. 12.5, 25mg; Granulat 25mg; Inj.Lsg. 50mg/2ml*	**Leichte, mäßig starke Schmerzen:** 4-6 x 12.5mg p.o.; 3 x 25mg p.o., max. 75mg/d; **DANI** CrCl 50-80: max. 50mg/d; < 50: KI; **DALI** Child A-B: max. 50mg/d, C: KI
Ibuprofen OTC/Rp	HWZ 1.8-3.5h, Qo 1.0, PPB 99%, PRC D, Lact +
Aktren *Tbl. 200, 400mg; Kps. 400mg* **Dolgit** *Tbl. 200, 400, 600, 800mg; Gel (1g enth. 50mg)* **Dolormin** *Tbl. 200, 400mg; Saft (5ml = 100, 200mg); Gran. 200mg; Supp. 542mg; Gel (1g enth. 50mg)* **IbuHEXAL** *Tbl. 200, 400, 600, 800, 800(ret.)mg; Supp. 600mg; Gel (1g enth. 50mg); Saft (5ml = 100, 200mg)* **Ibu-ratioph.** *Tbl. 200, 400, 600, 800, 800(ret.)mg; Saft (5ml = 100, 200mg)* **ib-u-ron** *Supp. 75, 150mg* **Imbun IBU-Lysinat** *Tbl. 500, 1000mg; Supp. 500mg* **Nurofen** *Schmelztbl. 200mg; Supp. 60, 125mg; Saft (1ml = 100, 200mg)* **Pedea** *Inj.Lsg. 10mg/2ml*	**Leichte, mäßig starke Schmerzen, Dysmenorrhoe, Fieber, rheumatische Erkrankungen:** 2-3 x 200-600mg p.o.; 1-2 x 800mg (ret.) p.o.; 2-3 x 500mg rekt.; max. 2400mg/d; **Ki. ≥ 6M:** 7-10mg/kg p.o./rekt. Einzeldosis, max. 30mg/kg/d; **Schwellung, Entzündung gelenknaher Weichteile, Prellungen, Verstauchungen, Zerrungen:** Gel mit 4-10 cm langem Strang 3 x tgl. auftragen, max. 15g Gel (=750mg)/d; **Offener Ductus arteriosus Botalli, Frühgeborene vor 34. SSW:** Pedea: ini 10mg/kg i.v., nach 6 und 12h jeweils 5mg/kg; **DANI, DALI** leichte-mäßige NI, LI: 100%; schwere NI, LI: KI
Ketoprofen Rp	HWZ 1.5-2.5h, Qo 0.9, PPB 99%, PRC B, Lact ?
Alrheumun *Kps. 50, 100mg* **Gabrilen N** *Kps. 50, 100, 200(ret.)mg; Amp. 100mg/2ml* **Phardol Ketoprofen** *Gel (1g enth. 25mg)*	**Arthritiden, rheumat. Erkr., schmerzhafte Schwellung, Dysmenorrhoe:** 1-2 x 50-150mg p.o.; 1 x 200mg (ret.) p.o.; 1 x100mg i.m.; **Zerrungen, Prellungen:** 3-4 x 2-4g Gel lokal, max. 16g Gel/d; **DANI** sorgfältige Dosiseinstellung

Naproxen OTC/Rp	HWZ 12-15h, Q0 0.9, PPB 100%
Aleve *Tbl. 200mg* **Naproxen AL** *Tbl. 250, 500mg* **Naproxen HEXAL** *250, 500mg* **Naproxen Infectoph.** *Susp. (1=50mg)* **Naproxen Stada** *Tbl. 250, 500, 750mg*	**Arthritiden, rheumat. Erkr., schmerzhafte Schwellung, Dysmenorrhoe:** 500-1250mg/d p.o. in 2-3ED, max. 1000mg ED; **leichte bis mäßig starke Schmerzen, Fieber:** ini 200-500mg p.o., max. 750mg/d; **akuter Gichtanfall:** ini 750mg p.o., dann 250mg alle 8h bis Anfall vorüber ist; **Juvenile rheumatoide Arthritis, Ki. ab 2J:** 10mg/kg/d p.o. in 2ED; **DANI** CrCl < 30: KI; **DALI** KI bei schwerer LI
Tiaprofensäure Rp	HWZ 1.5-3h, Q0 0.55, PPB 98-99%
Surgam *Tbl. 300mg*	**Arthritiden, rheumat. Erkrankung, schmerzhafte Schwellung:** 2 x 300mg p.o., max. 600mg/d; **DANI, DALI** KI bei schwerer NI, LI

8.1.3 Essigsäurederivate

Wm/Wi (Diclofenac, Indometacin): Hemmung der Cyclooxygenase ⇒ Prostaglandinsynthese ↓ ⇒ analgetisch, antiphlogistisch, antipyretisch, gering thrombozytenaggregationshemmend;
UW (Diclofenac): Erbrechen, Diarrhoe, Nausea, GI-Blutung, Überempfindlichkeit, anaphylaktische Reaktionen, Gesichtsödem, Zungenschwellung, Kehlkopfschwellung mit Einengung der Luftwege, Luftnot, Asthmaanfall, Herzjagen, RR ↓, Schock, Reizbarkeit, Schlaflosigkeit, Kopfschmerzen, Erregung, Müdigkeit, Schwindel, Benommenheit, Dyspepsie, Bauchschmerzen, Blähungen, Anorexie, GI-Ulzera, Transaminasen ↑, Exanthem, Juckreiz, Verschlechterung chronisch entzündlicher Darmerkrankungen;
UW (Indometacin): Exanthem, Juckreiz, Depression, Kopfschmerzen, Benommenheit, Schwindel, Schläfrigkeit, leichte Ermüdbarkeit, Erschöpfung, Tinnitus, Übelkeit, Erbrechen Diarrhoe, geringfügige Magen-Darm-Blutverluste (evtl. mit Anämie), Dyspepsie, Flatulenz, Bauchkrämpfe, Bauchschmerzen, Inappetenz, GI-Ulzera, Transaminasenerhöhung;
KI (Diclofenac): bek. Überempfindlichkeit, bek. Reaktionen von Bronchospasmus, Asthma, Rhinitis oder Urtikaria nach der Einnahme von ASS oder anderen NSAR in der Vergangenheit, ungeklärte Blutbildungsstrg., bestehende oder in der Vergangenheit wiederholt aufgetretene peptische Ulzera od. Hämorrhagien, GI-Blutungen od. Perforationen in der Anamnese im Zusammenhang mit einer vorherigen Therapie mit NSAR; zerebrovaskuläre oder andere aktive Blutungen, schwere Leber-/Nierenfunktionsstrg., Herzinsuff. (NYHA II-IV), ischämische Herzkrankheit, pAVK, zerebrovask. Erkrankung, Grav. (3. Trim.), Ki. <15J;
KI (Indometacin): bek. Überempfindlichkeit, bek. Reaktionen von Bronchospasmus, Asthma, Rhinitis od. Urtikaria nach Einnahme von ASS oder anderen NSAR i. d. Vorgeschichte; bestehende oder Z.n. peptischen Ulzera oder Hämorraghien (mindestens 2 unterschiedliche Episoden nachgewiesener Ulzeration oder Blutung); NSAR-induzierte GI-Blutungen oder Perforation i.d. Vorgeschichte; ungeklärte Blutbildungs- und Blutgerinnungsstörungen, zerebrovaskuläre oder andere aktive Blutungen, schw. Herzinsuffizienz, Grav. (3. Trimenon)

Aceclofenac Rp	HWZ 4-4.3h, PPB 99%
Beofenac *Tbl. 100mg*	**Aktivierte Arthrose, chron. Polyarthritis, M. Bechterew:** 1-2 x 100mg p.o.; **DANI** KI bei schwerer Nierenfunktionsstrg.; **DALI** ini 100mg/d, KI bei schw. Leberfktsstrg.
Acemetacin Rp	HWZ 4.5(6)h, Q0 0.6 (0.85), hohe PPB
Acemetacin Stada *Kps. 30, 60mg* **Azeat** *Kps. 30, 60mg* **Rantudil** *Kps. 60, 90(ret.)mg* **Ziloxicum** *Kps. 60mg*	**Arthrose, chron. Polyarthritis, M. Bechterew:** 1-3 x 30-60mg p.o.; 1-2 x 90mg (ret.) p.o.
Diclofenac OTC/Rp	HWZ 1-2(1-3)h, Q0 1.0, PPB 99%, PRC B, Lact ?
Diclac Dolo *Tbl. 12.5, 25mg* **Diclac** *Tbl. 25, 50, 75(ret.), 100(ret.), 150(ret.)mg; Supp. 50, 100mg; Amp. 75mg/3ml* **Diclofenac-ratioph.** *Tbl. 25, 50mg; Supp. 50, 100mg; Pflaster 130mg; Amp. 75mg/2ml; Gel (1g enth. 10mg); Gtt. (20Gtt. = 50mg)* **Effekton** *Tbl. 50mg; Amp. 75mg/3ml* **Voltaren** *Tbl. 12.5, 25, 50, 100(ret.)mg; Kps. 75mg; Supp. 25, 50, 100mg; Pflaster 130mg; Gel (1g enth. 9.3mg)*	**Arthritiden, rheumat. Erkr., schmerzh. Schwellungen:** 1-3 x 25-50mg p.o./rekt.; 2 x 75mg p.o.; 1 x 100mg rekt.; 2 x 1 Pfl.; 1 x 100mg (ret.) p.o.; 1 x 75mg (ret.) i.m.; max. 150mg/d (ret.) p.o./rekt./i.m.; **Ki. >16J.:** 1-3 x 25mg p.o.; **DANI, DALI** leichte bis mäßige NI, LI: 100%; schwere NI, LI: KI; **äußerl. Therapie von Schmerzen, Entzündungen, Schwellungen bei rheumat. und degenerativen Erkr., Sportverletzungen:** 3-4 x tgl. auftragen
Indometacin Rp	HWZ 4-11 h, Q0 0.85, PPB > 90%, PRC D
Indo-CT *Kps. 50, 75(ret.)mg; Supp. 50, 100mg* **Indometacin AL** *Tbl. 50mg* **Indomet-ratioph.** *Kps. 25, 50, 75(ret.)mg; Supp. 50, 100mg; Gel (1g enth. 10mg)* **Indo-paed** *Susp. (1ml = 5mg)*	**Arthritiden, rheumat. Erkr., schmerzh. Schwellungen:** 2-3 x 25-50mg p.o.; 1-2 x 75mg (ret.) p.o.; 1-3 x 50mg oder 1 x 100mg rekt.; max. 200mg/d kurzfristig; Gel: 2-4 x lokal; **Ki. 6-14J:** 1-3mg/kg/d p.o. in 2-3ED; **DANI** sorgfältige Dosiseinstellung

8.1.4 Oxicame

Wm/Wi (Meloxicam): Hemmung der Cyclooxygenase ⇒ Prostaglandinsynthese ↓ ⇒ analgetisch, antiphlogistisch, antipyretisch; **Wm/Wi** (Piroxicam): Hemmung der Cyclooxygenase ⇒ Prostaglandinsynthese ↓ ⇒ analgetisch, antiphlogistisch, thrombozytenaggregationshemmend; **UW** (Meloxicam): Dyspepsie, Übelkeit, Erbrechen, Bauchschmerzen, Diarrhoe, Obstipation, Blähungen, Kopfschmerzen; **UW** (Piroxicam): Kopfschmerzen, Schwindel, Übelkeit, Tinnitus, Sodbrennen, Bauchschmerzen, Übelkeit, Erbrechen, Blähungen, Diarrhoe, Obstipation, GI-Ulzera/-Blutung, GI-Perforation, ulzerative Stomatitis, Verstärkung Colitis/M. Crohn, Harnstoff ↑, Transaminasen ↑, aP ↑; Exanthem; **KI** (Meloxicam): bek. Überempf. gegen Meloxicam/andere NSAR, Ki. und Jugendliche < 16J, NSAR-induzierte GI-Blutungen oder Perforation in der Anamnese, peptische Ulzera/Hämorrhagien (mind. 2 unterschiedliche Episoden), schw. Leberinsuff., schw. nichtdialysiertes Nierenversagen, GI-Blutung, zerebrovaskuläre Blutung/andere erhöhte Blutungsneigung in der Anamnese, Grav. (letztes Trim.);

KI (Piroxicam): bek. Überempf. gegen Piroxicam/andere NSAR, GI-Ulzera/-Blutungen oder -Perforationen aktuell oder anamnestisch, andere gastrointestinale Erkrankungen, die für Blutungen prädisponieren, z.B. Colitis ulcerosa, M. Crohn, gastrointestinale Malignome, Divertikulitis, entzündliche GI-Erkrankungen, Komb. mit anderen NSAR incl. COX-2-selektiven NSAR und ASS in analgetisch wirksamen Dosen, Komb. mit Antikoagulanzien, schwere (allergische) Arzneimittelreaktionen in der Anamnese, v.a. Hautreaktionen (z.B. Erythema multiforme, Stevens-Johnson-Syndrom, toxische epidermale Nekrolyse), ungeklärte Blutbildungs-/Blutgerinnungsstörung, zerebrovaskuläre/andere aktive Blutungen, schwere Leber-/Nierenfktsstrg., mäßige/schwere Herzinsuffizienz, Grav. (letztes Trim.);

Meloxicam Rp	HWZ 15-20h, Qo 1.0, PPB 99%, PRC N, Lact ?
Meloxicam AL *Tbl. 7.5, 15mg* **Meloxicam-ratioph.** *Tbl. 7.5, 15mg* **Mobec** *Tbl. 7.5, 15 mg*	**Arthrose, chron. Polyarthritis, M. Bechterew:** 1 x 7.5-15mg p.o., max. 15mg/d; **DANI** CrCl > 25: 100%; Dialyse max. 7.5mg/d
Piroxicam OTC/Rp	HWZ 50h, Qo 0.9, PPB 98%, PRC C, Lact +
Piroxicam AL *Tbl. 10, 20mg; Gel (1g enth. 5mg)* **Piroxicam HEXAL** *Tbl. 10, 20mg; Amp. 20mg/1ml* **Piroxicam-ratioph.** *Amp. 20mg/1ml*	**Arthritiden, rheumat. Erkr., schmerzhafte Schwellungen:** 10-20mg p.o./i.m., max. 20mg/d; **Entzündungen von Sehnen/Sehnenscheiden, schmerzhafte Schultersteife, Prellung, Zerrung, Verstauchung:** Creme, Gel: 3-4 x lokal; **DANI, DALI** leichte/mittlere Fktsstrg.: 100%, schwere Fktsstrg.: KI

8.1.5 Coxibe

Wm: selektive Hemmung der Cyclooxygenase-2 ⇒ Prostaglandinsynthese ↓;
Wi: analgetisch, antiphlogistisch;
UW (Celecoxib): Sinusitis, Infektionen der oberen Atemwege, Harnwegsinfektionen, Verschlechterung einer Allergie, Schlaflosigkeit, Schwindel, Muskeltonus ↑, Herzinfarkt, Hypertonie, Pharyngitis, Rhinitis, Husten, Dyspnoe, Bauchschmerzen, Diarrhoe, Dyspepsie, Flatulenz, Erbrechen, Dysphagie, Exanthem, Pruritus, grippeähnliche Symptome, periphere Ödeme, Flüssigkeitsretention; **UW** (Etoricoxib): alveoläre Osteitis, Ödeme, Schwindel, Kopfschmerzen, Palpitationen, Hypertonie, Bauchschmerzen, Dyspepsie, Meteorismus, Sodbrennen, Übelkeit, Diarrhoe, Transaminasen ↑, Ekchymose, Asthenie, Müdigkeit, grippeartige Erkrankung;
KI (Celecoxib): bek. Überempf. gegen C. bzw. Sulfonamide; aktive peptische Ulzera oder GI-Blutungen, allergische Reaktionen auf ASS, NSAR, COX-2-Hemmer i. d. Vorgeschichte, Grav., Lakt., gebärfähige Frauen (Ausnahme: sichere Methode zur Schwangerschaftsverhütung); schwere Leberfunktionsstrg. (Serumalbumin <25 g/l oder Child-Pugh >10), Niereninsuff. CrCl < 30; entzündliche Darmerkrankungen, Herzinsuff. (NYHA II-IV), klinisch gesicherte KHK, pAVK, zerebrovaskuläre Erkrankungen;
KI (Etoricoxib): bek. Überempf., aktives peptisches Ulkus, aktive GI-Blutung; allergische Reaktion auf ASS, NSAR, COX-2-Hemmer in der Anamnese, Grav., Lakt.; schw. Leberfunktionsstörungen (Serum-Albumin < 25 g/l oder Child-Pugh-Score > 10), Niereninsuffizienz mit CrCl < 30 ml/min., Ki. < 16J.; entzündliche Darmerkrankungen, Herzinsuff. (NYHA II-IV), Hypertonie mit RR > 140/90 mmHg; gesicherte KHK, AVK, zerebrovaskuäre Erkrankungen

Celecoxib Rp	HWZ 8-12h, Q0 > 0.7, PPB 97%, PRC C, Lact ?
Celebrex *Tbl. 100, 200mg* **Celecox HEXAL** *Tbl. 100, 200mg* **Celecoxib Actavis** *Tbl. 100, 200mg* **Celecoxib Pfizer** *Tbl. 100, 200mg* **Celecoxib Stada** *Tbl. 100, 200mg*	**Aktivierte Arthrose, chronische Polyarthritis, M. Bechterew:** 1-2 x 100-200mg p.o., max. 400mg/d **DANI** vorsichtige Dosiseinstellung, CrCl < 30: KI; **DALI** 50%, Child >10: KI
Etoricoxib Rp	HWZ 22h, PPB 92%
Algix *Tbl. 90mg* **Arcoxia** *Tbl. 30, 60, 90, 120mg* **Etoricoxib Libra** *Tbl. 30, 60, 90, 120mg* **Exxiv** *Tbl. 90mg* **Tauxib** *Tbl. 90mg*	**Arthrose:** 1 x 30-60mg p.o.; **rheumatoide Arthritis:** 1 x 90mg; **akute Gichtarthritis:** 1 x 120mg; **M. Bechterew:** 1 x 90mg; **postop. Schmerzen n. Zahn-OP:** 1 x 90mg f. 3d; **DANI** CrCl > 30: 100%; < 30: KI; **DALI** Child-Pugh 5-6: max. 60mg/d; 7-9: max. 30mg/d; > 10: KI
Parecoxib Rp	HWZ (8h) Q0 0.95 (> 0.7), PRC C, Lact ?
Dynastat *Inj.Lsg. 40mg/2ml*	**Postop. Schmerzen, Kurzzeittherapie:** 40mg i.v./i.m., nach 6-12h evtl. 20-40mg für 2d, max. 80mg/d, < 50kg: max. 40mg/d; **DANI** nicht erforderlich; **DALI** Child-Pugh 7-9: 50%, max. 40mg/d; > 10: KI

8.2 Pyrazolonderivate

Wm/Wi: Hemmung der Cyclooxygenase ⇒ Prostaglandine ↓; analgetisch, antipyretisch;
Wi (Phenylbutazon): zusätzlich antiphlogistisch;
UW (Metamizol): allerg. Reaktionen, Bronchospasmus, RR ↓, Stevens-Johnson-/Lyell-Syndrom, Leukopenie, Agranulozytose, Nierenfunktion ↓, akute interstitielle Nephritis;
KI (Metamizol): bek. Allergie gegen Metamizol oder Pyrazolone/Pyrazolidine, bek. Analgetika-Asthma-Syndrom, bek. Analgetika-Intoleranz (Urtikaria-Angioödem-Typ), akute intermittierende hepatische Porphyrie, G-6-PDH-Mangel, Knochenmarksinsuff., Sgl. < 3M oder < 5 kg; letztes Grav.-Trimenon, keine i.v.-Gabe bei Hypotonie und instabilem Kreislauf oder bei Sgl. (3–11M)

Metamizol Rp	HWZ 2.5(4)h, Q0 > 0.8 (0.6), PRC D
Analgin *Tbl. 500mg; Amp. 1g/2ml* **Berlosin** *Tbl. 500mg; Supp. 1000mg; Amp. 1g/2ml* **Metamizol HEXAL** *Tbl. 500mg; Gtt. (20Gtt. = 500mg); Supp. 1000mg; Amp. 2.5g/5ml* **Novalgin** *Tbl. 500mg; Gtt. (20Gtt. = 500mg); Supp. 300, 1000mg; Amp. 1g/2ml, 2.5g/5ml* **Novaminsulfon-ratioph.** *Tbl. 500mg; Gtt. (20Gtt. = 500mg); Amp. 1g/2ml, 2.5g/2ml*	**Starke Schmerzen, Tumorschmerzen, Koliken, Fieber:** 1-4 x 8-16mg/kg p.o./rekt./i.v.; Erw., **Ki. ab 15J:** max. 4 x 1g/d p.o./rekt.; max 2.5g ED bzw. 5g/d i.v.; **Sgl. > 3M bzw. > 5kg:** 1-4 x 8-16mg/kg p.o./i.m.; **Ki.:** s. Erw.; **DANI, DALI** mehrfache höhere Dosen vermeiden

Phenazon OTC	HWZ 11-12h, Qo 0.95, geringe PPB
Eu-Med *Tbl. 500mg* **Migräne-Kranit** *Tbl. 500mg; Supp. 500mg*	**Leichte, mäßig starke Schmerzen, Fieber:** 1-4 x 0.5-1g p.o./rekt., max. 4g/d; **Ki. 7-15J:** 3-4 x 250mg p.o., max. 1250mg/d; **DANI** max. 500mg/ED, max. 2g/d
Phenylbutazon Rp	HWZ 70(48)h, Qo 1.0 (1.0), PPB 99%
Ambene *Tbl. 200mg*	**M. Bechterew, chron. Polyarthritis:** d1-2: 2-3 x 200mg p.o., dann: 1-2 x 200mg; Dauer max. 7d; **akuter Gichtanfall:** ini 400mg p.o., dann 2 x 200mg p.o.; **DANI, DALI** KI
Propyphenazon OTC	HWZ 1.5h, Qo 0.9
Demex *Tbl. 500mg*	**Leichte bis mäßig starke Schmerzen, Fieber:** 1-4 x 0.5-1g p.o., max. 4g/d; **Ki. 7-15J:** 1-4 x 250mg p.o.; max. 1200mg/d

8.3 Analgetika-Kombinationen

ASS + Codein Rp	
Dolviran N *Tbl. 500+30mg*	**Mäßig starke/starke Schmerzen:** 1-3 x 500-1000+30-60mg p.o.; **DANI, DALI** Dosisreduktion
ASS + Paracetamol + Coffein OTC	
Dolopyrin AL, Neuralgin, Neuranidal N, Temagin Pac, Thomapyrin Classic Schmerz, Thomapyrin Intensiv, Titralgan *Tbl. 250+200+50mg*	**Leichte, mäßig starke Schmerzen:** 1-3 x 250-500+200-400+50-100mg p.o.; **DANI** KI bei schwerer Nierenfunktionsstrg.
ASS + Paracetamol + Codein/Coffein Rp	
Dolomo TN *Kombipackung* *Tbl.-T: 250+250+50mg Coffein;* *Tbl.-N: 250+250+50mg Codein*	**Mäßig starke Schmerzen:** tagsüber: 1-3 x 1-2Tbl.-T p.o.; nachts: 1 x 1-2Tbl.-N p.o.; **DANI** CrCl < 10: Dosisintervall mindestens 8h; **DALI** Dosisreduktion, Child-Pugh > 9: KI
Diclofenac + Codein Rp	
Voltaren plus *Tbl. 50+50mg*	**Starke/sehr starke Schmerzen:** 1-3 x 50+50mg p.o.; **DANI** sorgf. Dosiseinstell.
Paracetamol + Codein Rp	PRC C, Lact ?
Gelonida Schmerztbl. *Tbl. 500+30mg* **Paracetamol comp. Stada** *Tbl. 500+30mg* **Talvosilen** *Tbl. 500+20, 500+30mg; Kps. 500+30mg; Supp. 1000+60mg* **Titretta** *Tbl. 500+30mg; Supp. 1g+60mg*	**Mäßig starke und starke Schmerzen:** Erw., **Ki. ab 12j:** 1-4 x 500-1000+20-60mg p.o./rekt.; **DANI** Dosisreduktion; **DALI** Dosisreduktion, Child-Pugh > 9: KI

Paracetamol + Coffein + Codein Rp	
Azur compositum *Tbl. 350+50+30mg; Supp. 600+50+40mg*	**Starke Schmerzen:** 1-4 x 350-700+50-100 +30-60mg p.o.; 1-4 x 600+50+40mg rekt.; **DANI** Dosisred.; **DALI** Dosisred., Child-Pugh > 9: KI
Paracetamol + Metoclopramid Rp	
Migraeflux Mcp *Tbl. 500+5mg* **Migränerton** *Kps. 500+5mg*	**Migräneanfall:** ini 1000+10mg p.o., ggf. alle 4h 500+5mg, max. 3000+30mg/d; **DANI** Dosisred.; **DALI** LI mit Aszites: 50%
Paracetamol + N-Butylscopolamin OTC	
Buscopan plus *Tbl. 500+10mg; Supp. 800+10mg*	**Krampfartige Magen-Darm-Schmerzen, Dysmenorrhoe:** 3 x 500-1000+10-20mg p.o.; 3-4 x 800+10mg rekt.; **DALI** KI bei schwerer LI
Paracetamol + Tramadol Rp	
Zaldiar *Tbl. 325+37.5mg*	**Mäßig starke und starke Schmerzen:** Erw. u. **Ki. > 12J:** ini 2Tbl., dann nach Bedarf bis max. 4 x 2Tbl.; **DANI** CrCl 10-30: Dosisintervall 12h; < 10: Anw. nicht empfohlen; **DALI** schwere LI Anw. nicht empfohlen
S. auch Migränemittel → 332	

8.4 Analgetika + Schleimhautprotektiva

Diclofenac + Misoprostol Rp	
Arthotec forte, Arthrotec forte, Artrotec forte *Tbl. 75+0.2mg*	**Aktivierte Arthrose:** 2 x 75+0.2mg p.o.; **DANI, DALI** sorgfältige Dosiseinstellung

8.5 Rheuma-Basistherapeutika DMARD (disease modifying antirheumatic drugs)

Wm (Chloroquin): Stabilisierung der Lysosomenmembran, Beeinflussung des Bindegewebsstoffwechsels; **Wm** (Cyclophosphamid): Alkylans ⇒ Strangbrüche und Vernetzungen der DNS; **Wm** (Gold: Auranofin): Hemmung der Leukozytenauswanderung in die Synovia; **Wm** (Leflunomid): Hemmung der Dihydroorotatdehydrogenase ⇒ ↓ Pyrimidinsynthese ⇒ Lymphozytenproliferation ↓; **Wm** (Methotrexat): immunsuppressiv, Zytokinsynthese ↓; **Wm** (Penicillamin): Spaltung von Rheumafaktoren, mesenchymsuppressiv; **Wm** (Sulfasalazin): Beeinflussung der Prostaglandinsynthese; **Wi:** Beeinflussung des rheumatischen Grundprozesses; **UW** (Chloroquin): Hornhauttrübung, Retinopathia pigmentosa, Exantheme; **UW** (Cyclophosphamid): Myelosuppression, Übelkeit, Erbrechen, hämorrhagische Zystitis, Haarausfall, Leberfktsstrg., Mukositis, venoocclusive disease; **UW** (Gold): Haarausfall, Dermatitis, Stomatitis, Panzytopenie, Nierenschäden;

UW (Penicillamin): Nierenschäden, BB-Veränderungen, Geschmacksstrg., Muskellähmungen; **UW** (Leflunomid): Leukopenie, allerg. Reaktionen, CK ↑, Parästhesie, Kopfschmerzen, Schwindel, RR ↑, Durchfall, Übelkeit, Erbrechen, Erkr. der Mundschleimhaut, Bauchschmerzen, Anstieg der Leberenzyme, Haarausfall, Ekzem, Exanthem, Pruritus, trockene Haut, Sehnenscheidenentzündung, Appetitlosigkeit, Gewichtsverlust, Asthenie;
UW (Methotrexat): Leukopenie, Anämie, Thrombopenie, Kopfschmerzen, Müdigkeit, Benommenheit, Pneumonie, interstitielle Alveolitis/Pneumonitis (oft verbunden mit Eosinophilie), Stomatitis, Dyspepsie, Übelkeit, Appetitlosigkeit, Ulzerationen der Mundschleimhaut, Diarrhoe, Transaminasenanstieg, Exanthem, Erythem, Pruritus;
KI (Chloroquin): Retinopathie, G-6-PDH-Mangel, Grav./Lakt.;
KI (Cyclophosphamid): floride Infektionen, schwere Knochenmarksuppression, Harnabflussstrg.;
KI (Gold und Penicillamin): Niereninsuff., Blutbildungsstrg., Leberschäden, Grav./Lakt.;
KI (Leflunomid): bek. Überempf., schw. Immundefekte, eingeschränkte Knochenmarkfunktion, schwere Infektion, eingeschränkte Leberfunktion, mittlere bis schwere Niereninsuff., schwere Hypoproteinämie, Grav./Lakt., Kinder und Jugendliche < 18J;
KI (Methotrexat): bek. Überempf., stark eingeschränkte Leberfkt., Alkoholabusus, stark eingeschränkte Nierenfkt., vorbestehende Blutbildveränderungen wie Knochenmarkhypoplasie, Leukopenie, Thrombozytopenie oder signifikante Anämie, schwere akute oder chronische Infektionen wie Tuberkulose, HIV oder andere Immundefizienzsyndrome, Ulzera der Mundhöhle und Ulzera des GI-Traktes, Grav./Lakt., gleichzeitige Impfung mit Lebendimpfstoffen

Auranofin Rp	HWZ 15-31d, Qo 0.9, PPB 60%, PRC C, Lact ?
Ridaura *Tbl. 3mg*	**Chronische Polyarthritis:** 1 x 6mg oder 2 x 3mg p.o.; nach 4-6M evtl. 3 x 3mg; **DANI** nicht erforderlich
Chloroquin Rp	HWZ 30-60d, Qo 0.3, PPB 50-60%, PRC C, Lact +
Resochin *Tbl. 50, 155mg; Amp. 155mg/5ml*	**Chron. Polyarthritis, Lupus erythematodes:** Erw. + **Ki.:** 2.5mg/kg/d; max. Kumulativdos. 100g
Cyclophosphamid → 168 Rp	HWZ 7(9)h, Qo 0.5, PPB 13%
Endoxan *Tbl. 50mg; Inf.Lsg. 200, 500, 1000mg*	**Schwere Formen von Lupus-Nephritis, Wegener-Granulomatose:** ini 500-1000mg/m² i.v./p.o., dann 1-2mg/kg p.o.; **DANI** CrCl < 10: 50%; **DALI** Bilirubin 3.1-5mg/dl: 75%
Hydroxychloroquinsulfat Rp	HWZ 30-60d, PRC C, Lact ?
Plaquenil *Tbl. 200mg* **Quensyl** *Tbl. 200mg*	**Chron. Polyarthritis, juven. idiopath. Arthritis, Lupus erythematodes:** ini 2-3 x 200mg p.o., Erh.Dos. 1-2 x 200mg; **Ki.:** 5-6.5mg/kg/d; **DANI, DALI** Dosis anpassen

Leflunomid Rp	HWZ 4-28d, PPB 99%, PRC X, Lact -
Arava *Tbl. 10, 20, 100mg* **Leflunomid HEXAL** *Tbl. 10, 20mg* **Leflunomid medac** *Tbl. 10, 15, 20mg* **Leflunomid Stada** *Tbl. 10, 20, 100mg* **Leflunomid Winthrop** *Tbl. 10, 20, 100mg*	**Chron. Polyarthritis, Psoriasisarthritis:** d1-3: 1 x 100mg p.o., dann: 1 x 10-20mg p.o.; **DANI** KI bei mittlerer bis schwerer NI; **DALI** KI bei eingeschränkter Fkt.
Methotrexat → 172 Rp	HWZ 5.1-9.3h, Q0 0.06, PPB 60%, PRC X, Lact -
Lantarel *Tbl. 2.5, 7.5, 10mg; Fertigspr. 7.5mg/1ml, 10mg/1.34ml, 15mg/2ml, 20mg/2.67ml, 25mg/1ml* **Metex** *Tbl.2.5, 7.5, 10mg; Inj.Lsg., Fertigspr. 7.5mg/0.15ml, 10mg/0.20ml, 12.5mg/0.25ml, 15mg/0.30ml, 17.5mg/0.35ml, 20mg/0.40ml, 22.5mg/0.45 ml; 25mg/0.50ml, 27.5mg/0.55ml, 30mg/0.60ml* **MTX HEXAL** *Tbl. 2.5, 5, 7.5 10, 15mg; Inj.Lsg. 5mg/2ml, 7.5mg/1ml, 10mg/4ml, 15mg/2ml, 25mg/1ml, 50mg/2ml, 500mg/20ml, 1g/40ml* **MTX Sandoz** *Tbl. 7.5mg; Inj.Lsg. 7.5mg/1ml, 10mg/1.33ml, 15mg/2ml, 20mg/2.67ml, 25mg/3.33ml*	**Chronische Polyarthritis, Psoriasisarthritis:** ini 1 x/W 7.5mg p.o./i.v., bei guter Verträglichkeit evtl. 1 x/W 10-15mg, max. 20mg/W p.o./i.v.; **Juvenile idiopathische Arthritis: Ki. <16J:** 10-15mg/m²/W s.c./i.m.; bei therapierefraktären Fällen bis 20mg/m²/W; **M. Crohn:** ini 25mg/W s.c./iv./i.m., Wi-Eintritt nach 8-12 W, Erh.Dos. 15mg/W s.c./iv./i.m.; **DANI** CrCl > 50: 100%; 20-50: 50%, <20: KI; **DALI** Anw. nur mit großer Vorsicht; Bili > 5 mg/dl: KI
Penicillamin Rp	HWZ 1-7.5h, Q0 0.85, PPB 90%, PRC D, Lact -
Metalcaptase *Tbl. 150, 300mg*	**Chronische Polyarthritis:** W1-2 150mg/d p.o., dann alle 2W um 150mg steigern, max. 1200mg, nach Wi-Eintritt reduzieren auf Erh.Dos. 300-600mg/d; **Ki.:** ini 3-5mg/kg, max. 15-20mg/kg, nach Wi-Eintritt auf Erh.Dos. 5-10mg/kg/d reduzieren; **M. Wilson:** 1 x 10-20mg/kg p.o.; **DANI, DALI** KI
Sulfasalazin Rp	HWZ 7.6h, PPB > 95%, PRC B, Lact ?
Azulfidine RA *Tbl. 500mg* **Pleon RA** *Tbl. 500mg* **Salazopyrine RA** *Tbl. 500mg* **Sulfasalazin HEXAL** *Tbl. 500mg*	**Chronische Polyarthritis:** W1: 1 x 500mg/d p.o.; W2: 2 x 500mg/d; W3: 1500mg/d; W4: 2 x 1g/d; **DANI, DALI** KI bei schwerer NI, LI

8.6 Glukokortikoide

Wi: Gluconeogenese ↑, Proteinkatabolismus ↑, Lipolyse, Hemmung mesenchymaler Reaktionen (Entzündung, Exsudation, Proliferation), immunsuppressiv, antiallergisch (Lympho-/Eosinopenie, lymphatisches Gewebe ↓, B-/T-Zellaktivität ↓);
UW diabetogen: Glukose ↑, Glukosurie, Steroiddiabetes;
katabol: negative Stickstoffbilanz, Wachstum ↓, Osteoporose;
Fettstoffwechsel: Stammfettsucht, Vollmondgesicht, Fettsäurespiegel ↑;
BB: Thrombos ↑, Erys ↑, Neutrophile ↑, Eosinophile ↓, Basophile ↓, Lymphos ↓;
ulzerogen: Produktion von Magensäure ↑, Magenschleim ↓;
Augen: Hornhautulkus, Glaukom, Katarakt;
Haut: Atrophie, Striae rubrae, Akne;
Kapillarbrüchigkeit ↑: Petechien, Ekchymosen, Purpura;
mineralokortikoide Wi: H_2O-, Na-Retention, K^+ ↓, RR ↑, Alkalose;
Immunschwäche: Infektgefährdung, Tbc-Aktivierung;
endokrines Psychosyndrom: Euphorie, Depression, Verwirrung, Halluzination;
Muskeln: Schwäche, Atrophie;
NNR-Atrophie: Kortison-Entzugssyndrom (Schwäche, Schwindel, Schock);
KI (bei chronischer Anwendung): GI-Ulzera, schwere Osteoporose, akute virale/bakterielle Infektionen, Systemmykosen, Glaukom, psychiatrische Anamnese;
Glu: relative glukokortikoide Potenz; **Min:** relative mineralokortikoide Potenz

Die Dosierung richtet sich nach der Schwere der jeweiligen Erkrankung.

Betamethason Rp	HWZ 6h, Qo 0.95, PPB 58-70%, PRC C, Lact-	**Glu**	**Min**
Celestamine N *Tbl. 0.5mg; Gtt. (1ml = 0.5mg)* **Celestan Depot** *Amp. 5.7mg* **Celestan solubile** *Amp. 4mg/1ml* **Celestone** *Tbl. 0.5mg; Gtt. (1ml = 0.5mg); Amp. 4mg/1ml*	**Entzündliche/degenerative Gelenkerkr.:** 1.4-11.4mg (je nach Gelenkgröße) intraartikulär; **entzündl./degen. Bindegewebserkr.:** 1.4-5.7mg intraläsional; **Hauterkr.** (s. FachInfo): max. 1.1mg/cm^2, max. 5.7mg/Behandlung intradermal; **akuter Asthmaanfall:** 11.4mg i.m.; 8-20mg p.o.; **Induktion der Lungenreife bei drohender Frühgeburt:** 2 x 5.7mg im Abstand von 24h, ggf. Wdh. nach 7d; **Panarteriitis nodosa, aktive Phasen rheumat. Systemerkr., SLE, aktive rheumat. Arthritis:** 6-15mg/d p.o.; **juvenile idiopath. Arthritis (Still-Syndrom), rheum. Fieber mit Karditis:** 12-15mg/d p.o.; **interstit. Aspirationspneumonie:** ini 2-4mg/d, dann 0.25-1mg/d p.o.	25	0
Cloprednol Rp	HWZ 2h, Qo 1.0, PPB 67-84%	8	0
Syntestan *Tbl. 2.5, 5mg*	**Asthma bronchiale, chronische Polyarthritis:** 1 x 1.25-12.5mg/d p.o., langsame Dosisreduktion anstreben		

		Glu	Min
Deflazacort Rp	HWZ 1.5h, Qo 0.8	**Glu**	**Min**
Calcort *Tbl. 6mg*	**Rheumatoide Arthritis:** 1 x 6-18mg p.o., Reduktion bis zur niedrigsten noch wirksamen Dosis	3	3
Dexamethason Rp	HWZ 2-5h, Qo 0.9, PPB gering, PRC C, Lact -	30	0
Dexa-Allvoran *Amp. 4mg/1ml* **Dexaflam Inject** *Amp. 4mg/1ml* **DexaHEXAL** *Amp. 4mg/1ml, 8mg/2ml* **Dexamethason-ratioph.** *Tbl. 4, 8mg* **Fortecortin** *Tbl. 0.5, 2, 4, 8mg; Amp. 4mg/1ml, 8mg/2ml, 40mg/5ml, 100mg/10ml* **Lipotalon** *Amp. 4mg/1ml*	**Hirnödem:** ini 8-80mg i.v., dann 16-48mg/d p.o. in 3-6 ED; **Hirnödem bei bakt. Meningitis:** 0.15mg/kg alle 6h für 4d p.o./i.v.; **Ki:** 0.4mg/kg alle 12h für 2d; **schwerer, akuter Asthmaanfall:** 8-20mg p.o./i.v., bei Bedarf 8mg alle 4h; **Ki:** 0.15-0.4mg/kg p.o.; **akute Hauterkr.:** 8-40mg p.o./i.v.; **aktive Phasen rheumat. Systemerkrankung, rheumatische Arthritis:** 6-16mg/d p.o./i.v.; **schwere Infektionserkrankung:** 4-20mg/d p.o./i.v.; **Palliativtherapie maligner Tumore:** 8-16mg/d p.o./i.v.; **kongenitales AGS:** 1 x 0.25-0.75mg/d p.o.; **Pro./Therapie postoperatives/ Chemotherapie-induziertes Erbrechen:** 8-20mg vor Chemo/OP p.o./i.v., dann s. FachInfo; **posttraumatischer/anaphylakt. Schock:** 40-100mg i.v.; **lokale Infiltrations-/Injektionstherapie:** 2-8mg lokal		
Fludrocortison Rp	HWZ 3.5-4.8h, PRC C, Lact ?	10	125
Astonin H *Tbl. 0.1mg*	**Substitution bei M. Addison, Salzverlustsyndrom:** 0.05-0.2mg/d p.o.; **hypoadrenerge orthostatische Hypotension:** ini 0.1-0.2mg/d p.o., ggf. steigern, Therapie für max. 2M		
Hydrocortison (=Cortisol) Rp	HWZ 1-2h, Qo 1.0, PPB 75-95%, PRC C, Lact -	1	2
Hydrocortison Acis *Tbl. 10mg* **Hydrocortison Hoechst** *Tbl. 10mg* **Hydrocortison** *Amp. 100mg/2ml, 250mg/2ml, 500mg/4ml, 1g/8ml*	**Substitution bei primärer/sekundärer NNR-Insuff.:** 10-20mg/d, max. 30mg/d; **Ki:** 10-15mg/m^2 in 2-3 ED p.o.; **Hemmtherapie bei AGS:** 15-20mg/m^2 in 3 ED p.o.; **Schwere akute Schockzustände, akute NNR-Insuff.:** 10-50mg/h i.v., Wdh. nach Bedarf	1	2

Methylprednisolon Rp	HWZ 2-3h, Q0 0.9, PPB 77%, PRC C, Lact ?	**Glu**	**Min**
Methylprednisolon Acis *Tbl. 4, 8, 16, 32mg* **Metypred** *Tbl. 4, 8, 16, 40mg; Amp. 125mg/2ml, 250mg/4ml, 1g/16ml* **M PredniHEXAL** *Tbl. 4, 8, 16mg* **Urbason** *Tbl. 4, 8, 16, 40mg; Amp. 16mg/1ml, 32mg/1ml, 250mg/5ml, 1g/10ml*	Zahlreiche Ind (s. FachInfo); **Anfangsdosen:** 12-160mg/d p.o.; **Erhaltungsdosen:** 4-12mg/d p.o.; **Ki: Anfangsdosen:** 0.8-1.5mg/kg/d, max. 80mg/d; **Erhaltungsdosen:** 2-4mg/d; **Akut lebensbedrohliche Zustände** (s. FachInfo): 250-1000mg i.v.; **Ki:** 4-20mg/kg i.v.	5	0
Prednisolon Rp	HWZ 2.6-3h, Q0 0.75, PPB 95%, PRC C, Lact -	4	1
Decortin H *Tbl. 1, 5, 10, 20, 50mg* **Infectocortikrupp** *Supp. 100mg* **Klismacort** *Rektalkps. 100mg* **PredniHEXAL** *Tbl. 5, 10, 20, 50mg* **Prednisolon Jenaph.** *Tbl. 1, 5, 10, 20, 50mg* **Prednisolon-ratioph.** *Tbl. 5, 50mg* **Prednisolut** *Amp. 10mg/2ml, 25mg/5ml, 50mg/2ml, 100mg/5ml, 250mg/5ml, 500mg/5ml, 1g/10ml* **Solu-Decortin H** *Amp. 10mg/1ml, 25mg/1ml, 50mg/1ml, 100mg/1ml, 250mg/5ml, 500mg/5ml, 1g/10ml*	Zahlreiche Ind (s. FachInfo); **hohe Dosis:** 80-100(250)mg/d; **mittl. Dosis:** 40-80mg/d; **niedrige Dosis:** 10-40mg/d; **sehr niedrige Dosis:** 1.5-7.5 (10) mg/d; **Ki: hohe Dosis:** 2-3mg/kg/d; **mittlere Dosis:** 1-2mg/kg/d; **Erhaltungsdosis:** 0.25mg/kg/d; **Anaphyl. Schock:** 1g i.v; **toxisches Lungenödem:** 1g i.v., **Ki. 10-15mg/kgKG**, evtl. nach 6, 12 u. 24h wiederholen; **Status asthmaticus:** 100-500mg i.v., **Ki. 2mg/kgKG**; Weiterbehandl. alle 6h mit gleicher oder niedrigerer Dosis, dann Dosisred.; **Pseudokrupp:** 100mg rekt., bei Bedarf nach 1h erneut 100mg; 3-5mg/kgKG i.v., evtl. nach 2-3h wdh.; **Addison-Krise:** 25-50mg i.v., dann orale Weiterbehandlung + Mineralokortikoid		
Prednison Rp	HWZ 1.7-3h, Q0 1.0, PPB 75%, PRC C, Lact +	3.5	1
Cutason *Tbl. 5, 20, 50mg* **Decortin** *Tbl. 1, 5, 20, 50mg* **Prednison HEXAL** *Tbl. 5, 20, 50mg* **Rectodelt** *Supp. 100mg*	Zahlreiche Ind. (s.FachInfo); **hohe Dosis:** 80-100 (250) mg/d; **mittlere Dosis:** 40-80mg/d; **niedrige Dosis:** 10-40mg/d; **sehr niedrige Dosis:** 1.5-7.5 (10) mg/d; **Ki: hohe Dosis:** 2-3mg/kg/d; **mittlere Dosis:** 1-2mg/kg/d; **Erhaltungsdosis:** 0.25mg/kg/d; **(Pseudo-)Krupp, spastische Bronchitis bei Ki.:** 1 x 100mg rekt., max. 200mg/d		
Triamcinolon Rp	HWZ 2-3h, Q0 1.0, PPB 80%, PRC C, Lact ?	5	0
TriamHEXAL *10/40(KS)mg/1ml* **Volon** *Tbl. 4, 8, 16mg* **Volon A** *Amp. 10(KS)mg/1ml, 40(KS)mg/1ml; Inj.Lsg. 50mg/5ml, 200mg/5ml; Fertigspr. 40(KS)mg/1ml*	**Anw. in Rheumatologie, Dermatologie, Nephrologie, Pulmologie:** 1-100mg/d p.o.; **intraartikuläre, intrafokale, intramuskuläre, subläsionale Anwendung:** 10-80mg		

8.7 Selektive Immunsuppressiva

Wm/Wi (Abatacept): Inhibierung der Aktivierung von T-Lymphozyten;
Wm/Wi (Adalimumab): spezifische Bindung an Tumornekrosefaktor-Alpha (TNF-Alpha);
Wm/Wi (Anakinra): kompetitiver Antagonist an Interleukin-1-Typ-I-Rez. ⇒ Neutralisierung der proinflammatorischen Interleukin-1-Aktivität; **Wm/Wi** (Apremilast): Phosphodiesterase-4-Inhibitor ⇒ Modulation eines Netzwerks pro- und antiinflammatorischer Mediatoren ⇒ Downregulation der Entzündungsreaktion; **Wm/Wi** (Baricitinib): selektiver und reversibler Inhibitor der JAK 1 u. 2 ⇒ Modulation der immunologischen und inflammatorischen Antwort;
Wm/Wi (Belimumab): humaner monoklon. IgG1Kappa-AK ⇒ Bindung an B-Lymphozyten-Stimulator-Protein ⇒ hemmt Überleben von B-Zellen und reduziert deren Ausdifferenzierung;
Wm/Wi (Canakinumab): humaner monoklonaler IL-1-beta-Antikörper ⇒ hemmt Bildung von Entzündungsmediatoren; **Wm/Wi** (Certolizumab): Fab-Fragment eines humanisierten AK ⇒ neutralisierende Wi auf TNF-Alpha ⇒ Hemmung der Entzündungsaktivität;
Wm/Wi (Etanercept): rekombin., dimeres Protein: bindet TNF und hemmt kompetitiv;
Wm/Wi (Golimumab): humaner, monoklonaler AK ⇒ Komplexbildung mit TNF-Alpha ⇒ Hemmung der Entzündungsaktivität;
Wm/Wi (Infliximab): chimärer, monoklon., humanmuriner AK von TNF-Alpha ⇒ hemmt Entzündungsaktivität bei M. Crohn und rheumatoider Arthritis;
Wm/Wi (Tocilizumab): bindet an IL-6-Rez. ⇒ hemmt proinflammtorische IL-6-Wi;
Wm/Wi (Tofacitinib): selektiver Inhibitor der JAK 1 u. 3 ⇒ ↓ Signalübertragung von Interleukinen ⇒ Modulation der immunologischen und inflammatorischen Antwort;
Wm/Wi (Vedolizumab): humanisierter monoklonaler Antikörper, der an das α4-β7-Integrin von T-Helfer-Lymphozyten bindet ⇒ Hemmung der Migration in den GI-Trakt;
UW (Abatacept): Kopfschmerzen, Übelkeit, Leberwerte ↑, Benommenheit, Husten, Bauchschmerzen, Übelkeit, Exanthem, Atemwegsinfekte, Hypertonie, Flush, Fatigue;
UW (Adalimumab): BB-Veränd., Kopfschmerzen, Atemwegs- und Harnwegsinf., Übelkeit, Diarrhoe, Hautausschlag, Herpes simplex, Grippesyndrom;
UW (Anakinra): Kopfschmerzen, Reaktion an Einstichstelle, Infekte, Neutrophile ↓;
UW (Apremilast): Bronchitis, Infekt. der oberen Atemwege, Nasopharyngitis, Appetit ↓, Schlaflosigkeit, Migräne, (Spannungs-)Kopfschmerz, Husten, Diarrhoe, Übelkeit, Erbrechen, Dyspepsie, häufiger Stuhlgang, Oberbauchschmerzen, gastroösoph. Refluxkrankheit, Rückenschmerzen, Fatigue; **UW** (Baricitinib): Infektion der oberen Atemwege, Hypercholesterinämie, Herpes zoster, Herpes simplex, Gastroenteritis, Harnwegsinfektionen, Übelkeit, Thrombozytose, Übelkeit, ALT-Erhöhung;
UW (Belimumab): Bronchitis, virale Gastroenteritis, (Naso-)Pharyngitis, Zystitis, Leukopenie, Überempfindlichkeitsreaktion, Depression, Schlaflosigkeit, Migräne, Diarrhoe, Übelkeit, Schmerzen an den Extremitäten, Infusionsreaktionen, Fieber;
UW (Canakinumab): Nasopharyngitis, Harnwegsinfektion, Infektion der oberen Atemwege, Virusinfektion, Influenza, Pneumonie, Gastroenteritis, Sinusitis, Tonsillitis, Otitis media, Nasopharyngitis, Schwindel, Vertigo, Reaktion an der Injektionsstelle, Oberbauch beschwerden, Gelenkschmerzen, Schmerzen der Skelettmuskulatur, Rückenschmerzen, renale CrCl ↓, Proteinurie, Leukopenie, Neutropenie, Erschöpfung, Asthenie;
UW (Certolizumab): Infektionen der Harnwege/oberen Atemwege, Kopfschmerzen, Schwindel, Erbrechen, Hautausschlag, Pruritus, Erschöpfung, Reaktion an der Einstichstelle;
UW (Etanercept): Kopfschmerzen, Reaktion an der Einstichstelle, Infektionen, Rhinitis;

UW (Golimumab): Infekt. d. oberen Atemwege, virale Inf., oberfl. Pilzinfektionen, Anämie, allerg. Reaktionen, Depression, Schlaflosigkeit, Schwindel, Parästhesien, Kopfschmerzen, Hypertonie, GI-Strg., Alopezie, Dermatitis, Juckreiz, Hautausschlag, Transamninasen ↑, verzögerte Wundheilung, Fieber, Asthenie, Reaktion an der Einstichstelle; **UW** (Infliximab): virale Infektionen, Bronchitis, Pneumonie, Sinusitis, Kopfschmerzen, Schwindel, Benommenheit, RR ↑, Nausea, Diarrhoe, Hautausschlag, Harnwegsinfekt., Brustschmerz, Ermüdung; **UW** (Tocilizumab): Infektionen des oberen Respirationstrakts, Leukopenie, Hypertonie, Kopfschmerzen, Konjunktivitis, Hypercholesterinämie, Schwindel, Transaminasen ↑, Exanthem, Pruritus, Mundulzera, Gastritis, Pneumonie, Herpes zoster/simplex; **UW** (Tofacitinib): Nasopharyngitis, Pneumonie, Influenza, Herpes Zoster, Harnwegsinfekt, Sinusitis, Bronchitis, Leukopenie, Anämie, Dyslipidämie, Hyperlipidämie, Insomnie, Kopfschmerzen, Hypertonie, Dyspnoe, Husten, Bauchschmerzen, Erbrechen, Diarrhoe, Übelkeit, Gastritis, Dyspepsie, Exanthem, Muskelschmerzen, Arthralgie, per. Ödem, Pyrexie, Fatigue, Leberenzymerhöhung, Gewichtszunahme, Erhöhung von Transaminasen, Cholesterin, CK; **UW** (Vedolizumab): Nasopharyngitis, Bronchitis, Gastroenteritis, Infektionen der oberen Atemwege, Grippe, Sinusitis, Pharyngitis, Kopfschmerzen, Parästhesie, Hypertonie, oropharyngeale Schmerzen, verstopfte Nase, Husten, anale Abszesse, Analfissur, Übelkeit, Verdauungsstrg., Verstopfung, Meteorismus, Hämorrhoiden, Exanthem, Juckreiz, Erythem, Ekzem, Nachtschweiß, Akne, Arthralgie, Muskelkrämpfe, Rückenschmerzen, Muskelschwäche, Müdigkeit, Fieber;
KI (Abatacept): bek. Überempf., schwere/opportunistische Infekte;
KI (Adalimumab): aktive Tbc, schwere/opportunistische Infekte, Herzinsuff. NYHA III–IV;
KI (Anakinra): bek. Überempf., schwere Nierenfunktionsstrg.;
KI (Apremilast): bek. Überempf., Grav.;
KI (Baricitinib): bek. Überempf., Grav.; **KI** (Belimumab): bek. Überempf.;
KI (Canakinumab): bek. Überempf., aktive schwere Infektionen; **KI** (Certolizumab, Golimumab): bek. Überempf., aktive Tbc, schwere/opportunistische Infekte, Herzinsuff., NYHA III–IV;
KI (Etanercept): bekannte Überempf., akute Infektionen;
KI (Infliximab): Sepsis, manifeste Infektionen, Abszesse, Tbc, Grav./Lakt., Ki. < 17J, wiederholte Verabreichung nach arzneimittelfreiem Intervall von 15W bis 2J;
KI (Tocilizumab): bekannte Überempfindlichkeit, aktive schwere Infektionen;
KI (Tofacitinib): bek. Überempfindlichkeit, aktive Tuberkulose, schwere Infektionen, opportunistische Infektionen, schwere Leberfunktionsstörung, Grav./Lakt.;
KI (Vedolizumab): bekannte Überempfindlichkeit, aktive schwere Infektionen wie Tuberkulose, Sepsis, CMV-Infektion, Listeriose, opportunistische Infektionen, wie z.B. PML

Siehe auch Immunsuppressiva → 283

Abatacept Rp — HWZ 13d, PRC C, Lact ?

Orencia *Inj.Lsg. 125; Inf.Lsg. 250mg*	**Chron. Polyarthritis:** Komb. mit MTX, W 0, 2, 4, dann alle 4W: < 60kg: 500mg i.v.; 60-100kg: 750mg i.v; > 100kg: 1g i.v.; 1 x 125mg s.c. wöchentlich, ggf. mit Aufsättigungsdosis i.v. an d0; **Juvenile idiopath. Arthritis:** **Ki. 6-17J:** 10mg/kg i.v., max. 1g W 0, 2, 4, dann alle 4W; **DANI, DALI** keine Daten

Adalimumab Rp	HWZ 10-20d, PRC B, Lact ?
Humira *Fertigspr./Pen/Inj.Lsg. 40mg/0.8ml*	**Chron. Polyarthritis:** 40mg alle 2W s.c. bei Komb. mit MTX; bei Monother. bis 40mg 1x/W; **Ankylosierende Spondylitis, axiale Spondylarthritis, Psoriasisarthritis:** 40mg s.c. alle 2W; **Hidradenitis suppurativa**: W0 160mg, W2 80mg, ab W4 40mg 1x/W; **juvenile idiopathische Arthritis: Ki. 2-12J:** 24mg/m² s.c. alle 2W; **13-17J:** 40mg s.c. alle 2W; **Enthesitis-assoziierte Arthritis:** 24mg/m² s.c. alle 2 W, max. ED 40mg; **M. Crohn:** W0: 80 (ggf. 160)mg; W2: 40 (ggf. 80)mg; dann 40mg s.c. alle 2W (ggf. 1x/W); **Ki. < 40kg:** W0: 40 (ggf. 80)mg; W2: 20 (ggf. 40)mg, dann 20mg s.c. alle 2W (ggf. 1x/W); **> 40kg:** W0 80 (ggf. 160)mg; W2: 40 (ggf. 80)mg, dann 40mg s.c. alle 2W (ggf. 1x/W); **Colitis ulcerosa:** W0: 160mg s.c.; W2: 80mg, dann 40mg alle 2W; **Psoriasis:** ini 80mg s.c., dann 40mg alle 2W; **Plaque-Psoriasis: Ki.** 0.8mg/kg, max. 40mg W0 und 1, dann 0.8mg/kg alle 2W; **Uveitis:** W0: 80mg s.c., W1: 40mg, dann 40mg alle 2W; **DANI, DALI** keine Daten
Anakinra Rp	HWZ 4-6h, PRC B, Lact ?
Kineret *Fertigspr. 100mg/0.67ml*	**Chron. Polyarthritis:** 1 x 100mg s.c.; Kombination mit Methotrexat → 218; **Cryopyrin-assoz. periodische Syndrome: Ki. ab 8M, 10kg:** ini 1-2mg/kg tgl. s.c., bei schwerem Verlauf ggf. ↑ auf 3-4mg/kg, max. 8mg/kg; **DANI** CrCl < 30: KI; **DALI** nicht erf.
Apremilast Rp	HWZ 9h, PPB 68%, PRC C, Lact ?
Otezla *Tbl. 10, 20, 30mg*	**Aktive Psoriasisarthritis, chron. Plaque-Psoriasis:** d1: 1 x 10mg p.o.; d2: 2 x 10mg; d3: 10mg morgens, 20mg abends; d4: 2 x 20mg; d5: 20mg morgens, 30mg abends; ab d6: 2 x 30mg p.o.; **DANI** CrCl ≥ 30: 100%; < 30: 1 x 30mg; **DALI** nicht erforderlich
Baricitinib Rp	HWZ 12.5h, PPB 50%
Olumiant *Tbl. 2, 4mg*	**Chron. Polyarthritis:** 1 x 4mg p.o.; Kombination mit Methotrexat → 218; **DANI** CrCl 30-60: 1 x 2mg; < 30: Anw. nicht empfohlen; **DALI** leichte-mittelschwere LI: 100%; schwere LI: Anw. nicht empfohlen;

Belimumab Rp	HWZ 19.4d, PRC C, Lact ?
Benlysta *Inf.Lsg. 120, 400mg*	**Zusatztherapie bei aktivem systemischen Lupus erythematodes:** 10mg/kg i.v. an d0, 14, 28, dann alle 4W; **DANI, DALI** nicht erf.
Canakinumab Rp	HWZ 26d
Ilaris *Inj.Lsg. 150mg*	**Cryopyrin-assoziierte periodische Syndrome: Ki 2-<4J, ≥7.5kg:** 4mg/kg alle 8W s.c.; **Erw., Ki ≥4J, 7.5-<15kg:** 4mg/kg; **≥15-≤40kg:** 2mg/kg; **>40kg:** 150mg jeweils alle 8W s.c.; ggf. bis 8mg/kg od. 600mg alle 8W.; **Still-Syndrom, adultes Still-Syndrom, systemische juvenile idiopath. Arthritis: ≥7.5kg:** 4mg/kg, max. 300mg alle 4W s.c.; **Gichtarthritis:** 150mg s.c. als ED; **DANI** nicht erforderl.; **DALI** keine Daten
Certolizumab Pegol Rp	HWZ 14d, PRC B, Lact ?
Cimzia *Fertigspr. 200mg/ml*	**Alle Ind:** ini 400mg s.c. in W 0, 2 und 4; **Erh.Dos.: Chron. Polyarthritis, Psoriasis-arthritis:** Komb. mit MTX, 200mg s.c. alle 2W oder 400mg alle 4W; **axiale Spondylarthritis:** 200mg alle 2W oder 400mg alle 4W; **DANI, DALI** keine Daten
Etanercept Rp	HWZ 90-300h, PRC B, Lact ?
Enbrel *Fertigspr. 25, 50mg; Inj.Lsg. 10mg/1ml, 25mg/1ml, 50mg/1ml*	**Chron. Polyarthritis:** 2 x 25mg/W oder 1 x 50mg/W s.c.; **Juv. idiopath. Arthritis: Ki. > 2J:** 2 x 0.4mg/kg/W s.c.; max. 25mg oder 1 x 0.8mg/kg/W, max. 50mg s.c.; **Psoriasisarthritis, M. Bechterew:** 2 x 25mg/W oder 1 x 50mg/W s.c.; **Plaque-Psoriasis:** 2 x 25mg/W od. 1 x 50mg/W, ggf. 2 x 50mg/W bis zu 12W, dann 2 x 25mg/W, max. für 24W; **Ki. > 6J.:** 1 x 0.8mg/kg/W s.c., max. 50mg bis zu 24W; **Ki. ab 6J:** 1 x 0.8mg/kg, max. 50mg für max. 24W; **DANI, DALI** nicht erforderlich
Golimumab Rp	HWZ 9-15d, PRC B, Lact ?
Simponi *Fertigspr. 50mg/0.5ml; Inj.Lsg. 50mg/0.5ml*	**Chron. Polyarthr., Psoriasisarthr., M. Bechterew:** 1 x 50mg/M s.c.; > 100kg: bei fehl. Ansprechen evtl. ↑ auf 1 x 100mg/M; **Colitis ulcerosa:** < 80kg: ini 200mg s.c., nach 2W 100mg, dann 50mg alle 4W; ≥ 80kg: ini 200mg s.c., nach 2W 100mg, dann 100mg alle 4W; **DANI, DALI** keine Daten

Infliximab Rp	HWZ 9.5d, PRC C, Lact ?
Flixabi *Inf. Lsg. 100mg* **Inflectra** *Inf. Lsg. 100mg* **Remicade** *Inf.Lsg. 100mg* **Remsima** *Inf.Lsg. 100mg*	**Chron. Polyarthritis:** 3mg/kg über 2h i.v., Wdh. nach 2 u. 6W, dann alle 8W; ggf. steigern bis max. 7.5mg/kg alle 8W od. 3mg/kg alle 4W; Kombination mit MTX → 218; **M. Crohn, Colitis ulcerosa:** **Erw., Ki 6-17J:** 5mg/kg über 2h i.v., Wdh. nach 2 und 6W, dann alle 8W; **M. Bechterew, Psoriasis, Psoriasisarthritis:** 5mg/kg über 2h i.v., in W2 und 6 wdh., bei gutem Ansprechen alle 6-8W wdh. (s. FachInfo); **DANI, DALI** keine Daten
Rituximab Rp	HWZ 76-206h
MabThera *Inf.Lsg. 100, 500mg;* *Inj.Lsg. 1400mg/11.7ml (120mg/ml)* **Truxima** *Inf.Lsg. 500mg*	**Chron. Polyarthritis:** 1g i.v. d1, Wdh. d15; **Non-Hodgkin-Lymphom, CLL;** **Granulomatose mit Polyangiitis/mikroskopische Polyangiitis:** 1 x 375mg/m²/W i.v. für 4W; **DANI, DALI** keine Angaben
Tocilizumab Rp	HWZ 8-14d
RoActemra *Inf.Lsg. 80mg/4ml, 200mg/10ml, 400mg/20ml;* *Inj.Lsg. 162mg/0.9ml*	**Chron. Polyarthritis:** alle 4W 8mg/kg über 1h i.v., max. 800mg/Inf.; 1 x 162mg s.c. alle 7d; Monoth. u./o. Komb. mit MTX → 218; **system. juvenile idiopath. Arthritis:** ≥ 30kg: 8mg/kg alle 2W i.v.; < 30kg: 12mg/kg alle 2W i.v.; **polyartikuläre juvenile idiopath. Arthritis:** ≥ 30kg: 8mg/kg alle 4W i.v.; < 30kg: 10mg/kg alle 4W i.v.; **DANI** nicht erforderlich; **DALI** keine Daten
Tofacitinib Rp	HWZ 3h, Qo 0.7, PPB 40%
Xeljanz *Tbl. 5mg*	**Chron. Polyarthritis:** 2 x 5mg p.o., Komb. mit MTX → 218; Dosisanpassung nach Toxizität s. FachInfo; **DANI** CrCl < 30: 1x5mg; **DALI** Child-Pugh A: 100%; B: 1x5mg; C: KI
Vedolizumab Rp	HWZ 25d
Entyvio *Inf.Lsg. 300mg/5ml*	**Colitis ulcerosa, M. Crohn:** 300mg über 30min i.v. W0, 2 und 6, dann alle 8W; **DANI** keine Daten; **DALI** keine Daten

9 Infektiologie

9.1 Keimempfindlichkeit: Keime – Antibiotika

Legende (Symbole der Übertragung): 1 = Therapie 1. Wahl; A = Alternativtherapie; ++ = Gut wirksam; + = Mäßig wirksam; – = Nicht anzuraten; Grampositiv (1. Spalte)

	Penicillin G	Penicillin V	Flucloxacillin	Amoxicillin	Amox. + Clav.	Piperac.+Tazob.	Cefadroxil	Cefuroxim-Axetil	Cefotaxim	Imipenem	Doxycyclin	Clarithromycin	Gentamicin	Moxifloxacin	Levofloxacin	Ciprofloxacin	Cotrimoxazol	Metronidazol	Vancomycin	Linezolid
Streptokokken A, B, C, G	1	1	+	++	++	++	A	1	++	++	+	A	–	A	A	+	+	–	++	A
Streptococcus viridans	1	++	+	++	++	++	A	1	++	++	+	A	–	A	A	+	+	–	++	A
Pneumokokken[1]	1	++	++	++	++	++	A	1	A	++	++	A	–	1	1	+	+	–	A	A
Enterococcus faecalis	–	–	–	1	++	++	–	–	–	+	+	–	–	++	++	+	+	–	1	1
VRE[2]	–	–	–	+	+	+	–	–	–	–	++	–	–	–	–	–	+	–	A	1
Staph. aureus (MSSA[3])	+	+	1	+	+	++	A	A	++	++	++	A	A	A	A	+	++	–	A	A
Staph. aureus (MRSA[4])	–	–	–	–	–	–	–	–	–	+	–	–	–	+	–	–	A	–	1	1
Corynebact. diphtheriae	1	++	+	++	++	++	+	–	–	+	+	1	+	++	++	–	+	–	++	A
Meningokokken[5]	1	+	+	++	++	++	+	A	A	+	–	–	++	1	A	A	–	–	–	–
Haemophilus influenzae	–	–	–	1	++	++	++	A	A	A	+	++	++	1	1	A	A	–	–	–
Escherichia coli	–	–	–	++	++	A	++	1	1	A	++	–	++	++	A	A	++	–	–	–
Klebsiella spp.	–	–	–	–	+	+	++	A	1	1	++	–	++	++	A	A	A	–	–	–
Proteus mirabilis	–	–	–	1	A	A	++	1	1	1	–	–	++	++	A	A	++	–	–	–
Proteus vulgaris	–	–	–	–	++	++	–	–	1	1	–	–	++	++	1	1	A	–	–	–
Enterobacter spp.	–	–	–	–	1	++	+	+	A	1	++	–	++	+	A	A	+	–	–	–
Serratia spp.	–	–	–	–	+	++	–	–	A	1	++	–	++	+	A	1	+	–	–	–
Salmonella enterica	–	–	–	+	++	++	+	A	A	A	+	–	++	++	A	1	++	–	–	–
Pseudomonas aeruginosa	–	–	–	–	–	A	–	+	+	1	+	–	A	–	A	A	–	–	–	–
Stenotrophomonas	–	–	–	–	–	++	–	–	+	–	++	–	+	+	A	A	1	–	–	–
Borrelia (systemisch)	A	A	+	+	+	+	+	+	A	+	A	+	+	+	+	+	+	–	–	–
Treponema	1	++	+	++	++	++	–	+	A	–	++	+	–	–	–	–	–	–	–	–
Legionella pneumophila	–	–	–	–	–	–	–	–	+	+	++	1	–	1	1	1	++	–	–	–
Actinomyces spp.	A	A	+	A	A	A	–	–	+	++	A	++	–	++	++	++	+	A	++	++
Clostridien (ohne Cl. difficile)	1	++	+	++	++	++	–	–	+	1	++	++	–	++	++	1	–	1	A	A
Bacteroides fragilis	–	–	–	+	++	++	–	–	+	1	++	–	–	A	A	+	–	1	–	–
Chlamydien	–	–	–	–	–	–	–	–	–	–	1	A	–	A	A	A	–	–	–	–
Mykoplasmen	–	–	–	–	–	–	–	–	–	–	A	1	–	A	A	+	–	–	–	–
Rickettsien	–	–	–	–	–	–	–	–	–	–	1	+	–	A	A	A	–	–	–	–

Quelle: Antibiotika pc Set 2017; Hof, Börm Bruckmeier Verlag; 1 = Streptococcus pneumoniae; 2 = Vancomycinresist. Enterokokken; 3 = Methicillinsensitiver Staph. aureus; 4 = Methicillinresistenter Staph. aureus; 5 = Neisseria meningitidis

9.2 Penicilline

9.2.1 Beta-Lactamase-sensitive Penicilline

Empf.: Pneumo-, Strepto-, Meningo-, Staphylokokken (nur noch wenige Stämme), Aktinomyceten, Leptospiren, C. diphtheriae, Treponemen, Borrelien, Pasteurella multocida, Fusobakterien, Peptokokken, Clostridien;
resist.: Enterobakterien, Pseudomonas, B. fragilis, E. faecium, Nocardia, Mykoplasmen, Chlamydien, Beta-Lactamase-Bildner;
UW (Penicillin G, Benzylpenicillin-Benzathin): dosisabhängige Neutropenie, allergische Hautreaktionen, angioneurotisches Ödem, Larynxödem, allergische Vaskulitis, Erythema nodosum, allergische Purpura, arterielle Gefäßverschlüsse, eosinophile pulmonale Infiltrate, Arzneimittelfieber, Bronchospasmen, Serumkrankheit, anaphylaktische Reaktionen, Benommenheit, Halluzinationen, Hyperreflexie, Myoklonien (Übergang in fokale, später generalisierte Krampfanfälle und komatöse Zustände möglich);
UW (Phenoxymethylpenicillin): Übelkeit, Erbrechen, Appetitlosigkeit, Magendrücken, Bauchschmerzen, Flatulenz, weiche Stühle, Diarrhoe, Exanthem, Urtikaria, Juckreiz, Schleimhautentzündungen (besonders Glossitis, Stomatitis);
KI: bekannte Überempfindlichkeit gegen Penicilline und Betalactam-Antibiotika

Penicillin G (Benzylpenicillin) Rp — HWZ 20-50min, Q0 0.4, PPB 45-65%, PRC B, Lact +

Gewebe-gängigkeit	ZNS	entzünd.	Lunge	ELF	Galle	Leber	Prostata	Niere	Knochen
	+	++	++	++	++	++	++	++	+

Infectocillin Parent
Inf. Lsg. 1, 5, 10 Mio IE

Normal empfindliche Keime:
1-5 Mio IE/d i.v./i.m. in 4-6ED;
Meningitis, Endokarditis:
20-60 Mio IE/d i.v.;
NG: 0.05-0.1 Mio IE/kg/d i.v. in 2ED;
Ki. 1-12M: 0.05-1 Mio IE/kg/d i.v. in 3-4ED;
1-12J: 0.05-0.5 Mio IE/kg/d i.v. in 4-6ED;
DANI CrCl 46-120: 5 Mio IE in 3ED;
19-45: 4 Mio IE in 3ED;
9-18: 5 Mio IE in 2ED;
3-8: 3 Mio IE in 2ED;
< 2: 2 Mio IE in 2ED

Benzylpenicillin-Benzathin Rp — HWZ Tage bis Wochen

Gewebe-gängigkeit	ZNS	entzünd.	Lunge	ELF	Galle	Leber	Prostata	Niere	Knochen
	+	++	++	k.A.	++	++	++	++	+

Pendysin *Inj.Lsg. 1.2 Mio IE*
Tardocillin *Inj.Lsg. 1.2 Mio IE*

Rezidiv-Pro. rheumatisches Fieber:
1-2 x/M 1.2 Mio IE i.m.;
Lues I/II: 2.4 Mio IE i.m. (verteilt auf 2 Injektionsstellen);
Ki. > 1M: 50000 IE/kg/W, max. 2.4 Mio. IE, für 3 W

Penicillin V (Phenoxymethylpenicillin) Rp				HWZ 35min Q0 0.6 PPB 71-89% PRC B Lact+				
Gewebe-gängigkeit	ZNS	entzünd.	Lunge	ELF	Galle	Leber	Prostata	Niere	Knochen
	-	-	++	++	++	++	++	++	k.A.

Infectocillin *Trockensaft (5ml = 0.25, 0.3, 0.4, 0.5 Mio IE)*
Isocillin *Tbl. 1.2 Mio IE; Trockensaft (5ml = 0.3 Mio IE)*
Ispenoral *Tbl. 1, 1.5 Mio. IE*
PenHEXAL *Tbl. 1, 1.5 Mio IE; Trockensaft (4ml = 0.32 Mio IE)*
Penicillin V-CT *Tbl. 1.5 Mio IE*
Penicillin V-ratioph. *Tbl. 1, 1.5 Mio IE; Trockensaft (5ml = 0.4 Mio IE)*

HNO-, Atemweg-, Haut-, Mund-Kiefer-Zahn-Infektionen, Endokarditispro., Rezidiv-Pro. rheumatisches Fieber, Scharlach, Erysipel, Lymphadenitis: 3 x 0.6-1.5 Mio IE p.o.;
Ki. < 1M: 45000-60000IE/kg/d;
2.-3.M: 40000-64000IE/kg/d;
4.M-1J: 400000-600000IE/d p.o. in 3-4ED;
1-2J: 600000-900000IE/d;
2-4J: 900000-1.4 Mio IE/d;
4-8J: 1.2-1.8 Mio IE/d;
8-12J: 1.2-2.4 Mio IE/d;
DANI CrCl > 15: 100%; < 15: 2 x 0.6-1.5 Mio IE

9.2.2 Beta-Lactamase-resistente Penicilline (Isoxazolylpenicilline)

Empf. und resist.: gute Aktivität gegen Beta-Lactamase-bildende Staphylokokken; bei den übrigen grampositiven Bakterien jedoch schwächere Aktivität als Penicillin G;
UW (Flucloxacillin): Übelkeit, Erbrechen, Diarrhoe, Thrombophlebitis (bei i.v.-Gabe);
KI (Flucloxacillin): bekannte Überempfindlichkeit gegen Penicilline und Betalactam-Antibiotika, Ikterus/Leberenzymanstieg unter Flucloxacillin-Therapie in der Vorgeschichte; intraarterielle, intrathekale oder subkonjunktivale Anwendung

Flucloxacillin Rp				HWZ 0.7-1h, Q0 0.3, PPB 92-96%					
Gewebe-gängigkeit	ZNS	entzünd.	Lunge	ELF	Galle	Leber	Prostata	Niere	Knochen
	-	-	k.A.	++	k.A.	k.A.	k.A.	k.A.	++

Fluclox *Inf.Lsg. 1, 2g*
Flucloxacillin Altamedics *Kps. 500mg*
Staphylex *Kps. 250, 500mg; Inf.Lsg. 0.25, 0.5, 1, 2g*

Staphylokokken-Infektion: 3 x 1g p.o.; 3 x 1-2g i.v./i.m., max. 12g/d p.o./i.v., max. i.m.-ED: 2g;
Ki. < 6J: 40-50mg/kg/d p.o./i.v. in 3ED;
6-10J: 3 x 250-500mg p.o./i.v.;
10-14J: 3-4 x 500mg p.o./i.v.;
DANI CrCl 18: 1.5g in 4ED; 8: 1.5g in 3ED; 2: 1g in 3ED; 0.5: 2g 1x/d;
DALI nicht erforderlich

Methicillin Wegen Toxizität nicht mehr im Handel

Verwendung nur noch zur Resistenzprüfung bei Staphylokokken; **MRSA** = Methicillin-resistant Staphylococcus-aureus; **MSSA** = Methicillin-sensitive Staphylococcus-aureus

9.2.3 Penicilline mit erweitertem Spektrum

Empf. (Amoxicillin, Ampicillin): im Vergleich zu Penicillin G zusätzlich Enterokokken, H. influenzae, E. coli, Listerien, Proteus mirabilis, Salmonellen, Shigellen;
resist. (Amoxicillin, Ampicillin): Bacteroides fragilis, Pseudomonas, E. faecium, Nocardia, Mykoplasmen, Chlamydien, Beta-Lactamase-Bildner, Klebsiellen, Yersinien;
empf. (Pivmecillinam): Enterobacter spp., E. coli, Klebsiellaspp., Proteus mirabilis;
resist. (Pivmecillinam): Ent. faecalis, E. faecium, Pseudomonas spp.
UW (Amoxicillin): dosisabhängig Magenschmerzen, Übelkeit, Erbrechen, Meteorismus, weiche Stühle, Diarrhoe, Exanthem, Juckreiz, Enanthem;
UW (Ampicillin): Magenschmerzen, Übelkeit, Erbrechen, Meteorismus, weiche Stühle, Diarrhoe, Pruritus, Rash, Exanthem (masernartig);
UW (Pivmecillinam): Diarrhoe, Übelkeit, vulvovaginale Pilzinfektion
KI (Amoxicillin): bek. Überempfindlichkeit gegen Penicilline und Betalactam-Antibiotika;
KI (Ampicillin): bek. Überempfindlichkeit gegen Ampicillin bzw. Penicilline;
KI (Pivmecillinam): bek. Überempfindlichkeit gegen P., Penicilline und Cephalosporine, alle Bedingungen, die den Durchgang durch die Speiseröhre beeinträchtigen; genetische Stoffwechselstörungen, die zu einem schweren Carnitinmangel führen, z. B. Carnitin-Transporter-Defekte, Methylmalonazidurie und Propionazidämie

Amoxicillin Rp — HWZ 1-2h, Q_0 0.12, PPB 17-20%, PRC B, Lact +

Gewebegängigkeit	ZNS	entzünd.	Lunge	ELF	Galle	Leber	Prostata	Niere	Knochen
	-	+	-	++	++	++	k.A.	k.A.	k.A.

Amoxicillin-ratioph. *Tbl. 500, 750, 1000mg Trockensaft (1 Messl. = 250, 500mg)* **AmoxiHEXAL** *Tbl. 500, 750, 1000mg; Saft (1 Messl. = 250, 500mg)* **Amoxi-Saar** *Tbl. 500, 100mg* **Infectomox** *Tbl. 1g; Trockensaft (1 Messl. = 250, 500, 750mg)*	**HNO-, Atemweg-, Harnweg-, MD-Trakt-, Haut-, Weichteilinfektionen, Listeriose:** 3 x 750-1000mg p.o.; **Ki. < 6J:** 50mg/kg/d in 3-4ED; **6-12J:** 900-2000mg/d in 3-4ED; **Endokarditis-Pro.:** 3g p.o. 3h vor Eingriff; **Ki.:** 50mg/kg; **H.P.-Eradikation:** 2 x 1g p.o. + 2 x 500mg Clarithromycin + 2 x 20mg Omeprazol; **DANI** CrCl: 20-30: 66%; < 20: 33%

Ampicillin Rp — HWZ 0.9h, Q_0 0.06, PPB 20%, PRC B, Lact +

Gewebegängigkeit	ZNS	entzünd.	Lunge	ELF	Galle	Leber	Prostata	Niere	Knochen
	-	+	k.A.	++	++	k.A.	k.A.	k.A.	k.A.

Ampicillin-ratioph. *Tbl. 1g; Inf.Lsg. 0.5, 1, 2, 5g*	**HNO-, Atemweg-, Harnweg-, MD-Trakt-, Haut-, Weichteilinf., Listeriose, Osteomyelitis, Typhus, Meningitis, Endokarditis:** 2-6g/d p.o. in 3-4ED; 1.5-6g/d i.v. in 2-4ED, max. 15g/d; **Ki. < 6J:** 100(-150-200)mg/kg/d p.o./i.v. in 3-4ED; > **6J:** s. Erw.; **Meningitis < 6J:** 200-400mg/kg/d i.v.; **DANI** CrCl: 20-30: 66%; < 20: 33%

Pivmecillinam Rp									HWZ 1h
Gewebe-gängigkeit	ZNS	entzünd.	Lunge	ELF	Galle	Leber	Prostata	Niere	Knochen
	k.A.	k.A.	k.A.	k.A.	+	k.A	k.A.	++	k.A.
X-Systo *Tbl. 400mg*					**Akute, unkomplizierte Zystitis:** 3 x 400mg p.o. für 3d; **DANI, DALI:** nicht erforderl.				

9.2.4 Penicilline mit Pseudomonaswirkung (Acylaminopenicilline)

Empf. und resist.: weitgehend identisch mit Breitbandpenicillinen; Piperacillin: zusätzlich gute Aktivität bei Pseudomonas aeruginosa;
UW (Piperacillin): allergische Hautreaktionen, Juckreiz, Exanthem, Kopfschmerzen, Purpura, zentralnervöse Erregungszustände, Muskelzuckungen (Myoklonien), tonisch/klonische Krämpfe, Tremor, Schwindel, Schleimhautentzüdungen, Schleimhautblutungen, Anstieg von Serumkreatinin und Harnstoff;
KI (Piperacillin): bek. Überempf. gegen Penicilline und Betalactam-Antibiotika

Piperacillin Rp					HWZ 1h, Q0 0.3, PPB 16-21%, PRC B, Lact +				
Gewebe-gängigkeit	ZNS	entzünd.	Lunge	ELF	Galle	Leber	Prostata	Niere	Knochen
	0	+	++	++	++	k.A	k.A.	k.A.	+
Piperacillin Eberth *Inf.Lsg. 1, 2, 4g* **Piperacillin Fresenius** *Inf.Lsg. 1, 2, 4g* **Piperacillin Ibisqus** *Inf.Lsg. 1, 2, 3, 4g* **Piperacillin Hikma** *Inf.Lsg. 2, 4g*					**Sepsis, Endokarditis, Meningitis, Peritonitis, Pneumonie, abdominelle, gynäkologische, Knochen-, Weichteilinfektionen:** 6-12g/d i.v. in 2-4ED max. 24g/d; **Ki. < 2kg:** 150mg/kg/d i.v. in 3ED; **> 2kg:** 300mg/kg/d in 3-4ED; **1M-12J:** 100-200mg/kg/d in 2-4ED; **DANI** CrCl 40-80: max. 4 x 4g; 20-40: 3 x 4g; < 20: 2 x 4g; HD: 3 x 2g				

9.3 Beta-Lactamase-Inhibitoren

Empf.: Erweiterung des Spektrums von Penicillinen um Beta-Lactamase-bildende Stämme von Staphylokokken, Moraxella catarrhalis, E. coli, Haemophilus influenzae, Klebsiellen, Proteus, Gonokokken, Bact. fragilis; nur zusammen mit Beta-Lactam-Antibiotika wirksam!

Clavulansäure Nur in Kombination → 232 — HWZ 60-75min

Sulbactam Rp					HWZ 1-2h, Q0 0.13, PPB 38%				
Gewebe-gängigkeit	ZNS	entzünd.	Lunge	ELF	Galle	Leber	Prostata	Niere	Knochen
	k.A.	k.A.	k.A.	k.A.	k.A.	k.A.	k.A.	k.A.	k.A.
Sulbactam Eberth *Inf.Lsg. 1g*					**Kombination mit Beta-Lactam-Antibiotika:** 3-4 x 0.5-1g i.v.; **Sgl., Ki.:** 50mg/kg/d in 3-4ED, max. 80mg/kg/d; **DANI** CrCl 15-30: max. 2g/d; < 15: max. 1g/d; HD: 1g alle 48h				

Tazobactam Nur in Kombination → 233

9.3.1 Penicilline + Beta-Lactamase-Inhibitoren

Empf. (Amoxicillin + Clavulansäure): Enterococcus faecalis, Gardnerella vaginalis, Staph. aureus (Methicillin-empfindlich), Staph. agalactiae, Strept. pneumoniae, Strept. pyogenes und andere betahämolysierende Streptokokken, Strept.-viridans-Gruppe, Capnocytophaga spp., Eikenella corrodens, Haemophilus influenzae, Moraxella catarrhalis, Pasteurella multocida, Bacteroides fragilis, Fusobacterium nucleatum, Prevotella spp.;
resist. (Amoxicillin + Clavulansäure): Acinetobacter sp., Citrobacter freundii, Enterobacter sp., Legionella pneumophila, Morganella morganii, Providencia spp., Pseudomonas sp., Serratia sp., Stenotrophomonas maltophilia, Chlamydophila pneumoniae, Chlamydophila psittaci, Coxiella burnetti, Mycoplasma pneumoniae;
UW (Amoxicillin + Clavulansäure): Diarrhoe, mukocutane Candidose, Übelkeit, Erbrechen;
KI (Amoxicillin + Clavulansäure): bekannte Überempfindlichkeit gegen Amoxicillin + Clavulansäure, gegen Penicilline, schwere allergische Sofortreaktion gegen ein anderes Betalaktam-Antibiotikum in der Vorgeschichte, Gelbsucht/Leberfunktionsstrg. in der Vorgeschichte, die durch Amoxicillin/Clavulansäure hervorgerufen wurde; Trockensaft: Überempfindlichkeit gegen Schwefeldioxid

Amoxicillin + Clavulansäure Rp — PRC B, Lact +

Gewebegängigkeit	ZNS	entzünd.	Lunge	ELF	Galle	Leber	Prostata	Niere	Knochen
	-	+	k.A.	++	++	k.A.	k.A.	k.A.	++

Amoclav plus *Tbl. 500+125, 875+125mg; Trockensaft (5ml = 125+31.25, 250+62.5, 400+57mg)* **Amoxidura plus** *Tbl. 500+125, 875+125mg; Trockensaft (10ml = 250+62.5)* **Augmentan** *Tbl. 500+125, 875+125mg; Trockensaft (10ml = 500+125, 800+114mg)* **Augmentin** *Inf.Lsg. 1000+200mg* **Infectosupramox** *Trockensaft (5ml = 400+57mg)*	**Atemweg-, Harnweg-, Haut-, Weichteil-, abdominelle Infektionen, amb. erworbene Pneumonie, Knochen- u. Gelenkinfektionen:** 3 x 500+125mg p.o.; 2 x 875+125mg p.o.; 3 x 1000-2000+200mg i.v.; **Ki. < 2J:** max. 40+10mg/kg/d p.o. in 3ED; **2-12J:** max. 60+15mg/kg/d p.o. in 3ED; **DANI** CrCl 10-30: 2 x 500+125mg p.o.; ini 1000+200mg, dann 2 x 500+100mg i.v.; < 10: 1 x 500+125mg p.o.; ini 1000+200mg, dann 1 x 500+100mg; **DALI** vorsichtige Anw.

Ampicillin + Sulbactam Rp — PRC B, Lact +

Gewebegängigkeit	ZNS	entzünd.	Lunge	ELF	Galle	Leber	Prostata	Niere	Knochen
	k.A.	+	k.A.	++	++	k.A.	k.A.	k.A.	++

Ampicillin/Sul Kabi *Inf.Lsg. 1+0.5g, 2+1g* **Ampicillin + Sulbactam Aurobindo** *Inf.Lsg. 1+0.5g, 2+1g* **Ampicillin + Sulbactam-ratioph.** *Inf.Lsg. 1+0.5g, 2+1g*	**Atemweg-, Harnweg-, Haut-, Weichteil-, abdominelle Infektionen, Gonorrhoe:** 3-4 x 1.5-3g i.v.; **Ki. < 1W:** 75mg/kg/d i.v. in 2ED; **> 1W:** 150mg/kg/d in 3-4ED; **DANI** > 30: 100%; 15-30: Dosierungsintervall 12h; 5-14: 24h; < 5: 48h

Piperacillin + Tazobactam Rp — PRC B, Lact +

Gewebe-gängigkeit	ZNS	entzünd.	Lunge	ELF	Galle	Leber	Prostata	Niere	Knochen
	-	+	++	++	++	k.A.	k.A.	k.A.	++

Piperacillin/Tazobactam Aurobindo *Inf.Lsg. 2 + 0.25g; 4+0.5g* **Piperacillin/Tazobactam HEXAL** *Inf.Lsg. 4+0.5g* **Piperacillin/Tazobactam Kabi** *Inf.Lsg. 2 + 0.25g; 4+0.5g*	**Schwere (inkl. nosokomiale) Pneumonien:** 4 x 4+0.5g i.v.; **kompliz. Harnweg-, Haut-, Weichteil-infektionen inkl. diabet. Fuß:** 3 x 4+0.5g i.v.; **Ki. 2-12J:** 3 x 100+12.5mg/kg i.v.; **abdominelle Inf.:** 3 x 100+12.5mg/kg i.v.; **DANI** CrCl 40: 100%; 20-40: max 3 x 4+0.5g; < 20: max. 2 x 4+0.5g; nach HD Zusatzdosis mit 2+0.25g; **DALI** nicht erforderl.

Sultamicillin (Ampicillin + Sulbactam) Rp

Gewebe-gängigkeit	ZNS	entzünd.	Lunge	ELF	Galle	Leber	Prostata	Niere	Knochen
	-	+	k.A.	++	++	k.A.	k.A.	k.A.	++

Sultamicillin-ratioph. *Tbl. 375mg* **Unacid PD** *Tbl. 375mg; Trockensaft (1 Messl. = 375mg)* **Unasyn PD oral** *Tbl. 375mg*	**Atemweg-, Harnweg-, Haut-, Weichteil-infektionen:** 2 x 375-750mg p.o.; **Ki.:** 50mg/kg/d p.o. in 2ED; **DANI** CrCl 5-14: 1 x 375-750mg; < 5: 375-750mg alle 2d

9.4 Cephalosporine

9.4.1 Parenterale Cephalosporine Gruppe 1 (Cefazolin-Gruppe)

Empf.: Staphylo-, Strepto-, Meningo-, Pneumokokken, Escherichia coli, Klebsiella, Proteus mirabilis, Haemophilus influenzae; **resist.:** Enterokokken, Pseudomonas, Acinetobacter, Listerien, Chlamydien, Mykoplasmen, gramnegative Beta-Lactamase-Bildner; **UW** (Cefazolin): Diarrhoe, Übelkeit, Erbrechen, Appetitmangel, Meteorismus, Bauchschmerzen, Exanthem, Urtikaria, Pruritus; **KI** (Cefazolin): bek. Überempf. gegen Cephalosporine, Frühgeborene/Säuglinge im 1. Lebensmonat

Cefazolin Rp — HWZ 2h, Qo 0.06, PPB 65-92%, PRC B, Lact +

Gewebe-gängigkeit	ZNS	entzünd.	Lunge	ELF	Galle	Leber	Prostata	Niere	Knochen
	-	-	++	++	++	++	k.A.	++	++

Cefazolin HEXAL *Inf.Lsg. 2g* **Cefazolin Hikma** *Inf.Lsg. 1, 2g* **Cefazolin Saar** *Inf.Lsg. 2g* **Cephazolin Fresenius** *Inf.Lsg. 1, 2g*	**Atem-, Harn-, Gallenweg-, Haut-, Weichteil-, Knocheninfektionen, Sepsis, Endokarditis:** grampositive Erreger: 1.5-2g/d; gramnegative Erreger: 3-4g/d i.v. in 2-3ED, max. 12g/d; **Ki. > 2M:** 25-50mg/kg in 3-4ED, max. 100mg/kg/d; **Ki. < 2M:** KI; **DANI** CrCl > 35: 100%; 10-34: 50% alle 12h; < 10: 50% alle 18-24h

9.4.2 Parenterale Cephalosporine Gruppe 2 (Cefuroxim-Gruppe)

Empf.: vgl. Cefazolin-Gruppe → 233; deutlich besser bei E. coli, Klebsiella, Proteus mirabilis, Haemophilus influenzae, Beta-Lactamase-Bildnern;
resist.: Enterokokken, Pseudomonas, Acinetobacter, Listerien, Chlamydien, Mykoplasmen;
UW: Serumkreatinin- u. Harnstoffkonzentration ↑, v.a. bei Pat. mit bereits bestehender Nierenfktstrg.; leichte, vorübergehende Erhöhung von Bilirubin, GOT, GPT, aP; Exanthem, Juckreiz, Urtikaria, Schwellungen, Thrombophlebitis;
KI: bekannte Überempfindlichkeit gegen Cephalosporine, intraarterielle Anwendung

Cefuroxim Rp — HWZ 80min, Qo 0.1, PPB 30%, PRC B, Lact +

Gewebe-gängigkeit	ZNS	entzünd.	Lunge	ELF	Galle	Leber	Prostata	Niere	Knochen
	-	+	++	++	++	++	+	k.A.	++

Cefuroxim Fresenius *Inf.Lsg. 0.25, 0.75, 1.5g* **Cefuroxim-ratioph.** *Inf.Lsg. 0.25, 0.75, 1.5g* **Zinacef** *Inf.Lsg. 0.25, 0.75, 1.5g*	**Atemweg-, Harnweg-, Haut-, HNO-, Knochen-, abdominelle Infektionen, Sepsis:** unkompliziert: 1.5-2.25g/d i.v.; schwer: 3-4.5g/d i.v. in 2-3ED, max. 6g/d; **Ki. 1M-12J:** 30-100mg/kg/d in 3ED; **DANI** CrCl > 20: 100%; 10-20: 2 x 750mg; < 10: 1 x 750mg; nach HD Zusatzdosis von 750mg; **DALI** nicht erforderl.

Orales Cefuroxim s. Oralcephalosporine Gruppe 2 → 239

9.4.3 Parenterale Cephalosporine Gruppe 3a (Cefotaxim-Gruppe)

Empf.: Staphylokokken, Haemophilus influenzae, Proteus mirabilis, Streptokokken, Escherichia coli, Klebsiella pneumoniae, Gonokokken, Meningokokken, Salmonellen, Shigellen, Anaerobier, Morganella, Serratia; gegenüber der Cefuroximgruppe bessere Aktivität im gramnegativen Bereich;
resist.: Enterokokken, Listerien, Pseudomonas, Clostridien, Legionellen, Mykoplasmen, Chlamydien, Treponema, MRSA, Bacteroides fragilis;
UW (Ceftriaxon): Dermatitis, Exanthem, Urtikaria, Pruritus, Ödeme, Transaminasen u. aP ↑, Arzneimittelfieber, Schüttelfrost, Herxheimer-artige Reaktionen, Thrombophlebitis;
KI (Ceftriaxon): bek. Überempf. gegen Cephalosporine, schwere Überempfindlichkeitsreaktionen auf Penicilline oder anderes Betalactam-Arzneimittel in der Vorgeschichte, Frühgeborene bis zu einem korrigierten Alter von 41W (SSW + Lebenswoche), Hyperbilirubinämie, Ikterus, Hypoalbuminämie oder Azidose bei reifen Neugeborenen (bis zu einem Alter von 28d) bzw. die eine intravenöse Kalziumbehandlung oder Kalzium-haltige Infusionen erhalten haben oder erhalten werden (wegen des Risikos von Ceftriaxon-Kalzium-Präzipitationen)

Cefotaxim Rp					HWZ 1h, Qo 0.35, PPB 25-40%, PRC B, Lact +				
Gewebe-gängigkeit	ZNS	entzünd.	Lunge	ELF	Galle	Leber	Prostata	Niere	Knochen
	+	++	++	++	++	++	k.A.	k.A.	++

Cefotaxim Eberth *Inf.Lsg. 0.5, 1, 2g*
Cefotaxim Fresenius *Inf.Lsg. 0.5, 1, 2g*
Cefotaxim HEXAL *Inf.Lsg. 1g*
Claforan *Inf.Lsg. 1, 2g*

Atemweg-, Harnweg-, Haut-, Weichteil-, Knochen-, abdomin. Infektionen, Sepsis, Endokarditis, Meningitis: 2 x 1-2g i.v.; schwere Infektion: 3-4 x 2-3g; **Gonorrhoe:** 1 x 0.5g i.v.; **Borreliose:** 6g/d i.v. in 2-3ED f. 14-21d; **Ki. bis 12J:** 50-100mg/kg/d i.v. in 2ED; **FG:** max. 50mg/kg/d; **DANI** CrCl < 10: 50%; < 5: 1g in 2ED; nach HD Zusatzdosis erforderlich

Ceftriaxon Rp					HWZ 8h, Qo 0.5, PPB 85-95%, PRC B, Lact +				
Gewebe-gängigkeit	ZNS	entzünd.	Lunge	ELF	Galle	Leber	Prostata	Niere	Knochen
	++	++	+	+	++	++	k.A.	k.A.	++

Cefotrix *Inf.Lsg. 1, 2g*
Ceftriaxon HEXAL *Inf.Lsg. 0.5, 1, 2g*
Ceftriaxon Kabi *Inf.Lsg. 0.5, 1, 2g*
Ceftriaxon-ratioph. *Inf.Lsg. 1, 2g*
Rocephin *Inf.Lsg. 1, 2g*

Atemweg-, Harnweg-, Haut-, Weichteil-, Knochen-, abdominelle Infektionen, Meningitis, Borreliose II-III: 1 x 1-2g i.v.; schwere Infektion: 1 x 4g; **Gonorrhoe:** 1 x 250mg i.m.; **Ki. < 2W:** 1 x 20-50mg/kg; **2W-12J:** 1 x 20-80mg/kg; **Meningitis:** 1 x 100mg/kg i.v., max. 4g/d; **DANI** CrCl: < 10: max. 2g/d; **DALI** nicht erforderl. bei normaler Nierenfunktion

9.4.4 Parenterale Cephalosporine Gruppe 3b (Ceftazidim-Gruppe)

Empf. und resist.: weitgehend identisch mit Cefotaxim-Gruppe → 234, jedoch erheblich stärkere Pseudomonas-Aktivität; **UW**: Diarrhoe, Thrombophlebitis, vorübergehende Erhöhung v. GOT, GPT, LDH, GGT, aP; makulopapulöse oder urtikarielle Ausschläge, pos. Coombs-Test; **KI**: bekannte Überempfindlichkeit gegen Cephalosporine

Ceftazidim Rp					HWZ 1.7h, Qo 0.05, PPB 10%, PRC B, Lact +				
Gewebe-gängigkeit	ZNS	entzünd.	Lunge	ELF	Galle	Leber	Prostata	Niere	Knochen
	-	++	+	++	++	k.A.	k.A.	k.A.	++

Ceftazidim Eberth *Inf.Lsg. 0.5, 1, 2g*
Ceftazidim HEXAL *Inf.Lsg. 0.5, 1, 2g*
Ceftazidim Kabi *Inf.Lsg. 0.5, 1, 2g*

Atemweg-, Harnweg-, Haut-, Weichteil-, Knochen-, abdominelle Infektionen, Sepsis, Meningitis: 2-3 x 1-2g i.v.; **Ki. 0-8W:** 2 x 12.5-30mg/kg i.v.; **2M-1J:** 2 x 25-50mg/kg; **1-14J:** 2 x 15-50mg/kg od. 3 x 10-33mg/kg; max. 3 x 50mg/kg bzw. 6g/d; **DANI** CrCl 31-50: 2 x 1g; 16-30: 1 x 1g; 6-15: 1 x 0.5g; < 5: 0.5g alle 48h

9.4.5 Parenterale Cephalosporine Gruppe 4 (Cefepim-Gruppe)

Empf. und resist.: weitgehend identisch mit Cefotaxim-Gruppe → 234, jedoch erheblich stärkere Pseudomonas-Aktivität; **UW:** Verlängerung von Prothrombin- u. partieller Thromboplastinzeit, pos. Coombs-Test, Anämie, Eosinophilie, Gefäßwandentzündung, Reaktionen/Schmerzen an d. Inf.Stelle, Exanthem, Diarrhoe, ↑ GOT, GPT, aP, Bilrubin

Cefepim Rp — HWZ 2h, Qo 0.07, PPB < 19%, PRC B, Lact ?

Gewebe-gängigkeit	ZNS	entzünd.	Lunge	ELF	Galle	Leber	Prostata	Niere	Knochen
	-	+	++	++	++	k.A.	k.A.	k.A.	++

Cefepim Rotexmedica *Inf.Lsg. 1, 2g*
Maxipime *Inf.Lsg. 1, 2g*

Sepsis, schwere Pneumonie, Harnweg-, Gallenweginfektionen: 2-3 x 2g i.v.;
Ki. 1-2M: 2-3 x 30mg/kg/d;
2M bis 40kg: 2-3 x 50mg/kg/d;
DANI CrCl > 50: 100%; 30-50: 1-2 x 2g; 11-30: 1 x 1-2g; < 10: 1 x 0.5-1g; HD 1g an d1, dann 0.5g/d, bei febriler Neutropenie 1g/d;
DALI nicht erforderl.

9.4.6 Parenterale Cephalosporine Gruppe 5 (Ceftarolin-Gruppe)

Empf. (Ceftarolin): Staph. aureus (inkl. MRSA), Streptococcus pyogenes/agalactiae/anginosus-Gruppe/dysgalactiae/pneumoniae, E. coli, Klebsiella pneumoniae/oxytoca, Morganella morganii, Haemophilus influenzae/parainfluenzae;
empf. (Ceftobiprol): Staph. aureus (inkl. MRSA), Streptococcus pneumoniae (inkl. MDRSP), E. coli, Klebsiella pneumoniae, Acinetobacter spp., Citrobacter spp., Enterobacter spp., Haemophilus influenzae, Klebsiella oxytoc, Moraxella catarrhalis, Morganella morganii, Proteus mirabilis, Providencia spp., Pseudomonas spp., Serratia spp.;
resist. (Ceftobiprol): Chlamydia pneumoniae, Burkholderia cepacia complex, Mycoplasma pneumoniae, Mykobakterien, Nocardia spp., Stenotrophomonas maltophilia;
Wm/Wi (Ceftarolin): bakterizid und Hemmung der Bakterienzellwand-Synthese;
Wm/Wi Ceftobiprol): bakterizid durch Bindung an wichtige penicillinbindende Proteine;
UW (Ceftarolin): Ausschlag, Pruritus, Kopfschmerzen, Schwindel, Phlebitis, Diarrhoe, Übelkeit, Erbrechen, Abdominalschmerzen, ↑ Transaminasen, Pyrexie, Reaktion an Einstichstelle, positiver direkter Coombs-Test; **UW** (Ceftobiprol): Pilzinfektionen, Überempf., Hyponatriämie, Geschmackstörung, Kopfschmerzen, Schwindel, Schläfrigkeit, Übelkeit, Erbrechen, Diarrhoe, Bauchschmerzen, Dyspepsie, Anstieg der Leberenzyme, Hautausschlag, Pruritus, Reaktionen am Infusionsort; **KI** (Ceftarolin): bekannte Überempf., schwere Überempf. gegen Betalactam-Antibiotika; **KI** (Ceftobiprol): bek. Überempf. gegen C. oder Antibiotika der Cephalosporin-Gruppe oder gegen Betalaktam-Antibiotika (z.B. Penicilline, Carbapeneme)

Ceftarolinfosamil Rp — HWZ 2.5h, PPB 20%, PRC B, Lact ?

Gewebe-gängigkeit	ZNS	entzünd.	Lunge	ELF	Galle	Leber	Prostata	Niere	Knochen
	k.A.	k.A.	k.A.	++	k.A.	k.A.	k.A.	k.A.	++

Zinforo *Inf.Lsg. 600mg*

Komplizierte Haut-/Weichteilinfektionen, ambulant erworbene Pneumonie:
2 x 600mg über 60min i.v.;
DANI CrCl > 50: 100%, 31-50: 2 x 400mg, < 30: keine Daten; **DALI** nicht erforderlich

Ceftobiprol Rp								HWZ 3h, PPB 16%, PRC B, Lact ?	
Gewebe-gängigkeit	ZNS	entzünd.	Lunge	ELF	Galle	Leber	Prostata	Niere	Knochen
	-	+	++	++	k.A.	k.A.	k.A.	++	++

Zevtera *Inf.Lsg. 500mg*	**Nosokomiale Pneumonie** (nicht beatmungs-assoziiert), **ambulant erworbene Pneumonie:** 3 x 500mg über 2h i.v.; **DANI** CrCl > 50: 100%; 30–50: 2 x 500mg; < 30: 2 x 250mg i.v.; HD: 1 x 250mg/d i.v.; **DALI** nicht erforderlich

9.4.7 Parenterale Cephalosporine + Beta-Lactamase-Inhibitoren

Empf. (Ceftazidim/Avib.): Citrobact. freundii, Ent. cloacae, E. coli, Klebsiella oxytoca, Klebsiella pneumoniae, P. aeruginosa, Proteus mirabilis; **resist.** (Ceftazidim/Avib.): S. aureus, Anaerobier, Enterococcus spp., Stenotrophomonas maltophilia, Acinetobacter spp.; **empf.** (Ceftolozan/Tazob.): Ent. cloacae, E. coli, Klebsiella oxytoca, Klebsiella pneumoniae, Proteus mirabilis, P. aeruginosa, Streptococcus anginosus, Streptococcus constellatus, Streptococcus salivarius; **resist.**: S. aureus, Ent. faecalis, Ent. faecium; **UW** (Ceftazidim/Avib.): pos. dir. Coombs Test, Candidose, Eosinophilie, Thrombozytose, Kopfschmerzen, Schwindel, Diarrhoe, Abdominalschmerz, Übelkeit, Erbrechen, Erhöhung v. GOT, GPT, gGT, aP, LDH, makulopapulöses Exanthem, Urtikaria, Phlebitis/Thrombose am Infusionsort, Pyrexie; **UW** (Ceftolozan/Tazob.): Thrombozytose, Hypokaliämie, Schlaflosigkeit, Angst, Kopfschmerzen, Schwindel, Hypotonie, Übelkeit, Erbrechen, Bauchschmerzen, Diarrhoe, Obstipation, Exanthem, ↑ Transaminasen; **KI** (Ceftazidim/Avib.; Ceftolozan/Tazob.): bek. Überempf. gegen Cephalosporine, schwerwiegende Überempfindlichkeitsreaktionen auf Penicilline oder anderes Betalactam-Arzneimittel in der Vorgeschichte

Ceftazidim + Avibactam Rp									
Gewebe-gängigkeit	ZNS	entzünd.	Lunge	ELF	Galle	Leber	Prostata	Niere	Knochen
	-	+	k.A.	++	k.A.	k.A.	k.A.	++	k.A.

Zavicefta *Inf.Lsg. 2+0.5g*	**Komplizierte intraabdominelle Infektionen, komplizierte Harnwegsinfektionen, nosokomiale Pneumonie, beatmungsassoziierte Pneumonie:** 3 x 2 + 0.5g über 2h i.v.; **DANI** CrCl ≥ 51: 100%; 31-50: 3 x 1+0.25g; 16-30: 2 x 0.75+0.1875g; 6-15: 1 x 0.75+ 0.1875g; terminale NI, HD: 1 x 0.75+0.1875g alle 48h; **DALI** nicht erforderl.

Ceftolozan + Tazobactam Rp								PRC B, Lact ?	
Gewebe-gängigkeit	ZNS	entzünd.	Lunge	ELF	Galle	Leber	Prostata	Niere	Knochen
	k.A.	k.A.	k.A.	k.A.	k.A.	k.A.	k.A.	++	k.A.

Zerbaxa *Inf.Lsg. 1+0.5g*	**Komplizierte intraabdominelle Infektionen, akute Pyelonephritis, komplizierte Harnwegsinfektionen:** 3 x 1 + 0.5g über 1h i.v.; **DANI** CrCl 30-50: 3 x 500 + 250mg; 15-29: 3 x 250 + 125mg; HD: ini 500 + 250mg, dann 3 x 100 + 50mg; **DALI** nicht erforderl.

9.4.8 Oralcephalosporine Gruppe 1

Empf.: ähnliches Spektrum wie Cefazolin-Gruppe → 233; gute Aktivität gegen grampositive, geringe gegen gramnegative Keime; **resist.:** Pseudomonas, Enterokokken, Proteus vulgaris, Morganella, Citrobacter, Serratia, Enterobacter, Acinetobacter, Bacteroides fragilis, Listerien, Mykoplasmen, Chlamydien;
UW (Cefaclor): Übelkeit, Erbrechen, Appetitlosigkeit, Bauchschmerzen, weiche Stühle, Diarrhoe, Juckreiz, urtikarielles Exanthem, makulopapulöse u. morbilliforme Exantheme;
KI (Cefaclor): bek. Überempf. gegen Cephalosporine, schwerwiegende Überempfindlichkeitsreaktionen auf Penicilline oder anderes Betalactam-Arzneimittel in der Vorgeschichte

Cefaclor Rp — HWZ 30-60min, Qo 0.25, PPB 25%, PRC B, Lact +

Gewebe-gängigkeit	ZNS	entzünd.	Lunge	ELF	Galle	Leber	Prostata	Niere	Knochen
	k.A.	k.A.	+	++	++	k.A.	+	k.A.	+

CEC *Tbl. 250, 500mg; Brausetbl. 250, 500, 1000mg; Trockensaft (5ml = 125, 250mg)*
Cefaclor-ratioph. *Kps. 500mg; Saft/Trockensaft (5ml = 125, 250mg)*
Infectocef *Trockens. (5ml = 125, 250, 500mg)*
Panoral *Kps. 500mg; Trockensaft (5ml = 125, 250mg)*

Atemweg-, HNO-, Harnweg-, Haut-, Weichteilinfekt.: 3 x 500mg p.o., max. 4g/d; unkomplizierte Infektion: 3 x 250mg; **Gonorrhoe:** 1 x 3g + 1g Probenecid p.o.; **Ki. < 6J:** 3 x 10mg/kg p.o., max. 1g/d; **6-10J:** 3 x 250mg p.o.; > **10J:** s. Erw.; **DANI** nicht erforderlich

Cefadroxil Rp — HWZ 1.2-1.7h, Qo 0.1, PPB 20%, PRC B, Lact +

Gewebe-gängigkeit	ZNS	entzünd.	Lunge	ELF	Galle	Leber	Prostata	Niere	Knochen
	k.A.	k.A.	++	++	++	++	++	++	++

Cefadroxil 1A *Tbl. 1000mg; Trockensaft (5ml = 250, 500mg)*
Cefadroxil HEXAL *Tbl. 1000mg; Trockensaft (5ml = 250, 500mg)*
Grüncef *Tbl. 1g; Trockensaft (5ml = 500mg)*

Atemweg-, HNO-, Harnweg-, Haut-, Weichteil-, Knochen-, gynäkologische Infektionen: 2 x 1g p.o., max. 4g/d; **Ki. bis 40kg:** 25-100mg/kg/d p.o. in 2-4ED; **Streptokokken-Tonsillophyaryngitis:** Erw., **Ki. > 40kg:** 1 x 1g p.o. für 10d; **Ki. bis 40kg:** 1 x 30mg/kg; **DANI** CrCl 25-50: ini 1g, dann 2 x 500mg; 10-24: ini 1g, dann 1 x 500mg; < 10: ini 1g, dann 500mg alle 36h; nach HD Zusatzdosis 500-100mg erforderl.; **DALI** nicht erforderl.

Cefalexin Rp — HWZ 1h, Qo 0.04, PPB 6-15%, PRC B, Lact +

Gewebe-gängigkeit	ZNS	entzünd.	Lunge	ELF	Galle	Leber	Prostata	Niere	Knochen
	-	-	+	++	+	+	k.A.	+	+

Cephalex-CT *Tbl. 500, 1000mg*
Cephalexin-ratioph. *Tbl. 500, 1000mg*

Atemweg-, HNO-, Harnweg-, Haut-, Weichteil-, Knocheninfektionen: 3-4 x 0.5-1g p.o.; unkomplizierte Infektion: 2 x 500mg; **Ki. bis 12J:** 25-100mg/kg/d in 2-4ED; **DANI** CrCl 15-30: Dosisintervall 8-12h; 5-14: 24h; < 5: 48h; CrCl 20-50: max. 3g/d; 5-19: max. 1.5g/d; < 5: max. 0.5g/d

9.4.9 Oralcephalosporine Gruppe 2

Empf. u. resist.: weitgehend identisch mit Cefuroxim-Gruppe → 234;
UW: Candidose, Anstieg der Leberenzyme, Eosinophilie, Kopfschmerzen, Schwindel, Diarrhoe, Übelkeit, Bauchschmerzen; **KI**: bek. Überempf. gegen Cephalosporine, schwerwiegende Überempf.Reaktionen auf P. oder anderes Betalactam-Arzneimittel in der Vorgeschichte

Cefuroxim-Axetil Rp — HWZ 1.1-1.3 h, Qo 0.1, PPB 20-50%, PRC B, Lact +

Gewebe-gängigkeit	ZNS	entzünd.	Lunge	ELF	Galle	Leber	Prostata	Niere	Knochen
	-	+	++	++	++	++	k.A.	k.A.	++

Cefurax *Tbl. 250, 500mg; Trockensaft (5ml = 125mg)*
CefuHEXAL *Tbl. 250, 500mg; Trockensaft (5ml = 125mg)*
Cefuroxim-ratioph. *Tbl. 250, 500mg; Trockensaft (5ml = 125mg)*
Elobact *Tbl. 125, 250, 500mg; Trockensaft (5ml = 125mg)*

Atemweg-, HNO-, Haut-, Weichteilinfektionen: 2 x 250-500mg p.o.;
Harnweginfektion: 2 x 125-250mg;
Erythema migrans: 2 x 500mg p.o. für 20d;
Ki. 3M-5J: 2 x 10mg/kg p.o.;
> 5J: 2 x 125-250mg;
DANI CrCl ≥ 30: 100%; 10-29: Standard-ED 1 x tgl; < 10: Standard-ED alle 2d; nach HD zusätzl. Standard-ED erforderl.

9.4.10 Oralcephalosporine Gruppe 3

Empf. u. resist.: höhere Aktivität und breiteres Spektrum als Gruppe 2 gegen gramnegative Keime; etwas geringere Aktivität gegen grampositive Keime;
UW (Cefpodoxim): Magendrücken, Übelkeit, Erbrechen, Appetitlosigkeit, Blähungen, Diarrhoe, Erythem, Exanthem, Urtikaria, Purpura;
KI (Cefpodoxim): bek. Überempf. gegen Cephalosporine, schwerwiegende Überempfindlichkeitsreakionen auf Penicilline oder anderes Betalactam-Arzneimittel in der Vorgeschichte

Cefixim Rp — HWZ 3-4 h, Qo 0.5, PPB 65%, PRC B, Lact ?

Gewebe-gängigkeit	ZNS	entzünd.	Lunge	ELF	Galle	Leber	Prostata	Niere	Knochen
	k.A.	k.A.	++	++	++	k.A.	k.A.	k.A.	k.A.

Cefixdura *Tbl. 200, 400mg*
Cefixim AL *Tbl. 400mg; Trockensaft (5ml = 100mg)*
Cefixim-ratioph. *Tbl. 200, 400mg; Trockensaft (5ml = 100mg)*

Atemweg-, HNO-, Harnweg-, Gallenweginfektionen:
2 x 200mg p.o.; 1 x 400mg p.o.;
Ki. bis 12J: 8mg/kg/d p.o.;
DANI CrCl < 20: 50%

Cefpodoxim-Proxetil Rp — HWZ 2.4 h, Qo 0.2, PPB 40%

Gewebe-gängigkeit	ZNS	entzünd.	Lunge	ELF	Galle	Leber	Prostata	Niere	Knochen
	k.A.	k.A.	++	++	k.A.	k.A.	++	++	k.A.

Cefpo Basics *Tbl. 100, 200mg*
Cefpodoxim-ratioph. *Tbl. 100, 200mg; Trockensaft (5ml = 40mg)*
Orelox *Tbl. 100, 200mg; Trockensaft (5ml = 40mg)*
Podomexef *Tbl. 100, 200mg; Trockensaft (5ml = 40mg)*

Atemweg-, HNO-, Harnweg-, Haut-, Weichteilinfektionen: 2 x 200mg p.o.;
Gonorrhoe: 1 x 200mg p.o.;
Ki. 4W-12J: 5-12mg/kg/d in 2ED;
DANI CrCl > 40: 100%; 10-40: Dosisintervall 24h; < 10: 48h; HD: 40-200mg nach Dialyse;
DALI nicht erforderl.

9.5 Monobactame

Empf.: gramnegative aerobe Bakterien; **resist.:** grampositive und anaerobe Bakterien;
UW: Husten, verstopfte Nase, pfeifendes Atemgeräusch, pharyngolaryngeale Schmerzen, Dyspnoe, Bronchospasmus, Brustbeschwerden, Rhinorrhoe, Hämoptysen, Exanthem, Arthralgie, Fieber, verminderte Werte bei Lungenfunktionstests;
KI: bekannte Überempfindlichkeit

Aztreonam Rp HWZ 1.6h, Qo 0.2, PPB 56%, PRC B, Lact +

Gewebe-gängigkeit	ZNS	entzünd.	Lunge	ELF	Galle	Leber	Prostata	Niere	Knochen
	-	-	++	-	-	-	-	-	-

Cayston *Inh.Lsg. 75mg*	**Chronische Pseudomonas-aeruginosa-Lungeninfektion bei Mukoviszidose:** 3 x 75mg über 28d inhalieren; **Ki. ab 6J:** s. Erw.; **DANI, DALI** nicht erforderlich

9.6 Cycline

9.6.1 Tetracycline

Empf.: zahlreiche grampositive u. gramnegative Bakterien, u.a. Chlamydien, Mykoplasmen, Rickettsien, Yersinien, Borrelien, Leptospiren, Treponemen, Aktinomyceten;
resist.: Pseudomonas aeruginosa, Providencia, Serratia, Proteus, Morganella;
UW: allergische Hautreaktionen, phototoxische Reaktionen, reversible Knochenwachstumsverzögerung (Ki. < 8J), irreversible Zahnverfärbung und Zahnschmelzschädigung (Ki. < 8J), intrakranieller Druck ↑, BB-Veränderungen, Superinfektion durch Bakterien bzw. Sprosspilze;
KI: bekannte Überempfindlichkeit, schwere Leberfktsstrg., Niereninsuff., Ki. < 8J, Grav./Lakt.

Doxycyclin Rp HWZ 12-24h, Qo 0.7, PPB 80-90%, PRC D, Lact ?

Gewebe-gängigkeit	ZNS	entzünd.	Lunge	ELF	Galle	Leber	Prostata	Niere	Knochen
	-	-	++	+	++	++	++	++	++

Doxycyclin-ratioph. *Kps. 100mg; Amp. 100mg/5ml* **DoxyHEXAL** *Tbl. 100, 200mg; Amp. 100mg/5ml*	**HNO-, Atemweg-, Harnweginfektionen, diverse Infektionen mit o.g. Erregern:** d1: 1 x 200mg p.o./i.v.; dann 1 x 100mg p.o./i.v.; **Ki. > 8J:** d1: 1 x 4mg/kg, dann 1 x 2mg/kg; **Borreliose:** 1 x 200mg für 14-21d; **Lues bei Penicillinallergie:** 1 x 300mg f. 15d; **Akne vulgaris, Rosacea:** ini 100mg/d für 7-21d, dann 50mg/d; **DANI** nicht erforderlich; **DALI** KI bei schwerer Leberfunktionsstörung

Minocyclin Rp				HWZ 11-22h, Qo 0.85, PPB 70-75%, PRC D, Lact +					
Gewebe-gängigkeit	ZNS	entzünd.	Lunge	ELF	Galle	Leber	Prostata	Niere	Knochen
	-	+	++	+	++	++	++	++	++

Aknosan *Tbl. 50mg* **Minocyclin-ratioph.** *Kps. 50, 100mg* **Skid** *Tbl. 50, 100mg* **Udima** *Kps. 50, 100mg*	**HNO-, Atemweg-, Harnweginfektionen, diverse Infektionen mit o.g. Erregern:** ini 200mg, dann 2 x 100mg p.o.; **Akne vulg.:** 100mg/d in 2ED; **Ki. > 8J:** ini 4mg/kg, dann 2 x 2mg/kg; **DANI** nicht erforderlich; **DALI** KI bei schwerer Leberfunktionsstörung

Tetracyclin Rp				HWZ 8-10h, Qo 0.12, PPB 36-64%, PRC D, Lact +					
Gewebe-gängigkeit	ZNS	entzünd.	Lunge	ELF	Galle	Leber	Prostata	Niere	Knochen
	-	-	+	+	++	++	++	++	++

Tetracyclin Wolff *Kps. 250, 500mg*	**HNO-, Atemweg-, Urogenitaltrakt-, gastrointestinale Infektionen, diverse Infektionen mit o.g. Erregern:** 4 x 250-500mg p.o., max. 2g/d; **Ki. > 8J:** 25-35mg/kg/d p.o. in 2-4ED; **DANI, DALI** KI

9.6.2 Glycylcycline

Empf.: gegen zahlreiche grampositive und gramnegative Bakterien inkl. Anaerobier und speziell gegen problematische Keime wie MRSA, VRE (E. faecalis und E. faecium), ESBL, Chinolon-resistente Escherichia coli, multiresistente Enterobacter und Acinetobacter;
resist.: Pseudomonas aeruginosa;
UW: Übelkeit, Erbrechen, Diarrhoe, Abszess, Infektionen, verlängerte aPTT u. Prothrombinzeit, Schwindel, Phlebitis, Bauchschmerzen, Dyspepsie, Anorexie, Transaminasen ↑, Bilirubinämie, Pruritus, Exanthem, Kopfschmerzen, Amylase und Harnstoff ↑;
KI: bekannte Überempfindlichkeit gegen Tigecyclin bzw. gegen Tetracycline, Grav.;

Tigecyclin Rp				HWZ 42h, Q0 0.78, PPB 71-89%, PRC D, Lact ?					
Gewebe-gängigkeit	ZNS	entzünd.	Lunge	ELF	Galle	Leber	Prostata	Niere	Knochen
	++	++	k.A.	+	++	++	k.A.	++	k.A.

Tygacil *Inf.Lsg. 50mg*	**Komplizierte Haut-, Weichteil- (außer diabetische Fußinfektion) und abdominelle Infektionen:** ini 100mg i.v., dann 2 x 50mg i.v. für 5-14d; **DALI** Child-Pugh C: ini 100mg, dann 2 x 25mg; **DANI** nicht erforderlich

9.7 Makrolide, Ketolide

Empf.: Strepto-, Pneumokokken, Chlamydien, Legionellen, Mycoplasma pneumoniae, Listerien, Aktinomyceten, Campylobacter, Helicobacter, Mycobacterium avium intracellulare (MAC); **resist.:** Brucellen, Enterobakterien, Nocardia, Mycoplasma hominis, Bacteroides fragilis, Fusobakterien, Pseudomonas;
UW (Azithromycin): Diarrhoe, Übelkeit, Blähungen, Erbrechen, Dyspepsie, Arthralgie, Pruritus, Exanthem, Taubheit, Sehstrg., Benommenheit, Kopfschmerzen, Parästhesien, Störung des Geruchs- u. Geschmackssinnes, Lymphopenie, Eosinophilie, erniedrigtes Bicarbonat;
UW (Clarithromycin): Übelkeit, Erbrechen, epigastrisches Druckgefühl, Bauchschmerzen, Diarrhoe, Beeinträchtigung des Geruchssinnes, Dyspepsie, Stomatitis, Glossitis, Zahn- und Zungenverfärbungen, orale Candidose, Kopfschmerzen, erhöhte Blut-Harnstickstoffwerte;
KI (Azithromycin): bekannte Überempfindlichkeit gegen Makrolide bzw. Ketolide;
KI (Clarithromycin): bek. Überempf. gegen Makrolide; gleichzeitige Anwendung von Cisaprid, Pimozid, Terfenadin, Astemizol, Dihydroergotamin, Ergotamin

Azithromycin Rp — HWZ 40h, Q_0 0.8, PPB 12-52%, PRC B, Lact ?

Gewebe-gängigkeit	ZNS	entzünd.	Lunge	ELF	Galle	Leber	Prostata	Niere	Knochen
	-	-	++	+	++	++	++	k.A.	k.A.

Azi Teva *Tbl. 250, 500mg; Trockensaft (5ml = 200mg)*
Azithrobeta *Tbl. 250, 500mg*
Azithromycin HEXAL *Tbl. 250, 500mg; Trockensaft (5ml = 200mg)*
Ultreon *Tbl. 600mg*
Zithromax *Tbl. 250, 500mg; Trockensaft (5ml = 200mg)*

HNO-, Atemweg-, Haut-, Weichteilinfekt., atyp. Pneumonie: 1 x 500mg für 3d p.o. oder 500mg an d1, dann 250mg d2-4;
Ki.: 1 x 10mg/kg für 3d oder 10mg/kg an d1, dann 5mg/kg d2-4;
Gonorrhoe, Genitalinfektion mit Chlamydia trachomatis: 1 x 1g p.o.;
MAC-Pro. bei HIV-Infektionen: 1 x/W 1200mg p.o.;
DANI CrCl > 40: 100%

Clarithromycin Rp — HWZ 3-7h, Q_0 0.6, PPB 72%, PRC C, Lact ?

Gewebe-gängigkeit	ZNS	entzünd.	Lunge	ELF	Galle	Leber	Prostata	Niere	Knochen
	-	-	++	+	++	++	++	k.A.	k.A.

Clarilind *Tbl. 250, 500mg*
Clarithromycin 1A *Tbl. 250, 500mg; Trockensaft (5ml = 125, 250mg)*
Clarithromycin-ratioph. *Tbl. 250, 500mg; Trockensaft (5ml = 125, 250mg)*
Klacid *Tbl. 250, 500(ret.)mg; Trockensaft (5ml = 125, 250mg); Inf.Lsg. 500mg*

HNO-, Atemweg-, Haut-, Weichteilinfektionen, atypische Pneumonie: 2 x 250-500mg p.o.; 2 x 500mg i.v.;
Ki. 6M-12J: 15mg/kg/d p.o. in 2ED;
H.P.-Eradikation: 2 x 500mg p.o. + 2 x 1g Amoxycillin + 2 x 20mg Omeprazol;
DANI CrCl < 30: p.o.: 50%; i.v. d1: 100%, ab d2: 50%

Erythromycin Rp				HWZ 2-3h, Qo > 0.8, PPB 60-70%, PRC B, Lact +					
Gewebe-gängigkeit	ZNS	entzünd.	Lunge	ELF	Galle	Leber	Prostata	Niere	Knochen
	-	-	++	k.A.	++	++	++	++	k.A.

EryHEXAL *Trockensaft (5ml = 200, 400mg)* **Erythrocin** *Tbl. 500mg; Inf.Lsg. 500, 1000mg* **Erythromycin-ratioph.** *Tbl. 500mg; Gran. 1000mg* **Infectomycin** *Trockensaft (5ml = 100, 200, 400, 600mg)* **Paediathrocin** *Trockensaft (5ml = 200mg)*	**HNO-, Haut-, Atemweginfektionen, atypische Pneumonie:** 3-4 x 500mg p.o., 4 x 0.5-1g i.v., max. 4g/d; **Ki. < 8J:** 30-50mg/kg/d p.o. in 3-4ED; **8-14J:** 1-2g/d p.o. in 3-4ED; **Gonorrhoe:** 3 x 1g p.o. für 7d; **Lues Primärstadium:** 3 x 1g p.o. für 15d; **Urethritis durch Chlamydia trachomatis, Ureaplasma urealyticum:** 3 x 1g p.o. für 7d; **DANI** Krea (mg/dl) > 2: max. 2g/d

Roxithromycin Rp				HWZ 12h, Qo 0.7, PPB 95%					
Gewebe-gängigkeit	ZNS	entzünd.	Lunge	ELF	Galle	Leber	Prostata	Niere	Knochen
	-	-	++	k.A.	+	k.A.	++	k.A.	k.A.

Roxi Aristo *Tbl. 150, 300mg* **RoxiHEXAL** *Tbl. 50, 150, 300mg* **Roxithromycin Heumann** *Tbl. 150, 300mg* **Rulid** *Tbl.150, 300mg*	**HNO-, Atemweg-, Haut-, Urogenitaltrakt-infektionen:** 2 x 150mg, 1 x 300mg p.o.; **Ki. bis 40kg:** 5-7.5mg/kg/d p.o. in 2ED; **> 40kg:** s. Erw.; **DANI** nicht erforderlich; **DALI** 50%

Telithromycin Rp				HWZ 10h, PPB 60-70%					
Gewebe-gängigkeit	ZNS	entzünd.	Lunge	ELF	Galle	Leber	Prostata	Niere	Knochen
	-	-	++	+	++	++	k.A.	k.A.	k.A.

Ketek *Tbl. 400mg*	**Amb. erworbene Pneumonie, Sinusitis, Exazerbation einer chron. Bronchitis:** 1 x 800mg p.o.; **Tonsilitis, Pharyngitis durch Strept. pyogenes: Ki. 12-18J:** 1 x 800mg; **DANI** CrCl < 30: 50%; **DALI** nicht erforderlich

9.8 Lincosamide

Empf.: Pneumo-, Staphylo-, Streptokokken, Corynebacterium diphtheriae, Anaerobier, Bacteroides fragilis, Clostridium perfringens;
resist.: Enterobakterien, Pseudom. aeruginosa, Entero-, Gono-, Meningokokken, Haemophilus influenzae, Mykoplasmen, Listerien;
UW: Übelkeit, Erbrechen, Diarrhoe, pseudomembranöse Kolitis, allergische Hautreaktionen, Erythema exsudativum, Thrombophlebitis (i.v.-Anwendung);
KI: Grav./Lakt.; Anw.Beschr. bei Myasthenia gravis

Clindamycin Rp					HWZ 1.5-5h, Q0 > 0.8, PPB 90%, PRC B, Lact ?				
Gewebe-gängigkeit	ZNS	entzünd.	Lunge	ELF	Galle	Leber	Prostata	Niere	Knochen
	-	-	+	+	++	++	-	k.A.	++

ClindaHEXAL *Kps. 150, 300mg; Tbl. 450, 600mg; Amp. 600mg* **Clindamycin-ratioph.** *Kps. 150, 300mg; Tbl. 600mg; Amp. 300mg/2ml, 600mg/4ml, 900mg/6ml* **Clindasol** *Tbl. 150, 300, 600mg; Amp. 300mg/2ml, 600mg/4ml, 900mg/6ml;* **Clindastad** *Kps. 300mg* **Sobelin** *Kps. 75, 150, 300mg; Gran. (5ml = 75mg); Amp. 300/2ml, 600mg/4ml; Vaginalcreme (5g enth. 100mg)*	**HNO-, Zahn-, Kiefer-, Atemweg-, abdominelle, Haut-, Knochen-, Weichteilinfektionen:** 4 x 150-450mg p.o.; 2-4 x 200-600mg i.v./i.m., max. 4.8g/d i.v.; **Ki. 4W-14J:** 8-25mg/kg/d p.o. in 3-4ED; 20-40mg/kg/d i.v./i.m. in 3-4ED; **bakt. Vaginose:** 1 x 5g Creme vaginal f. 3-7d; **DANI** leichte bis mäßige NI: 100%; schwere NI: Plasmaspiegel-Kontrolle, ggf. Dosisanpassg.; **DALI** schwere LI: Plasmaspiegel-Kontrolle, ggf. Dosisanpassung

9.9 Aminoglykoside

Empf.: Enterobakterien, Pseudomonas, Staphylokokken, Serratia, Yersinien, Pasteurellen, Brucellen; **resist.:** Streptokokken, Pneumokokken, Enterokokken, Anaerobier;
UW: Schädigung des N. vestibulocochlearis, neuromusk. Blockade, Parästhesien, Nierenschäden, BB-Veränd., allerg. Reakt.; **KI:** Vorschädigung des N. vestibulocochlearis, terminale NI, Grav./Lakt.

Amikacin Rp HWZ 2.3h, Q0 0.02, PPB 10%, ther. Serumspiegel (mg/l): min. < 10, max. 25									
Gewebe-gängigkeit	ZNS	entzünd.	Lunge	ELF	Galle	Leber	Prostata	Niere	Knochen
	-	+	++	++	++	k.A.	-	++	+

Amikacin B. Braun *Inf.Lsg. 250mg/100ml, 500mg/100ml* **Amikacin Fresenius** *Inf.Lsg. 250mg/50ml, 500mg/100ml*	**Atemweg-, abdom., Urogenitalinf., Sepsis, Endokarditis, Meningitis, Verbrennungen:** 10-15mg/kg i.v./i.m.; max. 1.5g/d, max. Gesamtdosis: 15g; **Ki.** < **6J:** ini 10mg/kg, dann 2 x 7.5mg/kg i.v./i.m.; > **6J:** s. Erw.; **DANI** CrCl < 70: ini 7.5mg/kg, dann Krea (mg/dl) x 9 = Dosisintervall (h); Kontrolle Serumspiegel!

Gentamicin Rp HWZ 2h, Q0 0.02, PPB < 10%, ther. Serumspiegel (mg/l): min. < 2, max. 10-12									
Gewebe-gängigkeit	ZNS	entzünd.	Lunge	ELF	Galle	Leber	Prostata	Niere	Knochen
	-	-	++	++	+	+	-	++	-

Gentamicin HEXAL *Amp. 40mg/1ml, 80mg/2ml, 160mg/2ml* **Gentamicin-ratioph.** *Amp. 40mg/1ml, 80mg/2ml, 160mg/2ml* **Refobacin** *Amp. 10mg/2ml, 40mg/1ml, 80mg/2ml, 120mg/2ml*	**Abdominelle, Urogenital-, Knocheninfektionen, nosokomiale Pneumonie, Sepsis, Endokarditis, gramneg. Meningitis:** ini 1.5-2mg/kg, Erhaltungsdosis 1 x 3-6mg/kg i.v./i.m. (als Kurzinfus. über 60min); **Ki. bis 3W:** 4-7mg/kg/d i.v./i.m. in 1-2 ED; > **4W:** 3 x 1.5-2.5mg/kg; **DANI** s. FI

Tobramycin Rp	HWZ 2h, Q0 0.02, keine PPB, ther. Serumspiegel (mg/l): min. < 2, max. 12							
Gewebe-gängigkeit	ZNS	entzünd.	Lunge	ELF	Galle	Leber	Prostata	Niere	Knochen
	-	-	+	++	+	+	-	++	-

Bramitob *Inh.Amp. 300mg/4ml* **Gernebcin** *Inj.Lsg. 40mg/1ml, 80mg/2ml, 160mg/2ml* **Tobi** *Inh.Amp. 300mg/5ml* **Tobi Podhaler** *Inh.Kps. 28mg* **Tobramycin B. Braun** *Inj. Lsg. 80, 240, 360mg* **Tobrazid** *Inj.Lsg. 40mg/1ml, 80mg/2ml* **Vantobra** *Inh.Amp. 170mg/1.7ml*	**Atemweg-, Harnweg-, abdom., Knochen-, Haut-, Weichteilinf., Sepsis, Endokarditis, gramneg. Meningitis:** ini 1.5-2mg/kg/d über 30-60min i.v., dann 3 x 1-2mg/kg i.v./ i.m.; **NG:** 2 x 2.5mg/kg i.v./i.m.; **Sgl.:** 3 x 1.5-2.5mg/kg i.v./i.m.; **Ki.:** 3 x 2-2.5mg/kg i.v./i.m.; **chron. Lungeninfektion mit Pseudomonas aeruginosa bei Mukoviszidose: Ki. > 6J:** 2 x 300mg (Amp.) bzw. 2 x 112mg (Kps.) inhalieren für 28d, dann 28d Pause; **DANI** s. Fachinfo

9.10 Chinolone (Gyrasehemmer)

9.10.1 Fluorierte Chinolone Gruppe I

Empf.: Enterobakterien, Salmonellen, Shigellen, Gonokokken;
resist.: Anaerobier, Chlamydien, Mykoplasmen, E. faecium, Ureaplasmen;
UW: Leukopenie, Neutropenie, Eosinophilie, Erhöhung von GOT, GPT, aP; Kopfschmerzen, Benommenheit, Schwindel, Magenbeschwerden, Bauchschmerzen, Übelkeit, Exanthem;
KI: bekannte Überempfindlichkeit gegen Chinolone; Tendinitis oder Sehnenruptur durch Chinolone in der Vorgeschichte

Norfloxacin Rp	HWZ 2-4h, Q0 0.7, PPB < 15%, PRC C, Lact ?								
Gewebe-gängigkeit	ZNS	entzünd.	Lunge	ELF	Galle	Leber	Prostata	Niere	Knochen
	-	-	k.A.	++	++	++	++	++	k.A.

Barazan *Tbl. 400mg* **NorfloHEXAL** *Tbl. 400mg* **Norflosal** *Tbl. 400mg* **Norfloxacin Stada** *Tbl. 400mg* **Norfluxx** *Tbl. 400mg*	**Harnweginf., Prostatitis, bakt. Enteritis:** 2 x 400mg p.o.; **Gonorrhoe:** 1 x 800mg p.o.; **Pro. gramnegative Infektion bei Neutropenie:** 2-3 x 400mg; **DANI** CrCl < 30: 1 x 400mg

9.10.2 Fluorierte Chinolone Gruppe II

Empf.: hohe Aktivität gegen Enterobakterien, Haemophilus influenzae, Legionella, unterschiedliche Aktivität gegen Pseudomonas aeruginosa, schwache Aktivität gegen Staphylo-, Pneumo-, Enterokokken, Mykoplasmen, Chlamydien;
UW (Ciprofloxacin): Übelkeit, Diarrhoe;
KI (Ciprofloxacin): bekannte Überempfindlichkeit gegen Chinolone; gleichzeitige Anwendung von Tizanidin

Ciprofloxacin Rp					HWZ 3-6h, Q0 0.5, PPB 20-30%, PRC C, Lact -				
Gewebe-gängigkeit	ZNS	entzünd.	Lunge	ELF	Galle	Leber	Prostata	Niere	Knochen
	+	+	++	++	++	++	++	++	++

Ciprobay *Tbl. 250, 500, 750mg; Trockensaft (5ml = 250, 500mg); Inf.Lsg. 200mg/100ml, 400mg/200ml*
Ciprobeta *Tbl. 250, 500mg*
Cipro HEXAL *Tbl. 100, 250, 500, 750mg; Inf.Lsg. 200mg/100ml, 400mg/200ml*
Ciprofloxacin-ratioph. *Tbl. 100, 250, 500, 750mg*
Keciflox *Tbl. 250, 500mg*

HNO-, Atemweg-, Urogenital-, abdom., Haut-, Weichteil-, Knocheninfektionen, Sepsis, Neutropenie: 2 x 250-750mg p.o.; 2 x 200-400mg i.v.; **unkomplizierte Harnweginfektion:** 2 x 100mg p.o./i.v.; **DANI** CrCl > 60: 100%; 30-60: 2 x 200-400mg i.v., 2 x 250-500mg p.o.; < 30, HD: 1 x 200-400mg i.v., 1 x 250-500mg p.o., nach HD geben; **DALI** nicht erforderl.

Ofloxacin Rp					HWZ 5-7.5h, Q0 0.1, PPB 25%, PRC C, Lact -				
Gewebe-gängigkeit	ZNS	entzünd.	Lunge	ELF	Galle	Leber	Prostata	Niere	Knochen
	k.A.	k.A.	++	++	k.A.	k.A.	++	++	k.A.

OfloHEXAL *Tbl. 100, 200, 400mg*
Oflox Basics *Tbl. 100, 200, 400mg*
Ofloxacin-ratioph. *Tbl. 100, 200, 400mg*
Ofloxacin Stada *Tbl. 200, 400mg*
Tarivid *Tbl. 200mg; Inf.Lsg. 200mg/100ml*

HNO-, Atemweg-, Urogenital-, abdom., Weichteil-, Haut-, Knocheninf., Enteritis, Neutropenie: 2 x 200mg p.o./i.v.; **unkompl. Harnweginf.:** 2 x 100mg p.o./i.v. f. 3d; **Gonorrhoe:** 1 x 400mg p.o. als Einmalgabe; **DANI** CrCl 20-50: 100-200mg/d; < 20, HD: 100mg/d; **DALI** max. 400mg/d

9.10.3 Fluorierte Chinolone Gruppe III

Empf.: zusätzlich Aktivität gegen Staphylokokken, Pneumokokken, Streptokokken, Chlamydien, Mykoplasmen; **UW:** Schlaflosigkeit, Diarrhoe, Erbrechen, Übelkeit, Kopfschmerzen, Benommenheit, Phlebitis (bei i.v.-Gabe); **KI:** bek. Überempf. gg. Chinolone, Epilepsie, anamnestisch bek. Sehnenbeschwerden nach früherer Anw. von Fluorchinolonen, Ki./Jug. im Wachstum, Grav./Lakt.

Levofloxacin Rp					HWZ 7h, Q0 0.23, PPB 30-40%, PRC C, Lact -				
Gewebe-gängigkeit	ZNS	entzünd.	Lunge	ELF	Galle	Leber	Prostata	Niere	Knochen
	+	k.A.	++	++	++	++	++	++	++

Levitis *Tbl. 250, 500mg*
Levoflox-CT *Tbl. 500mg*
Levofloxacin Actavis *Tbl. 250, 500mg; Inf.Lsg. 250mg/50ml, 500mg/100ml*
Levofloxacin HEXAL *Tbl. 250, 500mg*
Levofloxacin Kabi *Inf.Lsg. 250mg/50ml, 500mg/100ml*
Quinsair *Lsg. f. Vernebler 240mg*
Tavanic *Tbl. 250, 500mg; Inf.Lsg. 250mg/50ml, 500mg/100ml*

Exazerbierte chron. Bronchitis, Sinusitis, kompl. Harnweginfektion, Prostatitis, Lungenmilzbrand: 1 x 500mg p.o./i.v.; **amb. erw. Pneumonie, komplizierte Haut-/Weichteilinfektionen:** 1-2 x 500mg p.o./i.v.; **unkomplizierte Zystitis:** 1 x 250mg p.o. für 3d; **chron. Lungeninfektion mit Ps. aeruginosa bei Mukoviszidose, Erw.:** 2 x 240mg inhalieren für 28d, dann 28d Pause; **DANI** CrCl 20-50: max. 2 x 250mg; 10-19: max. 2 x 125mg; < 10, HD: max. 1 x 125mg; **DALI** nicht erforderlich

9.10.4 Fluorierte Chinolone Gruppe IV

Empf.: zusätzlich verbesserte Aktivität gegen Anaerobier;
UW: Superinfektionen durch resistente Bakterien oder Pilze; Übelkeit, Benommenheit, QT-Verlängerung bei Hypokaliämie, Übelkeit, Erbrechen, Bauchschmerzen, Diarrhoe;
KI: bekannte Überempfindlichkeit gegen Chinolone; anamnestisch bekannte Sehnenbeschwerden nach früherer Anwendung von Fluorchinolonen, Pat. < 18J; angeborene oder dokumentierte erworbene QT-Verlängerungen, unkorrigierte Hypokaliämie, klinisch relevante Bradykardie, klinisch relevante Herzinsuffizienz mit reduzierter LV-Auswurffraktion, symptomatische Herzrhythmusstrg. in der Vorgeschichte; gleichzeitige Anwendung von Arzneimitteln, die das QT-Intervall verlängern; eingeschränkte Leberfunktion (Child C bzw. Transaminasen > 5 x oberer Normwert), Grav./Lakt.

Moxifloxacin Rp — HWZ 12h, Qo 0.8, PPB 41%, PRC C

Gewebegängigkeit	ZNS	entzünd.	Lunge	ELF	Galle	Leber	Prostata	Niere	Knochen
	+	k.A.	++	+	++	++	++	++	++

Actira *Tbl. 400mg* **Avalox** *Tbl. 400mg; Inf.Lsg. 400mg/250ml* **Avelox** *Tbl. 400mg* **Moxifloxacin Actavis** *Tbl. 400mg* **Moxifloxacin HEXAL** *Tbl. 400mg* **Moxifloxacin Kabi** *Inf.Lsg. 400mg*	**Exazerbierte chronische Bronchitis, ambulant erworbene Pneumonie, Sinusitis, komplizierte Haut- u. Weichteilinfektionen, Infektionen der weiblichen Beckenorgane:** 1 x 400mg p.o./i.v.; **DANI** nicht erforderlich; **DALI** Child-Pugh C: KI

9.11 Folsäureantagonisten

9.11.1 Sulfonamide

Empf.: Toxoplasmen in Kombination mit Pyrimethamin;
UW: Übelkeit, Erbrechen, allergische Reaktionen, Erythema exsudativum multiforme, Photosensibilisierung, Nierenschädigung, Blutbildveränderungen;
KI: Sulfonamidüberempfindlichkeit, Erythema exsudativum in der Anamnese, schwere Leber- und Nierenfktsstrg., Grav. (1. + 3. Trim.), strenge Ind.Stell. in der Lakt.

Sulfadiazin Rp — HWZ 7-16h, Qo 0.45, PPB 55%, PRC C, Lact -

Gewebegängigkeit	ZNS	entzünd.	Lunge	ELF	Galle	Leber	Prostata	Niere	Knochen
	++	k.A.	k.A.	++	k.A.	k.A.	k.A.	k.A.	k.A.

Sulfadiazin-Heyl *Tbl. 500mg*	**Toxoplasmose:** 2-4g/d p.o. in 3-6ED; **Ki. > 2M:** 65-150mg/kg/d in 3-6ED; max. 1.5g/d; Komb. mit Pyrimethamin → 256; **DANI** CrCl < 25: KI; **DALI** KI bei schwerer Funktionsstrg.

9.11.2 Trimethoprim und Sulfonamid-Kombinationen

Empf. (Cotrimoxazol): fast alle aeroben Bakterien; Pneumocystis jirovecii (carinii);
resist. (Cotrimoxazol): Pseudomonas aeruginosa, Treponema, Clostridien, Leptospiren, Rickettsien, Chlamydia psittaci, Mykoplasmen;
UW (Cotrimoxazol): allergische Reaktionen (z.B. Exantheme), Pruritus, Purpura, Photodermatose, Erythema nodosum, Glossitis, Gingivitis, Stomatitis, abnormer Geschmack, epigastrische Schmerzen, Appetitlosigkeit, Übelkeit, Erbrechen, Diarrhoe;
KI (Cotrimoxazol): bekannte Überempfindlichkeit, Erythema exsudativum multiforme (auch in der Anamnese), Thrombozytopenie, Granulozytopenie, megaloblastische Anämie, angeborener Glukose-6-Phosphat-Dehydrogenase-Mangel der Erythrozyten, Hämoglobinanomalien wie Hb Köln u. Hb Zürich, Nierenschäden oder hochgradige Niereninsuffizienz (CrCl < 15 ml/min), schwere Leberschäden oder Leberfktsstrg., akute Hepatitis, akute Porphyrie, Frühgeborene, Neugeborene mit Hyperbilirubinämie, Osteomyelitis

Trimethoprim Rp — HWZ 5-17h, Q_0 0.5, PRC C, Lact +

Gewebegängigkeit	ZNS	entzünd.	Lunge	ELF	Galle	Leber	Prostata	Niere	Knochen
	+	k.A.	k.A.	++	k.A.	k.A.	k.A.	k.A.	k.A.

Infectotrimet *Tbl. 50, 100, 150, 200mg; Saft (5ml = 50, 100mg)*

Unkomplizierte Harnweginfektion:
2 x 150-200mg p.o.;
Ki. < 12J: 2 x 3mg/kg;
Pro. rezidivierende Harnweginfektion:
1 x 100mg;
Ki. < 12J: 1 x 2mg/kg
DANI CrCl: 15-25: 2 x 200mg für 3d, dann 1 x 100mg; 10-15: 2 x 100mg; < 10: KI

Trimethoprim + Sulfamethoxazol Rp **(Cotrimoxazol)** — Q_0 (T/S) 0.5/0.8, PPB 65%/40%, PRC C, Lact ?

Gewebegängigkeit	ZNS	entzünd.	Lunge	ELF	Galle	Leber	Prostata	Niere	Knochen
	++	++	++	++	++	++	++	++	++

CotrimHEXAL *Tbl. 160+800mg*
Cotrim-ratioph. *Tbl. 80+400, 160+800mg; Saft (5ml = 40+200, 80+400mg); Amp. 80+400mg/5ml*
Cotrim 960 1A Pharma *Tbl. 160+800mg*
Eusaprim *Tbl. 160+800mg; Saft (5ml = 40+200, 80+400mg)*
Kepinol *Tbl. 20+100mg, 80+400, 160+800mg*

Atemweg-, HNO-, Harnweg-, Genitaltraktinfektionen, bakterielle Enteritis, Salmonellose, Shigellose, Nocardiose:
2 x 160+800mg p.o./i.v.;
Ki. 6W-5M: 2 x 20+100mg;
6M-5J: 2 x 40+200mg;
6-12J: 2 x 80+400mg;
Pneumocystis-jirovecii-Pneumonie:
Ther.: 20+100mg/kg/d p.o./i.v. in 4ED für 21d;
Pro.: 160+800mg p.o. 3x/W;
DANI CrCl > 30: 100%; 15-30: 50%; < 15: KI;
DALI KI bei schwerer Funktionsstörung

9.12 Nitroimidazole

Empf.: obligat anaerobe Bakterien (u.a. Bacteroides, Clostridium), Campylobacter, Helicobacter, Gardnerella vaginalis; Protozoen: Trichomonas vaginalis, Giardia lamblia, Entamoeba histolytica;
resist.: alle aeroben u. fakultativ anaeroben Bakterien, Aktinomyceten, Propionibakterien;
UW: metallischer Geschmack, bitteres Aufstoßen, Zungenbelag, Glossitis, Stomatitis, Magendrücken, Übelkeit, Erbrechen, Appetitlosigkeit, Diarrhoe, Dunkelfärbung des Urins, allergische Hautreaktionen, Photodermatose, Erythema nodosum;
KI: bek. Überempfindlichkeit gegen M. bzw. andere 5-Nitroimidazole

Metronidazol Rp — HWZ 7 (10) h, Qo 0.85 (0.3), PPB < 20%, PRC B, Lact ?

Gewebegängigkeit	ZNS	entzünd.	Lunge	ELF	Galle	Leber	Prostata	Niere	Knochen
	++	++	k.A.	++	++	++	k.A.	k.A.	k.A.

Arilin *Tbl. 250, 500mg; Vaginalsupp. 100, 1000mg*
Metronidazol Fresenius *Inf.Lsg. 500mg*
Metronidazol-ratioph. *Tbl. 400mg*
Metronidazol Serag *Inf.Lsg. 500mg*
Vagimid *Tbl. 500mg; Vaginaltbl. 100mg*

Abdominelle, Genital-, Atemweg-, Knochen-, Zahn-Mund-Kieferinfektionen, Sepsis, Endokarditis, Hirnabszess, Amöbiasis, Lambliasis: 0.8-1g/d p.o., max. 2g/d in 2-3ED; 2-3 x 500mg i.v., Ther.dauer max. 10d;
Ki.: 20-30mg/kg/d p.o./i.v.;
Trichomoniasis: 1 x 100mg vaginal für 6d, 1 x 1g für 1-2d; Mitbehandlung des Partners: 1 x 2g p.o.;
DANI CrCl < 10: max. 1g/d

9.13 Nitrofurane/Harnwegantibiotika

Empf. (Nitrofurantoin): Enterococcus faecalis, Staph. saprophyticus, E. coli;
resist. (Nitrofurantoin): Proteus mirabilis, Proteus vulgaris, Pseudomonas aeruginosa;
Empf. (Nitroxolin): Staph. aureus, Staph. epidermidis, ß-hämol. Streptokokken, Citrobacter, Enterobacter, E. coli, Klebsiella oxytoca, Morganella morganii, Proteus mirabilis/vulgaris, Providencia, Mycoplasma hominis, Ureaplasma urealyticum, Candida;
resist. (Nitroxolin): Burkholderia cepacia, Pseudomonas, Stenotrophomonas maltophilia, evtl. auch Enterococcus, koagulasenegative Staphylokokken, Acinetobacter, Klebsiella pneumoniae, Serratia;
UW (Nitrofurantoin): Schwindel, Ataxie, Nystagmus, Arzneimittelfieber, Pruritus, Urtikaria, angioneurotisches Ödem, Kopfschmerzen, allergisches Lungenödem, interstitielle Pneumonie, Pleurirtis, Atemnot, Husten, Thoraxschmerz, Appetitlosigkeit, Übelkeit, Erbrechen;
UW (Nitroxolin): Übelkeit, Erbrechen, Diarrhoe;
KI (Nitrofurantoin): bek. Überempf., NI jeden Grades, Oligurie, Anurie, pathologische Leberenzymwerte, Glukose-6-Phosphat-Dehydrogenase-Mangel, Polyneuropathien, Grav. im letzten Trimenon, FG u. Sgl. < 3M;
KI (Nitroxolin): bek. Überempfindlichkeit, schwere Nieren- und/oder Leberinsuffizienz

Nitrofurantoin Rp — HWZ 20min-1h, Qo 0.7, PPB 50-60%, PRC B, Lact ?

Gewebe-gängigkeit	ZNS	entzünd.	Lunge	ELF	Galle	Leber	Prostata	Niere	Knochen
	-	-	-	++	-	-	-	-	-

Furadantin *Kps. 50, 100(ret.)mg*
Nifurantin *Tbl. 50, 100mg*
Nifuretten *Tbl. 20mg*
Nitrofurantoin-ratioph. *Kps. 100(ret.)mg*
Uro-Tablinen *Tbl. 50mg*

Harnweginfektion:
3-4 x 100mg p.o.; 2-3 x 100mg ret.;
Ki.: 5mg/kg/d;
Langzeittherapie: 2-3 x 50mg;
1-2 x 100mg ret.; **Ki.:** 2-3mg/kg/d;
DANI KI

Nitroxolin Rp — HWZ 2.6h, Qo 0.99, PPB 10%

Gewebe-gängigkeit	ZNS	entzünd.	Lunge	ELF	Galle	Leber	Prostata	Niere	Knochen
	-	-	-	+	-	-	+	+	-

Nilox mini *Kps. 80mg*
Nilox midi *Kps. 80mg*
Nitroxolin forte *Kps. 250mg*

Akute Harnweginfektion:
3 x 150-250mg p.o.;
Ki. ab 3J: 5mg/kg/d; 10-20mg/kg/d in 3 ED;
Chron. Harnweginfekte: 150-500mg/d;
DANI, DALI KI bei schwerer NI/LI

9.14 Carbapeneme

Empf.: fast alle grampositiven u. gramnegativen Bakterien;
resist. (Ertapenem, Imipenem, Meropenem): MRSA, Burkholderia cepacia, Xanthomonas maltophilia, E. faecium;
UW (Ertapenem, Imipenem, Meropenem): Erbrechen, Diarrhoe, Transaminasen ↑, allergische Reaktion, BB-Veränderungen, ZNS-Strg.;
KI (Ertapenem, Imipenem, Meropenem): Grav./Lakt., Ki. < 3M

Ertapenem Rp — HWZ 4h, Q0 0.6, PPB 92-95%, PRC B, Lact ?

Gewebe-gängigkeit	ZNS	entzünd.	Lunge	ELF	Galle	Leber	Prostata	Niere	Knochen
	k.A.	k.A.	++	++	k.A.	k.A.	k.A.	++	k.A.

Invanz *Inf.Lsg. 1g*

Abdominelle, akute gynäk. Infektionen, ambulant erworbene Pneumonie, Haut- und Weichteilinfektionen bei diabet. Fuß; Pro. abdomineller Infektionen bei elektiven kolorektalen Eingriffen:
1 x 1g i.v.;
Ki. 3M-12J: 2 x 15mg/kg/d i.v.;
DANI CrCl > 30: 100%; < 30, HD: KI;
DALI nicht erforderlich

Imipenem + Cilastatin Rp					HWZ 0.9/1 h, Qo 0.3/0.1, PPB 20/35%, PRC C, Lact ?				
Gewebegängigkeit	ZNS	entzünd.	Lunge	ELF	Galle	Leber	Prostata	Niere	Knochen
	-	+	++	++	++	++	k.A.	k.A.	++
Imipenem/Cilastatin Actavis *Inf.Lsg. 500+500mg/100ml* **Imipenem/Cilastatin Basics** *Inf.Lsg. 500+500mg/100ml* **Zienam** *Inf.Lsg. 500+500mg/100ml*					**Atemweg-, Harnweg-, abdominelle, Genital-, Haut-, Knochen-, Weichteilinfektionen, Sepsis, neutropenisches Fieber:** 3-4 x 500+500-1000+1000mg i.v., max. 50+50mg/kg/d bzw. max. 4+4g/d; **Ki. < 3M:** 50+50mg/kg/d in 2-3ED; **> 3M:** 60+60mg/kg/d i.v. in 4ED, max. 2+2g/d; **DANI** CrCl 41-70: max. 3 x 750+750mg; 21-40: max. 4 x 500+500mg; 6-20: max. 2 x 500+500mg; **DALI** nicht erforderl.				

Meropenem Rp					HWZ 1 h, Qo 0.12, PPB 2%, PRC B, Lact ?				
Gewebegängigkeit	ZNS	entzünd.	Lunge	ELF	Galle	Leber	Prostata	Niere	Knochen
	+	+	++	++	++	++	k.A.	k.A.	++
Meronem *Inf.Lsg. 500, 1000mg* **Meropenem HEXAL** *Inf.Lsg. 500, 1000mg* **Meropenem Kabi** *Inf.Lsg. 500, 1000mg*					**Atemweg-, Harnweg-, abdominelle, intra- und postpartale Infektionen, Haut- und Weichteilinfektionen, Sepsis, neutropenisches Fieber:** 3 x 0.5-1g i.v.; **Ki. > 3M:** 3 x 10-20mg/kg i.v.; **Meningitis:** 3 x 2g i.v.; **Ki.:** 3 x 40mg/kg i.v.; **DANI** CrCl > 50: 100%; 26-50: 2 x 0.5-1g; 10-25: 2 x 250-500mg; < 10: 1 x 250-500mg; **DALI** nicht erforderl.				

9.15 Glykopeptide

Empf.: an-/aerobe grampositive Bakterien, MRSA; Telavancin: MRSA, MSSA;
resist.: alle gramnegativen Bakterien, Mykoplasmen, Chlamydien, Enterobakterien;
UW (Teicoplanin): Exanthem, Erythem, Juckreiz, Schmerzen, Fieber;
UW (Telavancin): Pilzinfektion, Schlaflosigkeit, Geschmackstörung, Kopfschmerzen, Schwindel, Übelkeit, Obstipation, Diarrhoe, Erbrechen, Transaminasenerhöhung, Juckreiz, Exanthem, akutes Nierenversagen, Kreatininerhöhung, schaumiger Urin, Müdigkeit, Schüttelfrost;
UW (Vancomycin i.v.): Venenentzündung, Rötung von Körper/Gesicht, Blutdruck ↓, Dyspnoe, Stridor, Exanthem, Schleimhautentzündung, Juckreiz, Nesselfieber, Nierenschädigung;
UW (Vancomycin oral): keine;
KI (Teicoplanin): bek. Überempfindlichkeit;
KI (Telavancin): bek. Überempfindlichkeit, schwere NI, akutes Nierenversagen, Grav.;
KI (Vancomycin i.v./oral): bek. Überempfindlichkeit

Teicoplanin Rp — HWZ 70-100h, Q0 0.3, PPB 90%

Gewebegängigkeit	ZNS	entzünd.	Lunge	ELF	Galle	Leber	Prostata	Niere	Knochen
	-	+	++	++	++	++	k.A.	k.A.	++

Targocid *Amp. 100/1.8ml, 200mg/3.2ml, 400mg/3.2ml*	**Kompliz. Haut- u. Weichteilinf., Knochen- u. Gelenkinf., nosokomiale Pneumonien, amb. erw. Pneumonien, komplizierte Harnweginf., infektiöse Endokarditis, Peritonitis, assoziiert mit kontin. amb. Peritonealdialyse (CAPD):** d1: 1 x 400mg, max. 800mg, dann 1 x 200-400mg i.v./i.m.; **Ki. < 2M:** d1: 16mg/kg i.v./i.m., dann 1 x 8mg/kg; **2M-12J:** d1: 10mg/kg alle 12h, dann 1 x 6-10mg/kg i.v./i.m.; **Cl. difficile Enterokolitis:** 2 x 100-200mg p.o. f. 7-14d; **DANI** CrCl 40-60: ab d4 50%; < 40: CrCl/100 x norm. Dos.; HD: ini 800mg, dann 1 x 400mg/W

Telavancin Rp — HWZ 8h, PPB 90%

Gewebegängigkeit	ZNS	entzünd.	Lunge	ELF	Galle	Leber	Prostata	Niere	Knochen
	k.A.	k.A.	k.A.	k.A.	k.A.	k.A.	k.A.	k.A.	k.A.

Vibativ *Inf.Lsg. 250, 750mg*	**Nosokomiale inkl. beatmungsassoziierte Pneumonie mit gesicherter od. vermuteter MRSA-Genese:** 1 x 10mg/kg i.v. f. 7-10d; **DANI** CrCl >50: 100%; 30-50: 7.5mg/kg; <30, HD: KI; **DALI** Child A, B: 100%; C: keine Daten, vorsichtige Anw.

Vancomycin Rp — HWZ 4-6(15)h, Q0 0.05, PPB 55%, ther. Serumsp. (mg/l) min. 5-10, max. 30-40

Gewebegängigkeit	ZNS	entzünd.	Lunge	ELF	Galle	Leber	Prostata	Niere	Knochen
	-	+	+	++	+	+	k.A.	k.A.	+

Vanco Cell *Inf.Lsg. 0.5, 1g* **Vancomycin Enterocaps** *Kps. 250mg* **Vancomycin Hikma** *Inf.Lsg. 0.5, 1g* **Vancomycin-ratioph.** *Inf.Lsg. 0.5, 1g*	**Knochen-, Weichteilinf., Pneumonie, Sepsis, Endokarditis:** 4 x 500mg oder 2 x 1g i.v.; **NG/Sgl.:** ini 15mg/kg/d, Erhaltungsdosis: 2-3 x 10mg/kg/d; **Ki. < 12J:** 4 x 10mg/kg i.v.; Spiegelkontrollen bei längerer Anwendung, v.a. bei NI, gleichzeitiger Anwendung oto-/nephrotoxischer Substanzen; **DANI** CrCl: 100: 100%; 70: 70%; 30: 30%; 10: 10%; HD: ini 1g, dann 1g alle 7-10d; **DALI** nicht erforderl.; **C.-difficile- oder Staph.-Enterokolitis:** 0.5-2g/d p.o. in 3-4ED; **Ki.:** 40mg/kg/d

9.16 Lipopeptide

Empf.: Staph. aureus, alle anderen grampositiven Keime inkl. multiresistente Keime; **resist.:** alle gramnegativen Keime; **UW:** Pilzinfektionen, Kopfschmerzen, Übelkeit, Erbrechen, Durchfall, Exanthem, Reaktion an Infusionsstelle, Leberenzyme↑ (GOT, GPT, aP), CK↑, Geschmacksstrg., supraventr. Tachykardie, Extrasystolie, Flush, RR↑/RR↓, Obstipation, Bauchschmerzen, Dyspepsie, Glossitis, Ikterus, Pruritis, Urtikaria, Myositis, Muskelschwäche, Muskelschmerzen, Arthralgie, Vaginitis, Pyrexie, Schwäche, Erschöpfung, Schmerzen, Elektrolytstrg., Kreatinin ↑, Myoglobin ↑, LDH ↑; **KI:** bek. Überempfindlichkeit, Grav./Lakt.

Daptomycin Rp — HWZ 8-9h, Q0 0.5, PPB 90% PRC B, Lact ?

Gewebe-gängigkeit	ZNS	entzünd.	Lunge	ELF	Galle	Leber	Prostata	Niere	Knochen
	k.A.	k.A.	k.A.	++	k.A.	k.A.	k.A.	k.A.	++

Cubicin *Inf.Lsg. 350, 500mg*	**Komplizierte Haut-/Weichteilinfektionen:** 1 x 4mg/kg i.v. für 10-14d; **Staph.-aureus-Bakteriämie, rechtsseitige Endokarditis mit Staph. aureus:** 1 x 6mg/kg i.v.; **DANI** CrCl > 30: 100%; < 30, HD: 4mg/kg alle 48h; **DALI** Child-P. A, B: 100%; C: keine Daten

9.17 Oxazolidinone

Empf. (Linezolid): alle grampositiven Keime; **resist.** (Linezolid): alle gramnegativen Keime; **empf.** (Tedizolid): St. aureus, S. pyogenes, S. agalactiae, S. anginosus-Gruppe; **resist.** (Tedizolid): St. lugdunensis; gramneg. Keime;
UW (Linezolid): Kopfschmerzen, Juckreiz, Übelkeit, Erbrechen, Diarrhoe, Candidiasis, Mykosen, metallischer Geschmack, Blutbildveränderungen, Transaminasen ↑, aP ↑, LDH ↑, Harnstoff ↑, Lipase ↑, Amylase ↑, CK ↑, Glukose ↑, Gesamteiweiß ↓, Albumin ↓, Na ↓, Ca ↓, Kalium ↑↓, Bicarbonat ↑↓;
UW (Tedizolid): Kopfschmerzen, Schwindel, Übelkeit, Erbrechen, Diarrhoe, Pruritus, Ermüdung;
KI (Linezolid): bek. Überempf., unkontrollierbare Hypertonie, Phäochromozytom, Karzinoid, Thyreotoxikose, bipolare Depression, schizoaffektive Psychose, akute Verwirrtheitszustände, gleichzeitige Anw. von Serotonin-Wiederaufnahmehemmer, trizyklische Antidepressiva, Serotonin-5HT1-Rezeptor-Agonisten (Triptane), direkt oder indirekt wirkende Sympathomimetika inkl. adrenerger Bronchodilatatoren, Pseudoephedrin, Phenylpropanolamin, Adrenalin, Noradrenalin, Dopamin, Dobutamin; **KI** (Tedizolid): bek. Überempfindlichkeit

Linezolid Rp — HWZ 5h, Q0 0.65, PPB 31%, PRC C, Lact ?

Gewebe-gängigkeit	ZNS	entzünd.	Lunge	ELF	Galle	Leber	Prostata	Niere	Knochen
	++	++	++	+	k.A.	k.A.	k.A.	k.A.	++

Linezolid 1A *Tbl. 600mg* **Linezolid HEXAL** *Tbl. 600mg; Inf.Lsg. 600mg/300ml* **Zyvoxid** *Tbl. 600mg; Gran. (5ml = 100mg); Inf.Lsg. 600mg/300ml*	**Nosokomiale, ambulant erw. Pneumonie, schw. Haut-, Weichteilinfektionen:** 2 x 600mg p.o./i.v. für 10-14d, max. 28d, nach 14d Blutbildkontrolle; **DANI, DALI** nicht erforderlich

Tedizolid Rp					HWZ 12h, Q0 0.9 PPB 70-90%, PRC C, Lact ?				
Gewebe-gängigkeit	ZNS	entzünd.	Lunge	ELF	Galle	Leber	Prostata	Niere	Knochen
	+	k.A.	++	++	k.A.	++	k.A.	++	+
Sivextro *Tbl. 200mg; Inf.Lsg. 200mg*					**Haut- und Weichteilinf.:** 1 x 200mg p.o./i.v. für 6d; **DANI, DALI** nicht erforderlich				

9.18 Intestinale Antibiotika

Empf. (Colistin): gramnegative Bakterien (außer Proteus spp.) inkl. Pseudomonas; **empf.** (Fidaxomicin): Clostridium difficile; **empf.** (Rifaximin): E. coli (ETEC, EAEC), Salmonella spp., Shigella spp., Non-V Vibrio cholerae, Plesiomonas spp., Aeromonas spp., Campylobacter spp.; **Wm/Wi** (Fidaxomicin): lokal wirksames Antibiotikum aus der Klasse der Makrozykline, bakterizid und Hemmung der RNA-Polymerase; **UW** (Colistin): Übelkeit, Erbrechen, Magenschmerzen, Diarrhoe; **UW** (Fidaxomicin): Erbrechen, Übelkeit, Obstipation; **UW** (Paromomycin): Diarrhoe, Appetitlosigkeit, Übelkeit, Erbrechen, Bauchschmerzen; **UW** (Rifaximin): Benommenheit, Kopfschmerz, Blähungen, Bauchschmerzen, Stuhldrang, Übelkeit, Erbrechen, Tenesmus ani, Erschöpfung, Pyrexie; **KI** (Colistin): bek. Überempf., geschädigte Darmmukosa, FG- und NG; **KI** (Fidaxomicin): bek. Überempf.; **KI** (Paromomycin): bek. Überempf., Myasthenia gravis, Obstipation, Ileus, Vorschädigung des Vestibular- oder Cochleaorgans, Grav.; **KI** (Rifaximin): Überempf. gegen R. bzw. andere Rifamycinderivate

Colistin Rp									
Gewebe-gängigkeit	ZNS	entzünd.	Lunge	ELF	Galle	Leber	Prostata	Niere	Knochen
	-	-	-	-	-	-	-	-	-
Diaroent Mono *Tbl. 95mg; Trockensaft (1ml = 5.95mg)*					**Selektive Darmdekontamination:** 3-4 x 95mg p.o.; **Ki 6-11J:** 3-4 x 47,5mg; **>12J:** 3-4 x 47,5-95mg				

Fidaxomicin Rp					HWZ 8-10h, PRC B, Lact ?				
Gewebe-gängigkeit	ZNS	entzünd.	Lunge	ELF	Galle	Leber	Prostata	Niere	Knochen
	-	-	-	-	-	-	-	-	-
Dificlir *Tbl. 200mg*					**Clostridium-difficile-Infektion:** 2 x 200mg p.o. für 10d; **DANI, DALI** nicht erforderl.				

Paromomycin Rp									
Gewebe-gängigkeit	ZNS	entzünd.	Lunge	ELF	Galle	Leber	Prostata	Niere	Knochen
	-	-	-	-	-	-	-	-	-
Humatin *Kps. 250mg; Pulver (1Fl. = 1g)*					**Präcoma/Coma hepat.:** 35-75mg/kg/d p.o.; **Pro. portosystem. Enzephalopathie:** 1-2g/d; **Darmdekontam. präop.:** 4g/d p.o. für 2d; **nichtinvas. Amöbenenteritis:** 15-100mg/kg/d p.o. für 5d; **DANI** vorsichtig dosieren				

Rifaximin Rp									
Gewebe-gängigkeit	ZNS	entzünd.	Lunge	ELF	Galle	Leber	Prostata	Niere	Knochen
	-	-	-	-	-	-	-	-	-

Tixteller *Tbl. 550mg* **Rifaxan** *Tbl. 200mg* **Xifaxan** *Tbl. 200, 550mg*	**Reisediarrhoe:** 3 x 200mg p.o. für 3d, max. 2 x 400mg/d; **hepatische Enzephalopathie:** 2 x 550mg p.o.

9.19 Inhalative Antibiotika

Wm/Wi (Colistimethatnatrium): zyklischer antibakterieller Polypeptid-Wirkstoff ⇒ Schädigung der Zellmembran von gramnegativen Bakterien;
UW (Colistimethatnatrium): Gleichgewichtsstrg., Kopfschmerzen, Tinnitus, Dyspnoe, Husten, Dysphonie, Rachenreizung, Hämoptysen, Bronchospasmus, Asthma, Keuchen, thorakale Beschwerden, Infektion der unteren Atemwege, produktiver Husten, Lungenknistern, Dysgeusie, Übelkeit, Erbrechen, Arthralgie, Pyrexie, Asthenie, Müdigkeit, FEV ↓;
KI (Colistimethatnatrium): bekannte Überempfindlichkeit

Colistimethatnatrium Rp									PRC C, Lact ?
Gewebe-gängigkeit	ZNS	entzünd.	Lunge	ELF	Galle	Leber	Prostata	Niere	Knochen
	-	-	++	-	-	-	-	-	-

Colistin CF *Inh.Lsg. 80mg = 1Mio IE* **Colobreathe** *Inh.Kps. 125mg* **Promixin** *Inh.Lsg. 80mg = 1Mio IE*	**Mukoviszidose, chron. pulmonale Infekte durch Pseudom. aeruginosa: Erw., Ki ab 6J:** 2 x 1 Kps. bzw. 2 x 1 Mio IE p.i., bei Erregerpersistenz bis 3 x 2 Mio IE; **DANI, DALI** nicht erforderlich

9.20 Antiprotozoenmittel

Empf. (Atovaquon): Pneumocystis jirovecii;
empf. (Pentamidin): Pneumocystis jirovecii, Leishmania, Trypanosoma;
empf. (Pyrimethamin): Malariaplasmodien, Toxoplasma gondii;
UW (Atovaquon): Übelkeit, Exanthem, Juckreiz, Durchfall, Erbrechen, Kopfschmerzen, Schlaflosigkeit, erhöhte Leberenzyme, Anämie, Neutropenie, Hyponatriämie, Überempfindlichkeitsreaktionen inkl. Angioödem, Bronchospasmus, Enge im Rachen, Urtikaria, Fieber;
UW (Pentamidin): i.v: Azotämie, akutes Nierenversagen, Hämaturie, lokale Reaktionen am Verabreichungsort wie Schwellung, Entzündung, Schmerz, Induration, Abszeß, Muskelnekrose, Anämie, Leukopenie, Thrombopenie, Hypoglykämie, Hyperglykämie, Diabetes mellitus, Hypermagnesiämie, Hyperkaliämie, Hypokalzämie, Hypertonie, Hypotonie, Kollaps, Hitzegefühl, Nausea, Erbrechen, Geschmacksstrg., Leberenzymem, Exanthem; inhalativ: Husten, Dyspnoe, Bronchospasmus, Giemen, Geschmacksstrg., Übelkeit;
UW (Pyrimethamin): Übelkeit, Erbrechen, Diarrhoe, Exanthem, Kopfschmerzen, Schwindel, Anämie, Leukopenie, Thrombopenie;
KI (Atovaquon, Pentamidin): bekannte Überempfindlichkeit;
KI (Pyrimethamin): bekannte Überempfindlichkeit, Lakt.

Atovaquon Rp — HWZ 50-84h, PPB 99%, PRC C, Lact ?

Gewebe-gängigkeit	ZNS	entzünd.	Lunge	ELF	Galle	Leber	Prostata	Niere	Knochen
	k.A.	k.A.	++	k.A.	k.A.	k.A.	k.A.	k.A.	k.A.

Wellvone *Susp. (5ml = 750mg)*	**P.-jirovecii-Pneumonie:** 2 x 750mg p.o.

Pentamidin Rp — HWZ 6-9h, Qo 0.95, PPB 70%, PRC C, Lact -

Gewebe-gängigkeit	ZNS	entzünd.	Lunge	ELF	Galle	Leber	Prostata	Niere	Knochen
	k.A.	k.A.	++	k.A.	k.A.	k.A.	k.A.	k.A.	k.A.

Pentacarinat *Inf.Lsg. 300mg*	**Pneumocystis-jirovecii-Pneum.: Ther.:** für 14d 4mg/kg i.v. oder 300-600mg/d inhalieren; **Pro.:** 200mg für 4d, dann 300mg alle 4W inhalieren; **Leishmaniasis:** 3-4mg/kg alle 2d i.m., 10 x; **Trypanosomiasis:** 4mg/kg alle 2d i.v./i.m., 7-10 x; **DANI** s. FachInfo; **DALI** nicht erf.

Pyrimethamin Rp — HWZ 80-96h, Qo 1.0, PPB 80%, PRC C, Lact +

Gewebe-gängigkeit	ZNS	entzünd.	Lunge	ELF	Galle	Leber	Prostata	Niere	Knochen
	+	+	k.A.	k.A.	k.A.	k.A.	k.A.	k.A.	k.A.

Daraprim *Tbl. 25mg*	**Toxoplasmose:** d1 100mg p.o., dann 1 x 25-50mg; **Ki. < 3M:** 6.25mg alle 2d; **3-9M:** 1 x 6.25mg; **10M-2J:** 1 x 1mg/kg/d, max. 25mg; **3-6J:** d1 2mg/kg, dann 1mg/kg; Kombination mit Sulfadiazin! → 247

9.21 Weitere Antibiotika

Empf. (Fosfomycin): Staphylokokken, Streptokokken, Escherichia coli, Enterobacter, Proteus, Pseudomonas aeruginosa, Neisseria, Haemophilus influenzae, Citrobacter, Serratia; **resist.** (Fosfomycin): Morganella, Bacteroides; **UW** (Fosfomycin i.v.): Brechreiz, Magendrücken, Phlebitis; **UW** (Fosfomycin, oral): Kopfschmerzen, Schwindel, Asthenie; **KI** (Fosfomycin i.v.): bek. Überempf. gegen F. bzw. gegen Bernsteinsäure; **KI** (Fosfonycin oral): bek. Überempf. gegen F.; schwere Niereninsuffizienz

Fosfomycin Rp — HWZ 2h, Qo 0.1, keine PPB, PRC B, Lact ?

Gewebe-gängigkeit	ZNS	entzünd.	Lunge	ELF	Galle	Leber	Prostata	Niere	Knochen
	++	++	+	++	++	++	k.A.	k.A.	++

Fosfouro *Granulat 3g* **Fosfomycin Aristo** *Granulat 3g* **Infectofos** *Inf.Lsg. 2, 3, 5, 8g* **Monuril** *Granulat 3g*	**Unkompl. Harnweginf. bei Frauen:** Erw., **Ki. ab 12J:** 1 x 3g p.o.; **DANI** CrCl < 20: KI; **Atemweg-, HNO-, Harn-/Gallenweg-, Haut-, Weichteil-, Knocheninf., Meningitis, Sepsis, Endokarditis:** 2-3 x 3-5g i.v., max. 20g/d; **Ki < 4W:** 100mg/kg/d in 2ED i.v.; **5W-1J:** 200-250mg/kg/d in 3ED; **1-12J:** 100-200mg/kg/d in 3ED, max. 300mg/kg/d; **DANI** s. FachInfo

9.22 Antimikrobielle Spüllösung

Wm/Wi (Taurolidin): Methylolgruppen-Übertragung, Denaturierung von Oligosaccharid-Peptid-Komplexen der Bakterien, Entgiftung von Lipopolysacchariden;
UW (Taurolidin): keine häufigen bzw. sehr häufigen UW;
KI (Taurolidin): bek. Überempfindlichkeit, terminale Niereninsuffizienz, Ki. < 6J

Taurolidin Rp — HWZ (3-6h), PPB 40%

Taurolodin Nova 2% *Instillationslsg. 2g/100ml, 5g/250ml*	**Lokale oder diffuse Peritonitis:** 300-500ml 0.5% oder 100-250ml 2%; **Ki. 6-15J.:** bis max. 300ml 0.5% oder 50-100ml 2%; **DANI** KI bei terminaler NI

9.23 Tuberkulostatika

9.23.1 Monopräparate

Empf. (Bedaquilin): M. tuberculosis; **empf.** (Delamanid): M. tuberculosis; **empf.** (EMB): M. tuberculosis, M. kansasii, M. avium-intracellulare; **empf.** (INH): M. tuberculosis, M. kansasii; **empf.** (PTH): M. tuberculosis, M. kansasii, M. leprae; **empf.** (PZA): M. tuberculosis; **empf.** (RMP): M. tuberculosis, grampositive Kokken, Legionellen, Chlamydien, M. leprae, Meningokokken, Gonokokken, Haemophilus influenzae, Bacteroides;
empf. (SM): M. tuberculosis, Brucellen, Yersinia pestis, Francisella tularensis;
Wm/Wi (Bedaquilin): spezif. Hemmung der mykobakteriellen ATP-Synthase ⇒ bakterizide Wi in sich teilenden und sich nicht teilenden Tuberkulosebakterien; **Wm/Wi** (Delamanid): Hemmung der Synthese der Zellwandkomponenten Methoxy- und Keto-Mykolsäure;
UW (Bedaquilin): Kopfschmerzen, Schwindel, verlängerte QT-Zeit, Nausea, Erbrechen, Diarrhoe, Transaminasen ↑, Arthralgie, Myalgie; **UW** (Delamanid): Anämie, Eosinophilie, Retikulozytose, Hypertriglyceridämie, Hypokaliämie, Hyperurikämie, Appetitlosigkeit, Schlaflosigkeit, Psychose, Erregung, Angststörung, Unruhe, Depression, Schwindel, Kopfschmerzen, Parästhesie, Tremor, Tinnitus, Herzklopfen, per. Neuropathie, Somnolenz, Hypästhesie, trockenes Auge, Photophobie, Ohrenschmerzen, Hypertonie, Hypotonie, Hämatome, Hitzewallungen, Dyspnoe, Husten, Oropharyngeale Schmerzen, Rachenreizung, trockener Rachen, Rhinorrhoe, Hämoptyse, Erbrechen, Diarrhoe, Dyspepsie, Gastritis, Obstipation, Bauchschmerzen, Dermatitis, Urtikaria, juckender Hautausschlag, Juckreiz, Exanthem, Akne, Hyperhidrose, Osteochondrose, Muskelschwäche, Muskel- und Skelettschmerzen, Flankenschmerz, Gliederschmerzen, Arthralgie, Myalgie, Hämaturie, Asthenie, Pyrexie, Brustschmerzen, Unwohlsein, thorakale Beschwerden, periph. Ödeme, Asthenie, QT-Verlängerung, Kortisolspiegel ↑; **UW** (EMB): N.-opticus-Schädigung, Transaminasen ↑, allerg. Reaktionen; **UW** (INH): periphere Neuropathie, Transaminasen ↑, Akne, Leukopenie, Mikrohämaturie; **UW** (PTH): gastrointestinale Störung, Transaminasen ↑, allergische Reaktionen; **UW** (PZA): Hyperurikämie, Transaminasen ↑, Erbrechen, Strg. der Hämatopoese; **UW** (RMP): Transamin. ↑, Cholestase, Rotfärbung des Urins, Neutro- und Thrombopenie, Nierenversagen; **UW** (SM): Schädigung des N. vestibularis, Nephrotoxizität;
KI (Bedaquilin): bek. Überempfindlichkeit; **KI** (EMB): Vorschädigung des N. opticus;
KI (INH): akute Lebererkr., periphere Neuropathien; **KI** (PTH): schwere Leberfktsstrg., Grav.;
KI (PZA): schwere Leberfunktionsstrg.; **KI** (RMP): schwere Leberfktsstrg., Lakt.; Cave in Grav.;
KI (SM): schwere Niereninsuffizienz, Innenohrschädigung, Grav./Lakt.

Bedaquilin Rp					HWZ 5.5 Monate, PPB >99%, PRC B, Lact ?				
Gewebe-gängigkeit	ZNS	entzünd.	Lunge	ELF	Galle	Leber	Prostata	Niere	Knochen
	k.A.	k.A.	k.A.	k.A.	k.A.	k.A.	k.A.	k.A.	k.A.
Sirturo *Tbl. 100mg*					**Multiresistente pulmonale TBC:** W 1–2: 1 x 400mg/d p.o.; W 3–24: 200mg 3 x/W; Komb. mit anderen Tuberkulostatika; **DANI** CrCl > 30: nicht erforderlich; <30, HD: vorsichtige Anwendung; **DALI** Child A, B: nicht erforderlich; C: Anw. nicht empfohlen				

Delamanid Rp					HWZ 30-38h PPB >99%				
Gewebe-gängigkeit	ZNS	entzünd.	Lunge	ELF	Galle	Leber	Prostata	Niere	Knochen
	k.A.	k.A.	k.A.	k.A.	k.A.	k.A.	k.A.	k.A.	k.A.
Deltyba *Tbl. 50mg*					**Multiresistente pulm. TBC:** 2 x 100mg p.o. f. 24W, Komb. mit anderen Tuberkulostatika; **DANI** leichte-mäßige NI: 100%; schwere NI: Anw. nicht empfohlen; **DALI** mäßige bis schwere LI: Anw. nicht empfohlen				

Ethambutol (EMB) Rp					HWZ 2.5-4h, Q0 0.8, PPB 10-20%, PRC B, Lact +				
Gewebe-gängigkeit	ZNS	entzünd.	Lunge	ELF	Galle	Leber	Prostata	Niere	Knochen
	-	+	++	++	k.A.	k.A.	k.A.	k.A.	k.A.
EMB-Fatol *Tbl. 100, 400, 500mg; Inf.Lsg. 1000mg/10ml*					**TBC:** 1 x 25mg/kg p.o./i.v./i.m., nach 2-3M 1 x 20mg/kg; **DANI** CrCl 40-75: 1 x 15mg/kg; 30-39: 15mg/kg alle 2d; < 30: nach Serumspiegel				

Isoniazid (INH) Rp					HWZ 0.7-4h, Q0 0.6, PPB 30%, PRC C, Lact +				
Gewebe-gängigkeit	ZNS	entzünd.	Lunge	ELF	Galle	Leber	Prostata	Niere	Knochen
	+	++	++	k.A.	k.A.	k.A.	k.A.	k.A.	k.A.
Isozid *Tbl. 50, 100, 200mg; Inf.Lsg. 0.5g*					**TBC: Therapie:** 1 x 5mg/kg p.o./i.v.; 15mg 2-3 x/W; **Ki.:** 1 x 200mg/m² KOF; **Pro.:** 500mg p.o./i.v. für mindestens 6-9M; **Ki.:** 15mg/kg 3 x/W p.o., 5mg/kg/d i.v.; **DANI** nicht erforderlich, evtl. 1-2d/W Pause; **DALI** max. 100-200mg/d				

Protionamid (PTH) Rp					HWZ 1-2h, keine PPB				
Gewebe-gängigkeit	ZNS	entzünd.	Lunge	ELF	Galle	Leber	Prostata	Niere	Knochen
	++	++	++	++	k.A.	k.A.	k.A.	k.A.	k.A.
Peteha *Tbl. 250mg*					**TBC:** 10-15mg/kg p.o. in 1-3ED; **Ki.** < **4J:** 25mg/kg p.o.; **5-8J:** 20mg/kg; > **9J:** 15mg/kg; **DANI** 2-3 x/W 1g p.o.; **DALI** KI				

Pyrazinamid (PZA) Rp — HWZ 9-23h, Q_0 1.0, PPB 50%, PRC C, Lact ?

Gewebe-gängigkeit	ZNS	entzünd.	Lunge	ELF	Galle	Leber	Prostata	Niere	Knochen
	++	++	++	++	k.A.	++	k.A.	++	k.A.

Pyrafat *Tbl. 500mg* **Pyrazinamid** *Tbl. 500mg*	**TBC:** 1 x 20-30mg/kg p.o., max. 2.5g/d für 2-3M; **Ki.** 1 x 30mg/kg p.o., max. 1.5g/d; **DANI** 2 x/W 3g; **DALI** KI bei schwerer Fkt.Strg.

Rifampicin (RMP) Rp — HWZ 2-3h; Q_0 0.85, PPB 90%, PRC C, Lact -

Gewebe-gängigkeit	ZNS	entzünd.	Lunge	ELF	Galle	Leber	Prostata	Niere	Knochen
	++	++	++	-	k.A.	++	k.A.	++	+

Eremfat *Tbl. 150, 300, 450, 600mg; Saft (5ml = 100mg); Inf.Lsg. 300, 600mg*	**TBC:** 1 x 10mg/kg p.o./i.v., max. 600mg/d; minimal 450mg/d; **Ki. < 2M:** 10mg/kg; **2M-6J:** 15mg/kg; **> 6J:** 10-20mg/kg, max. 450mg/d; **andere Infektionen:** 600-1200mg/d p.o./i.v. in 2-3ED; **Meningokokken-Pro.:** 2 x 600mg p.o. für 2d; **Ki. 3-11M:** 2 x 5mg/kg für 2d; **1-12J:** 2 x 10mg/kg für 2d; **DANI** nicht erforderlich; **DALI** KI bei schwerer Funktionsstrg.

Streptomycin (SM) Rp — HWZ 2.5h, Q_0 0.04, PPB 32-35%, PRC D, Lact +

Gewebe-gängigkeit	ZNS	entzünd.	Lunge	ELF	Galle	Leber	Prostata	Niere	Knochen
	-	-	++	++	k.A.	k.A.	k.A.	k.A.	k.A.

Strepto-Fatol *Inj.Lsg. 1g*	**TBC, Brucellose, Tularämie:** 1 x 15mg/kg i.m.; > **50J:** 1 x 0.5g/d; **Ki. < 3M:** 1 x 10mg/kg, max. 50mg/d; **3-6 M:** 1 x 15-25mg/kg; **0.5-12J:** 1 x 20-30mg/kg, max. 1g/d; **Enterokokkenendokarditis:** 1 x 2g für 10-14d; **DANI** CrCl 50-60: 1g alle 40h; 40-50: 1g alle 60h; 30-40: 1g alle 72h; < 30: KI; HD: zusätzlich 3.5-5mg

9.23.2 Kombinationspräparate

Rifampicin + Isoniazid Rp

Iso-Eremfat *Tbl. 150+100mg*	**TBC:** 1 x 10+5mg/kg p.o.

Isoniazid + Pyridoxin Rp

Isozid compositum *Tbl. 100+20mg, 200+40mg, 300+60mg*	**TBC:** 1 x 5mg/kg INH p.o.

9.23.3 Tuberkulostatika – Reservemittel

Empf. (Capreomycin): M. tuberculosis, auch streptomycinresistente Stämme;
empf. (Dapson): M. tuberculosis, M. leprae, Pneumocystis jirovecii (carinii);
empf. (Rifabutin): M. tuberculosis, M. marinum, M. kansasii, M. leprae, M. avium intracellulare, grampositive Kokken, Legionellen, Chlamydien;
UW (Rifabutin): rotorange Färbung des Urins, Übelkeit, Erbrechen, Leberenzyme ↑, Gelbsucht, Leukopenie, Eosinophilie, Thrombopenie, Anämie, Fieber, Hautrötung, Bronchospasmen, Schock, reversible Uveitis, Wirkung hormoneller Kontrazeptiva u.a. ↓;
KI (Rifabutin): Überempf. gegen andere Rifamycine, Verschlussikterus, Leberzirrhose, akute Hepatitis, Cave in Grav./Lakt.

Capreomycin

Gewebe-gängigkeit	ZNS	entzünd.	Lunge	ELF	Galle	Leber	Prostata	Niere	Knochen
	k.A.	k.A.	k.A.	k.A.	k.A.	k.A.	k.A.	k.A.	k.A.

Ogostal *(Int. Apotheke) Inj.Lsg. 1g* — **TBC:** 1 x 1g i.m. für 1-2M, dann: 1g 2-3 x/W

Dapson Rp — HWZ 10-50h, PPB 70-90%, PRC C, Lact -

Gewebe-gängigkeit	ZNS	entzünd.	Lunge	ELF	Galle	Leber	Prostata	Niere	Knochen
	k.A.	k.A.	++	+	k.A.	k.A.	k.A.	k.A.	k.A.

Dapson-Fatol *Tbl. 50mg* — **TBC:** 50-200mg p.o.; **Lepra:** 1 x 50-100mg p.o.

4-Aminosalicylsäure Rp — HWZ 26min, PPB 50-70%

Gewebe-gängigkeit	ZNS	entzünd.	Lunge	ELF	Galle	Leber	Prostata	Niere	Knochen
	-	+	+	+	k.A.	k.A.	k.A.	k.A.	k.A.

Granupas *Granulat 4g*
PAS-Fatol N *Inf.Lsg. 13.5g*
— **TBC:** 3 x 4g p.o.; **Ki. > 1M:** 150mg/kg/d in 2 ED p.o.; 1 x 10-15g i.v., max. 40g/d; **Ki. < 6J:** 200-300mg/kg/d; **> 6J:** 200mg/kg/d; **Jug. > 14J:** s. Erw.

Rifabutin Rp — HWZ 45h, Q0 0.9, PPB 91-94%, PRC B, Lact ?

Gewebe-gängigkeit	ZNS	entzünd.	Lunge	ELF	Galle	Leber	Prostata	Niere	Knochen
	+	+	++	++	k.A.	k.A.	k.A.	k.A.	k.A.

Mycobutin *Kps. 150mg* — **TBC:** 1 x 150mg für 6-9M; vorbehand. u. immunsuppr. Patienten: 1 x 300-450mg p.o.; **Mycobacterium-avium-Infektion: Ther.:** 1 x 450-600mg p.o.; **Pro.:** 1 x 300mg; **DANI** CrCl < 30: 50%; **DALI** Dosisreduktion, KI bei schwerer Leberfktsstrg.

9.24 Virustatika

9.24.1 Herpes-Präparate

Wm (Aciclovir): Hemmung der viralen DNA-Polymerase;
Wm (Brivudin): Nukleosidanalogon, Replikationshemmung des Varizella-Zoster-Virus;
Wm (Famciclovir): Hemmung der viralen DNA-Polymerase;
Wm (Valaciclovir): bessere Resorption als Aciclovir;
UW (Aciclovir): Nierenfunktionsstrg., Exanthem, Blutbildveränderungen;
UW (Brivudin): Übelkeit, Kopfschmerzen, Erbrechen, Diarrhoe, Schwindel, Pruritus;
KI (Aciclovir): Grav./Lakt.; **KI** (Brivudin): bereits voll ausgeprägte Hautmanifestation, Immundefizienz, Kinder, Grav./Lakt., Einnahme von 5-FU oder anderen 5-Fluoropyrimidinen (Abstand zur Brivudineinnahme muss > 4W sein)

Aciclovir Rp	HWZ 3h, Qo 0.25, PPB 9-33%, PRC B, Lact ?
Acic *Tbl. 200, 400, 800mg; Inf.Lsg. 250, 500mg* **Aciclostad** *Tbl. 200, 400, 800mg* **Aciclovir-ratioph.** *Tbl. 200, 400, 800mg; Inf.Lsg. 250, 500mg* **Virzin** *Tbl. 200, 400, 800mg* **Zovirax** *Susp. (5ml = 200mg)*	**Herpes zoster:** 5 x 800mg p.o.; 3 x 5mg/kg i.v. (5-7d); immunsupprimierte Patienten: 3 x 10mg/kg i.v.; **Herpes genitalis:** 5 x 200mg p.o.; 3 x 5mg/kg i.v. (5d); **Herpes-Enzephalitis:** 3 x 10mg/kg i.v. für 10d; **Ki. < 3M > 12J:** s. Erw. (mg/kg); **3M-12J:** 3 x 250-500mg/m² KOF i.v.; **DANI** CrCl: > 50: 100%; 25-50: Dosisintervall 2 x i.v.; 10-25: Dosisintervall 1 x i.v.; < 10, HD: 50% 1 x i.v., nach Dialyse
Brivudin Rp	HWZ 16h, PPB > 95%
Zostex *Tbl. 125mg*	**Herpes zoster** (immunkompetente Patienten): 1 x 125mg p.o. für 7d; **DANI, DALI** nicht erforderlich
Famciclovir Rp	HWZ 2.2h, Qo 0.14, PPB < 20%, PRC B, Lact ?
Famvir *Tbl. 125, 250, 500mg*	**Herpes genitalis:** Ersterkrankung: 3 x 250mg p.o. für 5d, immunsupprimierte Pat.: 2 x 500mg; Frührezidiv: 2 x 125mg; **Herpes zoster:** 3 x 250mg für 7-10d; bei immunsupprimierten Patienten oder **Zoster ophthalmicus:** 3 x 500mg; **DANI** CrCl > 40: 100%; 30-39: 2 x 250mg; 10-29: 1 x 250mg; **DALI** nicht erforderlich
Valaciclovir Rp	HWZ 3h, Qo 0.25
Valaciclovir 1A Pharma *Tbl. 500, 1000mg* **Valaciclovir HEXAL** *Tbl. 500, 1000mg* **Valtrex** *Tbl. 500mg*	**Herpes zoster:** 3 x 1g p.o. für 7d; **DANI** CrCl 15-30: max. 2 x 1g; < 15, HD: max. 1 x 1g nach Dialyse; **Herpes genitalis:** 2 x 500mg p.o. für 10d; **DANI** CrCl < 15: 1 x 500mg

9.24.2 CMV-Präparate

Wm (Foscarnet): Hemmung viraler Polymerasen; **Wm** (Ganciclovir): Nukleosidanalogon, Hemmung der DNA-Synthese; **Wm** (Valganciclovir): Prodrug von Ganciclovir;
UW (Ganciclovir): Neutropenie, Thrombopenie, Fieber, Kopfschmerzen, Nausea;
KI (Ganciclovir): schwere Leuko- bzw. Thrombopenie, Grav./Lakt., Kinder < 18J

Foscarnet Rp	HWZ 3-6h, Qo 0.1, PPB < 20%, PRC C, Lact ?
Foscavir *Inf.Lsg. 6g*	**CMV-Infektion:** W1-3: 3 x 60mg/kg i.v., dann: 1 x 90-120mg/kg; **Herpesinfektion (Aciclovir-resistent):** 3 x 40mg/kg i.v.; **DANI** s. FachInfo
Ganciclovir Rp	HWZ 2.5-5h, Qo 0.05, PPB 2%, PRC C, Lact ?
Cymeven *Inf.Lsg. 500mg* **Ganciclovir HEXAL** *Inf.Lsg. 500mg*	**CMV-Retinitis:** W1-2: 2 x 5mg/kg i.v., dann 1 x 5mg/kg i.v.; **DANI** CrCl 50-69: 2 x 2.5mg/kg i.v.; 25-49: 1 x 2.5mg/kg; 10-24: 1 x 1.25mg/kg; < 10: 1.25mg 3 x/W
Valganciclovir Rp	HWZ 3h
Valcyte *Tbl. 450mg, Trockensaft (1ml = 50mg)* **Valganciclovir HEXAL** *Tbl. 450mg* **Valganciclovir Mylan** *Tbl. 450mg*	**CMV-Retinitis:** 2 x 900mg p.o. für 21d, dann 1 x 900mg/d; **DANI** CrCl > 60: 100%; 40-59: ini 2 x 450mg, dann 1 x 450mg; 25-39: ini 1 x 450mg, dann 450mg alle 2d; 10-24: ini 450mg alle 2d, dann 450mg 2 x/W; < 10, HD: KI

9.24.3 Influenza-Präparate

Wm (Amantadin): verhindert Uncoating und Reifung von Influenza-Viren;
Wm (Oseltamivir, Zanamivir): Hemmung der viralen Neuraminidase, Hemmung der Freisetzung neu gebildeter Influenza-A- und -B-Viren;
UW (Amantadin): Schlafstrg., motorische und psychische Unruhe, Ataxie, Angstzustände, Livedo reticularis, Gedächtnis- und Konzentrationsstrg.;
UW (Oseltamivir): Kopfschmerzen, Übelkeit, Erbrechen, Bronchitis, Herpes simplex, Nasopharyngitis, Infektionen der oberen Atemwege, Sinusitis, Schlaflosigkeit, Husten, Halsentzündung, Rhinorrhoe, Schmerzen, Bauchschmerzen, Dyspepsie, Benommenheit, Abgeschlagenheit, Fieber, Gliederschmerzen, Otitis media, Konjunktivitis, Ohrenschmerzen;
KI (Amantadin): HF ↓, Hypokaliämie, Hypomagnesiämie, Long-QT-Syndrom;
KI (Oseltamivir): bekannte Überempfindlichkeit

Amantadin Rp	HWZ 10-14h, Qo 0.1, keine PPB, PRC C, Lact -
Amantadin HEXAL *Tbl. 100, 200mg* **Amantadin-ratioph.** *Tbl. 100mg*	**Influenza-A-Virusgrippe:** 2 x 100mg p.o. für 10d, > 65J: 1 x 100mg; **Ki. 5-9J:** 1 x 100mg; **> 10J:** 2 x 100mg; **DANI** CrCl 50-60: 1 x 150mg; 30-49: 1 x 100mg; 20-29: 200mg 2 x/W; 10-19: 100mg 3 x/W; < 10, HD: 100mg 1 x/W

Oseltamivir Rp	HWZ 6-10h, Q0 0.01, PPB 3%
Tamiflu *Trockensaft (1ml = 6mg); Kps. 30, 45, 75mg*	**Influenza: Ther.:** 2 x 75mg p.o. (5d); **Pro.:** 1 x 75mg (7d); **Ki. > 1J: Ther.:** < 15kg: 2 x 30mg; 15-23kg: 2 x 45mg; 23-40kg: 2 x 60mg; > 40kg: 2 x 75mg; **DANI** CrCl > 30: Ther./Pro.: 2 x 75mg/1 x 75mg; 10-30: 1 x 75mg/75mg alle 2d oder tgl. 30mg; < 10, HD: nicht empf.; **DALI** nicht erforderl.
Zanamivir Rp	HWZ 1.6-5.1h, PRC B, Lact ?
Relenza *Diskhaler (ED = 5mg)*	**Influenza A, B: Erw. u. Ki ab 5J:** 2 x 10mg inhalieren für 5d; **Postexpositions-Pro.:** 1 x 10mg für 10d; **saisonale Pro.:** 1 x 10mg für bis zu 28d; **DANI, DALI** nicht erforderlich

9.24.4 Nukleosidische und nukleotidische Reverse-Transkriptase-Inhibitoren (NRTI)

Wm/Ind: Blockade der Umwandlung von RNA in DNA durch ein chemisch verändertes Nukleosid; **UW** (Abacavir): Übelkeit, Müdigkeit, Fieber, Kopfschmerzen, Diarrhoe, Anorexie; **UW** (Adefovir): Asthenie, Bauchschmerzen, Kopfschmerzen, Übelkeit, Diarrhoe, Krea ↑; **UW** (Didanosin, Stavudin): Polyneuropathie, Pankreatitis, Diarrhoe, Exanthem; **UW** (Emtricitabin): Kopfschmerzen, Übelkeit, Diarrhoe, CK ↑, Exanthem; **UW** (Lamivudin): Kopfschmerzen, Übelkeit, Pankreatitis; **UW** (Tenofovir-Alafenamid): Diarrhoe, Übelkeit, Erbrechen, Bauchschmerzen, Völlegefühl, Flatulenz, Erschöpfung, Kopfschmerzen, Schwindel, Exanthem, Pruritus, ALT ↑, Arthralgie; **UW** (Tenofovir-Disoproxil): Diarrhoe, Übelkeit, Erbrechen, Hypophosphatämie, Flatulenz; **UW** (Zidovudin): Anämie, Leuko ↓, Myopathie, Übelkeit, Kopfschmerzen;
KI (Abacavir): schwere Leberfunktionsstrg., Grav./Lakt.; **KI** (Adefovir): bek. Überempf.; **KI** (Didanosin): akute Pankreatitis, Grav./Lakt.; **KI** (Emtricitabin): bek. Überempf.; **KI** (Lamivudin, Stavudin): Grav./Lakt.; **KI** (Tenofovir-Alafenamid/Disoproxil): bek. Überempf.; **KI** (Zidovudin): Leukozytenabnahme < 750/µl, Hb < 7.5g/dl, Grav./Lakt.

Abacavir (ABC) Rp	HWZ 1-2h, Q0 0.95, PPB 50%, PRC C, Lact -
Abacavir HEXAL *Tbl. 300mg* **Ziagen** *Tbl. 300mg; Saft (1ml = 20mg)*	**HIV-Infektion:** 2 x 300mg p.o.; **Ki. 3M-12J:** 2 x 8mg/kg, max. 600mg/d; **DANI** nicht erforderl.; **DALI** Anw. nicht empf.
Abacavir + Lamivudin Rp	PRC C, Lact -
Abacavir/Lamivudin beta *Tbl. 300+600mg* **Abacavir/Lamivudin HEXAL** *Tbl. 300+600mg* **Kivexa** *Tbl. 600+300mg*	**HIV-Infektion: Erw., Ki. ab 25kg:** 1 x 600+300mg p.o.; **DANI** CrCl < 50: Anw. nicht empfohlen; **DALI** Anwendung nicht empfohlen
Adefovir Rp	HWZ 1-2h, PPB < 4%, PRC C, Lact -
Hepsera *Tbl. 10mg*	**Chron. Hepatitis B:** 1 x 10mg p.o.; **DANI** CrCl > 50: 100%; 20-49: 10mg alle 48h; 10-19: 10mg alle 72h; HD: 10mg alle 7d

Didanosin (DDI) Rp	HWZ 1.3-1.5 h, Qo 0.5, PPB < 5%, PRC B, Lact ?
Videx *Kps. 125, 200, 250, 400mg; Trockensaft (10ml = 200mg)*	**HIV-Infektion:** < 60kg: 250mg/d p.o.; > 60kg: 400mg/d in 1-2ED; **Ki. > 3M:** 240mg/m² KOF p.o. in 1-2ED, 180mg/m² bei Kombination mit Zidovudin; **DANI** CrCl > 60: 100%; 30-59: ≥ 60kg: 200mg/d, < 60kg: 150mg/d; 10-29: ≥ 60kg: 150mg/d, < 60kg: 100mg/d; < 10: ≥ 60kg: 100mg/d, < 60kg: 75mg/d; **DALI** nicht erf.
Emtricitabin (FTC) Rp	HWZ 10 h, PPB < 4%, PRC B, Lact -
Emtriva *Kps. 200mg; Saft (1ml = 10mg)*	**HIV-Infektion:** 1 x 200-240mg p.o.; **Ki. < 33kg:** 6mg/kg/d, max. 240mg/d; **Ki. > 33kg:** s. Erw.; **DANI** CrCl > 50: 100%; 30-49: 200mg alle 48h; 15-29: 200mg alle 72h; < 15, HD: 200mg alle 96h (gilt für Tbl., Saft s. FachInfo)
Emtricitabin + Tenofovir Rp	PRC B, Lact -
Descovy *Tbl. 200+10, 200+25mg* **Truvada** *Kps. 200+245mg*	**HIV-Infektion:** Descovy: Erw., **Ki. ab 12J, ≥ 35kg:** je n. Komb. mit anderen Virustatika (s. FachInfo) 1 x 200+10-25mg p.o.; **DANI** CrCl ≥30: 100%; < 30: Anw. nicht empf.; **DALI** Child A, B: 100%; C: Anw. nicht empf.; Truvada: Erw. ≥18J: 1 x 200+245mg p.o.; **DANI** CrCl > 50: 100%; 30-49: 1Kps. alle 48h; < 30, HD: Anw. nicht empf.; **DALI:** nicht erf.
Emtricitabin + Rilpivirin → 267 **+ Tenofovir** Rp	PRC B, Lact -
Eviplera *Tbl. 200+25+245mg* **Odefsey** *Tbl. 200+25+245mg*	**HIV-Infektion:** Eviplera: Erw.: 1 x 200+25+245mg p.o. mit einer Mahlzeit; Odefsey: Erw., **Ki. ab 12J.:** 1 200+25+25mg; **DANI** Eviplera: CrCl < 50, Odefsey: < 30: Anwendung nicht empf.; **DALI** Child A, B: 100%; C: Anw. nicht empf.
Entecavir Rp	HWZ 128-149h, PPB 13%, PRC C, Lact-
Baraclude *Tbl. 0.5, 1mg; Saft (1ml = 0.5mg)* **Entecavir HEXAL** *Tbl. 0.5, 1mg*	**Chron. Hepatitis B:** nukleosid-naive Patienten, kompensierte Lebererkrankung: 1 x 0.5mg p.o.; Lamivudin-refraktäre Pat. und/oder dekompensierte Lebererkrankung: 1 x1mg p.o.; **Ki. 2-18J:** ab 10kg s. FachInfo; **DANI** CrCl 30-49: 0.25/0.5mg/d; 10-29: 0.15-0.3mg/d; < 10, HD: 0.05-0.1mg/d; **DALI** nicht erforderlich

Lamivudin (3TC) Rp	HWZ 3-7h, Q_0 0.03, PPB 16-36%, PRC C, Lact ?
Epivir *Tbl. 150, 300mg; Saft (1ml = 10mg)* **Zeffix** *Tbl. 100mg; Saft (1ml = 5mg)* **Lamivudin HEXAL** *Tbl. 100, 150, 300mg* **Lamivudin Teva** *Tbl. 100, 150, 300mg*	**HIV-Infektion:** 300mg/d p.o. in 1-2ED; **Ki. > 3M:** 2 x 4mg/kg; **DANI** CrCl > 50: 100%; 30-50: 1 x 150mg; 15-29: 1 x 100mg; 5-14: 1 x 50mg; < 5: 1 x 25mg; **chron. Hepatitis B:** 1 x 100mg p.o.; **DANI** CrCl 30-49: ini 100mg, dann 50mg/d; 15-29: ini 100mg, dann 25mg/d; 5-14: ini 35mg, dann 15mg/d; < 5: ini 35mg, dann 10mg/d
Lamivudin + Zidovudin (CBV) Rp	PRC C, Lact ?
Combivir *Tbl. 150+300mg* **Lamivudin/Zidovudin HEXAL** *Tbl. 150+300mg* **Lamizido** *Tbl. 150+300mg*	**HIV-Infektion:** 2 x 1Tbl. p.o.; **Ki. 14-21kg:** 2 x 1/2Tbl.; **21-30kg:** 1 x 1/2Tbl. morgens + 1 x 1Tbl. abends; **DANI** CrCl < 50: Monopräparate empfohlen
Lamivudin + Zidovudin + Abacavir Rp	PRC C, Lact -
Trizivir *Tbl. 150+300+300mg*	**HIV-Infektion:** 2 x 1Tbl. p.o.; **DANI** CrCl < 50: Monopräp. empf.; **DALI** KI
Stavudin (D4T) Rp	HWZ 1-1.5h, Q_0 0.6, PPB unerheblich, PRC C, Lact ?
Zerit *Kps. 20, 30, 40mg;* *Trockensaft (1ml = 1mg)*	**HIV-Infektion:** < 60kg: 2 x 30mg p.o.; > 60kg: 2 x 40mg; **Ki. > 3M < 30kg:** 2 x 1mg/kg; > **30kg:** s. Erw.; **DANI** CrCl 26-50: 2 x 15-20mg; < 26, HD: 1 x 15-20mg; **DALI** nicht erforderlich
Telbivudin Rp	HWZ 42h, PPB 3%, PRC B, Lact -
Sebivo *Tbl. 600mg*	**Chron. Hepatitis B:** 1 x 600mg p.o.; **DANI** CrCl 30-49: 400mg/d oder 600mg alle 48h, < 30: 200mg/d oder 600mg alle 72h, terminale NI: 120mg/d oder 600mg alle 96h; **DALI** nicht erforderlich
Tenofovir-Alafenamid Rp	HWZ 0.5h, PPB 80%
Vemlidy *Tbl. 25mg*	**Chron. Hepatitis B:** Erw., **Ki. ab 12J**, > 35kg: 1x25mg p.o.; **DANI** CrCl ≥ 15: 100%; HD: 100% (Gabe nach HD); < 15 ohne HD: keine Daten; **DALI** nicht erforderlich
Tenofovir-Disoproxil (TDF) Rp	HWZ 12-18h, PPB < 0,7%
Viread *Tbl. 123, 163, 204, 245mg,* *Granulat (1g enth. 33mg)*	**HIV-Infektion:** 1 x 245mg p.o.; **Ki. 6-12J,** 17-21kg: 1 x 123mg; 22-27kg: 1 x 163mg; 28-34kg: 1 x 204mg; **chron. Hepatitis B:** Erw., **Ki. ab 12J** > 35kg: 1 x 245mg p.o.; **DANI** CrCl 30-49: 245mg alle 48h; 10-29: 245mg alle 72-96h; HD: 1 x 245mg/W; **DALI** nicht erforderlich

Zidovudin (AZT) Rp	HWZ 1h, Q0 0.85, PPB 35%, PRC C, Lact ?
Retrovir *Kps. 100, 250mg; Saft (5ml = 50mg); Inf.Lsg. 200mg* **Zidovudin Aurobindo** *Kps. 100, 250mg*	**HIV-Infektion:** 500-600mg/d p.o. in 2-3ED; 6 x 1-2mg/kg i.v.; **Ki. 3M-12J:** 360-480mg/m² KOF p.o. in 3-4ED; 4 x 80-160mg/m² KOF i.v.; **DANI** CrCl < 10: 300-400mg/d p.o.; 3-4 x 1mg/kg i.v.

9.24.5 Non-nukleosidische Reverse-Transkriptase-Inhibitoren (NNRTI)

Wm/Ind: Blockade der reversen Transkriptase von HIV-1;
UW (Efavirenz): Schwindel, Benommenheit, Konzentrationsstörung, Schlaflosigkeit, Exanthem, Leberenzyme ↑; **UW** (Etravirin): Hautausschlag, Diarrhoe, Übelkeit;
UW (Nevirapin): Hautausschlag, Übelkeit, Fieber, Kopfschmerzen, Leberwerte ↑;
UW (Rilpivirin): Leukopenie, Anämie, Thrombopenie, erhöhtes Gesamt-/LDL-Cholesterin, erhöhte Triglyzeride, verminderter Appetit, Schlafstrg., abnorme Träume, Depression, Kopfschmerzen, Schwindel, Übelkeit, Somnolenz, Amylase ↑, Lipase ↑, Bauchschmerzen, Erbrechen, Mundtrockenheit, Transaminasen ↑, Bilirubin ↑, Exanthem, Fatigue;
KI (Efavirenz): Grav./Lakt., Ki. < 3J, bek. Überempf., schw. Leberschädigung, gleichz. Anw. von Johanniskrautpräparaten und verschiedenen anderen Präparaten (s. FachInfo);
KI (Etravirin): bek. Überempfi., Lakt., strenge Ind.Stell. in der Grav.;
KI (Nevirapin): bek. Überempf., schw. Leberfunktionsstrg., gleichzeitige Anw. von Johanniskrautpräparaten, Lakt., strenge Ind.Stell. in der Grav.;
KI (Rilpivirin): bek. Überempf., gleichzeitige Anw. von Carbamazepin, Oxcarbazin, Phenobarbital, Phenytoin, Rifabutin, Rifampicin, Rifapentin, Omeprazol, Esomeprazol, Pantoprazol, Rabeprazol, Lansoprazol, Dexamethason (außer Einzeldosis), Johanniskraut

Efavirenz (EFV) Rp	HWZ 40-55h, Q0 > 0.9, PPB 99%, PRC C, Lact -
Efavirenz Teva *Tbl. 600mg* **Stocrin** *Tbl. 600mg* **Sustiva** *Kps. 50, 100, 200mg; Tbl. 600mg; Saft (1ml = 30mg)*	**HIV-Infektion:** 1 x 600mg p.o.; 1 x 720mg p.o.; **Ki. 3-17J:** < 15kg: 200mg; 15-19kg: 250mg; 20-24kg: 300mg; 25-32kg: 350mg; 32.5-39kg: 400mg; > 40kg: 600mg; **DANI** nicht erforderlich; **DALI** Child C: KI
Efavirenz + Emtricitabin → 264 **+ Tenofovir** → 265	
Atripla *Tbl. 600+200+245mg*	**HIV-1-Inf.:** 1 x 1Tbl. p.o.; **DANI** CrCl < 50: Anw. nicht empfohlen; **DALI** Child C: KI
Etravirin Rp	HWZ 30-40h, PPB 99.9%, PRC B, Lact -
Intelence *Tbl. 25, 100, 200mg*	**HIV-Inf.:** 2 x 200mg p.o.; **Ki. 16 bis < 20kg:** 2 x 100mg; **20 bis < 25kg:** 2 x 125mg; **25-30kg:** 2 x 150mg; **≥ 30kg:** 2 x 200mg; nur komb. mit geboosterten PI/antiretroviralen Substanzen; **DANI** nicht erforderlich; **DALI** Child C: Anw. nicht empf.

Nevirapin (NVP) Rp	HWZ 22-84h, Q0 0.95, PPB 60%, PRC C, Lact ?
Nevirapin Aurobindo *Tbl. 200mg* **Nevirapin HEXAL** *Tbl. 200mg* **Nevirapin-ratioph.** *Tbl. 200mg* **Viramune** *Tbl. 100(ret.), 200, 400(ret.)mg; Saft (5ml = 50mg)*	**HIV-Infektion:** 1 x 200mg p.o., nach 14d 2 x 200mg oder 1 x 400mg (ret.); **Ki. 2M-8J:** 1 x 4mg/kg p.o., nach 14d 2 x 7mg/kg; **8-16J:** 1 x 4mg/kg, nach 14d 2 x 4mg/kg; **DANI** HD: weitere 200mg n. jeder Dialyse; **DALI** Child C: KI
Rilpivirin Rp	HWZ 45h, PPB 99%, PRC B, Lact -
Edurant *Tbl. 25mg*	**HIV-Infektion:** 1 x 25mg p.o. mit einer Mahlzeit; **DANI** leichte bis mäßige NI: 100%; schwere NI: vorsichtige Anw.; **DALI** Child A, B: 100%; Child C: Anw. nicht empf.

9.24.6 Protease-Inhibitoren (PI)

Wm/Ind: spezifische Hemmung der viralen Protease ⇒ Produktion wichtiger Virusproteine ↓ (z.B. reverse Transkriptase);
UW (Atazanavir): Ikterus, Lipodystrophie, Kopfschmerzen, Schlaflosigkeit, Sklerenikterus, Bauchschmerzen, Diarrhoe, Dyspepsie, Übelkeit, Erbrechen, Ausschlag, Asthenie;
UW (Boceprevir): Bronchitis, Entzündung von Haut/Bindegewebe, Herpes simplex, Influenza, orale Pilzinfektion, Sinusitis, Anämie, Neutropenie, Leukopenie, Thrombopenie, Struma, Hypothyreose, Appetit ↓, Dehydratation, Hyperglykämie, Hypertriglyzeridämie, Hyperurikämie, Angst, Depression, Schlaflosigkeit, Reizbarkeit, Affektlabilität, Agitiertheit, Libidostörung, Stimmungsänderung, Schlafstrg., Schwindel, Kopfschmerz, Hypästhesie, Parästhesie, Synkope, Amnesie, Aufmersamkeitsstrg., Gedächtnisstrg., Migräne, Parosmie, Tremor, Drehschwindel, trockenes Auge, Retinaexsudate, verschwommenes Sehen, Sehstrg., Tinnitus, Palpitation, Hypotonie, Hypertonie, Husten, Dyspnoe, Epistaxis, verstopfte Nase, oropharyngeale Schmerzen, Atemwegblockade, Diarrhoe, Übelkeit, Erbrechen, Mundtrockenheit, Dysgeusie, Bauchschmerzen, Obstipation, Reflux, Hämorrhoiden, aphtöse Stomatitis, Glossodynie, Alopezie, Hauttrockenheit, Pruritus, Ekzem, Exanthem, Erythem, Dermatitis, Lichtreaktion, Urtikaria, Arthralgie, Myalgie, Rücken-/Gliederschmerzen, Muskelkrämpfe, Muskelschwäche, Nackenschmerzen, Pollakisurie, erektile Dysfkt., Asthenie, Schüttelfrost, Erschöpfung, Pyrexie, Beschwerden im Brustbereich, Unwohlsein, Schleimhauttrockenheit, Gewicht ↓;
UW (Fosamprenavir): Diarrhoe, Triglyzeride ↑, Kopfschmerzen, Schwindel, weiche Stühle, Übelkeit, Erbrechen, Unterleibschmerzen, Müdigkeit, erythematöse/makulopapuläre Hauteruptionen, Transaminasen ↑, Lipase ↑;
UW (Indinavir, Ritonavir): Übelkeit, Diarrhoe, Kopfschmerzen, Müdigkeit, Exanthem;
UW (Saquinavir): Diarrhoe, Übelkeit, Exanthem;
UW (Telaprevir): Pruritus, Exanthem, Ekzem, Gesichtsschwellung, exfoliativer Hautausschlag, orale Candidose, Anämie, Thrombopenie, Lymphopenie, Hypothyreose, Hyperurikämie, Hypokaliämie, Geschmacksstrg., Synkope, Übelkeit, Diarrhoe, Erbrechen, Hämorrhoiden, Proktalgie, analer Pruritus, Analfissur, rektale Blutung, Hyperbilirubinämie, periph.Ödeme, abnormaler Geschmack des Produkts; **UW** (Tipranavir): Hautausschlag, Pruritus, Photosensibilität, Lebertoxizität, Hypertriglyzeridämie, Anorexie, Kopfschmerzen, Diarrhoe, Übelkeit, Erbrechen, Flatulenz, Bauchschmerzen, Dyspepsie; Erschöpfung;

KI (Atazanavir): bek. Überempf., mäßige/schwere Leberinsuffizienz;
KI (Boceprevir): bek. Überempf., Autoimmunhepatitis, Grav., gleichzeitige Anwendung von Midazolam, Triatolam, Bepridil, Pimozid, Lumefantrin, Halofantrin, Tyrosinkinaseinhibitoren, Ergotaminderivaten; **KI** (Fosamprenavir): bek. Überempf., schwere LI;
KI (Indinavir): Grav./Lakt.; **KI** (Ritonavir): schwere LI, Cave in Grav./Lakt.;
KI (Saquinavir): Grav./Lakt.;
KI (Telaprevir): bek. Überempf., gleichz. Anw. von Alfuzosin, Amiodaron, Bepridil, Chinidin, Astemizol, Terfenadin, Cisaprid, Pimozid, Ergotaminderivaten, Lovastatin, Simvastatin, Atorvastatin, Sildenafil, Tadalafil (nur bei Ther. der pulm. Hypertonie), Midazolam/Triazolam p.o., Klasse Ia-/-III-Antiarrhythmika, Lidocain (i.v.), Rifampicin, Johanniskraut, Carbamazepin, Phenytoin, Phenobarbital; **KI** (Tipranavir): bek. Überempf., Leberinsuff. (Child B-C)

Atazanavir (AZV) Rp	HWZ 8.6 h, PPB 86%, RCB, Lact -
Reyataz *Kps. 150, 200, 300mg*	**HIV-Infektion:** 1 x 300mg p.o., Kombination mit 1 x 100mg Ritonavir; **DANI** nicht erforderlich; **DALI** Child B, C: KI
Boceprevir Rp	HWZ 3.4 h, PPB 75%, PRC B, Lact -
Victrelis *Kps. 200mg*	**Chron. Hepatitis C Genotyp 1 mit/ohne Vorther.:** Kombination mit PEG-Interferon alfa + Ribavirin: 3 x 800mg p.o. mit einer Mahlzeit; Ther. Dauer s. FachInfo; **DANI, DALI** nicht erforderlich
Darunavir Rp	HWZ 15h, PPB 95%, PRC B, Lact -
Prezista *Tbl. 75, 150, 400, 600, 800mg; Susp. (1ml = 100mg)*	**HIV-Infektion:** Behandlungsnaive 1 x 800mg p.o. mit 1 x 100mg Ritonavir, Vorbehandelte 2 x 600mg p.o. mit 2 x 100mg Ritonavir; **Ki. 3-17J, vorbehandelt: 15 bis < 30kg:** 2 x 375mg mit 2 x 50mg Ritonavir; **30 bis < 40kg:** 2 x 450mg mit 2 x 60mg Ritonavir; **≥ 40kg:** 2 x 600mg mit 2 x 100mg Ritonavir; **DANI** nicht erforderlich; **DALI** Child C: KI
Fosamprenavir (FPV) Rp	HWZ 15-23h, PPB 90%, PRC C, Lact -
Telzir *Tbl. 700mg; Susp. (5ml = 250mg)*	**HIV-Infektion:** 2 x 700mg p.o., Kombination mit 2 x 100mg Ritonavir; **Ki. 25-39kg:** 2 x 18mg/kg + 2 x 3mg/kg Ritonavir; **DANI** nicht erf.; **DALI** Child-Pugh < 7: 100%; 7-9: 2 x 450mg + 2 x 100mg Ritonavir; > 9: KI
Indinavir (IDV) Rp	HWZ 1.5-2h, Q0 0.8, PPB 40%, PRC C, Lact -
Crixivan *Kps. 200, 400mg*	**HIV-Infektion:** 3 x 800mg p.o.; **Ki. 4-17J:** 3 x 500mg/m²; **DALI** leichte bis mittelschwere Leberfunktionsstörungen: 3 x 600mg

Lopinavir + Ritonavir Rp	
Kaletra *Tbl. 100+25, 200+50mg; Saft (5ml = 400+100mg)*	**HIV-Inf.:** 2 x 400+100mg p.o.; 2 x 5ml p.o.; **Ki. > 2J:** 2 x 230 (max. 400) +57.5 (max. 100)mg/m²; s. auch FachInfo; **DANI** nicht erforderl.; **DALI** KI bei schwerer LI
Paritaprevir Rp nur in Kombation mit anderen Virustatika → 272	
Ritonavir (RTV) Rp	HWZ 3-3.5h, Q0 0.7, PPB 99%, PRC B, Lact ?
Norvir *Tbl. 100mg; Saft (7.5ml = 600mg)*	**Verbesserung der Pharmakokinetik von Proteaseinhibitoren:** 1-2 x 100-200mg p.o.; s. a. FachInfo d. jeweiligen Proteaseinhibitors; **HIV-Inf.:** ini 2 x 300mg p.o., steigern bis 2 x 600mg; **Ki. > 2J:** ini 2 x 250mg/m², alle 2-3d um 50mg/m² steigern bis 2 x 350mg/m²; **DANI** nicht erforderl.; **DALI** KI bei schw. LI
Saquinavir (SQV) Rp	HWZ 13h, Q0 > 0.95, PPB 97%, PRC B Lact ?
Invirase *Tbl. 500mg*	**HIV-Infektion:** 2 x 1g p.o., Kombination mit 2 x 100mg Ritonavir; **DANI** nicht erforderl.; **DALI** KI bei schw. LI
Simeprevir Rp	HWZ 10-13h, PPB 99%, PRC C Lact ?
Olysio *Kps. 150mg*	**Chronische Hepatitis C:** 1 x 150mg p.o., Komb. mit Ribavirin bzw. PEG-IFN-alfa bzw. Sofosbuvir f. 12W je nach Genotyp, s. FachInfo; **DANI** CrCl < 30: vors. Anw.; **DALI** Child A, B: 100%; C: keine Daten, vorsichtige Anwendung
Telaprevir Rp	HWZ 9-11h, PPB 59-76%, PRC B Lact ?
Incivo *Tbl. 375mg*	**Chron. Hepatitis C Genotyp 1 mit/ohne Vorther.:** Komb. mit PEG-Interferon alfa-2a oder -2b + Ribavirin: 3 x 750mg p.o. mit einer Mahlzeit; Ther. Dauer s. FachInfo; **DANI** nicht erforderlich; **DALI** Child A 100%; B-C: Anwendung nicht empfohlen
Tipranavir (TPV) Rp	HWZ 5-6h, PPB 99%, PRC C Lact -
Aptivus *Kps. 250mg; Saft (1ml = 100mg)*	**HIV-Infektion:** 2 x 500mg p.o., Kombination mit Ritonavir 2 x 200mg; **Ki. 2-12J:** 2 x 375mg/m² mit Ritonavir 2 x 150mg/m²; **DANI** nicht erforderlich; **DALI** Child B, C: KI

9.24.7 NS5A-Inhibitoren

Wm/Wi (Daclatasvir): Inhibitor des Nichtstrukturproteins 5A ⇒ Hemmung der RNA-Replikation und der Virus-Assembly; **UW** (Daclatasvir, Komb. mit Sofosbuvir + Ribavirin): Anämie, Appetit ↓, Depression, Angst, Schlaflosigkeit, Kopfschmerz, Schwindel, Migräne, Hitzewallung, Husten, Dyspnoe, Belastungsdyspnoe, Nasenverstopfung, Übelkeit, Diarrhoe, Oberbauchschmerzen, Obstipation, Flatulenz, gastroösophageale Refluxerkrankung, trockener Mund, Erbrechen, Pruritus, trockene Haut, Alopezie, Ausschlag, Arthralgie, Myalgie, Ermüdung, Reizbarkeit; **KI** (Daclatasvir): bek. Überempf.; Komb. mit Phenytoin, Carbamazepin, Oxcarbazepin, Phenobarbital, Rifampicin, Rifabutin, Rifapentin, systemisch angewendetes Dexamethason, Johanniskraut

Daclatasvir (DCV) Rp — HWZ 12-15h, PPB 99%

Daklinza *Tbl. 30, 60, 90mg*	**Chronische Hepatitis C, Genotyp 1-4:** 1 x 60mg p.o., Komb. m. anderen Virustatika; s. FachInfo bei gleichzeitiger Anw. von CYP3A4-Inhibitoren/Induktoren; **DANI, DALI** nicht erforderlich

Ledipasvir (LDV) Rp nur in Komb. mit anderen Virustatika → 271

Ombitasvir (OMV) Rp nur in Komb. mit anderen Virustatika → 272

9.24.8 NS5B-Inhibitoren, nukleos(t)idisch

Wm/Wi (Sofosbuvir): Hemmung der NS5B-RNA-Polymerase ⇒ Hemmung der Virusreplikation; **UW** (Sofosbuvir, Komb. mit Ribavirin und PEG-IFN): Anämie, Lymphopenie, Thrombopenie, Neuropenie, ↓ Appetit, Gewichtsabnahme, Schlaflosigkeit, Depresseion, Angst, Unruhe, Schwindel, Kopfschmerzen, Migräne, Gedächtnisstrg., Aufmerksamkeitsstrg., Sehstrg., Dyspnoe, Husten, Belastungsdyspnoe, Diarrhoe, Übelkeit, Erbrechen, Obstipation, Mundtrockenheit, Reflux, Bilirubinanstieg, Exanthem, Pruritus, Alopezie, trockene Haut, Arthralgie, Myalgie, Rückenschmerzen, Muskelkrämpfe, Schüttelfrost, Erschöpfung, grippeähnliche Symptome, Reizbarkeit, Schmerzen, Fieber, Brustschmerzen, Asthenie; **KI** (Sofosbuvir): bek. Überempf.

Sofosbuvir Rp — HWZ 0.4 (27)h, PPB 85%

Sovaldi *Tbl. 400mg*	**Chronische Hepatitis C:** 1 x 400mg p.o., Komb. mit Ribavirin bzw. PEG-IFN-alfa für 12-24W je nach Genotyp, s. FachInfo; **DANI** CrCl > 30: 100%; ≤ 30: keine Daten; **DALI** nicht erforderlich

9.24.9 NS5B-Inhibitoren, nicht-nukleosidisch

Wm/Wi (Dasabuvir): nicht-nukleosidischer Inhibitor der RNA-abhängigen HCV-RNA-Polymerase, die durch das NS5B-Gen kodiert wird und von entscheidender Bedeutung für die Replikation des Virusgenoms ist; **UW** (Dasabuvir in Komb. mit Ombitasvir, Paritaprevir, Ritonavir, Ribavirin): Anämie, Schlaflosigkeit, Übelkeit, Pruritus, Asthenie, Erschöpfung; Transaminasen ↑, Bilirubin; **KI** (Dasabuvir): bek. Überempf., gleichzeitige Anw. von Ethinylestradiol, Carbamazepin, Phenytoin, Phenobarbital, Efavirenz, Nevirapin, Etravirin, Enzalutamid, Johanniskraut, Mitotan, Rifampicin, Gemfibrozil

Dasabuvir (DSV) Rp	HWZ 6h PPB 99% PRC B Lact ?
Exviera *Tbl. 250mg*	**Chron. Hepatitis C Genotyp 1:** 2 x 250mg p.o. nur in Komb. mit anderen Virustatika; **DANI** nicht erforderlich; **DALI** Child A: 100%; B: keine Daten; C: Anw. nicht empfohlen

9.24.10 Hepatitis-C-Virustatika-Kombinationen

UW (Elbasvir + Grazoprevir): Appetit ↓, Schlaflosigkeit, Kopfschmerzen, Angst, Depression, Schwindel, Übelkeit, Diarrhoe, Bauchschmerzen, Erbrechen, Mundtrockenheit, Pruritus, Alopezie, Arthralgie, Myalgie, Ermüdung, Asthenie, Reizbarkeit;
UW (Ledipasvir + Sofosbuvir): Kopfschmerzen, Erschöpfung;
UW (Ombitasvir + Paritaprevir + Ritonavir + Dasabuvir + Riavirin): Anämie, Schlaflosigkeit, Übelkeit, Pruritus, Asthenie, Erschöpfgung;
UW (Velpatasvir + Sofosbuvir): Kopfschmerzen, Erschöpfung, Übelkeit;
KI (Elbasvir + Grazoprevir): bek. Überempf., LI Child B, C; gleichz. Anw. von Rifampicin, Atazanavir, Darunavir, Lopinavir, Saquinavir, Tipranavir, Cobicistat, Ciclosporin, Efavirenz, Phenytoin, Carbamazepin, Bosentan, Etravirin, Modafinil, Johanniskraut;
KI (Ledipasvir + Sofosbuvir): bek. Überempf.; gleichz. Anw. von Johanniskraut, Rosuvastatin;
KI (Ombitasvir + Paritaprevir + Ritonavir): bek. Überempfindlichkeit, schwere Leberfktsstrg. Child C, gleichz. Anw. von ethinylestradiolhaltigen Arzneimitteln, Alfuzosinhydrochlorid, Amiodaron, Astemizol, Terfenadin, Chinidin, Cisaprid, Colchicin bei Patienten mit Nieren- oder, Leberfunktionsstörung, Ergotamin, Dihydroergotamin, Ergometrin, Methylergometrin, Fusidinsäure, Lovastatin, Simvastatin, Atorvastatin, oral angew. Midazolam, Triazolam, Pimozid, Quetiapin, Salmeterol, Sildenafil (bei Behandlung einer pulmonalen arteriellen Hypertonie), Ticagrelor, Carbamazepin, Phenytoin, Phenobarbital, Efavirenz, Nevirapin, Etravirin, Enzalutamid, Johanniskraut, Mitotan, Rifampicin, Clarithromycin, Telithromycin, Cobicistat, Conivaptan, Indinavir, Lopinavir/Ritonavir, Saquinavir, Tipranavir, Itraconazol, Ketoconazol, Posaconazol, Voriconazol;
KI (Velpatasvir + Sofosbuvir): bek. Überempf., Komb. mit Rifampicin, Rifabutin, Johanniskraut, Carbamazepin, Phenobarbital, Phenytoin

Elbasvir + Grazoprevir	
Zepatier *Tbl. 50+100mg*	**Chronische Hepatitis C, Genotyp 1b:** 1 x 50 + 100mg p.o. f. 12W; **Genotyp 1a, 4:** 1 x 50 + 100mg p.o. f. 12W; bei initialer Viruslast > 800.000 IE/ml Ther.-Dauer 16W u. Komb. mit Ribavirin zu erwägen; **DANI** nicht erforderlich; **DALI** Child B, C: KI
Ledipasvir + Sofosbuvir	
Harvoni *Tbl. 90+400mg*	**Chronische Hepatitis C, Genotyp 1, 3, 4:** 1 x 90 + 400mg, Ther.-Dauer, Kombination mit Ribavirin s. FachInfo; **DANI** CrCl ≥ 30: 100%; <30: keine Daten; **DALI** nicht erforderlich

Ombitasvir + Paritaprevir + Ritonavir	
Viekirax *Tbl. 12.5+75+50mg*	**Chronische Hepatitis C, Genotyp 1, 4:** 1 x 25 + 150 +100mg, Ther.-Dauer, Komb. mit Ribavirin und/oder Dasabuvir s. FachInfo; **DANI** nicht erforderlich; **DALI** Child A: 100%; B: keine Daten; C: KI
Sofosbuvir + Velpatasvir	
Epclusa *Tbl. 400+100mg*	**Chronische Hepatitis C, alle Genotypen:** ohne Zirrhose 1 x 400+100mg p.o. f. 12W, bei Genotyp 3 u. komp. Zirrhose Komb. mit Ribavirin zu erwägen; bei dekomp. Zirrhose Komb. mit Ribavirin; s.a. FachInfo; **DANI** CrCl ≥ 30: 100%; < 30: keine Daten; **DALI** nicht erforderl.

9.24.11 Weitere antivirale Mittel

Wm/Wi (Cobicistat): selektiver Inhibitor der CYP3A-Unterfamilie der Cytochrome P450 ⇒ Steigerung der systemischen Exposition von CYP3A-Substraten wie Elvitegravir; **Wm/Wi** (Dolutegravir): HIV-Integrase-Strangtransfer-Inhibitor (INSTI) ⇒ verhindert Einbau der HIV-1-DNA in genomische Wirts-DNA; **Wm/Wi** (Elvitegravir): HIV-Integrase-Strangtransfer-Inhibitor (INSTI) ⇒ verhindert Einbau der HIV-1-DNA in genomische Wirts-DNA; **Wm/Wi** (Enfuvirtid): hemmt virale und zelluläre Membranenfusion ⇒ Hemmung des Eintritts von HIV-1 in menschl. Zellen; **Wm/Wi** (Maraviroc): bindet selektiv an den Chemokin-Rez. CCR5 beim Menschen ⇒ Hemmung des HIV-Eindringens in die Zielzellen; **Wm/Wi** (Raltegravir): hemmt virale Integrase ⇒ Hemmung der Integration des HIV-Genoms in das Wirtszellgenom; **Wm/Wi** (Ribavirin): Guanosinanalogon, Hemmung der RNA-Polymerase; **UW** (Cobicistat+Elvitegravir+Emtricitabin+Tenofovir): Neutropenie, allerg. Reaktion, Hypophosphatämie, Hyperglykämie, Hypertriglyceridämie, Appetit ↓, Schlaflosigk., abnorme Träume, Kopfschmerzen, Schwindelgefühl, Diarrhoe, Erbrechen, Übelkeit, Amylase/Lipase/Transaminasen/ Bilirubin/CK/Kreatinin ↑, Abdominalschmerzen, Dyspepsie, Obstipation, Völlegefühl, Flatulenz, Hautausschlag, Pruritus, Urtikaria, Verfärbung der Haut, Asthenie, Schmerzen, Müdigkeit; **UW** (Dolutegravir): Kopfschmerzen, Übelkeit, Diarrhoe, Schlafstrg., anormale Träume, Schwindel, Erbrechen, Meteorismus, Bauchschmerzen, Exanthem, Pruritus, Abgeschlagenheit, Transam./CK ↑; **UW** (Dolutegravir + Abacavir + Lamivudin): Überempfindlichkeitsreaktion, Anorexie, Schlaflosigkeit, anormale Träume, Depression, Albträume, Schlafstrg., Kopfschmerzen, Schwindel, Schläfrigkeit, Lethargie, Husten, nasale Symptome, Übelkeit, Diarrhoe, Erbrechen, Blähungen, abdominale Schmerzen, gastroösophageale Refluxkrankheit, Dyspepsie, Hautausschlag, Pruritus, Haarausfall, Arthralgie, Muskelbeschwerden, Fatigue, Asthenie, Fieber, allgemeines Unwohlsein, ↑ CK/GOT/GPT; **UW** (Enfuvirtid): Diarrhoe, Übelkeit, Müdigkeit, Pneumonie, Pankreatitis, Hautreaktion an der Einstichstelle; **UW** (Maraviroc): Leberenzyme ↑, Gewicht ↓, Schwindel, Parästhesien, Geschmacksstrg., Schläfrigkeit, Übelkeit, Husten, Erbrechen, Bauchschmerzen, Dyspepsie, Exanthem, Juckreiz, Muskelkrämpfe, Rückenschmerzen, Myokardischämie, Panzytopenie;

UW (Raltegravir): Schwindel, Bauchschmerzen, Obstipation, Flatulenz, Pruritus, Lipodystrophie, Hyperhidrose, Arthralgie, Müdigkeit, Schwächegefühl;
UW (Ribavirin oral; Komb. mit Peg-Interferon alfa-2a): Anämie, Anorexie, Depression, Schlaflosigkeit, Kopfschmerzen, Benommenheit, Konzentrationsschwäche, Dyspnoe, Husten, Diarrhoe, Übelkeit, Abdominalschmerzen, Haarausfall, Dermatitis, Pruritus, trockene Haut, Myalgie, Arthralgie, Fieber, Rigor, Schmerzen, Schwäche, Müdigkeit, Reakt. an Applikationsstelle, Reizbarkeit, Inf. der oberen Atemwege, Bronchitis, orale Candidamykose, Herpes simplex, Thrombopenie, Lymphadenopathie, Hypo-/Hyperthyreose, Stimmungsschwankungen, emotionale Verstimmung, Angstgefühl, Aggressivität, Nervosität, Libido ↑, Gedächtnisstrg., Synkopen, Schwäche, Migräne, Hypo-/Hyperästhesie, Parästhesie, Tremor, Geschmacksstrg.;
UW (Ribavirin oral; Komb. mit Peg-Interferon alfa-2a, Fortsetzung): Albträume, Somnolenz, Verschwommensehen, Augenschmerzen, Augenentzündung, Xerophthalmie, Vertigo, Ohrenschmerzen, Tachykardie, Palpitationen, periphere Ödeme, Erröten, Belastungsdyspnoe, Epistaxis, Nasopharyngitis, Sinus-/Nasen-Sekretstauungen, Rhinitis, rauer Hals, Erbrechen, Dyspepsie, Dysphagie, Mundgeschwüre, Zahnfleischbluten, Glossitis, Stomatitis, Flatulenz, Verstopfung, Mundtrockenheit, Exanthem, Schwitzen ↑, Psoriasis, Urtikaria, Ekzem, Hauterkrankungen, Lichtempfindlichkeitsreaktionen, Nachtschweiß, Rückenschmerzen, Arthritis, Muskelschwäche, Knochenschmerzen, Nackenschmerzen, Schmerzen der Skelettmuskulatur, Muskelkrämpfe, Impotenz, Schmerzen im Brustkorb, grippeähnliche Erkr., Unwohlsein, Lethargie, Hitzewallungen, Durst, Gewicht ↓;
KI (Cobicistat + Elvitegravir + Emtricitabin + Tenofovir): bek. Überempf., abgebrochene Vorbehandlung mit Tenofovir wegen Nierentoxizität, gleichz. Anw. mit zahlreichen anderen Med. (s. Fachinfo);
KI (Dolutegravir): bek. Überempf., gleichzeitige Anw. von Dofetilid;
KI (Dolutegravir+Abacavir+Lamivudin): bek. Überempf., gleichzeitige Anw. von Dofetilid;
KI (Enfuvirtid, Maraviroc, Raltegravir): bekannte Überempfindlichkeit;
KI (Ribavirin oral): bek. Überempf., schwere Herzkrankheit, schwere Leberfktsstrg. oder dekomp. Leberzirrhose, Hämoglobinopathien (z.B. Thalassämie, Sichelzellanämie), Grav./Lakt.

Cobicistat + Elvitegravir + Emtricitabin + Tenofovir Rp — PRC C, Lact -

Genvoya *Tbl. 150+150+200+10mg* **Stribild** *Tbl. 150+150+200+136mg*	**HIV-1-Infektion:** Stribild: Erw. ab 18J: 1 x 1Tbl. p.o.; **DANI** vor Therapiebeginn: CrCl < 70: KI, 70-90: Anw. nicht empf., nur falls keine Alternat. verfügbar; während Ther.: CrCl < 70: Therapieabbruch empfohlen, < 50: KI; **DALI** Child-Pugh A, B: 100%; C: keine Daten; Genvoya: Erw., **Ki. > 12J ≥35kg:** 1 x 1Tbl. p.o.; **DANI** CrCl ≥ 30: 100%; < 30: Anwendung nicht empfohlen; **DALI** Child-P. A, B: 100%; C: Anwendung nicht empfohlen

Dolutegravir + Abacavir + Lamivudin Rp	PRC C, Lact -
Triumeq *Tbl. 50+600+300mg*	**HIV-1-Infektion:** 1 x 1Tbl. p.o.; **DANI** CrCl < 50: Anw. nicht empfohlen; **DALI** Child A: ggf. Dosisreduktion; B, C: Anw. nicht empfohlen
Dolutegravir Rp	HWZ 14h, PPB 99%, PRC B, Lact -
Tivicay *Tbl. 10, 25, 50mg*	**HIV-1-Infektion:** 1 x 50mg p.o., 2 x 50mg bei Kombination mit Efavirenz, Nevirapin, Tipranavir, Ritonavir, Rifampicin bzw. bei Integrase-Inhibitor-Resistenz; **Ki. 12-17J:** 1 x 50mg; **DANI** nicht erforderlich; **DALI** Child C vorsichtige Anwendung
Enfuvirtid (T20) Rp	HWZ 3.8h, PPB 92%, PRC B, Lact -
Fuzeon *Inj.Lsg. 90mg/1ml*	**HIV-1-Infektion:** 2 x 90mg s.c.; **Ki. 6-16J:** 2 x 2mg/kg s.c., max. 2 x 90mg; **DANI** nicht erforderlich
Maraviroc (MVC) Rp	HWZ 13h, PPB 76%, PRC B, Lact -
Celsentri *Tbl. 150, 300mg*	**HIV-1-Infektion:** 2 x 150-600mg p.o.; Dosis u. **DANI** abhängig von Komedikation (CYP3A4-Hemmer/-Induktor) s. FachInfo; **DALI** vorsichtige Anwendung
Raltegravir Rp	HWZ 9h; PPB 83%; PRC C Lact -
Isentress *Kautbl. 25, 100mg; Tbl. 400mg; Granulat 100 mg*	**HIV-1-Inf.:** 2 x 400mg p.o.; **Ki. 2-11J:** 12bis < 14kg: 2 x 75mg; 14 bis < 20kg: 2 x 100mg; 20 bis < 28kg: 2 x 150mg; 28 bis < 40kg: 2 x 200mg; ≥ 40kg: 2 x 300mg; **DANI** nicht erforderlich; **DALI** vorsichtige Anwendung bei schwerer LI
Ribavirin Rp	HWZ 9.5h (Inhal.), 79h (p.o.), Q_0 0.6, PRC X, Lact ?
Copegus *Tbl. 200, 400mg* **Rebetol** *Kps. 200mg; Saft (5ml = 200mg)* **Ribavirin-CT** *Tbl. 200, 400mg* **Ribavirin-ratioph.** *Tbl. 200, 400mg*	**Chronische Hepatitis C** (in Kombination mit Interferon → 286): 800-1200mg/d je nach Gewicht bzw. Virus-Genotyp, s. FachInfo; **DANI** CrCl < 50: KI; **DALI** KI bei schwerer LI bzw. dekompensierter Zirrhose

9.25 Antimykotika zur systemischen Anwendung

9.25.1 Azole

Empf. (Fluconazol): Candida-Arten (außer C. krusei, C. glabrata), Cryptococcus, Histoplasma, Blastomyces, Trichosporon, Dermatophyten, keine Aktivität gegen Schimmelpilze;
empf. (Isavuconazol): Aspergillus, Mucorales;
empf. (Itraconazol): Candida, Cryptococcus, Coccidioides, Histoplasma, Aspergillus, Dermatophyten;
empf. (Posaconazol): Candida-Arten, Cryptococcus, Coccidioides, Histoplasma, alle Aspergillus-Spezies, Cladosporium, Zygomyceten, Fusarium-Spezies;
empf. (Voriconazol): Candida-Arten, Trichosporon, Cryptococcus, Coccidioides, Histoplasma, einige Aspergillus-Spezies, eingeschränkt bei Scedosporium, Fusarium;
UW (Fluconazol): Nausea, Kopf-/Bauchschmerzen, Diarrhoe, Exantheme, periphere Neuropathie, Veränderung von Leberfunktionswerten;
UW (Isavuconazol): Hypokaliämie, Appetit ↓, Delirium, Kopfschmerzen, Somnolenz, Thrombophlebitis, Dyspnoe, akute resp. Insuffizienz, Übelkeit, Erbrechen, Diarrhoe, Bauchschmerzen, erhöhte Leberwerte, Exanthem, Pruritus, NI, thorakale Schmerzen, Müdigkeit;
UW (Itraconazol): Bauchschmerzen, Übelkeit, Dyspepsie, schlechter Geschmack;
UW (Posaconazol): Neutropenie, Anorexie, Schlaflosigkeit, Schwindel, Kopfschmerzen, Parästhesien, Somnolenz, Hitzewallungen, Bauchschmerzen, Diarrhoe, Übelkeit, Erbrechen, Exanthem, Pruritus, Rückenschmerzen, Asthenie, Müdigkeit, Fieber, Störung des Elektrolythaushalts, Geschmackstörung, Hypertonie, Leberenzymerhöhung, Müdigkeit, anorektale Beschwerden;
UW (Voriconazol): Fieber, Kopf-/Bauchschmerzen, Übelkeit, Erbrechen, Durchfall, Panzytopenie, Ödeme, Exanthem, Sehstrg., akutes Nierenversagen, Halluzinationen, Depressionen, Ängstlichkeit, Benommenheit, Verwirrtheit, Tremor, Unruhe, Paraesthesie, Leberwerte ↑, Ikterus, Kreatinin ↑, Gastroenteritis, Grippesymptome, Sinusitis, Hypoglykämie, Hypokaliämie, Phlebitis, Hypotonie, Rückenschmerzen;
KI (Fluconazol): schwere Leberfktsstrg., Grav./Lakt.; Anw.Beschr. bei Ki.;
KI (Isavuconalzol): bek. Überempfindlichkeit, gleichzeitige Anw. von Ketoconazol, gleichzeitige Anw. von hochdosiertem Ritonavir (> 400mg/d), gleichzeitige Anw. von CYP3A4/5-Induktoren (z.B. Rifampicin, Rifabutin, Carbamazepin, Phenobarbital, Phenytoin, Johanniskraut, Efavirenz, Nafcillin, Etravirin); familiäres Short-QT-Syndrom;
KI (Itraconazol): NI CrCl < 30, Grav./Lakt.;
KI (Posaconazol): bek. Überempf.; gleichzeitige Anw. von Mutterkorn-Alkaloiden, Terfenadin, Astemizol, Pimozid, Halofantrin, Chinidin, Simvastatin, Lovastatin, Atorvastatin;
KI (Voriconazol): bek. Überempf., gleichzeitige Anw. von Terfenadin, Astemizol, Pimozid, Chinidin, Rifampicin, Carbamazepin, Phenobarbital, hochdosiertes Ritonavir, Mutterkorn-Alkaloide, Sirolimus, Johanniskraut

Fluconazol Rp	HWZ 30h, Q0 0.2, PPB 11%, PRC C, Lact -
Diflucan *Kps. 50, 100, 200mg; Saft (10ml = 50mg); Trockensaft (5ml = 50mg); Inf.Lsg. 100, 200, 400mg* **FluconazolHEXAL** *Kps. 50, 100, 150, 200mg; Inf.Lsg. 100mg/50ml, 200mg/100ml, 400mg/200ml* **Flucobeta** *Kps. 100, 150, 200mg* **Fluconazol-ratioph.** *Kps. 50, 150mg; Inf.Lsg. 100mg/50ml, 200mg/100ml, 400mg/200ml* **Flunazul** *Kps. 50, 100, 150, 200mg* **Fungata** *Kps. 150mg*	**Oropharyngeale, ösophageale Candidose:** 200-400mg an d1, dann 1 x 100-200mg p.o.; **Candidurie:** 200-400mg/d; **akute Vaginalcandidose, Candida-Balanitis:** einmalig 150mg p.o.; **Systemcandidosen, Kryptokokken-meningitis:** d1: 1 x 400mg, dann 1 x 200-400mg p.o/i.v., max. 800mg/d; **Ki. > 1M:** 1 x 6-12mg/kg p.o./i.v.; weitere Ind s. FachInfo; **DANI** CrCl: > 50: 100%; 11-50: 50%; HD: 100% nach jeder Dialyse; **DALI** vorsichtige Anw.
Isavuconazol Rp	HWZ 110h, Q0 1.0, PPB > 99%, PRC C, Lact -
Cresemba *Kps. 100mg; Inf.Lsg. 200mg*	**Invasive Aspergillose, Mukormykose, bei der Ampho B nicht angemessen ist:** d1-2 3 x 200mg i.v., dann 1 x 200mg i.v./p.o.; **DANI** nicht erforderl.; **DALI** Child A, B: 100%; C: Anw. nicht empfohlen
Itraconazol Rp	HWZ 24-36h, Q0 1.0, PPB > 95%, PRC C, Lact ?
Itraconazol-ratioph. *Kps. 100mg* **Sempera** *Kps. 100mg; Saft (1ml = 10mg); Inf.Lsg. 250mg* **Siros** *Kps. 100mg*	**Hautmykosen, Systemmykosen, Aspergillose:** 1-2 x 100-200mg p.o. (Saft wird deutlich besser resorbiert); **vulvovag. Candidose:** 2 x 200mg p.o. für 1d; **invasive Mykose:** 2 x 200mg p.o. (für 2-5M); **Histoplasmose, Systemmykosen:** d1 + 2: 2 x 200mg über 1h i.v., dann 1 x 200mg; max. 14d; **DANI** CrCl < 30: KI; **DALI** Dosisanpassung
Posaconazol Rp	HWZ 35h, PPB 98%
Noxafil *Inf.Lsg. 300mg; Tbl. 100, 300mg; Saft (5ml = 200mg)*	**Systemcandidosen, Aspergillose, Fusariose, Myzetom, Chromoblasto-, Kokzidioidomykose:** d1 2 x 300mg i.v., dann 1 x 300mg i.v.; 2 x 400mg p.o., bei Pat. ohne enterale Ernährung 4 x 200mg; **Pro. invasiver Mykosen:** d1 2 x 300mg i.v., dann 1 x 300mg i.v.; 3 x 200mg; **DANI** CrCl < 50: orale Anw. empfohlen; **DALI** vorsichtige Anwendung

Voriconazol Rp	HWZ 6h, Q0 0.98, PPB ca. 58%, PRC D, Lact -
VFEND *Tbl. 50, 200mg; Trockensaft (1ml = 40mg); Inf.Lsg. 200mg* **Voriconazol Aristo** *Tbl. 50, 100, 200mg* **Voriconazol HEXAL** *Tbl. 50, 100, 200mg* **Voriconazol Mylan** *Tbl. 200mg; Inf.Lsg. 200mg* **Voriconazol Stada** *Tbl. 200mg; Inf.Lsg. 200mg*	**Invas. Aspergillose, Candidämie, schwere Candida-Infektion** (Fluconazol-resistent), **Pilzinfektion** (Scedosporium, Fusarium spp.): d1: 2 x 6mg/kg i.v.; 2 x 400mg p.o.; ab d2: 2 x 4mg/kg i.v.; 2 x 200mg p.o.; Pat. < 40kg: d1: 2 x 200mg p.o., ab d2: 2 x 100mg; **Ki. 2-12J:** 2 x 7mg/kg i.v., 2 x 200mg p.o.; **DANI** möglichst orale Anwendung; **DALI** Child A, B: d1: 100%, ab d2: 50%; Child C: nicht empfohlen

9.25.2 Polyene

Empf.: Candida-Arten, Aspergillus, Histoplasma, Sporothrix, Blastomyces, Cryptococcus, Coccidioides; **UW:** Fieber, Schüttelfrost, Nausea, Erbrechen, Diarrhoe, generalisierte Schmerzzustände, Anämie, Nierenfunktionsstörung, Hypokaliämie;
KI: schwere Leber-, Nierenfunktionsstörung; Cave in Grav./Lakt.

Amphotericin B Rp	HWZ 24h (15d), Q0 0.95, PPB 90-95%, PRC B Lact ?
Amphotericin B *Inf.Lsg. 50mg* **Fungizone** *Inf.Lsg. 50mg*	**Generalisierte Mykosen:** ini 0.1mg/kg i.v., dann: 1 x 0.5-0.7mg/kg i.v., max. 1mg/kg; **Ki.** 1-2mg/d, max. 0.25mg/kg/d i.v.; **DANI, DALI** KI bei schwerer NI/LI

Amphotericin B liposomal Rp	HWZ 7-153h, Q0 0.95, PRC B, Lact ?
AmBisome *Inf.Lsg. 50mg*	**Schwere systemische Mykosen:** ini 1 x 1mg/kg i.v., steigern bis 3-5mg/kg; **Ki.:** s. Erw.; **DANI, DALI** KI bei schwerer NI/LI

9.25.3 Echinocandine

Empf.: Candida albicans und Candida spp.: fungizid, Schimmelpilze: fungistatisch;
UW (Anidulafungin): Hautrötung, Hitzewallungen, Pruritus, Exanthem, Hypokaliämie, Übelkeit, Erbrechen, Diarrhoe, Transaminasen/aP/GGT/Bili/Kreatinin ↑, Koagulopathie, Konvulsionen, Kopfschmerzen; **UW** (Caspofungin): Fieber, Schüttelfrost, Kopfschmerzen, Hypokaliämie, lokale Phlebitis, Übelkeit, Erbrechen, Diarrhoe, Flush, Exanthem, Anämie, Thrombopenie, Leukopenie, Eosinophilie, Tachykardie, Leberenzyme ↑, Arthralgie;
UW (Micafungin): Leukopenie, Thrombopenie, Hämolyse, Anämie, Hypokaliämie, Hypokalzämie, Hypomagnesiämie, Kopfschmerzen, Phlebitis, Übelkeit, Erbrechen, Diarrhoe, Bauchschmerzen, Bilirubin/Transaminasen ↑, Exanthem, Fieber, Rigor;
KI (Anidulafungin): bek. Überempf. gegen Echinocandine;
KI (Caspofungin): bek. Überempf. gegen Caspofungin;
KI (Micafungin): bek. Überempf. gegen Echinocandine

Anidulafungin Rp	HWZ 40-50h, PPB 99%, PRC C, Lact ?
Ecalta *Inf.Lsg. 100mg*	**Invas. Candidose bei nichtneutropen. Pat.:** d1: 1 x 200mg i.v., dann 1 x 100mg für 14d; **DANI, DALI** nicht erforderlich

Caspofungin Rp	HWZ 9-11h, PPB 93-96%, PRC C, Lact ?
Cancidas *Inf.Lsg. 50, 70mg* **Caspofungin-ratioph.** *Inf.Lsg. 50, 70mg* **Caspofungin Zentiva** *Inf.Lsg. 50, 70mg*	**Invasive Aspergillose/Candidose, neutropenisches Fieber mit V.a. Pilzinfektion:** d1: 1 x 70mg i.v., dann 1 x 50mg, > 80kg: 1 x 70mg; **Ki. 12M-17J:** d1: 70mg/m², max. 70mg, dann 50mg/m², ggf. 70mg/m² bei inadäquatem Ansprechen; **DANI** nicht erforderlich; **DALI** Child 7-9: d1: 70mg, dann 1 x 35mg/d

Micafungin Rp	HWZ 13-17h, PPB 99%, PRC C, Lact ?
Mycamine *Inf.Lsg. 50, 100mg*	**Invasive Candidose:** 1 x 100mg i.v.; < 40kg: 2mg/kg/d; bei fehl. Ansprechen Dosis verdoppeln; **Ki.:** s. Erw.; **ösophageale Candidose:** 1 x 150mg i.v.; < 40kg: 3mg/kg/d; **Pro. Cand.:** 1 x 50mg/d; < 40kg: 1mg/kg/d; **Ki.:** s. Erw.; **DANI** nicht erforderlich; **DALI** leichte bis mittelschwere LI nicht erforderlich

9.25.4 Weitere Antimykotika

Empf. (Flucytosin): Candida, Cryptococcus, Aspergillus (nur fungistatisch);
UW (Flucytosin): Anämie, Leukopenie, Neutropenie, Granulozytopenie, Thrombozytopenie, Diarrhoe, Übelkeit, Erbrechen, Leberfunktionsstörungen, Transaminasenerhöhung;
UW (Griseofulvin): Unruhe, Depression, Schlaflosigkiet, Kopfschmerzen, Schwindel, Parästhesien, periphere Neuritiden, Nausea, Erbrechen, Diarrhoe, Bläschenschübe sowie Parästhesien an Händen/Füßen bei dyshidrosiformen Epidermophytien;
UW (Terbinafin): Appetitlosigkeit, Depression, Kopfschmerzen, Geschmackstörung, gastrointestinale Beschwerden, allergische Hautreaktionen, Myalgien, Arthralgien, Müdigkeit;
KI (Flucytosin): bek. Überempfindlichkeit, gleichzeitige Anw. von Ganciclovir und Valganciclovir, Brivudin, Sorivudin und Analoga; Grav.;
KI (Griseofulvin): bek. Überempfindlichkeit, Porphyrin-Stoffwechselstörungen, schwere Leberinsuffizienz, aktueller Kinderwunsch, Grav., Lakt.;
KI (Terbinafin): bek. Überempfindlichkeit, chronische oder akute Lebererkrankungen; Nagelmykosen infolge einer primär bakteriellen Infektion

Flucytosin Rp	HWZ 3-8h, Qo 0.03, PPB 5%, PRC C, Lact ?
Ancotil *Inf.Lsg. 2.5g/250ml*	**Schwere Systemcandidose:** 100-150mg/kg i.v. in 4ED in Kombination mit Amphotericin B (0.5mg/kg/d); **FG/NG:** 50-100mg/kg/d in 2ED; **Kryptokokkenmeningitis:** 100mg/kg/d + 0.7-1mg/kg/d Amphotericin B; **Chromoblastomykose:** 70-100mg/kg/d i.v. in 4ED + 50mg Amphotericin B; **DANI** CrCl 20-40: Dosisintervall 12h; 10-19: Dosisintervall 24h; HD: 50mg/kg n. jed. Dialyse

Griseofulvin Rp	HWZ 22h, Q0 1.0, PPB 80%, PRC C
Griseo-CT *Tbl. 125, 500mg*	**Dermatophyteninfektion der Haut/Haare:** 1-4 x 125-500mg p.o. (Wirkungseintritt erst nach W!); **Ki. 2-14J:** 10mg/kg/d p.o. in 1-4ED; **DANI** nicht erforderl.; **DALI** KI bei schwerer LI

Terbinafin Rp	HWZ 17h, Q0 1.0, PPB 99%, PRC B, Lact -
Amiada, Dermatin, Lamisil, Myconormin *Tbl. 250mg* **Terbinafin HEXAL** *Tbl. 125, 250mg* **Terbinafin Sandoz** *Tbl. 125, 250mg*	**Schwere Dermatophyteninfektion der Haut:** 1 x 250mg p.o.; **DANI** CrCl < 50: 50%; **DALI** Anw. bei schwerer LI nicht empfohlen

9.26 Antimykotika zur topischen Anwendung

Empf. (Amphotericin B): Candida, Aspergillus fumigatus; **empf.** (Natamycin): Candida; **empf.** (Nystatin): Candida, Blastomyces, Coccidioides, Histoplasma, Aspergillus;
UW (Amphotericin B): allergische Hautreaktionen, Glossitis, Übelkeit, Erbrechen, Diarrhoe;
UW (Nystatin): bei hoher Dosis Brechreiz;
KI (Amphotericin B): bek. Überempf.

Amphotericin B Rp	
Ampho-Moronal *Tbl. 100mg; Lutschtbl. 10mg; Susp. (1ml = 100mg)*	**Mundsoor:** 4 x 1Tbl. bzw. 4 x 1ml p.o., bis 2-3d nach Verschwinden der sichtbaren Sympt.; **Pro.** einer gastrointest. Hefepilzüberwucherung: 4 x 1 ml p.o.; **DANI** nicht erf.

Natamycin Rp	
Pimafucin *Lutschtbl. 10mg*	**Mundsoor:** 4-6 x 10mg p.o.

Nystatin OTC	PRC C, Lact ?
Adiclair, Biofanal *Tbl. 500000IE; Susp. (1ml = 100.000IE); Mundgel (1g = 100000IE)* **Moronal, Mykundex** *Tbl. 500000IE; Susp. (1ml = 100.000IE)* **Nystatin Stada** *Tbl. 500000IE*	**Candida-Infektion:** Mundhöhle: 4-6 x 100000IE p.o.; Magen-Darm-Trakt: 3 x 1-2Tbl.; **Ki.** s. Erw.; **DANI** nicht erforderlich

9.27 Anthelminthika

Wm/Wi (Ivermectin): bindet an glutamatgesteuerte Chloridkanäle in den Nerven- und Muskelzellen ⇒ Membranpermeabilität für Chloridionen ↑⇒ neuromuskuläre Paralyse der Parasiten durch Hyperpolarisation;
UW (Albendazol): Kopfschmerzen, Schwindel, Bauchschmerzen, Diarrhoe, Übelkeit, Erbrechen, reversibler Haarausfall, Fieber; **UW** (Ivermectin): je n. Ind unterschiedliche UW, s. FachInfo;
UW (Praziquantel): Kopfschmerzen, Benommenheit, Schwindel, Somnolenz, Unwohlsein, Bauchschmerzen, Übelkeit, Erbrechen, Diarrhoe, Urtikaria, Fieber, Anorexie, Myalgie;
KI (Albendazol): bek. Überempf., Grav./Lakt.; **KI** (Ivermectin): bek. Überempfindlichkeit;
KI (Praziquantel): bek. Überempf., intraokuläre Zystizerkose, gleichz. Anw. von Rifampicin

Albendazol Rp	HWZ 8h, PRC C, Lact ?
Eskazole *Tbl. 400mg*	**Echinokokkose:** 2 x 400mg p.o. für 28d, dann 14d Pause, 2-3 Zyklen; **Trichinose:** 2 x 400mg für 6d; **Strongyloidiasis:** 400-800mg/d für 3d; Pat. < 60kg: 15mg/kg/d in 2ED; **DANI** nicht erforderl.; **DALI** vorsichtige Anw., Transaminasen-Ktr.
Ivermectin Rp	HWZ 12h, Q0 1.0
Scabioral *Tbl. 3mg*	**Strongyloidiasis:** einmalig 200µg/kg p.o.; **Mikrofilarämie durch Wuchereria bancrofti:** einmalig 150-200µg/kg p.o. alle 6M oder 300-400µg/kg alle 12M; **Skabies:** einmalig 200µg/kg p.o., ggf. 2. Dosis nach 8-15d bei schweren Formen; **DANI, DALI:** keine Daten
Mebendazol Rp	HWZ 2-8h, Q0 0.95, PRC C, Lact ?
Surfont *Tbl. 100mg* **Vermox** *Tbl. 100, 500mg*	**Enterobiasis:** 1 x 100mg p.o. für 3d, Wdh. nach 2 und 4W; **Ascariasis, Ancylostomiasis:** 2 x 100mg f. 3d; **Trichuriasis:** 2 x 100mg f. 4d; **Taeniasis, Strongyloidiasis:** 2 x 300mg für 3d; **Ki.:** s. Erw., max. 2 x 100mg; **Trichinose:** d1: 3 x 250mg, d2: 4 x 250mg, d3-14: 3 x 500mg; **Echinokokkose:** d1-3: 2 x 500mg, d4-6: 3 x 500mg, dann 3 x 500-1500mg; **DANI** nicht erf.; **DALI** vors. Anw.; bei schwerer Hepatopathie u. hoher Dosis Anw. nicht empf.
Niclosamid OTC	
Yomesan *Tbl. 500mg*	**Taeniasis, Fischbandwurm:** 1 x 2g p.o.; **Ki. 2-6J:** 1 x 1g; **< 2J:** 1 x 0.5g; **Zwergbandwurm:** d1: 1 x 2g, d2-7: 1 x 1g; **Ki. 2-6J:** d1: 1 x 1g, d2-7: 1 x 0.5g; **< 2J:** d1: 1 x 0.5g, d2-7: 1 x 250mg; **DANI** nicht erforderlich
Praziquantel Rp	HWZ 1-2.5(4)h, Q0 0.8, PPB 85%, PRC B
Biltricide *Tbl. 600mg* **Cysticide** *Tbl. 500mg*	**Schistosomiasis:** 40-60mg/kg p.o. in 2-3ED für 1d; **Leber- u. Lungenegel:** 75mg/kg in 3ED für 2-3d; **Neurozystizerkose:** 50mg/kg in 3ED für 15d; **Taeniasis:** 1 x 5-10mg/kg; **Fischbandwurm:** 1 x 10mg/kg; **Zwergbandwurm:** 15-25mg/kg, evtl. Wdh. nach 10d; **DALI** vorsichtige Anw. bei schwerer LI

Pyrantel Rp	HWZ 26h PRC C, Lact ?
Helmex *Kautbl. 250mg; Saft (5ml = 250mg)*	**Enterobiasis, Ascariasis, Ankylostomiasis:** 1 x 10mg/kg p.o., max. 1g; **Hakenwurm:** 20mg/kg für 2d; **DALI** KI bei vorbestehender Leberschädigung

Pyrvinium OTC	PRC B
Molevac *Tbl. 50mg; Saft (5ml = 50mg)* **Pyrcon** *Saft (5ml = 50mg)*	**Enterobiasis:** 1 x 5mg/kg p.o., max. 400mg; **DANI, DALI** KI

9.28 Antimalariamittel

Wm/Wi (Piperaquintetraphosphat): Wm nicht genau bekannt, evtl. ähnlich wie Chloroquin; **Wm/Wi** (Dihydroartemisinin): Schädigung in den parasitären Membransystemen durch freie Radikale;
UW (Artemether + Lumefantrin): Bauch-/Kopfschmerzen, Anorexie, Diarrhoe, Übelkeit, Schwindel, Pruritus, Exanthem, Husten, Palpitationen, Arthralgie, Myalgie, Asthenie, Müdigkeit; **UW** (Chloroquin): Hornhauttrübung, Retinopathia pigmentosa, Exanthem;
UW (Mefloquin): GI-Strg., ZNS-Strg., Rhythmusstrg., Psychose, Leuko-/ Thrombopenie;
UW (Piperaquintetraphosphat + Dihydroartemisinin): Anämie, Kopfschmerzen, QT-Verlängerung, Tachykardie, Asthenie, Fieber, Grippe, Plasmodium-falciparum-Infektion, Atemweg-/ Ohrinfektion, Leukozytose, Leuko-, Thrombo-, Neutropenie, Anorexie, Konjunktivitis, unregelmäßige Herzfrequenz, Husten, Bauchschmerzen, Erbrechen, Durchfall, Dermatitis, Rash;
UW (Proguanil + Atovaquon): Kopfschmerzen, Übelkeit, Erbrechen, Diarrhoe, Bauchschmerzen, Anämie, Neutropenie, allergische Reakt., Hyponatriämie, Appetitlosigkeit, ungewöhnl. Träume, Depression, Schlaflosigkeit, Schwindel, Leberenzyme ↑, Pruritus, Exanthem, Fieber, Husten;
KI (Artemether + Lumefantrin): komplizierte Malaria, Herzerkrankung, QT ↑, Lakt.;
KI (Chloroquin): Retinopathie, G-6-PDH-Mangel, Grav./Lakt.;
KI (Mefloquin): bek. Überempf. gegen M., Chinin, Chinidin; aktive Depression, Depression in Anamnese, generalisierte Angsterkrankung, Psychose, Suizidversuche, suizidale Gedanken und selbstgefährdendes Verhalten, Schizophrenie, andere psychiatrische Störungen, Epilepsie, Komb. mit Halofantrin bzw. Ketoconazol gleichzeit bzw. bis 15 Wochen nach letzter Mefloquin-Einnhame, Schwarzwasserfieber i.d. Anamnese, schwere Leberfunktionsstrg.;
KI (Piperaquintetraphosphat + Dihydroartemisinin): bek. Überempf., schwere Malaria (nach WHO), plötzliche Todesfälle/angeborene QT-Verlängerung in Familienanamnese, bekannte QT-Verlängerung, symptomatische HRST, schwere Bradykardie, schwere Hypertonie, linksventrikuläre Hypertrophie, dekompensierte Herzinsuffizienz, Elektrolytstrg., Einnahme von Medikamenten, die QT-Intervall verlängern (unter Berücksichtigung der HWZ);
KI (Proguanil + Atovaquon): bekannte Überempfindlichkeit, schwere Nierenfunktionsstrg.

Artemether + Lumefantrin Rp	HWZ (A/L) 2h/2-6d
Riamet *Tbl. 20+120mg*	**Unkomplizierte Malaria-tropica-Ther.:** ini 4Tbl., Wdh. nach 8, 24, 36, 48, 60h; **Ki.:** 5-15kg: s. Erw. mit je 1Tbl.; 15-25kg: je 2Tbl.; 25-35kg: je 3Tbl.

Chloroquinphosphat Rp	HWZ 30-60d, Qo 0.3, PPB 50-60%, PRC C, Lact +
Resochin *Tbl. 81, 250mg; Amp. 250mg*	**Malaria-Pro.:** 1 x/W 8mg/kg p.o., 1W vor bis 4W nach Exposition; **Malaria-Ther.:** ini 16mg/kg p.o., nach 6h 8mg/kg, dann 1 x 8mg/kg für 2-3d; ini 16mg/kg über 4h i.v., dann 8mg/kg über 4h alle 12h bis Gesamtdosis von 40-50mg/kg; **Ki.:** s. Erw.
Mefloquin Rp	HWZ 13-30d, Qo 0.9, PPB 98%, PRC C, Lact ?
Lariam *Tbl. 250mg*	**Malaria-tropica-Pro.:** 1 x/W 250mg p.o., 1W vor bis 4W nach Exposition; **Ki. > 5kg:** 1 x/W 5mg/kg; **Malaria-Ther.:** ini 750mg p.o., nach 6h 500mg, nach 12h 250mg; **Ki. > 5kg:** 20-25mg/kg, Gesamtdosis in 2-3ED; **DANI** nicht erford.; **DALI** KI bei schwerer LI
Piperaquintetraphosphat + Dihydroartemisinin Rp	HWZ 22d bzw. 1h, PPB > 99% bzw. 44-93%, PRC C, Lact ?
Eurartesim *Tbl. 320+40mg*	**Unkomplizierte Plasmodium-falciparum-Malaria:** 5-6kg: 1 x 80+10mg p.o. für 3d, 7-12kg: 1 x 160+20mg, 13-23kg: 1 x 320+40mg, 24-35kg: 1 x 640+80mg, 36-74kg: 1 x 960+120mg, 75-100kg: 1 x 1280+160mg, > 100kg: keine Daten; **DANI, DALI** vorsichtige Anwendung bei mäßiger/schwerer Nieren-/Leberfunktionsstrg.
Primaquin Int. Apotheke	HWZ 4-7h, PRC C, Lact ?
Primaquine *Tbl. 15mg*	**Malaria-tertiana-Nachbehandlung:** 1 x 15mg p.o. für 14d
Proguanil + Atovaquon Rp	
Atovaquon Proguanil AL *Tbl. 100 + 250mg* **Atovaquon Proguanil Stada** *Tbl. 100 + 250mg* **Malarex** *Tbl. 100+250mg* **Malarone** *Tbl. 100+250mg* **Malarone junior** *Tbl. 25+62.5mg*	**Malaria-Pro.:** 1-2d vor bis 7d nach Exposition: 1 x 100+250mg p.o.; **Ki. 11-20kg:** 1 x 25+62.5mg p.o.; **21-30kg:** 1 x 50+125mg; **31-40kg:** 1 x 75+187.5mg; **unkomplizierte Malaria-tropica-Ther.:** 1 x 400+1000mg p.o. für 3d; **Ki. 11-20kg:** 1 x 100+250mg für 3d; **21-30kg:** 1 x 200+500mg für 3d; **31-40kg:** 1 x 300+750mg für 3d; **DANI** CrCl > 30: 100%; < 30: KI; **DALI** nicht erforderlich

10 Immunologie

10.1 Immunsuppressiva

Wm/Wi (Azathioprin): Umwandlung in 6-Mercaptopurin = Purinantimetabolit;
Wm/Wi (Belatacept): selektiver Kostimulationsblocker ⇒ blockiert CD28-vermittelte Kostimulation von T-Zellen ⇒ Hemmung der Immunantwort gegen transplantierte Niere;
Wm/Wi (Ciclosporin): Blockade ruhender Lymphozyten in der G0- oder G1-Phase, Hemmung der Produktion und Freisetzung von Lymphokinen und T-Zell-Wachstumsfaktor;
Wm/Wi (Mycophenolat): Hemmung der Inosinmonophosphatdehydrogenase ⇒ Hemmung der Synthese v. Guanosin-Nukleotiden ⇒ zytostatischer Effekt auf Lymphozyten;
Wm/Wi (Tacrolimus): hemmt Bildung zytotoxischer T-Zellen; hemmt Lymphokin-Bildung u. Expression des Interleukin-2-Rezeptors;
UW (Azathioprin): Nausea, Erbrechen, Diarrhoe, Panzytopenie, Fieber, Infektionsrisiko ↑, Cholestase, Pankreatitis, Alopezie; **UW** (Ciclosporin): Nierenschädigung, Störung der Leberfunktion, Kardiotoxizität, Tremor, Hirsutismus, Gingivahypertrophie, Ödeme;
UW (Belatacept): Infektionen (Harnweg-, Atemweg-, CMV-, Herpes-, Pilzinfektionen, lokale und Wundinfektionen, BK-Virus-Infektion, Sepsis, Influenza, Gastroenteritis), Zellulitis, Plattenepithelkarzinom der Haut, Basaliom, Hautpapillome, Anämie, Leukopenie, Leukozytose, Thrombopenie, Lymphopenie, Polyzythämie, IgG/M ↓, Cushingoid, Hypophosphatämie, -kaliämie, -kalzämie, -proteinämie, Dyslipidämie, Hyperglykämie, -kaliämie, Gewicht ↓ ↑, Diabetes mellitus, Dehydratation, Azidose, Flüssigkeitsretention, Schlaflosigkeit, Angst, Depression, Kopfschmerzen, Tremor, Schwindel, apoplektischer Insult, Parästhesie, Synkope, Lethargie, periphere Neuropathie, Katarakt, okuläre Hyperämie, Verschwommensehen, Vertigo, Tinnutus, Ohrschmerz, Herzfrequenz ↓ ↑, Vorhofflimmern, Herzinsuff., Angina pectoris, Linksherzhypertrophie, RR ↓ ↑, Schock, Infarkt, Hämatom, Angiopathie, Lymphozele, Arterienfibrosierung, Husten, Dyspnoe, Pulmonarödeme, Keuchen, Hypokapnie, Orthopnoe, Epistaxis, oropharyngeale Schmerzen, Diarrhoe, Konstipation, Übelkeit, Erbrechen, Bauchschmerzen, Dyspepsie, Stomatitis aphtosa, Abdominalhernie, Zytolytische Hepatitis, gestörte Leberfkt., Akne, Pruritus, Alopezie, Hautläsionen, Ausschlag, Nachtschweiß, Hyperhidrose, Arthralgie, Myalgie, Rücken-, Glieder-, Knochenschmerzen, Gelenkschwellung, Muskelschwäche, Muskelspasmus, Bandscheibenerkrankung, Osteoarthrose, Gelenksperre, Protein-, Dys-, Hämaturie, Kreatinin ↑, Nierentubulusnekrose, -arterienstenose, -venenthrombose, Glykosurie, Hydronephrose, vesikoureteraler Reflux, Nykturie, Harninkontinenz, Harnretention, Hydrozele, periph. Ödeme, Pyrexie, Brustschmerz, Müdigkeit, Unwohlsein, verzögerte Heilung, CRP ↑, Parathormon ↑, Dysfunktion des Transplantats, chron. Allotransplantatnephropathie, Narbenhernie;
UW (Everolimus): Infektionen, Knochemarkdepression, Hyperlipidämie, Hypertonie, Thromboembolie, Bauchschmerzen, Diarrhoe, Erbrechen, Nausea, Akne, Ödeme, Schmerzen;
KI (Azathioprin): Überempfindlichkeit gegen 6-Mercaptopurin, schwere Leber-, Nieren- und Knochenmarksschäden, schwere Infektionen;
KI (Belatacept): EBV-Serostatus negativ/unbekannt, bekannte Überempfindlichkeit;
KI (Ciclosporin): Nierenfunktionstörung, unkontrollierte arterielle Hypertonie, unkontrollierte Infektionen, Tumoren, schwere Lebererkrankungen, Lakt.; Cave in Grav.;
KI (Everolimus): Überempfindlichkeit gegenüber Everolimus oder Sirolimus

Azathioprin Rp	HWZ 4.5h, Q0 1.0, PPB 30%, PRC D, Lact -
Azafalk *Tbl. 50, 75, 100mg* **Azamedac** *Tbl. 50mg* **Aza Q** *Tbl. 50mg* **Azaimun** *Tbl. 50mg* **Azathioprin HEXAL** *Tbl. 25, 50, 75, 100mg* **Azathioprin-ratioph.** *Tbl. 25, 50mg* **Imurek** *Tbl. 25, 50mg; Inj.Lsg. 50mg* **Imurel** *Tbl. 50mg* **Zytrim** *Tbl. 50mg*	**Nach Organtransplantation (Organ-Tx):** d1: 5mg/kg p.o./i.v., dann 1-4mg/kg/d; **Multiple Sklerose, Myasthenia gravis:** 2-3mg/kg/d; **Autoimmunhepatitis:** ini 1-1.5mg/kg, Erh.Dos. bis 2mg/kg; **chronische Polyarthritis, M. Crohn, Colitis ulcerosa, systemischer Lupus erythematodes, Dermatomyositis, Panarteriitis nodosa, Pemphigus vulgaris, bullöses Pemphigoid, M. Behçet, refraktäre autoimmune hämolytische Anämie durch IgG-Wärmeantikörper, chron. refraktäre idiopath. thrombozytopenische Purpura:** 1-3mg/kg/d; **Ki.:** s. Erw.; **DANI, DALI** sorgfältige Dosiseinstellung

Basiliximab Rp	HWZ 173h, PRC B, Lact ?
Simulect *Amp. 10, 20mg*	**Pro. der akuten Transplantatabstoßung:** 20mg i.v. 2h vor Tx, 20mg 4d nach Tx; **Ki. < 35kg:** 10mg i.v. 2h vor Tx, 10mg 4d nach Tx; Kombination mit Ciclosporin u. Steroiden

Belatacept Rp	HWZ 8.2-9.8d, PRC C, Lact ?
Nulojix *Inf.Lsg. 250mg*	**Nach Nieren-Tx:** d1, 5, 14, 28 nach Tx: je 10mg/kg i.v.; Ende W8 und 12 nach Tx: je 10mg/kg i.v.; Erhaltungsphase ab Ende W16 nach Tx: 5mg/kg alle 4 W; **DANI** nicht erforderlich; **DALI** keine Daten

Ciclosporin Rp	HWZ 7-8 (16-19)h, Q0 1.0, PPB 90%, ther. Serumspiegel (µg/l): 100-300
Cicloral *Kps. 25, 50, 100mg* **Ciclosporin 1A** *Kps. 25, 50, 100mg* **Deximune** *Kps. 25, 50, 100mg* **Immunosporin** *Kps. 25, 50, 100mg* **Sandimmun** *Kps. 10, 25, 50, 100mg; Susp. (1ml = 100mg); Amp. 50mg/1ml, 250mg/5ml*	**Nach Organ-Tx:** ini 10-14mg/kg p.o. (3-5mg/kg i.v.) 4-12h vor Tx, dann 1 x 10-14mg/kg/d für 1-2W, dann 2-6mg/kg/d p.o. in 1-2ED; **nach KM-Tx:** 12.5-15mg/kg p.o. 1d vor Tx, dann 12.5-15mg/kg für 5d, dann 12.5mg/kg für 3-6M; **nephrotisches Syndrom:** 5mg/kg p.o.; **Ki.:** 6mg/kg p.o.; **schwere Psoriasis:** 2.5mg/kg p.o. in 2ED, max. 5mg/kg; **DANI** KI außer nephrotisches Syndrom

Everolimus Rp	HWZ 21-35h, PPB ca. 74%, ther. Serumspiegel (ng/ml): 3-8
Certican *Tbl. 0.25, 0.5, 0.75, 1mg; Susp. 0.1, 0.25mg*	**Pro. Transplantatabstoßung bei Nieren- und Herz-Tx:** 2 x 0.75mg p.o., Dosisanpas. nach Serumspiegel; Komb. mit Ciclosporin; **DANI** nicht erforderlich; **DALI** Child A, B: ini 50%; C: keine Daten
Mycophenolatmofetil Rp	HWZ 6h, Q0 > 0.7, PPB 97%, PRC D, Lact -
CellCept *Kps. 250mg; Tbl. 500mg; Trockensaft (5ml = 1g); Susp. (5mg = 1ml); Inj.Lsg. 500mg* **Mowel** *Tbl. 250, 500mg* **Mycophenolatmofetil AL** *Kps. 250mg; Tbl. 500mg* **Myfenax** *Kps. 250mg; Tbl. 500mg*	**Nach Nieren-Tx:** 2 x 1g p.o./i.v.; **nach Herz-Tx:** 2 x 1.5g p.o.; **nach Leber-Tx:** d1-4: 2 x 1g i.v., dann 2 x 1.5g p.o.; Pat. > 65J: 2 x 1g p.o./i.v.; **Ki. 2-18J:** 2 x 600mg/m² p.o., max. 2g/d; **DANI** CrCl < 25: max. 2 x 1g
Mycophenolatnatrium Rp	HWZ 12h, Q0 > 0.7
Myfortic *Tbl. 180, 360mg*	**Nach Nieren-Tx:** 2 x 720mg p.o.; **DANI** CrCl < 25: sorgfältige Überwachung, max. 1440mg/d; **DALI** nicht erforderlich
Sirolimus Rp HWZ 57-63h, Q0 1.0, ther. Serumspiegel (ng/ml): 4-12 (12-20 nach Absetzen v. Ciclosporin)	
Rapamune *Tbl. 0.5, 1, 2mg; Lsg. (1mg/ml)*	**Nach Nieren-Tx:** ini 6mg, dann 1 x 2mg p.o., bzw. nach Serumspiegel; Kombination in den ersten 2-3M mit Ciclosporin und Steroiden; **DANI** nicht erforderlich
Tacrolimus Rp	HWZ 11-15h, Q0 1.0, PPB 99%, PRC C, Lact -
Advagraf *Kps. (ret.) 0.5, 1, 3, 5mg* **Crilomus** *Kps. 0.5, 0.75, 1, 2, 5mg* **Envarsus** *Kps. (ret.) 0.75, 1, 4mg* **Modigraf** *Gran. 0.2, 1mg* **Prograf** *Kps. 0.5, 1, 5mg; Amp. 5mg/1ml* **Tacni** *Kps. 0.5, 1, 5mg* **Tacpan** *Kps. 0.5, 1, 5mg* **Tacrolimus HEXAL** *Kps. 0.5, 1, 5mg*	**Nach Nieren-Tx:** 0.2-0.3mg/kg/d p.o. in 2ED; 0.05-0.1mg/kg/d i.v. als 24h-Dauerinf.; **Ki.:** 0.3mg/kg/d p.o. in 2ED; 0.075-0.1mg/kg/d i.v. als 24h-Dauerinfusion; **nach Leber-Tx:** 0.1-0.2mg/kg/d p.o. in 2ED; 0.01-0.05mg/kg/d i.v. als 24h-Dauerinfusion; **Ki.:** 0.3mg/kg/d p.o. in 2ED; 0.05mg/kg/d i.v. als 24h-Dauerinfusion; **nach Herz-Tx:** 0.075mg/kg/d p.o. in 2ED; 0.01-0.02mg/kg/d i.v. als 24h-Dauerinf.; **Ki.:** 0.1-0.3mg/kg/d p.o. in 2ED; 0.03-0.05mg/kg/d i.v. als 24-h-Dauerinf.; Dosisreduktion bei allen Ind im Verlauf; ret. Kps. Gabe in 1 ED; **Th Tx-Abstoßung:** s. FachInfo; **DANI** nicht erforderlich; **DALI** individuelle Dosisreduktion in 20- bis 25-%-Schritten
S. auch Selektive Immunsuppressiva → 222	

10.2 Interferone

Wm/Wi (Interferone): antiviral, wachstumshemmend und immunregulatorisch; **UW:** Fieber, Schwitzen, Schüttelfrost, Müdigkeit, Gelenk- und Weichteilschmerzen, BB-Veränderungen, HRST, Depression, Tremor, Krampfanfälle, Parästhesien, GI-Strörung, Haarausfall, Exantheme, Pruritus; **KI:** Herz-, ZNS-Erkrankung, schwere Leberfktsstörung, Niereninsuffizienz, schwere KM-Schäden, Cave in Grav./Lakt.

Interferon alfa-2a Rp	HWZ 3.7-8.5 h, Q0 1.0
Roferon A *Fertigspr. 3, 4.5, 6, 9 Mio IE*	**Chronische Hepatitis B:** 3 x/W 2.5-5 Mio IE/m² KOF s.c.; **Ki.:** bis 10 Mio IE/m² KOF 3 x/W s.c.; **chron. Hepatitis C:** 3 x/W 3-4.5 Mio IE s.c.; Komb. mit Ribavirin; andere Ind. s. Pck. Beilage; **DANI, DALI** KI bei schwerer NI, LI
Interferon alfa-2b Rp	HWZ 2-3 h, Q0 1.0
Intron A *Inj.Lsg. 18, 25 Mio IE; Pen 18, 25, 30, 60 Mio IE*	**Chronische Hepatitis B:** 3 x/W 5-10 Mio IE s.c.; **chronische Hepatitis C:** 3 x/W 3 Mio IE s.c.; Komb. mit Ribavirin; andere Ind. s. Pck. Beilage; **DANI, DALI** KI
Interferon beta-1a → 345	
Interferon beta-1b → 345	
Interferon gamma-1b Rp	HWZ 7 h, Q0 1.0
Imukin *Inj.Lsg. 2 Mio IE*	**Septische Granulomatose, maligne Osteopetrose:** Pat. < 0.5m² KOF: 3 x/W 1.5µg/kg s.c.; Pat. > 0.5m² KOF: 3 x/W 50µg/m² KOF s.c.
Peginterferon alfa-2a Rp	HWZ 50-130 h
Pegasys *Fertigspr. 90µg, 135µg, 180µg*	**Chron. Hepatitis B:** 180µg s.c. 1 x/W für 48W; **chron. Hepatitis C:** 180µg s.c. 1 x/W; **Ki.** ≥ 5J: s. FachInfo; Kombination mit Ribavirin → 274; **DANI** ini 135µg 1 x/W; **DALI** s. FachInfo
Peginterferon alfa-2b Rp	HWZ 27-33 h
Pegintron *Inj.Lsg. 50, 80, 100, 120, 150µg*	**Chron. Hepatitis C:** 1 x/W 1.5µg/kg s.c.; Komb. mit Ribavirin → 274; **DANI** Monotherapie: CrCl 30-50: ini 75%, < 30: ini 50%; Kombinationstherapie: CrCl< 50: KI

10.3 Immunglobuline

Wm/Wi (Immunglobuline): antiviral, wachstumshemmend und immunregulatorisch;
UW: Schüttelfrost, Kopfschmerzen, Fieber, Übelkeit, Erbrechen, allergische Reaktionen, Hypotonie, Anaphylaxie, Gelenkschmerzen, Rückenschmerzen;
KI: bekannte Überempfindlichkeit

Immunglobuline Rp — HWZ ca. 20-40d

Flebogamma 5% *Inf.Lsg. 0.5g/10ml, 2.5g/50ml, 5g/100ml, 10g/200ml (97% IgG; max. 0.05mg/l IgA)* **Gammagard S/D** *Inf.Lsg. 0.5g/10ml, 2.5g/50ml, 5g/100ml, 10g/200ml (92% IgG; max. 0.003mg/l IgA)* **Gamunex 10%** *Inf.Lsg. 1g/10ml, 5g/50ml, 10g/100ml, 20g/200ml (98% IgG; max. 0.084mg/l IgA)* **Kiovig** *Inf.Lsg. 1g/10ml, 2.5g/25ml, 5g/50ml, 10g/100ml, 20g/200ml, 30g/300ml (98% IgG; max. 140µg/ml IgA)* **Octagam** *Inf.Lsg. 1g/20ml, 2.5g/50ml, 5g/100ml, 10g/200ml (95% IgG; max. 0.2mg/l IgA)* **Privigen** *Inf.Lsg. 2.5g/25ml, 5g/50ml, 10g/100ml, 20g/200ml (98% IgG)*	**Primäre Immunmangelsyndrome:** ini 0.4-0.8g/kg i.v. alle 2-4W bis IgG-Spiegel 4-6g/l, dann 0.2-0.8g/kg; **sekundäre Immunmangelsyndrome (CLL, Myelom):** 0.2-0.4g/dl alle 3-4W; **Ki. mit AIDS:** 0.2-0.4g/kg alle 3-4W; **idiopathische thrombozytopenische Purpura (ITP):** 0.8-1g/kg an d1, ggf. Wdh. innerhalb von 3d oder 0.4g/kg über 2-5d; **Guillain-Barré-Syndrom:** 0.4g/kg d1-5; **Kawasaki-Syndrom:** 1.6-2g/kg über 2-5d; **allogene KM-Tx:** 0.5g/kg/W, s. auch FachInfo; **Chronisch inflammatorische demyelinisierende Polyneuropathie (CIDP):** Gamunex: ini 2g/kg, Erh.Dos. 1g/kg alle 3W alle Ind: s. FachInfo der einzelnen Präparate

10.4 Immunstimulanzien

Wm/Wi ($CD34^+$ Zellen): wandern ins Knochenmark ein, Wiederbesiedelung des hämatopoetischen Systems mit Zellen, die pharmakologisch wirksame Spiegel des ADA-Enzyms exprimieren;
UW: Anämie, Neutropenie, Hypothyreose, Hypertonie, Asthma, allergische Rhinitis, atopische Dermatitis, Ekzem, Fieber, pos. ANA, erhöhte Leberenzyme, autoimmun-hämolyt. Anämie, autoimmunbedingte aplastische Anämie, Autoimmunthrombozytopenie, Autoimmunthyreoiditis, Guillain-Barré-Syndrom, Autoimmunhepatitis, ANCA pos., SMA pos.;
KI: bek. Überempf., bestehende oder frühere Anamnese von Leukämie oder Myelodysplasie; pos. Test auf das hum. Immundefizienz-Virus (HIV) oder jegliches andere Agens, das in der aktuellen Zell- und Geweberichtlinie der EU gelistet ist; Gentherapie in der Vorgeschichte

$CD34^+$ Zellsuspension Rp

Strimvelis *Inf.Lsg. 1-10Mio Zellen/ml*	**Schwerer kombinierter Immundefekt durch Adenosin-Desaminase-Mangel:** einmalig 2-20Mio Zellen/kg i.v.; **DANI, DALI:** vermutlich nicht erforderlich, keine Daten

10.5 Impfstoffe

10.5.1 Bakterielle Impfstoffe

Wm/Wi: Bildung von Antikörpern durch das Immunsystem nach Applikation von attenuierten, abgetöteten oder fragmentierten Krankheitserregern oder deren Toxinen;
UW (TD-Impfstoff): Rötung, Schwellung, Schmerzen an der Injektionsstelle, Abszess, Granulombildung, Kopfschmerzen, Übelkeit, Fieber, Schweißausbruch, allergische Reaktionen;
UW (Typhusimpfstoff): Asthma-Anfall, Übelkeit, Erbrechen, Diarrhoe, Bauchschmerzen, Arthralgien, Myalgien, Serumkrankheit;
KI (TD-Impfstoff): bek. Überempf./Allergie, Infektion, fieberhafte Erkrankung;
KI (Typhusimpfstoff.): akute Erkrankung, Immundefekte, bek. Überempf.

Meningokokken-C-Oligosaccharid Rp	PRC C, Lact +
Meningitec *Fertigspr. 10µg/0.5ml* **Menjugate** *Amp. 10µg/0.5ml* **Neisvac C** *Amp. 10µg/0.5ml*	**Meningokokken-Immunisierung:** **Sgl. bis 12M:** 2 x 0.5ml im Abstand von 8W; **Ki. > 1J, Erw.:** 1 x 0.5ml
Meningokokken-A-,-C-,-W135-,-Y-Oligosaccharid Rp	PRC C Lact+
Menveo *Inj.Lsg. 25µg/0.5ml*	**Meningokokken-Immunisierung:** **Erw., Ki. ab 11J:** 0.5ml als ED i.m.
Meningokokken-B-Adsorbat Rp	PRC C Lact+
Bexsero *Inj.Lsg. 175µg/0.5ml*	**Meningokokken-B-Immunisierung:** **Ki. 2-5M:** 3 x 0.5ml im Abstand von 4W; **Ki. 6M-10J:** 2 x 0.5ml im Abstand von 8W; **Ki. 11J, Erw.:** 2 x 0.5ml im Abstand von 4W;
Pneumokokkenpolysaccharid Rp	PRC C, Lact +
Prevenar-13 *Fertigspr. 0.5ml* **Pneumovax 23** *Amp. 0.5ml* **Synflorix** *Fertigspr. 0.5ml*	**Pneumokokken-Immunisierung:** Prevenar, Synflorix: 0.5ml i.m. 2., 3. u. 4. Lebensmonat und 1 x 0.5ml im 2.Lj.; **Impfung bei erhöhtem Risiko:** Pneumovax: ab 2.Lj.: 0.5ml i.m.
Salmonella-typhi-Polysaccharid Rp	
Typhim Vi *Fertigspr. 25µg/0.5ml*	**Typhus-Immunisierung:** ab 2.Lj.: 25µg i.m., Wdh. nach 3J
Tetanus- + Diphtherie-Toxoid Rp	PRC C, Lact +
Td-Impfstoff Mérieux *Amp. 20IE+2IE/0.5ml* **Td-pur** *Fertigspr. 20IE+2IE/0.5ml* **TD Rix** *Fertigspr. 20IE+2IE/0.5ml*	**Tetanus-/Diphtherie-Grundimmunisierung:** ab 6J: 0.5ml i.m., Wdh. nach 4-8W und nach 6-12M; **Auffrischimpfung:** routinemäßig 0.5ml ab Beginn 6.Lj.; 0.5ml 11.-15.Lj., dann alle 10J 0.5ml; **Immunisierung bei Verletzung:** 0.5ml, wenn letzte Impfung 5-10J zurückliegt

Tetanus- + Diphtherie- + Pertussis-Toxoid Rp	PRC C, Lact +
Boostrix *Fertigspr. 20IE + 2IE + 8µg/0.5ml* **Covaxis** *Amp. 20IE + 2IE + 8µg/0.5ml* **Infanrix** *Fertigspr. 40IE + 30IE + 25µg/0.5ml*	**Tetanus/Diphtherie/Pertussis-Grundimmun.:** Infanrix: je 0.5ml i.m. 2., 3. und 4. Lebensmon. u. 1 x 0.5ml im 2. Lj.; **Auffrischimpfung:** Boostrix, Covaxis: ab 4. Lj.: 0.5ml

10.5.2 Virale Impfstoffe

Wm/Wi: Bildung von Antikörpern durch das Immunsystem nach Applikation von attenuierten, abgetöteten oder fragmentierten Krankheitserregern oder deren Toxinen;
UW (FSME-Impfstoff): Reakt. an Injektionsstelle, Kopfschmerzen, Übelkeit, Myalgie, Arthralgie, Müdigkeit, Krankheitsgefühl; **UW** (Gelbfieberimpfstoff): Kopfschmerzen, Übelkeit, Erbrechen, Diarrhoe, Myalgien, Lokalreaktionen an Injektionsstelle, Fieber, Abgeschlagenheit;
UW (Hepatitis-A-Impfstoff): Kopfschmerzen, Unwohlsein, Fieber, Appetitverlust;
UW (Hepatitis-B-Impfstoff): Rötung, Schwellung, Schmerzen an der Injektionsstelle, Kopfschmerzen, Übelkeit, Erbrechen, Bauchschmerzen, Fieber, Schweißausbruch, allerg. Reaktionen, Leberfunktionsstrg., Arthralgie, Myalgie; **UW** (MMR-Impfstoff): Fieber, Schweißausbruch, Schüttelfrost, Abgeschlagenheit, Kreislaufreaktionen, Kopfschmerzen, Katarrh, GI-Störung;
UW (Pandemrix): Lymphadenopathie, Kopfschmerzen, Hautblutungen/Verhärtung/Schwellung/Schmerzen an Injektionsstelle, verstärktes Schwitzen, Arthralgie, Myalgie, Schüttelfrost, Fieber;
UW (Rotavirusimpfstoff): Fieber, Durchfall, Erbrechen, Reizbarkeit, Bauchschmerzen;
UW (Tollwutimpfstoff): Schmerzen/Rötung an der Einstichstelle, Unwohlsein, Fieber, grippeähnl. Symptome, Lymphadenopathie, Kopfschmerzen, Myalgie, Exanthem;
UW (Zoster-Impfstoff): Kopfschmerzen, Erythem/Schwellung/Schmerz/Hämatom/Pruritus/Überwärmung an der Injektionsstelle;
KI (FSME-Impfstoff): bek. Überempf., schwere Überempf. gegen Eiprotein, Hühnereiweiß, moderate oder schwere akute Erkrankungen;
KI (Gelbfieberimpfstoff): bek. Überempf. gegen G. bzw. Eier, Hühnereiweiße; Immunsuppression, kongenital od. idiopathisch od. nach Behandlung mit syst. Steroiden, nach Bestrahlung od. nach Th. mit Zytostatika, Dysfunktion des Thymus i. d. Anamnese (einschließlich Thymom u. Thymektomie); symptom. HIV-Inf., asymptom. HIV-Inf. bei nachgewiesener verminderter Immunfunktion, Ki. < 6M, akute, schwere, fieberhafte Erkrankung;
KI (Hepatitis-B-Impfstoff): bek. Überempf./Allergie, Infektion, fieberhafte Erkrankung;
KI (MMR-Impfstoff): bek. Überempf./Allergie, akute Erkrankung; angeborene, erworbene oder therapiebedürftige Immundefizienz, Schwangerschaft;
KI (Pandemrix): bek. Überempf.;
KI (Rotavirusimpfstoff): bek. Überempfindlichkeit, angeborene Fehlbildungen im GI-Trakt, HIV-Infektion; **KI** (Tollwutimpfstoff): bek. Überempfindlichkeit;
KI (Zosterimpfstoff): bek. Überempfindlichkeit, angeborene/erworbene Immundefizienz, immunsuppressive Therapie, aktive/unbehandelte Tbc, Grav.

FSME-Impfstoff, Stamm K23 Rp	
Encepur Kinder *Fertigspr. 0.75µg* **Encepur Erwachsene** *Fertigspr. 1.5µg*	**FSME-Immunisierung:** 3 x M 0, 1-3 und 9-12; **Ki. 1-11J:** 0.75µg; **Ki. ab 12J**, Erw. jeweils 1.5µg i.m.; 1. Auffrischung nach 3J, danach alle 5J, Erw. > 49J. alle 3J

FSME-Impfstoff (Stamm Neudörfl) Rp	
FSME Immun Junior *Fertigspr. 1.2µg* **FSME Immun** *Fertigspr. 2.4µg*	**FSME-Immunisierung:** 3 x M 0, 1-3 und 5-12; **Ki. 1-15J** 1.2µg; **Ki. ab 16J**, Erw. jeweils 2.4µg i.m.; 1. Auffrischung nach 3J, danach alle 5J, Erw. >60J. alle 3J
Gelbfieber-Impfstoff Rp	PRC C, Lact ?
Stamaril *Inj.Lsg. 1000 IE/0.5ml*	**Gelbfieber-Immunisierung: Erw., Ki. ab 9M:** 1 x 1000 IE s.c./i.m., ggf. Wdh n. 10J
Hepatitis-A-Impfstoff Rp	PRC C, Lact ?
Havrix *Fertigspr. 720E/0.5ml, 1440E/1ml* **Vaqta** *Fertigspr. 25E/0.5ml, 50E/1ml*	**Hepatitis-A-Immunisierung:** **Erw.:** 50 bzw. 1440E i.m. M 0, Wdh. nach 6-12M; **Ki.:** 25 bzw. 720E i.m. M 0, Wdh. nach 6-12M; Auffrischung alle 10J
Hepatitis-B-Impfstoff Rp	PRC C, Lact ?
Engerix B Erwachsene *Fertigspr. 20µg/1ml* **Engerix B Kinder** *Fertigspr. 10µg/1ml* **Hbvaxpro** *Amp. 5µg/0.5ml, 10µg/1ml, 40µg/1ml; Fertigspr. 5µg/0.5ml, 10µg/1ml*	**Hepatitis-B-Immunisierung:** **Erw.:** 20µg i.m. M 0, 1 und 6; **NG, Ki. bis 16J:** 10µg i.m. M 0, 1, 2 und 12, alternativ M 0, 1, 6
Hepatitis-A- + -B-Impfstoff Rp	PRC C, Lact ?
Twinrix Erwachsene *Fertigspr. 720E+20µg/1ml* **Twinrix Kinder** *Fertigspr. 720E+10µg/0.5ml*	**Hepatitis-A- +-B-Immunisierung:** **Erw.:** 720E + 20µg i.m. M 0, 1 und 6; **Ki. 1-16J:** 720E + 10µg i.m. M 0, 1 und 6
Influenza-Impfstoff (epidemische Influenza) Rp	PRC C Lact +
Fluad 2016/2017 *Fertigspr. 0.5ml* **Influvac 2014/2015** *Fertigspr. 0.5ml*	**Pro. epidemische Influenza:** **Erw., Ki ab 3J:** 0.5ml i.m./s.c.; **Ki. 6M-3J:** 0.25ml i.m/s.c.; Wdh. bei Kindern nach 4W
Japanische-Enzephalitis-Virus-Impfstoff Rp	
Ixiaro *Fertigspr. 0.5ml*	**Japanische-B-Enzephalitis-Immunisierung:** 0.5ml i.m. M 0 und 1
Masern-Mumps-Röteln-Impfstoff Rp	PRC C, Lact +
MMR Triplovax *Fertigspr. 0.5ml* **MMR Vaxpro** *Fertigspr. 0.5ml* **Priorix MMR** *Fertigspr. 0.5ml*	**Masern-Mumps-Röteln-Immunisierung:** **Ki. ab 12. Lebensmonat:** 0.5ml i.m. M 0 und 4 (möglichst bis Ende 2.Lj.)
Masern-Mumps-Röteln-Varizellen-Impfstoff Rp	PRC C, Lact +
Priorix Tetra *Fertigspr. 0.5ml* **ProQuad** *Fertigspr. 0.5ml*	**Masern-Mumps-Röteln-Varizellen-Immunisierung:** **Ki. ab 9. M-12.Lj.:** 0.5ml s.c. W0 und 6

Papillomvirusimpfstoff Rp	
Cervarix *Fertigspr. 0.5ml* **Gardasil** *Fertigspr. 0.5ml*	**Pro. HPV-assoziiertes Zervix-Ca, Anal-Ca Dysplasien von Zervix und Vulva, Condylomata acuminata:** **9-13J:** 0.5ml i.m. M 0 und 6; **ab 14J:** 0.5ml i.m. M 0, 2 und 6
Poliomyelitis-Impfstoff (Typ I, II, III) Rp	PRC C, Lact +
IPV Merieux *Fertigspr. 40+8+32E/0.5ml* **Imovax Polio** *Fertigspr. 40+8+32E/0.5ml*	**Poliomyelitis-Immunisierung:** **Erw. u. Ki.:** 40+8+32E i.m. M 0, 2 und12; Auffrischung nach 10J
Rotavirusimpfstoff Rp	
Rotarix *Susp. 1ml* **RotaTeq** *Dosiertube 2ml*	**Rotaviren-Immunisierung:** 1 bzw. 2ml p.o., 1. Dosis 6.-12. Lebenswoche, Wdh. nach 4 und 8W
Tollwutimpfstoff Rp	
Rabipur *Inj.Lsg. 2.5IE/1ml* **Tollwutimpfstoff (HDC) inaktiviert** *Inj.Lsg. 2.5IE/1ml*	**Tollwut-Immunisierung:** 2.5IE i.m. d 0, 7, 21 oder 28; Auffrischung nach Titer oder alle 2-5J; **Impfung nach Exposition:** 2.5IE d 0, 3, 7, 14, 28
Varizellen-Impfstoff Rp	PRC C, Lact ?
Varilrix *Fertigspr. 2000E/0.5ml* **Varivax** *Fertigspr. 1350E/0.5ml*	**Varizellen-Immunisierung:** **Erw., Ki. > 12M:** 0.5ml i.m./s.c. W 0 und 6
Varicella-Zoster-Impfstoff Rp	PRC C Lact ?
Zostavax *Fertigspr. 19.400PBE/0.65ml*	**Pro. Herpes zoster und postherpetische Neuralgie:** Patienten > 50J: 1 x 0.65ml s.c.

10.5.3 Bakterielle und virale Impfstoffe kombiniert

UW (Infanrix Hexa): Reaktionen an der Injektionsstelle, ungewöhnliches Schreien, Ruhelosigkeit, virale Infekte, Infekte der oberen Atemwege, Bronchitis, Konjunktivitis, Husten, Schnupfen, Diarrhoe, Erbrech., Dermatitis, Bauchschmerzen, Otitis media, Ekzem, Schläfrigkeit; **KI** (Infanrix Hexa): bek. Überempfindlichkeit gegen die enthaltenen Impfstoffe bzw. gegen Neomycin, Polymyxin; fühere Enzephalopathie innerhalb von 7d nach Pertussis-Impfung

Diphtherie-Tetanus-Pertussis-Poliomyelitis-Haemophilus-influenzae-Hepatitis-B-Impfstoff Rp	
Infanrix Hexa *Fertigspr. 0.5ml*	**Immunisierung o.g. Erreger:** 0.5ml i.m. z.B. 2. 3. 4. und 12. Lebensmonat

10.6 Impfkalender

Impfung	Wo. 6	Monate 2	3	4	11–14	15–23	Jahre 2–4	5–6	9–17	>18	≥ 60
Diphtherie (D/d) Tetanus (T) Pertussis (aP/ap)		DTaP	DTaP	DTaP	DTaP	DTaP (G)	DTaP (G)	DTaP (A)	DTaP (A)	dTap (A)[e] dTap (G)	
H. Influenza B (Hib)		Hib	Hib[c]	Hib	Hib	Hib (G)	Hib (G)				
Polio (IPV)		IPV	IPV[c]	IPV	IPV	IPV (G)	IPV (G)		IPV (A)	IPV (G)	
Hepatitis B (HB)		HB	HB[c]	HB	HB	HB (G)	HB (G)				
Pneumokokken (P)[a]		P		P	P	P (G)					P (S)[g]
Rotaviren (R)	R[b]	R	(R)								
Meningokokken C (M)					M (ab vollend. 12. Monat)		M (G)				
Masern, Mumps, Röteln (MMR)					MMR	MMR	MMR (G)			Masern (S)[f]	
Varicellen (V)					V	V	V (G)				
Human Papilloma Virus (HPV)									Mädchen 9–17 J. HPV[d]		
Influenza (I)											I (S)[h]

Zeitpunkt empfohlener Impfungen mit Impfstoff; (A) = Auffrischung

Grundimmunisierung aller noch nicht Geimpften bzw. Komplettierung eines vollständigen Impfschutzes (G)

Standardimpfungen mit allgemeiner Anwendung = Regelimpfung (S)

a Frühgeborene erhalten eine zusätzliche Impfstoffdosis im Alter von 3 Monaten, d. h. insgesamt 4 Dosen

b Die 1. sollte bereits ab dem Alter von 6 W erfolgen, je nach verwendetem Impfstoff sind 2 bzw. 3 Dosen im Abstand volmpfungn mindestens 4 W erforderlich

c Bei monovalenter Anwendung kann diese Dosis entfallen

d Standardimpfung für Mädchen im Alter von 9–13 bzw. 9–14 J (je nach verwendetem Impfstoff) mit 2 Dosen im Abstand von 6 M, bei Nachholimpfung beginnend im Alter > 13 bzw. > 14 J oder bei einem Impfabstand von < 6 M zwischen 1. und 2. Dosis ist eine 3. Dosis erforderlich (Fachinformation beachten)

e Ab 5 oder 6J wird zur Auffrischung u. Grundimmunsisierung ein Impfstoff mit reduziertem Diphtherietoxoid-Gehalt (d) bzw. Pertussis-Antigen-Gehalt (ap) verwendet; Td-Auffrischung alle 10 J; bei allen Erw. wird die nächste fällige Td-Impfung einmalig als Tdap (bei entspr. Ind. als Tdap-IPV)-Kombinationsimpfung empfohlen

f Einmalig für nach 1970 geborene Personen ab 18J ohne Impfung, mit nur einer Impfung in der Kindheit oder mit unklarem Impfstatus, vorzugsweise mit einem MMR-Impfstoff

g Einmalige Impfung mit Polysaccharid-Impfstoff

h Jährlich mit dem von der WHO empfohlenen aktuellen Impfstoff

Impftabelle nach STIKO (Ständige Impfkommission am Robert Koch-Institut, Berlin), Stand 2016 http://www.rki.de/DE/Content/Kommissionen/STIKO/Empfehlungen/Aktuelles/Impfkalender.html

11 Anästhesie

11.1 Opioid-Analgetika

11.1.1 Äquianalgetische Dosierungen

Opioid	Parent. (mg)	Oral (mg)	Wi-dauer (h)	Btm
Alfentanil	0.5	-	0.2	X
Buprenorphin	0.3	-	6-8	X
Buprenorphin s.l.	0.4	-	6-8	X
Codein	-	120	3-5	-
Dihydrocodein	-	90	3-4	-
Fentanyl	0.1	-	0.4	X
Hydrocodon	7	-	4-8	-
Hydromorphon	2	4	4	X
Hydromorphon Oros	-	6	24	X
Levomethadon	4	7.5	6	X
Meptazinol	100	-	1-3	-
Methadon	8	15	6	X
Morphin	**10**	**30**	2-4	X
Oxycodon	7.5	15	4	X
Pethidin	75	-	2-4	X
Piritramid	15	-	4-6	X
Remifentanil	0.05	-	0.2	X
Sufentanil	0.02	-	0.5	X
Tilidin/Naloxon	-	300	3-4	-
Tramadol	100	300	3-4	-
Opioidähnliche Analgetika (MOR-NRI)				
Tapentadol	-	~75		X

11.1.2 Opioid-Umstellung auf Pflaster

Morphin → Fentanyl

Morphin mg/24h		Fentanyl µg/h
p.o.	Parent.	TTS
0-45	-	12
46-90	0-22	25
91-150	23-37	50
151-210	38-52	75
211-270	53-67	100
271-330	68-82	125
331-390	83-97	150
391-450	98-112	175

Dosisbereiche gelten als Orientierung, die Dosisstärke des Pflasters muss individuell auf den Patienten abgestimmt werden.

Morphin → Buprenorphin

Morphin mg/24h		Buprenorphin mg/24h		Buprenorphin µg/h
p.o.	Parent.	s.l.	Parent.	TTS
0-90	0-30	Bis 1.1	Bis 0.8	35
91-130	31-43	Bis 1.6	Bis 1.2	52.5
131-170	44-57	Bis 2.1	Bis 1.5	70
171-340	58-113	Bis 4.3	Bis 3.1	87.5–140

Maximale Pflastergröße: Fentanyl 100µg/h, Buprenorphin 70µg/h; bei höherer Dosierung verschiedene Pflastergrößen für die korrekte Dosis kombinieren

11.1.3 Opioid-Umstellung, allgemein

1. Errechnung der Tagesdosis des bisherigen Opioids
2. Errechung der äquianalgetischen Tagesdosis des neuen Opioids (bezogen auf Applikationsart)
3. **50-%-Regel:** ini 30-50% d. rechnerisch ermittelten Äquivalenzdosis; Ausnahmen: bei L-Methadon individuelle Titration; bei Umstellung auf MOR-NRI i.d.R. keine Reduktion, da 2 Wirkmechanismen
4. Aufteilung der Tages- in Einzeldosen entsprechend der Wirkdauer der Substanz
5. Titration gegen den Schmerz mittels schnell freisetzender Bedarfsmedikation
6. Festlegen der neuen Basis- ggf. auch Bedarfsmedikation

11.1.4 Opioidagonisten

Wm: Stimulation zentraler Opioid-Rezeptoren; **Wi:** analgetisch, sedativ, atemdepressiv, antitussiv, emetisch und antiemetisch; vgl. auch UW;
UW (Fentanyl): Übelkeit, Erbrechen, Muskelrigidität, Dyskinesie, Sedierung, Schwindel, Sehstörung, Bradykardie, Tachykardie, Arrhythmie, Hypotonie, Hypertonie, Venenschmerz, Laryngospasmus, Bronchospasmus, Apnoe, allergische Dermatitis, postoperative Verwirrtheit, neurologische, anästhesiologische Komplikationen; **UW** (Fentanyl TTS): Somnolenz, Schwindel, Kopfschmerzen, Übelkeit, Erbrechen, Obstipation, immunologische Überempf., Appetitlosigkeit, Schlaflosigkeit, Depression, Angstgefühl, Verwirrtheitszustand, Halluzinationen, Tremor, Parästhesie, Konjunktivitis, Drehschwindel, Palpitationen, Tachykardie, Hypertonie, Dyspnoe, Diarrhoe, Mundtrockenheit, abdominale Schmerzen, Oberbauchschmerzen, Dyspepsie, Schwitzen, Pruritus, Hautausschlag, Erythem, Muskelkrämpfe, Harnverhalt, Fatigue, periphere Ödeme, Asthenie, Unpässlichkeit, Malaise, Kältegefühl; **UW** (Morphin): Stimmungsänderungen, Veränd. der Aktiviertheit, Schlaflosigkeit, Denkstrg., Wahrnehmungsstrg. wie Halluzinationen, Verwirrtheitszustände, Kopfschmerzen, Schwindel, Geschmacksstrg., Obstipation, Erbrechen, Dyspepsie, Schwitzen, Urtikaria, Pruritus, Harnretention; **UW** (Pethidin): Verwirrtheit, Stimmungsveränd., Veränderungen der kognitiven u. sensorischen Leistungsfähigkeit, Erregungszustände, Wahnvorstellungen, Halluzinationen, Sedierung, Schwindel, Atemdepression;
UW (Piritramid): Tachykardie, Hypotonie, Stupor, Schwindel, Somnolenz, Übelkeit, Erbrechen, Würgereiz, Blässe; **UW** (Oxycodon): Appetit ↓, Stimmungs- und Persönlichkeitsänderung, Aktivität ↓, Unruhe, psychomotorische Hyperaktivität, Agitiertheit, Nervosität, Schlaflosigkeit, Denkstörung, Verwirrtheitszustände, Sedierung, Schwindel, Kopfchmerz, Synkope, Parästhesien, Hypotonie, Dyspnoe, Obstipation, Erbrechen, Übelkeit, Abdominalschmerz, Diarrhoe, Mundtrockenheit, Schluckauf, Dyspepsie, Pruritus, Harnretention, Dysurie, Harndrang, Hyperhidrosis, Schüttelfrost, Asthenie; **UW** (Sufentanyl): Sedierung, Pruritus, Fieber, neonataler Tremor, Schwindel, Kopfschmerzen, Tachykardie, Hypertonie, Hypotonie, Blässe, neonatale Zyanose, Hautverfärbung, Muskelzuckungen, Harnverhalt, Harninkontinenz;
KI (Fentanyl): bek. Überempfindlichkeit.; Patienten mit Epilepsie, bei denen eine intraoperative Herdlokalisation vorgenommen werden soll; **KI** (Fentanyl TTS): akute oder postoperative Schmerzzustände, da bei einer kurzzeitigen Anwendung keine Dosistitration möglich ist; schwer beeinträchtigte ZNS-Funktion, schwere Atemdepression; **KI** (Morphin): bek. Überempf., Ileus, Atemdepression, schwere COPD, akutes Abdomen, Gerinnungsstörungen und Infektionen im Injektionsgebiet bei intrathekaler oder epiduraler Anw.; **KI** (Oxycodon): bek. Überempf., schwere Atemdepression mit Hypoxie und/oder Hyperkapnie, schwere chronisch obstruktive Lungenerkrankung, Cor pulmonale, schweres Bronchialasthma, paralytischer Ileus, Stillzeit;
KI (Jurnista): Ki./Jug. < 18J; **KI** (Pethidin): bek. Überempf., gleichz. Anw. von MAO-Hemmern oder binnen 14d nach der letzten Einnahme, schwere respiratorische Insuffizienz, Ki. < 1J;
KI (Piritramid): bek. Überempfindlichkeit, Atemdepression, komatöse Zustände;
KI (Sufentanyl): bekannte Überempfindlichkeit, während der Lakt. (24h nach der Anästhesie kann wieder mit dem Stillen begonnen werden); unter der Geburt oder während des Kaiserschnittes vor Abnabelung des Kindes; akute hepatische Porphyrien; Krankheitszustände, bei denen eine Dämpfung des Atemzentrums vermieden werden soll

Alfentanil Rp (Btm) — HWZ 1.5h, Q0 1.0, PPB 92%, PRC C, Lact?

Alfentanil-Hameln *Amp. 1mg/2ml, 5mg/10ml* **Rapifen** *Amp. 1mg/2ml, 5mg/10ml*	**Anästhesie:** Erw. und Ki. nach OP-Dauer als Bolus: bis 10min: 15-20µg/kg i.v.; 10-30min: 20-40µg/kg; 0.5-1h: 40-80µg/kg; > 1h: 80-150µg/kg; Dauerinfusion: 0.5-3µg/kg/min

Fentanyl Rp (Btm)	HWZ 3-12h, Q0 0.9, PPB 80-85%, PRC C, Lact ?
Fentanyl Hameln *Amp. 0.1mg/2ml, 0.5mg/10ml, 2.5mg/50ml* **Fentanyl HEXAL** *Amp. 0.1mg/2ml, 0.5mg/10ml* **Fentanyl-Janssen** *Amp. 0.1mg/2ml, 0.5mg/10ml*	**Prämed.:** 50-100µg i.m. 30-60min. präOP; **analgetische Komponente bei Allgemeinanästhesie:** mittlere Dosis 2-20µg/kg i.v.; hohe Dosis 20-50µg/kg i.v.; Ki. 12-17J. s. Erw.; 2-11J.: ini 1-3µg/kg, ergänzend 1-1.25µg/kg; **analgetische Komponente bei Regionalanästhesie:** 50-100µg i.m. oder langsam i.v.; **Monoanästhetikum bei Allgemeinanästhsie:** 50-100µg/kg i.v., in Einzelfällen bis 150µg/kg; **DANI, DALI** verlängerte postOP Überwachung

Fentanyl oral/nasal Rp (Btm)	HWZ 4-22h Q0 0.9, PPB 85%, PRC C, Lact ?
Abstral *Lingualtbl. 100, 200, 300, 400, 600, 800µg* **Actiq** *Lutschtbl. 200, 400, 600, 800, 1200, 1600µg* **Breakyl** *Buccalfilm 200, 400, 600, 800, 1200µg* **Effentora** *Buccaltbl. 100, 200, 400, 600, 800µg* **Fentanyl HEXAL** *Lingualtbl. 67, 133, 267, 400, 533, 800µg* **Instanyl** *Nasenspray 50, 100, 200 µg/Stoß* **PecFent** *Nasenspray 100, 400µg/Stoß*	**Durchbruchschmerz bei chron. Tumorschm.:** **Actiq:** ini 200µg, ggf. Wdh nach 15min; weitere Dosistitration je nach Wi bis 1600µg; **Abstral, Effentora:** ini 100µg, ggf. Wdh nach 30min, weitere Dosistitr. je nach Wi bis max. 800µg; **Breakyl:** ini 200µg, ggf. nach 30min höhere Dosis, weitere Dosistitr. je nach Wi bis max. 1200µg; **Instanyl:** ini 50µg, ggf. Wdh. nach 10min, weitere Dosistitration je nach Wi; **Pecfent:** ini 100µg, ggf. nächste Dosis nach 4h, weitere Dosistitration je nach Wi bis 800µg; s.a. FachInfo der einzelnen Präparate; **DANI, DALI** sorgfältige Dosiseinstellung

Fentanyl transdermal Rp (Btm)	HWZ 13-22h , Q0 0.9, PPB 85%, PRC C, Lact ?
Durogesic SMAT *TTS 12, 25, 50, 75, 100µg/h* **Fentadolon** *TTS 25, 50, 75µg/h* **Fentamat** *TTS 12, 25, 37.5, 50, 75, 100µg/h* **Fentanyl HEXAL, Fentanyl Sandoz** *TTS 12, 25, 37.5, 50, 75, 100, 150µg/h* **Fentavera** *TTS 12, 25, 50, 75, 100µg/h* **Matrifen** *TTS 12, 25, 50, 75, 100µg/h*	**Chronische Schmerzen:** alle 3d 1 Pflaster, Dosis je nach Vortherapie → 293; **DANI, DALI** sorgfältige Dosiseinstellung

Hydromorphon Rp (Btm)	HWZ 2.5h, Q0 1.0, PPB 8%, PRC C, Lact ?
Hydromorphon HEXAL *Tbl. 4(ret.), 8(ret.); 16(ret.), 24(ret.)mg; Kps. 2(ret.), 4(ret.), 8(ret.), 16(ret.), 24(ret.)mg; Amp. 2mg/1ml, 10mg/1ml, 100mg/10ml* **Hydromorphon Stada** *Tbl. 4(ret.), 8(ret.), 16(ret.), 24(ret.)mg* **Palladon** *Kps. 1.3, 2.6mg; Kps. 4(ret.), 8(ret.), 16(ret.), 24(ret.)mg; Amp. 2mg/1ml, 10mg/1ml, 100mg/10ml*	**(Sehr) starke Schmerzen:** ini 1.3-2.6mg alle 4h p.o.; 2 x 4-24mg (ret.) p.o.; 1-2mg i.m./s.c.; 1-1.5mg i.v.; **Ki. < 6J:** 0.015mg/kg i.m./s.c.; **6-12J:** 0.5-1mg i.m/s.c.; **DANI, DALI** sorgfältige Dosiseinstellung

Hydromorphon Oros Rp (Btm)	HWZ 12.5-14.7h, Q0 1.0, PPB < 30%, PRC C, Lact ?
Jurnista *Tbl. 4(ret.), 8(ret.), 16(ret.), 32(ret.), 64(ret.)mg*	**Starke chron. Schmerzen:** 1 x 4-64mg p.o.; **DANI, DALI** sorgf. Dosiseinst.

Levomethadon Rp (Btm)	HWZ 15-60h, Q0 0.25, PPB 85%
L-Poladdict *Tbl. 5, 20, 30mg* **L-Polaflux** *Lsg. (1ml=5mg)* **L-Polamidon** *Tbl. 5, 20mg; Amp. 2.5mg/1ml, 5mg/2ml; Gtt. (1ml = 20Gtt. = 5mg)* **L-Polamidon Lsg. zur Substitution** *Lsg. (1ml = 5mg)*	**(Sehr) starke Schmerzen:** 2.5mg i.v.; bis 7.5mg i.m./s.c., evtl. Wdh. alle 4-6h; 4-6 x 2.5-7.5mg p.o., bei Tumorschmerz ggf. weitere Dosissteigerung; **Ki. 2-5J:** 0.25-0.5mg/d; > **5J:** 0.5-1.3mg; **Substitutionsther. bei Opiatabhängigkeit:** ini morgens 15-20mg p.o., abends 10-25mg, n. 1-6d Tagesdosis 1 x/d; **DANI, DALI** Dosisred.

Morphin Rp (Btm)	HWZ 2.5h, Q0 0.9 (0.3), PPB 20-35%, PRC C, Lact ?
Capros *Kps. 5, 10, 10(ret.), 20, 20(ret.), 30, 30(ret.), 60(ret.), 100(ret.)mg* **M-long** *Kps. 10(ret.), 30(ret.), 60(ret.), 100(ret.)mg* **Morphanton** *Brausetbl. 20mg; Tbl. (ret.) 10, 20, 30, 60, 100mg* **Morphin Merck** *Gtt. (1ml = 5, 20mg); Amp.10mg/1ml, 20mg/1ml, 100mg/10ml* **MSI** *Amp. 10mg/1ml, 20mg/1ml, 100mg/5ml, 200mg/10ml* **MSR** *Supp. 10, 20, 30mg* **MST** *Tbl. 10(ret.), 30(ret.), 60(ret.), 100(ret.), 200(ret.)mg; Gran. 20(ret.), 30(ret.), 60(ret.), 100(ret.), 200(ret.)mg* **Painbreak** *Brausetbl. 15mg* **Sevredol** *Tbl. 10, 20mg* **Substitol** *Kps. 30(ret.), 60(ret.), 100(ret.), 200(ret.)mg*	**(Sehr) starke Schmerzen:** 2-6 x 10-60mg p.o.; 1-2 x 30-200mg (ret.) p.o.; 4-6 x 5-10mg i.v./s.c./i.m.; **Ki. 0-1J:** 4-6 x 0.2mg/kg p.o.; **2-5J:** 4-6 x 2.5-5mg p.o.; **6-12J:** 4-6 x 5-10mg p.o.; **13-16J:** 4-6 x 10-20mg; **Ki. bis 6M:** 0.01mg/kg/h i.v. Dauerinfusion; **> 6M:** 4-6 x 0.05-0.1mg i.v.; **DANI, DALI** sorgfältige Dosiseinstellung; **Substitutionsbehandlung bei Opiodabhängigkeit (Substitol):** ohne Vorbehandlung: ini 100-200mg p.o., ggf. n. 6h zusätzl. 200mg, Erh.Dos. individuell 500–800mg/d; Umstellung von Methadon im Verhältnis 1:6–1:8 (Metahdonhydrochlorid : Morphin)

Oxycodon Rp (Btm)	HWZ 3.2-8h, PPB 38-45%, PRC C, Lact ?
Oxycodon Beta *Tbl. 5(ret.), 10(ret.), 20(ret.), 30(ret.), 40(ret.), 60(ret.), 80(ret.)mg* **Oxycodon HEXAL** *Tbl. 5(ret.), 10(ret.), 20(ret.), 40(ret.), 60(ret.), 80(ret.)mg* **Oxycodon Stada** *Tbl. 10(ret.), 20(ret.), 40(ret.), 80(ret.)mg* **Oxycodon-ratioph.** *Tbl. 5 (ret.), 10(ret.), 20(ret.), 30(ret.), 40(ret.), 60(ret.), 80(ret.)mg* **Oxygesic** *Tbl. 5(ret.), 10(ret.), 20(ret.), 40(ret.), 80(ret.), 120(ret.)mg; Kps. 5, 10, 20mg; Lingualtbl. 5, 10, 20mg; Inj.Lsg. 10mg/1ml, 20mg/2ml, 50mg/1ml*	**(Sehr) starke Schmerzen:** ini 2 x 10mg p.o. (nicht opioidgewöhnte Pat.), nach Bedarf steigern; 1-10mg über 1-2min i.v. bzw. 5mg s.c. als Bolus, max. 6x/d; Infusion 2mg/h i.v.; **Nichttumorschmerz:** bis 40mg/d; **Tumorschmerz:** 80-120mg/d, max. 400mg/d; **DANI, DALI** ini 50%

Oxycodon + Naloxon Rp (Btm)	
Targin *Tbl. 5+2.5(ret.),10+5(ret.), 20+10(ret.), 40+20(ret.)mg*	**(Sehr) starke Schmerzen:** ini 2 x 10+5mg p.o., max. 80+40mg/d; **DANI, DALI** vorsichtige Dosiseinstellung
Pethidin Rp (Btm)	HWZ 3.5-4h, Qo 0.9, PPB 60%
Dolantin *Gtt. (21 Gtt. = 50mg); Amp. 50mg/1ml, 100mg/2ml* **Dolcontral** *Supp. 100mg* **Pethidin Hameln** *Amp. 50mg/1ml, 100mg/2ml*	**Starke Schmerzen:** 1-5 x 100mg rekt.; 25-150mg p.o./s.c./i.m.; 50mg i.v. Wdh. nach Bedarf, max. 500mg/d p.o./rekt./i.v.; **Ki.:** 0.6-1.2mg/kg/ED p.o.; **DANI** Dosisintervall verlängern; **DALI** sorgfältige Dosiseinstellung
Piritramid Rp (Btm)	HWZ 4-10h, Qo 1.0, PRC C
Dipidolor *Amp. 15mg/2ml* **Piritramid Hameln** *Amp. 7.5mg/1ml, 15mg/2ml, 45mg/6ml*	**(Sehr) starke Schmerzen:** bis 4 x 7.5-22.5mg i.v.; bis 4 x 15-30mg i.m./s.c.; **Ki.:** bis 4 x 0.05-0.2mg/kg i.m./s.c.; bis 4 x 0.05-0.1mg/kg i.v.; **DANI** nicht erforderlich; **DALI** Dosisreduktion
Remifentanil Rp (Btm)	HWZ 3-10min, Q0 > 0.9, PPB 70%, PRC C, Lact ?
Remifentanyl B. Braun *Inj.Lsg. 1, 2, 5mg* **Remifentanyl Hameln** *Inj.Lsg. 1, 2, 5mg* **Remifentanyl Kabi** *Inj.Lsg. 1, 2, 5mg* **Ultiva** *Inj.Lsg. 1mg/3ml, 2mg/5ml, 5mg/10ml*	**Anästhesie bei Spontanatmung:** ini 0.04µg/kg/min i.v., dann nach Bedarf 0.02-0.1µg/kg/min; **Anästhesie mit Beatmung:** ini 0.5-1µg/kg/min i.v., dann je nach Narkoseverfahren; **Ki. 1-12J:** ini 0.25µg/kg/min i.v., dann je nach Narkoseverfahren 0.05-1.3µg/kg/min; **DANI** nicht erforderlich
Sufentanil Rp (Btm)	HWZ 158-164min, Q0 1.0, PPB 92%, PRC C, Lact ?
Sufentanil Hameln *Amp. 0.01mg/2ml, 0.05mg/10ml, 0.25mg/5ml, 1mg/20ml* **Sufentanil Hikma** *50µg/10ml; 250µg/5ml*	**Anästhesie bei Kombinationsnarkose:** ini 0.5-2µg/kg i.v., dann 0.15-0.7µg/kg; **Monoanästhesie:** ini 15-20µg/kg i.v., dann 25-50µg nach Bedarf; **epidural:** intraop. 10-15ml Bupivacain 0.25% + 1µg Sufentanil/ml; postoperativ kontinuierlich Bupivacain 0.175% + 1µg Sufentanil/ml; 4-14ml/h; **DANI, DALI** ggf. Dosisreduktion

11.1.5 Opioide mit gemischt-agonistischer-antagonistischer Aktivität

Wm/Wi (Buprenorphin): kappa-Antagonist und μ-Agonist ⇒ analgetisch;
Wm/Wi (Nalbuphin): kappa-Agonist und μ-Antagonist ⇒ analgetisch;
UW (Buprenorphin): Übelkeit, Erbrechen, Erythem, Juckreiz, Schwindel, Kopfschmerzen, Dyspnoe, Schwitzen, Exanthem, Obstipation, Ödeme, Müdigkeit; **UW** (Nalbuphin): Sedierung, Schweißausbrüche, Schläfrigkeit, Vertigo, Mundtrockenheit, Kopfschmerzen, Dysphorie, Übelkeit, Erbrechen; **KI** (Buprenorphin TTS): bek. Überempf., opioidabhängige Pat. bzw. zur Drogensubstitution, Strg. des Atemzentrums bzw. der Atemfunktion, Myasthenia gravis, Kombination mit MAO-Hemmern, Delirium tremens, Grav.; **KI** (Nalbuphin): bek. Überempf., schwere NI, Leberschäden, gleichzeitige Therapie mit μ-agonistischen Opioiden

Buprenorphin Rp (Btm) — HWZ 5h, TTS 30h, Qo 1.0, PPB 96%, PRC C, Lact ?

Bup 4-Tagepflaster *TTS 35, 52.5, 70μg/h* **Bupensan** *Lingualtbl. 2, 4, 8mg* **Buprenaddict** *Lingualtbl. 0.4, 2, 8mg* **Buprenorphin AWD** *TTS 35, 52.5, 70μg/h* **Buprenorphin-ratioph. Matrixpflaster** *TTS 35, 52.5, 70μg/h* **Norspan** *TTS 5, 10, 20, 30, 40μg/h* **Subutex** *Lingualtbl. 0.4, 2, 8mg* **Temgesic** *Lingualtbl. 0.2, 0.4mg; Amp. 0.3mg/1ml* **Transtec PRO** *TTS 35, 52.5, 70μg/h*	**(Sehr) starke Schmerzen:** 3-4 x 0.2-0.4mg s.l., 3-4 x 0.15-0.3mg i.v./i.m.; max. 1.2mg/d; TTS: 35-70μg/h, Wechsel alle 4d (alle 3d bei Buprenorphin AWD und Buprenorphin-ratioph.); TTS (Norspan): 5-20μg/h, Wechsel alle 7d; **Ki.:** 3-4 x 3-6μg/kg i.v./i.m.; > 35kg: 3-4 x 0.2mg p.o.; > 45kg: 3-4 x 0.4mg p.o.; **Substitutionsther. bei Opiatabhängigkeit:** ini 1 x 2-4mg p.o., dann langsame Dosisred.; **DANI** nicht erforderlich; **DALI** Dosisreduktion, KI bei schwerer LI

Buprenorphin + Naloxon Rp (Btm)

Suboxone *Lingualtbl. 2+0.5mg, 8+2mg, 16+4mg*	**Substitutionsther. bei Opiatabhängigkeit:** ini 2-4+0.5-1mg p.o., an d1 ggf. erneut 1-2 x 2+0.5mg, Dosisanp. nach klinischer Wi, max. 24mg Buprenorphin/d, s. a. FachInfo; **DANI** nicht erforderl., CrCl < 30: vors. Anw.; **DALI** Dosisreduktion, KI bei schwerer LI

Meptazinol Rp — HWZ 3h, Qo 0.95

Meptid *Amp. 100mg/1ml*	**Mittelstarke bis starke Schmerzen:** 50-100mg i.v., 75-100mg i.m., ggf. Wdh alle 2-4h

Nalbuphin Rp — HWZ 2-3h

Nalpain *Inj.Lsg. 10mg/1ml*	**Mittelstarke bis starke Schmerzen:** 0.1-0.3mg/kg i.v./i.m./s.c., dann je nach Wi nach 3-6h wdh., max. 20mg/d; **Ki.:** 0.1-0.2mg/kg i.v./i.m./s.c.; **Ki. < 1.5J:** keine Daten; **DANI** KI bei schweren Nierenschäden; **DALI** KI bei schweren Leberschäden

11.1.6 Opioidantagonisten

Wm: kompetitiver Antagonismus am Opioidrezeptor;
UW (Naloxon): Schwindel, Kopfschmerzen, Tachykardie, Hypotonie, Hypertonie, Übelkeit, Erbrechen, postoperative Schmerzen;
UW (Naltrexon): Bauchschmerzen, Übelkeit, Erbrechen, Diarrhoe, Obstipation, Appetit ↓, Schlafstörungen, Angstzustände, Nervosität, Affektstörungen, Reizbarkeit, Kopfschmerzen, Unruhe, Schwindel, gesteigerter Tränenfluss, Tachykardie, Palpitationen, Änderungen EKG, Thoraxschmerzen, Exanthem, Gelenk- und Muskelschmerzen, verzögerte Ejakulation, erektile Dysfunktion, Asthenie, Durst, gesteigerte Energie, Schüttelfrost, Hyperhidrose,
KI (Naloxon): bek. Überempfindlichkeit;
KI (Naltrexon): bek. Überempfindlichkeit, schwere Leberinsuffizienz, akute Hepatitis, schwere Nierenfunktionsstörung; Pat., die Opioid-Analgetika erhalten; opioidabhängige Pat. ohne erfolgreichen Entzug, oder Pat., die Opiat-Agonisten erhalten (z. B. Methadon); akute Opiat-Entzugssymptome, Pat. mit einem positiven Opioid-Nachweis im Urin oder einem negativen Ergebnis im Naloxon-Provokationstest

Naloxon Rp	HWZ 3-4h, Qo 1.0, PPB 32-45%, PRC B, Lact ?
Naloxon Hameln *Amp. 0.4mg/1ml* **Naloxon-ratioph.** *Amp. 0.4mg/1ml* **Naloxon Inresa** *Amp. 0.4mg/1ml*	**Opioidintox.:** ini 0.4-2mg i.v./i.m./s.c., dann je nach Wi alle 2min 0.4-2mg; **Ki.:** 0.01mg/kg i.v., je n. Wi Wdh. nach 3-5min; **postop. Atemdepression:** 0.1-0.2mg i.v., Wdh. alle 2-3min, bis Spontanatmung einsetzt; **Ki.:** 0.005-0.01mg/kg; **NG, deren Mutter Opiode erhalten hat:** 0.01mg/kg i.v./i.m., je nach Wirkung Wdh. nach 2-3min
Naltrexon Rp	HWZ 2.7(9)h, Qo 1.0, PPB 21%, PRC C, Lact ?
Nalorex *Tbl. 50mg* **Naltrexon-HCL neuraxpharm** *Tbl. 50mg* **Nemexin** *Tbl. 50mg*	**Unterstützung einer Entwöhnungstherapie nach erfolgter Opiatentgiftung:** nach neg. Naloxon-Test d1 25mg, dann 1 x 50mg p.o.; oder Montag, Mittwoch, Freitag 100, 100, 150mg; Adepend → 379 **DANI, DALI** KI bei schwerer NI, LI

11.1.7 Weitere Opioid-Analgetika

Wm/Wi (Tilidin+Naloxon): Kombination Opiodagonist und -Antagonist ⇒ analgetisch, gleichzeitig Verminderung des Missbrauchspotentials durch Opiatabhängige;
Wm/Wi (Tramadol) zentral wirksamer Opioidrezeptor-Agonist, Hemmung der neuronalen Wiederaufnahme von Noradrenalin ⇒ analgetisch, antitussiv, nur gering artemdepressiv;
UW (Tilidin+Naloxon): Übelkeit, Erbrechen, Diarrhoe, Bauchschmerzen, Schwindel, Benommenheit, Müdigkeit, Kopfschmerzen, Nervosität, Schwitzen ↑; **UW** (Tramadol): Schwindel, Kopfschmerzen, Benommenheit, Übelkeit, Erbrechen, Obstipation, Mundtrockenheit, Schwitzen, Erschöpfung; **KI** (Tilidin+Naloxon): bek. Überempf., Opiatabhängigkeit, andere Abhängigkeitserkrankungen, Porphyrie; **KI** (Tramadol): bek. Überempf., akute Alkohol-, Schlafmittel-, Analgetika-, Opioid- oder Psychopharmakaintox.; Pat., die MAO-Hemmer erhalten oder innerhalb der letzten 14d angewendet haben; nicht ausreich[illegible] kontrollierte Epilepsie; Anwendung zur Drogensubstitution

Tilidin + Naloxon Rp (Btm unretardierte Formen)	HWZ 3h, Qo 0.95
Tilicomp Beta *Tbl. 50+4(ret.), 100+8(ret.), 150+12(ret.)mg;* **Tilidin HEXAL comp.** *Kps. 50+4mg; Tbl. 50+4(ret.), 100+8(ret.), 150+12(ret.), 200+16(ret.)mg;* **Valoron N** *Tbl. 50+4(ret.), 100+8(ret.), 150+12(ret.), 200+16(ret.)mg; Gtt. (20 Gtt. = 50+4mg)*	**(Sehr) starke Schmerzen:** bis 4 x 50-100+4-8mg p.o., max. 600+48mg/d; 2 x 50-200+4-16mg (ret.) p.o.; **Ki. 2-13J:** bis 4 x 1Gtt./Lj., minimal 3Gtt./ED; **DANI** nicht erforderlich

Tramadol Rp	HWZ 6(5-10)h, Qo 0.6, PPB 20%, PRC C, Lact -
Tramadolor *Kps. 50, 50(ret.), 100(ret.), 150(ret.), 200(ret.)mg; Tbl. 50, 50(ret.), 100(ret.), 150(ret.), 200(ret.), 300(ret.)mg; Brausetbl. 100mg; Gtt. (20Gtt. = 50mg); Pumplsg. 100mg/1ml; Amp. 50mg/1ml, 100mg/2ml* **Tramadol-ratioph.** *Tbl. 50, 100(ret.)mg; Kps. 50, 50(ret.), 150(ret.), 200(ret.)mg; Brausetbl. 50mg; Gtt. (20Gtt. = 50mg); Pumplsg. 100mg/1ml; Amp. 50mg/1ml, 100mg/2ml* **Tramal** *Kps. 50mg; Supp. 100mg; Gtt. (20 Gtt. = 50mg); Amp. 50mg/1ml, 100mg/2ml* **Tramal long** *Tbl. 50(ret.), 100(ret.), 150(ret.), 200(ret.)mg* **Travex One** *Tbl. 150(ret.), 200(ret.), 300(ret.), 400(ret.)mg*	**Mäßige, starke Schmerzen:** bis 4 x 50-100mg p.o./i.v./i.m./s.c./rekt.; 1-2 x 50-200mg ret. p.o.; max. 400mg/d; **Ki. 1-11J:** 1-2mg/kg p.o./i.v.; max. 400mg/d bzw. 8mg/kgKG/d; **DANI** bei kurzfristiger Gabe keine Dosisanpassung erforderlich; bei schwerer NI Dauertherapie nicht empfohlen; CrCl < 10: KI; **DALI** KI bei schwerer LI

11.2 Opioidrezeptor-Agonist mit Noradrenalin-Reuptake-Hemmung (MOR-NRI)

Wm/Wi: μ-Opioidrezeptor-Agonist mit Noradrenalin-Wiederaufnahmehemmung ⇒ starke analgetische Wi bei chronischen nozizeptiven, neuropathischen und gemischten Schmerzen;
UW: Schwindel, Somnolenz, Kopfschmerz, Übelkeit, Obstipation, Appetit↓, Angst, depressive Stimmung, Schlafstrg., Nervosität, Ruhelosigkeit, Aufmerksamkeitsstrg., Tremor, unwillkürliche Muskelkontraktionen, Erröten, Dyspnoe, Erbrechen, Diarrhoe, Dyspepsie, Pruritus, Hyperhidrose, Hautausschlag, Asthenie, Müdigkeit, Gefühl der Körpertemperaturveränderung, trockene Schleimhäute, Ödeme;
K[illegible]nnte Überempfindlichkeit, ausgeprägte Atemdepression, akutes/starkes Bronchial-[illegible]kapnie, paralytischer Ileus, akute Intoxikation mit Alkohol, Hypnotika, [illegible]ka, psychotropen Substanzen

Tapentadol Rp (Btm)	HWZ 4h, PPB 20%
Palexia *Tbl. 25(ret.), 50, 50(ret.), 100(ret.), 150(ret.), 200(ret.), 250(ret.)mg; Lsg. (1ml = 20mg)* **Yantil** *Tbl. 25(ret.), 50(ret.), 100(ret.), 150(ret.), 200(ret.), 250(ret.)mg* **Umdosierung:** < 80mg Morphin/d → 2 x 50mg/d Tapentadol ≥ 80- < 120mg Morph./d → 2 x 100mg/d Tapentadol ≥ 120- < 160mg Morph./d → 2 x 150mg/d Tapentadol ≥ 160- < 200mg Morph./d → 2 x 200mg/d Tapentadol	**Starke chronische Schmerzen:** ohne Opioid-Vorbehandlg. ini 2 x 50mg/d p.o., mit Opioid-Vorbehandlung ini ggf. höhere Dosis → 293; nach Bedarf steigern; max. 2 x 250mg/d; **DANI** leichte bis mäßige NI: 100%, schwere NI: Anwendung nicht empfohlen; **DALI** leichte LI: 100%; mäßige LI: ini 1 x 50mg/d, nach Verträglichkeit steigern; schwere LI: Anwendung nicht empfohlen

11.3 Weitere zentral wirksame Analgetika

Wm/Wi (Flupirtin): aktiviert Kaliumkanäle der Nervenzelle ⇒ K^+-Ausstrom ⇒ Stabilisierung des Ruhemembranpotenzials, Aktivierung der Nervenzellmembran ↓ ⇒ indirekte Hemmung von NMDA-Rezeptoren;
Wm/Wi (Ziconotid): inhibiert spannungsabhängigen Kalziumeinstrom in die primären nozizeptiven afferenten Nerven, die im Rückenmarkshinterhorn enden;
UW (Flupirtin): Müdigkeit, v.a. zu Therapiebeginn, Schwindel, Sodbrennen, Appetitlosigkeit, Magenbeschwerden, Übelkeit, Erbrechen, Verstopfung, Schlafstrg., Schweißausbrüche, Tremor, Depressionen, Kopf-/Bauchschmerzen, Mundtrockenheit, Unruhe/Nervosität, Blähungen, Durchfall, Transaminasenerhöhung;
UW (Ziconotid): Schwindel, Übelkeit, Nystagmus, Verwirrung, Gangabnormalitäten, Gedächtnisstrg., Verschwommensehen, Kopfschmerz, Asthenie, Erbrechen, Somnolenz;
KI (Flupirtin): bekannte Überempfindlichkeit, bei Risiko einer hepatischen Enzephalopathie, Cholestase, Myasthenia gravis, vorbestehende Lebererkrankung und Alkoholabusus, kürzlich überwundener oder aktiv bestehender Tinnitus;
KI (Ziconotid): bek. Überempfindlichkeit, Kombination mit intrathekaler Chemotherapie

Flupirtin Rp	HWZ 10h, Q_0 > 0.7, PPB 80%
Flupigil *Kps. 100mg* **Flupirtinmaleat Winthrop** *Kps. 100mg; Tbl. 400(ret.)mg* **Katadolon** *Kps. 100mg; Tbl. 400(ret.)mg; Supp. 150mg* **Trancopal Dolo** *Kps. 100mg* **Trancolong** *Tbl. 400(ret.)mg*	**Akute Schmerzen (wenn NSAR bzw. schwache Opiode KI sind):** 3-4 x 100mg p.o., max. 600mg/d; 1 x 400mg (ret.) p.o.; 3-4 x 150mg, max. 900mg rekt.; Anw. für max. 2W.; **DANI** max. 300mg p.o./450mg rekt.; **DALI** KI
Ziconotid Rp	HWZ 4.5h, (intrathekal)
Prialt *Inf.Lsg. 100µg/1ml, 500µg/5ml*	**Starke chron. Schmerzen:** ini 2.4µg/d intrathekal, nach Bedarf um max. 2.4µg/d steigern, max. 21.6µg/d; **DANI, DALI** keine Daten

11.4 Anilinderivate

Wm: Hemmung der zerebralen Prostaglandinsynthese, Hemmung des Effekts endogener Pyrogene auf die hypothalamische Temperaturregulation;
Wi: antipyretisch, analgetisch, nur sehr gering antiphlogistisch;
UW (Paracetamol): keine sehr häufigen/häufigen UW;
KI (Paracetamol): bekannte Überempfindlichkeit; schwere Leberinsuffizienz

Paracetamol (Acetaminophen) OTC/Rp*	HWZ 1-4h, Q0 > 0.9, PPB 10%, PRC B, Lact+
Ben-u-ron *Tbl. 500, 1000mg; Kps. 500mg; Brausetbl. 1000mg; Gran. 250, 500, 1000mg; Supp. 75, 125, 250, 500, 1000mg; Saft (5ml = 200mg)* **Enelfa** *Tbl. 500mg; Supp. 125, 250, 500mg;* **Paracetamol HEXAL** *Tbl. 500mg; Supp. 125, 250, 500, 1000mg; Saft (5ml = 200mg)* **Paracetamol-ratioph.** *Brausetbl.* 500mg; *Tbl. 500mg; Supp. 75, 125, 250, 500, 1000mg; Saft (5ml = 200mg)* **Perfalgan** *Inf.Lsg. 500/50, 1000mg/100ml* **Rubiemol** *Supp. 125, 250, 500mg; Saft (5ml = 250mg)*	**Leichte bis mäßig starke Schmerzen, Fieber:** 3-4 x10-15mg/kg, max. 60mg/kg/d p.o./rekt.; 1g i.v., ggf. Wdh. nach 4h, max. 4g/d i.v.; **Ki.:** p.o./rekt.: s. Erw.; i.v.: <10kg: 7.5mg/kg i.v., ggf. Wdh. nach 4h, max. 30mg/kg/d; 10-33kg: 15mg/kg i.v., max. 60mg/kg/d bzw. max. 2g/d; > 33kgKG: 15mg/kg i.v., ggf. Wdh. nach 4h, max. 60mg/kg/d bzw. max. 3g/d i.v.; **DANI** CrCl < 30: (i.v.) Dosisintervall 6h; **DALI** Dosisinterv. verlängern, Child-Pugh > 9: KI * Verschreibungspflichtig, wenn eine Packung > 10g enthält!

11.5 Narkotika

11.5.1 Injektionsnarkotika - Barbiturate

Wm/Wi (Methohexital): kurz wirksames Barbiturat, Hypnotikum, keine Analgesie;
Wm/Wi (Thiopental): Barbiturat, hypnotisch, antikonvulsiv, hirndrucksenkend;
UW (Methohexital): RR-Senkung, Atemdepression, Bronchospasmus;
UW (Thiopental): Atemdepression, euphorische Stimmungslagen, Traumerlebnisse z.T. unangenehmer Art, Übelkeit, Erbrechen, Singultus, Husten, Niesen, allergische und pseudoallergische Reaktionen, Broncho- und Laryngospasmus, Hautrötung;
KI (Methohexital): Cave in Grav./Lakt.; **KI** (Thiopental): bek. Überempf. gegen Barbiturate; akute Vergiftungen mit Alkohol, Schlafmitteln, Schmerzmitteln und Psychopharmaka; akute hepat. Porphyrie, maligne Hypertonie, Schock, Status asthmaticus, Lakt.; Cave in Grav.

Methohexital Rp	HWZ 70-125 min, Q0 1.0, PPB 73%, PRC B, Lact ?
Brevimytal *Inj.Lsg. 500mg*	**Narkoseeinleitg.:** 50-120mg od. 1-1.5mg/kg i.v.; **DANI** nicht erf.; **DALI** vorsichtige Anw.

Thiopental Rp	HWZ 3-18h, Q0 1.0, PPB 50-80%
Thiopental Rotexmedica, Thiopental Inresa *Inj.Lsg. 0.5g/20ml, 1g/20ml*	**Narkoseeinleitung:** 5mg/kg i.v.; **DANI, DALI** Dosisreduktion

11.5.2 Injektionsnarkotika - Benzodiazepine

S. Psychiatrie → 369

11.5.3 Injektionsnarkotika - Nichtbarbiturate

Wm/Wi (Etomidat): Hypnotikum zur Narkoseeinleitung, keine Analgesie;
Wm/Wi (4-Hydroxybuttersäure): hypnotisch, keine Analgesie;
Wm/Wi (Ketamin): analgetisch, hypnotisch ohne wesentliche Atemdepression;
Wm/Wi (Propofol): Hypnotikum zur Narkoseeinleitung/-aufrechterhaltung, keine Analgesie;
UW (4-Hydroxybuttersäure): Myoklonien; **UW** (Ketamin): Aufwachreaktionen wie lebhafte Träume, Albträume, motor. Unruhe, Schwindel; verschwommenes Sehen, Anstieg von Blutdruck und Herzfrequenz, Tachykardie, pulmon. Hypertonie, pulmonale Mucussekretion ↑, Sauerstoffverbrauch ↑, Laryngospasmus, Atemdepression, Übelkeit, Erbrechen, Salivation ↑, Hyperreflexie, Muskeltonus ↑, Hirndruck und intraokulärer Druck ↑;
UW (Propofol): RR ↓, Apnoe, Exzitationssymptome, Husten, Übelkeit, Erbrechen, Kopfschmerzen, Euphorie, Hypertonie, Flush, Singultus, Brady-/Tachykardie, Arrhythmien, Kältegefühl, Hyperventilation, Überempfindlichkeitsreaktionen, Fieber, sexuelle Hemmschwelle ↓;
KI (Etomidat): Ki. < 6J; Lakt.; Cave in Grav.; **KI** (4-Hydroxybuttersäure): Nephropathie, Hypertonie, Epilepsie, Alkoholismus; **KI** (Ketamin): bek. Überempf., Pat., bei denen erhöhter RR oder gesteigerter Hirndruck ein ernsthaftes Risiko darstellt; Hypertonie (> 180/100 mmHg); Präeklampsie, Eklampsie, Hyperthyreose; Situationen, die einen muskelentspannten Uterus erfordern, z.B. drohende Uterusruptur, Nabelschnurvorfall; wenn es als einziges Anästhetikum bei Pat. mit manifesten ischämischen Herzerkrankungen angewendet wird;
KI (Propofol): bek. Überempfindlichkeit, Überempf. gegen Soja und Erdnuss, Kinder < 1M zur Narkose, Kinder < 16J zur Sedierung; Propofol 2%: Kinder < 3J

Esketamin Rp	HWZ 2-4h, PPB 47%
Ketanest S *Amp. 25mg/5ml, 50mg/2ml, 250mg/10ml; Inj.Lsg. 100mg/20ml*	**Narkose:** ini 0.5-1mg/kg i.v.; 2-4mg/kg i.m., dann 50% der Initialdosis alle 10-15min oder 0.5-3mg/kg/h; **Analgesie Notfallmedizin:** 0.125-0.25mg/kg i.v.; 0.25-0.5mg/kg i.m.; **Analgesie bei Beatmung:** ini 0.25mg/kg i.v., dann 0.2-0.5mg/kg/h; **Status asthmaticus:** 0.5-1mg/kg i.v., max. 2.5mg/kg
Etomidat Rp	HWZ 3-5h, Q0 1.0, PPB 76%, PRC C, Lact ?
Etomidat lipuro *Amp. 20mg/10ml* **Hypnomidate** *Amp. 20mg/10ml*	**Narkoseeinleitg.:** 0.15-0.3mg/kg i.v, max. 60mg Gesamtdosis; **Ki. bis 15J:** 0.15-0.2mg/kg i.v.
4-Hydroxybuttersäure Rp	✋
Somsanit *Amp. 2g/10ml*	**Narkose:** 60-90mg/kg i.v.; **DANI** KI bei schwerer NI
Ketamin Rp	HWZ 2-3h, Q0 1.0, PPB 47%, PRC D, Lact -
Ketamin Hameln *Amp. 500mg/10ml* **Ketamin Inresa** *Amp. 100mg/2ml, 500mg/10ml* **Ketamin Rotexmedica** *Amp. 50mg/5ml, 100mg/2ml, 500mg/10ml*	**Narkose:** ini 1-2mg/kg i.v.; 4-8mg/kg i.m., dann 50% der Initialdosis alle 10-15min; **Analgesie Notfallmedizin:** 0.25-0.5mg/kg i.v.; 0.5-1mg/kg i.m.; **Analgesie bei Beatmung:** ini 0.5mg/kg i.v., dann 0.4-1mg/kg/h; **Status asthmaticus:** 1-2mg/kg i.v., bei Bedarf bis 5mg/kg/min

Propofol Rp	HWZ 40-200min, Q0 1.0, PPB 98%, PRC B, Lact ?
Disoprivan *Amp. 200mg/20ml; Inj.Lsg. 500mg/50ml, 1g/50ml* **Propofol lipuro** *Amp. 200mg/20ml; Inj.Lsg. 500mg/50ml, 1g/50ml, 1g/100ml* **Propofol-ratioph.** *Amp. 200mg/20ml, 500mg/50ml, 1g/50ml*	**Narkoseeinleitung:** 1.5-2.5mg/kg langs. i.v.; Pat. > 55J oder Risikopat. 1mg/kg; **Narkoseaufrechterhaltung:** 4-12mg/kg/h i.v.; **Sedierung bei chirurgischen oder diagnostischen Eingriffen:** ini 0.5-1mg/kg über 1-5min i.v., dann 1.5-4.5mg/kg/h; **Sedierung bei Intensivbehandlung:** 0.3-4mg/kg/h i.v.

11.5.4 Injektionsnarkotika - Alpha-2-Agonisten

Wm/Wi: selektiver Alpha-2-Agonist ⇒ Noradrenalinfreisetzung ↓ sympatholytisch, sedierend, analgetisch, kardiovaskuläre Wi (HF↓, RR↓ bzw. bei höheren Dosen HF ↓, RR ↑);
UW: Hyper-/Hypoglykämie, Unruhe, Bradykardie, myokard. Ischämie/Infarkt, Tachykardie, RR ↑, RR ↓, Übelkeit, Erbrechen, Mundtrockenheit, Entzugssyndrom, Hyperthermie;
KI: bek. Überempf., AV-Block II-III°, unkontrollierte Hypotonie, akute zerebrovask. Ereignisse

Dexmedetomidin Rp	HWZ 1.9-2.5h, PPB 94%, PRC C, Lact ?
Dexdor *Inf.Lsg. 200µg/2ml, 400µg/4ml, 1000µg/10ml*	**Sedierung von intensivmed. Patienten:** ini 0,7µg/kg/h i.v., je n. Bed. 0,2-1,4µg/kg/h; **DANI** nicht erf., **DALI** vorsichtige Anw.

11.5.5 Inhalationsnarkotika

Wm: unbek., u.a. Hemmung spannungsabhängiger Ionenkanäle; **Wi:** narkotisch, analgetisch;
UW (Desfluran): Hypotonie, Atemdepression, Herzrhythmusstrg., Myokardischämie, Speichelfluss ↑, Laryngo- und Bronchospasmus, Husten, Übelkeit, Erbrechen;
UW (Isofluran): Hypotonie, negativ inotrope Effekte, Arrhythmien, Atemdepression, Husten, Laryngospasmus, Leberenzyme ↑, Frösteln, Übelkeit, Erbrechen, Ileus, passagere Leukozytose, maligne Hyperthermie; **UW** (Sevofluran): Hypotonie, Hypertonie, Übelkeit, Erbrechen, Husten, Fieber, Frösteln, Bradykardie, Tachykardie, Laryngospasmus, Bronchospasmus, Speichelfluss ↑, Agitiertheit, Schwindel;
KI: bekannte Überempfindlichkeit, maligne Hyperthermie (Vorgeschichte bzw. genetische Disposition), Pat. mit Leberfktsstrg., Leukozytose, unklares Fieber nach Inhalationsnarkose in der Anamnese; **KI** (Isofluran): Kombination mit nichtselektiven MAO-Hemmer

Desfluran Rp	Blut-Gas-Verteilungskoeffizient 0.42
Suprane *Inh.Lsg.*	**Narkoseeinleitung:** 4-11 Vol.% (nicht bei Kindern!); **Narkoseaufrechterhaltung:** 2-6 Vol.% bei Kombination mit Lachgas; 2.5-8.5% bei alleiniger Anwendung + O_2; **DANI, DALI** nicht erforderlich

Isofluran Rp	Blut-Gas-Verteilungskoeffizient 1.4
Forene *Inh.Lsg.* **Isofluran Baxter** *Inh.Lsg.* **Isofluran Piramal** *Inh.Lsg.*	**Narkoseeinleitung:** 1.5-3.0 Vol.%; **Narkoseaufrechterhaltung:** 1.0-2.5 Vol.%, bei Kombination mit Opioiden 0.5-1.5 Vol.%; **DANI, DALI** nicht erforderlich

Sevofluran Rp	Blut-Gas-Verteilungskoeffizient 0.65
Sevofluran Baxter *Inh.Lsg.* **Sevofluran Piramal** *Inh.Lsg.* **Sevorane** *Inh.Lsg.*	**Narkoseeinleitung:** bis zu 8 Vol.%; **Narkoseaufrechterhaltung:** 0.5-3 Vol.%; **DANI, DALI** nicht erforderlich

11.6 Muskelrelaxantien

11.6.1 Stabilisierende Muskelrelaxantien

Wm/Wi: kompetitive Verdrängung von Acetylcholin an Nikotinrezeptoren der motorischen Endplatte ⇒ Verhinderung der Depolarisation;
UW: Bronchospasmus, Tachykardie, Urtikaria, RR ↓;
KI: Unmöglichkeit der künstlichen Beatmung; Anw.Beschr. bei Myasthenia gravis und Eaton-Lambert-Syndrom

Atracurium Rp	HWZ 20-30min, Wi 25min, Q0 1.0, PPB 82%
Atracurium Hikma, Atracurium Hameln, Atracurium HEXAL *Amp. 25mg/2.5ml, 50mg/5ml*	**Muskelrelaxierung i.R. einer Narkose:** ini 0.3-0.6mg/kg i.v., dann 0.1-0.2mg/kg alle 15-20min oder 0.3-0.6mg/kg/h Dauerinf.; **DANI, DALI** nicht erforderlich
Cisatracurium Rp	HWZ 22-29min, Wi 35min, Q0 0.85, PRC B, Lact ?
Cisatracurium Accord, Cisatracurium Hameln, Cisatracurium HEXAL, Nimbex *Amp. 5mg/2.5ml, 10mg/5ml*	**Muskelrelaxierung i.R. einer Narkose:** ini 0.15mg/kg i.v., dann 0.03mg/kg alle 20min; **DANI, DALI** nicht erforderlich
Mivacurium Rp	HWZ 1.8-2min, Wi 15min, PRC C, Lact ?
Mivacron *Amp. 10mg/5ml, 20mg/10ml*	**Muskelrelaxierung i.R. einer Narkose:** ini 0.2mg/kg i.v., dann 0.1mg/kg alle 15min oder 0.5-0.6mg/kg/h; **DANI, DALI** ini 0.15mg/kg i.v.
Pancuronium Rp	HWZ 110-160min, Wi 50min, Q0 0.33, PPB 30%, PRC C, Lact ?
Pancuronium Hikma *Amp. 4mg/2ml* **Pancuronium Inresa** *Amp. 4mg/2ml* **Pancuronium Rotexmedica** *Amp. 4mg/2ml*	**Muskelrelaxierung i.R. einer Narkose:** ini 0.08-0.1mg/kg i.v., dann 0.01-0.02mg/kg
Rocuronium Rp	HWZ 84-131min, Wi 35min, Q0 0.8, PRC B, Lact ?
Esmeron *50mg/5ml, 100mg/10ml* **Rocuroniumbromid Inresa** *50mg/5ml, 100mg/10ml* **Rocuroniumbromid Kabi** *50mg/5ml, 100mg/10ml*	**Muskelrelaxierung i.R. einer Narkose:** ini 0.6mg/kg i.v., dann 0.15mg/kg; **DANI, DALI** vorsichtige Anwendung
Vecuronium Rp	HWZ 65-80min, Wi 25min, Q0 0.8, PPB30%, PRC C, Lact?
Vecuronium Inresa *Inj.Lsg. 10mg* **Vecuronium Hikma** *Inj.Lsg. 10mg*	**Muskelrelaxierung i.R. einer Narkose:** ini 0.08-0.1mg/kg i.v., dann 0.02-0.03mg/kg oder 0.8-1.4µg/kg/min

11.6.2 Depolarisierende Muskelrelaxantien

Wm/Wi: Dauerdepolarisation der mot. Endplatte, Verhinderung der sofortigen Repolarisation; **UW:** allerg.Hautreaktionen, Faszikulationen, Muskelschmerzen, HRST, maligne Hyperthermie; **KI:** bek. Überempf., Unmöglichkeit der künstlichen Beatmung, maligne Hyperthermie in der Anamnese, Pat. mit schwerwiegenden Verbrennungen/Verletzungen, schwerwiegende langandauernde Sepsis; subakute schwerwiegende Denervierung der Skelettmuskulatur oder nach Verletzungen der oberen Nervenbahnen; schwerwiegende Hyperkaliämie

Suxamethonium (Succinylcholin) Rp — HWZ 2-10min, Q0 1.0, PPB 30%

Lysthenon *100mg/2ml, 100mg/5ml* **Succinylcholin Inresa** *Inj.Lsg. 100mg/5ml*	**Muskelrelaxierung im Rahmen einer Narkose:** 1-1.5mg/kg i.v.; **Ki.:** 1-1.5mg i.v.; 2-3mg/kg i.m.

11.6.3 Relaxans-Antagonisten

Wm/Wi: Komplexbildung mit Rocuronium bzw. Vecuronium; **UW:** metallischer/bitterer Geschmack, Narkosekomplikationen; **KI:** bekannte Überempfindlichkeit

Sugammadex Rp — HWZ 1.8h, PPB 0%

Bridion *Inj.Lsg. 200mg/2ml, 500mg/5ml*	**Aufhebung einer durch Rocuronium bzw. Vecuronium induz. neuromusk. Blockade:** 2-4mg/kg i.v.; 16mg/kg für sofortige Aufhebung d. Blockade; **DANI** CrCl < 30: Anw. nicht empf.; **DALI** vors. Anw. bei schwerer LI

11.7 Xanthinderivate

Wm/Wi (Coffeincitrat): ZNS-Stimulans durch Antagonisierung der Adenosinrezeptoren ⇒ Stimulation des Atemzentrums, Erhöhung der Minutenventilation, Absenkung der Hyperkapnieschwelle, vermehrtes Ansprechen auf eine Hyperkapnie, Erhöhung des Skelettmuskeltonus, Verminderung der Zwerchfellerschöpfung, Erhöhung der Stoffwechselrate; **UW** (Coffeincitrat): Phlebitis/Entzündung an Infusionsstelle; **KI** (Coffeincitrat): bek. Überempf.

Coffeincitrat Rp — HWZ 3-4d, PPB keine Daten

Peyona *Inj.Lsg. 20mg/1ml; Lösung (oral) 20mg/1ml*	**Primäre Apnoe bei FG:** ini 20mg/kg über 30min i.v., nach 24h Erh.Dos. von 1 x 5mg/kg über 10min i.v. oder 1 x 5mg/kg über nasogastrale Sonde; **DANI, DALI** vors. Anw.

11.8 Lokalanästhetika

11.8.1 Säureamide und Esther

Wm: Membranpermeabilität für Kationen ↓, v.a. Na^+; **Wi:** Erregbarkeit von Nervenfasern ↓ bis aufgehoben; **UW:** Schwindel, Erbrechen, Benommenheit, Krämpfe, HF ↓, HRST, Schock; **KI:** schwere Überleitungsstrg., akut dekomp. Herzinsuff., Schock, Infekt. im Injektionsbereich, bek. Allergie; **UW** (Chloroprocain): Hypotonie, Übelkeit, Erbrechen, Angst, Unruhe, Parästhesien, Schwindel; **KI** (Chloroprocain): bek. Überempf., dekomp. Herzinsuff., hypovolämischer Schock, i.v. Regionalanästhesie, schwere kardiale Erregungsleitungsstrg., schwere Anämie

Bupivacain Rp	HWZ 3.5h, Q0 > 0.9, PPB 92-96%, PRC B
Bucain *0.25%, 0.5%, 0.5% (hyperbar), 0.75%; Amp. 2, 4, 5, 10, 20, 50ml* **Carbostesin** *0.25%, 0.5%, 0.5% (hyperbar), 0.75%; Amp. 4, 5, 20ml* **Dolanaest** *0.25%; Amp. 5ml*	**Leitungsanästhesie:** z.B. N.-ischiadicus-Blockade: 10-20ml 0.25-0.5%; max. 2mg/kg; **Spinalanästhesie:** 0.5-4ml 0.5% hyperbar subarachnoidal
Chloroprocain Rp	HWZ 19-26sec
Ampres *Amp. 50mg/5ml*	**Spinalanästhesie:** 40-50mg intrathekal, max. 50mg
Lidocain Rp	HWZ 1.5-2(3.5)h, Q0 0.9, PPB 60%, PRC B, Lact +
Heweneural *Amp. 1%: 2ml* **Licain** *Amp. 0.5%: 50, 100ml; Amp. 1%: 2, 5, 10, 50, 100ml* **Xylocain** *Amp. 1%: 50ml; Amp. 2%: 5, 50ml; Gel, Lösung (viskös) 2% (1g enth. 20mg); Spray (1 Sprühstoß = 10mg)* **Xylocitin Loc** *Amp. 0.5%: 10ml; Amp. 1%: 10ml; Amp. 2%: 2, 5, 10ml*	**Infiltrationsanästhesie:** max. 300mg 0.5-2%; **Periduralanästh.:** lumbal: 1-1.5ml/Segment 0.5-1%; **Schleimhautanästhesie b. Intubation:** 100mg (5g Gel) auf unteres Tubusdrittel, max. 320mg (16g Gel); **Haut-, Schleimhaut-anästhesie:** 1-5 Sprühstöße, max. 20 Sprühst. bzw. 3mg/kg; bis 6 x 5-15ml visköse Lsg. im Mund verteilen; **DANI, DALI** Dosisreduktion
Mepivacain Rp	HWZ 1.9-3.2h, Q0 0.95, PPB 65-78%, PRC C, Lact ?
Meaverin *Amp. 0.5%, 1%, 2%, 3%, 4% (hyperbar): 1.8, 2, 5, 50ml* **MepiHEXAL** *Amp. 1%: 5, 50ml* **Scandicain** *1%, 2%, 4% (hyperbar); Amp. 2, 5, 50ml*	**Infiltrationsanästhesie:** bis max. 300mg (30ml 1%), max. 200mg im HNO-Bereich; **Spinalanästhesie:** 0.5-2ml 4% (hyperbar); **Leitungsänasth.:** z.B. Interkostalblockade: 2-4ml 1%; **DANI, DALI** Dosisreduktion empf.
Prilocain Rp	HWZ 1.5h, PPB 55%
Takipril *Amp. 2% (hyperbar) 5ml* **Xylonest** *Amp. 0.5%, 1%, 2%: 10, 50ml*	**Spinalanästhesie:** Takipril: 40-60mg (2-3ml 2%) intrathekal; **Infiltrationsan.:** bis max. 400mg (40ml 1%); **Oberst-Leitungsanästhesie:** 2ml 2%
Procain OTC/Rp	HWZ 0.5-1h
Pasconeural Injectopas *Amp. 1%, 2%: 2, 5ml* **Procain Actavis** *Amp. 0.5%, 1%, 2%: 2, 5, 50ml*	**Schmerzen:** 4mg/kg als 1promillige Lsg. über 20min i.v.; **Neuralgie, Neuritis:** 5-30ml 1-2% perineural
Ropivacain Rp	HWZ 1.8h, Q0 1.0, PPB 94%
Naropin *Amp. 20mg/10ml, 40mg/20ml, 75mg/10ml, 100mg/10ml, 150mg/20ml, 200mg/20ml; Inf.Lsg. 200mg/100ml, 400mg/200ml* **Ropivacain Kabi** *Amp. 20mg/10ml, 40mg/20ml, 75mg/10ml, 100mg/10ml, 200mg/20ml, 200mg/100ml, 400mg/200ml*	**Postop. Analgesie:** 12-28mg/h epidural = Lsg. 2mg/ml: 6-14ml/h; **Plexusblockade:** 225-300mg = Lsg. 7.5mg/ml: 30-40ml

11.8.2 TRPV1-Rezeptoragonisten

Wm/Wi: TRPV1-Agonist ⇒ Aktivierung kutaner Nozizeptoren ⇒ im Verlauf dann Schmerzlinderung durch Desensibilisierung; **UW:** Schmerzen, Erythem, Pruritus, Papeln, Bläschen, Schwellung an der Anwendungsstelle; **KI:** bek. Überempfindlichkeit

Capsaicin Rp

Qutenza *Pflaster 179mg/280cm²*	**Periphere neuropathische Schmerzen:** Pflaster auf schmerzhafteste Areale für 60min aufkleben, an Füßen nur 30min; Wdh. n. 90d möglich; s.a. FachInfo; **DANI, DALI** nicht erf.

11.9 Synthetische Anticholinergika

Wm/Wi: synthet. Anticholinergikum ⇒ Speichelfluss ↓, Bronchialsekretion ↓, Vagushemmung; **UW:** Mundtrockenheit, Transpiration ↓, verzögerte Miktion, Akkomodationsstörung, Augendruck ↑, Tachykardie, Übelkeit, Erbrechen, Obstipation, Kopfschmerzen, Schwindel, Verwirrtheit, allerg. Reaktionen;
KI: bek. Überempf., Stenosen der Harnwege bzw. des GI-Trakts, paralyt. Ileus, schwere C. ulcerosa, tox. Megakolon, Myasthenia gravis, kardiovask. Labilität bei akuten Blutungen

Glycopyrroniumbromid Rp

Robinul *Inj.Lsg. 0.2mg/1ml*	**Periop. Sekretionshemmung** (Speichel, Bronchialsekret): 0.2-0.4mg i.m. 30-60min präop.; **Ki.:** 0.004-0.008mg i.m., max. 0.2mg; **Bradykardie bei Narkoseeinleitg.:** 0.1mg i.v.; **Schutz vor cholinergen Nebenwirkungen:** 0.2mg pro 1.0mg Neostigmin oder pro 5.0mg Pyridostigmin i.v.; **DANI, DALI** keine Angaben

11.10 Mineralstoffe

11.10.1 Kaliumpräparate

UW (Kalium oral): Nausea, Erbrechen, Aufstoßen, Sodbrennen, Blähungen, Leibschmerzen, Durchfälle; (ret.): Schleimhautulzera, GI-Blutungen;
KI: Hyperkaliämie, Hyperchlorämie, Niereninsuffizienz, M. Addison

Kalium OTC

Kalinor *Brausetbl. 40mmol K^+* **Kalinor ret. P** *Kps. 8mmol K^+* **Kalitrans** *Brausetbl. 25mmol K^+* **Kalium Verla** *Gran. 20mmol K^+* **Rekawan** *Tbl. 13.4mmol K^+; Kps. (ret.) 8.05mmol K^+*	**Kaliumsubstitution:** 40-100mmol/d p.o., max. 150mmol/d

Kaliumchlorid OTC — PRC C, Lact ?

Kaliumchlorid 7.45% *Amp. 20mmol K^+/20ml, 50mmol K^+/50ml, 100mmol K^+/100ml*	**Kaliumsubstitution:** max. 20mmol K^+/h bzw. max. 2-3mmol K^+/kg/d i.v.; als Zusatz zu Inf.Lsg. max. 40mmol/l

11.10.2 Kalziumpräparate

UW (Kalzium i.v.): starkes Wärmegefühl, Schweißausbruch, RR ↓, Übelkeit, Erbrechen, HRST; **KI** (Kalzium i.v.): Hyperkalzämie, Nephrokalzinose, Digitalisintox., schwere Niereninsuffizienz; **KI** (Calciumglukonat): bek. Überempf., Hyperkalziämie, Hyperkalziurie, Therapie bzw. Vergiftung mit herzwirksamen Glykosiden; gleichzeitige Gabe von Ceftriaxon und intravenösen kalziumhaltigen Produkten bei unreifen Neugeborenen und Neugeborenen (< 28d alt)

Calcium-Ion OTC

Calcitrat *Tbl. 200mg* **Calcium HEXAL** *Brausetbl. 500, 1000mg* **Calcium-Sandoz** *Brausetbl. 500, 1000mg, Amp. (10ml = 2.25mml)* **Frubiase Calcium T** *Trinkamp. 109mg/10ml*	**Kalziumsubstitution:** 1-3 x 500mg p.o.; **Ki.:** 500-1000mg/d; **Osteoporose:** 500-1500mg/d; **Hyperphosphatämie:** 2-8g/d in 2-4 ED

Calciumgluconat Rp — PRC C, Lact ?

Calciumgluconat Braun 10% *Amp. 2.26mmol/10ml*	**Flusssäureverätzungen der peripheren Extremitäten:** 10-20ml i.a. bis Schmerz nachlässt; an anderen Stellen Unterspritzung mit 10ml oder mehr bei großen Flächen; **akute symptomat. Hypokalzämie:** Erw. 10ml 10% Lsg. i.v.; **Ki.<4J:** 0.4-1ml/kg i.v.; **Ki. 4-12J:** 0.2-0.5ml/kg; **>12J:** s. Erw.

11.10.3 Magnesiumpräparate

UW: Müdigkeit, Diarrhoe, ZNS-Störungen, HRST, Muskelschwäche, Atemdepression; **KI:** Anw.Beschr. bei eingeschränkter Nierenfunktion; i.v.: AV-Block, Myasthenia gravis

Magnesium OTC

Magium *Brausetbl. 5, 10mmol* **Magnetrans** *Kps. 6.2, 10mmol* **Magnesium Diasporal** *Kps. 6.2mmol; Lutschtbl. 4mmol; Gran. 12mmol; Amp. 2mmol/5ml, 4mmol/2ml* **Magnesium-ratioph.** *Kautbl. 5mmol* **Magnesium Verla** *Tbl. 1.65mmol; Kautbl. 5mmol; Brause 5mmol; Gran. 5mmol; Amp. 3.15mmol; Inf.Lsg. 20.3mmol* **Magnesiocard** *Tbl. 2.5mmol; Brausetbl. 7.5mmol; Gran. 5, 10mmol; Amp. 2.5mmol/5ml, 3mmol/10ml* **Mg 5-Longoral** *Kautbl. 5mmol* **Mg 5 Sulfat** *10% Amp. 4.05mmol/10ml, 50% Amp. 20.25mmol/10ml*	**Magnesiummangel:** ini 0.37mmol/kg/d p.o., Erh.Dos. 0.185mmol/kg/d; alle 1-2d 2.5-4mmol i.v./i.m.; **Torsade-de-pointes-Tachykardie:** ini 8mmol über 15min i.v., dann 3mmol/h für 10h; **Muskelrelaxierung bei Abortneigung, vorzeitige Wehen:** ini 8-16mmol über 15-30min i.v., dann 4-8mmol/h

11.10.4 Magnesium-Kombinationen

Kalium + Magnesium OTC

Tromcardin duo *Tbl. 117.3 + 36.5mg*	**Nahrungsergänzung mit K, Mg:** 2-4 Tbl. p.o.

11.10.5 Spurenelemente

Selen (Natriumselenit) OTC/Rp	
Cefasel *Tbl. 50, 100, 300µg; Amp. 300µg/1ml* **Selenase** *Tbl. 50, 300µg; Lsg. 50µg/1ml, 100µg/2ml; Amp. 100µg/2ml*	**Selenmangel:** 1 x 50-300µg p.o.; 1 x 100-300µg i.v.
Zink OTC	
Cefazink *Tbl. 10, 20mg* **Curazink** *Kps. 15mg* **Unizink** *Tbl. 10mg; Amp. 5.95mg/10ml* **Zinkit** *Brausetbl. 10mg*	**Zinkmangel:** 1 x 10-20mg p.o.; 1 x 5-20mg i.v.; Kleinkinder: 1 x 1-2mg/kg i.v.

11.11 Parenterale Ernährung

11.11.1 Tagesbedarf bei parenteraler Ernährung

Substrat	Einheit	Bedarf	Substrat	Einheit	Bedarf
Wasser	[ml/kg]	30-50	K^+	[mmol/kg]	0.5-2
Energie	[kcal/kg]	25-35	Ca^{2+}	[mmol/kg]	0.1
Kohlenhydrate	[g/kg]	3-4	Cl^-	[mmol/kg]	2-4
Aminosäuren	[g/kg]	1	Mg^{2+}	[mmol/kg]	0.1
Fett	[g/kg]	1	PO_4^{3-}	[mmol/kg]	0.2
Na^+	[mmol/kg]	1-2			

11.11.2 Stufenschema zur parenteralen Ernährung

		Infusionslösungen	Beispiel
Stufe 1	**Tag 1** nach kleinen Eingriffen, guter EZ, Nahrungskarenz < 2d	30 ml/kg als Vollelektrolytlsg., evtl. mit 5%igem Glucosezusatz	2000 ml Sterofundin, 500 ml Glucose 5%, evtl. 500ml NaCl 0.9%
Stufe 2	**Tag 2–3** bei mittelfristiger Nahrungskarenz und geringgradiger Katabolie	2.5–3.5%ige Aminosäurelsg., 5–10%ige Kohlenhydratlsg., 2/3-Elektrolytlsg.	1000ml Periamin G, 1000ml Glucose 10%, 500–1000ml Thomaejonin OP
Stufe 3	Ab **Tag 4** bei längerfristiger, vollständiger parenteraler Ernährung, ZVK erforderlich	10–15%ige Aminosäurelsg., 20–50%ige Kohlenhydratlsg., 10–20%ige Fettlsg., Vitamine, Spurenelemente	1.0l Aminomel 10, 0.5l Glucose 50%, 1.25l Normofundin OP, 0.25l Lipofundin 20% + 1A Multibionta + 1A Vitintra + 1A Addel

11.11.3 Vollelektrolytlösungen (Na^+ 121–160 mmol/l)

Ind.: plasmaisotoner Flüssigkeitsersatz bei isotoner und hypotoner Dehydratation

	Na^+ mmol/l	Ca^{2+} mmol/l	Cl^- mmol/l	K^+ mmol/l	Mg^{2+} mmol/l	Acet. mmol/l	Lact. mmol/l	Gluc. g/l
Ringer-Lösung	147	2.3	155	4.0	-	-	-	-
Ringer-Lactat	130	2.0	112	5.0	-	-	27	-
Jonosteril	137	1.65	110	4.0	1.25	36.8	-	-
Sterofundin	140	2.5	106	4.0	1.0	-	45	-
Tutofusin	140	2.5	153	5.0	1.5	-	-	-
Tutofusin HG5	140	2.5	153	5.0	1.5	-	-	50

11.11.4 Zweidrittelelektrolytlösungen (Na^+ 91-120 mmol/l)

Ind.: Flüssigkeitsersatz bei hypertoner und isotoner Deydratation, partielle Deckung des Energiebedarfs durch Kohlenhydratzusatz

	Na^+ mmol/l	Ca^{2+} mmol/l	Cl^- mmol/l	K^+ mmol/l	Mg^{2+} mmol/l	Acet. mmol/l	Gluc. g/l	Xyl. g/l	Kcal/l
Normofundin G5	100	2.0	90	18	3.0	38	50	-	200
Jonosteril Na 100	100	2.5	100	20	2.5	20	-	-	0
Tutofusin OPG	100	2.0	90	18	3.0	38	55		200

11.11.5 Halbelektrolytlösungen (Na^+ 61-90 mmol/l)

Ind.: Flüssigkeitsersatz bei hypertoner Dehydratation, partielle Deckung des Energiebedarfs durch Kohlenhydratzusatz

	Na^+ mmol/l	Ca^{2+} mmol/l	Cl^- mmol/l	K^+ mmol/l	Mg^{2+} mmol/l	Acet. mmol/l	Gluc. g/l	Xyl. g/l	Kcal/l
Jonosteril HD 5	68.5	0.82	73.4	2.0	0.62	-	55	-	200
Normofundin OP	80	2	76	18	3	32	-	-	0
Tutofusin H G5	70	1.25	76.5	2.5	0.75	-	55	-	200

11.11.6 Kaliumfreie Lösungen

Ind.: kaliumfreier Flüssigkeitsersatz bei gestörter bzw. unbekannter Nierenfunktion

	Na^+ mmol/l	Ca^{2+} mmol/l	Cl^- mmol/l	K^+ mmol/l	Mg^{2+} mmol/l	Acet. mmol/l	Gluc. g/l	Xyl. mmol/l	Kcal/l
NaCl 0.9%	154	-	154	-	-	-	-	-	-

11.11.7 Kohlenhydratlösungen

Ind.: Glucose 5%, 10%: Zufuhr freien Wassers bei hypertoner Dehydratation, partielle Deckung des Kohlenhydratbedarfs, Glucose 20-70%: partielle bis komplette Kohlenhydratzufuhr

	Na^+ mmol/l	Ca^{2+} mmol/l	Cl^- mmol/l	K^+ mmol/l	Mg^{2+} mmol/l	Gluc. g/l	Osmo mosm/l	Kcal/l
Glucose 5%	-	-	-	-	-	50	277	200
Glucose 10%	-	-	-	-	-	100	555	400
Glucose 20%	-	-	-	-	-	200	1110	800
Glucose 40%	-	-	-	-	-	400	2200	1600
Glucose 50%	-	-	-	-	-	500	2775	2000
Glucose 70%	-	-	-	-	-	700	3885	2870

11.11.8 Aminosäurelösungen

Ind.: Zufuhr von essentiellen und nichtessentiellen Aminosäuren zur parenteralen Ernährung; z.T. mit Kohlenhydraten und Elektrolyten kombiniert

	Na^+ mmol/l	Ca^{2+} mmol/l	Cl^- mmol/l	K^+ mmol/l	AS g/l	Gluc. g/l	Xyl. g/l	Osmo mosm/l	Kcal/l
Aminomix 3 Novum	-	-	-	-	50	120	-	1164	680
AKE 1100 mit Xylit	50	3	40	25	30	-	60	838	360
Nutriflex combi	60	4	60	30	100	100	50	1540	800

11.11.9 Aminosäurelösungen bei Niereninsuffizienz

Ind.: Zufuhr v.a. von essentiellen Aminosäuren ⇒ angestauter Harnstoff wird zur Synthese nicht essentieller Aminosäuren verwendet

	Na^+ mmol/l	Ca^{2+} mmol/l	Cl^- mmol/l	K^+ mmol/l	AS g/l	Osmo mosm/l	Kcal/l
Aminomel nephro	-	-	-	-	K.A.	510	222
Nephrotect	-	-	-	-	100	935	400

11.11.10 Aminosäurelösungen bei Leberinsuffizienz

Ind.: Zufuhr v.a. verzweigtkettiger AS ⇒ günstige Beeinflussung einer hep. Enzephalopathie

	Na^+ mmol/	Ca^{2+} mmol/l	Cl^- mmol/	K^+ mmol/l	AS g/l	Osmo mosm/l	Kcal/l
Aminoplasmal Hepa 10%	-	-	10	-	100	K.A.	400
Aminosteril N Hepa 8%	-	-	-	-	80	770	320

11.11.11 Fettlösungen

Ind.: Zufuhr von Lipiden in Form von langkettigen Triglyzeriden (LCT), mittelkettigen Triglyzeriden (MCT), Phospholipiden (Pholip) und Glyzerol (Glyc) zur parenteralen Ernährung

	LCT g/l	MCT g/l	Pholip g/l	Glyc. g/l	Osmo mosm/l	Kcal/l
Deltalipid 20%	200	-	12	25	350	2030
Lipofundin 20%	200	-	12	25		2000
Lipovenös MCT 20	100	100	12	25	273	1950

11.12 Plasmaersatzmittel

11.12.1 Stärkederivate

Wm/Wi: (Hydroxyethylstärke = HAES/HES) mit Wasserbindungsvermögen und i.v.-Verweildauer ⇒ intravasales Volumen ↑;
Ind: Hypovolämie aufgrund akuten Blutverlustes, wenn kristalloide Infusionslösungen allein nicht ausreichend sind;
UW: allergische Reaktionen, Hyperamylasämie;
KI: bek. Überempfindlichkeit, Sepsis, Verbrennungen, Nierenfunktionsstörung oder Nierenersatztherapie, intrakranielle oder cerebrale Blutung, kritisch kranke Pat. (in der Regel Pat., die auf die Intensivstation aufgenommen werden müssen), Hyperhydratation, Lungenödem, Dehydratation, schwere Hypernatriämie oder schwere Hyperchlorämie, schwere Leberfunktionsstörungen, dekompensierte Herzinsuffizienz, schwere Gerinnungsstörung, organtransplantierte Patienten

	HWZ	MW	HES g/l	Na^+ mmol/l	Ca^{2+} mmol/l	Cl^- mmol/l	K^+ mmol/l	Lact. mmol/l	Gluc. g/l
Venofundin 6% **Voluven 6%**	2–4 h	130000	60	154	-	154	-	-	-
Voluven 10%	2-4h	130000	100	154	-	154	-	-	-

11.12.2 Gelatinederivate

Wm/Wi: kolloidale Substanzen mit Wasserbindungsvermögen und intravenöser Verweildauer ⇒ intravasales Volumen ↑;
UW: selten allergische Reaktionen;
KI: bek. Überempfindlichkeit, Hypervolämie, Hyperhydratation, schwere Herzinsuffizienz, schwere Blutgerinnungsstörungen, Hypernatriämie, Hyperchlorämie

	HWZ	MW	Gela g/l	Na^+ mmol/l	Ca^{2+} mmol/l	Cl^- mmol/l	K^+ mmol/l	Azet. mmol/l	Gluc. g/l
Gelafusal	3–4h	30000	40	130	0.9	85	5.4	27	-
Gelafundin		30000	40	154	-	120	-	-	-

11.13 Azidose, Alkalose

11.13.1 Azidosetherapeutika

Wm/Wi (Na-Hydrogencabonat): $H^+ + HCO_3^- \Rightarrow H_2CO_3 \Rightarrow H_2O + CO_2$; H^+-Elimination v.a. aus dem Extrazellulärraum;
Wm/Wi (Trometamol): Ausscheidung von Tris-H über den Urin; H^+-Elimination im Intra- und Extrazellulärraum;
UW (Na-Hydrogencabonat): Alkalose, Hypernatriämie, Nekrose bei Paravasat, hypokalzämische Tetanie, CO_2-Retention bei respiratorischer Insuffizienz;
UW (Trometamol): Alkalose, Nekrose bei Paravasat, Atemdepression;
KI (Na-Hydrogencabonat): Alkalose, Hypernatriämie;
KI (Trometamol): Alkalose, Niereninsuffizienz

Natriumhydrogencabonat OTC

bicaNorm Tbl. 1g *(11.9mmol HCO_3^-)* **Natriumhydrogencabonat 4.2%** *Inf.Lsg. 250ml (100ml = 50mmol HCO_3^-)* **Natriumhydrogencabonat 8.4%** *Inf.Lsg. 20, 100, 250ml* *(100ml = 100mmol HCO_3^-)*	**Metabolische Azidose:** Base excess (-) x 0.3 x kg = mmol; max. 1.5mmol/kg/h i.v., 3-5g/d p.o.

Trometamol OTC — HWZ 5-6h, Q0 0.1

Tham Koehler 3M *Amp. 20ml = 60mmol*	**Metabolische Azidose:** Base excess (-) x 0.3 x kg = mmol; max. 1mmol/kg/h i.v., max. 5mmol/kg/d; Verdünnung auf 0.3mmol/ml; **DALI** KI

11.13.2 Alkalosetherapeutika

Wm/Wi (Argininhydrochlorid): Bikarbonat-Neutralisation durch HCl;
UW (Salzsäure): Nekrosen bei paravenöser oder intraarterieller Infusion;
KI (Argininhydrochlorid): Azidosen

Argininhydrochlorid OTC

L-Arginin-Hydrochlorid 21% *Amp. 20ml = 20mmol H^+*	**Metabolische Alkalose:** Base excess x 0.3 x kg = mmol; max. 1mmol/kg/h i.v., max. 1mmol/kg/d; Verdünnung erforderlich!

Salzsäure OTC

Salzsäure 7.25% *Amp. 10ml = 20mmol H^+*	**Metabolische Alkalose:** Base excess x 0.3 x kg = mmol; max. 0.25mmol/kg/h i.v.; Verdünnung erforderlich

12 Neurologie

12.1 Antiepileptika

12.1.1 Natrium-Blocker

Wm/Wi (Carbamazepin): hemmt die synaptische Übertragung ⇒ reduziert Fortleitung von konvulsiver Entladungen; **Wm/Wi** (Eslicarbazepinacetat): Hemmung wiederholter neuronaler Entladungen vermutl. durch Stabilisierung des inaktiven Zustands spannungsabhängiger Na^+-Kanäle; **Wm/Wi** (Lacosamid): Stabilisierung hypererregbarer Neuronalmembranen; **Wm/Wi** (Lamotrigin): exakter Wm unbekannt, Hemmung spannungsabh. Na^+-Kanäle, Glutamatfreisetzung ↓; **Wm/Wi** (Oxcarbazepin): Membranstabilisierung durch Blockade von Na^+-Kanälen, Durchlässigkeit der Zellmembran für K^+ ↑, Modulation spannungsaktivierter Kalziumkanäle; **Wm/Wi** (Phenytoin): Ionenpermeabilität ↓, Membranstabilisierung; **Wm/Wi** (Rufinamid): Modulation der Aktivität von Na^+-Kanälen; **Wm/Wi** (Zonisamid): Hemmung spannungsabhängiger Na^+- und Ca^{2+}-Kanäle, Modulation der GABA-Inhibition; **UW** (Carbamazepin): Somnolenz, Sedierung, Schläfrigkeit, Schwindel, Ataxie, cholestatische Hepatitis, Hämatopoesestrg., allergische Hautreaktionen, Appetitlosigk., Mundtrockenheit, Übelkeit, Erbrechen, Hyponatriämie; **UW** (Eslicarbazepinacetat): Schwindel, Schläfrigkeit, Kopfschmerzen, Koordinations-/Aufmerksamkeitsstrg., Tremor, Doppeltsehen, verschwommenes Sehen, Übelkeit, Erbrechen, Durchfall, Hautausschlag, Müdigkeit, Gangstörungen; **UW** (Lacosamid): Schwindel, Kopfschmerzen, Diplopie, Nausea, Depression, Verwirrtheit, Schlaflosigkeit, Gedächtnis-, Gleichgewichts-, Konzentrations-, Aufmerksamkeits-, kognitive Störungen, Somnolenz, Tremor, Nystagmus, Hypästhesie, Dysarthrie, Verschwommensehen, Vertigo, Tinnitus, Erbrechen, Obstipation, Flatulenz, Dyspepsie, Mundtrockenheit, Pruritus, Rash, Muskelspasmen, Asthenie, Gehstörung, Müdigkeit, Reizbarkeit, Stürze, Hautwunden; **UW** (Lamotrigin): Aggressivität, Reizbarkeit, Agitiertheit, Kopfschmerzen, Schläfrigkeit, Insomnie, Tremor, Ataxie, Nystagmus, Diplopie, Verschwommensehen, Müdigkeit, Schwindel, Übelkeit, Erbrechen, Diarrhoe, Hautausschlag, Arthralgie, Rückenschmerzen; **UW** (Oxcarbazepin): Hyponatriämie, Verwirrtheitszustände, Depression, Apathie, Unruhe, Affektlab., Müdigkeit, Schwächegefühl, Schläfrigkeit, Schwindel, Kopfschmerz, Ataxie, Tremor, Nystagmus, Konzentrationsschwäche, Amnesie, Übelkeit, Erbrechen, Obstipation, abdom. Schmerzen, Diarrhoe, Doppelbilder, Verschwommensehen, Sehstrg., Akne, Alopezie, Exanthem; **UW** (Phenytoin): zahlreiche UW ohne Häufigkeitsangabe, s. FachInfo; **UW** (Rufinamid): Schläfrigkeit, Kopfschmerzen, Schwindel, Übelkeit, Erbrechen, Oberbauchschmerzen, Obstipation, Diarrhoe, Dyspepsie, Ausschlag, Akne, Rückenschmerzen, Oligomenorrhoe, Müdigkeit, Pneumonie, Influenza, Infekte der oberen Atemwege/des Ohrs, Anorexie, Anorexie, Appetitminderung, Essstörung, Gewicht ↓, Angst, Schlaflosigkeit, Status epilepticus, Koordinationsstörung, Nystagmus, psychomotorische Hyperaktivität, Tremor, Diplopie, Verschwommensehen, Epistaxis, Gangstrg., Kopfverletzung, Kontusion; **UW** (Zonisamid): kleinflächige Hautblutungen, Überempfindlichkeit, Schläfrigkeit, Schwindel, Anorexie, Diplopie, Verwirrtheit, Depression, Agitiertheit, Reizbarkeit, Affektlabilität, Angst, Schlaflosigkeit, psychotische Störung, Ataxie, Gedächtnisstörung, abdominelle Schmerzen, Fieber, Obstipation, Dyspepsie, Diarrhoe, Übelkeit, Bradyphrenie, Aufmerksamkeitsstörung, Nystagmus, Parästhesie, Sprachstörung, Tremor, Hautausschlag, Pruritus, Alopezie, Nephrolithiasis, Müdigkeit, grippeähnliche Erkrankung, periphere Ödeme, Gewichtsabnahme, erniedrigter Bikarbonatspiegel;

KI (Carbamazepin): bek. Überempf., KM-Schädigung, KM-Depression in der Vorgeschichte, AV-Block, akute intermittierende Porphyrie, gleichzeitige Anw. mit MAO-Hemmern oder Voriconazol, schwere Leberfunktionsstörungen, Grav. (1. Trim.);
KI (Eslicarbazepinacetat): bek. Überempfindlichkeit, AV-Block II°-III°;
KI (Lacosamid): Überempfindlichkeit gegen Lacosamid/Soja/Erdnuss, AV-Block II°-III°;
KI (Lamotrigin): bek. Überempfindlichkeit; **KI** (Oxcarbazepin): bek. Überempf., Lakt.;
KI (Phenytoin): bek. Überempfindlichkeit, schwere Schädigungen der Blutzellen/des Knochenmarks, AV-Block II°-III°, Sick Sinus, in ersten 3 M nach Myokardinfarkt, Herzinsuffizienz (EF < 35%), Cave in Grav./Lakt.;
KI (Rufinamid): bek. Überempfindlichkeit gegen Rufinamid und Triazolderivate, Lakt.;
KI (Zonisamid): bek. Überempfindlichkeit

Carbamazepin Rp	HWZ 15h (mult. Dosis), 36h (1 x Dosis), Q0 1.0, PPB 70-80%, ther. Serumspiegel: 3-8mg/l
Carbadura *Tbl. 200, 300(ret.), 400(ret.), 600(ret.)mg* **Carbamazepin-ratioph.** *Tbl. 200, 200(ret.), 400(ret.)mg* **Carbamazepin HEXAL** *Tbl. 150(ret.), 200, 300(ret.), 400, 400(ret.), 600(ret.)mg* **Tegretal** *Tbl. 200, 200(ret.), 400(ret.), 600(ret.)mg; Saft (5ml = 100mg)* **Timonil** *Tbl. 150(ret.), 200, 200(ret.), 300(ret.), 400(ret.) 600(ret.)mg; Saft (5ml = 100mg)*	**Alle Ind:** ini 200-400mg/d p.o., in 2-4 (unret.) bzw. 1-2 (ret.) ED, langsam steigern bis Erh.Dos.; **Epilepsien:** Erh.Dos. 600-1200mg p.o.; **Ki.:** Erh.Dos. 10-20mg/kg/d; **Trigeminusneuralgie:** Erh.Dos. 400-800mg/d; **diabetische PNP:** Erh.Dos. 600mg/d, max. 1200mg/d; **Pro. manisch-depressive Phasen:** Erh.Dos. 200-400mg/d, max. 800mg/d; **Anfalls-Pro. bei C2-Entzug:** 600mg/d, in schweren Fällen 1200mg/d in den ersten d; **DANI** nicht erforderlich
Eslicarbazepinacetat Rp	HWZ 20-24h, PPB < 40%, PRC B, Lact ?
Zebinix *Tbl. 800mg*	**Begleittherapie bei partiell epileptischen Anfällen:** ini 1 x 400mg, nach 1-2W 1 x 800mg, max. 1 x 1200mg/d; nur in Kombination mit bestehender Therapie; **DANI** CrCl > 60: 100%; 30-60: ini 400mg alle 2d, nach 2W 1 x 400mg/d; < 30: Anw. nicht empfohlen; **DALI** Anw. bei schwerer LI nicht empfohlen
Lacosamid Rp	HWZ 13h, PPB < 15%
Vimpat *Tbl. 50, 100, 150, 200mg; Saft (1ml = 10mg); Inf.Lsg. 200mg/20ml*	**Fokale Anfälle:** ini 2 x 50mg p.o./i.v., nach 1W: 2 x 100mg p.o./i.v., Dosissteigerung um 2 x 50mg/d/W; max. 2 x 200mg/d p.o./i.v.; **Ki. < 16J:** KI; **DANI** CrCl > 30: 100%; < 30: max. 250mg/d; **DALI** leichte bis mäßige LI: nicht erf.

Lamotrigin Rp (s.a. → 357)	HWZ 29h, Q0 0.9, PPB 55%, PRC C, Lact ?
Lamictal *Tbl. 2, 5, 25, 50, 100, 200mg* **Lamotrigin Acis** *Tbl. 25, 50, 100, 200mg* **Lamotrigin HEXAL** *Tbl. 25, 50, 100, 200mg* **Lamotrigin-ratioph.** *Tbl. 5, 25, 50, 100, 200mg*	**Epilepsien:** d1-14: 1 x 25mg p.o., d15-29: 1 x 50mg, dann alle 1-2W um 50-100mg steigern, Erh.Dos. 100-200mg/d in 1-2ED; **Ki. 4-11J:** d1-14: 0.6mg/kg, d15-29: 1.2mg/kg, dann alle 1-2W um 1.2mg/kg steigern, Erh.Dos. 5-15mg/kg/d, max. 400mg/d; bei Kombinationstherapie s. FachInfo; **DANI** vorsichtige Anwendung; **DALI** Child B: 50%, Child C: 25%
Oxcarbazepin Rp	HWZ 1-2.5(9)h, Q0 1.0(0.7), PPB 40%, PRC C, Lact ?
Apydan Extent *Tbl. 150, 300, 600mg* **Oxcarbazepin Dura** *Tbl. 150, 300, 600mg* **Timox extent** *Tbl. 150, 300, 600mg; Saft (5ml = 300mg)* **Trileptal** *Tbl. 150, 300, 600mg; Saft (5ml = 300mg)*	**Epilepsien:** ini 2 x 300mg p.o., um 600mg/W steigern, Erh.Dos. 600-2400mg/d; **Ki. > 6J:** ini 8-10mg/kg/d, max. 10mg/kg/W steigern, Erh.Dos. 30mg/kg/d, max. 46mg/kg/d; **DANI** CrCl < 30: ini 1 x 300mg
Phenytoin Rp	HWZ 22h, Q0 1.0, PPB 83-94%, ther. Serumspiegel 10-20mg/l
Phenhydan *Tbl. 100mg; Amp. 250mg/5ml; Inf.Lsg. 750mg/50ml* **Phenytoin AWD** *Tbl. 100mg* **Zentropil** *Tbl. 100mg*	**Epilepsien:** ini 3 x 100mg p.o., dann nach Wi bzw. Serumspiegel; **Ki. < 12J:** ini 2mg/kg/d, dann alle 3d um 1mg/kg steigern, dann nach Serumspiegel; **Status epilept.:** 250mg über 10min i.v., ggf. Wdh. nach 20min, dann Wdh. alle 1.5-6h; 750mg über 20-30min i.v., max. 17mg/kg/d; **Ki. < 12J:** d1: 30mg/kg i.v.; d2: 20mg/kg; d3: 10mg/kg, max. 1mg/kg/min i.v.; **DANI** nicht erforderlich
Rufinamid Rp	HWZ 6-10h, PPB 34%
Inovelon *Tbl. 200, 400mg, Saft (10ml = 400mg)*	**Lennox-Gastaut-Syndrom: Erw., Ki. ab 4J:** ini 400mg/d, ggf. alle 2d um 400mg/d steigern, 30-50kg: max. 1800mg/d; 51-70kg: max. 2400mg/d; > 70kg: max. 3200mg/d; **Ki. ab 4J:** < 30kg: ini 200mg p.o., ggf. alle 2d um 200mg/d bis 1g steigern, bei Komb. mit Valproat max. 400mg; **DANI** nicht erforderlich; **DALI** Anw. bei schwerer LI nicht empfohlen
Zonisamid Rp	HWZ 60h, PPB 40-50%
Desizon *Kps. 25, 50, 100mg* **Zonegran** *Kps. 25, 50, 100mg* **Zonisamid-ratioph.** *Kps. 25, 50, 100mg*	**Epilepsie:** ini 2 x 25mg p.o., nach 1W 2 x 50mg, dann wöchentlich um 100mg steigern, Erh.Dos. 300-500mg/d; **DANI** sorgfältige Dosiseinstellung; **DALI** KI bei schwerer Leberfunktionsstrg.

12.1.2 Kalzium-Blocker

Wm/Wi: Verringerung der Ströme spannungsabhängiger Kalzium-Kanäle vom T-Typ;
UW: Übelkeit, Erbrechen, Singultus, Leibschmerzen, Lethargie, Kopfschmerzen, Zurückgezogenheit, Ängstlichkeit, Schlaf-/Appetitstörung, Gewichtsverlust, Diarrhoe, Obstipation, Ataxie; **KI:** bekannte Überempfindlichkeit, Lakt.

Ethosuximid Rp	HWZ 33-55h, Q_0 0.8, keine PPB, Serumspiegel: 40-100mg/l
Ethosuximid-neuraxpharm *Gtt. (1ml = 500mg); Saft (5ml=250mg)* **Petnidan** *Kps. 250mg; Saft (5ml = 250mg)* **Suxilep** *Kps. 250mg*	**Absencen, myoklonische Anfälle:** ini 5-10mg/kg p.o., alle 4-7d um 5mg/kg steigern; Erh.Dos. 15mg/kg, max. 30mg/kg; **Ki.:** Erh.Dos. 20mg/kg, max. 40mg/kg in 1-3ED; **DANI** nicht erforderlich

12.1.3 GABA-erge Substanzen

Wm/Wi (Phenobarbital): Verstärkung der GABA-ergen Hemmwirkung im ZNS ⇒ sedierend, schlafinduzierend, anxiolytisch, antiaggressiv, antikonvulsiv, muskelrelaxierend;
Wm/Wi (Vigabatrin): irreversible Hemmung des enzymatischen Abbaus von GABA (GABA-Transaminase);
UW (Phenobarbital): starke Beruhigung, Müdigkeit, Schwindel, Kopfschmerzen, Benommenheit, Ataxie, kognitive Störung, Verwirrtheit, Störung der Sexualfunktion, Überhangeffekte, paradoxe Erregungszustände;
UW (Vigabatrin): Gewichtszunahme, Somnolenz, Sprachstörungen, Kopfschmerzen, Schwindel, Parästhesien, Aufmerksamkeits- und Gedächtnisstörungen, psychische Beeinträchtigungen, Tremor, Gesichtsfelddefekte, Verschwommensehen, Diplopie, Nystagmus, Übelkeit, abdominale Schmerzen, Erregbarkeit, Ödeme, Müdigkeit, Agitation, Aggression, Nervosität, Depression, paranoide Reaktionen, Kinder: Erregung, Agitiertheit;
KI (Phenobarbital): bek. Überempfindlichkeit, akute Alkohol-, Schlafmittel- und Schmerzmittelvergiftung, Vergiftung durch Anregungsmittel oder dämpfende Psychopharmaka;
KI (Vigabatrin): bekannte Überempfindlichkeit

Phenobarbital Rp	HWZ 60-150h, Q_0 0.7, PPB 40-60%, PRC D, Lact -
Luminal *Tbl. 100mg; Amp. 200mg/1ml* **Luminaletten** *Tbl. 15mg* **Phenobarbital-neuraxpharm** *Tbl. 15, 100mg*	**Epilepsien:** 1-3mg/kg/d p.o. in 2ED; 200-400mg i.v., max. 800mg/d i.v.; **Ki.:** 3-4mg/kg p.o. in 2ED; 2-3 x 20-75mg i.v.; **DANI** CrCl < 10: Dosisreduktion

Vigabatrin Rp	HWZ 5-8h, Q_0 0.01, keine PPB
Sabril *Tbl. 500mg; Granulat 500mg*	**Fokale Anfälle:** ini 1g p.o., steigern um 0.5g/W, Erh.Dos. 2-3g/d; **Ki.:** ini 40mg/kg/d, Erh.Dos. 50-100mg/kg/d; **infantile Spasmen:** ini 50mg/kg/d p.o., Erh.Dos. bis 150mg/kg/d; **DANI** CrCl < 60: sorgfältige Dosiseinstellung

12.1.4 Benzodiazepine

Wm/Wi: Verstärkung natürlicher GABA-beteiligter Hemm-Mechanismen im ZNS ⇒ vorwiegend antikonvulsive aber auch beruhigende, schlafanstoßende, anxiolytische, muskelrelaxierende Eigenschaften; **UW**: Somnolenz, verlängerte Reaktionszeit, verminderter Muskeltonus, Muskelschwäche, Schwindel, Ataxie, Müdigkeit, Mattigkeit; **KI**: bek. Überempf. gegen C. oder andere Benzodiazepine; Medikamenten-, Drogen-, Alkoholabhängigkeit; Myasthenia gravis, schwere Ateminsuff., schwere Leberinsuff.

Clonazepam Rp	HWZ 30-40h, Qo 1.0, PPB 83-87%
Antelepsin *Tbl. 0.5, 2mg* **Clonazepam-neuraxpharm** *Gtt. (1ml = 2.5mg)* **Rivotril** *Tbl. 0.5, 2mg; Gtt. (25Gtt. = 2.5mg); Amp. 1mg/2ml*	**Epilepsien:** ini 2 x 0.5mg p.o., über 2-4W steigern bis Erh.Dos. 4-8mg/d in 3-4ED; **Sgl.:** ini 2 x 0.1mg/d, Erh.Dos. 0.5-1mg/d; **Kleinki.:** ini 3 x 0.2mg/d, Erh.Dos. 1.5-3mg/d; **Schulki.:** ini 2 x 0.25mg/d, Erh.Dos. 3-6mg/d; **Status epilepticus:** 1mg langsam i.v., Wdh. nach Bedarf, max. 13mg/d; **Sgl., Ki.:** 0.5mg i.v.; **DANI** nicht erforderlich

Diazepam → 371, **Dikaliumclorazepat** → 372, **Lorazepam** → 372

12.1.5 Natrium-Blocker und GABA-erge Substanzen

Wm/Wi (Topiramat): Membranstabilisierung durch Blockade von Na^+-Kanälen, Antagonisierung der exzitatorischen Glutamatwirkung, GABA-erge Hemmwirkung ↑; **Wm/Wi** (Valproinsäure): exakter Wm unklar, Blockade von Na^+-Kanälen, enzymatischer Abbau von GABA ↓; **UW** (Topiramat): Nasopharyngitis, Anämie, Hypersensitivität, Anorexie, verminderter Appetit, Depression, Sprachstrg., Bradyphrenie, Insomnie, Angst, Verwirrtheit, Desorientierung, Aggression, Stimmungsschwankungen, Parästhesie, Schwindel, Somnolenz, Gedächtnis-, kognitive, Aufmerksamkeits- Koordinations- Gleichgewichts-, Gangstörung, Tremor, Nystagmus, Dysarthrie, Dysgeusie, Sedierung, Sehstörung, Verschwommensehen, Diplopie, Tinnitus, Ohrschmerzen, Dyspnoe, Epistaxis, verstopfte Nase, Rhinorrhoe, Übelkeit, Erbrechen, Obstipation, Diarrhoe, abdominelle Schmerzen, Mundtrockenheit, Parästhesien, Alopezie, Hautausschlag, Pruritus, Arthralgie, Myalgie, Nephrolithiasis, Pollakisurie, Dysurie, Fieber, Fatigue, Gewichtszu-/abnahme; **UW** (Valproinsäure): Anämie, Thrombopenie, Leukopenie, Hyperammonämie, Gewicht ↑/↓, Appetitlosigkeit, Appetit ↑, Hyponatriämie, Verwirrtheitszustände, Aggression, Agitiertheit, Aufmerksamkeitsstrg., Tremor, extrapyramidale Strg., Stupor, Schläfrigkeit, Parästhesien, Konvulsionen, eingeschränktes Erinnerungsvermögen, Kopfschmerzen, Nystagmus, Taubheit, Blutungen, Übelkeit, Diarrhoe, Oberbauchschmerzen, Haarausfall, Leberschäden, Dysmenorrhoe; **KI** (Topiramat): bek. Überempf., Prophylaxe von Migräne-Kopfschmerz in Grav. oder bei Frauen ohne Verhütung; **KI** (Valproinsäure): bek. Überempf., anamnestisch/fam. Lebererkr., schwerwiegende Leber- und Pankreasfunktionsstrg., Leberfunktionsstrg. mit tödlichem Ausgang während Valproinsäurether. bei Geschwistern, hepatische Porphyrie, Blutgerinnungsstrg., mitochondriale Erkr., die durch Mutationen durch das mitochondriale Enzym POLG kodierende Kerngen verursacht sind (z.B. Alpers-Huttenlocher-Syndrom); Ki. < 2J, bei denen der V. a. eine POLG-verwandte Erkr. besteht; bek. Strg. des Harnstoffzyklus; s. FachInfo bei Anw. in Grav.

Topiramat Rp	HWZ 18-24h, Qo < 0.5, PPB 13-17%, PRC C, Lact ?
Topamax *Tbl. 25, 50, 100, 200mg; Kps. 25, 50mg* **Topiramat Heumann** *Tbl. 25, 50, 100, 200mg* **Topiramat-neuraxpharm** *Tbl. 25, 50, 100, 200mg*	**Epilepsie:** Monother.: ini 1 x 25mg abends p.o., alle 1-2W um 25-50mg steigern, Erh.Dos. 100mg/d, max. 500mg/d; **Ki. > 6J:** ini 0.5-1mg/kg/d abends p.o., alle 1-2W um 0.5-1mg/kg steigern, initiale Zieldosis 2mg/kg/d; Komb.Therapie s. FachInfo; **Migräne:** → 332; **DANI** CrCl < 60: sorgfältige Dosiseinstellung, HD Erh.Dos. 50%

Valproinsäure Rp	HWZ 6-16h, Qo 0.95, PPB 90-95%, ther. Serumspiegel: 50-100mg/l
Convulex *Kps. 300, 500mg* **Depakine** *Gtt. (1ml = 300mg)* **Ergenyl** *Tbl. 150, 300, 300(ret.), 500, 500(ret.)mg; Gtt. (1ml = 300mg); Amp. 400mg/4ml* **Leptilan** *Tbl. 150, 300, 600mg* **Orfiril** *Tbl. 150, 300, 500(ret.), 600, 1000(ret.)mg; Kps. 150(ret.), 300(ret.)mg; Saft (5ml = 300mg); Amp. 300mg/3ml, 1g/10ml* **Valproat HEXAL** *Tbl. 150, 300, 600mg; Lsg. (1ml = 300mg)*	**Epilepsien:** ini 5-10mg/kg/d p.o., alle 4-7d um 5mg/kg steigern, Erh.Dos. 20mg/kg/d; 5-10mg/kg i.v., dann 1mg/kg/h; max. 2.5g/d i.v.; **Jugendl.:** 25mg/kg/d; **Ki.:** 30mg/kg/d; **akute Manie:** ini 20mg/kg/d; Erh.Dos.1-2g/d; **DANI** nicht erforderlich; **DALI** KI bei Lebererkrankung

12.1.6 Antiepilektika mit anderen Wirkmechanismen

Wm/Wi (Gabapentin): GABA-Analogon, bindet an Bindungsstellen, die mit alpha$_2$delta-Untereinheiten von spannungsabhängigen Ca-Kanälen assoziiert sind ⇒ Freisetzung verschiedener Monoamin-Neurotransmitter ↓;
Wm/Wi (Pitolisant): Histamin-H3-Antagonist/inverser Agonist ⇒ Verstärkung der Aktivität histaminerger Neuronen; Modulation verschiedener Neurotransmitter ⇒ erhöhte Ausschüttung von Acetylcholin, Noradreanlin, Dopamin;
Wm/Wi (Pregabalin): GABA-Analogon, bindet an Bindungsstellen, die mit alpha$_2$delta-Untereinheiten von spannungsabhängigen Ca-Kanälen assoziiert sind ⇒ Veränderung der Calcium-Ströme, Modulation der Freisetzung verschiedener Monoamin-Neurotransmitter (u.a. Glutamat, Noradrenalin, Substanz P);
Wm/Wi (Stiripentol): GABA-Konzentration ↑; **Wm** (Sultiam): Hemmung der carboanhydrase;
UW (Gabapentin): Virusinfektionen, Infektionen der Atemwege/Harnwege, sonstige Infekte, Otitis media, Pneumonie, Leukopenie, Anorexie, gesteigerter Appetit, Feindseligkeit, Verwirrtheitszustände, Affektlabilität, Depressionen, Angst, Nervosität, Denkstörungen, Somnolenz, Schwindel, Ataxie, Krämpfe, Hyperkinesie, Dysarthrie, Amnesie, Tremor, Schlaflosigkeit, Kopfschmerzen, Missempfindungen, Koordinationsstörungen, Nystagmus, verstärkte/abgeschwächte/fehlende Reflexe, Sehstörungen, Palpitationen, Hypertonie, Vasodilatation, Dyspnoe, Bronchitis, Pharyngitis, Husten, Rhinitis, Erbrechen, Übelkeit, Zahnanomalien, Gingivitis, Diarrhoe, Bauchschmerzen, Dyspepsie, Obstipation, Mundtrockenheit, Flatulenz, Gesichtsödem, Purpura, Akne, Pruritus, Hautausschlag, Arthralgie, Myalgie, Rückenschmerzen, Muskelzucken, Inkontinenz, Impotenz, Ermüdung, Fieber, periphere oder generalisierte Ödeme, anormaler Gang, Asthenie, Schmerzen, Unwohlsein, Grippesymptome, Gewichtszunahme, unfallbedingte Verletzungen, Frakturen, Abschürfungen;

UW (Pitolisant): Schlaflosigkeit, Angst, Reizbarkeit, Depression, Schlafstörung, Kopfschmerzen, Schwindel, Tremor, Übelkeit, Erbrechen, Dyspepsie, Ermüdung; **UW** (Pregabalin): gesteigerter Appetit, Benommenheit, Schläfrigkeit, Euphorie, Verwirrung, verringerte Libido, Reizbarkeit, Desorientierung, Schlaflosigkeit, Ataxie; Aufmerksamkeits-, Koordinations-, Gedächtnis- Gleichgewichtsstrg.; Tremor, Dysarthrie, Parästhesie, Sedierung, Lethargie, Kopfschmerzen, Verschwommensehen, Diplopie, Schwindel, Mundtrockenheit, Obstipation, Erbrechen, Flatulenz, erektile Dysfunktion, periphere Ödeme, Trunkenheitsgefühl, Ödeme, Gangstrg., Abgeschlagenheit, Gewichtszunahme; **UW** (Stiripentol): Neutropenie, Anorexie, Gewichts-, Appetitverlust, Schlaflosigkeit, Aggressivität, Reizbarkeit, Verhaltensstörungen, ablehnendes Verhalten, Übererregbarkeit, Schlafstörungen, Benommenheit, Ataxie, Hypotonie, Dystonie, Übelkeit, Erbrechen, Hyperkinesie, erhöhte γGT; **UW** (Sultiam): Magenbeschwerden, Parästhesien in den Extremitäten und im Gesicht, Tachypnoe, Hyperpnoe, Dyspnoe, Schwindel, Kopfschmerzen, Stenokardien, Tachykardien, Doppelbilder, Singultus, Gewichtsverlust, Appetitlosigkeit; **KI** (Gabapentin, Pregabalin, Retigabin): bek. Überempfindlichkeit; **KI** (Pitolisant): bek. Überempf., schwere Leberfunktionsstörung, Lakt.; **KI** (Stiripentol): bek. Überempf., Vorgeschichte mit Psychosen in Form deliranter Anfälle; **KI** (Sultiam): bek. Überempf., akute Porphyrie, Hyperthyreose, arterielle Hypertonie, Grav./Lakt.

Gabapentin Rp	HWZ 5-7h, Q0 0.08, PPB < 3%, PRC C, Lact ?
Gabaliquid Geriasan *Lsg. (1ml = 50mg)* **Gabapentin HEXAL** *Kps. 100, 300, 400mg; Tbl. 600, 800mg* **Gabapentin-ratioph.** *Kps. 100, 300, 400mg; Tbl. 600, 800mg* **Gabapentin Stada** *Kps. 100, 300, 400mg; Tbl. 600, 800mg* **Neurontin** *Kps. 100, 300, 400mg; Tbl. 600, 800mg*	**Epilepsien, neuropath. Schmerzen:** d1: 300mg/d, d2: 600mg/d, d3: 900mg/d in 1-3ED p.o., dann 1800-3600mg/d in 3ED, max. 3600mg/d; **Ki. 6-12J:** d1: ini 10-15mg/kg/d, Erh.Dos. 25-35mg/kg/d, max 50mg/kg/d; **DANI** CrCl > 80: 900-3600mg/d; 50-79: 600-1800mg/d; 30-49: 300-900mg/d; 15-29: 150-600mg/d; <15: 150-300mg/d; HD: ini 300-400mg, nach 4-stündiger HD jeweils 200-300mg

Pitolisant Rp	HWZ 10-12h, PPB 90%
Wakix *Tbl. 4.5, 18mg*	**Narkolepsie mit oder ohne Kataplexie:** W1 1 x 9mg p.o., W2 4.5-18mg, W3 bis max. 36mg/d; **DANI** max. 18mg/d; **DALI** Child A: 100%; B: max 18mg/d; C: KI

Pregabalin Rp	HWZ 6.3h, keine PPB, PRC C, Lact ?
Lyrica *Kps. 25, 50, 75, 100, 150, 200, 225, 300mg* **Pregabador** *Kps. 25, 50, 75, 100, 150, 200, 225, 300mg* **Pregaba HEXAL** *Kps. 25, 50, 75, 100, 150, 200, 225, 300mg* **Pregabalin Glenmark** *Kps. 25, 50, 75, 100, 150, 200, 225, 300mg*	**Neuropath. Schmerzen, Epilepsie:** ini 150mg p.o. in 2-3ED, nach Bedarf nach 3-7d steigern auf 300mg/d, max. 600mg/d; **generalisierte Angststrg.:** ini 150mg/d, nach Bedarf nach 1W steigern auf 300mg/d, nach 2W ggf. 450mg/d, max.600mg/d; **DANI** CrCl 30-60: ini 75mg/d, max. 300mg/d; 15-29: ini 25-50mg/d, max. 150mg/d; < 15: ini 25mg/d, max. 75mg/d; **DALI** nicht erford.

Stiripentol Rp	HWZ 4.5-13h, PPB 99%
Diacomit *Kps. 250, 500mg; Pulver 250, 500mg/Beutel*	**Schwere myoklonische Epilepsie (Dravet-Syndr.):** Komb. mit Valproat und Clobazam; in 3d langsam steigern auf 50mg/kg/d p.o.; **DANI, DALI** Anwendung nicht empfohlen
Sultiam Rp	HWZ 3-30h, PPB 29%
Ospolot *Tbl. 50, 200mg*	**Rolando-Epil.:** Erh.Dos. 5-10mg/kg p.o.

12.1.7 Antiepilektika mit unbekannten Wirkmechanismen

Wm/Wi (Brivaracetam): antikonvulsive Wi durch Bindung an synapt. Vesikelprotein 2A (SV2A); **Wm/Wi** (Felbamat, Levetiracetam): genauer Wm unbek.; **Wm/Wi** (Mesuximid): genauer Wm unklar, Krampfschwelle ↑; **Wm/Wi** (Primidon): Hyperpolarisation von Membranen, gen. Wm unklar ⇒ sedierend, schlafinduzierend, anxiolytisch, antiaggressiv, antikonvulsiv, muskelrelax.; **Wm/Wi** (4-Hydroxybuttersäure): exakter Wm unbek., dämpfend auf ZNS, antikataplektisch; **UW** (Brivaracetam): Schwindel, Somnolenz, Konvulsion, Vertigo, Infektionen d. oberen Atemwege, Husten, Influenza, Übelkeit, Erbrechen, Obstipation, Fatigue, Depression, Angst, Insomnie, Reizbarkeit, Appetit ↓; **UW** (Felbamat): Gewicht ↓, Anorexie, Schlaflosigkeit, Somnolenz, Ataxie, Schwindel, Kopfschmerzen, Sehstrg., Diplopie, Übelkeit, Erbrechen, Dyspepsie, Abdominalschmerzen, Müdigkeit;
UW (Levetiracetam): Nasopharyngitis, Anorexie, Depression, Feindseligkeit/Aggression, Angst, Insomnie, Nervosität/Reizbarkeit, Somnolenz, Kopfschmerzen, Konvulsion, Gleichgewichtsstrg., Schwindel, Lethargie, Tremor, Drehschwindel, Husten, Bauchschmerzen, Diarrhoe, Dyspepsie, Erbrechen, Nausea, Rash, Asthenie, Müdigkeit;
UW (Mesuximid): Kopfschmerzen, Schwindel, Sedierung, Schlaflosigkeit, Gangstrg., Sehstrg., Magenbeschwerden, Singultus, Übelkeit, Erbrechen, Diarrhoe, Appetit ↓, Gewicht ↓, Euphorie, Reizbarkeit, Bewegungsdrang;
UW (Primidon): megaloblastäre Anämie, T4/fT4 ↓, Hypokalzämie, aP/γGT ↑, Teilnahmslosigkeit, Reizbarkeit, Verstimmung, Schwindel, Ataxie, Somnolenz, Akkommodationsstrg., Übelkeit, Erbrechen, makulopap. Exanthem, Müdigkeit, Gleichgewichtsstrg.;
UW (4-Hydroxybuttersäure): Anorexie, Appetit ↓, Gewicht ↓, Depression, Kataplexie, Angst, abnorme Träume, Verwirrtheitszustand, Desorientiertheit, Alpträume, Schlafwandeln, Schlafstrg., Nervosität, Schwindel, Kopfschmerzen, Schlaflähmung, Somnolenz, Tremor, Gleichgewichtsstrg., Aufmerksamkeitsstrg., Hypästhesie, Parästhesie, Sedierung, Dysgeusie, Schwindel, Palpitationen, Hypertonie, verschwomm. Sehen, Dyspnoe, Schnarchen, verstopfte Nase, Nausea, Erbrechen, Diarrhoe, Oberbauchschmerzen, Hyperhidrosis, Hautausschlag, Arthralgie, Muskelspasmen, Rückenschmerzen, Enuresis noct,, Harninkontinenz, Nasopharnygitis, Sinusitis, Asthenie, Müdigkeit, Gefühl d. Betrunkenseins, periphere Ödeme, Stürze;
KI (Brivaracetam): bek. Überempf. gegen B. oder andere Pyrrolidon-Derivate;
KI (Felbamat): Bluterkrankungen, Leberfktstrg. (auch in Anamnese), bek. Überempf., Grav./Lakt.; **KI** (Levetiracetam): bek. Überempf.; **KI** (Mesuximid): bek. Überempf., hepatische Porphyrie, hämatologische Erkrankungen, Lakt.; **KI** (Primidon): akute hepatische Porphyrie, schwere Leber- u. Nierenfktstrg., schwere Myokardschäden, akute Vergiftung mit zentral dämpfenden Pharmaka oder Alkohol; **KI** (4-Hydroxybuttersäure): bek. Überempf., schwere Depression, Succinatsemialdehyd-dehydrogenase-Mangel, gleichzeitige Beh. mit Opioiden/Barbituraten

Brivaracetam Rp	HWZ 9h, PPB 20%, PRC C, Lact ?
Briviact *Lsg. (10mg/ml)*	**Zusatztherapie fokaler Anfälle mit/ohne sekundäre Generalisierung:** Erw., **Ki. ab 16J:** ini 2 x 25-50mg p.o./i.v., Erh.Dos. 50-200mg/d; **DANI** nicht erforderl.; HD: Anw. nicht empfohlen; **DALI** ini 50mg, max. 2 x 75mg
Felbamat Rp	HWZ 15–23h, PPB 22–25%, PRC ??, Lact ??
Taloxa *Tbl. 600mg; Lsg. 600mg/5ml*	**Lennox-Gastaut-Syndr.:** ini 600–1200mg p.o. in 2–3ED, wöchentlich steigern bis 3600mg/d in 3–4ED; **Ki., Jug. 4–14J:** ini 7.5–15mg/kg/d p.o. in 2–3ED, wöchentlich ↑ bis 45mg/kg/d (nicht > 3600mg/d) in 3–4ED; Dosisanp. antiepilept. Begleitmed. (s. Fachinfo); **DANI** CrCl: > 50: Anfangsdosis 50%, vorsichtige Dosistitration
Levetiracetam Rp	HWZ 6-8h, PPB < 10%, PRC C, Lact ?
Keppra *Tbl. 250, 500, 750, 1000mg; Lsg. (1ml = 100mg); Inf.Lsg. 500mg/5ml* **Levetiracetam UCB** *Tbl. 250, 500, 750, 1000mg; Lsg. (1ml = 100mg); Inf.Lsg. 500mg/5ml* **Levetiracetam Winthrop** *Tbl. 250, 500, 750, 1000mg*	**Epilepsien:** ini 2 x 500mg p.o./i.v., nach Bedarf alle 2-4W um 2 x 500mg/d steigern bis 2 x 1500mg; **Ki (< 50kg):** ini 2 x 10mg/kg, dann max. 2 x 30mg/kg; **DANI** CrCl: > 80: 100%; 50-79: max. 2 x 1g; 30-49: max. 2 x 750mg; < 30: max. 2 x 500mg; HD: 1 x 0.5-1g, nach HD zusätzl. 250-500mg
Mesuximid Rp	HWZ 2.5(40)h, Q_0 1.0, PPB unerheblich
Petinutin *Kps. 150, 300mg*	**Epilepsien, Absencen:** d1-7 1 x 150mg p.o., dann über 7W um 150mg/W steigern, Erh.Dos. 9.5-11mg/kg/d, max. 15mg/kg/d
Primidon Rp	HWZ 8(80)h, Q_0 0.6(0.2), geringe PPB, ther. Serumspiegel 5-10mg/l
Liskantin *Tbl. 250mg; Saft (5ml =125mg)* **Mylepsinum** *Tbl. 250mg* **Primidon Holsten** *Tbl. 250mg*	**Epilepsien, Absencen:** ini 60-125mg/d p.o., alle 3d um 125mg ↑, Erh.Dos. 15mg/kg/d; **Ki.:** Erh.Dos. 20mg/kg/d; **DANI** Krea (mg/dl) > 8: max. 250mg/d
4-Hydroxybuttersäure (Natriumoxybat) Rp (Btm)	HWZ 0.5-1h, PPB < 1%
Xyrem *Saft (1ml = 500mg)*	**Kataplexie mit Narkolepsie:** ini 2 x 2.25g p.o., ggf. um 1.5g/d steigern bzw. reduzieren, max. 9g/d; **DANI** nicht erf.; **DALI** ini 50% Reduktion

12.2 Antiparkinsonmittel

12.2.1 L-Dopa (Dopaminergikum)

Wm/Wi (Levodopa): Levodopa passiert Blut-Hirn-Schranke, gelangt in dopaminerge Zellen, Decarboxylierung zu Dopamin, beeinflusst aller Parkinsonsymptome, v.a. Akinesie und psychische Störungen; **Wm/Wi** (Decarboxylase-Hemmstoffe: Benserazid, Carbidopa; DDI = Dopamin-Decarboxylase-Inhibitoren): passieren Blut-Hirn-Schranke nicht, verhindern Decarboxylierung von L-Dopa in der Peripherie; **Wm/Wi** (Entacapon): spezifischer und v.a. peripher wirksamer COMT-Hemmer ⇒ klinisches Ansprechen auf L-Dopa wird verstärkt und verlängert; **UW** (L-Dopa + Benserazid): fieberhafte Infektionen, Bronchitis, Schnupfen, Anorexie, Schlafstörungen, Depression, Halluzination, Ängstlichkeit, Dyskinesien, Fluktuationen im therapeutischen Ansprechen, Kopfschmerzen, Mundtrockenheit, Dysgeusie, Arrhythmie, Hypotonie, orthostatische Dysregulation, Übelkeit, Erbrechen, Diarrhoe, Erhöhung von aP/Harnstoff; **UW** (L-Dopa + Carbidopa): Anorexie, Verwirrtheit, depressive Verstimmung, Alpträume, Halluzinationen, On-Off-Phänomene, Schwindel, Parästhesien, Schläfrigkeit, orthostatische Regulationsstörungen, Atemnot, Durchfall, Erbrechen, Brustschmerzen; **UW** (L-Dopa + Carbidopa + Entacapon): Anämie, Gewichtsabnahme, Appetitverlust, Depression, Halluzinationen, Verwirrtheit, ungewöhnliche Träume, Angst, Schlaflosigkeit, Dyskinesie, Verstärkung der Parkinson-Symptome, On-Off-Phänomene, Tremor, Dystonie, mentale Beeinträchtigung, Somnolenz, Kopfschmerzen, Benommenheit, Verschwommensehen, Symptome der KHK, Arrhythmie, Hypertonie, orthostatische Hypotonie, Dyspnoe, Diarrhoe, Übelkeit, Erbrechen, Dyspepsie, Abdominalschmerzen, Mundtrockenheit, Hautausschlag, Hyperhidrosis, Myalgie, Arthralgie, Muskelkrämpfe, Urinverfärbung, Harnweginfektionen, Brustschmerzen, Ödeme, Stürze, Gangstörungen, Asthenie, Fatigue; **UW** (L-Dopa + Carbidopa + Pramipexol): Appetitverlust, Gewichtsabnahme, Unruhe, Angst, Schlafstörungen, Halluzinationen, Wahnvorstellungen, Aggressivität, depressive Dysphorie mit oder ohne Suizidtendenzen, hypomanische Episoden, Verwirrtheit, Albträume, Hyperkinesie choreiformer oder dystonischer Art, Myoklonie der Gesichtsmuskeln, plötzliches Off-Phänomen, Schwindel, Benommenheit, metallischer Geschmack, Parästhesie, übermäßige Tagesschläfrigkeit und Schlafattacken, Verschwommensehen, Herzrhythmusstrg., Palpitationen, Kreislaufstörungen, Hitzewallungen, Hypertonie, Übelkeit, Erbrechen, Diarrhoe, Müdigkeit, Thoraxschmerz, Schwindel, Dyskinesien, Somnolenz, Amnesie, Kopfschmerzen, Sehstrg., Obstipation, Erbrechen, Müdigkeit, periphere Ödeme, Gewichtsverlust; **KI** (L-Dopa + Benserazid): bek. Überempf., Pat. < 25J., schwere Schilddrüsenüberfunktion, Tachykardien, Phäochromozytom, schw. Stoffwechsel-, Herz-, Leber-, Nieren- und Knochenmarkserkr., endogene und exogene Psychosen, Behandlung mit Reserpin oder nicht selektiven MAO-Hemmern, Engwinkelglaukom, Grav.; **KI** (L-Dopa + Carbidopa): bek. Überempf., gleichzeitige Gabe von nichtselektiven MAO-Hemmern, verdächtige nicht diagnostizierte Hautveränderungen oder anamnestisch bek. Melanom, Engwinkelglaukom, Pat. < 18J.; **KI** (L-Dopa + Carbidopa + Entacapon): bek. Überempf., schwere Leberinsuff., Engwinkelglaukom, Phäochromozytom, gleichzeitige Anw. mit nicht-selektiven oder selektiven MAO-Hemmern, malignes neuroleptisches Syndrom und/oder atraumatische Rhabdomyolyse in der Anamnese; **KI** (L-Dopa + Carbidopa + Pramipexol): bek. Überempf., arzneimittel-induzierte Parkinson-Syndrome, Engwinkelglaukom, schw. Psychose, Ki. <18J, gleichzeitige Anw. von nichtselektiven MAO-Hemmern und selektiven MAO-A-Hemmern

L-Dopa + Benserazid Rp	HWZ (L-D) 1.5 h, Qo (L-D/B) 1.0/1.0
Levodopa comp. *Tbl. 200+50mg* **Levopar** *Kps. 50+12.5, 100+25, 200+50mg* **Madopar** *Kps. 50+12.5, 100+25, 100(ret.)+25mg; Tbl. 100+25, 200+50mg* **Restex** *Tbl. 100+25mg; Kps.100(ret.)+25mg*	**M. Parkinson, Parkinson-Syndrome:** ini 100-200+25-50mg/d p.o. in 3ED, je nach Wi alle 3-7d um 50-100+12.5-25mg steigern, max. 800+200mg/d; **Restless-Legs-Syndrom:** 100+25mg p.o. z.N., evtl. zusätzlich 100(ret.)+25mg
L-Dopa + Carbidopa Rp	HWZ L/C 1.5/10h Qo L/C 1.0/> 0.7, PRC C, Lact ?
Duodopa *Gel (1ml enth. 20+5mg)* **Isicom** *Tbl. 100+25, 250+25mg; Tbl. 100(ret.)+25, 200(ret.)+50mg* **Levodopa-ratioph. comp.** *Tbl. 100+25, 100(ret.)+25mg, 200+50mg, 200(ret.)+50mg* **Nacom** *Tbl. 100+25, 100(ret.)+25, 200(ret.)+50, 250+25mg* **Sinemet** *Tbl. 100(ret.)+25, 200(ret.)+50mg*	**M. Parkinson, Parkinson-Syndrome:** ini 50-150+12.5-37.5mg/d p.o., je nach Wi alle 3-7d um 50-125+12.5-25mg steigern, max. 700+175mg/d in 3-4ED; (Duodopa): Gabe über intest. Sonde u. Pumpe: Morgendosis als Bolus 5-10ml, max. 15ml, Erh.Dos. individuell 1-10ml/h über 16h; s.a. FachInfo; **DANI, DALI** nicht erforderlich
L-Dopa + Carbidopa + Entacapon Rp	
LCE 1A-Pharma *Tbl. 50+12.5+200mg, 75+18.75+200mg, 100+25+200mg, 125+31.25+200mg, 150+37.5+200mg, 200+50+200mg* **Stalevo** *Tbl. 50+12.5+200mg, 75+18.75+200mg, 100+25+200mg, 125+31.25+200mg, 150+37.5+200mg, 200+50+200mg*	**M. Parkinson:** Einstellung entsprechend L-Dopa-Vormedikation; s. Pck.Beil.
L-Dopa + Carbidopa + Pramipexol Rp	
Pramidopa *Tbl. 100+25+0.18, 100+25+0.35mg, 100+25+0.7mg*	**M. Parkinson:** Einstellung entsprechend L-Dopa-Vormedikation; s. Pck.Beil.; **DANI** CrCl > 50: 100%; 20-50: max 1.57mg Pramipexol/d; < 20: max 1.1mg Pramipexol/d; **DALI** keine Daten

12.2.2 Dopaminagonisten (Dopaminergika)

Wm/Wi: direkter dopaminerger Agonismus, Beeinflussung aller Parkinsonsymptome, v.a. Akinesie und psychische Störung;
UW (Bromocriptin): Übelkeit, Erbrechen, Magen-Darm-Beschwerden, Appetitlosigkeit, Obstipation, Kopfschmerzen, Schwindel, Müdigkeit, depressive Verstimmung, psychomotorische Unruhe, Schlafstrg., Sehstrg., visuelle Halluzinationen, Psychosen, Verwirrtheit, Benommenheit, Angst, Nervosität, Dyskinesie, Ataxien, Synkope, Miktionsbeschwerden, allergische Hautreaktionen, Ödeme, Erythromelalgie, Muskelkrämpfe, Mundtrockenheit, Haarausfall, Gefühl der verstopften Nase; **UW** (Cabergolin): Halluzinationen, Schlafstrg., Benommenheit, Schläfrigkeit, Dyskinesien, orthostatische Hypotonie, Übelkeit, Verstopfung, Dyspepsie, Gastritis, Erbrechen, periphere Ödeme, Verwirrtheit, Herzklappenveränderungen, Schwindel, Müdigkeit, Libido ↑, Kopfschmerzen, Ermüdung, Dyspnoe, Asthenie, abnormer Leberfunktionstest; bei Zusatztherapie zu Levodopa: Angina pectoris, Verringerung des Hämoglobinwerts, des Hämatokrits und/oder des roten Blutbilds;
UW (Pergolid): Schmerzen, Herzklappenveränderungen u.a. kardiale Erkrankungen, Übelkeit, Erbrechen, Dyspepsie, Dyskinesie, Halluzinationen, Schläfrigkeit, Rhinitis, Dyspnoe, Diplopie;
UW (Piribedil): Übelkeit, Erbrechen, Blähungen, Halluzinationen, Erregung, Schwindel, Zerstreutheit, Schläfrigkeit; **UW** (Pramipexol): abnorme Träume, Impulskontrollstörungen, zwanghaftes Verhalten, Verwirrtheit, Halluzinationen, Schlaflosigkeit, Schwindel, Dyskinesie, Somnolenz, Kopfschmerzen, Sehstörungen, Hypotonie, Übelkeit, Obstipation, Erbrechen, Müdigkeit, periphere Ödeme, Gewichtsabnahme, Appetit ↓; **UW** (Ropinirol): Monotherapie: Halluzinationen, Somnolenz, Schwindel, Übelkeit, Erbrechen, Obstipation, peripheres Ödem, Synkope, Sodbrennen; Kombinationstherapie: Dyskinesie, (orthostatische) Hypotonie, Verwirrtheit, Übelkeit; **UW** (Rotigotin): Überempfindlichkeit, Schlafattacken, ungewöhnliche Träume, Störung des sexuellen Verlangens, Schlaflosigkeit, Kopfschmerzen, Somnolenz, Hypertonie, Übelkeit, Erbrechen, Dyspepsie, Juckreiz, Reaktionen an Applikationsstelle, Reizbarkeit, Schwächezustände, Gewichtsabnahme, Sturzneigung, Singultus, Obstipation, Schwindel, Mundtrockenheit, Dyskinesie, Lethargie, orthostatische Hypotonie, Palpitationen, peripheres Ödem, Halluzinationen, Bewusstseinsstörungen, Hyperhidrosis, Erythem;
KI (Bromocriptin): bek. Überempf., Schwangerschaftstoxikose, unkontrollierte Hypertonie, KHK, arterielle Verschlusskrankheiten, schwere psychische Störung, echokardiographischer Nachweis einer Herzklappenerkrankung; **KI** (Cabergolin): bek. Überempf.; fibrotische Veränderungen an Lunge, Herzbeutel oder im Retroperitonealraum; Präeklampsie, Eklampsie, unkontrollierte Hypertonie, echokardiographischer Nachweis einer Herzklappenerkrankung;
KI (Pergolid): bek. Überempf., fibrotische Erkrankungen, echokardiographischer Nachweis von Herzklappenerkrankungen; **KI** (Piribedil): bek. Überempf., kardiovaskulärer Schock, akuter Herzinfarkt, Komb. mit Neuroleptika außer Clozapin; **KI** (Pramipexol): bek. Überempf.;
KI (Ropinirol): bek. Überempf., schwere NI (CrCl < 30) ohne regelmäßige Hämodialyse, LI;
KI (Rotigotin): bek. Überempf., MRT, elektrische Kardioversion

Bromocriptin Rp	HWZ 1(38)h, Q0 1.0, PPB 95%, PRC B, Lact -
Bromocriptin Abz *Tbl. 2.5mg* **Bromocriptin-ratioph.** *Tbl. 2.5mg; Kps. 5, 10mg* **Kirim** *Tbl. 2.5, 5mg* **Pravidel** *Tbl. 2.5mg; Kps. 5mg*	**M. Parkinson:** ini 1 x 1.25mg p.o. z.N., um 1.25mg/W steigern bis 3 x 2.5mg, max. 30mg/d; **DANI** nicht erforderlich

Cabergolin Rp	HWZ 63-68h, PPB 41-42%, PRC B, Lact ?
Cabaseril *Tbl. 1, 2mg* **Cabergolin HEXAL** *Tbl. 0.5, 1mg* **Cabergolin-ratioph.** *Tbl. 0.5, 1, 2mg* **Cabergolin Teva** *Tbl. 0.5, 1, 2mg*	**M. Parkinson:** bei Komb. mit L-Dopa: ini 1 x 1mg p.o., alle 1-2W um 0.5-1mg steigern, Erh.Dos. 1 x 2-3mg; Monotherapie: ini 0.5mg, langsam steigern bis 2mg/d, max. 3mg/d; **DANI** nicht erforderlich; **DALI** Child C: vorsichtige Anwendung
Pergolid Rp	HWZ 7-16h, PPB 90%, PRC B, Lact ?
Pergolid HEXAL *Tbl. 0.25, 1mg* **Pergolid-neuraxpharm** *Tbl. 0.05, 0.25, 1mg*	**M. Parkinson:** d1-2: 1 x 0.05mg p.o., dann alle 3d um 0.1-0.15mg steigern, ab d17 alle 3d um 0.25mg steigern, Erh.Dos.: 3 x 1mg p.o.
Piribedil Rp	HWZ 12h, PPB 70-80%
Clarium *Tbl. 50(ret.)mg* **Pronoran** *Tbl. 50(ret.)mg* **Trivastal** *Tbl. 50(ret.)mg*	**M. Parkinson:** Monotherapie: 150-250mg/d p.o. in 3ED; Kombination mit L-Dopa: 3 x 50mg
Pramipexol Rp	HWZ 8-12h, PPB < 20%, PRC C, Lact ?
Glepark *Tbl. 0.088, 0.18, 0.35, 0.7mg* **Mirapexin** *Tbl. 0.088, 0.18, 0.7mg; Tbl. ret. 0.26, 0.52, 1.05, 2.1, 3.15mg* **Oprymea** *Tbl. 0.088, 0.18, 0.35, 0.7mg; Tbl. ret. 0.26, 0.52, 1.05, 1.57, 2.1, 2.62, 3.15mg* **Pramipexol HEXAL** *Tbl. 0.088, 0.18, 0.35, 0.54, 0.7, 1.1 mg; Tbl. ret. 0.26, 0.52, 1.05, 1.57, 2.1, 2.62, 3.15mg* **Sifrol** *Tbl. 0.088, 0.18, 0.35, 0.7mg; Tbl. ret. 0.26, 0.52, 1.05, 1.57, 2.1, 2.62, 3.15mg*	**M. Parkinson:** W1: 3 x 0.088mg p.o., W2: 3 x 0.18mg, W3: 3 x 0.36mg, n. Bedarf weiter um 0.54mg/W steigern, max. 3.3mg/d; **Restless-Legs-Syndrom:** ini 1x 0.088mg, ggf. alle 4-7d steigern: 0.18, 0.35, 0.54mg, max. 0.54mg; **DANI** CrCl > 50: 100%; 20-49: 100% in 2ED; < 20: 100% in 1ED; **DALI:** keine Daten, vermutlich nicht erford.
Ropinirol Rp	HWZ 6h, Q0 0.9, PPB 10-40%, PRC C, Lact ?
Adartrel *Tbl. 0.25, 0.5, 2mg* **Ralnea** *Tbl. 2(ret.), 4(ret.), 8(ret.)mg* **ReQuip** *Tbl. 0.25, 0.5, 1, 2, 2(ret.), 4(ret.), 5, 8(ret.) mg* **Ropinirol dura** *Tbl. 0.25, 0.5, 1, 2, 5mg* **Ropinirol HEXAL** *Tbl. 0.25, 1, 2, 2(ret.), 3, 4, 4(ret.), 8(ret.)mg*	**M. Parkinson:** W1: 3 x 0.25mg p.o., W2: 3 x 0.5mg, W3: 3 x 0.75mg, W4: 3 x 1mg, dann um 0.5-1mg/W steigern, Erh.Dos. 3-9mg/d, max. 24mg/d; W1: 1 x 2mg (ret.), W2: 1 x 4mg (ret.), ggf. um 2mg/W weiter steigern, max. 24mg/d; **Restless-Legs-Syndrom:** d1+2: 1 x 0.25mg p.o., d3-7: 1 x 0.5mg p.o., d8-14: bis 1mg/d, dann nach Bedarf um 0.5mg/W bis 1 x 2mg steigern, max. 4mg/d; **DANI** CrCl > 30: 100%; < 30: KI
Rotigotin Rp	HWZ 5-7h, PPB 92%
Leganto *TTS 1mg/24h, 2mg/24h, 3mg/24h, 4mg/24h, 6mg/24h, 8mg/24h* **Neupro** *TTS 1mg/24h, 2mg/24h, 3mg/24h, 4mg/24h, 6mg/24h, 8mg/24h*	**M. Parkinson:** ini 1 x 2mg/24h, dann wöchentlich um 2mg/24h erhöhen auf 4-8mg/24h, max. 8mg/24h; **DANI** nicht erforderlich

12.2.3 MAO-B-Hemmer (Dopaminergika)

Wm: irreversible Hemmung der dopaminabbauenden Monoaminoxidase B (MAO-B) ⇒ Dopamingehalt im Striatum ↑, Verstärkung der Wi und UW von L-Dopa;
Wi: Beeinflussung aller Parkinsonsymptome, v.a. Akinesie und psychische Störungen;
UW (Rasagilin): Grippe, Leukopenie, Melanom, allerg. Reaktion, Depression, Halluzinationen, Kopfschmerzen, Konjunktivitis, Schwindel, Angina pectoris, Rhinitis, Flatulenz, Dermatitis, Myalgien, Arthritis, Harndrang, Unwohlsein, Nackenschmerzen, Fieber, Appetit ↓, Dyskinesie, Dystonie, Karpaltunnelsyndrom, Gleichgewichtsstörung, Dyspepsie, Bauchschmerzen, Obstipation, Übelkeit, Erbrechen, Mundtrockenheit, Hautausschlag, Gewichtsverlust, Stürze, Hypotonie; **UW** (Safinamid): Schlaflosigkeit, Dyskinesie, Somnolenz, Schwindel, Kopfschmerzen, Parkinson-Krankheit, Katarakt, orthostat. Hypotonie, Übelkeit, Stürze; **UW** (Selegilin): Schwindel, Bewegungsstrg., Kopfschmerzen, Bradykardie, Übelkeit, Erbrechen, Leberenzyme ↑, Blutdruckabfall, Psychosen, Schlaflosigkeit, Mundtrockenheit; **KI** (Rasagilin): bek. Überempf., gleichzeit. Anw. von anderen MAO-Hemmern oder Pethidin, stark eingeschränkte Leberfunktion; **KI** (Safinamid): bek. Überempf., gleichzeitige Behandlung mit anderen MAO-Hemmern, gleichzeitige Behandlung mit Pethidin, schw. Leberinsuff., Albinismus, Netzhautdegeneration, Uveitis, erblich bedingte Retinopathie oder schwere progressive diabetische Retinopathie;
KI (Selegilin): bek. Überempf., aktive Magen-Darm-Geschwüre, Komb. mit SSRI, SNRI, trizyklischen Antidepressiva, Sympathomimetika, MAO-Hemmer, Opioiden, Serotonin-Agonisten, Grav./Lakt.

Rasagilin Rp	HWZ 0.6-2h, PPB 60-70%
Azilect *Tbl. 1mg* **Rasagilin-ratioph.** *Tbl. 1mg*	**M. Parkinson:** 1 x 1mg p.o.; **DANI** nicht erforderl.; **DALI** KI bei schwerer LI

Safinamid Rp	HWZ 20-30h, PPB 88-90%
Xadago *Tbl. 50, 100mg*	**M. Parkinson:** ini 1 x 50mg p.o., ggf. steigern auf 1 x 100mg; **DANI** nicht erforderl.; **DALI** mittelschw. LI: max 50mg/d; schw. LI: KI

Selegilin Rp	HWZ 1.5h, Q_0 1.0, PPB 94%
Selegilin-neuraxpharm *Tbl. 5, 10mg* **Selegilin-ratioph.** *Tbl. 5mg*	**M. Parkinson:** 5-10mg/d p.o. in 1-2ED (morgens und mittags); max. 10mg/d; Lingualtbl.: 1 x 1.25mg; **DANI** KI; **DALI** KI

12.2.4 COMT-Hemmer (Dopaminergika)

Wm: Hemmung der Catechol-O-Methyltransferase ⇒ L-Dopa-Plasmaspiegel ↑ (Anw. nur komb. mit L-Dopa); **Wi:** beeinflusst alle Parkinsonsymptome, v.a Akinesie, psychische Strg.;
UW: (Entacapon): Schlaflosigkeit, Halluzinationen, Verwirrtheit, unangenehme Träume, Dyskinesien, Parkinsonsymptome ↑, Benommenheit, Dystonie, Hyperkinesie, KHK-Symptome, Übelkeit, Diarrhoe, Abdominalschmerzen, Mundtrockenheit, Urinverfärbung, Müdigkeit, Hyperhidrosis, Stürze, Obstipation, Erbrechen; **UW** (Opicapon): Dyskinesie, Halluzinationen, abnorme Träume, Schlaflosigkeit, Schwindel, Somnolenz, Kopfschmerzen, orthostatische Hypotonie, Obstipation, Mundtrockenheit, Erbrechen, Muskelspasmen, CK-Erhöhung;

UW (Tolcapon): Infekte der oberen Atemwege, Schlafstörungen, exzessives Träumen, Schläfrigkeit, Verwirrtheit, Halluzinationen, Dyskinesie, Dystonie, Kopfschmerzen, Schwindel, Hypokinesie, orthostatische Strg., Synkopen, Influenza, Übelkeit, Anorexie, Diarrhoe, Erbrechen, Verstopfung, Xerostomie, Bauchschmerzen, Dyspepsie, verstärktes Schwitzen, Urinverfärbung, Brustschmerzen;
KI (Entacapon): bek. Überempf., Leberinsuff., Phäochromo-zytom, malignes neuroleptisches Syndrom bzw. atraumatische Rhabdomyolyse in der Anamnese, Behandlung mit nicht-selektiven MAO-Hemmern, Behandlung mit selektiven MAO-A und MAO-B-Hemmern zusammen, Grav./Lakt.;
KI (Opicapon): bek. Überempf., Phäochromozytom, Paragangliom od. andere Katecholamin-sezernierende Neubildungen, malignes neuroleptisches Syndrom und/oder atraumatische Rhabdomyolyse i.d. Anamnese; gleichzeitige Anw. von MAO-Hemmern (z.B. Phenelzin, Tranylcypromin, Moclobemid) mit Ausnahme der bei M. Parkinson angewendeten;
KI (Tolcapon): bek. Überempf., Lebererkr., erhöhte Leberenzyme, schwere Dyskinesie, Phäochromozytom, malignes neuroleptisches Syndrom bzw. atraumatische Rhabdomyolyse oder Hyperthermie in der Anamnese, Behandlung mit nichtselektiven MAO-Hemmern

Entacapon Rp	HWZ 2.4h, Q0 1.0, PPB 98%, PRC C, Lact ?
Comtess *Tbl. 200mg* **Entacapon-neuraxpharm** *Tbl. 200mg*	**M. Parkinson:** 200mg p.o. zu jeder L-Dopa-Dosis, max. 2g/d; **DANI** nicht erforderlich; **DALI** KI
Opicapon Rp	HWZ 0.7-3.2h, Q0 1.0, PPB 99%
Ongentys *Kps. 50mg*	**M. Parkinson:** 1 x 50mg p.o. beim Zubettgehen; mind. 1 h vor oder nach L-Dopa-Einnahme; **DANI** nicht erforderlich; **DALI** Child A: 100%; B: vorsichtige Anw.; C: Anw. nicht empfohlen
Tolcapon Rp	HWZ 2h, Q0 1.0, PPB 99%, PRC C, Lact ?
Tasmar *Tbl. 100mg* **Tolcapon-neuraxpharm** *Tbl. 100mg*	**M. Parkinson:** 100mg p.o. zu jeder L-Dopa-Dosis, in Ausnahmefällen 3 x 200mg; **DANI** CrCl < 30: vorsichtige Anw.; **DALI** KI

12.2.5 Zentral wirksame Anticholinergika

Wm: Hemmung zentraler cholinerger Neuronen;
Wi: Reduktion v.a. der Plus-Symptome Rigor und Tremor;
UW (Biperiden): Müdigkeit, Schwindelgefühl, Benommenheit; in höheren Dosen Unruhe, Angst, Erregung, Euphorie, Verwirrtheit; bei Hirnleistungsstrg. zentrale Erregung, Mundtrockenheit, Akkomodationsstrg., Mydriasis mit Photophobie, Schweißminderg., Obstipation, Tachykardie, Magenbeschwerden, Übelkeit, Miktionsstrg;
UW (Bornaprin): zahlreiche UW ohne Häufigkeitsangabe (s. Fachinfo); **UW** (Procyclidin): Mundtrockenheit, Obstipation, Harnverhalt, verschwomm. Sehen; **UW** (Trihexyphenidyl): Akkommodationsstrg., Benommenheit, Nervosität, Übelkeit, Erbrechen, Mundtrockenheit;
KI (Biperiden): bek. Überempf., unbeh. Engwinkelglaukom, mechan. Stenosen im Magen-Darm-Trakt, Megakolon, Ileus; **KI** (Bornaprin): bek. Überempf., Engwinkelglaukom, mechan. Stenosen im Magen-Darm-Trakt, Megakolon, Ileus, Gedächtnisstrg.;

KI (Procyclidin): bek. Überempf., Demenz, unbehandeltes Engwinkelglaukom, Darmatonie, mechanische Stenosen im Magen-Darm-Trakt, Megakolon; Intox. mit Alkohol, Schlafmitteln, trizyklischen Antidepressiva, Antikonvulsiva, Antihistaminika und Tranquilizern;
KI (Trihexyphenidyl): bek. Überempf., akute Intoxikation mit zentral dämpfenden Pharmaka oder Alkohol, Prostatahypertrophie mit Restharnbildung, akute Delirien und Manien, unbehandeltes Engwinkelglaukom, Pylorusstenose, paralytischer Ileus, akutes Harnverhalten, Megakolon, Tachyarrhythmie, Ki., Jug., Grav., Lakt.

Biperiden Rp — HWZ 24h, Qo 1.0, PPB 94%, PRC C, Lact ?

Akineton *Tbl. 2, 4 (ret.)mg; Amp. 5mg/1ml* **Biperiden-neuraxpharm** *Tbl. 2, 4mg; Amp. 5mg/1ml*	**Parkinson-Syndrom:** ini 2 x 1mg p.o., um 2mg/d steigern, Erh.Dos. 3-4 x 1-2mg, max. 16mg/d; 10-20mg i.m./langsam i.v.; **medik. bed. extrapyramidale Symptomatik:** 1-4 x 1-2mg p.o.; 2.5-5mg i.m./langsam i.v., ggf. Wdh. nach 30min, max. 10-20mg/d; **Ki. 3-15J:** 1-3 x 1-2mg p.o.; < **1J:** 1mg i.v.; **1-6J:** 2mg i.v.; < **10J:** 3mg i.v.; **Nikotinvergiftung:** 5-10mg i.m.

Bornaprin Rp — HWZ 5.2h, PPB 72%

Sormodren *Tbl. 4mg*	**Parkinson-Syndrom, medikamentös bedingte extrapyramidale Symptomatik:** ini 1 x 2mg p.o., Erh.Dos. 6-12mg/d in 2-3ED; **Hyperhidrosis:** ini 2mg/d, Erh.Dos. 4-8mg/d

Procyclidin Rp — HWZ 12h

Osnervan *Tbl. 5mg*	**Parkinson-Syndrom, medikamentös bedingte extrapyramidale Symptomatik:** ini 3 x 2.5mg p.o., alle 2-3d um 2.5-5mg steigern, Erh.Dos. 3 x 5-10mg

Trihexyphenidyl Rp — HWZ 8.6h

Artane *Tbl. 2, 5mg* **Parkopan** *Tbl. 2, 5mg*	**Parkinson-Syndrom:** ini 1mg/d p.o., dann tgl. um 1mg ↑, Erh.Dos. 6-16mg/d p.o. in 3-4ED, max. 16mg/d; **medik. bed. extrapyramidale Symptomatik:** 2-16mg/d p.o. in 1-4ED; Pat. > 60J: 50%

12.2.6 Glutamatrezeptorantagonisten

Wm: indirekt agonistische Wi am striatalen Dopaminrezeptor; Hemmung der NMDA-Rezeptor vermittelten Freisetzung von Acetylcholin;
Wi: Beeinflussung v.a. von Akinesie und Rigor (s. auch Virustatika → 262);
UW: Schwindel, Schlafstörungen, motorische und psychische Unruhe, Harnretention bei BPH, Livedo reticularis, Übelkeit, Mundtrockenheit, orthostatische Dysregulation;
KI: bek. Überempf., schwere Herzinsuff. (NYHA IV), Kardiomyopathien, Myokarditis, AV-Block II-III°, Bradykardie (< 55/min), Long-QT-Syndrom oder erkennbare U-Welle oder QT-Syndrom in Familienanamnese, anamnestisch schwerwiegende ventrikuläre Arrhythmien (inkl. Torsade de pointes), Hypokaliämie, Hypomagnesiämie, gleichzeitige Therapie mit Budipin oder anderen QT-verlängernden Medikamenten

Amantadin Rp	HWZ 10-30h, Qo 0.1, PPB 67%, PRC C, Lact -
Amantadin HEXAL *Tbl. 100, 200mg* **Amantadin-neuraxpharm** *Tbl. 100, 200mg* **Amantadin Serag** *Inf.Lsg. 200mg/500ml* **PK-Merz** *Tbl. 100, 150mg; Inf.Lsg. 200mg/500ml* **Tregor** *Tbl. 100, 200mg*	**M. Parkinson, medikamentös bedingte extrapyramidale Symptomatik:** ini 1 x 100mg p.o., wöchentlich um 100mg steigern, Erh.Dos. 200-600mg/d in 2-3ED; 1-3 x 200mg über 3h i.v.; **DANI** CrCl 60-80: 2 x 100mg p.o.; 50-59: 100/200mg im Wechsel; 30-49: 1 x 100mg; 20-29: 200mg 2 x/W; 10-19: 100mg 3 x/W; < 10, HD: 100mg 1 x/W

12.2.7 Weitere Antiparkinsonmittel

Wm/Wi (Apomorphin): direkte Stimulation von Dopaminrezeptoren;
Wm/Wi (Budipin): NMDA-antagonistische Eigenschaften, indirekte dopaminerge Wi ⇒ günstige Beeinflussung des Tremors;
Wm/Wi (Dihydroergocriptin): stimuliert D2-Rezeptoren und partiell D1-Rezeptoren;
UW (Apomorphin): Verwirrtheit, optische Halluzinationen, Sedierung, Somnolenz, Schwindel, Benommenheit, Gähnen, Übelkeit, Erbrechen, Reaktionen an Injektionsstelle;
UW (Budipin): Benommenheit, Mundtrockenheit, Übelkeit; **UW** (Dihydroergocriptin): Übelkeit, Magenschmerzen, Schwächegefühl, Kopfschmerzen, Schwindel, Erbrechen, Sodbrennen, Magenkrämpfe, Blutdruckerniedrigung, orthostatische Kreislaufbeschwerden, Tachykardie, Unruhe, Ödeme, depressive Verstimmung, Schlaflosigkeit, Exantheme, Gewichtsveränderung, trockener Mund; **KI** (Apomorphin): bek. Überempfindlichkeit, Atemdepression, Demenz, Psychosen, Leberinsuffizienz, Ki. <18J; **KI** (Budipin): bekannte Überempfindlichkeit, Myasthenia gravis, fortgeschrittene neurologische Erkrankungen (außer durch Parkinson-Krankheit bedingt), Herzinsuffizienz NYHA IV, Kardiomyopathie, Myokarditis, AV-Block II°-III°, Bradykardie (< 55/min), Hypokaliämie, Hypomagnesiämie, QT-Zeitverlängerung, schwerwiegende ventrikuläre HRST, Kombination mit Amantadin o.a. QT-Zeit-verlängernden Med., Grav./Lakt.; **KI** (Dihydroergocriptin): bek. Überempfindlichkeit gegen D. bzw. andere Mutterkornalkaloide, Kinder, Grav., Lact.; gleichzeitige Einnahme anderer Mutterkornalkaloide; Herzklappenerkrankung (bei Langzeit-Anwendung)

Apomorphin Rp	HWZ 33min
Apomorphinhydrochlorid *Inf.Lsg. 100mg/20ml* **Apomorphin-Archimedes** *Amp. 50mg/5ml* **APO-go** *Amp. 50mg/5ml; Fertigspr. 50mg/10ml, Pen 30mg/3ml*	**M. Parkinson mit on-off-Phänomen:** ini 1mg s.c., ggf. alle 40min steigern bis Wi einsetzt, weiter n. Bedarf mit ermittelter Schwellendosis; Komb. mit Domperidon: 3 x 20mg, i.v.-Gabe s. FachInfo; **Abstinenzsyndrome bei Opiatabhängigen:** 3-4 x 10mg s.c., Komb. m. Etilefrin; **akute Alkoholintoxikation:** 10mg s.c./i.m., Komb. mit Etilefrin; **Auslösen von Erbrechen:** 10mg i.m., Komb. mit Etilefrin; **Schulkinder:** 0.1mg/kg s.c. + 7-10mg Etilefrin; **DANI** nicht erforderl.; **DALI:** KI

Budipin Rp	HWZ 31 (59)h, Qo 0.3, PPB 96%
Parkinsan *Tbl. 10, 20mg*	**M. Parkinson:** ini 3 x 10mg p.o., nach 1W 3 x 20 oder 2 x 30mg; **DANI, DALI** max. 30mg/d
Dihydroergocriptin Rp	HWZ 10-15h, PPB 45-64%
Almirid Cripar *Tbl. 20, 40mg*	**M. Parkinson:** Monother.: ini 2 x 5mg p.o., nach 2W 2 x 10mg, nach 4W 2 x 20mg, ggf. weiter erhöhen um 20mg alle 2W, Erh.Dos. 30-120mg/d; Komb. mit L-Dopa: ini 2 x 5mg p.o., nach 2W 2 x 10mg, nach 4W 2 x 15mg oder 3 x 10mg, ggf. weiter erhöhen um 10mg alle 2W, Erh. Dos. 60mg/d, max. 120mg/d; **DANI:** keine Angaben; **DALI:** KI

12.3 Migränemittel

12.3.1 Secale-Alkaloide (Ergotamine)

Wm/Wi (Ergotamin): Vasokonstriktion v.a. durch alpha-adrenergen Agonismus, serotoninerge Wirkung; **UW** (Ergotamin): Übelkeit, Erbrechen, Diarrhoe;
KI (Ergotamin): bek. Überempf., Sepsis, zentrale Durchblutungsstörungen, periph. art. Gefäßerkrankungen, Erkrankungen an Herzkranzgefäßen, arterielle Hypertonie, schwere Leber- und Nierenfunktionsstrg., Basilaris-Migräne, familiäre hemiplegische Migräne, Phäochromozytom, Thyreotoxikose, anamnestisch medikamenteninduzierte Fibrose, Komb. mit Betablockern/Makroliden/Tetracyclinen/Vasokonstriktoren, Grav./Lakt., < 16J., > 65J.;

Ergotamin Rp	HWZ 20-34h, Qo 0.5, PPB > 90%
Ergo-Kranit Migräne *Tbl. 2mg*	**Migräneanfall, vask. Kopfschmerzen:** 1 x 2mg p.o., ggf. erneut 2mg nach 4-6h; max. 4mg/d bzw. 6mg/W; **DANI, DALI** KI bei schwerer NI/LI

12.3.2 Triptane

Wm/Wi: selektive 5-HT1-Rez.-Agonisten ⇒ Vasokonstriktion; **UW** (Almotriptan): Schwindel, Somnolenz, Übelkeit, Erbrechen, Müdigkeit; **UW** (Eletriptan): Pharyngitis, Rhinitis, Schläfrigkeit, Kopfschmerz, Benommenheit, abnorme Empfindungen, Muskeltonus ↑, Hypästhesie, Myasthenie, Schwindel, Palpitationen, Tachykardie, Flush, Engegefühl im Hals, abdominelle Schmerzen, Übelkeit, Mundtrockenheit, Dyspepsie, Schwitzen, Rückenschmerzen, Myalgie, Schwächegefühl, Brustschmerzen, Frösteln; **UW** (Frovatriptan): Schwindel, Parästhesien, Kopfschmerzen, Somnolenz, Dysästhesie, Hypoästhesie, Sehstörungen, Flush, Engegefühl des Halses, Übelkeit, Mundtrockenheit, Dyspepsie, Abdominalschmerzen, Hyperhidrosis, Ermüdung, Thoraxbeschwerden; **UW** (Naratriptan): Kribbeln, Schwindel, Schläfrigkeit, Übelkeit, Erbrechen, Hitzegefühl, Unwohlsein; **UW** (Rizatriptan): Schwindel, Schläfrigkeit, Parästhesien, Kopfschmerzen, Hypästhesie, Aufmerksamkeitsstrg., Tremor, Palpitationen, Tachykardie, Hitzewallungen, Rachenbeschwerden, Atemnot, Übelkeit, Mundtrockenheit, Erbrechen, Diarrhoe, Flush, Schwitzen, Hautausschlag, Schweregefühl, Schwäche, Müdigkeit, Bauch-/Brustschmerzen;

UW (Sumatriptan): Schwindel, Schläfrigkeit, Sensibilitätsstrg., RR ↑, Flush, Dyspnoe, Übelkeit, Erbrechen, Schweregefühl, Myalgie, Schmerzen, Hitze-/Kälte-/Druck-/Engegefühl, Schwäche, Müdigkeit; **UW** (Zolmitriptan): Sensibilitätsstrg., Schwindel, Kopfschmerzen, Schläfrigkeit, Palpitationen, abdominale Schmerzen, Übelkeit, Erbrechen, Mundtrockenheit, Muskelschwäche, Myalgien, Asthenie, Schwere-/Enge-/Druckgefühl;
KI (Almotriptan): bek. Überempfindlichkeit, ischämische Herzerkrankung, arterielle Hypertonie, anamnestisch Apoplex/TIA, periphere Gefäßkrankheit, Kombination mit Ergotamin(-derivaten)/5-HT1B1D-Agonisten, schwere Leberfunktionsstörung;
KI (Eletriptan): bek. Überempfindlichkeit, schwere Leber-/Nierenfunktionseinschränkung, arterielle Hypertonie, KHK, ischämische Herzerkrankungen (od. entsprechende Symptome), Prinzmetal-Angina, signifikante Arrhythmien oder Herzinsuffizienz, periphere Gefäßerkr., anamnestisch zerebrovaskuläre Ereignisse/TIA, Kombination mit Ergotamin(-derivaten)/anderen 5-HT1-Rezeptor-Agonisten; **KI** (Frovatriptan): bek. Überempf., anamnestisch Myokardinfarkt, ischäm. Herzerkrankung, koronarer Vasospasmus, periphere Gefäßerkr., arterielle Hypertonie, anamnestisch zerebrovask. Ereignisse/TIA, schwere Leberinsuffizienz, Kombination mit Ergotamin(-derivaten)/anderen 5-HT1-Rezeptor-Agonisten;
KI (Naratriptan): bek. Überempfindlichkeit, zur Migräne-Prophylaxe, arterielle Hypertonie, anamnestisch Myokardinfarkt, ischäm. Herzerkrankung, koronarer Vasospasmus, periphere Gefäßerkrankung, anamnestisch zerebrovaskuläre Ereignisse/TIA, Leber-/Nierenfunktionsstörungen, Kombination mit Ergotamin(-derivaten)/anderen 5-HT1-Rezeptor-Agonisten, hemiplegische/ophtalmoplegische/Basilaris-Migräne;
KI (Rizatriptan): bek. Überempf., Kombination mit MAO-Hemmern/Ergotamin(-derivaten)/anderen 5-HT1-Rezeptor-Agonisten, schwere Leber-/Nierenfunktionseinschränkung, anamnestisch zerebrovaskuläre Ereignisse/TIA, arterielle Hypertonie, anamnestisch Myokardinfarkt, ischäm. Herzerkrankung, koronarer Vasospasmus, periphere Gefäßerkrankung;
KI (Sumatriptan): bek. Überempfindlichkeit, Kombination mit MAO-Hemmern/Ergotamin(-derivaten)/anderen 5-HT1-Rezeptor-Agonisten, anamnestisch Myokardinfarkt, ischäm. Herzerkrankung, koronarer Vasospasmus, periphere Gefäßerkrankung, anamnestisch zerebrovaskuläre Ereignisse/TIA, schwere Leberfunktionsstrg., arterielle Hypertonie;
KI (Zolmitriptan): bek. Überempfindlichkeit, arterielle Hypertonie, anamnestisch Myokardinfarkt, ischäm. Herzerkrankung, koronarer Vasospasmus, periph. Gefäßerkrankung, anamnestisch zerebrovaskuläre Ereignisse/TIA, schwere Nierenfunktionseinschränkung (CrCl < 15), Kombination mit Ergotamin(-derivaten)/anderen 5-HT1-Rezeptor-Agonisten

Almotriptan Rp/OTC	HWZ 3.5h
Almogran *Tbl. 12.5mg* **Dolortriptan** *Tbl. 12.5mg*	**Migräneanfall:** 12.5mg p.o., ggf. Wdh. nach 2h; **DANI** bei schwerer NI max. 12.5mg/d
Eletriptan Rp	HWZ 4h, PPB 85%
Relpax *Tbl. 20, 40mg*	**Migräneanfall:** 1 x 40mg p.o., ggf. Wdh. n. 2h, max. 80mg/d; **DANI** 20mg, max. 40mg/d; KI bei schwerer NI; **DALI** KI bei schwerer LI
Frovatriptan Rp	HWZ 26h, PPB ca. 15%
Allegro *Tbl. 2.5mg* **Tigreat** *Tbl. 2.5mg*	**Migräneanfall:** 2.5mg p.o., ggf. Wdh. nach 2h, max. 5mg/d; **DANI** nicht erf.; **DALI** Child C KI

Naratriptan Rp/OTC	HWZ 6h, Q0 0.5, PPB 30%, PRC C, Lact ?
Formigran *Tbl. 2.5mg* **Naratriptan Actavis** *Tbl. 2.5mg* **Naramig** *Tbl. 2.5mg* **Naratriptan-neuraxpharm** *Tbl. 2.5mg*	**Migräneanfall:** 1 x 2.5mg p.o., ggf. Wdh. nach 4h, max. 5mg/d; **DANI** CrCl < 15: KI; **DALI** Child C KI
Rizatriptan Rp	HWZ 2-3h, Q0 > 0.8, PPB 14%, PRC C, Lact ?
Maxalt *Tbl. 5, 10mg; Lingualtbl. 5, 10mg* **Rizatriptan-neuraxpharm** *Tbl. 5, 10mg; Lingualtbl. 5,10mg* **Rizatriptan HEXAL** *Lingualtbl. 5, 10mg*	**Migräneanfall:** 1 x 10mg p.o., ggf. Wdh. n. 2h, max. 20mg/d; Komb. mit Propranolol; **DANI** 5mg, KI bei schwerer NI; **DALI** 5mg, KI bei schwerer LI
Sumatriptan Rp	HWZ 2h, Q0 0.8, PPB 14-21%, PRC C, Lact -
Imigran *Tbl. 50, 100mg; Supp. 25mg; Pen 6mg/0.5ml; Nasenspray (1 Hub = 10, 20mg)* **Sumatriptan 1A** *Tbl. 50, 100mg* **Sumatriptan-CT** *Tbl. 50, 100mg* **Sumatriptan HEXAL** *Tbl. 50, 100mg* **Sumatriptan-ratioph.** *Tbl. 50, 100mg*	**Migräneanfall, Horton-Syndrom:** 1 x 50–100mg p.o., ggf. Wdh. nach 2h, max. 300mg/d; 6mg s.c., ggf. Wdh. nach 2h, max. 12mg/d; 25mg rekt., ggf. Wdh. nach 2h, max. 50mg/d; 20mg nasal, ggf. Wdh. nach 2h, max. 40mg/d; **12-17J:** 10mg nasal, max. 20mg/d; s.c. Anw. nicht empfohlen; **DANI** nicht erforderlich; **DALI** 25-50mg/d, KI bei schwerer LI
Zolmitriptan Rp	HWZ 2.5-3h, Q0 0.7, PPB 25%, PRC C, Lact ?
AscoTop *Tbl. 2.5, 5mg; Lingualtbl. 2.5, 5mg; Nasenspray (5mg/ED)* **Zolmitriptan HEXAL** *Tbl. 2.5, 5mg; Lingualtbl. 2.5, 5mg* **Zolmitriptan Stada** *Tbl. 2.5, 5mg; Lingualtbl. 2.5, 5mg* **Zomig** *Tbl. 2.5mg; Lingualtbl. 2.5mg; Nasenspray (5mg/0.1ml)*	**Migräneanfall:** 1 x 2.5mg p.o., 1 x 2.5mg nasal, bei erneutem Anfall 2.5-5mg p.o./nasal, max. 10mg/d; **DANI** CrCl < 15: KI; **DALI** max. 5mg/d
S. auch Analgetika → 209–214	

12.3.3 Weitere Migränemittel

Wm/Wi (Topiramat): genauer Wm unbekannt; antiepileptisch, Migräne-prophylaktisch;
UW (Topiramat): Gewichtsabnahme, -zunahme, Anämie, Parästhesie, Somnolenz, Schwindel, Aufmerksamkeits-/Gedächtnis-/Koordinations-/Gleichgewichts-/Gangstörung, Amnesie, kognitive Störung, Konvulsion, Tremor, Lethargie, Hypästhesie, Nystagmus, Dysgeusie, Dysarthrie, Sedierung, Sehstörungen, Schwindel, Tinnitus, Ohrenschmerzen, Dyspnoe, Epistaxis, Rhinorrhoe, verstopfte Nase, Übelkeit, Erbrechen, Diarrhoe, Obstipation, Reflux, abdominale Schmerzen, Mundtrockenheit, orale Parästhesie, Nephrolithiasis, Pollakisurie, Dysurie, Alopezie, Hautausschlag, Pruritus, Arthralgie, Myalgie, Muskelspasmen, Brustschmerz, Anorexie, verminderter Appetit, Nasopharyngitis, Fatigue, Fieber, Asthenie, Hypersensitivität, Depression, Angst, psychische Störungen;
KI (Topiramat): bek. Überempfindlichkeit, Grav., Frauen ohne wirksame Verhütung

Topiramat Rp	HWZ 18-24h, Q0 < 0.5, PPB 13-17%, PRC C, Lact ?
Topamax *Tbl. 25, 50, 100, 200mg; Kps. 25, 50mg* **Topiramat Migräne Stada** *Tbl. 25, 50, 100mg*	**Migräne-Pro.:** ini 1 x 25mg p.o., alle 1-2W um 25mg steigern, Erh.Dos. 50-100mg/d
S. auch Antiepileptika → 315	

12.4 Muskelrelaxantien

12.4.1 Peripher wirksame Muskelrelaxantien

Wm/Wi (Chininsulfat): Verlängerung der Refraktärzeit , Verminderung der Erregbarkeit an motorischer Endplatte, Beeinflussung der Verteilung von Kalzium in Muskelfaser ⇒ Häufigkeit und Intensität von Muskelkrämpfen ↓;
Wm/Wi (Clostridium-Toxine): spezif. Bindung an den präsynaptischen Akzeptor cholinerger Nervenenden, Blockierung der Acetylcholinfreisetzung;
Wm/Wi (Dantrolen): Interferenz mit Kalziumfreisetzung aus sarkoplasmatischem Retikulum ⇒ entkoppelt Nervenreiz und Kontraktion des Skelettmuskels;
UW (Chininsulfat): keine häufigen/sehr häufigen UW;
UW (Clostridium-Toxin A): Oberlidptosis, Keratitis punctata, Lagopthalmus, trockenes Auge, Photophobie, Augenreizung, Zunahme Lakrimation, Ekchymose, Irritationen, Gesichtsödem, Rhinitis, Infektion der oberen Atemwege, Schwindel, Muskelhypertrophie, Hypoästhesie, Somnolenz, Kopfschmerzen, Dysphagie, Mundtrockenheit, Übelkeit, Rigor, Schmerz, Asthenie, grippeähnliche Symptome, Virusinfektion, Ohrinfektion, Somnolenz, Gangstrg., Parästhesie, Myalgie, Harninkontinenz, Stürze, Hitzewallungen, Hyperhidrosis, Pruritus, Alopezie, Harnweginfekt, Dysurie, Harnverhalt, Pollakisurie, Insomnie, Obstipation;
UW (Clostridium-Toxin B): Mundtrockenheit, Kopfschmerzen, Dysphagie, Torticollis, Geschmacksveränderungen, Veschwommensehen, Dysphonie, Dysphagie, Verdauungsstrg, Myasthenie, Schmerzen an Injektionsstelle, Nackenschmerzen, grippeähnl. Symptome;
UW (Dantrolen): Kopfschmerz, Sprachstörungen, Krampfanfälle, Appetitlosigkeit, Bauchkrämpfe, Übelkeit, Erbrechen, erhöhte Leberwerte, Hautausschlag, Akne, Muskelschwäche, Schüttelfrost, Fieber;
KI (Chininsulfat): bek. Überempfindlichkeit, Grav., Glucose-6-Phosphat-Dehydrogenase-Mangel, Myasthenia gravis, bekannte Ohrgeräusche, Schädigungen des Sehnervs, Hypokaliämie, Bradykardie, klinisch relevante HRST, Herzinsuffizienz NYHA IV, Long-QT-Syndrom (oder familienanamnestisch), erworbene QT-Zeit-Verlängerung, Kombination mit Medikamenten, die Torsades de pointes hervorrufen oder QT-Intervall verlängern;
KI (Clostridium-Toxin A): bekannte Überempfindlichkeit, Infektionen an Injektionsstelle, bei Behandlung von Blasenfunktionsstörung: Harnweginfekt, akuter Harnverhalt;
KI (Clostridium-Toxin B): bek. Überempfindlichkeit, neuromuskuläre Erkrankungen;
KI (Dantrolen): bek. Überempfindlichkeit, Lebererkrankungen, eingeschränkte Lungenfunktion, schwere Herzmuskelschäden, Grav./Lakt.

Chininsulfat Rp	
Limptar N *Tbl. 200mg*	**Nächtliche Wadenkrämpfe:** 1-2 x 200mg p.o.; **DANI** nicht erforderlich

Clostridium-botulinum-Toxin Typ A Rp/<u>Rp-L</u>	
Azzalure <u>*Inj.Lsg. 10 E*</u> **Bocouture** <u>*Inj.Lsg. 50 E*</u> **Botox** *Inj.Lsg. 50, 100, 200E* **Dysport** *Inj.Lsg. 500E* **Vistabel** <u>*Inj.Lsg. 50E*</u> **Xeomin** *Inj.Lsg. 100E*	**Blepharospasmus:** ini 1.25-2.5E i.m., max. 5E/Inj.Stelle bzw. max. 25E/Auge, Wdh. nach 12W, max. Gesamtdosis 100E/12W; **zervikale Dystonie:** max. 50E/Inj.Stelle bzw. max. 100E in den M. sternocleidomastoideus bzw. max. 300E/Behandlung, Wdh. nach 12W; s. auch FachInfo; **Faltenbehandlung der Glabella:** Erw. < 65J: 50E Gesamtdosis; **fokale Spastizität bei infantiler Zerebralparese bzw. n. Schlaganfall, prim. Hyperhidrosis axillaris, idiopathische überaktive Blase, Harninkontinenz bei neurogener Detrusorhyperaktivität, chronische Migräne:** s. FachInfo
Clostridium-botulinum-Toxin Typ B Rp	Wirkdauer: 4-16W
NeuroBloc *Inj.Lsg. 2500E/0.5ml, 5000E/1ml, 10000E/2ml*	**Zervikale Dystonie:** 10000E i.m.
Dantrolen Rp	HWZ 8.7h, Q0 0.95, PPB 90%, PRC C, Lact ?
Dantamacrin *Kps. 25, 50mg* **Dantrolen IV** *Inj.Lsg. 20mg/60ml*	**Spastik der Skelettmuskulatur:** W1: 2 x 25mg p.o., W2: 4 x 25mg, W3: 3 x 50mg, W4: 4 x 50mg; **Ki. > 5J:** ini 1mg/kg/d, W1: 1 x 25mg p.o., W2: 2 x 25mg, W3: 3 x 25mg; **maligne Hyperthermie:** 2.5mg/kg i.v., Infusion fortsetzen, so lange Hyperthermie anhält; Gesamtdosis ca. 10mg/kg/d

12.4.2 Zentral wirksame Muskelrelaxantien (Myotonolytika)

Wm/Wi (Baclofen): Verstärkung der präsynaptischen Hemmung ⇒ Dämpfung der Erregungsübertragung ⇒ spastischer Muskeltonus und pathologische Massenreflexe ↓;
Wm (Methocarbamol): Hemmung der polysynaptischen Reflexleitung im Rückenmark und subkortikalen Zentren;
Wm/Wi (Orphenadrin): spezifische Blockade des Förderzentrums in Formatio reticularis ⇒ Entspannung des pathologisch erhöhten Muskeltonus;
Wm/Wi (Pridinol): Hemmung der Rezeptor-vermittelten Reizleitung in spinalen Motoneuronen ⇒ Muskeltonus im Ruhezustand ↓;
Wm/Wi (Tizanidin): Stimulation präsynaptischer Alpha-2-Rezeptoren ⇒ Hemmung der polysynaptischen Signalübertragung ⇒ Reduktion des Muskeltonus;
Wm/Wi (Tolperison): genauer Wm unbekannt; membranstabilisierend, Reduktion des Einstroms von Natrium durch isolierte Nervenmembranen, inhibitorisch auf spannungsabhängige Kalziumkanäle;

UW (Baclofen): Depression, Euphorie, Halluzinationen, Verwirrtheit, Alpträume, Schläfrigkeit, Sedation, Müdigkeit, Benommenheit, Tremor, Ataxie, Kopfschmerzen, Schwindel, Schlafstörungen, Atemdepression, Nystagmus, Akkommodationsstörungen, Sehstörungen, Palpitationen, abnehmende Herzleistung, Hypotonie, Übelkeit, Erbrechen, Mundtrockenheit, Diarrhoe, Obstipation, Magen-Darm-Störungen, Blasenentleerungsstörungen, Exantheme, Hyperhidrosis, Muskelschmerzen;
UW (Methocarbamol): keine häufigen/sehr häufigen UWs;
UW (Orphenadrin): Müdigkeit, Schwindel, Übelkeit, Brechreiz, Sehstörungen;
UW (Pridinol): keine häufigen/sehr häufigen UWs;
UW (Tizanidin): Benommenheit, Müdigkeit, Schwindel, Brady-/Tachykardie, Blutdruckabfall, Rebound-Hypertonie, Mundtrockenheit, Übelkeit, gastrointestinale Störungen;
UW (Tolperison): keine häufigen/sehr häufigen UWs;
KI (Baclofen): bekannte Überempf. gegen Wirkstoff oder Weizenstärke, zerebrale Anfallsleiden, terminale Niereninsuff., Behandlung von Spastizität bei Erkrankungen des rheumathischen Formenkreises, Parkinsonismus oder aufgrund peripherer Verletzungen;
KI (Methocarbamol): bek. Überempf., Grav./Lakt., (prä-)komatöse Zustände, ZNS-Erkrankungen, Myasthenia gravis, Ki. < 12J.; **KI** (Orphenadrin): bek. Überempf., Myasthenia gravis, < 16J.;
KI (Pridinol): bek. Überempf., Glaukom, Prostatahypertrophie, Harnverhalt, Obstruktionen im Magen-Darm-Trakt, Herzrhythmusstrg., Grav. (1.Trim.);
KI (Tizanidin): bek. Überempf., stark eingeschränkte Leberfkt., Komb. mit starken CYP1A2-Hemmern (z.B. Fluvoxamin, Ciprofloxacin);
KI (Tolperison): bek. Überempf., Myasthenia gravis, Lakt.

Baclofen Rp	HWZ 3.5h, Q_0 0.3, PPB 20-41%, PRC C, Lact +
Baclofen-neuraxpharm *Tbl. 10, 25mg* **Baclofen-ratioph.** *Tbl. 10, 25mg* **Lioresal** *Tbl. 5, 10, 25mg; Amp. 10mg/5ml, 10mg/20ml*	**Spastische Syndrome:** ini 3 x 5mg p.o., um 5mg/ED steigern je nach Wi, Erh.Dos. 30-75mg/d, max. 120mg/d; **Ki.:** ini 4 x 2.5mg p.o., langsam steigern, **< 10J:** max. 0.75-2mg/kg/p.o.; **> 10J:** 2.5mg/kg/d; intrathekal: Erh.Dos. 300-800µg/d; **DANI** KI bei terminaler NI

Methocarbamol Rp	HWZ 0.9-2h, PRC C, Lact +
Dolovisano Methocarbamol *Tbl. 750mg* **Ortoton** *Tbl. 750mg; Amp. 1g/10ml*	**Verspannung und Spasmen der Skelettmuskulatur:** ini 4 x 1.5g p.o., dann 3 x 1.5g; 1-3g langsam i.v.

Orphenadrin Rp	HWZ 14h, Q_0 0.9, PPB 90%
Norflex *Tbl. 100(ret.)mg; Amp. 60mg/2ml*	**Skelettmuskelspasmen untersch. Genese:** 2 x100mg (ret.) p.o., max.400mg/d p.o.; 60mg langsam i.v./i.m, ggf. Wdh. nach 8-12h

Pridinol Rp	HWZ 4h
Myopridin *Inj.Lsg. 1.5mg/1ml*	**Zentrale u. periphere Muskelspasmen, Lumbalgie, Torticollis, allgemeine Muskelschmerzen:** 1-3 x 1.5mg i.m.; **DANI, DALI** vorsichtige Anw. bei schw. NI, LI

Tizanidin Rp	HWZ 2.5h, Q0 1.0, PPB 30%, PRC C, Lact ?
Sirdalud *Tbl. 2, 4, 6mg* **Tizanidin Teva** *Tbl. 2, 4, 6mg*	**Spasmen, schmerzhafte Muskelverspannungen:** ini 3 x 2mg p.o., alle 4-7d um 2-4mg/d steigern, Erh.Dos. 12-24mg/d in 3-4ED, max. 36mg/d; **DANI** CrCl < 25: ini 2mg/d, dann langsame Dosissteigerung; **DALI** KI bei schwerer LI

Tolperison Rp	HWZ 2.5h, Q0 1.0
Mydocalm *Tbl. 50mg* **Tolperison HEXAL** *Tbl. 50mg* **Tolperison Stada** *Tbl. 50, 150mg* **Viveo** *Tbl. 150mg*	**Spastizität n. Schlaganfall:** 3 x 50-150mg p.o.; **Ki <15J:** nur in Ausnahmefällen, strenge Indikationsstellung; **DANI/DALI** schwere NI/LI Anw. nicht empf.

12.5 Cholinergika

Wm/Wi: Hemmung der Cholinesterase ⇒ Acetylcholinkonzentration ↑ im synaptischen Spalt ⇒ Parasympathikotonus ↑, Tonus der quergestreiften Muskulatur ↑;
UW (Bethanecholchlorid): verstärkte Speichel- u. Schweißbildung, Hypothermie, Bradykardie, Blutdruckabfall, Diarrhoe, verstärkter Harndrang, Hautrötung, Miliaria cristallina;
UW (Distigmin): Diarrhoe, Nausea, Erbrechen, verstärkte Salivation, Bradykardie, Schweißausbrüche, Miosis, Tränenfluss;
UW (Neostigmin): Bradykardie;
UW (Pyridostigmin): zahlreiche UW ohne Häufigkeitsangabe;
KI (Bethanecholchlorid): bek. Überempfindlichkeit, Asthma bronchiale, Hypotonie, Hypertonie, Bradykardie, koronare Herzkrankheit, AV-Überleitungsstörungen, Epilepsie, Parkinsonismus; externe Detrusor-Sphinkter-Dyssynergie, wenn nicht zugleich eine effektive Relaxation des Sphinkter externus vorhanden ist; kürzlich erfolgte gastrointestinale Operationen, mechanischer Ileus oder andere Obstruktionen im Harn- bzw. Gastrointestinaltrakt, Hyperthyreose, ausgeprägter Vagotonus, Peritonitis, Ulkuskrankheit;
KI (Distigmin): bek. Überempfindlichkeit, Obstruktionsileus, Stenosen/Spasmen des Darmtrakts, der Gallen- oder Harnwege, Myotonie, Asthma bronchiale, Iritis, Parkinsonismus, Thyreotoxikose, postoperative Schock- und Kreislaufkrisen, Lakt.;
KI (Neostigmin): bek. Überempfindlichkeit, Obstruktionsileus, Stenosen oder Spasmen des Darmtraktes, der Gallen- oder Harnwege, Myotonie, Parkinsonismus, Kombination mit depolarisierenden Muskelrelaxantien, Iritis, Asthma bronchiale, Hyperthyreose, postoperative Schock- und Kreislaufkrisen;
KI (Pyridostigmin): bek. Überempfindlichkeit, mechanische Verschlüsse der Verdauungs-/Harnwege, Asthma bronchiale, Iritis, Lakt.;

Bethanecholchlorid Rp	
Myocholine-Glenwood *Tbl. 10, 25mg*	**Postoperative Blasenatonie:** bis 4 x 25-50mg p.o.

Distigmin Rp	HWZ 65-69h
Ubretid *Tbl. 5mg; Amp. 0.5mg/1ml*	**Postoperative Darm-/Blasenatonie:** 0.5mg i.m., ggf. steigern auf 0.01mg/kg; **neurogene Blasenstrg.:** 1 x 5mg p.o., 0.5mg i.m. alle 3-4d; Erh.Dos. 5mg p.o. alle 2-3d; **Myasthenia gravis:** W1: 1 x 5mg p.o., W2: 1 x 7.5mg, ab W3: 1 x 10mg; 0.5-0.75mg i.m. alle 2d
Neostigmin Rp	HWZ 24-80min, Qo 0.45, PRC C, Lact +
Neostig Carino *Amp. 0.5mg* **Neostigmin Rotexmedica** *Amp. 0.5mg/1ml*	**Antagonisierung nichtdepolarisierender Muskelrelaxantien:** 0.5-2mg i.v., ggf. bis 5mg; **Ki. < 20kg:** 50µg/kg i.v.; **Myasth. gravis:** mehrmals tgl. 0.5mg s.c./i.m.
Pyridostigmin Rp	HWZ 1.7h, Qo 0.2, PRC C, Lact +
Kalymin *Tbl. 10, 60, 180(ret.)mg; Amp. 5mg/1ml* **Mestinon** *Tbl. 10, 60, 180(ret.)mg; Amp. 25mg/5ml*	**Darm-/Blasenatonie:** 60mg p.o. alle 4h; 1-2mg alle 4-6h i.m. für 2d; **paralytischer Ileus: Sgl.:** 10mg p.o. alle 4h für 2d; 0.5mg/4h i.m. für 2d; **Klein-/Schulki.:** 20-30mg p.o. alle 4h für 2d; 1mg/4h i.m. für 2d; **Myasthenia gravis:** 2-4 x 60-180mg p.o.; 2 x 180-540mg (ret.) p.o.; 1-5mg/d i.m./s.c.; **Antagonisierung nichtdepolarisierender Muskelrelaxantien:** 5mg i.v., bei Überdosierung d. Relaxans bis zu 10-20mg langs. i.v.

12.6 Antidementiva

Wm/Wi (Dihydroergotoxin): zentrale und periphere Alpha-Sympatholyse ⇒ Abnahme des Gefäßtonus; zentral dopaminerg und serotoninerg, Noradrenalin-antagonistisch ⇒ Aufrechterhaltung der Funktionalität des Neurons; Hemmung der Adrenalin-induzierten Thrombozyten-Aggregation ⇒ Verbesserung der Fließeigenschaft des Bluts;
Wm/Wi (Donepezil, Galantamin, Rivastigmin): spezifische und reversible Hemmung der zerebralen Cholinesterase ⇒ Verbesserung der kognitiven Fähigkeiten;
Wm/Wi (Memantin): spannungsabhängiger NMDA-Rezeptorantagonist ⇒ Regulierung toxisch erhöhter Glutamatkonzentrationen; **Wm/Wi** (Nicergolin): Alpha-Rezeptor-Blockade ⇒ antagonsitisch auf endogene und exogene Katecholamine;
Wm/Wi (Nimodipin): Kalziumaantagonist mit guter Passage der Blut-Hirn-Schranke ⇒ Stabilität und Funktionsfähigkeit von Nervenzellen ↑;
Wm/Wi (Piracetam): Steigerung der zerebralen Durchblutung, der Sauerstoffumsatzrate und der Glukoseumsatzrate in primär ischämisch geschädigten Hirnarealen;

UW (Dihydroergotoxin): Übelkeit, Erbrechen, Magen-Darm-Beschwerden, Appetitlosigkeit; **UW** (Donepezil): Übelkeit, Diarrhoe, Appetitlosigkeit, Muskelkrämpfe, Müdigkeit, Erbrechen, Schlaflosigkeit, Kopfschmerzen, Schmerzen, Unfälle, Erkältungen, Magen-Darm-Beschwerden, Schwindel, Halluzinationen, Erregungszustände, aggressives Verhalten, abnormale Träume, Synkope, Juckreiz, Exanthem, Harninkontinenz; **UW** (Galantamin): Appetit ↓, Anorexie, Halluzination, Depression, Schwindel, Somnolenz, Synkope, Tremor, Kopfschmerz, Lethargie, Bradykardie, Hypertonie, Erbrechen, Übelkeit, Abdominalschmerz, Diarrhoe, Dyspepsie, Hyperhidrosis, Muskelkrämpfe, Müdigkeit, Asthenie, Malaise, Gewicht ↓, Stürze; **UW** (Memantin): Schwindel, Gleichgewichtsstrg., Kopfschmerzen, Verstopfung, Dyspnoe, Schläfrigkeit, Hypertonus, Arzneimittelüberempfindlichkeitsreaktionen, Leberwerte ↑; **UW** (Nicergolin): Schlaflosigkeit, Müdigkeit, Kopfdruck, Rötungen, Hitzegefühl; **UW** (Nimodipin): Blutdrucksenkung, Übelkeit; **UW** (Piracetam): Nervosität, Aggressivität, Schlafstrg., Hyperkinesie, Gewicht ↑, psychomotor. Aktivität ↑, depressive Verstimmung, Angst, GI-Beschwerden; **UW** (Rivastigmin): Appetitlosigkeit, Agitiertheit, Verwirrtheit, Angst, Schwindel, Kopfschmerzen, Somnolenz, Tremor, Übelkeit, Erbrechen, Diarrhoe, abdominale Schmerzen, Dyspepsie, Hyperhidrosis, Müdigkeit, Asthenie, Unwohlsein, Gewicht ↓, Appetit ↓, Dehydratation, Schlaflosigkeit, visuelle Halluzinationen, Depression, Aggression, Dyskinesie, Hypokinesie, Verschlechterung einer Parkinson-Erkrankung, Bradykardie, Hypertonie, Hypersalivation, Stürze, Gangstrg.;
KI (Dihydroergotoxin): bek. Überempf. gegen Mutterkornalkaloide, Grav./Lakt., echokardiographischer Nachweis einer Herzklappenerkrankung; **KI** (Donepezil, Memantin, Nimodipin): bek. Überempf.; **KI** (Galantamin): bek. Überempf., schwere Leber-/Nierenfktsstrg,; **KI** (Nicergolin): bek. Überempf. gegen Mutterkornalkaloide, frischer MI, akute Blutungen, Bradykardie (< 50/min), Kollapsneigung, orthostatische Dysregulation, Kombination mit Alpha-/Beta-Rezeptor-stimulierenden Sympathomimetika, Grav./Lakt.; **KI** (Piracetam): bek. Überempf., zerebrale Blutungen, Chorea Huntington, terminale NI; **KI** (Rivastigmin): bek. Überempfindlichkeit, allerg. Kontaktdermatitis mit Rivastigmin-Pflastern

Dihydroergotoxin Rp	HWZ 13-15h
Hydergin forte *Tbl. 2mg*	**Hirnleistungsstrg. im Alter:** 2-3 x 2mg p.o., max. 2 x 4mg; **DALI** mäßige-starke LI: vorsichtige Anw.
Donepezil Rp	HWZ 70h, Q0 0.95, PPB 95%, PRC C, Lact ?
Aricept *Tbl. 5, 10mg* **Doneliquid Geriasan** *Lsg. (1ml = 1mg)* **Donepezil HEXAL** *Tbl. 5, 10mg; Lingualtbl. 5, 10mg* **Yasnal** *Tbl. 5, 10mg; Lingualtbl. 5, 10mg*	**Alzheimer-Demenz:** 1 x 5mg p.o. z.N., nach 4W evtl. 1 x 10mg; **DANI** nicht erforderlich
Galantamin Rp	HWZ 7-8h, PPB 18%
Galantamin HEXAL *Kps. 8(ret.), 16(ret.), 24(ret.)mg; Lsg. (1ml = 4mg)* **Galnora** *Kps. 8(ret.), 16(ret.), 24(ret.)mg* **Reminyl** *Kps. 8(ret.), 16(ret.), 24(ret.)mg; Lsg. (1ml = 4mg)*	**Alzheimer-Demenz:** Kps. (ret.): ini morgens 1 x 8mg, nach 4W 1 x 16mg, evtl. nach 8W 1 x 24mg; Lsg.: 2 x 4mg p.o., nach 4W 2 x 8mg, evtl. nach 8W 2 x 12mg; **DANI** CrCl > 9: 100%; < 9: KI; **DALI** KI bei Child-Pugh > 9

Memantin Rp	HWZ (60-100)h, PPB 45%
Axura *Tbl. 10, 20mg; Lsg. (5mg/Pumpenhub)* **Ebixa** *Tbl. 10, 20mg; Lsg. (5mg/Pumpenhub)* **Memando** *Tbl. 10, 20mg* **Memantin-neuraxpharm** *Tbl. 5, 10, 15, 20mg; Lingualtbl. 10, 20mg; Gtt. (20Gtt. = 10mg)* **Memantin Hennig** *Tbl. 10, 20mg*	**Alzheimer-Demenz:** W1: 1 x 5mg p.o., W2: 1 x 10mg p.o., W3: 1 x 15mg p.o., ab W4: 1 x 20mg p.o.; **DANI** CrCl 40-60: 10mg/d; **DALI** Child A, B: 100%; C: Anw. nicht empf.
Nicergolin Rp	HWZ 7.3h, PPB 82-87%
Ergobel *Tbl. 30mg* **Nicergolin-neuraxpharm** *Tbl. 10, 30mg* **Nicerium** *Tbl. 10mg; Kps. 30mg*	**Hirnleistungsstrg. im Alter:** 20-30mg/d, max. 60mg/d
Nimodipin Rp	HWZ 8-9h, Q_0 1.0, PPB 98%, PRC C, Lact ?
Nimodipin Carino *Inf.Lsg. 10mg/50ml* **Nimodipin HEXAL** *Tbl. 30mg* **Nimotop** *Tbl. 30mg; Inf.Lsg. 10mg/50ml*	**Hirnleistungsstrg. im Alter:** 3 x 30mg p.o.; **Vasospasmen nach Subarachnoidalblutung:** ini 15µg/kg/h i.v., nach 2h 30µg/kg/h
Piracetam Rp	HWZ 4.5-5.5h, Q_0 0.02, PPB 15%
Cebrotonin *Tbl. 800mg* **Nootrop** *Tbl. 800mg; 1200 mg; Amp. 3g/15ml; Inf.Lsg. 12g/60ml* **Piracetam-neuraxpharm** *Tbl. 800mg; 1200 mg; Lsg. (800mg/2.4ml); Btl. 2.4g; Inf.Lsg. 12g/60ml* **Piracetam-ratioph.** *Tbl. 800, 1200mg* **Piracetam Stada** *Tbl. 800, 1200mg*	**Dementielles Syndrom:** 2-3 x 2.4g/d, max. 3 x 4.8g/d; 3-12g i.v.; **postkommotionelles Syndrom:** 2-3 x 2.4g/d, bei Bedarf 3 x 4.8g/d; **postanoxisches Myoklonus-Syndrom:** ini 2 x 3.2g, dann alle 3d um 4.8g steigern, max. 24g/d p.o.; ini bis 12g/d i.v., nach 1-2W Dosisreduktion und Umstellung auf orale Therapie; **DANI** Krea (mg/dl) bis 3: 50%; 3-8: 12.5-25%; HD: 100%
Rivastigmin Rp	HWZ 1h, Q_0 1.0, PPB 40%, PRC B, Lact ?
Exelon *Kps. 1.5, 3, 4.5, 6mg; TTS 4.6, 9.5, 13.3mg/24h; Lsg. (1ml = 2mg)* **Nimvastid** *Kps. 1.5, 3, 4.5, 6mg* **Rivastigmin HEXAL** *Kps. 1.5, 3, 4.5, 6mg; TTS 4.6, 9.5, 13.3mg/24h; Lsg. (1ml = 2mg)*	**Alzheimer-Demenz:** ini 2 x 1.5mg/d p.o., nach 2W 2 x 3mg, je nach Verträglichkeit alle 2W um 2 x 1.5mg steigern bis 2 x 6mg; TTS: ini 4.6mg/24h, Pflaster tgl. wechseln, bei guter Verträglichkeit nach 4W steigern auf 9.5mg/24h; ggf. nach weiteren 6W steigern auf 13.3mg/24h; **DANI** nicht erf.

12.7 Kaliumkanalblocker

Wm/Wi: Blockierung der Kaliumkanäle ⇒ Verlängerung der Repolarisation und Verstärkung der Aktionspotenzialbildung in demyelinisierten Axonen;
UW: Harnweginfekt, Schlaflosigkeit, Angst, Schwindel, Kopfschmerzen, Gleichgewichtsstörung, Parästhesie, Tremor, Dyspnoe, pharyngolaryngeale Schmerzen, Übelkeit, Erbrechen, Obstipation, Dyspepsie, Rückenschmerzen, Asthenie;
KI: bekannte Überempfindlichkeit, gleichzeitige Behandlung mit Arzneimitteln, die auch Fampridin enthalten, Krampfanfälle, Krampfanfälle in der Anamnese, Niereninsuffizienz (CrCl < 80), gleichzeitige Anwendung von Cimetidin

Fampridin Rp	HWZ 6h, PPB 7%
Fampyra *Tbl. 10(ret.)mg*	**MS mit Gehbehinderung:** 2 x 10mg (ret.) p.o.; **DANI** CrCl < 80: KI; **DALI** nicht erforderl.

12.8 Cannabinoide

Wm/Wi: Agonismus an Cannabinoidrezeptoren ⇒ Verbesserung der Motorik durch Linderung der Steifigkeit in Extremitäten;
UW: Schwindel, Müdigkeit, Anorexie, reduzierter oder erhöhter Appetit, Depression, Desorientierung, Dissoziation, euphorische Stimmung, Amnesie, Gleichgewichtsstrg., Aufmerksamkeitsstrg., Dysarthrie, Dysgeusie, Lethargie, Gedächtnisstrg., Schläfrigkeit, verschwommenes Sehen, Obstipation, Diarrhoe, Mundtrockenheit, Glossodynie, Mundschleimhautaphten, Nausea, Erbrechen, Unbehagen/Schmerzen in der Mundhöhle, Trunkenheitsgefühl, Indisposition, Sturz;
KI: bekannte Überempfindlichkeit, Lakt., bek./vermutete Anamnese/Familienanamnese von Schizophrenie oder einer anderen psychotischen Krankheit, Anamnese einer schweren Persönlichkeitsstrg. oder einer anderen erheblichen psychiatrischen Störung mit Ausnahme einer Depression, bedingt durch die zugrunde liegende Erkrankung.

Tetrahydrocannabinol + Cannabidiol Rp	HWZ 2-9h, PPB 97%
Sativex *Spray 2.7+2.5mg/Hub*	**Multiple Sklerose mit mittelschwerer bis schwerer Spastik:** ini 1 Hub in die Mundhöhle, bei Bedarf um 1 Hub/d steigern bis max. 12 Hub/d, aufgeteilt in 2ED; **DANI, DALI** keine Daten

12.9 Selektive Immunsuppressiva

Wm/Wi (Alemtuzumab): monoklonaler AK ⇒ bindet an CD52 von T- und B-Lymphozyten ⇒ antikörperabhängige, zellvermittelte Zytolyse und komplementvermittelte Lyse;
Wm/Wi (Daclizumab): humanisierter monoklonaler IgG1-Antikörper, der an CD25 bindet und dadurch die Bindung von IL-2 an CD25 verhindert;
Wm/Wi (Dimethylfumarat): genauer Wm nicht vollständig bekannt; Aktivierung des Nuclear factor (erythroid-derived 2)-like 2-Transkriptionswegs ⇒ Hochregulierung antioxidativer Gene ⇒ immunmodulatorisch, entzündungshemmend;
Wm/Wi (Fingolimod): funktioneller Antagonist an Sphingosin-1-Phosphat-Rezeptoren ⇒ blockiert Migration von Lymphozyten ⇒ Infiltration pathogener Lymphozyten im ZNS ↓ ⇒ neuronale Entzündung ↓, Zerstörung von Nervengewebe ↓;
Wm/Wi (Glatirameracetat): Polymer aus 4 Aminosäuren mit spezifischen immunmodulatorischen Eigenschaften ⇒ Erhöhung der Zahl spezifischer Supressorzellen, die antiinflammatorische Zytokine sezernieren;
Wm/Wi (Natalizumab): bindet spezifisch an ein Integrin auf Leukozytenoberfläche ⇒ Hemmung der transendothelialen Migration von Leukozyten in entzündliches Gewebe;
Wm/Wi (Teriflunomid): selekt. und reversible Hemmung der Dihydroorotat-Dehydrogenase ⇒ blockiert die Prolif. sich teilender Zellen ⇒ immunmodulatorisch, entzündungshemmend;
UW (Alemtuzumab): Infektion der oberen/unteren Atemwege, Harnweginfektion, Herpes zoster, Gastroenteritis, oraler Herpes, orale Candidose, vulvovaginale Candidose, Grippe, Ohreninfektion, Lymphopenie, Leukopenie, Lymphadenopathie, Zytokin-Freisetzungs-Syndrom, Basedow-Krankheit, Hyperthyreose, Immunthyreoiditis, Hypothyreose, Struma, pos. Schilddrüsen-Antikörpertest, Schlaflosigkeit, Ängstlichkeit, Kopfschmerz, MS-Schub, Schwindel, Hypoästhesie, Parästhesie, Tremor, Geschmacksstörung, verschwommenes Sehen, Vertigo, Tachykardie, Bradykardie, Palpitationen, Hitzegefühl, Hypotonie, Hypertonie, Dyspnoe, Husten, Epistaxis, Schmerzen im Oropharynx, Übelkeit, Abdominalschmerz, Erbrechen, Diarrhoe, Dyspepsie, Stomatitis, Urtikaria, Ausschlag, Pruritus, Erythem, Ekchymose, Alopezie, Hyperhidrose, Akne, Myalgie, Muskelschwäche, Arthralgie, Rückenschmerzen, Schmerz in der unteren Extremität, Muskelspasmen, Nackenschmerzen, Proteinurie, Hämaturie, Pyrexie, Ermüdung, Beklemmungsgefühl in der Brust, Schüttelfrost, periphere Ödeme, Asthenie, Unwohlsein, Schmerzen an der Infusionsstelle, Prellung;
UW (Daclizumab): Infektion d. oberen Atemwege, Pneumonie, Bronchitis, Grippe, Laryngitis, Tonsillitis, Pharyngitis, Follikulitis, Lymphadenopathie, Lymphadenitis, Anämie, Depression, Schmerzen im Oropharynx, Diarrhoe, Dermatitis, Ekzem, Psoriasis, seborrhoische Dermatitis, Exfoliation, Exanthem, Akne, Erythem, Pruritus, trockene Haut, Fieber, Lymphopenie, Leberenzymerhöhung;
UW (Dimethylfumarat): Gastroenteritis, Lymphopenie, Leukopenie, brennende Schmerzen, Hitzegefühl, Hitzewallung, Diarrhoe, Übelkeit, Abdominalschmerz, Erbrechen, Dyspepsie, Gastritis, Gastrointestinale Erkrankung, Pruritus, Ausschlag, Erythem, Proteinurie, Ketonurie, Albuminurie, Erhöhung von GOT/GPT;
UW (Fingolimod): Influenza, Herpesinfektion, Bronchitis, Sinusitis, Gastroenteritis, Tineainfektion, Lympho-/Leukopenie, Depression, Kopfschmerzen, Schwindel, Migräne, Parästhesie, Verschwommensehen, Augenschmerzen, Bradykardie, AV-Block, Hypertonie, Dyspnoe, Husten, Diarrhoe, Ekzem, Pruritus, Alopezie, Rückenschmerzen, Asthenie, Leberwerte ↑, Gewicht ↓;

UW (Glatirameracetat): Infektionen, grippeähnliche Symptome, Neoplasma, Lymphadenopathie, Überempfindlichkeitsreaktionen, Anorexie, Gewicht ↑, Angst, Depression, Nervosität, Kopfschmerzen, Dysgeusie, Rigor, Sprachstrg., Synkope, Tremor, Diplopie, Funktionsstrg. der Augen/Ohren, Palpitationen, Tachykardie, Vasodilatation, Dyspnoe, Husten, Übelkeit, Obstipation, Karies, Dyspepsie, Dysphagie, Erbrechen, Darminkontinenz, Leberwerte ↑, Rash, Pruritus, Urtikaria, Arthralgie, Rückenschmerzen, Harndrang, Pollakisurie, Harnretention, Reaktionen an der Inj.Stelle, Schmerzen, Ödeme, Fieber; **UW** (Natalizumab): Harnweginfekte, Nasopharyngitis, Urtikaria, Kopfschmerzen, Schwindel, Übelkeit, Erbrechen, Arthralgien, Rigor, Fieber, Abgeschlagenheit, Überempfindlichkeitsreaktionen; **UW** (Teriflunomid): Grippe, Infektion der oberen Atemwege, Harnweginfektion, Bronchitis, Sinusitis, Pharyngitis, Zystitis, virale Gastroenteritis, Herpes simplex labialis, Zahninfektion, Laryngitis, Tinea pedis, Neutropenie, Leukopenie, allergische Reaktionen, Angst, Parästhesie, Ischialgie, Karpaltunnelsyndrom, Hyperästhesie, Neuralgie, periphere Neuropathie, Hypertonie, Diarrhoe, Übelkeit, Erbrechen, Zahnschmerzen, Alopezie, Exanthem, Akne, Schmerzen im Muskel-/Skelettsystem, Pollakisurie, Menorrhagie, GOT/GPT/γGT ↑, posttraumat. Schmerzen; **KI** (Alemtuzumab): bek. Überempf. HIV-Inf.; **KI** (Daclizumab): bek. schw. Überempfindlichkeitsreaktionen; **KI** (Dimethylfumarat): bek. Überempf.; **KI** (Fingolimod): Immundefizienzsyndrom, geschwächtes Immunsystem, schwere aktive Inf., aktive chron. Inf., aktive maligne Erkr., Überempf., Child C; **KI** (Glatirameracetat): bek. Überempf., Grav.; **KI** (Natalizumab): bek. Überempf., progressive multifokale Leukenzephalopathie, Immunschwäche, laufende immunsuppressive Ther., Komb. mit Interferon beta oder Glatirameracetat, aktive Malignome (Ausnahme: Basaliom), Ki./Jug. < 18J.; **KI** (Teriflunomid): bek. Überempf., Child-C-Leberzirrhose, Grav., Frauen ohne zuverlässige Verhütung, Lakt., Immunschwäche, signif. beeinträchtigte KM-Funktion, signif. Anämie/Neutropenie/Thrombopenie, schw. aktive Infektion, Dialyse, schw. Hypoproteinämie

Alemtuzumab Rp — PRC C, Lact ?

Lemtrada *Inf.Lsg. 12mg/1.2ml*	**Schubförmig-remittierende MS mit aktiver Erkrankung:** 1. Behandlungsjahr: 12mg/d i.v. über 4h an 5 aufeinander folgenden Tagen; 2. Behandlungsjahr: 12mg/d an 3 aufeinander folgenden Tagen; **DANI, DALI** keine Daten

Daclizumab Rp — HWZ 21d

Zinbryta *Fertigspr., Pen 150mg/1ml*	**Schubförmig-remittierende MS:** 1 x/M 150mg s.c.; **DANI** nicht erforderl., **DALI** Child C: Anw. nicht empfohlen

Dimethylfumarat Rp — HWZ 1h, PPB 27-40%, PRC C, Lact ?

Tecfidera *Kps. 120, 240mg*	**Schübförmig-remittierend verlaufende MS:** ini 2 x 120mg/d p.o., nach 7d 2 x 240mg; **DANI, DALI** vorsicht. Anw. bei schwerer NI, LI

Fingolimod Rp — HWZ 6-9d, PPB >99%, PRC D, Lact -

Gilenya *Kps. 0.5mg*	**Hochaktive, schübförmig-remitt. verlauf. Multiple Sklerose:** 1 x 0.5mg/d p.o.; **DANI** nicht erforderl.; **DALI** Child C: KI

Glatirameracetat Rp	
Clift *Fertigspr. 20mg/1ml* **Copaxone** *Fertigspr. 20mg/1ml, 40mg/1ml*	**Schubförmig remittierende Multiple Sklerose:** 1 x 20mg s.c.; 3x/W 40mg s.c.; **DANI** vorsicht. Anw.; **DALI** keine Daten

Natalizumab Rp	HWZ 16d, PRC C, Lact ?
Tysabri *Inf.Lsg. 300mg/15ml*	**Hochaktive, remitt. MS:** 300mg über 1h i.v. alle 4W; **DANI, DALI** keine Daten, vermutl. nicht erf.

Teriflunomid Rp	HWZ 19d, PPB > 99%, PRC X, Lact -
Aubagio *Tbl. 14mg*	**Schubförm. remitt. MS:** 1 x 14mg/d p.o.; **DANI** nicht erforderlich, KI bei Dialyse; **DALI** Child A/B: nicht erforderl., Child C: KI

12.10 Interferone

Wm/Wi: antiviral, wachstumshemmend und immunregulatorisch;
UW: Fieber, Schwitzen, Schüttelfrost, Müdigkeit, Gelenk- und Weichteilschmerzen, BB-Veränd., HRST, Depression, Tremor, Krampfanfälle, Parästhesien, GI-Störung, Haarausfall, Exantheme, Pruritus; **KI:** Herz-, ZNS-Erkrankung, schwere Leberfunktionsstörung, Niereninsuffizienz, schwere KM-Schäden, Cave in Grav./Lakt.

Interferon beta-1a Rp	HWZ 10h, Q0 1.0
Avonex *Inj.Lsg. 30µg; Fertigspr. 30µg* **Rebif** *Fertigspr. 8.8, 22, 44µg* **Plegridy** *Fertigspr. 63, 94, 125µg; Pen 63, 94,125µg*	**Multiple Sklerose:** Avonex: W1 7.5µg i.m.; W2 15µg, W3 22.5µg, ab W4 1 x/W30µg; Rebif: W1-2: 3 x/W 8.8µg s.c.; W3-4: 3x/W 22µg; ab W5 3x/W 44µg; Plegridy: d1 63µg s.c., W2 94µg, W4 125µg, dann 125mg alle 2W

Interferon beta-1b Rp	HWZ 5h, Q0 1.0
Betaferon *Inj.Lsg. 250µg/ml* **Extavia** *Inj.Lsg. 250µg/ml*	**Multiple Sklerose:** ini 62.5µg s.c. alle 2d, Dosis wchtl. um 62.5µg steigern, Erh.Dosis alle 2d 250µg; **DALI** KI bei dekompensierter LI

12.11 Kalziumantagonisten

Wm: Kalziumantagonist ⇒ Vasodilatation, genauer Wm unklar;
UW: Gewichtszunahme, Benommenheit, Müdigkeit;
KI: bek. Überempf., M. Parkinson, extrapyramidale Störungen, Depression

Flunarizin Rp	HWZ 18d, Qo 1.0, PPB > 90%
Flunarizin CT *Kps. 5, 10mg* **Flunavert** *Kps. 5, 10mg* **Natil N** *Kps. 5, 10mg*	**Vestibulärer Schwindel, Migräne-Intervall-Therapie:** ini 10mg z.N.; Pat. > 65J: 5mg; Erh.Dos. 5-10mg alle 2d

12.12 Neuropathiepräparate

Wm: Koenzymfunktion bei der oxidativen Decarboxylierung von alpha-Ketosäuren ⇒ es werden weniger sog. „advanced glycosylation end products" gebildet, Verbesserung des endoneuralen Blutflusses, physiologische Antioxidantienspiegel ↑; **UW:** Übelkeit, Schwindel; bei i.v.-Gabe Kopfdruck, Atembeklemmung; **KI:** bekannte Überempfindlichkeit

Alpha-Liponsäure OTC — HWZ 1 h

Alpha-Lipogamma *Tbl. 600mg; Inf.Lsg. 600mg/50ml, 600mg/24ml* **Neurium** *Tbl. 600mg; Amp. 600mg/24ml* **Thioctacid** *Tbl. 200, 600mg; Amp. 600mg/24ml; Inf.Lsg. 600mg/50ml*	**Diabetische Polyneuropathie:** 600mg/d p.o. in 1-3ED; 300-600mg/d i.v.

12.13 VMAT2-Inhibitoren

Wm: reversible Hemmung des vesikulären Monoamintransporters 2 (VMAT2) ⇒ Entleerung der Speicher von Dopamin und anderen Monoaminen im ZNS;
UW: Depression, Erregung, Verwirrung, Angstgefühl, Schlaflosigkeit, Benommenheit, Parkinson-Symptome (Gleichgewichtsstörungen, Tremor, vermehrter Speichelfluss);
KI: bekanne Überempfindlichkeit, prolaktinabhängige Tumore, Phäochromozytom, Depression, gleichzeitige Gabe von Reserpin bzw. MAO-Hemmern, Parkinson-Syndrom, hyperkinetisch-rigides Syndrom, Lakt.

Tetrabenazin Rp — HWZ 5h, PPB 0%

Nitoman *Tbl. 25mg* **Tetmodis** *Tbl. 25mg* **Xenazine** *Tbl. 25mg*	**Hyperkinetische Bewegungsstrg bei Chorea Huntington:** ini 3 x 25mg p.o., nach Bedarf alle 3-4d um 25mg/d steigern, max. 200mg/d; **Spätdyskinesien:** ini 12.5mg, ggf. steigern; **DANI, DALI** sorgfältige Dosiseinstellung

12.14 Dopaminantagonisten

Wm: Blockade von Dop.-2-Rezeptoren in Nucleus caudatus, Putamen und Corpus striatum;
UW: Agitation, Apathie, Schlaflosigkeit, Benommenheit, Schwindel, Kopfschmerzen, extrapyramidale Symptome, orthostatische Hypotonie, Schwäche, Müdigkeit, Gleichgültigkeit, erhöhter Prolaktinspiegel;
KI: bek. Überempfindlichkeit, Prolaktinom, Mammakarzinom, Phäochromozytom, Kombination mit Levodopa, malignes neuroleptisches Syndrom

Tiaprid Rp — HWZ 3h, Qo 0.25, PPB 0%

Tiaprid-neuraxpharm *Tbl. 100, 200mg* **Tiaprid HEXAL** *Tbl. 100, 200mg* **Tiapridal** *Tbl. 100mg; Gtt. (1ml = 137.9mg)* **Tiapridex** *Tbl. 100mg; Amp. 100mg/2ml; Gtt. (1ml = 137.9mg)*	**Dyskinesien:** 3 x 100-200mg p.o./i.m./i.v.; **Chorea:** 300-1000mg/d in 3-5ED; **DANI** CrCl 50-80: 75%; 10-49: 50%; < 10: 25%

13 Psychiatrie

13.1 Antidepressiva

13.1.1 Nichtselektive Monoamin-Reuptake-Inhibitoren (NSMRI), trizyklische Antidepressiva

Wm: Wiederaufnahmehemmung der Monoamine Noradrenalin u. Serotonin in die präsynaptischen Vesikel ⇒ Stimmungsaufhellung durch Verstärkung der noradrenergen und serotoninergen Übertragung im ZNS; antagonistische Eigenschaften an M-Cholinozeptoren, Histaminrezeptoren, Alpha-Adrenozeptoren und Serotoninrezeptoren;
Wi (Amitriptylin): ausgeprägte sedierende Komponente, antinozizeptiv;
Wi (Clomipramin): gering sedierend, antinozizeptiv, leicht antriebsfördernd;
Wi (Desipramin): gering sedierend, ausgeprägt antriebsfördernd;
Wi (Nortriptylin): gering sedierend; **Wi** (Trimipramin): stark sedierend, anxiolytisch;
UW (Amitryptilin): Gewichtszunahme, Aggression, innere Unruhe, Libidoverlust, Impotenz, delirante Syndrome, Benommenheit, Schwindel, Sprachstrg., Tremor, Akkommodationsstrg., Tachykardie, Herzrhythmusstrg., Hypotonie, orthostatische Dysregulation, verstopfte Nase, Mundtrockenheit, Obstipation, Anstieg der Leberenzyme (passager), Schwitzen, Hautausschläge, Miktionsstörung, Müdigkeit, Durstgefühl, Hyponatriämie;
UW (Amitryptilinoxid): s. Amitryptilin + Übelkeit, Erbrechen;
UW (Clomipramin): Benommenheit, Müdigkeit, Schläfrigkeit, innere Unruhe, Appetit ↑, Verwirrtheitszustände, Angstzustände, Erregung, Schlafstörung, Persönlichkeitsstörung, Depressionsverstärkung, Alpträume, Tremor, Schwindel, Kopfschmerzen, Myoklonien, Parästhesien, Sprachstörung, Delir, Muskelschwäche, -hypertrophie, Mundtrockenheit, verstopfte Nase, Akkommodationsstrg., verschwommenes Sehen, Schwitzen, Obstipation, Miktionssörung, Hitzewallungen, Mydriasis, Hypotonie, orthostatische Dysregulation, Tachykardie, EKG-Veränderungen, Übelkeit, Erbrechen, abdominale Schmerzen, Diarrhoe, Anorexie, Geschmacksstörung, Durstgefühl, Anstieg der Leberenzyme (passager), allergische Hautreaktionen, Pruritus, Photosensibilität, Gewichtszunahme, sexuelle Funktionsstörung, Galaktorrhoe, Gynäkomastie, Tinnitus;
UW (Doxepin): Mundtrockenheit, verstopfte Nase, Müdigkeit, Benommenheit, Schwitzen, Schwindel, Hypotonie, orthostatische Dysregulation, Tachykardie, Herzrhythmusstörung, Tremor, Akkommodationsstörung, Obstipation, Gewicht ↑, Leberenzyme ↑ (passager), Miktionsstörung, innere Unruhe, Durstgefühl, allergische Hautreaktionen, Pruritus, Libidoverlust, Ejakulationsstörung, Impotenz, Verwirrtheitszustände, delirante Syndrome;
UW (Imipramin): Benommenheit, Tremor, Schwindel, Mundtrockenheit, verstopfte Nase, Schwitzen, Akkommodationsstrg., verschwommenes Sehen, Hitzewallungen, Obstipation, Hypotonie, orthostatische Dysregulation, Tachykardie, EKG-Veränderungen, Obstipation, Anstieg der Leberenzyme (passager), Gewicht ↑;
UW (Nortryptilin): Gewicht ↑, EKG-Veränderungen, Verlängerung der QT-Zeit/QRS-Komplex, Palpitationen, Tachykardie, kardiale Erregungsleitungsstrg. (AV-Block, RSB, LSB), Tremor, Schwindel, Aufmerksamkeitsstörung, innere Unruhe, Dysgeusie, Parästhesie, Ataxie, Akkommodationsstrg., Mydriasis, verstopfte Nase, Mundtrockenheit, Obstipation, Übelkeit, Miktionsstrg., Schwitzen, Hautausschläge, Hypotonie, orthostatische Dysregulation, Müdigkeit, Durstgefühl, sexuelle Funktionsstörung, Verwirrtheitszustände, Libidoverlust;

UW (Trimipramin): Tachykardie, Müdigkeit, Benommenheit, Kopfschmerzen, Schwindel, Tremor, Mundtrockenheit, Akkommodationsstrg., Obstipation, Verdauungsstörung, Übelkeit, Miktionsstrg., Schwitzen, Hautausschläge, Hypotonie, orthostatische Dysregulation, Gewichtszunahme, Durstgefühl, Anstieg der Leberenzyme (passager), sexuelle Funktionsstörung, innere Unruhe, Schlafstörungen;
KI (Amitryptilin, -oxid): bek. Überempfindlichkeit, akute Alkohol-/Schlafmittel-/Schmerzmittel-/Psychopharmakavergiftungen, Harnretention, Delirien, unbehandeltes Engwinkelglaukom, Prostatahyperplasie mit Restharn, Pylorusstenose, paralytischer Ileus, Hypokaliämie, Bradykardie, Long-QT-Syndrom, klinisch relevante kardiale Störung, gleichzeitige Therapie mit MAO-Hemmern/QT-verlängernder Medikation;
KI (Clomipramin): bek. Überempfindlichkeit, akute Alkohol-/Schlafmittel-/Schmerzmittel-/Psychopharmakavergiftungen, akuter Harnverhalt, akute Delirien, unbehandeltes Engwinkelglaukom, Prostatahyperplasie mit Restharn, Pylorusstenose, paralytischer Ileus, gleichzeitige Therapie mit MAO-Hemmern, akuter Myokardinfarkt;
KI (Doxepin): bek. Überempfindlichkeit, akute Alkohol-/Schlafmittel-/Schmerzmittel-/Psychopharmakavergiftungen, akuter Harnverhalt, Prostatahyperplasie mit Restharn, paralytischer Ileus, Lakt., Ki. < 12J.;
KI (Imipramin): bek. Überempfindlichkeit, akute Alkohol-/Schlafmittel-/Schmerzmittel-/Psychopharmakavergiftungen, akuter Harnverhalt, akute Delirien, unbehandeltes Engwinkelglaukom, Prostatahyperplasie mit Restharn, Pylorusstenose, paralytischer Ileus, gleichzeitige Therapie mit MAO-Hemmern, Remissionsphase nach Myokardinfarkt;
KI (Nortryptilin): bek. Überempfindlichkeit, akute Alkohol-/Schlafmittel-/Schmerzmittel-/Psychopharmakavergiftung, akuter Harnverhalt, akutes Delir, unbehandeltes Engwinkelglaukom, Prostatahypertrophie mit Restharn, Pylorusstenose, paralytischer Ileus, gleichzeitige Therapie mit MAO-Hemmern;
KI (Trimipramin): bek. Überempfindlichkeit, akute Alkohol-/Schlafmittel-/Schmerzmittel-/Psychopharmakavergiftung, akuter Harnverhalt, akutes Delir, unbehandeltes Engwinkelglaukom, Prostatahypertrophie mit Restharn, Pylorusstenose, paralytischer Ileus, Grav./Lakt.

Amitriptylin Rp	HWZ 15h, Qo 1.0, PPB 95%, PRC D/C, Lact ?
Amineurin *Tbl. 10, 25, 50, 100 (ret.)mg* **Amitriptylin-neuraxpharm** *Tbl. 10, 25, 50, 75, 100mg; Kps. (ret.) 25, 50, 75mg; Lsg. (1ml = 40mg)* **Saroten** *Tbl. 50, 75 (ret.)mg; Amp. 50mg/2ml* **Syneudon** *Tbl. 50mg*	**Depression:** ini 3 x 20-25mg p.o., je nach Wi steig. bis 3 x 50 oder 2 x 75mg, ältere Pat. 50%; bis 300mg/d bei stationärer Behandlung; ini 25mg i.v./i.m. über 3-7d auf 150mg/d steigern; **Ki./Jugendl. < 18J:** 25-150mg/d, max. 4-5mg/kg/d; **chronische Schmerzen:** 50-150mg/d; **DANI** nicht erforderlich

Amitriptylinoxid Rp	HWZ 10-20(31)h, PPB 95%
Amioxid-neuraxpharm *Tbl. 30, 60, 90, 120mg*	**Depression:** ini 60mg/d p.o., nach Bedarf steigern auf 90-120mg, max. 150mg/d p.o. bzw. 300mg/d bei stationärer Behandlung

Clomipramin Rp	HWZ 21 (36)h, Qo 1.0, PPB 98%, PRC C, Lact +
Anafranil *Tbl. 10, 25, 75(ret.)mg;* **Clomipramin-neuraxpharm** *Tbl. 10, 25, 75(ret.)mg*	**Depression, Zwangsstörung, Phobien:** ini 50-75mg/d p.o., über 7d steigern auf 100-150mg/d, bis 300mg/d bei stationärer Behandlung; **Ki. 5-7J:** ini 10mg/d, über 10d steigern auf 20mg/d; **8-14J:** steigern auf 20-50mg/d; **> 14J:** steigern auf 50mg/d; **Narkolepsie:** 25-75mg/d; **chronische Schmerzen:** 25-150mg/d; **DANI** nicht erforderlich
Doxepin Rp	HWZ 17(51)h, Qo 1.0, PPB 80%, PRC C, Lact -
Aponal *Tbl. 5, 10, 25, 50, 100mg; Gtt. (20Gtt. = 10mg); Amp. 25mg/2ml* **Doneurin** *Tbl. 10, 25, 50, 75, 100mg; Kps. 10, 25, 50mg* **Doxepin-ratioph.** *Tbl. 10, 25, 50, 100mg* **Mareen** *Tbl. 50, 100mg*	**Depression, Angstsyndrome:** ini 1 x 50mg p.o. z.N., nach 3-4d 75mg, nach 7-8d 100-150mg/d; bis 300mg/d bei stationärer Behandlung; 25-75mg i.m./i.v.; **Entzugssyndrome:** ini 3 x 50mg p.o., nach 4d langsame Dosisreduktion; **DANI** nicht erforderlich
Imipramin Rp	HWZ 12(15)h, Qo 1.0 (1.0), PPB 90%, PRC D, Lact ?
Imipramin-neuraxpharm *Tbl. 10, 25, 100mg*	**Depression, Panik- und Angststörung, chron. Schmerzen:** ini 2-3 x 25mg p.o., nach 3d 3 x 50-75mg, max. 300mg/d; **Enuresis: Ki. 5-7J:** ini 10mg p.o., dann 20mg; **8-14J:** ini 10mg, dann 50mg; **DANI** nicht erfordl.
Nortriptylin Rp	HWZ 18-56h, Qo 1.0, PPB 94%, PRC D, Lact ?
Nortrilen *Tbl. 10mg*	**Depression:** 2-3 x 10-50mg p.o.; max. 3 x 75mg bei stat. Therapie; **DANI/DALI** Dosisreduktion
Trimipramin Rp	HWZ 24h, Qo 0.9, PPB 95%, PRC C, Lact ?
Stangyl *Tbl. 25, 100mg; Gtt. (40Gtt. = 40mg)* **Trimineurin** *Tbl. 25, 50, 100mg; Gtt. (40Gtt. = 40mg)* **Trimipramin-neuraxpharm** *Tbl. 25, 50, 75, 100mg; Gtt. (40Gtt. = 40mg)*	**Depression, chron. Schmerzen:** ini 25-50mg p.o., langsam steigern, Erh.Dos. 100-150mg/d, max. 400mg/d bei stationärer Behandlung; **DANI** sorgfältige Dosiseinstellung

13.1.2 Alpha-2-Rezeptor-Antagonisten, tetrazyklische Antidepressiva

Wm (Maprotilin): v.a. Hemmung des Noradrenalin-Reuptakes, daneben antihistaminerge, Alpha-1-antagonistische und geringe anticholinerge Wirkung;
Wi (Maprotilin): stimmungsaufhellend, sedierend;
Wm (Mianserin): starke antiserotonerge und antihistaminerge Wirkung;
Wi (Mianserin): stimmungsaufhellend, sedierend, anxiolytisch;
Wm/Wi (Mirtazapin): Blockade von zentralen Alpha-2-Rezeptoren ⇒ zentrale noradrenerge/serotonerge Transmission ↑ ⇒ antidepressiv; Histamin-antagonistische Wirkung ⇒ sedierend;
UW (Maprotilin): Müdigkeit, Schläfrigkeit, Benommenheit, Mundtrockenheit, Verstopfung, Akkommodationsstrg., Miktionsstrg., Schwindel, Myoklonien, Unruhe, Erregungszustände, Kopfschmerzen, Übelkeit, Erbrechen, Schlafstörungen, Angst, Delir, Halluzinationen, Hypomanie, Manie;
UW (Mianserin): keine sehr häufigen bzw. häufigen UW;
UW (Mirtazapin): Appetit ↑, Gewicht ↑, anormale Träume, Schlaflosigkeit, Verwirrtheit, Angst, Schläfrigkeit, Sedierung, Kopfschmerzen, Lethargie, Tremor, Schwindel, orthostatische Hypotonie, Mundtrockenheit, Übelkeit, Erbrechen, Diarrhoe, Exanthem, Arthralgie, Myalgie, Rückenschmerzen, Ödeme, Erschöpfung, Agranulozytose, Neutropenie, Müdigkeit, Benommenheit, Ikterus, Hypotonie, Tremor, HRST, epileptische Anfälle, Gewichtszunahme, erhöhte Transaminasen, Parästhesien, Verschlechterung psychotischer Symptome;
KI (Maprotilin): bek. Überempfindlichkeit, akute Alkohol-/Schlafmittel-/Opioid-/Psychopharmakavergiftung, akuter Harnverhalt, akute Delirien und Manien, unbehandeltes Engwinkelglaukom, Prostatahypertrophie mit Restharn, Pylorusstenose, paralytischer Ileus, relevante Störung der Blutdruckregulation, akuter Herzinfarkt, Erregungsleitungsstörung des Herzens, Ther. mit MAO-Hemmern in letzten 14d, Lakt.;
KI (Mianserin): bek. Überempfindlichkeit, akute Alkohol-/Schlafmittel-/Schmerzmittel-/Psychopharmakavergiftung, gleichz. Therapie mit MAO-Hemmern;
KI (Mirtazapin): bek. Überempfindlichkeit, gleichzeitige Anwendung von MAO-Hemmern

Maprotilin Rp	HWZ 27-58(43)h, Qo 1.0, PPB 88%, PRC B, Lact ?
Ludiomil *Tbl. 25, 50, 75mg* **Maprotilin-neuraxpharm** *Tbl. 25, 50, 75mg* **Maprotilin-ratioph.** *Tbl. 25, 50, 75mg* **Maprotilin-CT** *Tbl. 75mg*	**Depression:** ini 25-75mg p.o./i.v., nach 2W um 25mg/d steigern bis 150mg/d, max. 225mg/d bei stationärer Behandlung; **DANI** nicht erforderlich
Mianserin Rp	HWZ 21-61 h, Qo 0.95, PPB 90%
Mianserin-neuraxpharm *Tbl. 10, 30, 60mg* **Mianserin Holsten** *Tbl. 10, 30mg*	**Depression:** ini 30mg p.o., Erh.Dos. 30-90mg/d; **DANI/DALI** ggf. Dosisanpassung
Mirtazapin Rp	HWZ 20-40h, PPB 85%, PRC C, Lact ?
Mirtazapin Stada *Tbl. 15, 30, 45mg; Lingualtbl. 15, 30, 45mg* **Mirtazelon** *Tbl. 15, 30, 45mg* **Remergil** *Lingualtbl. 15, 30, 45mg* **Remeron** *Lingualtbl. 15, 30, 45mg*	**Depression:** ini 15mg p.o., Erh.Dos. 1 x 15-45mg; **DANI** CrCl 11-40: 66%; < 10: 50%

13.1.3 MOI (MAO-Hemmer)

Wm/Wi (Moclobemid): selektive reversible Hemmung der MAO-A ⇒ Abbau von Noradrenalin, Dopamin, Serotonin ↓ ⇒ stimmungsaufhellend und antriebssteigernd;
Wm/Wi (Tranylcypromin): irreversible Hemmung der MAO-A und der MAO-B ⇒ Hemmung des oxidativen Abbaus, dadurch Konzentration ↑ von Adrenalin, Noradrenalin, Serotonin an der Synapse; zunächst stark antriebssteigernd und psychomotorisch aktivierend, nach ca. 3-5W stimmungsaufhellend und antidepressiv;
UW (Moclobemid): Schlafstörungen, Schwindel, Kopfschmerzen, Mundtrockenheit, Übelkeit;
UW (Tranylcypromin): Schlafstörungen, Hypotonie, Orthostase-Reaktionen, Hypertonie, Angstzustände, Agitiertheit, Unruhe, Schwindelgefühl, Mundtrockenheit, Müdigkeit, Herzklopfen, Gewichtszunahme, Gewichtsabnahme, Schwäche;
KI (Moclobemid): bek. Überempfindlichkeit, akute Verwirrtheitszustände, Phäochromozytom, Alter < 18J., Komb. m. Selegilin/SSRI/anderen Antidepressiva/Dextromethorphan/Pethidin/Tramadol/Triptanen; **KI** (Tranylcypromin): bek. Überempfindlichkeit, Phäochromozytom, Karzinoid, vaskuläre Erkrankungen des Gehirns, Gefäßfehlbildungen, schwere Formen von Hypertonie bzw. von Herz-Kreislauf-Erkrankungen, Leberfunktionsstörungen bzw. Lebererkrankungen, schwere Nierenfunktionsstörungen bzw. Nierenerkrankungen, Porphyrie, Diabetes insipidus, maligne Hyperthermie (auch in der Vorgeschichte), akutes Delir, akute Vergiftung mit zentral-dämpf. Pharmaka, Ki. u. Jugendliche, Kombination mit SSRI, Clomipramin, Venlafaxin, Duloxetin, Sibutramin, Milnacipran, L-Tryptophan, Serotonin-Agonisten wie Triptane, Buspiron, Imipramin, indirekte Sympathomimetika; Amphetamine, Pethidin, Tramadol, Dextrometorphan, Disulfiram, Levodopa ohne Decarboxylase-Hemmstoffe

Moclobemid Rp	HWZ 2-4h, Qo 1.0, PPB 50%
Aurorix *Tbl. 150, 300mg* **Moclobemid HEXAL** *Tbl. 150, 300mg* **Moclobemid Stada** *Tbl. 150, 300mg*	**Depression:** ini 300mg p.o., Erh.Dos. 300-600mg/d; **soziale Phobie:** ini 2 x 150mg, nach 4d 2 x 300mg; **DANI** nicht erforderlich

Tranylcypromin Rp	HWZ 2h, Qo 0.95, PRC C, Lact ?
Jatrosom *Tbl. 10, 20, 40mg* **Tranylcypromin Aristo** *Tbl. 10, 20mg* **Tranylcypromin-neuraxpharm** *Tbl. 10, 20mg*	**Depression:** ini 1 x 10mg morgens p.o., je nach Wi um 10mg/W steigern, Erh.Dos. 20-40mg/d in 1-3 ED, max. 60mg/d; **DANI** b. schw. NI Anw. nicht empf.; **DALI** KI

13.1.4 Selektive Serotonin-Reuptake-Inhibitoren (SSRI)

Wm: selektive Hemmung der Serotoninwiederaufnahme ⇒ Serotoninanreicherung im synaptischen Spalt; **Wi:** antidepressiv, psychomotorisch aktivierend;
UW (Citalopram): Asthenie, Apathie, Appetit ↓, Gewicht ↓, Agitiertheit, verringerte Libido, Ängstlichkeit, Nervosität, Verwirrtheit, anormale Träume, Konzentrationsstörungen, Amnesie, Anorexie, Orgasmusstörungen (Frauen), Schläfrigkeit, Schlaflosigkeit, Kopfschmerzen, Schlafstörungen, Tremor, Geschmacksstörungen, Parästhesie, Migräne, Schwindel, Aufmerksamkeitsstörungen, Akkommodationsstörung, Tinnitus, Herzklopfen, Hypotonie, Hypertonie, Gähnen, Rhinitis, Sinusitis, Mundtrockenheit, Übelkeit, Obstipation, Diarrhoe, Erbrechen, Flatulenz, Speichelfluss ↑, Abdominalschmerzen, Dyspepsie, vermehrtes Schwitzen, Juckreiz, Myalgie, Arthralgie, Polyurie, Impotenz, Ejakulationsstörungen, Erschöpfungszustände;

UW (Escitalopram): verminderter/gesteigerter Appetit, Gewichtszunahme, Ängstlichkeit, Ruhelosigkeit, anormale Träume, verringerte Libido, Anorgasmie (Frauen), Schlaflosigkeit, Schläfrigkeit, Schwindel, Parästhesie, Tremor, Sinusitis, Gähnen, Übelkeit, Diarrhö, Obstipation, Erbrechen, Mundtrockenheit, vermehrtes Schwitzen, Arthralgie, Myalgie, Ejakulationsstörungen, Impotenz, Müdigkeit, Fieber;
UW (Fluoxetin): verminderter Appetit, Angst, Nervosität, Ruhelosigkeit, Angespanntheit, verminderte Libido, Schlafstörung, anormale Träume, Kopfschmerzen, Aufmerksamkeitsstörung, Schwindel, Geschmacksstörung, Lethargie, Somnolenz, Tremor, verschwommenes Sehen, Palpitation, Flush, Gähnen, Diarrhoe, Übelkeit, Erbrechen, Dyspepsie, Mundtrockenheit, Ausschlag, Nesselsucht, Hyperhidrose, Pruritus, Arthralgie, häufiges Wasserlassen, gynäkologische Blutung, erektile Dysfunktion, Ejakulationsstörung, Müdigkeit, Nervosität, Schüttelfrost, Gewichtsverlust;
UW (Fluvoxamin): Palpitationen, Tachykardie, Kopfschmerzen, Schwindel, Somnolenz, Tremor, Bauchschmerzen, Obstipation, Diarrhö, Mundtrockenheit, Dyspepsie, Schwitzen, Anorexie, Asthenie, Malaise, Agitiertheit, Angst, Schlafstörungen, Nervosität;
UW (Paroxetin): Erhöhung der Cholesterinwerte, verminderter Appetit, Schläfrigkeit, Schlaflosigkeit, Agitiertheit, ungewöhnliche Träume, Schwindelgefühl, Tremor, Kopfschmerzen, Konzentrationsschwierigkeiten, verschwommenes Sehen, Gähnen, Übelkeit, Obstipation, Diarrhö, Erbrechen, Mundtrockenheit, Schwitzen, sexuelle Dysfunktion, Schwächezustände, Gewichtszunahme, Schwindel, sensorische Störungen, Schlafstörungen, Angst, Kopfschmerzen;
UW (Sertralin): Schlaflosigkeit, Schläfrigkeit, Appetitlosigkeit, Gähnen, Agitiertheit, Angst, Tremor, Schwindel, Mundtrockenheit, Kopfschmerzen, Bewegungsstörungen, Parästhesie, Hypästhesie, vermehrtes Schwitzen, Sehstörung, Tinnitus, Palpitaion, Brustschmerz, Übelkeit, Diarrhoe, Dyspepsie, Verstopfung, Abdominalschmerz, Erbrechen, Hautausschlag, Menstruationsstörungen, Sexualstörungen, Asthenie, Müdigkeit, Hitzewallungen;
KI (Citalopram, Escitalopram): bekannte Überempfindlichkeit, verlängertes QT-Intervall, angeborenes Long-QT-Syndrom, gleichzeitige Anwendung von MAO-Hemmern, Linezolid, Pimozid, Arzneimittel mit bekannter QT-Intervall-Verlängerung;
KI (Fluoxetin, Fluvoxamin): bek. Überempfindlichkeit, gleichzeitige Anwendung von MAO-Hemmern;
KI (Paroxetin): bek. Überempf., gleichzeitige Anwendung von MAO-Hemmern, Thioridazin, Pimozid;
KI (Sertralin): bek. Überempf., gleichzeitige Anwendung von MAO-Hemmern, Pimozid

Citalopram Rp	HWZ 33-37h, Q0 > 0.7, PPB 80%, PRC C, Lact ?
Cipramil *Tbl. 20, 40mg; Inf.Lsg. 20mg/0.5ml* **Citalich** *Tbl. 20mg* **Citalon** *Tbl. 20, 40mg* **Citalopram HEXAL** *Tbl. 10, 20, 30, 40mg* **Citalopram-ratioph.** *Tbl. 10, 20, 30, 40mg* **Citalopram Stada** *Tbl. 10, 20, 30, 40mg*	**Depression:** 1 x 20mg p.o., max. 40mg/d; > 65J.: max. 20mg/d; 20mg/d i.v., max. 40mg/d i.v.; **Panikstörung:** ini 1 x 10mg p.o., nach 1W 1 x 20mg, je nach Ansprechen bis max. 40mg/d steigern; **DALI** leichte-mittelschwere LI: ini 10mg/d für 14d, dann max. 20mg/d; **DANI** CrCl > 30: 100%; < 30: Anw. nicht empf.

Escitalopram Rp	HWZ 30h, PPB 80%
Cipralex *Tbl. 10, 20mg; Gtt. (20Gtt. = 20mg)* **Escitalex** *Tbl. 5, 10, 15, 20mg* **Escitalopram HEXAL** *Tbl. 5, 10, 15, 20mg; Lingualtbl. 10, 20mg; Gtt. (1ml = 20mg)* **Escitalopram-neuraxpharm** *Tbl. 5, 10, 15, 20mg; Lingualtbl. 10, 20mg* **Seroplex** *Tbl. 10, 20mg*	**Depression, Zwangsstörung, generalisierte Angststörung:** 1 x 10mg p.o., ggf. 1 x 20mg; **Panikstörung:** ini 1 x 5mg, nach 7d 1 x 10mg, ggf. 1 x 20mg; **soziale Angststörung:** ini 1 x 10mg, nach 2-4W Dosisanpassung 5-20mg; Pat. > 65J.: ini 1 x 5mg, ggf. 1 x 10mg; **DANI** CrCl < 30: sorgfältige Dosisanpassung; **DALI** W1+2: 5mg/d, dann max.10mg/d

Fluoxetin Rp	HWZ 4 (7)d, Q_0 0.85, PPB 95%, PRC C, Lact -
Fluoxetin 1A *Tbl. 10, 20, 40mg* **Fluoxetin HEXAL** *Tbl. 10, 20, 40mg; Kps. 10, 20mg;* **Fluoxetin-ratioph.** *Tbl. 20mg; Kps. 20mg*	**Depression:** 1 x 20mg p.o.; **Zwangsstörung:** 1 x 20mg, ggf. 60mg/d; **Bulimie:** 60mg/d; **Ki. > 8J:** ini 10mg/d, nach 1-2W max. 20mg/d; **DANI** nicht erforderlich; **DALI** 20mg alle 2d

Fluvoxamin Rp	HWZ 17-22h, Q_0 1.0, PPB 80%, PRC C, Lact ?
Fevarin *Tbl. 50, 100mg* **Fluvoxamin-neuraxpharm** *Tbl. 50, 100mg*	**Depression:** ini 50mg p.o., Erh.Dos. 1 x 100-200mg, max. 300mg/d; **Zwangsstörung:** ini 50mg/d, Erh.Dos. 200-300mg/d; **Ki. > 8J:** ini 25-50mg p.o., um 25-50mg/W steigern, max. 200mg/d; **DANI/DALI** Dosisreduktion

Paroxetin Rp	HWZ 17-24h, Q_0 0.95, PPB 95%, PRC C, Lact ?
Paroxat *Tbl. 10, 20, 30, 40mg* **Paroxetin-ratioph.** *Tbl. 20, 30, 40mg* **Paroxetin Stada** *Tbl. 20mg* **Seroxat** *Tbl. 20mg; Saft (1ml = 2mg)*	**Depression, Angststrg., soziale Phobie, posttraumat. Belastungsstörung:** 1 x 20mg p.o., ggf. steigern, max. 50mg/d; **Panik-, Zwangsstrg.:** ini 10mg, um 10mg/W steigern, Erh.Dos. 40mg, max. 60mg/d; **DANI** CrCl < 30: red. Dosis; **DALI** red. Dosis

Sertralin Rp	HWZ 24h, Q_0 1.0, PPB 98%, PRC C, Lact ?
Gladem *Tbl. 50mg* **Sertralin Aristo** *Tbl. 50, 100mg* **Sertralin HEXAL** *Tbl. 50, 100mg* **Sertralin-neuraxpharm** *Tbl. 50, 100mg* **Zoloft** *Tbl. 50, 100mg; Lsg. (1ml = 20mg)*	**Depression; Zwangsstrg.:** 1 x 50mg p.o., je nach Wi steig. auf 1 x 100mg, max. 200mg/d; **Panikstörung, posttraumat. Belastungs-störgung, soziale Angststörung:** ini 1 x 25mg, nach 1W 1x 50mg, ggf. um 50mg/W steigern bis 200mg/d; **Zwangsstörung: Ki. 6-12J.:** ini 1 x 25mg, nach 1W 1 x 50mg; **13-17J.:** ini 1 x 50mg; ggf. um 50mg/W steigern bis 200mg/d; **DANI** nicht erforderlich; **DALI** reduzierte Dosis

13.1.5 Serotonin-Noradrenalin-Reuptake-Inhibitoren (SNRI)

Wm/Wi (Duloxetin, Milnacipran, Venlafaxin): Hemmung der Serotonin- und der Noradrenalin-Wiederaufnahme ⇒ Erhöhung der extrazellulären Konzentration von Serotonin u. Noradrenalin in verschiedenen Gehirnarealen ⇒ schmerzhemmend und antidepressiv;
UW (Duloxetin): verminderter Appetit, Schlaflosigkeit, Agitiertheit, trockener Mund, Übelkeit, Erbrechen, Obstipation, Diarrhoe, Dyspepsie, Abdominalschmerz, Flatulenz, Müdigkeit, Angst, verminderte Libido, Anorgasmie, anomale Träume, Kopfschmerzen, Schläfrigkeit, Schwindel, Tremor, Verschwommensehen, Herzklopfen, Tinnitus, Blutdruckanstieg, Gähnen, Erröten, vermehrtes Schwitzen, Lethargie, Parästhesie, Hautausschlag, muskuloskeletale Schmerzen, Muskelkrämpfe, Dysurie, erektile Dysfunktion, Ejakulationsstörungen, Gewichtsabnahme;
UW (Milnacipran): Kopfschmerzen, Übelkeit, Agitiertheit, Ängstlichkeit, Depression, Essstörungen, Schlafstörungen, suizidales Verhalten, Migräne, Tremor, Schwindel, Empfindungsstörungen, Schläfrigkeit, Tachykardie, Palpitationen, Hitzewallungen, Hypertonie, Verstopfung, Diarrhoe, Bauchschmerzen, Dyspepsie, Erbrechen, Mundtrockenheit, Pruritus, Hautausschlag, Hyperhidrose, Muskelschmerzen, Dysurie, Pollakisurie, Ejakulationsstrg., Erektionsstrg., Hodenschmerzen, Müdigkeit;
UW (Venlafaxin): erhöhte Cholesterinwerte, Gewichtsabnahme, Mundtrockenheit, Obstipation, Übelkeit, Erbrechen, Nervosität, Schlaflosigkeit, Parästhesien, Sedierung, Tremor, Verwirrtheit, Depersonalisation, vermehrtes Schwitzen, sexuelle Störungen, Miktions-, Menstruationsstörungen, Libidoabnahme, erhöhter Muskeltonus, Kopfschmerzen, Asthenie, anomale Träume, Schwindel, Akkommodationsstörung, Mydriasis, Sehstörungen, Blutdruckanstieg, Vasodilatation, Palpitation, Gähnen, verminderter Appetit, Schüttelfrost;
KI (Duloxetin): bekannte Überempfindlichkeit, Leberfunktionsstörung, schwere Niereninsuffizienz, unkontrollierte Hypertonie, Kombination mit MAO-Hemmern, Fluvoxamin, Ciprofloxacin, Enoxacin;
KI (Milnacipran): bek. Überempfindlichkeit, Komb. mit MAO-Hemmern, unkontrollierte Hypertonie, schwere oder instabile KHK, Lact.;
KI (Venlafaxin): bekannte Überempfindlichkeit, Kombination mit MAO-Hemmern

Duloxetin Rp	HWZ 8-17h, PPB 96%
Ariclaim *Kps. 30, 60mg* **Cymbalta** *Kps. 30, 60mg* **Xeristar** *Kps. 30, 60mg*	**Depression, Schmerzen bei diabetischer PNP:** 1 x 60mg p.o.; max. 2 x 60mg; **generalisierte Angststörung:** ini 1 x 30mg p.o., ggf. steigern auf 1 x 60mg; **DANI:** CrCl 30-80: 100%; < 30: KI; **DALI:** KI

Milnacipran Rp	HWZ 8h, PPB 13%
Milnaneurax *Kps. 25, 50mg*	**Depression:** 2 x 50mg p.o.; **DANI:** CrCl ≥ 60: 100%; 30-59: 2 x 25mg; < 30: 1 x 25mg; **DALI:** keine Daten

Venlafaxin Rp	HWZ 5(12)h, Qo 0.45 (0.5), PPB 27%, PRC C, Lact ?
Trevilor *Kps. 37.5(ret.), 75(ret.), 150(ret.)mg* **Venlafaxin-CT** *Tbl. 75(ret.), 150(ret.), 225(ret.)mg; Kps. 37.5(ret.), 75(ret.), 150(ret.)mg* **Venlafaxin-ratioph.** *Tbl. 75(ret.), 150(ret.), 225(ret.)mg; Kps. 37.5(ret.), 75(ret.), 150(ret.)mg*	**Depression:** ini 1 x 75mg p.o., ggf. alle 2W steigern bis max. 375mg/d; **generalisierte Angsstörung, soziale Angssststörung:** ini 1 x 75mg, ggf. steigern bis 225mg/d; **Panikstörung:** d1-7: 37.5mg/d, dann 75mg/d; ggf. steigern bis max. 225mg/d; **DANI** CrCl 30-70: vorsichtige Anwendung; < 30, HD: 50%; **DALI** 50%

13.1.6 Noradrenalin-Reuptake-Inhibitoren (NARI)

Wm/Wi (Reboxetin): Hemmung der Noradrenalin-Wiederaufnahme ⇒ Erhöhung der extrazellulären Konzentration von Noradrenalin in verschiedenen Gehirnarealen und Modifikation der noradrenergen Transmission;
UW (Reboxetin): verminderter Appetit, Schlaflosigkeit, Agitiertheit, Angst, Kopfschmerzen, Parästhesie, Akathisie, Geschmacksstörung, Mundtrockenheit, Übelkeit, Erbrechen, Verstopfung, Hyperhidrosis, Schwindel, Tachykardie, Palpitationen, Vasodilatation, Hypotonie, Hypertonie, Akkommodationsstörungen, Exanthem, Miktionsbeschwerden, Harnwegsinfektionen, Dysurie, Harnverhalt, Erektions-/Ejakulationsstörungen, Schüttelfrost;
KI (Reboxetin): bekannte Überempfindlichkeit

Reboxetin Rp	HWZ 13h, Qo > 0.8, PPB 92-97%, PRC B, Lact ?
Edronax *Tbl. 4mg* **Solvex** *Tbl. 4mg*	**Depression:** 2 x 4mg p.o., max. 12mg/d; **DANI/DALI** ini 2 x 2mg, dann nach Wirkung steigern

13.1.7 Melatonin-Rezeptoragonisten

Wm/Wi (Agomelatin): Agonist an melatonergen MT_1- u. MT_2-Rezeptoren, Antagonist an postsynaptischen 5-HT2C-Rezeptoren ⇒ antidepressiv, Resynchronisierung der zirkadianen Rhythmik, Wiederherstellung des Schlaf-Wach-Rhythmus; speziell im frontalen Kortex Freisetzung von Dopamin und Noradrenalin ↑, kein Einfluss auf den extrazellulären Serotoninspiegel;
Wm/Wi (Melatonin): Hormon der Epiphyse, Agonist an melatonergen MT1-, MT2- und MT3-Rezeptoren ⇒ schlaffördernd, Beeinflussung des zirkadianen Rhythmus;
Wm/Wi (Tasimelteon): Agonist an melatonergen MT1- u. MT2-Rezeptoren ⇒ Regulierung des zirkadianen Rhythmus;
UW (Agomelatin): Kopfschmerzen, Schwindel, Schläfrigkeit, Schlaflosigkeit, Müdigkeit, Migräne, Übelkeit, Erbrechen, Diarrhoe, Obstipation, Bauch-, Rückenschmerzen, Schwitzen, Transaminasen (GOT und/oder GPT) ↑, Angst;
UW (Melatonin): keine sehr häufigen bzw. häufigen UW;
UW (Tasimelteon): Kopfschmerzen, Schlafstörungen, Schlaflosigkeit, ungewöhnliche Träume, Schläfrigkeit, Schwindel, Dyspepsie, Übelkeit, Mundtrockenheit, GPT-Erhöhung;
KI (Agomelatin): bek. Überempf., eingeschränkte Leberfunktion, Transaminasen ↑ > 3 ULN, gleichzeitige Anw. von starken CYP1A2-Inhibitoren (z.B. Fluvoxamin, Ciprofloxacin);
KI (Melatonin): bek. Überempf.; **KI** (Tasimelteon): bek. Überempf.

Agomelatin Rp	HWZ 1-2h, PPB 95%
Valdoxan *Tbl. 25mg*	**Depression:** 1 x 25mg p.o. z.N., ggf. steigern auf 1 x 50mg; **DANI** vorsichtige Anwendung; **DALI** KI
Melatonin Rp	HWZ 3.5-4h, PPB 60%
Circadin *Tbl. 2(ret.)mg*	**Insomnie ab 55J:** 1 x 2mg p.o. z.N.; **DANI** vors. Anw.; **DALI** Anw. nicht empfohlen
Tasimelteon Rp	HWZ 1.3h, PPB 90%
Hetlioz *Tbl. 20mg*	**Nicht-24h-Schlaf-Wach-Syndrom bei Blinden:** 1 x 20mg p.o. 1h vor dem Schlafengehen; **DANI** nicht erforderl.; **DALI** Child C: vorsichtige Anw.

13.1.8 Weitere Antidepressiva

Wm/Wi (Bupropion): neuronale Hemmung der Dopamin- und Noradrenalin-Wiederaufnahme ⇒ antidepressiv; **Wm/Wi** (Tianeptin): erhöhte elektrische Aktivität der Pyramidenzellen im Hippocampus, erhöhte Wiederaufnahme von Serotonin im Kortex und hippocampalen Neuronen, steigert den Dopamin-Stoffwechsel des Gehirns und verringert die Freisetzung von Acetylcholin ⇒ stimulierend und anxiolytisch, Auswirkungen auf somatische Störungen; **Wm/Wi** (Trazodon): präsynaptische Hemmung des Serotonin-Reuptakes, postsynaptische Blockade von 5-HT1-Rezeptoren, Blockade von Alpha-1-Rezeptoren ⇒ sedierend, antidepressiv, anxiolytisch, prosexuell;
Wm/Wi (Vortioxetin): direkte Modulation der serotonergen Rezeptoraktivität sowie Hemmung des Serotonin-Transporters ⇒ antidepressiv, anxiolytisch, Verbesserung der kognitiven Funktion, des Lernens und des Gedächtnisses;
UW (Bupropion): Urtikaria, Appetitlosigkeit, Schlaflosigkeit, Agitiertheit, Angst, Kopfschmerzen, Tremor, Schwindel, Geschmacks-/Sehstörungen, Tinnitus, Gesichtsröte, Mundtrockenheit, Übelkeit, Erbrechen, Bauch-/Brustschmerzen, Obstipation, Exanthem, Pruritus, Schwitzen, Hypertonie, Fieber, Asthenie; **UW** (Tianeptin): Anorexie, Alpträume, Schlaflosigkeit, Schläfrigkeit, Schwindel, Kopfschmerz, Zusammenbruch, Tremor, beeinträchtigtes Sehvermögen, Herzrasen, Herzklopfen, Extrasystolen, präkordiale Schmerzen, Hitzewallungen, Dyspnoe, trockener Mund, Darmträgheit, Bauchschmerzen, Übelkeit, Erbrechen, Dyspepsie, Diarrhö, Blähungen, Sodbrennen, Rückenschmerzen, Myalgie, Globusgefühl, Asthenie; **UW** (Trazodon): Hypotonie, HRST, Schwindel, Kopfschmerz, Unruhe, GI-Beschwerden, Mundtrockenheit, Schlafstörungen, Müdigkeit;
UW (Vortioxetin): Übelkeit, Appetitminderung, abnorme Träume, Schwindel, Diarrhoe, Obstipation, Erbrechen, generalisierter Pruritus;
KI (Bupropion): bek. Überempfindlichkeit, Epilepsie, ZNS-Tumor, Alkoholentzug, schwere Leberzirrhose, Anorexia nervosa, Bulimie, gleichzeitige Anw. mit MAO-Hemmern;
KI (Tianeptin): bek. Überempf., Kombination mit nichtselektiven MAO-Hemmern;
KI (Trazodon): bekannte Überempf., akute Intoxikation mit zentral dämpfenden Pharmaka bzw. Alkohol, Karzinoid-Syndrom; **KI** (Vortioxetin): bek. Überempf., gleichzeitige Anw. von selektiven oder nicht-selektiven MAO-Hemmern

Bupropion Rp	HWZ 20h, Q0 > 0.8, PPB 84%, PRC B, Lact ?
Bupropion-neuraxpharm *Tbl. 150, 300mg* **Elontril** *Tbl. 150, 300mg*	**Depression:** ini 1 x 150mg p.o., ggf. nach 4W auf 1 x 300mg steigern; **DANI** max. 150mg/d; **DALI** max. 150mg/d; KI bei schw. Leberzirrhose
Tianeptin	HWZ 2.5-3(7-8)h, PPB 95%
Tianeurax *Tbl. 12.5mg*	**Depression:** 3 x 12.5mg p.o., **DANI** 2 x 12.5mg; **DALI** nicht erforderlich
Trazodon Rp	HWZ 7(10-12)h, Q0 1.0 (0.7), PPB 89-95%, PRC C, Lact ?
Trazodon HEXAL *Tbl. 100mg* **Trazodon-neuraxpharm** *Tbl. 100mg*	**Depression:** W1: 100mg/d, W2: 200mg/d, ab W3: 200-400mg/d; **DANI** nicht erforderlich
Vortioxetin Rp	HWZ 66h, PPB 99%, PRC C, Lact ?
Brintellix *Tbl. 5, 10, 20mg*	**Depression:** < 65J: ini 1 x10mg p.o., ggf. Dosisanpassung auf 5 bzw. 20mg/d; > 65J: ini 1x 5mg, Vorsicht bei Dosis >10mg/d; **DANI** nicht erforderlich; **DALI** Child C: vorsichtige Anw.

13.2 Stimmungsstabilisierer

Wm/Wi (Lamotrigin): Blockade von spannungsgesteuerten Natrium-Kanälen ⇒ repetitive Entladungen der Neurone und Glutamat-Freisetzung ↓ ⇒ antikonvulsiv, Prävention von Stimmungsepisoden;
UW (Lamotrigin): Aggressivität, Reizbarkeit, Kopfschmerzen, Somnolenz, Schwindel, Tremor, Insomnie, Ataxie, Nystagmus, Diplopie, Verschwommensehen, Übelkeit, Erbrechen, Diarrhoe, Hautausschlag, Müdigkeit, Agitiertheit, Mundtrockenheit, Arthralgie, Rückenschmerzen, Schmerzen;
KI (Lamotrigin): bekannte Überempfindlichkeit

Lamotrigin Rp	HWZ 29h, Q0 0.9, PPB 55%, PRC C, Lact ?
Lamictal *Tbl, 2, 5, 25, 50, 100, 200mg* **Lamotrigin-neuraxpharm** *Tbl. 25, 50, 100, 200mg* **Lamotrigin-ratioph.** *Tbl. 5, 25, 50, 100, 200mg*	**Pro. depressiver Episoden bei bipolarer Störung:** W1-2: 1 x 25mg p.o.; W3-4: 50mg in 1-2ED, ab W5: 100mg/d in 1-2ED, Zieldosis 200mg/d, max. 400mg/d; bei Kombinationstherapie s. FachInfo

13.3 Anxioloytika

Wm/Wi (Opipramol): Antagonismus an H1-, D2-, 5-HT2A-, Alpha-1-Rezeptoren, hohe Affinität für Sigmarezeptoren ⇒ Beeinflussung von NMDA-Rezeptoren sowie Transmission/ Stoffwechsel von Dopamin im ZNS ⇒ sedierend, anxiolytisch, stimmungsaufhellend;
UW (Opipramol): Hypotonie, orthostatische Dysregulation, Müdigkeit, Mundtrockenheit, verstopfte Nase;
KI (Opipramol): bek. Überempf., gleichzeitige Anw. mit MAO-Hemmern, akute Alkohol-, Schlafmittel-, Analgetika- und Psychopharmaka-Intox., akuter Harnverhalt, akute Delirien, unbehandeltes Engwinkelglaukom, Prostatahypertrophie mit Restharn, paralytischer Ileus, höhergrad. AV-Block, diffuse (supra-)ventrikuläre Reizleitungsstörungen

Opipramol Rp — HWZ 6-9h, PPB 91%

Insidon *Tbl. 50, 100mg; Gtt. (24Gtt. = 100mg)* **Ophel** *Tbl. 50, 100mg* **Opipram** *Tbl. 50, 100mg* **Opipramol-neuraxpharm** *Tbl. 50, 100, 150mg* **Opipramol-ratioph.** *Tbl. 50, 100mg*	**Generalisierte Angststörung, somatoforme Störung:** 50–50–100mg p.o., ggf. Dosisanpassung auf 150mg/d, max. 300mg/d; **Ki. > 6J:** 3mg/kg/d; **DANI** sorgfältige Dosiseinstellung, evtl. Dosisreduktion erforderlich

13.4 Antimanika, Phasenprophylaktika

Wm/Wi (Lithiumcarbonat, -sulfat): Beeinflussung vieler neurochem. Systeme (Ionenkanäle, Neurotransmitter, Second-messenger-Systeme) ⇒ Phasenverschiebung biologischer Rhythmen;
UW (Lithiumcarbonat): Durst, Polyurie, GI-Strg., Tremor, Struma, Hypothyreose, Nierenschäden;
UW (Lithiumsulfat): feinschlägiger Tremor, Polyurie, Polydipsie, Übelkeit, Gewicht ↑;
KI (Lithiumcarbonat): bekannte Überempfindlichkeit, akutes Nierenversagen/schwere Niereninsuffizienz, akuter MI/Herzinsuffizienz, ausgeprägte Hyponatriämie, Brugada-Syndrom, Grav.;
KI (Lithiumsulfat): bekannte Überempfindlichkeit, akutes Nierenversagen, akuter MI, ausgeprägte Hyponatriämie, Grav.

Lithiumcarbonat Rp — HWZ 14-24h, Qo 0.02, keine PPB, ther. Serumspiegel 0.6-1.2mmol/l

Hypnorex ret. *Tbl. 400(ret.)mg (= 10.8mmol Li^+)* **Lithium Apogepha** *Tbl. 295mg (= 8mmol Li^+)* **Quilonorm** *Tbl. 450 (ret.)mg* **Quilonum ret.** *Tbl. 450(ret.)mg (= 12.2mmol Li^+)*	**Ther./Pro. manisch-depressiver Erkr.:** d1-3: 12mmol/d p.o., d4-7: 24mmol/d, weitere Dosisanpassung nach Serumspiegel; **DANI** KI bei schwerer NI

Lithiumsulfat Rp — HWZ 14-24h, Qo 0.02, ther. Serumspiegel: 0.6-1.2mmol/l

Lithiofor *Tbl. 660(ret.)mg (= 12mmol Li^+)*	**Ther./Pro. manisch-depressiver Erkr.:** d1-3: 12mmol/d p.o., d4-7: 24mmol/d, dann Dosisanpassung nach Serumspiegel; **DANI** KI bei schwerer NI

13.5 Neuroleptika

13.5.1 Schwach potente Neuroleptika

Wm (alle): Antagonismus an Dopamin-Rezeptoren im ZNS;
Wi (Chlorprothixen): schwach antipsychotisch, stark sedierend (je höher die antipsychotische Wi, desto geringer die sedierende und umgekehrt); sympathikolytisch, anticholinerg, antihistaminerg, antiserotoninerg; **Wi** (Levomepromazin): ausgeprägt psychomotorisch dämpfend und sedierend, analgetisch, antiemetisch, antiallergisch, depressionslösend, lokalanästhetisch, schwach antipsychotisch; **Wi** (Melperon): affektive Entspannung, sedierend, antipsychotisch; **Wi** (Pipamperon): sedativ-hypnotisch, erregungsdämpfend, gering antipsychotisch; **Wi** (Promethazin): stark sedierend, gering antipsychotisch, antiemetisch, hypnotisch; **Wi** (Prothipendyl): sedierend, antiemetisch; **Wi** (Sulpirid): antidepressiv, Beeinflussung der schizophrenen Symptomatik, antivertiginös; **Wi** (Thioridazin): ausgeprägt antipsychotisch, günstige Beeinflussung katatoner Erregung, affektiv entspannend, stark sedierend;
UW (Chlorprothixen): Frühdyskinesien, Dystonien, malignes neurolept. Syndrom, Müdigkeit, Reaktionszeit ↑, Benommenheit, Schwindel, Verwirrtheit, Asthenie, Abgeschlagenheit, Nervosität, Agitiertheit, Kopfschmerzen, Libido ↓, Hypotonie, orthostat. Dysregulation, Tachykardie, Palpitationen, Strg. der Erregungsausbreitung und -rückbildung am Herzen, Obstipation, Verdauungsstrg., Übelkeit, Miktionsstörungen, Leberenzyme ↑, Strg. der Speichelsekretion, Speichelfluss ↑, Schwitzen ↑ oder ↓, Sprech-, Seh-, Akkommodationsstrg., Mundtrockenheit, Dermatitis, Myalgie, Gewicht ↑, Appetit ↑; **UW** (Levomepromazin): Müdigkeit, extrapyramidalmotorische Strg. (wie Frühdyskinesien, Parkinson-Syndrom, Akathisie), Blickkrämpfe, Akkommodationsstrg., Augeninnendruck ↑, orthostat. Dysregulation, Hypotonie, Tachykardie, EKG-Veränd., verstopfte Nase, Obstipation, Übelkeit, Erbrechen, Diarrhoe, Appetit ↓, Mundtrockenheit, Miktionsstrg.; **UW** (Melperon): Müdigkeit, orthostat. Dysregulation, Hypotonie, Tachykardie, extrapyramidale Strg., Parkinson-Syndrom, Akathisie; **UW** (Pipamperon): Depression, Somnolenz, Zahnradphänomen, Hypertonie, Akathisie, okulogyrische Krise, Opisthotonus, Dyskinesie, Tachykardie, orthostat. Hypotonie, Erbrechen, Urtikaria, muskuläre Spastik, Amenorrhoe, Gangstrg., Asthenie; **UW** (Promethazin): Sedierung, Mundtrockenheit, Strg. der Speichelsekretion; **UW** (Prothipendyl): orthostat. Kreislaufstrg.; **UW** (Sulpirid): Übelkeit, Mundtrockenheit, Speichelsekretion ↑, Transpiration, Kopfschmerzen, Schwindel, Müdigkeit, Hypokinesie, Tachykardie, Hypotonie, Hypertonie, Strg. des Hormonhaushalts, Obstipation, gastroint. Strg. mit Übelkeit und Erbrechen; **UW** (Thioridazin): Sedierung, Schläfrigkeit, Schwindel, Mundtrockenheit, Sehstörung, Akkommodationsstörung, Nasenverstopfung, orthostatische Hypotonie, Galaktorrhö;
KI (Chlorprothixen): bek. Überempf. Kreislaufkollaps, Bewusstseinstrübungen verschiedener Ursache, komatöse Zustände, klinisch signif. Herz-Kreislauf-Störungen, ventrik. Arrhythmien, Torsades de Pointes (anamn.), Hypokaliämie, Hypomagnesiämie, angeb. Long-QT-Syndrom, sek. QT-Intervall-Verlängerung, gleichz. Anw. von QT-Zeit-verlängernden Med., Ki. < 3J;
KI (Levomepromazin): bek. Überempf., akute Alkohol-, Schlafmittel-, Analgetika- und Psychopharmaka-Intox., Kreislaufschock, Koma, BB-Strg., Ki. < 16J.; **KI** (Promethazin): bek. Überempf., schwere Blutzell- und Knochenmarkschädigung, akute Intoxikation mit zentraldämpfenden Medikamenten oder Alkohol, Kreislaufschock, Koma, anamnestisch malignes neuroleptisches Syndrom, Ki. < 2J.; **KI** (Prothipendyl): bek. Überempf., akute Intoxikation mit zentraldämpfenden Medikamenten oder Alkohol, komatöse Zustände;
KI (Sulpirid): bek. Überempf., akute Intox. mit zentraldämpfenden Medikamenten od. Alkohol, maniforme Psychosen, organ. Psychosyndrom, M. Parkinson, Hyperprolaktinämie, Krampfanfälle, prolaktinabhängige Tumore, Mammatumore, Tumore der Nebennieren, Grav./Lakt.;

KI (Thioridazin): bek. Überempf., schw. Herzkrankheiten, Kombination mit QT-Zeit-verlängernden Med., Cytochrom P450 2D6-Isoenzym hemmenden Med. (SSRI, trizyklische Antidepressiva, Betablocker), den Metabolismus von Thioridazon verlangsamenden (Fluvoxamin, Pindolol, Propranolol) Medikamenten, angeb. oder erw. Cytochrom-P450-2D6-Isoenzym-Mangel, komatöse Zustände, schwere ZNS-Dämpfung, hämatologische Störungen in der Anamnese, Lakt.

Chlorprothixen Rp	HWZ 8-12h, Qo 1.0, PPB 99%
Chlorprothixen-neuraxpharm *Tbl. 15, 50, 100mg* **Chlorprotixen Holsten** *Tbl. 15, 50mg* **Truxal** *Saft (1ml = 20mg)*	**Unruhe-, Erregungszustände, Schizophrenie, Psychose:** 2-4 x 15-100mg p.o.; **Ki. > 3J:** 0.5-1mg/kg/d p.o. in 2ED; **DANI** sorgfältige Dosiseinst.
Levomepromazin Rp	HWZ 17h, Qo 1.0, PPB 98%
Levium *Tbl. 25, 100mg* **Levomepromazin-neuraxpharm** *Tbl. 10, 25, 50, 100mg; Gtt. (20Gtt. = 40mg); Amp. 25mg/1ml* **Neurocil** *Tbl. 25, 100mg; Gtt. (20Gtt. = 20mg); Amp. 25mg/1ml*	**Unruhe-, Erregungszustände, Psychose:** ini 15-30mg p.o., Erh.Dos. 75-150mg p.o.; bei stat. Behandl. ini 75-100mg/d p.o., auf 150-300mg/d steigern, max. 600mg/d; 25-50mg i.m., ggf. Wdh., bis 150mg/d i.m.; **Ki.:** 1mg/kg/d; **chron. Schmerzen:** ini 25-75mg/d p.o., langsam steigern bis 300mg/d; **DANI/DALI** sorgfältige Dosiseinstellung
Melperon Rp	HWZ 4-8h, Q0 0.9, PPB 50%
Melneurin *Tbl. 10, 25, 50mg; Saft (1ml = 5mg)* **Melperon-ratioph.** *Tbl. 25, 50, 100mg; Saft (1ml = 5mg)*	**Schlafstörung, Unruhe-, Erregungs-, Verwirrtheitszustände, Psychosen:** 3 x 25-100mg p.o., höhere Dosis abends, max. 400mg/d; **DANI/DALI** sorgf. Dosiseinstellung
Pipamperon Rp	HWZ 4h
Dipiperon *Tbl. 40mg; Saft (5ml = 20mg)* **Pipamperon-neuraxpharm** *Tbl. 40, 120mg; Saft (5ml = 20mg)* **Pipamperon HEXAL** *Tbl. 40mg; Saft (5ml = 20mg)*	**Schlafstörung:** 40mg/d; **Dysphorie, Verwirrtheit, psychomotorische Erregung:** ini 3 x 40mg p.o., ggf. steigern bis 3 x 120mg; **Ki. < 14J:** ini 1mg/kg/d p.o., je nach Wi um 1mg/kg/d steigern, Erh.Dos. 2-6mg/kg/d in 3ED
Promethazin Rp	HWZ 7-15h, Qo 1.0, PPB > 90%, PRC C, Lact ?
Atosil *Tbl. 25mg; Gtt. (20Gtt. = 20mg); Amp. 50mg/2ml* **Closin** *Tbl. 25mg* **Promethazin-neuraxpharm** *Tbl. 10, 25, 50, 75, 100mg; Gtt. (20Gtt. = 20, 100mg); Amp. 50mg/2ml* **Proneurin** *Tbl. 25mg* **Prothazin** *Tbl. 25mg; Gtt. (20Gtt. = 20mg)*	**Unruhe-, Erregungszustände, allergische Reaktion, Schlafstörung:** ini 1 x 25mg p.o. z.N., ggf. steigern auf 1 x 50mg, bis 4 x 25mg, max. 200mg/d; 25-50mg i.v./i.m.; **Ki. 2-18J:** 12.5-25mg i.v., max. 0.5mg/kgKG/d; **DANI/DALI** 50%

Prothipendyl Rp	HWZ 2.5h
Dominal *Tbl. 40, 80mg; Gtt. (10Gtt. = 25mg)*	**Unruhe-, Erregungszustände, Psychosen:** 2-4 x 40-80mg p.o.; **Ki. >6J:** 2-3 x 40mg p.o.; **DANI/DALI** nicht erf.
Sulpirid Rp	HWZ 8h, Q0 0.3, kaum PPB
Dogmatil *Kps. 50; Tbl. 200mg; Saft (1ml = 5mg); Amp. 100mg/2ml* **Meresa** *Tbl. 200mg* **Sulpirid-CT** *Tbl. 50, 200mg* **Sulpirid-ratioph.** *Tbl. 50, 200mg* **Sulpivert** *Kps. 50; Tbl. 100, 200mg* **Vertigo Meresa** *Kps. 50; Tbl. 200mg* **Vertigo Neogama** *Tbl. 50, 100, 200mg*	**Akute/chron. Psychose:** ini 3 x 100mg p.o., Erh.Dos. 400-800mg/d in 2-4ED, max. 1600mg/d; 200-1000mg/d i.m. in 2-4ED; **Ki. > 6J:** ini 1-2mg/kg/d p.o., Erh.Dos. 5mg/kg/d in 2-3ED; **Depression, Schwindel:** ini 1-3 x 50mg p.o., Erh.Dos. 150-300mg/d; **DANI** CrCl 30-60: 50%; 10-29: 30%; < 10: 20%; **DALI** Dosisreduktion
Thioridazin Rp	HWZ 10h, Q0 1.0, PPB > 95%, PRC C, Lact ?
Melleril *Tbl. 30(ret.), 200(ret.)mg* **Thioridazin-neuraxpharm** *Tbl. 25, 50, 100, 200mg*	**Chron. Psychose, Unruhe-/Erregungszustände:** ini 25-50mg/d, Erh.Dos. 200-300mg/d, bei stationärer Behandlung bis 600mg/d; **Ki.:** 1-2mg/kg/d p.o.; **DANI/DALI** Dosisredukt.

13.5.2 Mittelstark potente Neuroleptika

Wm/Wi (Perazin): antagonistisch auf Dopamin-D1- und D2-Rez. sowie auf alpha-adrenerge, cholinerge, histaminerge (H1stärker als H2) und serotonerge Rez.; antipsychotisch, anxiolytisch, affektiv entspannend, psychomotorisch dämpfend, schlafanstoßend, sedierend; **Wm/Wi** (Zuclopenthixol): potenter Blocker von Dopamin-D1 und -D2-Rez., starke Affinität zu Serotonin-2A und alpha-1-adrenergen Rez.; ausgeprägte antipsychotische Wi, stark wirksam bei manischer Symptomatik; **UW** (Perazin): Hypotonie bzw. orthostat. Dysregulation, Tachykardie, EKG-Veränderungen, Sedierung, Leberenzyme ↑, Hyperglykämie; **UW** (Zuclopenthixol): extrapyramidalmot. Strg. (z.B. Frühdyskinesien, Parkinson-Syndrom), Tremor, Akathisie, Müdigkeit, Unruhe, Hypokinese, Schwindel, Erregung, Depression, Kopfschmerzen, Dystonie, Parästhesie, Aufmerksamkeitsstrg., Amnesie, Gangstrg., Insomnie, Angst, anormale Träume, Akkommodationsstrg., Augeninnendruck ↑, Sehstrg., orthostatische Dysregulation, Tachykardie, EKG-Veränderungen, Palpitationen, Dyspnoe, verstopfte Nase, Obstipation, Übelkeit, Erbrechen, Diarrhoe, Dyspepsie, Miktionsstrg., Harnretention, Polyurie, Hautreaktionen, Photosensibilität, Myalgie, Hyperhidrosis, Hypotonie, Asthenie, Schmerzen, Gewichts-/Appetit ↑, Anorexie, Unwohlsein, Menstruationsstrg., sexuelle Funktionsstörungen; **KI** (Perazin): bek. Überempf., schwere Blutzell-/Knochenmarkschäd.; **KI** (Zuclopenthixol): bek. Überempf., akute Alkohol-, Schlaf-/Schmerzmittel- und Psychopharmakaintox., Kreislaufschock, Koma, Phäochromozytom, BB-Veränd., Leistung des hämatopoetischen Systems ↓

Perazin Rp	HWZ 8-16h, Q0 > 0.7, PPB 94-97%
Perazin-neuraxpharm *Tbl. 25, 100, 200mg* **Taxilan** *Tbl. 25, 100mg*	**Akute psychotische Syndrome, psychomot. Erregungszustände:** ini 50-150mg p.o., Erh.Dos. 300mg/d, bei stat. Behandlung 200-600mg/d, max. 1g/d; **chron. Psychose:** 75-600mg/d p.o.; **DANI** nicht erforderl.; **DALI** Dosisreduktion

Zuclopenthixol Rp	HWZ 15-25h, PPB 98%
Ciatyl-Z *Tbl. 2, 10, 25mg; Gtt. (20Gtt. = 20mg)* **Ciatyl-Z Acuphase** *Amp. 50mg/1ml* **Ciatyl-Z-Depot** *Amp. 200mg(Dep.)/1ml* **Clopixol** *Tbl. 2, 25mg;* *Amp. 200mg(Dep.)/1ml*	**Unruhe-, Verwirrtheitszustände bei Demenz:** 2-6mg/d p.o. in 2-3ED; **akute, chronische Psychosen:** ini 25-50mg/d p.o. in 2-3ED, ggf. nach 2-3d steigern auf 75mg/d, bis 150mg/d bei stationärer Behandlung; ini 50-150mg i.m., evtl. Wdh. nach 2-3d; 200-400mg Depot i.m. alle 2-4W

13.5.3 Stark potente Neuroleptika

Wm (Perphenazin): postsynaptische Blockade zentraler Dopamin-Rezeptoren; **Wi:** antipsychotisch, antiemetisch; **UW** (Perphenazin): zahlreiche UW ohne Häufigkeitsangabe, s. Fachinfo; **KI:** bekannte Überempfindlichkeit, akute Intoxikation mit zentral dämpfenden Medikamenten oder Alkohol, schwere Blutzell- oder Knochenmarkschädigung, schwere Depression, schwere Lebererkrankung, komatöse Zustände

Perphenazin Rp	HWZ 8-12h, Qo 1.0, PPB 90%, PRC C, Lact -
Perphenazin-neuraxpharm *Tbl. 8mg*	**Psychosen, katatone, delirante Syndrome, psychomot. Erregungszustände:** 3 x 4-8mg p.o.; **DANI/DALI** sorgf. Dosiseinst.

13.5.4 Sehr stark potente Neuroleptika

Wm (alle): spezif. Dopaminantagonist (D2); **Wi** (Benperidol): antipsychotisch, sedierend; **Wi** (Bromperidol): ausgeprägt antipsychotisch, antiemetisch; **Wi** (Fluphenazin): antipsychotisch, Dämpfung psychomot. Erregung und affektiver Gespanntheit; **Wi** (Fluspirilen): antipsychotisch, schwach sedierend; **Wi** (Haloperidol): antipsychotisch, sedierend, antiemetisch; **Wi** (Pimozid): antipsychotisch, aktivierende Eigenschaften; **UW** (Benperidol): Frühdyskinesien, Parkinson-Syndrom, Akathisie, malignes Neuroleptika-Syndrom, Hypotonie, orthostatische Dysregulation, Tachykardie, Müdigkeit; **UW** (Bromperidol): Agitiertheit, Insomnie, Depression, Schlafstrg., Somnolenz, Schwindel, Akathisie, extrapyram. Strg., Tremor, Dystonie, Parkinsonismus, Akinesie, Hypokinesie, Dyskinesie, Sedierung, Ataxie, verschwommenes Sehen, okulogyre Krise, Tachy-/Bradykardie, Mundtrockenheit, Obstipation, Hypersalivation, Übelkeit, Erbrechen, Muskelsteifheit, Sekretion aus Brustdrüse, Asthenie, Erschöpfung, EKG-Veränd., Gewicht ↑; **UW** (Fluphenazin): Frühdyskinesien, Parkinson-Syndr., Akathisie, malignes Neuroleptika-Syndr., Müdigkeit, Sedierung, Unruhe, Erregung, Benommenheit, Depression, Lethargie, Schwindelgefühl, Kopfschmerzen, verworrene Träume, delirante Symptome, zerebrale Krampfanfälle, Hypo-/Hyperthermie, Hypotonie, orthostat. Dysregulation, Tachykardie, ventrik. Arrhythmien; **UW** (Fluspirilen): Depression, Insomnie, Schlafstrg., Hypokinesie, extrapyramidale Strg., Akathisie, Parkinson-Syndrom, Tremor, Somnolenz, Dyskinesie, Schwindel, Sedierung, psychomot. Hyperaktivität, Frühdyskinesie, Dystonie, Bradykinesie, Übelkeit, muskuloskelettale Steifheit, Müdigkeit, Reaktion an Inj.Stelle; **UW** (Haloperidol): Agitation, Insomnie, psychotische Strg., Depression, extrapyramidale Strg., Hyperkinesie, Kopfschmerz, Tremor, Maskengesicht, Hypertonie, Dystonie, Somnolenz, Bradykinesie, Schwindel, Akathisie, Dyskinesie, Hypokinesie, tardive Dyskinesie, Sehstrg., oculogyrische Krise, orthostat. Hypotonie, Hypotonie, Obstipation, Mundtrockenheit, Hypersalivation, Erbrechen, Übelkeit, anomaler Leberfunktionstest, Exanthem, Harnretention, erektile Dysfunktion, Gewichtszu- u. abnahme;

UW (Pimozid): Anorexie, Schlaflosigkeit, Depression, Agitation, Ruhelosigkeit, Schwindel, Somnolenz, Kopfschmerzen, Tremor, Lethargie, extrapyramidalmotorische Strg., Akathisie, verschwommenes Sehen, Obstipation, Mundtrockenheit, Erbrechen, Speichelfluss ↑, Hyperhidrose, Überfunktion der Talgdrüsen, Muskelsteifigkeit, Nykturie, Pollakisurie, erektile Dysfunktion, Erschöpfung, Gewicht ↑;
KI (Benperidol): bek. Überempf., Parkinson-Syndrom, malignes neuroleptisches Syndrom nach Benperidol in der Anamnese;
KI (Bromperidol): bek. Überempf., zentralnervöse Dämpfung, komatöse Zustände, depressive Erkrankungen;
KI (Fluphenazin): bek. Überempf., akute Intox. mit zentral dämpfenden Medikamenten oder Alkohol, schwere Blutzell- oder Knochenmarkschädigung, prolaktinabhängige Tumore, Leukopenie u.a. Erkr. des hämatopoet. Systems, Parkinson-Syndrom, malignes neuroleptisches Syndrom nach Fluphenazin, schwere Lebererkr., schwere Depression, Koma, Ki. < 12J;
KI (Fluspirilen): bek. Überempf., akute Intoxikation mit zentral dämpfenden Medikamenten oder Alkohol, Parkinson-Syndrom, Ki < 18J., in Geweben mit verminderter Durchblutung;
KI (Haloperidol): bek. Überempf., komatöser Zustand, Depression des ZNS infolge von Alkohol oder and. sedierenden Arzneimitteln, Läsion der Basalganglien, Parkinson-Krankheit, anamn. bek. malignes neuroleptisches Syndrom nach Haloperidol, Ki. < 3J; Ki. und Jug. (parenterale Applikationsformen);
KI (Pimozid): bek. Überempf., akute Intox. mit zentral dämpfenden Medikamenten oder Alkohol, M. Parkinson, Depression, angeb./erw. Long-QT-Syndrom (auch in Familienanamnese), anamn. HRST/Torsades de pointes, Hypokaliämie, Hypomagnesiämie, klinisch relevante Bradykardie, gleichzeitige Anwendung von Cytochrom-P450-3A4/-2D6-inhibierenden Arzneimitteln oder Serotonin-Reuptake-Hemmern

Benperidol Rp	HWZ 7-8h
Benperidol-neuraxpharm *Tbl. 2, 4, 10mg; Gtt. (20Gtt. = 2mg); Amp. 2mg/2ml* **Glianimon** *Tbl. 2, 5, 10mg; Gtt. (20Gtt. = 2mg); Amp. 2mg/2ml*	**Akute, chron. Psychose:** ini 2-6mg/d p.o./i.m./i.v. in 1-3ED, max. 40mg/d, Erh.Dos. 1-6mg/d; **psychomot. Erregungszustände:** ini 1-3mg/d p.o./i.m./i.v.

Bromperidol Rp	HWZ 36h, PPB > 90%
Impromen *Tbl. 5mg; Gtt. (20Gtt. = 2mg)*	**Akute Psychosen:** 1 x 10-50mg p.o.; **subakute, chronische Psychosen:** 1 x 5mg

Fluphenazin Rp	HWZ 20h, Qo 1.0, PPB > 95%, PRC C, Lact ?
Fluphenazin-neuraxpharm *Amp. (Dep.) 12.5mg/0.5ml, 25mg/1ml, 50mg/0.5ml, 100mg/1ml, 250mg/10ml* **Lyogen** *Tbl. 4mg*	**Akute, chronische Psychose, psychomotorische Erregungszustände:** ini 2 x 0.25mg/d p.o.; Erh.Dos. 2-10mg/d, bei stationärer Behandlung 10-20mg/d; 10-20mg i.m./i.v., ggf. Wdh. nach 30min, max. 40mg/d; 12.5-100mg Depot i.m. alle 2-4W; **DANI/DALI** 50%

Fluspirilen Rp	HWZ 7-14d, PPB 81-95%
Imap *Amp. 1.5mg/0.75ml, 12mg/6ml*	**Akute, chronische Psychose:** ini 2-10mg i.m. alle 7d, Erh.Dos. 4-8mg alle 7d; **DANI, DALI** vorsichtige Anwendung

Haloperidol Rp	HWZ 24h, i.m.: ~3W; Qo 1.0, PPB 92%, PRC C, Lact ?
Haldol Janssen *Tbl. 1, 2, 5, 10, 20mg; Gtt. (20Gtt. = 2, 10mg); Amp. 5mg/1ml; Amp. (Dep.) 50mg/1ml, 150mg/3ml, 500mg/10ml* **Haloperidol-neuraxpharm** *Tbl. 1, 4, 5, 12, 20mg; Gtt. (20Gtt. = 2, 10mg); Amp. 5mg/1ml; Amp. (Dep.) 50mg/1ml, 100mg/1ml*	**Akute u. chron. schizophrene Syndrome:** ini 5-10mg p.o., MTD30mg, Erh.Dos. 3-15mg/d; 5mg i.m., ggf. 5mg stündl., max. 20mg/d; **organisch bedingte Psychosen:** ini 1-5mg p.o., max. 20mg/d, Erh.Dos. 3-15mg/d; **akute manische Syndrome:** ini 5-10mg p.o., max. 30mg/d, Erh.Dos. 3-5mg/d; **akute psychomot. Erregungszustände:** ini 5-10mg p.o., max. 30mg/d; 5mg i.m., ggf. 5mg stündl., max. 20mg/d; bei allen o.g. Ind: im Ausnahmefall bis 100mg/d p.o.; **Tic-Erkrank.:** ini 1mg/d p.o., max. 20mg/d; **Ki. ab 3J:** 0.025mg/kg p.o, max. 0.2mg/kg/d; **Erbrechen:** 1-3mg/d p.o.; **Erhaltungsther. u. Rezidiv-Pro. chron. schizophr. und maniformer Zustände:** 50-150mg (Dep.) alle 4W i.m:, max. 300mg.; **DANI** sorgf. Dosiseinst.
Pimozid Rp	HWZ 5h, Qo 1.0, PPB 99%, PRC C, Lact ?
Orap *Tbl. 1, 4mg*	**Chronische Psychosen:** ini 1 x 2-4mg p.o., je nach Wi um 2-4mg/W steigern, Erh.Dos. 2-12mg/d, max. 16mg/d

13.5.5 Atypische Neuroleptika

Wm/Wi (Amisulprid): hohe Affinität zu D2- und D3-Rez. ⇒ klin. Wirksamkeit auf Positiv- und Negativsymptomatik schizophrener psychotischer Strg.; **Wm/Wi** (Aripiprazol): partiell agonistisch auf D2- und Serotonin-5HT1a-Rez. und antagonistische Wi auf 5HT2a-Rez.; **Wm** (Asenapin): u.a. Antagonismus an D2- und 5-HT2a-Rez.; **Wm** (Clozapin): hohe Affinität zu D4-Rez., starke anti-Alpha-adrenerge, anticholinerge und antihistaminerge Aktivität ⇒ stark sedierend, antipsychotisch; **Wm/Wi** (Flupentixol): Bindung an D1- und D2-Rez. ⇒ antipsychotisch, antidepressiv; **Wm/Wi** (Loxapin) Antagonismus an D2- und 5HT2a-Rez. ⇒ Beruhigung, Unterdrückung aggressiven Verhaltens; **Wm/Wi** (Olanzapin): Antagonismus an D2- und 5HT2a-Rez. ⇒ antimanisch, stimmungsstabilisierend; **Wm/Wi** (Paliperidon): Hemmung von 5-HT2-, D2- und gering Alpha-2-Rez.; **Wm/Wi** (Quetiapin): Blockade von D1-/D2-Rez., antiserotoninerg, antihistaminerg und anti-alpha-1-adrenergen ⇒ antipsychotisch; **Wm/Wi** (Risperidon): selekt. Hemmung serotonerger 5-HT2-Rez., D2-Rez. u. Alpha-1-Rez.; **Wm/Wi** (Sertindol): selekt. Hemmung mesolimbischer und dopaminerger Neuronen; inhib. Effekte auf zentr. Dopamin-D2-, Serotonin-5HT2- und Alpha-1-Rez.; **Wm** (Ziprasidon): hohe Affinität zu D2- u. 5HT2a/5HT2C/5HT1D u. 5HT1A-Rez.; **UW** (Amisulprid): extrapyramidale Störungen, akute Dystonien, Schläfrigkeit, Schwindel, Prolaktinkonzentration ↑ (mit z.B. Gynäkomastie, Galaktorrhö, Zyklusstörungen, erektiler Dysfunktion), Hypotension, Gewicht ↑; **UW** (Aripiprazol): Schläfrigkeit, Schwindel, Kopfschmerzen, Akathisie, Übelkeit, Erbrechen, Ruhelosigkeit, Schlaflosigkeit, Angstgefühl, extrapyramidale Störungen, Tremor, Sedierung, verschwommenes Sehen, Dyspepsie, Übelkeit, Erbrechen, Obstipation, Hypersalivation, Abgeschlagenheit;

UW (Asenapin): Angst, Appetit ↑, Gewicht ↑, Somnolenz, Dystonie, Schwindel, Parkinsonismus, Sedierung, Schwindel, Akathisie, Geschmacksstörung, orale Hypästhesie, Muskelrigidität, erhöhte GPT, Ermüdung; **UW** (Clozapin): Leukopenie, Neutropenie, Leukozytose, Eosinophilie, Gewicht ↑, Schläfrigkeit, Sedierung, verschwommenes Sehen, Kopfschmerzen, Tremor, Rigor, Akathisie, extrapyramidale Symptome, Krampfanfälle/Konvulsionen, myoklonische Zuckungen, Tachykardie, EKG-Veränderungen, Hypertonie, orthostatische Hypotonie, Synkope, Obstipation, Hypersalivation, Übelkeit, Erbrechen, Appetitlosigkeit, trockener Mund, Leberwerte ↑, Harninkontinenz, -verhalt, Müdigkeit, Fieber, benigne Hyperthermie, Strg. der Schweiß- und Temperaturregulation; **UW** (Flupentixol): Frühdyskinesien, Parkinson-Syndrom, Akathisie, Hyper-/Hypokinesie, Dystonie, Schwindel, Kopfschmerzen, orthostatische Dysregulation, Hypotonie, Tachykardie, Dyspnoe, verstopfte Nase, Mundtrockenheit, Dyspepsie, Übelkeit, Erbrechen, Diarrhoe, Obstipation, Miktionsstrg., Harnverhalt, Pruritus, Hyperhidrose, Myalgie, Appetit ↑/↓, Gewicht ↑, Libidoverlust, abnormales Sehen, Akkommodationsstrg., Tränenfluss ↑, Augeninnendruck ↑, Müdigkeit, Asthenie; **UW** (Loxapin): Sedierung, Somnolenz, Schwindel, Rachenreizung, Geschmacksstrg., Mundtrockenheit, Müdigkeit; **UW** (Olanzapin): Eosinophilie, Cholesterin-/Glukose-/Triglyzeride/Transaminasen ↑, Gewicht ↑, Glukosurie, Appetit ↑, Schläfrigkeit, Schwindel, Akathisie, Parkinsonismus, Dyskinesie, orthostatische Hypotonie, Obstipation, Mundtrockenheit, Ausschlag, erektile Dysfunktion, Libidoverlust, Asthenie, Müdigkeit, Ödeme; **UW** (Paliperidon): Kopf-, Bauchschmerzen, Akathisie, Schwindel, Dystonie, extrapyramidale Störung, Hypertonie, Parkinsonismus, Sedierung, Somnolenz, Tremor, AV-Block I°, Bradykardie, Schenkelblock, Sinustachykardie, orthostatische Hypotonie, Mundtrockenheit, Speichelfluss ↑, Erbrechen, Asthenie, Erschöpfung, Gewicht ↑;
UW (Quetiapin): Blutbildveränderungen (z.B. Hb ↓, Leukopenie), Hyperprolaktinämie, T3/T4 ↓, TSH/Triglyzeride/Glucose/Gesamtcholesterin/Transaminasen/γGT ↑, Gewicht ↑, Appetit ↑, abnormale Träume, suizidale Gedanken/Verhalten, Schwindel, Somnolenz, Kopfschmerzen, Synkope, extrapyramidale Störungen, Dysarthrie, Tachykardie, Palpitationen, verschwommenes Sehen, orthostatische Hypotonie, Rhinitis, Dyspnoe, Mundtrockenheit, Dyspepsie, Obstipation, Erbrechen, Asthenie, periphere Ödeme, Gereiztheit, Pyrexie;
UW (Risperidon): Kopfschmerzen, Angstzustände, Schlaflosigkeit, Agitation, Sedierung;
UW (Sertindol): Rhinitis, Ejakulationsstrg., Schwindel, Mundtrockenheit, orthostatischer Hypotonus, Gewichtszunahme, Ödeme, Dyspnoe, Parästhesien, QT-Verlängerung;
UW (Ziprasidon): Unruhe, Dystonie, Akathisie, extrapyramidale Störungen, Parkinsonismus, Tremor, Schwindel, Sedierung, Somnolenz, Kopfschmerzen, verschwommenes Sehen, Übelkeit, Erbrechen, Verstopfung, Dyspepsie, Mundtrockenheit, Speichelfluss, muskuloskelettale Rigidität, Asthenie, Müdigkeit;
KI (Amisulprid): bek. Überempf., prolaktin-abhängige Tumore, Phäochromozytom, stark eingeschränkte Nierenfkt., Komb. mit Levodopa o. Med., die schwerwiegende HRST auslösen können, Ki < 3J., Lakt.; **KI** (Aripiprazol): bek. Überempf.; **KI** (Asenapin): bek. Überempf.;
KI (Clozapin): bek. Überempf., anamnestisch toxische oder allerg. Granulozytopenie/Agranulozytose, wenn keine regelmäßigen Blut-untersuchungen durchgeführt werden können, Schädigung der Knochenmarkfunktion, ungenügend kontrollierte Epilepsie, alkoholische o.a. vergiftungsbedingte Psychosen, Arznei-mittelintoxikationen und Bewusstseinstrübungen, Kreislaufkollaps und/oder ZNS-Depression jeglicher Genese, schwere Erkr. der Niere/des Herzens, aktive Lebererkr., paralytischer Ileus;
KI (Flupentixol): bek. Überempf. (auch gg. Neuroleptika vom Phenothiazin- u. Thioxanthentyp), akute Alkohol-, Opiat-, Hypnotika- oder Psychopharmakaintoxikation, Kreislaufschock, Koma;
KI (Loxapin): bek. Überempf. gg. L. bzw. Amoxapin; akute respirat. Symptome, COPD, Asthma;

KI (Olanzapin): bek. Überempf., unbehandeltes Engwinkelglaukom; **KI** (Paliperidon): bek. Überempf.; **KI** (Quetiapin): bek. Überempf., gleichzeitige Anw. von Cytochrom-P 450-3A4-Hemmern (z.B. Erythromycin, Antimykotika vom Azoltyp, HIV-Protease-Hemmer); **KI** (Risperidon): bek. Überempf., nichtmedikamentös bedingte Hyperprolaktinämie; **KI** (Sertindol): bek. Überempf. angeb. oder erworb. Long-QT-Syndrom, unbeh. Hypokaliämie bzw. Hypomagnesiämie, dekomp. HF, Arrhythmien, Bradykardie, schwere Leberinsuff.; **KI** (Ziprasidon): bek. Überempf., bek. QT-Intervall-Verlängerung, angeborenes QT-Syndrom, akuter MI, nichtkompensierte Herzinsuff., HRST (mit Antiarrhythmika der Klassen IA und III behandelt), gleichzeitige Anwendung von QT-Zeit-verlängernden Medikamenten

Amisulprid Rp	HWZ 12h, Q0 0.5, PPB 16%
Amisulprid HEXAL *Tbl. 50, 100, 200, 400mg* **AmisulpridLich** *Tbl. 50, 100, 200, 400mg* **Solian** *Tbl.100, 200, 400mg;* *Lsg. (1ml = 100mg)*	**Schizophrene Psychosen:** produktive Zustände: 400-800mg/d p.o., max. 1200mg/d; primär negative Zustände: 50-300mg/d; ED bis 300mg; **DANI** CrCl 30-60: 50%; 10-29: 33%; < 10: KI; **DALI** nicht erforderlich
Aripiprazol Rp	HWZ 75h, PPB > 99%, PRC C, Lact -
Abilify *Tbl. 5, 10, 15, 30mg;* *Lingualtbl. 10mg, 15mg; Saft (1ml=1mg);* *Inj.Lsg. 7.5mg/1ml* **Abilify Maintena** *Inj.Lsg. 300, 400mg* **Aripipan** *Tbl. 5, 10, 15, 30mg* **Aripiprazol-ratioph.** *Tbl, 5, 10, 15, 20, 30mg*	**Schizophrenie:** 1 x 15mg p.o.; ini 1 x 9.75mg i.m., dann 1 x 5.25-15mg i.m.; max. 30mg/d p.o./i.m.; **Erhaltungsth.:** 1 x 400mg/M i.m., ini für 14d gleichz. 10-20mg p.o.; bei Auftreten von UW 300mg/M; **Ki ab 15J.:** d1+2: 1 x 2mg p.o., d3+4 1 x 5mg, dann 1 x 10mg, ggf. steigern bis max. 30mg/d; **Man. Episoden:** 1 x 15mg p.o., max. 30mg/d; **Prävention d. Wiederauftretens manischer Episoden bei der Bipolar-I-Störung:** Weiterbehandlung mit gleicher Dosis; **DANI** nicht erforderlich; **DALI** schwere LI: vorsichtige Dosiseinstellung
Asenapin Rp	HWZ 24h , PPB 95% , PRC C, Lact ?
Sycrest *Lingualtbl. 5, 10mg*	**Manische Episode einer bipolaren Strg.:** 2 x 5-10mg p.o.; **DANI** CrCl > 15: 100%, < 15: keine Daten; **DALI** Child A: 100%, B: vorsichtige Anw., C: Anw. nicht empfohlen
Clozapin Rp	HWZ 8-12h, Q0 1.0, PPB 95%, PRC B, Lact -
Clozapin-neuraxpharm *Tbl. 25, 50, 100, 200mg* **Clozapin-ratioph.** *Tbl. 25, 50, 100, 200mg* **Leponex** *Tbl. 25, 50, 100mg*	**Akute, chron. schizophr. Psychose:** d1: 1-2 x 12.5mg p.o., dann um 25-50mg/d p.o. steigern, Erh.Dos. 200-450mg/d p.o., max. 900mg/d p.o.; Pck.Beil. beachten!

Flupentixol Rp	HWZ 22-36h, 70-190h (Dep.), PPB 99%
Fluanxol *Tbl. 0.5, 2, 5mg; Gtt. (1ml = 50mg); Amp. (Dep.) 20mg/1ml, 100mg/1ml* **Flupendura** *Amp. (Dep.) 20mg/1ml, 100mg/1ml, 40mg/2ml* **Flupentixol-neuraxpharm** *Amp. (Dep.) 20mg/1ml, 100mg/1ml, 40mg/2ml, 200mg/10ml*	**Akute, chronische Schizophrenie:** 5-60mg/d p.o. in 2-3ED; 20-100mg i.m. alle 2-4W
Loxapin Rp	HWZ 6-8h, PPB 97%, PRC C, Lact ?
Adasuve *Einzeldosisinhalator 4.5, 9.1mg*	**Leichte-mittelschwere Agitiertheit bei Schizophrenie oder bipolarer Störung:** 9.1mg inhalieren, ggf. Wdh. nach 2h; ggf. 4.5mg bei schlechter Verträglichkeit; **DANI, DALI** keine Daten
Olanzapin Rp	HWZ 34-52h, Q0 > 0.7, PPB 93%, PRC C, Lact ?
Olanzapin HEXAL *Tbl. 2.5, 5, 7.5, 10, 15, 20mg; Lingualtbl. 5, 10, 15, 20mg;* **Zalasta** *Tbl. 2.5, 5, 7.5, 10, 15, 20mg; Lingualtbl. 5, 7.5, 10, 15, 20mg* **Zypadhera** *Inj. Lsg. 210, 300, 405mg* **Zyprexa** *Tbl. 2.5, 5, 7.5, 10, 15, 20mg; Lingualtbl. 5, 10, 15, 20mg*	**Schizophrenie, Phasenpro. bei bipolaren Störungen:** ini 1 x 10mg p.o.; **manische Episoden:** ini 15mg/d bei Monotherapie, 10mg bei Kombinationsther.; Erh.Dos. 5-20mg; **DANI** ggf. ini 5mg/d; **DALI** ini 5mg/d, dann vorsichtig steigern; Zypadhera: zur Erhaltungsther. nach Stabilisierung mit Olanzapin p.o.: z.B. bei 15mg/d ini 300mg i.m./2W, nach 2M 210mg/2W oder 405mg/4W; s.a. FachInfo
Paliperidon Rp	HWZ 7h, PPB 83%, PRC C, Lact ?
Invega *Tbl. (ret.) 3, 6, 9mg* **Trevicta** *Inj. Susp. (Dep.) 175, 263, 350, 525mg* **Xeplion** *Inj. Susp. (Dep.) 25, 50, 75, 100, 150mg*	**Schizophrenie, Erw., Ki. ab15J:** 1 x 6mg p.o., ggf. Dosisanpass. auf 3-12mg; Depot: 150 mg d1 i.m. deltoidal, 100mg d8 i.m. deltoidal, 75mg alle 4W i.m. deltoidal/gluteal, ggf. 25-150mg alle 4W; je nach Vor-Therapie (s. FachInfo) 175-525mg alle 3M i.m.; **DANI:** CrCl 50-80: 1 x 3mg, Dosissteigerung mögl.; 30-50: 1 x 3mg; 10-30: 3mg alle 2d, ggf. auf 1 x 3mg/d steigern; < 10: Anw. nicht empf.; Trevicta, Xeplion: < 50: Anw. nicht empf.; **DALI:** vorsichtige Anw. bei schwerer LI

Quetiapin Rp	HWZ 7h, PPB 83%, PRC C, Lact ?
Desiquet *Susp. (1ml = 20mg)* **Quentiax** *Tbl. 25, 100, 150, 200, 300mg; Tbl. (ret.) 150, 200, 300mg* **Quetiapin HEXAL** *Tbl. 25, 50, 100, 150, 200, 300, 400mg; Tbl. 50(ret.), 200(ret.), 300(ret.), 400(ret.)mg* **Quetiapin-neuraxpharm** *Tbl. 25, 50, 100, 150, 200, 300, 400mg; Tbl. 50(ret.), 200(ret.), 300(ret.), 400(ret.)mg* **Seroquel** *Tbl. 25, 100, 200, 300mg; Tbl. 50(ret.), 150(ret.), 200(ret.), 300(ret.), 400(ret.)mg*	**Schizophrenie:** d1: 2 x 25mg, d2: 2 x 50mg, d3: 2 x 100mg, d4: 2 x 150mg; Erh.Dos. 150-750mg; **manische Episoden bei bipol. Strg.:** d1: 2 x 50mg, d2: 2 x 100mg, d3: 2 x 150mg, d4: 2 x 200mg, ggf. steigern um max. 200mg/d, Erh.Dos. 400-800mg/d; **depressive Episoden bei bipol. Strg.:** d1: 1 x 50mg, d2: 1 x 100mg, d3: 1 x 200mg, d4: 1 x 300mg; Erh.Dos. 300mg; Erh.Dos. 150-750mg; **DANI** nicht erforderlich; **DALI** ini 25mg, um 25-50mg/d steigern
Risperidon Rp	HWZ 3 (24)h, Q0 0.95 (0.1), PPB 88%, PRC C, Lact ?
Risperdal *Tbl. 0.5, 1, 2, 3, 4mg; Lingualtbl. 1, 2, 3, 4mg; Gtt. (1ml = 1mg)* **Risperdal Consta** *Inj.Susp. (ret.) 25mg/2ml, 37.5mg/2ml, 50mg/2ml* **Risperidon AL** *Tbl. 0.25, 0.5, 1, 2, 3, 4, 6mg; Lsg. 1mg/1ml* **Rispolept Consta** *Inj.Susp. (ret.) 25mg/2ml, 37.5mg/2ml, 50mg/2ml*	**Chronische Schizophrenie:** d1: 2mg, d2: 4mg, dann 4-6mg p.o. in 1-2ED; 25mg alle 2W i.m., ggf. 37.5-50mg alle 2W; **Kurzzeitther. (≤ 6W) anhaltender Aggression bei mäßiger bis schwerer Alzheimer-Demenz mit Risiko für Eigen- u. Fremdgefährdung:** ini 2 x 0.25mg p.o., je nach Wi alle 2d um 2 x 0.25mg steigern, Erh.Dos. 2 x 0.5-1mg; **Verhaltensstörung: Ki. 5-18J., < 50kg:** ini 1 x 0.25mg p.o., nach Bedarf steigern auf 0.5-0.75mg; **≥ 50kg:** ini 1 x 0.5mg p.o., nach Bedarf steigern auf 1-1.5mg; **DANI, DALI** 50%
Sertindol Rp	HWZ 3d, PPB > 99%
Serdolect *Tbl. 4, 12, 16, 20mg*	**Schizophrenie:** ini 1 x 4mg p.o., alle 4-5d um 4mg steigern, Erh.Dos. 12-20mg, max. 24mg/d; **DANI** nicht erforderlich; **DALI** langsame Dosistitration, niedrigere Erh.Dos.; KI bei schwerer LI
Ziprasidon Rp	HWZ 6.6h, PPB > 99%
Zeldox *Kps. 20, 40, 60, 80mg; Susp. (2ml = 20mg); Inj.Lsg. 20mg/1ml* **Ziprasidon Actavis** *Kps. 20, 40, 60, 80mg* **Ziprasidon HEXAL** *Kps. 20, 40, 60, 80mg*	**Schizophrenie, bipol. Störung:** **Erw.** ini 2 x 40mg p.o., max. 2 x 80mg, Erh.Dos. 2 x 20mg; 10-20mg i.m., ggf. nach 2-4h erneut 10mg, max. 40mg/d; **bipol. Störungen: Ki. 10-17J.:** d1 1 x 20mg p.o., dann über 1-2W steigern, **> 45kg:** 120-160mg/d; **< 45kg:** 60-80mg/d; **DANI** nicht erf.; **DALI** sorgfältige Dosiseinst.

13.6 Sedativa, Hypnotika

13.6.1 Benzodiazepine

Wm: Öffnung von Chloridkanälen ⇒ Verstärkung der hemmenden Funktion GABA-erger Neuronen v.a. am limbischen System;
Wi: sedierend, schlafinduzierend, anxiolytisch, antiaggressiv, antikonvulsiv, muskelrelaxierend;
UW (Alprazolam): Verwirrtheit, Depression, Appetit ↓, Sedierung, Verschlafenheit, Ataxie, Koordinationsstrg., Erinnerungsvermögen ↓, schleppende Sprache, Konzentrationsstrg., Schwindel, Kopfschmerz, verschwommenes Sehen, Obstipation, Übelkeit, Asthenie, Reizbarkeit;
UW (Bromazepam): Müdigkeit, Schläfrigkeit, Mattigkeit, Benommenheit, Reaktionszeit ↑, Konzentrationsstrg., Kopfschmerzen, Niedergeschlagenheit, anterograde Amnesie, Überhangeffekte, Tagessedierung;
UW (Brotizolam): Benommenheit, Kopfschmerzen, Magen-Darm-Störungen;
UW (Chlordiazepoxid): Müdigkeit, Schläfrigkeit, Mattigkeit, Schwindel, Benommenheit, Ataxie, Tagessedierung, Kopfschmerzen, Reaktionszeit ↑, Verwirrtheit, anterograde Amnesie;
UW (Clobazam): zahlreiche UW ohne Häufigkeitsangabe, s. FachInfo;
UW (Diazepam): Tagessedierung, Müdigkeit, Schwindel, Kopfschmerzen, Ataxie, Verwirrtheit, anterograde Amnesie, Reaktionsfähigkeit ↓, Sturzgefahr (bei älteren Pat.);
UW (Dikaliumclorazepat): zahlreiche UW ohne Häufigk., s. FachInfo;
UW (Flunitrazepam): zahlreiche UW ohne Häufigkeiten, s. FachInfo;
UW (Flurazepam): Somnolenz, Aufmerksamkeit ↓, Müdigkeit, Emotionen ↓, Verwirrtheit, Muskelschwäche, Ataxie, Bewegungsunsicherheit, Kopfschmerzen, Schwindel, Sehstrg., Überhangeffekte;
UW (Lorazepam): Muskelschwäche, Mattigkeit, Sedierung, Müdigkeit, Benommenheit, Ataxie, Verwirrtheit, Depression, Demaskierung einer Depression, Schwindel;
UW (Lormetazepam): Angioödem, Angstzustände, Libido ↓, Kopfschmerzen, Schwindel, Benommenheit, Sedierung, Schläfrigkeit, Aufmerksamkeitsstrg., Amnesie, Sehvermögen ↓, Sprachstrg., Dysgeusie, Bradyphrenie, Tachykardie, Erbrechen, Übelkeit, Oberbauchschmerzen, Konstipation, Mundtrockenheit, Pruritus, Miktionsstrg., Asthenie, Hyperhidrosis;
UW (Medazepam): Schwindel, Kopfschmerzen, Ataxie, Tagessedierung, Müdigkeit, Verwirrtheit, anterograde Amnesie, Überhangeffekte;
UW (Midazolam): i.v.: dosisabhängige Fluktuationen lebenswichtige Funktionen, v.a.: Atemzugvolumen und Atemfrequenz ↓; Apnoe, Blutdruckschwankungen, Änderungen der Herzfrequenz;
UW (Nitrazepam): zahlreiche UW ohne Häufigkeiten, s. FachInfo;
UW (Oxazepam): Kopfschmerzen, Schwindel, Somnolenz, Sedierung, Übelkeit, Mundtrockenheit;
UW (Prazepam): Verwirrtheit, lebhafte Träume, Tagesmüdigkeit, Reaktionszeit ↑, Benommenheit, Schläfrigkeit, Ausgelassenheit, Ataxie, Kopfschmerzen, Tremor, verlangsamtes oder undeutliches Sprechen, Stimulation, Schwindel, Hyperaktivität, Sehstrg., Palpitationen, Mundtrockenheit, Magen-Darm-Beschwerden, Diaphorese, transienter Hautausschlag, muskuläre Hypotonie, Gelenkschmerzen, Erschöpfung, Schwächegefühl;
UW (Temazepam): zahlreiche UW ohne Häufigkeitsangabe, s. FachInfo;
UW (Triazolam): Schläfrigkeit, Schwindel, Ataxie, Kopfschmerzen;

KI (Alprazolam): bek. Überempf., Myasthenia gravis, schwere Ateminsuff., schwere Leberfktstrg., Schlafapnoe-Syndrom, akute Intoxikation durch Alkohol oder andere ZNS-aktive Substanzen;
KI (Bromazepam): bek. Überempf., Drogen-, Alkohol- und Medikamentenabhängigkeit, akute Intox. mit Alkohol, Schlaf-/Schmerzmitteln oder Psychopharmaka, Myasthenia gravis;
KI (Brotizolam): bek./angeb. Überempf., Abhängigkeitsanamnese; akute Vergiftung mit Alkohol, Schlaf- oder Schmerzmitteln sowie Psychopharmaka, Myasthenia gravis, schwere respirat. Insuff., Schlafapnoe-Syndrom, schwere Leberinsuff., Grav./Lakt., Ki. < 18J.;
KI (Chlordiazepoxid): bek. Überempf., Abhängigkeitsanamnese, Ki/Jug.;
KI (Clobazam): bek. Überempf., Abhängigkeitsanamnese, akute Intox mit Alkohol, Schlaf-/Schmerzmitteln oder Psychopharmaka, Myasthenia gravis, schw. respirat. Insuff., Schlafapnoe-Syndrom, schw. LI, Grav. im 1. Trim., Lakt.;
KI (Diazepam): bek. Überempf., Abhängigkeitsanamnese, Myasthenia gravis, akute Alkohol-, Schlafmittel-, Schmerzmittel- oder Psychopharmakaintoxikation (Neuroleptika, Antidepressiva, Lithium); schwere Ateminsuff., schw. LI, Schlafapnoes;
KI (Dikaliumclorazepat, Flurazepam): bek. Überempf., Abhängigkeitsanamnese, akute Vergiftung mit Alkohol, Schlaf-/Schmerzmitteln oder Psychopharmaka, Myasthenia gravis, schwere respiratorische Insuff., Schlafapnoe-Syndrom, schwere Leberschädigung, spinale/zerebelläre Ataxie;
KI (Flunitrazepam): bek. Überempf., Abhängigkeitsanamnese, Myasthenia gravis, schwere Ateminsuff., Schlafapnoe-Syndrom, schwere Leberinsuffizienz;
KI (Lorazepam): bek. Überempfindlichkeit; p.o.: Abhängigkeitsanamnese, Ki < 6J.; i.v.: Kollapszustände, Schock, gleichzeitige Anw. mit Scopolamin, Früh-/Neugeborene;
KI (Lormetazepam): bek. Überempf., Abhängigkeitsanamnese, Myasthenia gravis, akute Intox. mit Alkohol, Schlaf- oder Schmerzmitteln sowie Psychopharmaka, i.v.-Gabe: zusätzl. FG und NG; **KI** (Medazepam): bek. Überempf., Abhängigkeitsanamnese, Myasthenia gravis;
KI (Midazolam): bek. Überempf., schwere Ateminsuff.; p.o.: Myasthenia gravis, schwere LI, Schlafapnoe-Syndrom, Abhängigkeitsanamnese, akute Intox. mit Alkohol, Schlaf-/Schmerzmitteln sowie Psychopharmaka, Kinder, gleichz. Behandlung mit Ketoconazol, Itraconazol, Voriconazol und HIV-Proteaseinhibitoren; i.v.: akute Atemdepression;
KI (Nitrazepam): bek. Überempf., Myasthenia gravis, Abhängigkeitsanamnese, schwere Ateminsuffizienz, Schlafapnoe-Syndrom, schwere LI, spinale/zerebrale Ataxien; akute Vergiftung mit Alkohol, Sedativa, Hypnotika, Analgetika oder Psychopharmaka;
KI (Oxazepam): bek./angeb. Überempf., Abhängigkeitsanamnese, akute Alkohol-, Schlafmittel-, Schmerzmittel- (Opiattyp) sowie Psychopharmakavergiftung;
KI (Prazepam): bek. Überempf., Abhängigkeitsanamnese, akute Intox. mit Alkohol, Schlaf-/Schmerzmitteln oder Psycho-pharmka, Myasthenia gravis, schw. Ateminsuff., Schlafapnoe-Syndrom, schwere LI, Engwinkelglaukom, Ki./Jug. < 18J.;
KI (Temazepam): bek. Überempf., Myasthenia gravis, schw. Ateminsuff., Schlafapnoe-Syndrom, schwere LI, Ki < 14J., spinale/zerebellare Ataxien, akute Intox. mit Alkohol, Sedativa, Hypnotika, Analgetika oder Psychopharmaka;
KI (Triazolam): bek. Überempf., Myasthenia gravis, schw. Ateminsuff., Schlafapnoe-Syndrom, schw. LI, Ki./Jug. < 18J., gleichz. Anw. von Ketoconazol, Itraconazol, Nefazodon oder Efavirenz, Grav., Lakt., spinale/zerebelläre Ataxien, akute Vergiftung mit zentraldämpfenden Mitteln, Abhängigkeitsanamnese

Alprazolam Rp	HWZ 13h, Q_0 > 0.7, PPB 80%, PRC D, Lact ?
Alprazolam 1A *Tbl. 0.25, 0.5, 1mg* **Alprazolam-ratioph.** *Tbl. 0.25, 0.5, 1mg* **Tafil** *Tbl. 0.5, 1mg*	**Spannungs-/Erregungs-, Angstzust.:** 3 x 0.25-0.5mg p.o., max. 4mg/d, für max. 8-12W; **Panikstrg.:** ini 0.5-1mg z.N., bei Bed. alle 3-4d um max. 1mg steigern, max. 10mg/d; **DANI, DALI** Dosisreduktion
Bromazepam Rp	HWZ 16h, Q_0 1.0, PPB 70%
Bromazanil *Tbl. 3, 6mg* **Bromazepam-ratioph.** *Tbl. 6mg* **Lexostad** *Tbl. 6mg* **Normoc** *Tbl. 6mg*	**Spannungs-, Erregungs-, Angstzustände:** ini 1 x 1.5-3mg p.o. z.N., ggf. steigern bis 1 x 6mg; bis 3 x 6mg bei stat. Behandlung; **DANI, DALI** 50%, ini 1.5mg z.N., max. 6mg/d
Brotizolam Rp	HWZ 5h, Q_0 1.0, PPB 89-95%
Lendormin *Tbl. 0.25mg* **Lendorm** *Tbl. 0.25mg*	**Ein-, Durchschlafstörung:** 0.125-0.25mg p.o. z.N., max. 0.25mg/d, für max. 2W; **DALI** Dosisreduktion, KI bei schwerer LI
Chlordiazepoxid Rp	HWZ 15(10-80)h, Q_0 1.0 (1.0), PPB 94-97%, PRC D, Lact ?
Librium *Tbl. 25mg*	**Spannungs-, Erregungs-, Angstzustände:** 2-3 x 5-10mg p.o., max. 60mg/d, max. 30mg ED; **DANI, DALI** 50%
Clobazam Rp	HWZ 18(50)h, Q_0 1.0, PPB 85-91%
Frisium *Tbl. 10, 20mg*	**Spannungs-, Erregungs-, Angstzustände:** 20-30mg/d p.o. in 1-2ED; **Ki. 3-15J:** 5-10mg/d; **Epilepsie:** ini 5-15mg/d, langs. Dosis steig., max. 80mg/d; **Ki. 3-15J:** ini 5mg, Erh.Dos. 0.3-1mg/kg; **DANI, DALI** Dosisreduktion
Diazepam Rp	HWZ 24-48(100)h, Q_0 1.0 (1.0), PPB 95-99%, PRC D, Lact ?
Diazepam Desitin rectal tube *Rektallsg. 5, 10mg* **Diazepam-ratioph.** *Tbl. 2, 5, 10mg; Supp. 10mg; Gtt. (20Gtt. = 10mg); Amp. 10mg/2ml* **Stesolid** *Rect. Tube 5, 10mg; Amp. 10mg/2ml* **Valocordin Diazepam** *Gtt. (28Gtt. = 10mg)*	**Spannungs-, Erregungs-, Angstzustände:** 5-20mg/d p.o./rekt. in 1-2ED, 30-60mg/d bei stat. Behandlung; 0.1-0.2mg/kg i.v., ggf. wdh. n. 3-8h; **Ki.:** 1-2mg i.v/i.m., ggf. wdh. nach 3-4h; **erhöhter Muskeltonus:** ini 10-20mg/d p.o./rekt. in 2-4ED, Erh.Dos. 1-2 x 5mg; ini 1-2 x 5-10mg i.m., max. 1-2 x 10-20mg/d; **Ki.:** 2-10mg i.m.; **Prämed. vor OP:** 10-20mg p.o./rekt./i.m. am Vorabend; **Status epilepticus:** 5-10mg i.v./i.m., Wdh. bei Bed. alle 10min bis 30mg; **Ki. bis 3J:** 2-5mg i.v., 5-10mg i.m.; **> 3J:** 5-10mg i.v.; **DANI, DALI** 50%

Dikaliumclorazepat Rp	HWZ 2-2.5(25-82)h, Q_0 1.0 (1.0), PPB 95%
Tranxilium *Kps. 5, 10, 20mg; Tbl. 20, 50mg; Inj.Lsg. 50mg/2.5ml*	**Spannungs-, Erregungs-, Angstzustände:** 10-20mg p.o. in 1-3ED; max. 150mg/d, bei stationärer Behandl. max. 300mg/d; 50-100mg i.v., evtl. Wdh. n. 2h, max. 300mg/d; **Prämed. vor OP:** 20-100mg p.o./i.v.; **Ki.:** 0.3-1.25mg/kg; **DANI, DALI** 50%
Flunitrazepam Rp (Btm)	HWZ 16-35(28)h, Q_0 1.0, PPB 78%)
Fluninoc *Tbl. 1mg* **Flunitrazepam 1A** *Tbl. 1mg* **Rohypnol** *Tbl. 1mg*	**Schlafstörung:** 0.5-1mg, max. 2mg p.o. z.N.; **Ki. > 6J:** 0.015-0.03mg/kg i.m./i.v.; **DANI, DALI** sorgfältige Dosiseinstellung, KI bei schwerer LI
Flurazepam Rp	HWZ 2(10-100)h, Q_0 1.0 (0.7), PPB 95%, PRC X, Lact ?
Dalmadorm *Tbl. 30mg* **Flurazepam Real** *Tbl. 30mg* **Staurodorm Neu** *Tbl. 30mg*	**Schlafstörung:** 15-30mg p.o. z.N.; **DANI, DALI** Dosisreduktion, KI bei schwerer Leberinsuffizienz
Lorazepam Rp	HWZ 12-16h, Q_0 1.0, PPB 80-93%, PRC D, Lact ?
Lorazepam-neuraxpharm *Tbl. 1, 2.5mg* **Tavor** *Tbl. 0.5, 1, 2, 2.5mg; Lingualtbl. 1, 2.5mg; Amp. 2mg/1ml* **Tolid** *Tbl. 1, 2.5mg*	**Spannungs-, Erregungs-, Angstzustände:** 0.5-2.5mg/d p.o. in 2-3ED, bis 7.5mg/d bei stationärer Beandlung; **akute Angstzustände:** 0.05mg/kg i.v., evtl. Wdh. nach 2h; **Schlafstörung:** 0.5-2.5mg p.o. z.N.; **Prämed. vor OP:** 1-2.5mg p.o. am Vorabend und/oder 2-4mg p.o. 1-2h präop.; **Status epilepticus:** 4mg langsam i.v., ggf. Wdh. nach 10-15min, max. 8mg in 12h; **Ki.:** 0.05mg/kg i.v., ggf. Wdh. nach 10-15min; **DALI** Dosisreduktion
Lormetazepam Rp	HWZ 10(15)h, Q_0 0.85 (1.0), PPB 88%
Ergocalm *Tbl. 1, 2mg* **Loretam** *Kps. 1, 2mg* **Lormetazepam-ratioph.** *Tbl. 0.5, 1, 2mg* **Noctamid** *Tbl. 1, 2mg* **Sedalam** *Amp. 2mg/10ml*	**Ein- u. Durchschlafstörung:** 1-2mg p.o. z.N.; **Prämed. vor OP:** 2mg p.o. am Vorabend und/oder 2mg bis 1h präoperativ; 0.4-1mg i.v.; **Sedierung bei chir. Eingriffen in Allgemeinnarkose:** 0.4-2mg i.v.; **Sedierung bei diagn. Eingriffen:** 1-2mg i.v.; **akute Spannungs-, Erregungs- und Angstzustände:** 0.4-1mg, max. 2mg i.v.
Medazepam Rp	HWZ 2(100)h, Q_0 1.0
Rudotel *Tbl. 10mg*	**Spannungs-, Erregungs-, Angstzustände:** 10-30mg/d p.o. in 2-3ED, max. 60mg/d

Midazolam Rp (Btm: Amp > 50mg)	HWZ 1.5-2.2h, Qo 1.0, PPB 95%, PRC D, Lact ?
Buccolam *Lsg. zur Anw. i.d. Mundhöhle 2.5mg/0.5ml, 5mg/1ml, 7.5mg/1.5ml, 10mg/2ml* **Dormicum** *Tbl. 7.5mg; Amp. 5mg/1ml, 5mg/5ml, 15mg/3ml* **Midazolam HEXAL** *Amp. 5mg/1ml, 5mg/5ml, 15mg/3ml* **Midazolam-ratioph.** *Saft (1ml = 2mg); Amp. 5mg/1ml, 5mg/5ml, 15mg/3ml, 50mg/50ml, 100mg/50ml*	**Prämed. vor OP:** 7.5-15mg p.o. 30-60min präop., 3.5-7mg i.m. 20-30min präop.; **Sedierung:** ini 2-2.5mg i.v., je nach Wi in 1-mg-Schritten bis max. 7.5mg; Pat. > 60J: 50%; **Ki. 6M-5J:** 0.05-0.1mg/kg i.v., max. 6mg; **6-12J:** 0.025-0.05mg/kg i.v., max. 10mg; **Narkoseeinleitung:** 0.1-0.2mg/kg i.v.; **Sedierung Intensivtherapie:** ini 0.03-0.3mg/kg i.v., dann 0.03-0.2mg/kg/h; **länger anhaltende akute Krampfanfälle: Ki. 3M – < 1J:** 2.5mg buccal; **1– < 5J:** 5mg; **5 – < 10J:** 7.5mg; **10 – < 18J:** 10mg **DALI** Dosisreduktion, KI bei schwerer LI.

Nitrazepam Rp	HWZ 25-30h, Qo 1.0, PPB 87%
Eatan N *Tbl. 10mg* **Imeson, Mogadan** *Tbl. 5mg* **Nitrazepam-neuraxpharm** *Tbl. 5, 10mg* **Novanox** *Tbl. 5, 10mg*	**Schlafstörung:** 2.5-5mg, max. 10mg p.o. z.N.; **BNS-Krämpfe: Sgl., Kleinki.:** 2.5-5mg p.o.; **DANI, DALI** Dosisreduktion; KI bei schwerer Leberinsuffizienz

Oxazepam Rp	HWZ 6-25h, Qo 1.0, PPB 97%, PRC D, Lact ?
Adumbran *Tbl. 10mg* **Durazepam** *Tbl. 50mg* **Oxazepam-ratioph.** *Tbl. 10, 50mg* **Praxiten** *Tbl. 10, 15, 50mg*	**Spannungs-, Erregungs-, Angstzustände:** 1-2 x 10-20mg p.o., max. 3 x 20mg; bei stat. Behandlung 50-150mg/d in 2-4ED; **Ki.:** 0.5-1mg/kg/d in 3-4ED; **Durchschlafstrg.:** 10-20mg, max. 30mg p.o. z.N.

Prazepam Rp	HWZ 1-3h, Qo 1.0, PPB 88%
Demetrin *Tbl. 10mg* **Mono Demetrin** *Tbl. 20mg*	**Spannungs-, Erregungs-, Angstzustände:** 20mg p.o. z.N.; max. 60mg/d; **DANI, DALI** ini 10-15mg/d, vorsichtig steigern

Temazepam Rp	HWZ 3.5-18.4h, Qo 1.0, PPB 96%, PRC X, Lact ?
Planum *Kps. 20mg* **Remestan** *Kps. 10, 20mg* **Temazep-CT** *Kps. 10, 20mg*	**Schlafstörung:** 10-20mg p.o. z.N., max. 40mg/d; **Jugendl. 14-18J:** 10mg/d; **DANI, DALI** 10mg/d, max. 20mg/d

Triazolam Rp	HWZ 1.4-4.6h, Qo 1.0, PPB 75-90%, PRC X, Lact ?
Halcion *Tbl. 0.25mg*	**Schlafstörung:** 0.125-0.25mg p.o. z.N.; **DALI** Dosisreduktion, KI bei schwerer LI

13.6.2 Weitere Sedativa und Hypnotika

Wm/Wi (Buspiron): Agonist an 5-HT1A-Rezeptoren, alpha-2-antagonistisch; anxiolytisch, antidepressiv; **Wm/Wi** (Chloralhydrat): verstärkt die elektrophysiologische Reaktion auf die inhibitorischen Neurotransmitter GABA und Glycin ⇒ sedativ, hypnotisch und antikonvulsiv;
Wm/Wi (Clomethiazol): hypnotisch, sedativ, antikonvulsiv;
Wm/Wi (Diphenhydramin, Doxylamin): kompetitive Blockade von H1-Rezeptoren ⇒ sedierend, antiemetisch, lokalanästhetisch; **Wm/Wi** (L-Tryptophan): Synthese von Serotonin ↑ durch Subst. der physiol. Vorstufe; **Wm/Wi** (Zolpidem, Zopiclon): benzodiazepinähnliche Wi;
UW (Buspiron): nichtspez. Brustschmerzen, Alpträume, Zorn, Feindseligkeit, Verwirrtheit, Schläfrigkeit, Tinnitus, Halsentzündg, verstopfte Nase, Verschwommensehen, Muskelschmerzen, Taubheitsgefühl, Missempfindungen, Koordinationsstrg., Tremor, Ekzeme, Schwitzen, feuchte Hände; **UW** (Chloralhydrat): zahlreiche UW ohne Häufigkeitsangabe, s. FachInfo;
UW (Clomethiazol): starke Speichelsekretion, Bronchialsekretion ↑;
UW (Diphenhydramin): Somnolenz, Benommenheit, Konzentrationsstrg., Schwindel, Kopfschmerzen, Sehstrg., Magen-Darm-Beschwerden, Mundtrockenheit, Obstipation, Reflux, Miktionsstrg., Muskelschwäche;
UW (Doxylamin): zahlreiche UW ohne Häufigkeitsangabe, s. FachInfo;
UW (L-Tryptophan): keine (sehr) häufigen NW;
UW (Zolpidem): Halluzinationen, Agitiertheit, Alpträume, gedämpfte Emotionen, Verwirrtheit, Somnolenz, Kopfschmerzen, Schwindelgefühl, verstärkte Schlafstrg., anterograde Amnesie, Schläfrigkeit am Folgetag, Aufmerksamkeit ↓, Doppelbilder, Schwindel, Muskelschwäche, Ataxie;
UW (Zopiclon): Geschmacksstörung, Benommenheit am Folgetag, Mundtrockenheit;
KI (Buspiron): bek. Überempf., akutes Engwinkelglaukom, Myasthenia gravis, schwere Leber-/Nierenfunktionsstörung;
KI (Chloralhydrat): bek. Überempf., schwere Leber-/Nierenschäden, schwere Herz-Kreislauf-Schwäche, Grav./Lakt., Beh. mit Antikoagulantien vom Cumarin-Typ, Ki/Jug. < 18 J.;
KI (Clomethiazol): bek. Überempf., Schlafapnoe-Syndrom, zentr. Atemstrg., akute Intox. durch Alkohol o.a. zentraldämpfende Mittel, Abhängigkeitsanamnese (Ausnahme: akute Beh. des Prädelirs, Delirium tremens und akuter Entzugssymptomatik), Asthma bronchiale;
KI (Diphenhydramin): bek. Überempf., akutes Asthma bronchiale, Engwinkelglaukom, Phäochromozytom, Prostatahypertrophie mit Restharn, Epilepsie, Hypokaliämie, Hypomagnesiämie, Bradykardie, angeb. Long-QT-Syndrom oder andere klinisch signif. kard. Strg.; gleichz. Anw. von Arzneimitteln, die das QT-Intervall verlängern/zu Hypokaliämie führen/Alkohol/MAO-Hemmern, Grav./Lakt., Ki < 8kg.;
KI (Doxylamin): bek. Überempf., Engwinkelglaukom, Prostatahypertrophie mit Restharn, akuter Asthmaanfall, Phäochromozytom, gleichz. Anw. mit MAO-Hemmern, Epilepsie; akute Vergiftung durch Alkohol, Schlaf- oder Schmerzmittel sowie Psychopharmaka;
KI (L-Tryptophan): bek. Überempf., schwere Leberinsuffizienz, hepatische Enzephalopathie, schwere Nierenerkrankungen und Niereninsuffizienz, Karzinoide, gleichzeitige Anwendung mit MAO-Hemmern/SSRI;
KI (Zolpidem): bek. Überempf., schw. Leberinsuffizienz, Schlafapnoe-Syndrom, Myasthenia gravis, akute und/oder schw. Ateminsuff., Kinder und Jugendl. < 18J;
KI (Zopiclon): bek. Überempf., schw. Leberinsuff., schw. Schlafapnoe-Syndrom, Myasthenia gravis, schwere Ateminsuffizienz, Ki. und Jug. < 18J, Lakt.

Buspiron Rp	HWZ 4h, Q_0 1.0, PPB > 95%, PRC B, Lact ?
Anxut *Tbl. 5, 10mg* **Busp** *Tbl. 5, 10mg*	**Angstzustände:** ini 3 x 5-10mg p.o., max. 60mg/d; **DANI/DALI** KI bei schwerer NI/LI
Chloralhydrat Rp	HWZ 4min (7h), Q_0 1.0, PPB 40%, PRC C, Lact ?
Chloraldurat *Kps. 250, 500mg*	**Schlafstörung, Erregungszustände:** 250-1000mg p.o. z.N., max. 1.5g/d
Clomethiazol Rp	HWZ 2.3-5h, Q_0 0.95, PPB 60-70%
Distraneurin *Kps. 192mg;* *Lsg. (1ml = 31.5mg)*	**Akute Entzugssymptomatik, Delirium tremens (stationäre Behandlung!):** ini 384-768mg p.o., max. 1152-1536mg in den ersten 2h, dann max. 384mg alle 2h; **Verwirrtheit, Unruhe älterer Patienten:** 3 x 192-384mg p.o.; **Schlafstörung älterer Patienten:** 384mg z.N., evtl. Wdh. nach 30-60min
Diphenhydramin OTC	HWZ 4-8h, Q_0 0.9, PPB 85-99%, PRC B, Lact -
Betadorm D *Tbl. 50mg* **Diphenhydramin Hevert** *Inj.Lsg. 20mg/2ml* **Dolestan** *Tbl. 25, 50mg* **Dormutil N** *Tbl. 50mg* **Emesan** *Tbl. 50mg; RektalKps. 20, 50mg* **Halbmond** *Tbl. 50mg* **Nervo Opt N** *Tbl. 50mg* **Schlaftabletten N** *Tbl. 50mg* **Sodormwell** *Kps. 50mg* **Vivinox Sleep** *Tbl. 25, 50mg*	**Schlafstörung:** 25-50mg p.o. z.N.; 20-40mg i.v./i.m. z.N.; **vestibulärer Schwindel, Übelkeit, Erbrechen, Kinetose:** 1-3 x 50mg p.o./rekt.; 40mg i.m./i.v.; **Ki. ab 2J:** 1.25mg/kg i.m./i.v.; **Ki. 6-12J.:** 1-2 x 25mg p.o.; **> 12J:** 1-2 x 50mg p.o.; **Ki. 8-10kg:** 1 x 20mg rekt.; **10-20kg:** 1-2 x 20mg rekt.; **20-39kg:** 1-3 x 20mg rekt.; **>12J:** 1-2 x 50mg rekt.; **Unruhe, Angstzustände, Nervosität:** 10-40mg i.m./i.v in 2 ED; **Ki. 2-7J:** 10mg i.m./iv.; **ab 8 J:** 10-20mg i.m./i.v.; **DANI, DALI** Dosisanpassung
Doxylamin OTC	HWZ 10h
Gittalun *Brausetbl. 25mg* **Hoggar Night** *Tbl. 25mg* **Schlafsterne** *Tbl. 30mg* **SchlafTabs-ratioph.** *Tbl. 25mg* **Sedaplus** *Saft/Lsg. 12.5ml/5mg*	**Schlafstörung:** 25-50mg p.o. z.N.; **> 6M:** 6.25mg; **> 1J:** 6.25-12.5mg; **5-12J:** 12.5-25mg
L-Tryptophan OTC	HWZ 2.5h, Q_0 1.0, PPB 85%
Ardeydorm *Tbl. 500mg* **Ardeytropin** *Tbl. 500mg* **Kalma** *Tbl. 500mg* **L-Tryptophan-ratioph.** *Tbl. 500mg*	**Schlafstörung:** 1-2g p.o. z.N.; **DANI/DALI** KI

Zolpidem Rp	HWZ 2-2.6h, Q0 1.0, PPB 92%, PRC B, Lact ?
Bikalm *Tbl. 10mg* **Stilnox** *Tbl. 10mg* **Zolpidem-ratioph.** *Tbl. 5, 10mg* **Zolpidem Stada** *Tbl. 5, 10mg*	**Schlafstörung:** 10mg p.o. z.N.; **Pat. > 65J, geschwächte Pat.:** 5mg; **DANI** nicht erforderlich; **DALI** max. 5mg/d, KI bei schwerer LI
Zopiclon Rp	HWZ 5h, Q0 0.95, PPB 45%
Optidorm, Somnosan, Ximovan, Zopiclon HEXAL *Tbl. 7.5mg* **Zopiclon-ratioph.** *Tbl. 3,75, 7.5mg*	**Schlafstörung:** 7.5mg p.o. z.N., ältere Pat. 3.75mg; **DANI, DALI** max. 3.75mg/d, KI bei schw. LI

13.7 Psychoanaleptika

Wm/Wi (Atomoxetin): selektive Hemmung des präsynaptischen Noradrenalintransporters;
Wm/Wi (Dexamfetamin): zentral stimulierendes Sympathomimemtikum;
Wm/Wi (Lisdexamfetamin): Prodrug von Dexamfetamin, zentral wirk. Sympathomimetikum;
Wm/Wi (Methylphenidat): Amphetaminderivat, zentral erregend durch Katecholaminfreisetzung;
Wm/Wi (Modafinil): Potenzierung der zerebralen Alpha-1-adrenergen Aktivität ⇒ Vigilanz ↑, Zahl plötzlicher Schlafepisoden ↓;
UW (Atomoxetin): Appetit ↓, Gewicht ↓, Anorexie, Reizbarkeit, Stimmungsschw., Schlaflosigkeit, Kopfschmerzen, Schläfrigkeit, Schwindel, abdom. Schmerzen, Erbrechen, Übelkeit, Obstipat., Dyspepsie, Dermatitis, Hautausschlag, Müdigkeit, Lethargie, Tachykardie, Hypertonie;
UW (Dexamfetamin): Arrhythmien, Tachykardie, Palpitationen, Abdominalschmerzen, Übelkeit, Erbrechen, Mundtrockenheit, Veränderung des Blutdrucks/Herzfrequenz, Appetit ↓, verringerte Gewichts- und Größenzunahme bei längerer Anw. bei Kindern, Arthralgie, Schwindel, Dyskinesie, Kopfschmerzen, Hyperaktivität, Schlaflosigkeit, Nervosität, abnormes Verhalten, Aggressivität, Erregungs- und Angstzustände, Depression, Reizbarkeit;
UW (Lisdexamfetamin): Appetit ↓, Anorexie, Schlafstörungen, Agitiertheit, Angst, Libido ↓, Tic, Affektlabilität, psychomotorische Hyperaktivität, Aggression, Kopfschmerzen, Schwindel, Unruhe, Tremor, Somnolenz, Mydriasis, Tachykardie, Palpitationen, Dyspnoe, Mundtrockenheit, Diarrhoe, Oberbauchschmerzen, Übelkeit, Erbrechen, Hyperhidrose, Hautausschlag, erektile Dysfunktion, Reizbarkeit, Müdigkeit, Zerfahrenheit, Fieber, Blutdruck ↑, Gewicht ↓;
UW (Methylphenidat): Anorexie, Appetitverlust, mäßige Verminderung der Gewichtszunahme und des Längenwachstums bei längerer Anwendung bei Kindern, Schlaflosigkeit, Nervosität, abnormes Verhalten, Aggression, Affektlabilität, Erregung, Anorexia, Ängstlichkeit, Depression, Reizbarkeit, Konzentrationsmangel und Geräuschempfindlichkeit (bei Erwachsenen mit Narkolepsie), Kopfschmerzen, Somnolenz, Schwindelgefühl, Dyskinesie, psychomotorische Hyperaktivität, Tachykardie, Palpitationen, Arrhythmien, Hypertonie, Bauchschmerzen, Magenbeschwerden, Übelkeit, Erbrechen, Mundtrockenheit, Diarrhoe, Schwitzen, Alopezie, Pruritus, Rash, Urtikaria, Arthralgien, Husten, Rachen- und Kehlkopfschmerzen, Nasopharyngitis, Fieber, Änderung v. Blutdruck/Herzfrequenz, Gewichtsverlust;
UW (Modafinil): verminderter Appetit, Nervosität, Insomnie, Angst, Depression, Denkstörungen, Verwirrtheit, Kopfschmerzen, Schwindelgefühl, Somnolenz, Parästhesien, ververschwommenes Sehen, Tachykardie, Palpitationen, Vasodilatation, Bauchschmerzen, Übelkeit, Mundtrockenheit, Diarrhoe, Dyspepsie, Verstopfung, Asthenie, Brustschmerzen, dosisabhängige Erhöhung der γGT und aP, pathologische Leberfunktionstests;

KI (Atomoxetin): bek. Überempfindlichkeit, Engwinkelglaukom, gleichzeitige Anwendung von MAO-Hemmern, schwere kardio-/zerebrovaskuläre Erkrankungen, Phäochromozytom;
KI (Dexamfetamin): bek. Überempf. oder Idiosynkrasie ggü. sympathomimetischen Aminen, Glaukom, Phäochromozytom, Hyperthyreose oder Thyreotoxikose, Diagnose oder Anamnese schwerer Depression, Anorexia nervosa/anorekt. Störungen, Suizidneigung, psychotische Symptome, schwere affektive Störungen, Manie, Schizophrenie, psychopathischen/ Borderline-Persönlichkeitsstörungen, Gilles-de-la-Tourette-Syndrom oder ähnliche Dystonien, Diagnose/Anamnese von schweren und episodischen (Typ I) bipolaren affektiven Störungen, vorbestehende Herz-Kreislauf-Erkrankungen einschließlich mittelschwerer und schwerer Hypertonie, Herzinsuff., arterieller Verschlusskrankheit, Angina pectoris, hämodynamisch signifikanter angeborener Herzfehler, Kardiomyopathien, Myokardinfarkt, potenziell lebensbedrohender Arrhythmien und Kanalopathien, zerebrale Aneurysmen;
KI (Dexamfetamin, Fortsetzung): Gefäßabnormalitäten inkl. Vaskulitis oder Schlaganfall, Porphyrie, anamnestisch Drogenabhängigkeit oder Alkoholismus, gleichzeitige Anwendung von MAO-Hemmern, Grav./Lakt.;
KI (Lisdexamfetamin): bek. Überempf., gleichzeitige Anw. von MAO-Hemmern, Hyperthyreose/Thyreotoxikose, Erregungszustände, symptomatische Herz-Kreislauf-Erkr., fortgeschrittene Arteriosklerose, mittelschw. bis schw. Hypertonie, Glaukom;
KI (Methylphenidat): bek. Überempf., Hyperthyreose oder Thyreotoxikose, Glaukom, Phäochromozytom, vorbestehende Herz-Kreislauf-/zerebrovaskuläre Erkr., gleichzeitige Anw. von MAO-Hemmern; Diagnose oder Anamnese von: schwerer Depression, Anorexia nervosa/anorektischen Störungen, Suizidneigung, psychotischen Symptomen, schweren affektiven Strg., Manie, Schizophrenie, psychopathischen/Borderline-Persönlichkeitsstrg., Gilles-de-la-Tourette-Syndrom oder ähnlichen Dystonien, schweren und episodischen (Typ I) bipolaren affektiven Störungen;
KI (Modafinil): bek. Überempf., nicht kontrollierte mittelschwere–schwere Hypertonie, HRST

Atomoxetin Rp	HWZ 3.6h, PPB 98%
Strattera *Kps. 10, 18, 25, 40, 60, 80, 100mg; Lsg. 4mg/ml*	**Aufmerksamkeitsdefizit-Hyperaktivitätsstörung: Ki. > 6J:** ini 0.5mg/kg/d p.o., nach 7d je nach Wi steigern auf 1.2mg/kg/d; >70kg: ini 1 x 40mg, dann 80mg, max. 100mg/d; **DANI** nicht erforderlich; **DALI** Child B: 50%, Child C: 25%
Dexamfetamin Rp (Btm)	HWZ 10h
Attentin *Tbl. 5, 10, 20mg*	**Aufmerksamkeitsdefizit-Hyperaktivitätsstörung mit fehlendem Ansprechen auf Atomoxetin bzw. Methylphenidat: Ki. > 6J:** ini 5-10mg p.o., ggf. um 5mg/W steigern, max. 20-40mg/d; **DANI, DALI** keine Daten
Lisdexamfetamin Rp (Btm)	HWZ 1(11)h, PRC B, Lact -
Elvanse *Kps. 30, 40, 50, 60, 70mg*	**ADHS mit fehlendem Ansprechen auf Methylphenidat: Ki. > 6J:** ini 1 x 30mg p.o., ggf. um 20mg/W steigern, max. 70mg/d; **DANI, DALI** keine Daten

Methylphenidat Rp (Btm)	HWZ 2-4h, Q0 0.95, PPB 10-33%, PRC C, Lact ?
Concerta *Tbl. 18(ret.), 27 (ret.), 36(ret.), 54(ret.)mg* **Equasym** *Kps. 10(ret.), 20(ret.), 30(ret.)mg* **Medikinet** *Tbl. 5, 10, 20mg; Kps. 5(ret.), 10(ret.), 20(ret.), 30(ret.), 40(ret.), 50(ret.), 60(ret.)mg* **Methylphenidat HEXAL** *Tbl. 10mg* **Ritalin** *Tbl. 10mg; Kps. (ret.) 20, 30, 40mg* **Ritalin Adult** *Kps. (ret.) 10, 20, 30, 40mg*	**ADHS: Ki. ab 6J:** ini 5mg p.o., um 5-10mg/W steigern, max. 60mg/d in 2-3ED; 1 x 18-36mg (ret.), max. 54mg/d (ret.); **Erw.:** ini 1 x 10-20mg (ret.), ggf. steigern um 10-20mg/W., max. 80mg/d; **Narkolepsie:** 10-60mg/d in 2-3ED; **> 6J:** ini 1-2 x 5mg/d, um 5-10mg/W steigern, max. 60mg/d; **DANI, DALI** keine Daten, vorsichtige Anw.

Modafinil Rp)	HWZ 10-12h, PPB 62%, PRC C, Lact ?
Modafinil-neuraxpharm *Tbl. 100, 200mg* **Modafinil Heumann** *Tbl. 100mg* **Vigil** *Tbl. 100, 200mg*	**Narkolepsie:** 200-400mg/d p.o. in 2ED (morgens, mittags); **DANI** keine Daten; **DALI** schwere LI: 50%

13.8 Zentral wirksame Alpha-Sympathomimetika

Wm/Wi (Clonidin): zentrale Stimulation Alpha-2-adrenerger Rezeptoren ⇒ Sympathikusaktivität ↓ ⇒ dämpft Überaktivität noradren. Neurone (die Alkoholentzug bewirken);
Wm/Wi (Guanfacin): zentrale Stimulation Alpha-2-adrenerger Rezeptoren ⇒ Veränderung der Signalübertragung im präfrontalen Kortex und in den Basalganglien;
UW (Clonidin): Depression, Schlafstrg., Schwindel, Sedierung, Kopfschmerzen, orthostatische Hypotonie, Mundtrockenheit, Obstipation, Übelkeit, Erbrechen, Schmerzen in Speicheldrüsen, erektile Dysfunktion, Müdigkeit;
UW (Guanfacin): Depression, Angst, Affektlabilität, Insomnie, Durchschlafstrg., Alpträume, Somnolenz, Kopfschmerze, Sedierung, Schwindel, Lethargie, Bradykardie, Hypotonie, orthostat. Hypotonie, Bauchschmerzen, Erbrechen, Übelkeit, Diarrhoe, Obstipation, Mundtrockenheit, Exanthem, Enuresis, Ermüdung, Reizbarkeit, Gewicht ↑;
KI (Clonidin): bek. Überempf., ausgeprägte Hypotonie, Major Depression, bestimmte Erregungsbildungs- und Erregungsleitungsstrg. des Herzens, Bradykardie, Grav./Lakt.;
KI (Guanfacin): bek. Überempf.

Clonidin Rp	HWZ 12-16h, Q0 0.4, PPB 30-40%, PRC C, Lact ?
Paracefan *Amp. 0.15mg/1ml, 0.75mg/5ml*	**Alkoholentzugssyndrom:** ini 0.15-0.6mg, max 0.9mg i.v. dann 0.3-4mg/d, max. 10mg/d; Perf. (0.75mg) = 15µg/ml ⇒ 2-8ml/h

Guanfacin Rp	HWZ 18h, PPB 70%, PRC B, Lact ?
Intuniv *Tbl. 1(ret.), 2(ret.), 3(ret.), 4(ret.)mg*	**Aufmerksamkeitsdefizit-Hyperaktivitätsstörung: Ki. 6-17J:** ini 1 x 1mg p.o., je nach Wi/Verträglichkeit steigern um max. 1mg/W, Erh.Dos. 0.05-0.12mg/kg/d; **DANI** CrCl < 30: Dosisreduktion; **DALI:** vorsichtige Anw.

13.9 Alkoholentwöhnungsmittel

Wm/Wi (Acamprosat): Stimulierung der inhibitorischen GABAergen Neurotransmission sowie antagonistischer Effekt auf die erregenden Aminosäuren, insbesondere Glutamat; **Wm/Wi** (Nalmefen): Agonist am "kappa"-Rezeptor, Antagonist am μ- und Δ-Rezeptor ⇒ Modulierung kortiko-mesolimbischer Funktionen ⇒ Verringerung des Alkoholkonsums; **Wm/Wi** (Naltrexon): kompetitiver Antagonismus am Opioidrezeptor; **UW** (Acamprosat): erniedrigte Libido, Durchfall, Übelkeit, Erbrechen, Bauchschmerzen, Blähungen, Pruritus, makulopapulöser Ausschlag, Frigidität, Impotenz; **UW** (Nalmefen): verminderter Appetit, Schlaflosigkeit, Schlafstörungen, Verwirrtheit, Ruhelosigkeit, verminderte Libido, Halluzinationen, Dissoziation, Schwindel, Kopfschmerzen, Somnolenz, Tremor, Aufmerksamkeitsstörungen, Parästhesie, Hypästhesie, Tachykardie, Palpitationen, Übelkeit, Erbrechen, trockener Mund, Hyperhidrose, Muskelspasmen, Ermüdung, Asthenie, Unwohlsein, Gefühl anomal; erniedrigtes Gewicht; **UW** (Naltrexon): Bauchschmerzen, Übelkeit, Erbrechen, Diarrhoe, Obstipation, Appetit ↓, Schlafstrg., Angstzustände, Nervosität, Affektstrg., Reizbarkeit, Kopfschmerzen, Unruhe, Schwindel, gesteigerter Tränenfluss, Tachykardie, Palpitationen, Änderungen EKG, Thoraxschmerzen, Exanthem, Gelenk- u. Muskelschmerzen, verzögerte Ejakulation, erektile Dysfunktion, Asthenie, Durst, gesteigerte Energie, Schüttelfrost, Hyperhidrose; **KI** (Acamprosat): bek. Überempf., Lakt., NI; **KI** (Nalmefen): bek. Überempf., gleichz. Anw. von Opioidagonisten bzw. Partialagonisten, Pat. mit bestehender oder kurz zurückliegender Opioidabhängigkeit, mit akuten Opioid-Entzugssymptomen, Pat. mit vermuteter kürzlicher Anw. von Opioiden; schwere LI, NI; Pat. mit in jüngster Vergangenheit aufgetretenen akuten Alkoholentzugserscheinungen (inkl. Halluzinationen, Krampfanfälle, Delirium tremens); **KI** (Naltrexon): bek. Überempf. schwere LI, akute Hepatitis, schwere Nierenfktsstrg.; Pat., die Opioid-Analgetika erhalten; opioidabhängige Pat. ohne erfolgreichen Entzug oder Pat., die Opiat-Agonisten erhalten (z.B. Methadon); akute Opiat-Entzugssymptome, Pat. mit positiven Opioid-Nachweis im Urin oder negativen Ergebnis im Naloxon-Provokationstest

Acamprosat Rp	HWZ 20.7h, keine PPB
Campral *Tbl. 333mg*	**Aufrechterhaltung der Abstinenz bei Alkoholabhängigkeit:** 3 x 666mg p.o.; Pat. < 60kg: 2-1-1Tbl.; **DANI** Krea > 120μmol/l: KI; **DALI** Child C: KI
Nalmefen Rp	HWZ 12.5h, PPB 30%
Selincro *Tbl. 18mg*	**Zur Reduktion des Alkokolkonsums bei Alkoholabhängigkeit mit hohem Risikoniveau:** n. Bed. 18mg p.o., max 18mg/d; **DANI, DALI** leichte bis mittelschwere NI/LI: 100%; KI bei schwerer NI/LI
Naltrexon → 299 Rp	HWZ 2.7(9)h, Q0 1.0, PPB 21%, PRC C, Lact ?
Adepend *Tbl. 50mg*	**Minderung des Rückfallrisikos nach Alkoholabhängigkeit:** 1 x 50mg p.o.; **DANI, DALI** vorsichtige Anw. bei leichter bis mäßiger NI/LI; KI bei schwerer NI/LI

13.10 Rauchentwöhnungsmittel

Wm/Wi (Bupropion): Hemmung des Katecholamin-Reuptakes im Gehirn ⇒ Noradrenalin ↑, Dopamin ↑ in bestimmten Hirnregionen ⇒ Milderung von Nikotinentzugssymptomen, Rauchdrang ↓;
Wm/Wi (Vareniclin): bindet an neuronale nikotinerge Acetylcholinrezeptoren ⇒ lindert Symptome des Rauchverlangens und des Rauchentzugs;
UW (Bupropion): Urtikaria, Fieber, Mundtrockenheit, Übelkeit, Erbrechen, Bauchschmerzen, Obstipation, Schlaflosigkeit, Agitiertheit, Zittern, Konzentrationsstörung, Kopfschmerzen, Schwindel, Geschmacksstörungen, Depression, Angst, Hautausschlag, Pruritus, Schwitzen;
UW (Vareniclin): Übelkeit, Erbrechen, Obstipation, Diarrhoe, Magenbeschwerden, Dyspepsie, Flatulenz, Mundtrockenheit, gesteigerter Appetit, abnorme Träume, Schlaflosigkeit, Kopfschmerzen, Somnolenz, Schwindel, Dysgeusie, Müdigkeit;
KI (Bupropion): bekannte Überempfindlichkeit, Epilepsie, ZNS-Tumore; abrupter Entzug von Alkohol/Medikamenten kann zu Entzugskrämpfen führen, Bulimie, Anorexie, bipolare Erkrankungen, gleichzeitige Anwendung von MAO-Hemmern, schwere Leberzirrhose, Grav.;
KI (Vareniclin): bekannte Überempfindlichkeit

Bupropion (Amfebutamon) Rp-L!	HWZ 20h, Q_0 > 0.8, PPB 84%, PRC C Lact-
Zyban *Tbl. 150(ret.)mg*	**Raucherentwöhnung:** d1-6: 1 x 150mg p.o., dann 2 x 150mg; **DANI** 150mg/d; **DALI** 150mg/d, KI bei schwerer LI

Vareniclin Rp-L!	HWZ 24h, PPB < 20%
Champix *Tbl. 0.5, 1mg*	**Raucherentwöhnung:** d1-3: 1 x 0.5mg p.o.; d4-7: 2 x 0.5mg; ab d8: 2 x 1mg, Dauer 12W; **DANI** CrCl > 30: 100%; < 30: max. 1mg/d; bei terminaler NI Anwendung nicht empf.; **DALI** nicht erforderlich

14 Dermatologie

14.1 Antipruriginosa, Antiphlogistika

Ammoniumbituminosulfonat OTC	
Ichtholan 10, 20, 50% *Salbe (100g enth. 10, 20, 50g)* **Ichtholan spezial** *Salbe (100g enth. 85g)* **Schwarze Salbe Lichtenstein** *Salbe (100g enth. 20, 50g)* **Thiobitum 20%** *Salbe (100 g enth. 20g)*	**Unspezifisch entzündliche Hauterkrankungen (Furunkel, Schweißdrüsenabszess):** Salbe dick auftragen und mit Verband abdecken, Verbandswechsel alle 2d
Phenolsulfonsäure (Gerbstoff) OTC	
Tannolact *Creme (100g enth. 400, 1000mg); Pulver (100g enth. 40g); Lotio (100g enth. 1g)* **Tannosynt** *Creme, Lotio (100g enth. 1g); Konzentrat (100g enth. 40g)* **Delagil** *Creme (100g enth. 400mg); Pulver (100g enth. 40g)*	**Hauterkrankungen mit Entzündung, Juckreiz oder Nässen:** Creme: 3 x tgl. dünn auftragen; Lotio: 1-2 x tgl. dünn auftragen; Pulver: in warmem Wasser auflösen für Bäder und Umschläge

14.2 Glukokortikoide

14.2.1 Schwach wirksame topische Glukokortikoide

Hydrocortison Rp	
Hydrocortison HEXAL *Salbe (100g enth. 250, 500, 1000mg)* **Hydrocutan** *Creme (100g enth. 250mg); Salbe (100g enth. 100, 1000mg)* **Linolacort Hydro** *Creme (100g enth. 500, 1000mg)*	**Entzündliche, allergische, pruriginöse Hauterkrankungen, chemisch und physikalisch induzierte Dermatitiden:** 1-3 x tgl. auftragen
Prednisolon Rp	
Linola-H N, Linola-H-Fett N *Creme (100g enth. 400mg)* **Prednisolon LAW** *Creme, (100g enth. 250mg)*	**Akute Ekzeme, Dermatitiden:** 1-3 x tgl. auftragen

14.2.2 Mittelstark wirksame topische Glukokortikoide	
Clobetason Rp	
Emovate *Creme (100g enth. 50mg)*	**Leichtere Formen von Ekzemen, seborrhoische Dermatitis und steroidempfindliche Dermatosen:** 2 x tgl. auftragen
Dexamethason Rp	
Dexa Loscon Mono *Lsg. (100g enth. 25mg)* **Dexamethason LAW** *Creme (100g enth. 50mg)* **Tuttozem N** *Creme (100g enth. 35mg)*	**Ekzeme, Psoriasis capitis, auf Kortikoide ansprechende akute Dermatitiden:** 1-3 x tgl. auftragen
Flumetason Rp	
Cerson *Creme, Fettcreme, Lsg. (100g enth. 20mg)* **Locacorten** *Creme (100g enth. 20mg)*	**Ekzeme, Neurodermitis, Psoriasis, Intertrigo, Lichen ruber, Lichen sclerosus, kutaner Lupus erythematodes:** 1 x tgl. auftragen
Fluprednidén Rp	
Decoderm *Creme (100g enth. 100mg); Salbe (100g enth. 50mg)*	**Ekzeme, auf Kortikoide ansprechende Dermatitiden:** 1-3 x tgl. auftragen
Hydrocortisonbutyrat Rp	PRC C, Lact ?
Alfason *Creme, Salbe, Emulsion, Lsg. (Crinale) (100g enth. 100mg)* **Laticort** *Creme, Salbe (100g enth. 10mg)*	**Ekzeme, auf Kortikoide ansprechende Dermatitiden:** 2 x tgl. auftragen
Prednicarbat Rp	PRC C, Lact ?
Dermatop *Creme, Salbe, Fettsalbe, Lsg. (100g enth. 250mg)* **Prednicarbat Acis** *Creme, Salbe, Fettsalbe, Lsg. (100g enth. 250mg)* **Prednitop** *Creme, Salbe, Fettsalbe, Lsg. (Crinale) (100g enth. 250mg)*	**Ekzeme, auf Kortikoide ansprechende Dermatitiden:** 1-2 x tgl. auftragen
Triamcinolonacetonid Rp	PRC C, PPB 80% (bei syst. Anwendung), Lact ?
Delphicort *Creme (100g enth. 100mg)* **Kortikoid-ratioph.** *Creme, (100g enth. 100mg)* **Triamgalen** *Creme, Salbe, Lotion (100g enth. 100mg); Lsg. (100g enth. 200mg)* **Volon A** *Creme, Salbe, Haftsalbe, Lotio (100g enth. 100mg)* **Volonimat** *Creme, Salbe (100g enth. 25mg)*	**Ekzeme, auf Kortikoide ansprechende Dermatitiden:** 1-2 x tgl. auftragen

14.2.3 Stark wirksame topische Glukokortikoide

Amcinonid Rp	PRC C, Lact ?
Amciderm *Creme, Salbe, Fettsalbe, Lotio (100g enth. 100mg)*	**Ekzeme, Lichen ruber, steroidempfindliche Dermatosen:** 1-2 x tgl. auftragen
Betamethason Rp	PRC C, Lact -
Bemon *Creme, Salbe (100g enth. 122mg)* **Betnesol V** *Creme, Salbe, Lotio, Lsg. (Crinale) (100g enth. 100mg)* **Celestan V** *Salbe (100g enth. 100mg)* **Diprosis** *Salbe, Gel (100g enth. 50mg)* **Diprosone** *Creme, Salbe, Lsg. (100g enth. 50mg)*	**Ekzeme, steroidempfindliche Dermatosen:** 1-2 x tgl. auftragen
Desoximetason Rp	PRC C, Lact ?
Topisolon *Salbe (100g enth. 250mg)*	**Ekzeme, steroidempfindliche Dermatosen:** 1-2 x tgl. auftragen
Diflucortolon Rp	
Nerisona *Creme, Salbe, Fettsalbe (100g enth. 100mg)*	**Ekzeme, steroidempfindliche Dermatosen:** 1-2 x tgl. auftragen
Fluocinolon Rp	
Flucinar *Creme, Salbe (100g enth. 25mg)* **Jellin** *Creme, Salbe (100g enth. 25mg)*	**Entzündliche, entzündlich-juckende und allergische Dermatosen:** 1-2 x tgl. auftragen
Fluocinonid Rp	PRC C, Lact ?
Topsym *Creme, Salbe, Lsg. (100g enth. 50mg)*	**Entzündliche, entzündlich-juckende und allergische Dermatosen:** 1-2 x tgl. auftragen
Methylprednisolon Rp	HWZ 2-3h, PRC C, Lact ?
Advantan *Creme, Salbe, Fettsalbe, Lsg., Milch (100g enth. 100mg)*	**Endogene und exogene Ekzeme, Neurodermitis:** 1 x tgl. auftragen
Mometason Rp	PRC C, Lact ?
Ecural *Fettcreme, Salbe, Lsg. (100g enth. 100mg)* **Elocon** *Fettcreme, Salbe (100g enth. 100mg)* **Momegalen** *Fettcreme, Salbe, Lsg. (Crinale) (100g enth. 100mg)*	**Entzündliche und juckende steroidempfindliche Dermatosen:** 1 x tgl. auftragen

14.2.4 Sehr stark wirksame topische Glukokortikoide

Clobetasol Rp	
Butavate *Creme, Salbe, Lsg. (100g enth. 50mg)* **Clobegalen** *Creme, Salbe, Lsg., Lotion (100g enth. 50mg)* **Clobetasol Acis** *Creme, Salbe, Fettsalbe, Lsg. (Crinale) (100g enth. 50mg)* **Dermoxin** *Creme, Salbe (100g enth. 50mg)* **Dermoxinale** *Lsg. (Crinale) (100g enth. 50mg)* **Karison** *Creme, Salbe, Fettsalbe, Lsg. (Crinale) (100g enth. 50mg)*	**Psoriasis, akutes und chronisches Ekzem, Lichen ruber planus, Lichen sclerosus et atrophicans, Pustulosis palmaris et plantaris:** 1 x tgl. auftragen, max. 20% der KOF, max. 50g Salbe/Creme pro W

14.2.5 Glukokortikoid + Triclosan

Flumetason + Triclosan Rp	
Duogalen *Creme (100g enth. 17mg+3g)*	**Infizierte Ekzeme, Dermatomykosen mit Begleitentzündung, Impetigo, ekzematisierte Follikulitis:** 2 x tgl. dünn auftragen, Ther.-Dauer ca. 7d
Halometason + Triclosan Rp	
Infectocortisept *Creme (100g enth. 50mg+1g)*	**Infizierte Ekzeme, Dermatomykosen mit Begleitentzündung, Impetigo, bakterielle Intertrigo:** 1-2 x tgl. dünn auftragen, Ther.-Dauer ca. 7d

14.3 Dermatitistherapeutika

Wm/Wi (Alitretinoin): immunmodulatorisch, antiinflammatorisch;
Wm/Wi (Pimecrolimus, Tacrolimus): Calciumneurininhibitoren; immunsuppressiv, Hemmung von Produktion und Freisetzung proinflammatorischer Zytokine;
UW (Alitretinoin): Kopfschmerzen, Hypertriglyzeridämie, Hypercholesterinämie, Anämie, Fe-Bindungskapazität ↑, Thrombozyten ↓, TSH/FT4 ↓, Konjunktivitis, trockene Haut und Augen, Gesichtsröte, Transaminasen ↑, Myalgie, Arthralgie;
UW (Tacrolimus): Brennen, Pruritus, Schmerzen, Exanthem, Wärmegefühl, Reizung, Parästhesie an der Applikationsstelle; Alkoholunverträglichkeit mit Hautrötung, Eczema herpeticum, Follikulitis, Herpes simplex, Herpesvirus-Infektion, Kaposis varicelliforme Eruption;
KI (Alitretinoin): bek. Überempf. gegen Retinoide, Frauen im gebärfähigen Alter (es sei denn, es werden alle Bedingungen des Grav.-Verhütungsprogramms eingehalten), Leberinsuffizienz, schwere Niereninsuffizienz, nicht ausreichend eingestellte Hypercholesterinämie/Hypertriglyzeridämie, nicht ausreichend eingestellter Hypothyroidismus, Hypervitaminose A, Allergie gegen Erdnüsse/Soja, gleichzeitige Anw. von Tetrazyklinen, Vitamin A oder anderen Retinoiden, Grav./Lakt.;
KI (Tacrolimus): bek. Überempfindlichkeit

Alitretinoin Rp	HWZ 2-10h
Toctino *Kps. 10, 30mg*	**Schweres chronisches Handekzem:** ini 1 x 30mg p.o., dann 10-30mg/d; Behandlungszyklus 12-24W; **DANI** KI bei schwerer NI; **DALI** KI bei LI
Pimecrolimus Rp	
Elidel 1% *Creme (1g enth. 10mg)*	**Leichtes/mittelschweres atopisches Ekzem:** 2 x tgl. auftragen bis Abheilung; **Ki.:** s. Erw.
Tacrolimus Rp	
Protopic 0.03%, 0.1% *Salbe (1g enth. 0.3, 1mg)*	**Mittelschweres/schweres atopisches Ekzem:** ini 0.1% 2 x tgl. auftragen, nach 2-3W 0.03% bis zur Abheilung; **Ki. > 2J:** 0.03% 2 x tgl. auftragen, nach 2-3W 1 x tgl. bis zur Abheilung

14.4 Antipsoriatika

14.4.1 Externa

Calcipotriol Rp	
Calcipotriol HEXAL *Salbe, Lsg. (100g enth. 5mg)* **Daivonex** *Creme, Salbe, Lsg. (100g enth. 5mg)*	**Leichte bis mittelschwere Psoriasis:** 2 x tgl. auftragen
Calcipotriol + Betamethason Rp	
Daivobet *Salbe, Gel (100g enth. 5+50mg)* **Enstilar** *Schaum (100g enth. 5+50mg)* **Xamiol** *Gel (100g enth. 5+50mg)*	**Leichte bis mittelschwere Psoriasis:** 1 x tgl. auftragen: Kopfhaut (nur Gel) 1-4g, max. 15g/d f. 4 W; übrige Hautpartien (Gel, Salbe, Schaum) max. 15g/d f. 4-8W
Dithranol Rp	
Micanol 1% *Creme (100g enth. 1mg)*	**Subakute/chron. Psoriasis:** 2 x tgl. auftragen
Dithranol + Harnstoff Rp	
Psoradexan *Creme (1g enth. 0.5, 1, 2mg + je 170mg Harnstoff)*	**Subakute/chronische Psoriasis:** 2 x tgl. auftragen
Steinkohlenteer Rp	
Lorinden Teersalbe *Salbe (1g enth. 15mg)* **Tarmed** *Shampoo (100g enth. 4g)* **Teer Linola Fett** *Salbe (1g enth. 20mg)*	**Seborrhoische Dermatitis, Seborrhoe oleosa, Pityriasis simplex capitis, Psoriasis der Kopfhaut:** 1-2 x/W auftragen/anwenden
Tazaroten Rp	
Zorac *Gel (1g enth. 1mg)*	**Leichte bis mittelschw. Plaque-Psoriasis:** 1 x tgl. für bis zu 12W auftragen

14.4.2 Interna

Wm/Wi (Acitretin): Vitamin-A-Derivat, normalisiert Wachstum/Differenzierung von Haut- und Schleimhautzellen; **Wm/Wi** (Ciclosporin, Methotrexat): Hemmung aktivierter T-Zellen, deren Zytokine zur Hyperproliferation der Keratinozyten beitragen;
Wm/Wi (Dimethylfumarat): vorübergehender Anstieg der intrazell. $Ca2^{+}$-Konzentration ⇒ Prolierationshemmung der Keratinozyten, intraepidermale Infiltration mit Granulozyten u. T-Helferzellen ↓; **Wm/Wi** (Ixekizumab): monoklonaler IgG4-AK, der an IL-17A bindet ⇒ Hemmung von Proliferation und Aktivierung der Keratinozyten; **Wm/Wi** (Secukinumab): humaner monoklon. AK, bindet an IL 17A ⇒ Hemmung proinflammatorischer Zytokine, Chemokine und Mediatoren der Gewebsschädigung; **Wm/Wi** (Ustekinumab): monoklon. AK, bindet an IL-12 und IL-23 ⇒ Unterdrückung der gesteigerten Immunzellaktivierung;
UW (Acitretin): Trockenheit von Haut und Schleimhäuten, Lippenentzündung, Haarausfall, Transaminasen ↑, BB-Veränderungen, Lipide ↑; **UW** (Ciclosporin): Nierenschädigung, Leberfktsstrg., Kardiotoxizität, Tremor, Hirsutismus, Gingivahypertrophie, Ödeme;
UW (Dimethylfumarat): Gesichtsrötung, Hitzegefühl, Diarrhoe, Völlegefühl, Oberbauchkrämpfe, Blähungen, Leukopenie, Lymphopenie, Eosinophilie; **UW** (Ixekizumab): Infektion der oberen Atenwege, Tinea-Infektion, oropharyngeale Schmerzen, Übelkeit, Reaktion a.d. Injektionsstelle;
UW (Methotrexat): Exanthem, Haarausfall, GI-Ulzera, Übelkeit, Hämatopoesestörung;
UW (Secukinumab): Infektionen der oberen Atemwege, oraler Herpes, Rhinorrhoe, Diarrhoe, Urtikaria; **UW** (Ustekinumab): Infektionen Hals/Atemwege, Kopfschmerzen, Schwindel, verstopfte Nase, oropharyngeale Schmerzen, Diarrhoe, Übelkeit, Erbrechen, Juckreiz, Rücken-, Muskelschmerzen, Müdigkeit; Erythem/Schmerzen a.d. Injektionsstelle;
KI (Acitretin): bek. Überempf. gegen Retinoide, LI, NI, D. m., schwere Hyperlipidämie; gleichzeitige Einnahme von Vit. A oder anderen Retinoiden, Methotrexat, Tetrazykline; Grav./Lakt., Frauen im gebärfähigen Alter ohne sichere Kontrazeption; **KI** (Ciclosporin): Nierenfktsstrg., unkontrollierte art. Hypertonie, unkontrollierte Infektionen, Tumoren, schwere Lebererkr., Lakt., Cave in Grav.; **KI** (Dimethylfumarat): bek. Überempf., gastroduodenale Ulzera, schwere Leber- und Nierenerkrankungen, leichte Formen der Psoriasis (zu hohes Behandlungsrisiko), Psoriasis pustulosa (fehlende Erfahrung), Pat. <18J, Grav., Lakt.;
KI (Ixekizumab): bek. Überempf., klinisch relevante aktive Infektionen; **KI** (Methotrexat): akute Infektionen, schwere Knochenmarksdepression, Leberfunktionsstrg., GI-Ulzera, Niereninsuff., Grav./Lakt.; **KI** (Secukinumab): bek. Überempf., klinisch relevante Infektionen; **KI** (Ustekinumab): bek. Überempf., klinisch relevante aktive Infektionen

Acitretin Rp	HWZ 50(60)h, Q0 1.0, PPB 99%, PRC X, Lact ?
Acicutan *Kps. 10, 25mg* **Neotigason** *Kps. 10, 25mg*	**Psoriasis, Hyperkeratosis palmoplant., M. Darier, Pust. palmoplant., Ichthyosis, Pityriasis rubra pil., Lichen ruber planis:** ini 30mg/d p.o. für 2-4 W, dann ggf. bis max. 75mg/d; **Ki.:** ini 0.5mg/kg/d, ggf. bis 1mg/kg/d, max. 35mg/d, Erh.Dos. 0.1mg/kg/d, max. 0.2mg/kg/d; **DANI, DALI** KI

Ciclosporin Rp	HWZ 7-8(16-19)h, Q0 1.0, PPB 90%, ther. Serumspiegel (µg/l): 100-300
Cicloral *Kps. 25, 50, 100mg* **Ciclosporin Pro** *Kps. 25, 50, 100mg* **Immunosporin** *Kps. 25, 50, 100mg* **Sandimmun** *Kps. 10, 25, 50, 100mg; Susp. (1ml = 100mg); Amp. 50mg/1ml, 250mg/5ml*	**Schwerste Formen der Psoriasis:** 2.5mg/kg/d p.o., max. 5mg/kg/d; Kreatininkontrolle! **DANI** KI → 284; **DALI** 50-75%

Methoxsalen Rp	HWZ 5h, Q0 1.0
Meladinine *Tbl. 10mg; Lsg. (1ml enth. 3mg)*	**Schw. Psoriasis, Mycosis fungoides, Vitiligo:** 0.6mg/kg 2h vor UV-A-Bestrahlung; **Leichtere Psoriasis:** Lsg. als Badezusatz (0.5mg/l Badewasser) vor UV-A-Bestrahlung; **DANI** KI bei stark eingeschränkter Nierenfkt.; **DALI** KI bei Hepatopathie
Dimethylfumarat + Ethylhydrogenfumarat Rp	HWZ 11min (36h)
Fumaderm initial *Tbl. 30 +75mg* **Fumaderm** *Tbl. 120 +95mg*	**Mittelschwere bis schwere Psoriasis:** W1 1 x 30+75mg; W2 2 x 30+75mg; W3 3 x 30+75mg; W4 1 x 120+95mg, dann n. Wi um 120+95mg/W bis max. 3 x 240+190mg steigern; **DANI, DALI** KI bei schwerer NI, LI
Ixekizumab Rp	HWZ 13d
Taltz *Fertigspr. 80mg; Pen 80mg*	**Mittelschwere bis schwere Psoriasis:** W0 160mg s.c.; W 2, 4, 6, 8, 10, 12 jeweils 80mg, dann 80mg alle 4W; **DANI, DALI** keine Daten
Methotrexat → 218 Rp	HWZ 5-9h, Q0 0.06, PPB 50%, PRC X, Lact -
Lantarel *Tbl. 2.5, 7.5, 10mg; Fertigspr. 7.5mg/1ml, 10mg/1.34ml, 15mg/2ml, 20mg/2.67ml, 25mg/1ml* **Metex** *Tbl. 2.5, 7.5, 10mg; Inj.Lsg. 7.5, 10, 15, 20, 25mg; Fertigspr. 7.5mg/0.15ml, 10mg/0.20ml, 15mg/0.30ml, 20mg/0.40ml, 25mg/0.50ml, 30mg/0.60ml* **MTX HEXAL** *Tbl. 2.5, 5, 7.5, 10mg; Inj.Lsg. 5mg/2ml, 10mg/4ml, 25mg/1ml, 50mg/2ml, 500mg/20ml, 1g/40ml, 5g/200ml; Fertigspr. 2.5mg/0.33ml, 7.5mg/1ml, 10mg/1.33ml, 15mg/2ml, 20mg/2.67ml, 25mg/3.33ml*	**Schwerste Formen der Psoriasis:** ini 1 x 2.5-5mg zur Toxizitätsabschätzung; dann 7.5-25mg 1 x/W p.o./s.c./i.m./i.v., max. 30mg/W; **DANI** CrCl > 80: 100%, 80: 75%, 60: 63%, < 60: KI
Secukinumab Rp	HWZ 18-46d PRC B, Lact ?
Cosentyx *Fertigspr., Pen 150mg*	**Mittelschwere bis schw. Plaque-Psoriasis:** ini 300mg s.c. 1x/W, nach 4W 300mg alle 4W; **DANI, DALI** keine Daten
Ustekinumab Rp	HWZ 15-32d
Stelara *Inj.Lsg. 45, 90mg; Fertigspr. 45, 90mg; Inf.lsg. 130mg*	**Mittelschw. bis schw. Plaque-Psoriasis:** W 0 und 4, dann alle 12W: 45mg s.c.; > 100kg: jeweils 90mg s.c.; **Ki. ab12J:** W 0 u. 4, dann alle 12W: < 60kg: 0.75mg/kg s.c.; 60-100kg: 45mg s.c.; > 100kg: 90mg s.c.; **Psoriasis-Arthr.:** W 0 u. 4, dann alle 12W: 45mg s.c.; > 100kg: jeweils 90mg s.c. möglich; **M. Crohn:** ini i.v.-Gabe: ≤ 55kg: 260mg; 55-85kg: 390mg; >85kg: 520mg; n. 8W 90mg s.c., dann 90mg alle 12W; **DANI, DALI** keine Daten
Adalimumab, Etanercept, Infliximab → 222	

14.5 Aknemittel

14.5.1 Antibiotikahaltige Externa

Chlortetrazyklin Rp	
Aureomycin *Salbe (100g enth. 3g)*	**Akne vulgaris:** 1-2 x tgl. auftragen
Clindamycin Rp	
Zindaclin *Gel (100g enth. 1g)*	**Akne vulgaris:** 1-2 x tgl. auftragen
Erythromycin Rp	
Aknefug EL *Lsg. (100ml = 1g)* **Aknemycin** *Salbe, Lsg. (100g enth. 2g)* **Inderm** *Lsg. (100g enth. 1g);* *Gel (100g enth. 2, 4g)*	**Akne vulgaris:** 2 x tgl. auftragen
Nadifloxacin Rp	
Nadixa *Creme (1g enth. 10mg)*	**Akne vulgaris:** 2 x tgl. auftragen für 8W, max. für 12W
Tetracyclin Rp	
Imex *Salbe (100g enth. 3g)*	**Akne vulgaris:** 1-3 x tgl. auftragen

14.5.2 Peroxide

Benzoylperoxid OTC	PRC C, Lact ?
Aknefug Oxid *Gel (100g enth. 3, 5, 10g);* *Susp. (100g enth. 4g)* **Akneroxid** *Gel (100g enth. 5, 10g);* *Susp. (100g enth. 4g)* **Benzaknen** *Gel (100g enth. 5, 10g);* *Susp. (100ml = 5g)* **Cordes BPO** *Gel (100g enth. 3, 5, 10g)*	**Akne vulgaris:** 1-2 x tgl. auftragen

14.5.3 Retinoide zur topischen Anwendung, Kombinationen

Adapalen Rp	PRC C, Lact ?
Differin *Creme, Gel (100g enth. 100mg)* **Dipalen** *Creme, Gel (100g enth. 100mg)*	**Akne vulgaris:** 1 x tgl. auftragen
Adapalen + Benzoylperoxid Rp	
Epiduo *Gel (100g enth. 100+2500mg, 300+2500mg)*	**Akne vulgaris:** 1 x tgl. auftragen
Isotretinoin Rp	PRC X, Lact -
Isotrex *Gel (100g enth. 50mg)*	**Akne vulgaris:** 1-2 x tgl. auftragen
Isotretinoin + Erythromycin Rp	PRC X, Lact -
Isotrexin *Gel (100g enth. 50mg +2g)*	**Mittelschw. Akne vulgaris:** 1-2 x tgl. auftragen

Tretinoin Rp	PRC C (top)/D (syst.), Lact ? (top)/-(syst.)
Airol *Creme (100g enth. 50mg)* **Cordes VAS** *Creme (100g enth. 50mg)*	**Akne vulgaris, Halogenakne, Akne medicamentosa:** 1-2 x tgl. auftragen
Tretinoin + Clindamycin Rp	PRC C (top)/D (syst.), Lact ? (top)/-(syst.)
Acnatac *Gel (100g enth. 25mg + 1g)*	**Akne vulgaris mit Komedonen, Papeln und Pusten:** 1 x tgl. auftragen f. max. 12W

14.5.4 Weitere Externa

Wm/Wi (Ivermectin): antientzündlich durch Hemmung der Lipopolysaccharid-induzierten Produktion entzündlicher Zytokine; antiparasitär Abtötung von Demodex-Milben

Azelainsäure Rp	PPB 43%
Skinoren *Creme (100g enth. 20g); Gel (100g enth. 15g)*	**Akne vulgaris, papulopustulöse Rosacea:** 2 x tgl. auftragen
Ivermectin Rp	
Soolantra *Creme (1g enth. 10mg)*	**Papulopustulöse Rosacea:** 1 x tgl. auftragen, Ther.-Dauer bis 4M; **DANI** nicht erforderl.; **DALI** schwere LI: vorsichtige Anw.

14.5.5 Interna

Wm/Wi (Isotretinoin): Mitoserate von Epidermiszellen ↑, Auflockerung der Hornschicht, Talgproduktion ↓; **Wm/Wi** (Minocyclin): Tetracyclin-Antibiotikum, hemmt Lipase der Propionibakterien; **UW** (Isotretinoin): trockene Haut und Schleimhäute, Lippenentzündung, Haarausfall, Transaminasen ↑, BB-Veränderung, Lipide ↑; **UW** (Minocyclin): Schwindel, Kopfschmerz, Übelkeit, allergische Hautreakt., phototoxische Reaktionen, reversible Knochenwachstumsverzögerung (Ki. < 8J), irreversible Zahnverfärbung u. Zahnschmelzschädigung (Ki. < 8J), ICP ↑, BB-Veränderungen, Superinfektion durch Bakterien/Sprosspilze; **KI** (Isotretinoin): bek. Überempf., Frauen im gebärfähigen Alter (es sei denn, es werden alle Bedingungen des Grav.-Verhütungsprogramms eingehalten), präpubertäre Akne, LI, übermäßig erhöhte Blutfette, Hypervitaminose A, gleichzeitige Behandlung mit Tetrazyklinen, Grav./Lakt.; **KI** (Minocyclin): Tetracyclinüberempf., schw. Leberfktsstrg., Niereninsuff., Ki. < 8J, Grav./Lakt.

Doxycyclin → 240 Rp	HWZ 12-24h, Q0 0.7, PPB 80-90%, PRC D, Lact ?
Doxakne *Tbl. 50mg* **Doxyderma** *Tbl. 50, 100mg* **Oraycea** *Tbl. 40mg (veränderte Wirkstofffreisetzung)*	**Akne vulgaris, Rosacea:** 1 x 100mg p.o. für 7-21d, dann 1 x 50mg für 2-12W; Oraycea: **Rosacea:** 1 x 40mg p.o. **DANI** nicht erforderlich; **DALI** KI
Isotretinoin Rp	HWZ 10-20h, Q0 1.0, PPB 99%, PRC X, Lact -
Aknenormin *Kps. 10, 20mg* **Isoderm** *Kps. 10, 20mg* **IsoGalen** *Kps. 10, 20mg* **Isotret HEXAL** *Kps. 10, 20mg* **Isotretinoin-ratioph.** *Kps. 10, 20mg*	**Schwere therapieresist. Akne:** ini 0.5mg/kg/d p.o., Erh.Dos. 0.5-1mg/kg/d, in schweren Fällen bis 2mg/kg/d; Gesamtdosis pro Behandlung 120mg/kg; **DANI** ini 10mg/d, dann langsam steigern auf 1mg/kg/d; **DALI** KI

Minocyclin → 241 Rp	HWZ 11-22h, Qo 0.85, PPB 70-75%, PRC D, Lact +
Aknosan *Tbl. 50mg* **Minocyclin-ratioph.** *Kps. 50, 100mg* **Skid** *Tbl. 50, 100mg* **Udima** *Kps. 50, 100mg*	**Akne vulgaris:** 2 x 50mg p.o.; **DALI** KI

14.6 Antiinfektiva

14.6.1 Antibiotika

Framycetin Rp	
Leukase N *Salbe (100g enth. 2g);* *Puder (100g enth. 2g);* *Wundkegel 10mg (+ Lidocain 2mg)*	**Pyodermien, Ulcus cruris, Dekubitus, infizierte Wunden, Impetigo, Verbrennungen, bakteriell bedingte Ekzeme:** 1 x tgl. auftragen; 1-2 Wundkegel einmalig einlegen; **DANI** KI
Fusidinsäure Rp	
Fucidine *Creme, Salbe (100g enth. 2g);* *Wundgaze* **Fusicutan** *Creme, Salbe (100g enth. 2g)*	**Infizierte Hauterkrankungen:** 2-3 x tgl. auftragen; Gaze: 2-3d belassen
Gentamicin Rp	PRC C, Lact ?
Infectogenta *Creme, Salbe* *(100g enth. 100mg)* **Refobacin** *Creme (100g enth. 100mg)*	**Ulcus cruris, Dekubitus:** 2-3 x tgl. auftragen
Retapamulin Rp	PRC C, Lact ?
Altargo *Salbe (1g enth. 10mg)*	**Kurzzeitbehandlung oberflächlicher Hautinfektionen:** 2 x tgl. über 5d auftragen

14.6.2 Virustatika

Aciclovir OTC/Rp	PRC B, Lact ?
Acic, Aciclovir-ratioph., Aciclostad, Zovirax *Creme (100g enth. 5g)*	**Herpes labialis,** **Herpes genitalis:** 5 x tgl. auftragen
Docosanol OTC	
Docosanol Engelhard *Creme (1g enth. 100mg)* **Muxan** *Creme (1g enth. 100mg)*	**Herpes labialis:** 5 x tgl. auftragen
Foscarnet Rp	
Triapten *Creme (100g enth. 2g)*	**Herpes labialis, H. genitalis, Herpes integumentalis:** 6 x tgl. auftragen
Penciclovir OTC	PRC B, Lact -
Pencivir *Creme (100g enth. 1g)*	**Rezid. Herpes labialis:** 6-8 x tgl. auftragen

14.6.3 Antimykotika

Amorolfin OTC	
Amofin 5% *Nagellack (1ml = 50mg)* **Amorolfin-ratioph. 5%** *Nagellack (1ml = 50mg)* **Loceryl** *Creme (100g enth. 250mg); Nagellack (1ml = 50mg)*	**Hautmykosen durch Dermatophyten, kutane Candidose:** 1 x tgl. auftragen; **Nagelmykose:** Nagellack 1-2 x/W auftragen
Bifonazol OTC	
Antifungol HEXAL EXTRA *Creme (100g enth. 1g), Lsg. (1ml = 10mg)* **Bifon** *Creme, Gel (100g enth. 1g); Lsg. (1ml = 10mg); Spray (1 Hub = 1.4mg)* **Canesten Extra** *Creme, Spray (100g enth. 1g)*	**Hautmykosen durch Dermatophyten, Hefen, Schimmelpilze, Mallassezia furfur, Infektion durch Corynebacterium minutissimum:** 1 x tgl. auftragen bzw. 1 x 3 Gtt. bzw. 1 x 2 Hübe
Ciclopirox OTC/Rp	
Batrafen *Creme, Vaginalcreme, Gel, Puder, Lsg., Shampoo (100g enth. 1g)* **Ciclopirox-ratioph.** *Creme, Lsg. (100g enth. 1g)* **Ciclopirox Winthrop** *Nagellsg. (100g enth. 8g)* **Inimur Myko** *Vaginalcreme (100g enth. 1g); Vaginalsupp. 100mg* **Nagel Batrafen** *Nagellsg. (100g enth. 8g)* **Sebiprox** *Lsg. (100g enth. 1.5g)* **Selergo** *Creme, Lsg. (100g enth. 1g)* **Stieprox** *Shampoo (100ml enth. 1.5g)*	**Alle Dermatomykosen:** 2 x tgl. auftragen; **Nagelmykosen:** Nagellösung W1-4: alle 2d auftragen, W5-8: 2 x/W, ab W9: 1 x/W; **vaginale Candidose:** 1 x tgl. 100mg vaginal; **seborrhoische Dermatitis der Kopfhaut:** 1-3 x/W auf die Kopfhaut auftragen, einmassieren und ausspülen
Clotrimazol OTC/Rp	HWZ 3.5-5h, PRC B, Lact ?
Antifungol *Creme, Lsg., Spray, Vaginalcreme (100g enth. 1, 2g); Vaginaltbl. 200, 500mg* **Canifug** *Creme, Lsg. (100g enth. 1g); Vaginalcreme (100g enth. 1, 2g); Vaginalsupp. 100, 200mg* **Canesten** *Creme, Lsg., Spray (100g enth. 1g)* **Canesten Gyn** *Vaginalcreme (100g enth. 1, 2, 10g); Vaginaltbl. 100, 200, 500mg* **Fungizid-ratioph.** *Creme, Vaginalcreme, Spray (100g enth. 1g); Vaginaltbl. 100, 200mg*	**Hautmykosen durch Dermatophyten, Hefen, Schimmelpilze, Mallassezia furfur, Infektion durch Corynebacterium minutissimum:** 2-3 x tgl. auftragen; **vaginale Mykosen:** einmalig 1 Applikatorfüllung Creme 10% oder 1Tbl. 500mg vaginal; 1 x 1 Applikatorfüllung Creme 2% oder 1Tbl./Supp. 200mg vaginal für 3d; 1 x 1 Applikatorfüllung Creme 1% oder 1Tbl./Supp. 100mg vaginal für 6d
Econazol OTC/Rp	PRC C, Lact ?
Epi-Pevaryl *Creme, Lsg., Lotio (100g enth. 1g)* **Gyno-Pevaryl** *Ovulum 50, 150, 150(ret.)mg; Vaginalcreme (100g enth. 1g)*	**Alle Dermatomykosen:** 2-3 x tgl. auftragen; **vaginale Mykosen:** einmalig 150mg (ret.) vaginal; 1 x 150mg für 3d; 1 x 50mg für 6d

Ketoconazol OTC	PRC C, Lact ?
Fungoral *Creme, Lsg. (100g enth. 2g)* **Nizoral** *Creme (100g enth. 2g)* **Terzolin** *Creme, Lsg. (100g enth. 2g)* **Ketozolin** *Shampoo (100g enth. 2g)*	**Seborrhoische Dermatitis:** 2 x tgl. auftragen; Shampoo: 2x/W f. 2-4W; **Pityriasis versicolor:** 1 x tgl. auftragen; Shampoo: 1x/d für 5d
Miconazol OTC/Rp	PRC C, Lact ?
Daktar *Creme, Mundgel (100g enth. 2g)* **Gyno-Mykotral** *Vaginalcreme (100g enth. 2g)* **Micotar** *Creme, Lsg., Mundgel (100g enth. 2g)* **Vobamyk** *Creme (100g enth. 2g)*	**Dermatomykosen, Miconazol-empf. grampositive Hautinfekte:** 2 x tgl. auftragen; **Mundsoor: Erw., Ki.:** 4 x 1/2 Messl. p.o.; **Sgl.:** 4 x 1/4 Messl.; **vaginale Candidose:** 1 x 1 Applikatorfüllung vaginal; 1 x 1 Ovulum 100mg vaginal
Naftifin OTC	PRC B, Lact ?
Exoderil *Creme, Gel (100g enth. 1g)*	**Dermatomykosen durch Dermatophyten, Hefen, Schimmelpilze:** 1 x tgl. auftragen
Nystatin OTC	PRC C, Lact ?
Adiclair *Creme, Salbe, Mundgel (100g enth. 10 Mio IE)* **Candio-Hermal** *Creme, Salbe (100g enth. 10 Mio IE); Mundgel (100g enth. 25 Mio IE)* **Lederlind** *Paste, Mundgel (100g enth. 10 Mio IE)* **Nystaderm** *Creme, Paste Mundgel (100g enth. 10 Mio IE)*	**Hautinfektionen durch Nystatin-empf. Hefepilze:** 2-3 x tgl. auftragen; **Mundsoor: Erw. u. Ki.:** 4 x 1g Gel p.o.; **Sgl.:** 4 x 0.5-1g
Oxiconazol OTC	PRC B, Lact ?
Myfungar *Creme; Vaginaltbl. 688mg*	**Dermatomykosen durch Dermatophyten, Hefen, Schimmelpilze:** Creme 1 x/d auftragen; Vaginitis durch Candida, Hefepilze: 1 x 1 Vaginaltbl. abends, ggf. 2. Dosis nach 1W
Sertaconazol OTC	
Mykosert *Creme, Lsg., Spray (100g enth. 2g)* **Zalain** *Creme (100g enth. 2g)*	**Dermatomykosen durch Dermatophyten, Hefen:** 2 x tgl. auftragen; **Nagelmykose:** Pflaster alle 7d wechseln, Therapiedauer max. 24W
Terbinafin OTC	
Fungizid-ratioph. Extra *Creme (100g enth. 1g)* **Lamisil** *Creme, Gel, Lsg., Spray (100g enth. 1g)* **Terbinafin-CT, Terbinafinhydrochlorid AL/ Stada** *Creme (100g enth. 1g)*	**Dermatomykosen durch Dermatophyten und Hefepilze, Pityriasis versicolor:** 1 x tgl. auftragen
Tolnaftat OTC	
Tinatox *Creme, Lösung (100g enth. 1g)*	**Dermatomykosen durch Dermatophyten, Pityriasis versicolor:** 1-2 x tgl. auftragen

14.6.4 Antimykotika-Glukokortikoid-Kombinationen

Clotrimazol + Betamethason Rp	
Flotiran, Lotricomb, Lotriderm *Creme, Salbe (100g enth. 1g+50mg)*	**Dermatomykosen mit Entzündung/Ekzem:** 1 x tgl. auftragen f. 3-5d
Clotrimazol + Hydrocortison Rp	
Baycuten HC *Creme (100g enth. 1+1g)*	**Dermatomykosen mit Entzündung/Ekzem:** 1-2 x tgl. auftragen, nach 7d Weiterbehandlung ohne Kortikoid
Econazol + Triamcinolonacetonid Rp	
Epipevisone *Creme (100g enth. 1+0.1g)*	**Dermatomykosen mit Entzündung, Ekzeme mit Pilzinfektion:** 2 x tgl. auftragen, nach 7d Weiterbehandlung ohne Kortikoid
Miconazol + Flupredniden Rp	
Decoderm Tri *Creme (100g enth. 2+0.1g)* **Vobaderm** *Creme (100g enth. 2+0.1g)*	**Dermatomykosen mit Entzündung, Ekzeme mit Pilzinfektion:** 2 x tgl. auftragen, nach 7d Weiterbehandlung ohne Kortikoid

14.6.5 Antiparasitäre Mittel

Wm/Wi (Malathion): Metabolit wird irreversibel an Acetylcholinesterase gebunden und inaktiviert sie ⇒ Kumulation von ACh ⇒ Überstimulation und Tod der Insekten (ovizide Wi); **UW** (Benzylbenzoat): Kontaktdermatitis, Urtikaria; **UW** (Allethrin/Piperonylbutoxid): Haut-/Schleimhautreizung; **UW** (Dimeticon): keine sehr häufigen oder häufigen UW; **UW** (Permethrin): Hautirritation, Brennen, Pruritus; **KI** (Benzylbenzoat): Anwendungsbeschränkung bei Sgl./Kleinki.; **KI** (Allethrin/Piperonylbutoxid): Grav. (1. Trim.), Lakt., Sgl.; **KI** (Dimeticon): bek. Überempf.; **KI** (Permethrin): bek. Überempf., Ki. < 2M

Allethrin + Piperonylbutoxid OTC	
Jacutin Pedicul *Spray (1g enth. 6.6+26.4mg)*	**Befall mit Kopf-, Filz-, Kleiderläusen, Scabies:** einmalige Applikation auf die befallenen Areale, ggf. Wdh. nach 8d
Benzylbenzoat OTC	PRC B
Antiscabiosum 10%, 25% *Emuls. (100g enth. 10, 25g)*	**Scabies:** an 3d gesamten Körper (ohne Kopf) einreiben; **Ki.:** 10% Emulsion verwenden
Dimeticon OTC	
Nyda *Lsg. 50ml* **Nyda Express** *Lsg. 50ml* **Jacutin Pedicul Fluid** *Lsg. 100, 200ml*	**Befall mit Kopfläusen:** Nyda: Haare u. Kopfhaut benetzen, nach 45min auskämmen, nach 8h mit Shampoo waschen; Wdh. nach 8-10d; Nyda express, Jacutin Pedicul fluid: Haare und Kopfhaut benetzen, mind. 10min einwirken lassen, dann auskämmen, dann mit Shampoo 2 x waschen; Wdh. nach 8-10d
Ivermectin (systemisch) → 280	

Permethrin OTC	PRC B
Infectopedicul *Lsg. (100g enth. 430mg)* **Infectoscab 5%** *Creme (1g enth. 50mg)* **Permethrin Biomo** *Lsg. (1ml enth. 4.3mg), Creme (1g enth. 50mg)*	**Befall mit Kopfläusen:** 30-45min einwirken lassen, dann ausspülen; **Ki. 2M-3J:** max. 25ml; **Scabies:** dünn auftragen, bis 30g; **Ki. > 12J:** s. Erw.; **Ki. 6-12J:** bis 15g; **Ki. 2M-5J:** bis 7g

Pyrethrine OTC	PRC B
Goldgeist Forte *Lsg. (100g enth. 75mg)*	**Befall mit Kopf-, Filz-, Kleiderläusen:** 30-45min einwirken lassen, dann ausspülen

14.7 Keratolytika

Harnstoff OTC	
Basodexan *Creme, Fettcreme, Salbe (100g enth. 10g)* **Elacutan** *Creme, Fettcreme (100g enth. 10g)* **Linola Urea** *Creme (100g enth. 12g)* **Nubral** *Creme (100g enth. 10g)* **Ureotop** *Creme, Salbe (100g enth. 12g)*	**Trockene, rauhe Haut, Ichthyosis, Intervall- und Nachbehandlung abgeklungener Dermatosen bei Kortikoid- und Phototherapie:** 1-2 x tgl. auftragen

Salicylsäure OTC	
Guttaplast *Pflaster enth. 1.39g* **Salicylvaseline** *Salbe (100g enth. 2, 5, 10g)* **Verrucid** *Lsg. (100g enth. 10g)*	**Hyperkeratosen:** Pflaster: 2d belassen, Lsg.: 2 x tgl. auftragen

Salicylsäure + Fluorouracil + Dimethylsulfoxid Rp	
Verrumal *Lsg. (100g enth. 10+0.5+8g)*	**Vulgäre Warzen, plane juv. Warzen, Dornwarzen:** 2-3 x tgl. auftragen

Salicylsäure + Milchsäure OTC	
Duofilm *Lsg. (100g enth. 16.7+16.7g)*	**Warzen:** 3-4 x tgl. auftragen

14.8 Haarwuchsmittel

Wm/Wi (Alfatradiol): Estradiol-Isomer, Antagonisierung der hemmenden Testosteronwirkung am Haarfollikel; **Wm/Wi** (Finasterid): Hemmung der 5-Alpha-Reduktase ⇒ Umwandlungshemmung von Testosteron in Dihydrotestosteron ⇒ Haardichte ↑;
Wm/Wi (Minoxidil): unbekannt;
UW (Alfatradiol): Brennen, Rötung, Juckreiz der Haut; **UW** (Finasterid): Libido-/Erektionsstrg., Gynäkomastie, Lippenschwellung, Hautausschlag, Cave: schwangere Frauen dürfen Tablettenbruch nicht berühren;
UW (Minoxidil): Pruritus, Hautabschuppung, Dermatitis, Salz- und Wasserretention, Tachykardie, Schwindel, Angina pectoris, Otitis externa, Hypertrichose, Haarausfall;
KI (Alfatradiol): bek. Überempf.; **KI** (Finasterid): Frauen;
KI (Minoxidil): Frauen, Männer < 18J o. > 49J, Glatzenbildung im Schläfenbereich, Anw. anderer topischer Arzneimittel an der Kopfhaut, plötzlich auftretender/unregelmäßiger Haarausfall

Alfatradiol OTC-L!	
Ell Cranell *Lsg. (1ml = 0.25mg)* **Pantostin** *Lsg. (1ml = 0.25mg)*	**Androgen. Alopezie:** 1 x 3ml auftragen
Finasterid Rp-L!	HWZ 6h, Qo 1.0, PPB 93%, PRC X, Lact -
Finahair, Finasterid Stada, Propecia *Tbl. 1mg*	**Androgenetische Alopezie:** 1 x 1mg p.o.
Minoxidil Rp-L!	PRC C, keine PPB, Lact ?
Alopexy *Lsg. (1ml = 50mg)* **Minoxicutan Frauen** *Lsg. (1ml = 20mg)* **Minoxicutan Männer** *Lsg. (1ml = 50mg)* **Regaine Frauen** *Lsg. (1ml = 20mg)* **Regaine Männer** *Lsg., Schaum (1ml = 50mg)*	**Androgenetische Alopezie:** 2 x tgl. 1ml auf die Kopfhaut im Tonsurbereich auftragen

14.9 Antineoplastische Mittel

Wm/Wi (Ipilimumab): Verstärker der T-Zell-Funktion durch Blockade von CTLA-4 ⇒ T-Zellaktivierung, Proliferation und Lymphozyteninfiltration in Tumore ⇒ Tumorzelltod;
UW (Ipilimumab): Tumorschmerzen, Anämie, Lymphopenie, Hypopituitarismus, Appetit ↓, Dehydratation, Hypokaliämie, Verwirrtheit, periph. sensor. Neuropathie, Schwindel, Kopfschmerzen, Lethargie, verschwommenes Sehen, Augenschmerzen, Hypotonie, Hautrötungen, Hitzewallungen, Dyspnoe, Husten, Diarrhoe, Übelkeit, Erbrechen, gastrointestinale Hämorrhagie, Kolitis, Obstipation, gastroösoph. Reflux, abd. Schmerzen, Leberfktsstrg., Ausschlag, Pruritus, Erythem, Dermatitis, Alopezie, Vitiligo, Urtikaria, Nachtschweiß, trockene Haut, Arthralgie, Myalgie, Skelettschmerzen, Muskelspasmus, Reaktion an Injektionsstelle, Müdigkeit, Pyrexie, Schüttelfrost, Ödeme, Asthenie, Schmerzen, Transamin./Bili ↑, Gewicht ↓; **KI** (Ipilimumab): bek. Überempf.

Ipilimumab Rp	HWZ 14d, PRC C, Lact ?
Yervoy *Inf.Lsg. 50, 200mg*	**Fortgeschrittenes Melanom (2nd line):** 3mg/kg i.v. über 90 min, Wdh. d22 für insges. 4 Zyklen; **DANI** bei leichter bis mäßiger NI nicht erf.; **DALI** keine Daten, vors. Anw.

14.10 Photosensitizer

Wm/Wi: Metabolisation zu Protoporphyrin IX ⇒ intrazelluläre Kumulation in aktinischer Keratoseläsion ⇒ Aktivierung durch Rotlicht ⇒ Zerstörung der Zielzelle;
UW (5-Aminolävulinsäure): Kopfschmerzen, Reaktion an Applikationsstelle (Hautstraffung, Brennen, Erythem, Schmerzen, Pruritus, Ödem, Exfoliation, Induration, Schorfbildung, Vesikel, Parästhesie, Hyperalgesie, Wärmeempf., Erosion); **UW** (5-Amino-4-oxopentansäure): lok. Reakt. (Pruritus, Brennen, Erythem, Schmerzen, Krustenbildung, Hautabschälung, Irritationen, Blutung, Abschuppung, Sekretion, störendes Hautgefühl, Hypo-/Hyperpigmentierung, Erosion, Ödem, Schwellung, Blasen, Pusteln), Kopfschmerzen;
UW (Methyl-5-amino-4-oxopentanoat): Schmerz, Brennen, Krustenbildung, Erytheme, Parästhesie, Kopfschmerz, Infektion, Geschwürbildung, Ödem, Schwellung, Blasen, Bluten der Haut, Pruritus, Hautabschälung, Hauterwärmung, Reakt. an der Behandlungsstelle, Wärmeempfindung; **KI** (5-Aminolävulinsäure): bek. Überempf., Porphyrie, bek. Photodermatosen; **KI** (5-Amino-4-oxopentansäure): bek. Überempf., kein Ansprechen, Porphyrie; **KI** (Methyl-5-amino-4-oxopent.): bek. Überempf., Porphyrie, morphaeaformes Basaliom

5-Aminolävulinsäure Rp	PRC B, Lact ?
Ameluz *Gel (1g enth. 78mg)*	**Aktinische Keratose im Gesicht/Kopfhaut (Grad I-II nach Olsen):** 1mm auf betroffene Areale + 5mm Randsaum, in Komb. mit PDT
5-Amino-4-oxopentansäure Rp	Lact ?
Alacare *Pflaster 8mg*	**Leichte aktinische Keratose im Gesicht/ Kopfhaut:** Pflaster (max. 6 Stück) für 4h auf betroffene Läsionen, dann PDT
Methyl-5-amino-4-oxopentanoat Rp	
Luxerm *Creme (1g enth. 160mg)* **Metvix** *Creme (1g enth. 160mg)*	**Aktinische Keratose:** Luxerm: erst Sonnenschutz auf alle lichtexponierten Körperteile, nach Eintrocknen Creme dünn auf Läsionen auftragen, für 2h ins Freie gehen, danach Creme abwaschen; s.a. FI; **Aktinische Keratose, oberflächl. Basaliom:** Metvix: 1mm dick auf Läsion und 5-10mm auf umgebende Haut okklusiv auftragen, nach 3h PDT

14.11 Protektiva gegen UV-Strahlen

Wm/Wi (Afamelanotid): Analogon des alpha-Melanozyten-stimulierenden Hormons, bindet an Melanocortin-1-Rezeptor ⇒ Bildung des schwarz-braunen Pigments Eumelanin ⇒ verstärkte Hautpigmentierung, antioxidative Wi.; **UW** (Afamelanotid): Infektionen d. oberen Atemwege, verminderter Appetit, Kopfschmerzen, Migräne, Lethargie, Schläfrigkeit, Schwindel, Hitzegefühl, Hitzewallung, Übelkeit, Bauchschmerzen, Diarrhoe, Erbrechen, Erythem, melanozytärer Nävus, Pigmentstörung, Verfärbung der Haut, Hyperpigmentierung der Haut, Sommersprossen, Pruritus, Rückenschmerzen, Reaktionen an der Implantatstelle, CK-Erhöhung; **KI** (Afamelanotid): bek. Überempf.; schwere Lebererkrankung, LI, NI

Afamelanotid Rp	
Scenesse *Implantat 16mg*	**Pro. von Phototoxizität bei erythropoetischer Protoporphyrie:** 1 Implantat s.c./2M von Frühjahr bis Frühherbst; 3 Implantate/Jahr, max. 4/Jahr; **DANI:** KI; **DALI:** KI

14.12 Topische Antihistaminika

Wm/Wi: lokal wirksame Antihistaminika

Bamipin OTC	
Soventol *Gel (1g enth. 20mg)*	**Juckreiz, Insektenstiche, Sonnenbrand, Quallenerytheme, Kälteschäden, leichte Verbrennungen:** mehrmals tgl. auftragen

Chlorphenoxamin OTC	
Systral *Creme, Gel (1g enth. 15mg)*	**Insektenstiche, Sonnenbrand, Quallenerytheme, Frostbeulen, leichte Verbrennungen, Urtikaria, Ekzeme:** mehrmals tgl. auftragen
Dimetinden OTC	
Fenistil *Gel (1g enth. 1mg)*	**Juckende/allerg. Hauterkr., Sonnenbrand, Insektenstiche:** mehrmals tgl. auftragen
Tripelennamin OTC	
Azaron *Stick (5.75g enth. 115mg)*	**Insektenstiche, nach Kontakt mit Quallen, Brennnesseln:** 1 x tgl. auftragen

14.13 Weitere Externa

Wm/Wi (Brimonidin): selektiver alpha-2-Rezeptoragonist ⇒ direkte kutane Vasokonstriktion; **Wm/Wi** (Diclofenac): Wm bei aktinischer Keratose nicht bekannt, evtl. assoziiert mit COX-Hemmung ⇒ Synthese von Prostaglandin E2 ↓; **Wm/Wi** (Eflornithin): Hemmung der Ornithin-Decarboxylase ⇒ Putrescinsynthese ↓⇒ Zellwachstum im Haarfollikel ↓;
Wm/Wi (Grünteeblätterextrakt): Wachstumshemmung aktivierter Keratinozyten; antioxidative Effekte am Applikationsort; **Wm/Wi** (Imiquimod): Immunmodul. durch Induktion v. Zytokinen;
Wm/Wi (Ingenolmebutat): direkte lok. Zytotoxizität, Förderung einer Entzündungsreakt. mit Infiltration immunkompet. Zellen;
Wm/Wi (Podophyllotoxin): antimitotische Eigenschaften durch Wirkung am Tubulin ⇒ Blockade der Zellteilung, Nekrose des Warzengewebes;
UW (Brimonidin): Hitzewallungen, Erythem, Juckreiz, Brennen der Haut;
UW (Diclofenac): Reakt. am Applikationsort, systemische Wi, Hyper-/Parästhesie, Muskelhypertonie, Konjunktivitis; **UW** (Ingenolmebutat): Kopfschmerzen, Augenlid-/Periorbitalödem, Reaktionen am Anwendungsort: Pusteln, Infektion, Erosion, Bläschen, Schwellung, Exfoliation, Schorf, Erythem, Schmerz, Juckreiz, Reizung;
KI (Brimonidin): bek. Überempf. Ki. < 2J, gleichz. Anw. von MAO-Hemmern (Selegilin, Moclobemid) bzw. trizyklische o. tetrazyklische Antidepressiva (Maprotilin, Mianserin, Mirtazapin), die die noradregenerge Übertragung beeinflussen; **KI** (Ingenolmebutat): bek. Überempf.

Brimonidin Rp	
Mirvaso *Gel (1g enth. 3mg)*	**Gesichtserythem bei Rosazea:** 1 x tgl. auftragen, max. 1g Gel/d
Clostridium-histolyticum-Kollagenase + Proteasen Rp	
Iruxol N *Salbe (1g = 1.2E+0.24E)*	**Enzymatische Reinigung kutaner Ulzera von nekrotischem Gewebe:** 1-2 x tgl. auftragen
Diclofenac Rp	
Solaraze 3% *Gel (1g enth. 30mg)*	**Aktinische Keratose:** 2 x tgl. auf betroffene Hautstellen für 60-90d; max. 8g/d

Eflornithin Rp	
Vaniqa *Creme (1g enth. 115mg)*	**Hirsutismus im Gesicht bei Frauen:** 2 x tgl. auftragen
Grünteeblätterextrakt (Catechine) Rp	
Veregen *Salbe (1g enth. 100mg)*	**Condylomata acuminata:** 3 x tgl. auftragen bis zur kompletten Abheilung, max. für 16W
Imiquimod Rp	PRC B, Lact ?
Aldara *Creme (100g enth. 5g)* **Zyclara** *Creme (1g enth. 37.5mg)*	**Condylomata acuminata:** Aldara: 3 x/W auftragen; **Aktinische Keratose:** Zyclara: 2 Zyklen: 1 x/d 250-500mg Creme für 14d abends auftragen, zwischenzeitlich 2W Pause
Ingenolmebutat Rp	
Picato *Gel (1g enth. 150, 500µg)*	**Aktinische Keratose:** Kopf: 150µg/g: jeweils 1 x/d 1 Tube (70µg) an 3 Tagen hintereinander auftragen; Stamm/Extremitäten: 500µg/g: jeweils 1 x/d 1 Tube (235µg) an 2 aufeinanderfolgenden Tagen auftragen
Natrium-Pentosanpolysulfat (Na-PPS) OTC	HWZ 24h, Qo 0.7, PRC B, Lact -
Thrombocid *Gel (100g enth. 1.5g); Salbe (100g enth. 0.1g)*	**Adjuvante topische Ther. der Thrombophlebitis superficialis:** mehrmals tgl. auftragen
Podophyllotoxin Rp	
Condylox *Lsg. (1ml enth. 5mg)* **Wartec** *Creme (1g enth. 1.5mg)*	**Condylomata acuminata:** 2 x/d an 3 aufeinanderfolgenden Tagen auf max. 10 Condylome einer Größe von 1-10mm und insgesamt etwa 1,5 cm^2 Fläche auftragen, max. ED 0.25ml; Anw. bis zur Abheilung wöchentlich wdh., max. für 4W

15 Ophthalmologie

15.1 Oberflächenanästhetika

UW: allergische Reaktionen, Hornhautschäden bei längerer Anwendung

Oxybuprocain Rp	
Conjuncain-EDO *AT (1ml = 4mg)* **Novesine 0.4%** *AT (1ml = 4mg)*	**Tonometrie:** 1-2Gtt. 30s vorher; **Anästhesie bei kleinen chirurg. Eingriffen:** 3-6 x 1Gtt. im Abstand von 30-60s
Proxymetacain Rp	
Proparakain-POS 0.5% *AT (1ml = 5mg)*	**Tonometrie:** 1-2Gtt. 30s vorher; **Anästhesie bei kleinen chirurg. Eingriffen:** 3-6 x 1Gtt. im Abstand von 30-60s

15.2 Antiinfektiva

15.2.1 Aminoglykoside

Gentamicin Rp	PRC C, Lact ?
Refobacin *AT (1ml = 3mg)* **Gentamicin-POS** *AT, AS (1ml = 3mg)* **Gent-Ophtal** *AS (1g enth. 3mg)* **Infectogenta** *AT (1ml=3mg); AS (1g enth. 3mg)*	**Bakterielle Infektion/Infektionspro. bei Verletzung des vorderen Augenabschnitts, intraokuläre Eingriffe:** 4-6 x 1Gtt. bzw. 2-3 x 0.5cm Salbenstrang
Kanamycin Rp	
Kanamycin-POS *AT (1ml = 5mg); AS (1g enth. 5mg)*	**Bakt. Infektion/Verletzung des äußeren Auges, nach op. Eingriffen:** 3-6 x/d 1Gtt. alle 2-3h bzw. 1cm Salbenstrang alle 3-4h
Tobramycin Rp	PRC B, Lact -
Tobramaxin *AT (1ml = 3mg);* *AS (1g enth. 3mg)*	**Bakt. Infektion des äußeren Auges/vorderen Augenabschnitts:** leichte bis mittelschwere Infektion: 1-2Gtt. alle 4h bzw. 2-3 x 1.5cm Salbenstrang; schwere Infektion: 1-2Gtt. alle 1/2-1h bzw. 1.5cm Salbenstrang alle 3-4h

15.2.2 Breitspektrumantibiotika

Azithromycin Rp	PRC C, Lact -
Azyter *AT (1g enth. 15mg)* **Infectoazit** *AT (1g enth. 15mg)*	**Bakterielle Konjunktivitis, trachomatöse Konjunktivitis:** 2 x 1Gtt. für 3d
Chloramphenicol Rp	PRC C, Lact -
Posifenicol C *AS (1g enth. 10mg)*	**Bakterielle Infektion des vorderen Augenabschnitts/der Konjunktiven/des Tränenkanals:** 0.5cm Salbenstrang alle 2h; Rezidivpro.: 3-4 x 0.5cm Salbenstrang für 2-3d

Ciprofloxacin Rp	PRC C, Lact -
Ciloxan *AT (1ml = 3mg)*	**Hornhautulzera:** d1: h0-6 1Gtt./15min, h7-24 1Gtt./30min, d2: 1Gtt./h, d3-14: 1Gtt./4h; **bakterielle Konjunktivitis, Blepharitis:** 4 x 1Gtt. für 7d
Fusidinsäure Rp	
Fucithalmic *AT (1g enth. 10mg)*	**Bakterielle Konjunktivitis:** 2 x 1Gtt.
Levofloxacin Rp	
Oftaquix *AT (1ml = 5mg)*	**Bakterielle Infektion des vorderen Augenabschnitts:** d1+2: bis 8 x 1-2Gtt., d3-5: 4 x 1-2Gtt.
Ofloxacin Rp	PRC C, Lact -
Floxal *AT (1ml = 3mg); AS (1g enth. 3mg)* **Ofloxacin-Ophtal** *AT (1ml = 3mg)* **Oflaxacin-ratioph.** *AT (1ml = 3mg)* **Ofloxacin Stulln** *AT (1ml = 3mg)*	**Bakterielle Infektion des vorderen Augenabschnitts:** 4 x 1Gtt. bzw. 3-5 x 1cm Salbenstrang
Oxytetracyclin Rp	
Oxytetracyclin *AS (1g = 10mg)*	**Bakterielle Infektion des vorderen Augenabschnitts:** 3-6 x 1cm Salbenstrang
Polymyxin B + Neomycin + Gramicidin Rp	PRC C, Lact ?
Polyspectran *AT (1ml = 7.500+3.500I.E.+0.02mg)*	**Bakterielle Infektion des äußeren Auges und seiner Adnexe, Infektionspro. vor und nach Augen-OP:** 3-5 x 1Gtt.; in akuten Fällen alle 2h

15.2.3 Virustatika

Aciclovir Rp	PRC B, Lact ?
Acic-Ophtal, Acivision, Virupos, Zovirax *AS (1g enth. 30mg)*	**Keratitis durch Herpes-simplex-Virus:** 5 x 1cm Salbenstrang
Ganciclovir Rp	
Virgan *Augengel (1g enth. 1.5mg)*	**Keratitis durch H.-simplex-Virus:** 5 x 1Gtt. bis zur vollständigen Reepithelisierung der Cornea, dann 3 x 1Gtt. f. 7d, Behandlungsdauer max 21d

15.2.4 Antiseptika

Bibrocathol OTC	
Posiformin *AS (1g enth. 20mg)*	**Reizzustände des äußeren Auges, Blepharitis, Hordeolum, nichtinfizierte frische Hornhautwunden:** **Ki. > 12J/Erw.:** 3-5 x 0.5cm Salbenstrang

15.3 Antiphlogistika

15.3.1 Kortikoide

UW: Glaukom, Katarakt, Hornhautulcus, Sekundärinfektion;
KI: bakterielle, virale und pilzbedingte Augenerkrankungen, Verletzungen, Hornhautulzera

Dexamethason Rp	PRC C, Lact -
Dexapos, Dexa-sine, Isopto-Dex, Spersadex *AT (1ml = 1mg)* **Dexamethason Augensalbe, Isopto-Dex** *AS (1g enth. 1mg)* **Ozurdex** *Implantat 700µg*	**Nichtinfizierte akute u. chron. entzündl. Erkrankungen des vord. Augenabschnitts, Verätzungen, Verbrennungen, postop.:** 2-3 x 1-2Gtt., in akuten Fällen bis 6 x 1-2Gtt. an d1 bzw. 3-4 x 1cm Salbenstrang; **Makulaödem als Folge eines retinalen Venenast-/Zentralvenenverschluss:** 1 Impl. intravitreal; **DANI/DALI** nicht erf.
Fluocinolonacetonid Rp	
Iluvien *Implantat 190µg*	**Chron. diabetisches Makulaödem mit unzureichendem Ansprechen auf andere Therapien:** Implantat im betroffenen Auge applizieren, ggf. weiteres Implantat nach 12M
Fluorometholon Rp	PRC C, Lact ?
Efflumidex *AT (1ml = 1mg)* **Fluoropos** *AT (1ml = 1mg)*	**Nichtbakt. oder allerg. Entzündung des vorderen Augenabschnitts, postoperativ:** 2-4 x 1-2Gtt.
Hydrocortison Rp	PRC C (top), Lact ?
Ficortril *AS (1g enth. 5mg)* **Hydrocortison POS** *AS (1g enth. 10, 25mg)*	**Allerg. Veränderungen an Lid/Konjunktiven, nichtinfektiöse Konjunktivitis, Keratitis, Skleritis, nichtbakt. Uveitis (Iritis, Zyklitis, Chorioiditis), Retinitis:** 2-3 x 1cm Salbenstrang
Loteprednol Rp	
Lotemax *AT (1ml = 5mg)*	**Postop. Entzündung am Auge:** 4 x 1-2Gtt.
Prednisolon Rp	PRC C, Lact -
Inflanefran forte *AT (1ml = 10mg)* **Predni POS** *AT (1ml = 5, 10mg)* **Ultracortenol** *AT (1ml = 5mg); AS (1g enth. 5mg)*	**Nichtinfektiöse entzündliche Erkrankung des Auges, postoperative Entzündung:** 2-4 x 1Gtt. bzw. 2-4 x 0.5cm Salbenstrang
Rimexolon Rp	PRC C, Lact ?
Vexol *AT (1ml = 10mg)*	**Postoperative Entzündung, steroidempf. Entzündung:** 4 x 1Gtt.; **Uveitis:** W1: 1Gtt./h, W2: 1Gtt. alle 2h, W3: 4 x 1Gtt., W4: d1-4: 2 x 1Gtt., d5-7: 1 x 1Gtt.

15.3.2 Antibiotika-Kortikoid-Kombinationen

Gentamicin + Dexamethason Rp

Dexa-Gentamicin, Dexamytrex *AT (1ml = 3+1mg); AS (1g enth. 3+0.3mg)*	**Infektion des vorderen Augenabschnitts/ Lidrands, allergische, superinfizierte Entzündung der Konjunktiven/des Lidrands:** 4-6 x 1Gtt. bzw. 2-3 x 0.5cm Salbenstrang

Neomycin + Polymyxin B + Dexamethason Rp — PRC C, Lact ?

Isopto-Max *AT (1ml = 3500IE+6000IE+1mg), AS (1g = 3500IE+6000IE+1mg)* **Maxitrol** *AT (1ml = 3500IE+6000IE+1mg)*	**Entzündung des vorderen Augenabschnitts, Infektionspro., periphere Keratitis, Blepharitis, Verätzungen:** 3-6 x 1-2Gtt. bzw. W1-2: 3-4 x 1cm Salbenstrang, dann Dosisreduktion

15.3.3 Nichtsteroidale Antiphlogistika

Wm/Wi (Nepafenac): antiphlogistisch und analgetisch wirkendes Prodrug ⇒ Umwandlung in Amfenac ⇒ Inhibition der Prostaglandin-H-Synthase;
UW (Nepafenac): Keratitis punctata;
KI (Nepafenac): bek. Überempfindlichkeit gegen bzw. NSAR, Reaktion auf ASS oder NSAR mit Asthma, Urtikaria oder akuter Rhinitis

Diclofenac Rp — PRC B, Lact ?

Diclo Vision *AT (1ml = 1mg)* **Voltaren ophtha** *AT (1ml = 1mg)* **Difen Stulln Ud** *AT (1ml = 1mg)*	**Postoperative Entzündung, chronische/ nichtinfektiöse Entzündung, Aufrechterhaltung der Mydriasis präop.:** 3-5 x 1Gtt.

Flurbiprofen Rp — PRC B, Lact ?

Ocuflur O.K. *AT (1ml = 0.3mg)*	**Postop. Entzündung des vorderen Augenabschnitts, Entz. nach Lasertrabekuloplastik:** 4 x 1Gtt.; **Vermeidung einer Miosis intraoperativ:** 2h vor OP alle 30min 1Gtt.

Ketorolac Rp — PRC C, Lact ?

Acular *AT (1ml = 5mg)* **Ketovision** *AT (1ml = 5mg)*	**Pro./Ther. postop. Entzündung nach Kataraktextraktion:** 3 x 1Gtt. für 3-4W, erstmalig 24h präop.

Nepafenac Rp — PRC C, Lact +

Nevanac *AT (1ml = 1mg)*	**Pro./Ther. postop. Entzündung nach Kataraktoperationen, Pro. postoperativer Makulaödeme nach Katarakt-OP bei Diabetikern:** 1 x 1Gtt. 30-120 min. präop., dann 3 x 1Gtt. für 21d bzw. 60d, erstmalig 24h präop.

15.3.4 Immunsuppressiva

Wm/Wi (Ciclosporin): Hemmung von Produktion bzw. Freisetzung proinflammatorischer Zytokine einschließlich IL-2 und T-Zell-Wachstumsfaktor;
UW (Ciclosporin): Erythem des Augenlids, verstärkte Produktion von Tränenflüssigkeit, okulare Hyperämie, verschwommenes Sehen, Augenlidödem, konjunktivale Hyperämie, Augenreizung, Augenschmerzen, Schmerzen an der Verabreichungsstelle;
KI (Ciclosporin): bek. Überempf.; akute oder vermutete okulare oder periokulare Infektion

Ciclosporin Rp

Ikervis *AT (1ml = 1mg)*	**Schwere Keratitis bei trockenem Auge ohne Erfolg einer Tränenersatzmittel-Ther.:** 1 x 1Gtt.

15.4 Glaukommittel

15.4.1 Betablocker

UW: Auge: Bindehautreizung, trockenes Auge, Verschlechterung der Papillenperfusion; systemisch: Bronchospasmus, HF ↓, Hypotonie, Verstärkung einer Herzinsuffizienz;
KI: Herzinsuffizienz (NYHA III und IV), HF ↓, Asthma bronchiale

Betaxolol Rp — PRC C, Lact ?

Betoptima *AT (1ml = 5.6mg)*	**Chronisches Weitwinkelglaukom, okuläre Hypertension, Sekundärglaukom:** 2 x 1Gtt.

Carteolol Rp — PRC C, Lact ?

Arteoptic *AT (1ml = 10, 20mg)*	**Okuläre Hypertension, chronisches Weitwinkelglaukom:** 2 x 1Gtt.

Levobunolol Rp — PRC C, Lact -

Vistagan Liquifilm *AT (1ml = 5mg)*	**Okuläre Hypertension, chronisches Weitwinkelglaukom:** 2 x 1Gtt.

Metipranolol Rp

Betamann *AT (1ml = 1, 3, 6mg)*	**Okuläre Hypertension, chronisches Weitwinkelglaukom, Glaukom bei Aphakie/ Linsenextraktion:** 2 x 1Gtt.

Timolol Rp — PRC C, Lact -

Arutimol, Chibro-Timoptol, Dispatim, Timo-Comod, Timo-Stulln, TimoHEXAL, Timolol 1A Pharma, Tim-Ophtal, Timo Vision *AT (1ml = 1, 2.5, 5mg)*	**Okuläre Hypertension, chronisches Offenwinkelglaukom, Aphakieglaukom, kindliches Glaukom:** 2 x 1Gtt.

15.4.2 Parasympathomimetika

UW (Pilocarpin): Linsenflattern, permanente vordere und hintere Synechien, Pupillarblock (bei engem Kammerwinkel und bestehender Linsentrübung), verminderte Sehschärfe bei Linsentrübung, gestörte Akkommodation mit vorübergehender Kurzsichtigkeit, Akkommodationsspasmen die bis zu 2–3h anhalten können, Pupillenverengung mit Störung des Sehens bei Dämmerung und Dunkelheit besonders bei Pat. < 40J, Muskelkrämpfe des Lids; **KI** (Pilocarpin): bek. Überempfindlichkeit, Iritis acuta und andere Erkrankungen, bei denen eine Pupillenverengung kontraindiziert ist

Pilocarpin Rp	PRC C, Lact ?
Pilomann *AT (1ml = 5, 10, 20mg)* **Spersacarpin** *AT (1ml = 5, 20mg)*	**Chron. Offenwinkelglaukom, chron. Engwinkelglaukom, Miosis nach Mydriatikagabe:** 2-4 x 1Gtt.; ölige Substanzen bzw. Gel z.N.; **akuter Glaukomanfall:** in den ersten 30min alle 5min 1Gtt. (0.5-1%), dann alle 15min 1Gtt. bis zum Erreichen des erforderlichen Druckniveaus

15.4.3 Sympathomimetika

Apraclonidin Rp	PRC C, Lact ?
Iopidine *AT (1 ml = 5mg)*	**Zusatzther.bei chron. Glaukom:** 3 x 1Gtt.
Brimonidintartrat Rp	PRC B, Lact -
Alphagan, Brimogen, Brimo Ophtal, Brimonidin HEXAL *AT (1ml = 2mg)*	**Okuläre Hypertension, Offenwinkelglaukom:** 2 x 1Gtt.
Clonidin Rp	PRC C, Lact ?
Clonid-Ophtal *AT (1ml = 0.625, 1.25mg)*	**Alle Formen des Glaukoms:** 2-3 x 1Gtt.

15.4.4 Carboanhydrasehemmer

Brinzolamid Rp	PRC C, Lact -
Azopt *AT (1ml = 10mg)* **Brinzolamid AL** *AT (1ml = 10mg)* **Brinzolamid-ratioph.** *AT (1ml = 10mg)*	**Okuläre Hypertension, Offenwinkelglaukom:** 2 x 1Gtt.
Dorzolamid Rp	PRC C, Lact -
Dorlazept *AT (1ml = 20mg)* **Dorzo Vision** *AT 1ml = 20mg* **Dorzolamid 1A** *AT (1ml = 20mg)* **Trusopt** *AT (1ml = 20mg)*	**Okuläre Hypertension, Offenwinkelglaukom, Pseudoexfoliationsglaukom:** 2-3 x 1Gtt.

15.4.5 Prostaglandin-Derivate

Bimatoprost Rp	PRC C, Lact ?
Bimato Vision *AT (1ml = 0.3mg)* **Bimatoprost HEXAL** *AT (1ml = 0.3mg)* **Lumigan** *AT (1ml = 0.1, 0.3mg)*	**Okuläre Hypertension, chronisches Offenwinkelglaukom:** 1 x 1Gtt.

Latanoprost Rp	PRC C, Lact ?
Arulatan, Latan-Ophtal, Latanoprost HEXAL, Monoprost, Xalatan *AT (1ml = 50µg)*	**Okuläre Hypertension, chronisches Offenwinkelglaukom:** 1 x 1Gtt.
Tafluprost Rp	
Taflotan *AT (1ml = 15µg)*	**Okuläre Hypertension, chronisches Offenwinkelglaukom:** 1 x 1Gtt.
Travoprost Rp	PRC C, Lact ?
Travatan *AT (1ml = 40µg)*	**Okuläre Hypertension, chron. Offenwinkelglaukom: Erw., Ki. ab 2M:** 1 x 1Gtt.

15.4.6 Kombinationen

Bimatoprost + Timolol Rp	
Ganfort *AT (1ml = 0.3+5mg)*	**Okuläre Hypertension, Offenwinkelglaukom:** 1 x 1Gtt.
Brimonidin + Timolol Rp	
Combigan *AT (1ml = 2+5mg)*	**Okuläre Hypertension, chronisches Weitwinkelglaukom:** 2 x 1Gtt.
Brinzolamid + Timolol Rp	
Azarga *AT (1ml = 10+5mg)*	**Okuläre Hypertension, Offenwinkelglaukom:** 2 x 1Gtt.
Brinzolamid + Brimonidin Rp	
Simbrinza *AT (1ml = 10+2mg)*	**Okuläre Hypertension, Offenwinkelglaukom:** 2 x 1Gtt.
Dorzolamid + Timolol Rp	
Arutidor *AT (1ml = 20+5mg)* **Cosopt** *AT (1ml = 20+5mg)* **Dorzocomp Vision** *AT (1ml = 20+5mg)* **Dorzolamid HEXAL comp.** *AT (1ml = 20+5mg)* **Duokopt** *AT (1ml = 20+5mg)*	**Offenwinkelglaukom, Pseudoexfoliationsglaukom:** 2 x 1Gtt.
Latanoprost + Timolol Rp	
Arucom *AT (1ml = 0.05+5mg)* **Latanoprost HEXAL comp.** *AT (1ml = 0.05+5mg)* **Latanotim Vision** *AT (1ml = 0.05+5mg)* **Xalacom** *AT (1ml = 0.05+5mg)*	**Okuläre Hypertension, Offenwinkelglaukom:** 1 x 1Gtt.
Pilocarpin + Metipranolol Rp	
Normoglaucon *AT (1ml = 20+1mg)* **Normoglaucon Mite** *AT (1ml = 5+1mg)*	**Eng-, Weitwinkelglaukom:** 2-4 x 1Gtt.

Pilocarpin + Timolol Rp	
Fotil *AT (1ml = 20+5mg)* **TP-Ophtal** *AT (1ml = 10+5mg)*	**Okuläre Hypertension, Kapselhäutchen-, primäres Weitwinkelglaukom:** 2 x 1Gtt.
Travoprost + Timolol Rp	
Duotrav *AT (1ml = 0.04+5mg)*	**Offenwinkelglaukom, okuläre Hypertension:** 1 x 1Gtt.

15.4.7 Interna

Acetazolamid Rp	HWZ 4-8h, Qo 0.2, PPB 90%, PRC C, Lact -
Acemit *Tbl. 250mg* **Diamox** *Tbl. 250mg; Inj.Lsg. 500mg* **Glaupax** *Tbl. 250mg*	**Primäres/sekundäres Glaukom, nach Katarakt-, Glaukom-OP:** 125-500mg p.o.; 500mg langsam i.v./i.m.; **akutes Winkelblockglaukom:** ini 1 x 500mg p.o./i.v., dann 125-500mg p.o. alle 4h
Mannitol OTC	HWZ 71-100min, PRC C, Lact ?
Mannitol 10%, 15%, 20% *Inf.Lsg. 25g/250ml, 50g/500ml, 37.5g/250ml, 50g/250ml*	**Glaukom:** 1.5-2g/kg über 30min i.v.

15.5 Mydriatika und Zykloplegika

Atropin Rp	PRC C, Lact ?
Atropin-POS *AT (1ml = 5mg)*	**Ausschaltung der Akkommodation, Refraktionsbestimmung:** 3 x 1Gtt.; **akute/chron. intraokuläre Entzündung:** 1-2 x 1Gtt.; **Penalisation:** 1 x 1Gtt.; **Sprengung von Synechien:** 3 x 1Gtt.
Cyclopentolat Rp	PRC C, Lact ?
Cyclopentolat *AT (1ml = 5, 10mg)* **Zyklolat** *AT (1ml = 5mg)*	**Mydriasis zur Fundoskopie, Zykloplegie zur Refraktionsbestimmung:** 1 x 1Gtt., nach 5-10min wdh.; **Iritis, Iridozyklitis:** 1 x 1Gtt. alle 5-6h
Phenylephrin Rp	PRC C, Lact +
Neosynephrin-POS *AT (1ml = 50, 100mg)*	**Mydriasis zur Fundoskopie, Pro./Therapie hinterer Synechien:** 1-4 x 1Gtt.
Tropicamid Rp	PRC C, Lact ?
Mydriaticum *AT (1ml = 5mg)* **Mydrum** *AT (1ml = 5mg)*	**Diagnostische Mydriasis:** 1 x 1Gtt.
Tropicamid + Phenylephrin Rp	PRC C, Lact -
Mydriasert *Insert 0,28/5,4mg*	**Präoperative/diagnostische Mydriasis:** 1 Insert pro Auge, max. 2h vor Eingriff

15.6 Antiallergika

Azelastin OTC	
Allergodil akut *AT (1ml = 0.5mg)* **Azela Vision** *AT (1ml = 0.5mg)* **Vividrin akut Azela** *AT (1ml = 0.5mg)*	**Saisonale/perenniale allergische Konjunktivitis:** 2-4 x 1Gtt.
Cromoglicinsäure OTC	PRC B
Allergo Comod, Allergocrom, Cromo-HEXAL, Cromo-ratioph., Dispacromil, Vividrin *AT (1ml = 20mg)*	**Allergisch bedingte akute/chronische Konjunktivitis:** 4-8 x 1Gtt.
Emedastin Rp	
Emadine *AT (1ml = 0.5mg)*	**Saisonale, allergische Konjunktivitis:** 2-4 x 1Gtt.
Epinastin Rp	
Relestat *AT (1ml = 0.5mg)*	**Saisonale, allergische Konjunktivitis:** 2 x 1Gtt.
Ketotifen Rp	
Allergo Vision, Ketotifen Stulln, Zaditen ophtha, Zalerg ophtha *AT (1ml = 0.25mg)*	**Saisonale, allergische Konjunktivitis:** 2 x 1Gtt.
Levocabastin OTC	PRC C, Lact ?
Livocab *AT (1ml = 0.5mg)*	**Allergische Konjunktivitis, Conjunctivitis vernalis:** 2-4 x 1Gtt.
Lodoxamid OTC	
Alomide *AT (1ml = 1mg)*	**Allergische Konjunktivitis:** 4 x 1Gtt.
Olopatadin Rp	
Opatanol *AT (1ml = 1mg)*	**Saisonale, allergische Konjunktivitis:** 2 x 1Gtt.

15.7 Vasokonstriktiva

UW: Bindehautreizung, Bindehautverdickung, Glaukomanfall, Mydriasis, Akkommodationsstrg., Tachykardie, RR ↑, AP; **KI:** Engwinkelglaukom, Kinder < 2J

Naphazolin OTC	PRC C, Lact ?
Proculin *AT (1ml = 0.3mg)* **Televis Stulln** *AT (1ml = 0.1mg)*	**Nichtinfektiöse/allerg. Konjunkt.:** **Erw., Ki. > 6J:** 3-4 x 1Gtt.; **2-6J:** 2 x 1Gtt.
Phenylephrin OTC	PRC C, Lact +
Visadron *AT (1ml = 1.25mg)*	**Hyperämie der Konjunktiva, Konjunktivitis:** 1-5 x 1Gtt.

Tetryzolin OTC	
Berberil N, Ophtalmin N, Vasopos N, Visine Yxin *AT (1ml = 0.5mg)*	**Augenreizungen, allergische Entzündungen des Auges:** 2-3 x 1Gtt.
Tramazolin OTC	
Biciron *AT (1ml = 0.5mg)*	**Nichtinfektiöse Konjunktivitis:** 2-4 x 1Gtt.

15.8 Hornhautpflegemittel

Filmbildner (Povidon Polyvinylalkohol, Hyaluronsäure, Hypromellose, Carbomer) OTC	
Artelac, Celluvisc, Dispatenol, Lacrimal, Lac-Ophtalsystem, Lacrisic, Liquifilm, Protagent, Siccaprotect, Systane, Thilo-Tears	**Keratokonjunktivitis sicca, Nachbenetzung bei Tragen von Kontaktlinsen:** 4-6 x 1Gtt.
Dexpanthenol OTC	
Bepanthen *AS (1g enth. 50mg)* **Corneregel** *AT, AS (1ml = 50mg)* **Pan Ophtal** *AT (1ml = 50mg); AS (1g enth. 50mg)*	**Läsionen der Schleimhautoberfläche des Auges:** 2-4 x 1Gtt. bzw. 1cm Salbenstrang
Hyaluronsäure OTC	
Artelac Splash *AT (1ml = 2.4mg)* **Hylan** *AT (0.0975mg/0.65ml)* **Hylo Gel** *AT (1ml = 2mg)* **Xidan Edo** *AT (0.0975mg/0.65ml)*	**Keratokonjunktivitis sicca, Nachbenetzung bei Tragen von Kontaktlinsen:** 4-8 x 1Gtt.
Perfluorohexyloctan Rp	
Evotears *AT*	**Keratokonjunktivitis sicca, Nachbenetzung bei Tragen von Kontaktlinsen:** nach Bedarf mehrmals tgl. 1-2Gtt.
Trehalose OTC	
Thealoz *AT (1ml = 30mg)*	**Keratokonjunktivitis sicca, Nachbenetzung bei Tragen von Kontaktlinsen:** nach Bedarf mehrmals tgl. 1-2Gtt.
Trehalose + Hyaluronsäure OTC	
Thealoz Duo *AT, Gel (1ml = 30 + 1.5mg)*	**Keratokonjunktivitis sicca, Nachbenetzung bei Tragen von Kontaktlinsen:** nach Bedarf mehrmals tgl. 1-2Gtt.

15.9 Antineovaskuläre Mittel, Enzyme

Wm/Wi (Aflibercept): löslicher Köderrezeptor, der den vaskulären endothelialen Wachstumsfaktor A (VEGF-A) und den Plazenta-Wachstumsfaktor (PIGF) mit hoher Affinität bindet ⇒ hemmt die Bindung und Aktivierung der artverwandten VEGF-Rezeptoren; **Wm/Wi** (Idebenon): Antioxidans ⇒ Wiederherstellung der zelluären ATP-Gewinnung ⇒ Reaktivierung retinaler Ganglienzellen; **Wm/Wi** (Ocriplasmin): proteolytisch auf Proteinbestandteile des Glaskörpers und der vitreoretinalen Grenzschicht ⇒ Auflösung der Proteinmatrix, die für abnorme vitreomakulare Adhäsion verantwortlich ist; **Wm/Wi** (Pegaptanib): Oligonukleotid, bindet hochspezifisch an VEGF ⇒ Hemmung der Angiogenese, Gefäßpermeabilität ↓; **Wm/Wi** (Ranibizumab): Antikörper, der an den hum. endothelialen Wachstumsfaktor (VEGF) bindet; **Wm/Wi** (Verteporfin): Photosensibilisator, nach Lichtapplikation entsteht Singulett-Sauerstoff, der zu Zellschäden und vaskulären Verschlüssen führt; **UW** (Aflibercept): Bindehautentzündung, Augenschmerzen, Netzhautablösung, Einriss/Abhebung des retinalen Pigmentepithels, Netzhautdegeneration, Katarakt, Hornhautabrasion, Anstieg des Augeninnendrucks, verschwommenes Sehen, Glaskörperschlieren/-abhebung, Hornhautödem, Schmerzen/Blutungen an Inj.Stelle, Fremdkörpergefühl, Tränensekretion ↑, Augenlidödem, Bindehauthyperämie, okuläre Hyperämie; **UW** (Idebenon): Nasopharyngitis, Diarrhoe, Husten, Rückenschmerzen; **UW** (Ocriplasmin): Mouches volantes, Augenschmerzen, Bindehautblutung, Sehstörungen, Netzhaut-/Glaskörperblutung, Netzhautabriss/-ablösung/-degeneration, erhöhter intraokularer Druck, Makulaloch/-degeneration/-ödem, Ödem der Retina, Pigmentepithelerkrankung, Metamorphopsie, Glaskörperadhäsionen/-ablösung, Bindehautödem, Augenlidödem, Viritis, Iritis, Vorderkammerflackern, Photopsie, Bindehauthyperämie, okulare Hyperämie, Augenbeschwerden, Photophobie, Chromatopsie; **UW** (Pegaptanib): Endophthalmitis, Glaskörper-/Netzhautblutungen, Netzhautablösungen, Augenschmerzen, Kopfschmerzen, erhöhter Augeninnendruck, Keratitis punctata, Mouches volantes, Glaskörpertrübungen, Konjunktivitis, Hornhautödem; **UW** (Verteporfin): Übelkeit, Photosensibilitätsreaktionen, Rückenschmerzen, Pruritus, Asthenie, Schmerzen an der Injektionsstelle, Sehstörung, Visusverschlechterung, subretinale Hämorrhagie, Störung der Tränenbildung; **UW** (Ranibizumab): Übelkeit, Kopfschmerzen, Bindehautblutung, Augenschmerzen, Mouches volantes, retinale Einblutungen, Erhöhung des Augeninnendrucks, Glaskörperabhebung, intraokulare Entzündungen, Augenirritation, Katarakt, Fremdkörpergefühl, Blepharitis, subretinale Fibrose, okulare Hyperämie, Visusverschlechterung, trockenes Auge, Vitritis, Konjunktivitis, retinale Exsudation, lokale Reaktionen an der Injektionsstelle, verstärkter Tränenfluss, Pruritus des Auges, Konjunktivitis, Makulopathie, Abhebung des retinalen Pigmentepithels; **KI** (Aflibercept): Überempf., bestehende oder vermutete (peri-)okulare Infektion, schwere intraokulare Entzündung; **KI** (Idebenon): bek. Überempf.; **KI** (Ocriplasmin): bek. Überempf., okulare/periokulare Infektion; **KI** (Pegaptanib): bek. Überempf., okuläre/periokuläre Infektionen, Grav.; **KI** (Ranibizumab): bek. Überempf., okuläre/periokuläre Infektionen, schwere intraokuläre Entzündung, Grav.; **KI** (Verteporfin): Porphyrie, bekannte Überempfindlichkeit, schwere Leberfktsstörung, Grav.

Aflibercept Rp	PRC C, Lact ?
Eylea *Inj.Lsg. 4mg/100µl*	**Neovaskuläre altersabhängige Makuladegeneration:** 2mg intravitreal alle 4W für 12W, dann 2mg alle 8W; **Makulaödem infolge retinalen Venenverschlusses:** 2mg intravitreal alle 4W; **diabet Makulaödem:** 2mg intravitreal alle 4W für 20W, dann 2mg alle 8W; **myope choroidale Neovaskularisation:** einmalig 2mg intravitreal; **DANI, DALI** nicht erforderlich
Idebenon Rp	PPB 96%
Raxone *Tbl. 150mg*	**Lebersche hereditäre Opitkusneuropathie:** 3 x 300mg p.o.; **DANI, DALI** vorsichtige Anw., keine Daten
Ocriplasmin Rp	
Jetrea *Inj.Lsg. 0.5mg/0.2ml*	**Vitreomakuläre Traktion:** 0.125mg intravitreal, einmalige Anw.; **DANI, DALI** nicht erforderlich
Pegaptanib Rp	
Macugen *Fertigspr. 0.3mg*	**Neovaskuläre altersabhängige Makuladegeneration:** 0.3mg intravitreal alle 6W; **DANI, DALI** nicht erforderlich
Ranibizumab Rp	
Lucentis *Inj.Lsg. 3mg/0.3ml*	**Neovaskuläre altersabhängige Makuladegeneration: 0.5mg intravitreal alle 4W; DANI, DALI nicht erforderlich**
Verteporfin Rp	PPB 90%
Visudyne *Inf.Lsg. 15mg*	**Neovaskuläre altersabhängige Makuladegeneration:** $6mg/m^2$ über 10min i.v., dann Lichtaktivierung durch Laser auf die neovaskulären Läsionen; 1-4 x/J; **DALI** KI bei schwerer Leberfunktionsstrg.

15.10 Neutralisierungslösungen bei Verätzungen

Natriumdihydrogenphosphat OTC	
Isogutt MP *Lsg. 250ml*	**Verätzungen am Auge:** Bindehautsack sofort kräftig spülen, bis schädigender Stoff ausgespült ist

16 HNO

16.1 Rhinologika

16.1.1 Sympathomimetika

Wm/Wi: alpha-adrenerg wirkende Sympathomimetika ⇒ Vasokonstriktion ⇒ Schleimhautabschwellung; **UW** (Naphazolin): Herzklopfen, Pulsbeschleunigung, Blutdruckanstieg, Brennen und Trockenheit der Nasenschleimhaut, nach Abklingen der Wirkung stärkeres Gefühl einer „verstopften Nase" durch reaktive Hyperämie; **UW** (Xylometazolin): reaktive Hyperämie; **KI** (Naphazolin): bek. Überempf., Rhinitis sicca, Grav. (1. Trimenon), Engwinkelglaukom, Z.n. transsphenoidaler Hypophysektomie oder anderen operativen Eingriffen, die die Dura Mater beschädigen; **KI** (Xylometazolin): bek. Überempf., Rhintis sicca, Ki. < 6J

Naphazolin OTC	PRC C, Lact ?
Privin *Lsg. (1ml = 1mg)* **Rhinex Nasenspray** *Spray (1g enth. 0.5mg)*	**Entzündliche Schleimhautschwellung der Nase/NNH:** 1-6 x 1-2Gtt. bzw. Sprühstöße
Oxymetazolin OTC	HWZ 5-8h, PRC C, Lact ?
Nasivin *NT (1ml = 0.1, 0.25, 0.5mg); Spray (1ml = 0.25, 0.5mg)* **Wick Sinex** *Spray (1ml = 0.5mg)*	**Entzündliche Schleimhautschwellung der Nase/NNH:** 1-3 x 1-2Gtt. bzw. Sprühstöße
Tramazolin OTC	
Rhinospray *Spray (1ml = 1mg)*	**Entzündliche Schleimhautschwellung der Nase/NNH:** 1-3 x 1-2Gtt. bzw. Sprühstöße
Xylometazolin OTC	
Nasengel/-spray-ratioph. *Gel (1g enth. 1mg); Spray (1Hub = 0.045, 0.09mg)* **Nasentropfen-ratioph.** *NT (1ml = 0.5, 1mg)* **Olynth** *NT (1ml = 0.25, 0.5, 1mg); Gel (1g enth. 0.5mg)* **Otriven** *NT (1ml = 0.25, 0.5mg); Spray (1ml = 0.5, 1mg); Gel (1g enth. 1mg)* **Snup** *Spray (1ml = 0.5, 1mg)*	**Entzündliche Schleimhautschwellung der Nase/NNH:** 1-3 x 1-2Gtt. bzw. Sprühstöße

16.1.2 Antihistaminika

Siehe auch Pneumologie - Antihistaminika → 99

Azelastin Rp	
Allergodil *Spray (1ml = 1mg)*	**Allergische Rhinitis:** 2 x 1 Sprühstoß
Cromoglicinsäure OTC	
CromoHEXAL, Cromo-ratioph., Vividrin gegen Heuschnupfen *Spray (1ml = 20mg)*	**Allergische Rhinitis:** 4 x 1 Sprühstoß
Levocabastin OTC	
Livocab *Spray (1ml = 0.5mg)*	**Allergische Rhinitis:** 2-4 x 2 Sprühstöße

16.1.3 Kortikoide

Beclometason Rp	PPB 87%
Beclomet Nasal *Spray (1 Hub = 0.1mg)* **Beclometason-ratioph.** *Spray (1 Hub = 0.05, 0.1mg)* **Beclorhinol, Beconase** *Spray (1 Hub = 0.05mg)* **Rhinivict** *Spray (1 Hub = 0.05, 0.1mg)*	**Allergische Rhinitis, Nasenpolypen:** 2-4 x 0.1mg
Budesonid Rp	HWZ 2-3h, PPB 86-90%, PRC C, Lact ?
Aquacort, Budapp, Budes *Spray (1 Hub = 0.05mg)* **Pulmicort Topinasal** *Spray (1 Hub=64µg)*	**Allergische Rhinitis, Nasenpolypen:** 2 x 1 Sprühstoß
Dexamethason Rp	
Dexa Rhinospray N sine, Solupen sine *Spray (1 Hub = 10.26µg)* **Dexa Siozwo** *Nasensalbe (1g enth. 0.181mg)*	**Allergische Rhinitis: Erw., Ki. ab 6J:** 3 x 1-2 Sprühstöße; 3-4 x 1cm Salbenstrang in jede Nasenöffnung
Flunisolid Rp	HWZ 1-2h, PRC C, Lact ?
Syntaris *Spray (1ml = 0.25mg)*	**Allergische Rhinitis:** 2-3 x 2 Sprühstöße
Fluticason Rp	HWZ 7.8h, PPB 81-95%, PRC C, Lact ?
Avamys *Spray (1 Hub = 22.7µg)* **Flutide Nasal** *Spray (1 Hub = 0.05mg)* **Otri Allergie Fluticason** *Spray (1 Hub = 0.05mg)*	**Allergische Rhinitis:** 1-2 x 2 Sprühstöße; **Nasenpolypen:** 1-2 x 0.2ml in jedes Nasenloch
Mometason Rp	HWZ 6h, PRC C, Lact ?
Aphiasone *Spray (1 Hub = 0.05mg)* **Mometa HEXAL** *Spray (1 Hub = 0.05mg)* **Mometason Abz** *Spray (1 Hub = 0.05mg)* **Mometason-ratioph.** *Spray (1 Hub = 0.05mg)* **Nasonex** *Spray (1 Hub = 0.05mg)*	**Allergische Rhinitis: Erw., Ki. ab 12J:** 1 x 2 Sprühstöße in jedes Nasenloch; **Ki. 3-11J:** 1 x 1 Sprühstoß; **Nasenpolypen: Erw.:** 1 x 2 Sprühstöße
Triamcinolon Rp	HWZ 3h, PRC C, Lact ?
Nasacort *Spray (1 Hub = 0.05mg)* **Rhinisan** *Spray (1 Hub = 0.05mg)*	**Allergische Rhinitis: Erw., Ki. ab 12J:** 1 x 2 Sprühstöße in jedes Nasenloch; **Ki. 6-11J:** 1 x 1 Sprühstoß

16.1.4 Antihistaminika + Kortikoide

Wm/Wi (Azelastin + Fluticason): synergistischer Effekt durch H_1-Rezeptorblockade und entzündungshemmende Wirkung; **UW** (Azelastin + Fluticason): Kopfschmerzen, unangenehmer Geschmack/Geruch; **KI** (Azelastin + Fluticason): bekannte Überempfindlichkeit

Azelastin + Fluticason Rp	
Dymista *Spray (1 Hub = 130 + 50µg)*	**Allergische Rhinitis: Erw., Ki ab 12J:** 2 x 1 Sprühstoß in jedes Nasenloch

16.1.5 Topische Antibiotika

Wm/Wi: Kompetitive Hemmung der bakteriellen Isoleucyl-Transfer-RNA-Synthetase; **UW:** Reaktionen an der Nasenschleimhaut; **KI:** bek. Überempfindlichkeit, Anw. bei Sgl.

Mupirocin Rp

Bactroban *Salbe (1g enth. 20mg)* **Turixin** *Salbe (1g enth. 20mg)*	**Elimination von Staphylokokken einschließl. Methicillin-resistenter Stämme aus der Nasenschleimhaut: Erw. und Ki.:** ca. 2mm Salbenstrang 2-3 x/d in die Nase

16.2 Nasale Dekongestiva + Antihistaminikum

Wm/Wi (Pseudoephedrin): Alpha-sympathomimetisch ⇒ Vasokonstriktion ⇒ Abschwellen der Nasenschleimhaut; **UW** (Pseudoephedrin + Cetirizin): Nervosität, Schlaflosigkeit, Schwindel, Kopfschmerzen, Somnolenz, Gleichgewichtsstrg., Tachykardie, Mundtrockenheit, Übelkeit, Asthenie; **UW** (Pseudoephedrin + Triprolidin): Müdigkeit, Hypertonie; **KI** (Pseudoephedrin + Cetirizin/Triprolidin): bek. Überempfindlichkeit, Glaukom, Komb. mit MAO-Hemmern, schwere Nierenenerkr., Harnverhalt, schwere Hypertonie, Tachyarrhythmien, ischämische Herzkrankheiten, Hyperthyreose, hämorrhag. Schlaganfall, Grav.

Pseudoephedrin + Cetirizin OTC

Reactine Duo *Tbl. 120 + 5(ret.)mg*	**Allerg. Rhinitis mit nasaler Kongestion: Erw. bis 60J, Ki. > 12J:** 2 x 120 + 5mg p.o., für max. 14d; **DANI, DALI** KI

Pseudoephedrin + Triprolidin OTC

Rhinopront Kombi *Tbl. 60 + 2.5mg*	**Allergische oder vasomotorische Rhinitis mit nasaler Kongestion: Erw. bis 60J, Ki. > 12J:** 3 x 60 + 2.5mg p.o. für max. 10d; **DANI, DALI** KI bei schwerer NI, LI

16.3 Otologika

Phenazon + Procain OTC

Otalgan *OT (1g enth. 50+10mg)*	**Otitis externa, Otitis media: Erw., Ki. > 15J:** 3-4 x 5Gtt.; **Ki. bis 14J:** 3-4 x 2-3Gtt.

Docusat + Ethanol OTC

Otitex *OT (1ml enth. 50+150mg)* **Otowaxol** *OT (1ml enth. 50+150mg)*	**Entfernung überschüssigen Cerumens:** 10Gtt. in den äußeren Gehörgang, nach 5-10min ausspülen

Dexamethason + Cinchocain Rp

Otobacid N *OT (1ml = 0.22+5.6mg)*	**Entzündl. Erkr. von Ohrmuschel/Gehörgang, Gehörgangsekzem:** 3-4 x 2-4Gtt.

Ciprofloxacin Rp	
Ciloxan *OT (1ml = 3mg)* **Infectocipro** *OT (1ml = 2mg)* **Panotile Cipro** *OT (0.5ml = 1mg)*	**Otitis externa, chron. eitrige Otitis media:** Ciloxan: 2 x 4Gtt.; **Ki. ab 1J:** 2 x 3Gtt.; Infectocipro: **Erw. u. Ki. ab 1J:** 2 x 0.5mg; Panotile: **Erw. u. Ki. ab 2J:** 2 x 1 Pipette
Ciprofloxacin + Dexamethason Rp	
Cilodex *OT (1ml = 3+1mg)*	**Otitis media mit Paukenröhrchen, Otitis ext.: Erw., Ki. ≥ 6M:** 2 x 4Gtt. f. 7d
Ciprofloxacin + Fluocinolonacetonid Rp	
Infectociprocort *OT (1ml = 3+0.25mg)*	**Otitis ext.: Erw., Ki. ≥ 7J:** 3 x 4-6Gtt. f. 8d
Polymyxin B + Neomycin + Gramicidin Rp	
Polyspectran *OT (1ml = 7500IE+3500IE+0.02mg)*	**Otitis externa:** 3-5 x 2-3 Gtt.

16.4 Weitere Hals-Rachen-Therapeutika

16.4.1 Antiseptika

Wm/Wi (Chlorhexidin, Hexamidin): lokal antiseptisch; **UW** (Chlorhexidin): keine sehr häufigen bzw. häufigen UW; **UW** (Hexamidin): allerg. Schleimhautreaktionen;
KI (Chlorhexidin): bek. Überempf., Asthma bronchiale, Wunden, Ulzerationen, erosiv-desquamative Veränderungen der Mundschleimhaut; Grav., Lakt.;
KI (Hexamidin): bek. Überempf.

Chlorhexidindiglukonat OTC	
Chlorhexamed *Lsg. (1ml enth. 1, 2mg)*	**Zur vorübergehenden Keimzahlminderung d. Mundhöhle, Gingivitis, eingeschränkte Mundhygienefähigkeit:** 2 x tgl. Mundspülung mit je 15ml
Hexamidin OTC	
Laryngomedin N *Spray (1g enth. 1mg)*	**Bakterielle Entzündungen der Mund/ Rachenschleimhaut:** mehrmals/d 1-2 Hübe

16.4.2 Lokalanästhetika

Benzocain OTC	
Anästhesin *Lutschtbl. 8mg* **Angin HEXAL Dolo** *Lutschtbl. 8mg* **Benzocain 1A** *Lutschtbl. 8mg*	**Schmerzhafte Beschwerden in Mund- und Rachenraum:** Erw., **Ki. >16J:** n. Bed. 1 Lutschtbl./2h, max. 6 Lutschtbl./d
Lidocain OTC	
Dynexan Mundgel *Gel (1g enth. 20mg)*	**Schmerzen an Mundschleimhaut, Zahnfleich und Lippen:** 4-8 x/d erbsengroßes Stück Gel auftragen und leicht einmassieren

16.4.3 Antiseptika-Kombinationen

Wm/Wi (Benzalkonium, Cetrimonium): quartäre Ammoniumverbindungen mit hoher Oberflächenaktivität, die sowohl grampositive als auch gramnegative Keime erfassen; **Wm/Wi** (Tyrothricin): Polypeptidantibiotikum mit bakterizider Wi gegen grampos. Keime; **UW:** Überempfindlichkeitsreaktionen; **KI:** bekannte Überempfindlichkeit

Benzalkonium + Benzocain + Tyrothricin OTC

Dorithricin *Lutschtbl. 1+1.5+0.5mg*	**Halsentzündung mit Schluckbeschwerden:** alle 2-3h 1Tbl. lutschen

Cetrimonium + Lidocain + Tyrothricin OTC

Lemocin *Lutschtbl. 2+1+4mg*	**Halsentzündung mit Schluckbeschwerden:** alle 1-3h 1Tbl. lutschen, max. 8Tbl./d

16.4.4 Antiphlogistika

Wm/Wi (Benzydamin): Indazolderivat mit antiphlogistischen, lokalanästhetischen, bakteriziden und fungiziden Eigenschaften;
UW (Benzydamin): keine sehr häufigen bzw. häufigen UW;
KI (Benzydamin): bekannte Überempfindlichkeit

Benzydamin OTC

Tantum Verde *Lutschtbl. 3mg; Spray, Lsg. (1ml enth. 1.5mg)*	**Schmerzen und Reizungen in Mund- und Rachenraum:** Erw., **Ki. > 6J:** 1 Lutschtbl. 3x/d; 2-5 x/d mit 15ml Lsg. spülen bzw. gurgeln; bis 5 x 6 Sprühstöße in den Rachen

17 Urologie

17.1 Urospasmolytika

Wm: Parasympatholytisch durch Blockade des Muscarinrezeptors, v.a. direkte Einwirkung auf die glatte Muskulatur (papaverinartig);
Wi: Tonussenkung der glatten Muskulatur von Magen-Darm- und Urogenitaltrakt;
UW: Schweißdrüsensekretion ↓, Mundtrockenheit, Tachykardie, Akkommodationsstrg., Glaukomanfall, abdominelle Schmerzen, Diarrhoe, Obstipation, Dysurie, Schlaflosigkeit;
KI: Glaukom, Blasenentleerungsstrg. mit Restharn, Tachyarrhythmie, Stenosen im GI-Trakt, toxisches Megacolon, Myasthenia gravis, Grav./Lakt., gleichz. Anw. von CYP3A4 -Hemmern bei mäßiger/schwerer LI/NI, schwere Colitis ulcerosa, Child-C;

Darifenacin Rp	PPB 98%
Emselex *Tbl. 7.5(ret.), 15(ret.)mg*	**Dranginkontinenz, Pollakisurie, imperativer Harndrang:** 1 x 7.5mg p.o., ggf. nach 2W steigern auf 1 x 15mg; **DANI** nicht erforderlich; **DALI** Child B-C: max. 7.5mg/d
Fesoterodin Rp	HWZ 7h, PPB 50%
Toviaz *Tbl. 4(ret.), 8(ret.)mg*	**Dranginkontinenz, Pollakisurie, imperativer Harndrang:** 1 x 4mg p.o., max. 1 x 8mg/d p.o.; **DANI** CrCl > 30: 100%, < 30: max. 4mg/d p.o.; **DALI** Child B: max. 4mg/d, Child C: KI
Flavoxat OTC	HWZ 3h PRC B, Lact ?
Spasuret *Tbl. 200mg*	**Dranginkontinenz, Pollakisurie, imperativer Harndrang:** 3-4 x 200mg p.o.
Oxybutynin Rp	HWZ 1.1-2.3h, Q0 1.0, PRC B, Lact ?
Dridase *Tbl. 5mg* **Kentera** *TTS 3.9mg/24h* **Oxybutynin-ratioph.** *Tbl. 2.5, 5mg* **Spasyt** *Tbl. 5mg*	**Dranginkontinenz, Pollakisurie, imperativer Harndrang:** 3 x 2.5-5mg p.o.; ini 1 x 5mg (ret.), ggf. steigern um 5mg/W, max. 20mg/d; **Ki. > 5J:** ini 2 x 2.5mg p.o., max. 0.3-0.4mg/kg/d; TTS: alle 3-4d wechseln; **DANI** nicht erforderlich

Propiverin Rp	HWZ 20h, Qo 0.9, PPB 90%
Mictonetten *Tbl. 5, 10mg* **Mictonorm** *Tbl. 15mg; Kps. 30(ret.), 45(ret.)mg* **Prodrom** *Tbl. 5, 15mg* **Proges** *Tbl. 5, 15mg* **Pronenz** *Tbl. 15mg* **Propiverin AL** *Tbl. 5, 15mg* **Propiverin HEXAL** *Tbl. 5, 15mg*	**Dranginkontinenz, Pollakisurie, imperativer Harndrang:** 2-3 x 15mg p.o.; 1 x 30-45mg (ret.); **Ki. ab 5J:** 0.8mg/kg/d in 2-3- Einzelgaben; **DANI** CrCl >30: 100%, vorsichtige Anw.; < 30: max. 30mg/d; **DALI** mittelschwere bis schwere LI: Anw. nicht empfohlen
Solifenacin Rp	HWZ 45-68h
Vesicare *Tbl. 5, 10mg* **Vesikur** *Tbl. 5, 10mg*	**Dranginkontinenz, Pollakisurie, imperativer Harndrang:** 1 x 5mg p.o., ggf. 1 x 10mg; **DANI** CrCl > 30: 100%; < 30: max. 5mg/d; **DALI** Child-Pugh 7-9: max. 5mg/d
Tolterodin Rp	HWZ 1.9-3.7h, PPB 96%, PRC C, Lact -
Detrusitol *Tbl. 1, 2mg; Kps. 4(ret.)mg* **Tolterodin Puren** *Tbl. 1, 2mg; Kps. 4(ret.)mg* **Tolterodin HEXAL** *Tbl. 1, 2mg; Kps. 4(ret.)mg*	**Dranginkontinenz, Pollakisurie, imperativer Harndrang:** 2 x 2mg p.o.; 1 x 4mg (ret.) p.o.; **DANI** CrCl < 30: max. 2mg/d; **DALI** max. 2mg/d
Trospiumchlorid Rp	HWZ 5-21h
Spasmex *Tbl. 5, 15, 30, 45mg; Amp. 1.2mg/2ml, 2mg/2ml* **Spasmolyt** *Tbl. 5, 10, 20, 30mg* **Spasmo-Urgenin TC** *Tbl. 5mg* **Trospi** *Tbl. 30mg* **Urivesc** *Kps. 60(ret.)mg*	**Dranginkontinenz, Pollakisurie, imperativer Harndrang, Spasmen der glatten Muskulatur:** 3 x 15mg, 2 x 20mg p.o. oder 30-0-15mg; 1 x 60mg (ret.) p.o; **Magen-Darm-Diagnostik:** 1.2-2mg i.v.; **DANI:** CrCl 10-30: max. 20mg/d

17.2 Prostatamittel

Wm/Wi (Alfuzosin, Silodosin, Tamsulosin, Terazosin): selektive Blockade von Alpha-1-Rezeptoren in der glatten Muskulatur von Prostata und Blasenhals ⇒ Urinflussrate ↑;
Wm/Wi (Dutasterid, Finasterid): Hemmung der 5-Alpha-Reduktase ⇒ Umwandlungshemmung von Testosteron in Dihydrotestosteron ⇒ Rückbildung der Hyperplasie;
Wm/Wi (Silodosin): Antagonismus am Alpha-1A-Rezeptor ⇒ Entspannung der glatten Muskulatur ⇒ Verminderung des Blasenauslasswiderstandes;
UW (Alfuzosin, Tamsulosin, Terazosin): Schwindel, orthostatische Hypotension, Kopfschmerzen, Herzklopfen, retrograde Ejakulation; **UW** (Dutasterid): Potenzstörung, Libidoverlust, Gynäkomastie, Ejakulationsstörung; **UW** (Finasterid): Potenzstörung, Libidoverlust, Gynäkomastie, Ejakulationsstörung, Cave: Tablettenbruch darf von schwangeren Frauen nicht berührt werden! **UW** (Silodosin): retrograde Ejakulation, Anejakulation, Schwindel, orthostatische Hypotonie, Nasenverstopfung, Diarrhoe;
KI (Alfuzosin, Tamsulosin, Terazosin): orthostatische Dysregulation, schwere Leberinsuffizienz;
KI (Dutasterid, Finasterid): schwere Leberinsuffzienz, Anwendung bei Frauen;
KI (Silodosin): bekannte Überempfindlichkeit

Alfuzosin Rp	HWZ 4-6h, Q0 0.9, PPB 90%
Alfunar *Tbl. 10(ret.)mg* **Alfuzosin HEXAL** *Tbl. 10(ret.)mg* **Alfuzosin Winthrop** *Tbl. 2.5, 5(ret.), 10(ret.)mg* **Uroxatral** *Tbl. 2.5, 10(ret.)mg*	**Benigne Prostatahyperplasie:** 2-3 x 2.5mg p.o.; 1-2 x 5mg (ret.); 1 x 10mg (ret.)
Finasterid Rp	HWZ 6-8h, Q0 1.0, PPB 93%
Finamed, Finasterid HEXAL, Finasterid-ratioph., Finasterid Sandoz, Finural, Proscar, Prosmin *Tbl. 5mg*	**Benigne Prostatahyperplasie:** 1 x 5mg p.o.; **DANI** nicht erforderlich; **DALI** keine Daten
Dutasterid Rp	HWZ 3-5W, PPB > 99,5%
Avodart *Kps. 0.5mg*	**Benigne Prostatahyperplasie:** 1 x 0.5mg p.o.; **DANI** nicht erforderl.; **DALI** leichte bis mittelschwere LI: vorsichtige Anw.; schwere LI: KI
Dutasterid + Tamsulosin Rp	
Duodart *Kps. 0.5 + 0.4mg*	**Benigne Prostatahyperplasie:** 1 x 0.5+0.4mg p.o.; **DANI** nicht erforderl.; **DALI** leichte bis mittelschwere LI: vorsichtige Anw.; schwere LI: KI
Silodosin Rp	HWZ 40-52h, PPB 95%
Urorec *Kps. 4, 8mg*	**Benigne Prostatahyperpl.:** 1 x 8mg p.o.; **DANI** CrCl 30-50: ini 4mg, ggf. nach 1W 1 x 8mg; < 30: Anwendung nicht empfohlen; **DALI** leichte bis mittelschwere LI: 100%; schwere LI: Anwendung nicht empfohlen
Sitosterin (Phytosterol) OTC	
Harzol *Kps. 10mg* **Sitosterin Prostata** *Kps. 10mg*	**Benigne Prostatahyperplasie:** 3 x 20mg p.o.; 2 x 65mg
Tamsulosin Rp	HWZ 9-13h, Q0 0.9, PPB 99%, PRC B, Lact -
Alna Ocas, Omnic Ocas, Omsula, Prostadil, Prostazid, Tadin, Tamsu-Astellas, Tamsulosin Beta, Tamsulosin HEXAL *Kps. 0.4(ret.)mg*	**Benigne Prostatahyperplasie:** 1 x 0.4mg (ret.) p.o.; **DANI** nicht erforderlich; **DALI** KI bei schwerer LI
Terazosin Rp	HWZ 9-12h, Q0 0.95, PPB 92%, PRC C, Lact ?
Flotrin *Tbl. 1, 2, 5, 10mg* **Terablock** *Tbl. 2, 5mg* **Teranar** *Tbl. 1, 2, 5mg* **Tera Tad** *Tbl. 2, 5, 10mg* **Terazosin HEXAL** *Tbl. 2, 5mg*	**Benigne Prostatahyperplasie:** ini 1 x 1mg p.o., nach 7d 1 x 2mg, Erh.Dos. 2-5mg/d; max. 10mg/d; **DANI** nicht erforderlich; **DALI** vorsichtige Anw.; schwere LI: Anw. nicht empfohlen

17.3 Erektile Dysfunktion

Wm (Alprostadil): Prostaglandinvermittelte Vasodilatation des Corpus cavernosum; **Wm/Wi** (Avanafil, Sildenafil, Tadalafil, Vardenafil): selektive Hemmung der cGMP-spezifischen Phosphodiesterase (PDE5) ⇒ cGMP im Corpus cavernosumm bei sexueller Erregung ⇒ Relaxierung der glatten Muskulatur ⇒ Bluteinstrom ↑ ⇒ Erektion; **Wm/Wi** (Yohimbin): Blockade zentraler Alpha-2-Rez. ⇒ erektionsfördernde Efferenzen ↑; **UW** (Avanafil, Sildenafil, Tadalafil, Vardenafil): Kopfschmerz, Flush, Schwindel, Hitzegefühl, Nasenverstopfung, Dyspepsie, Muskelschmerzen, Rückenschmerzen; **UW** (Yohimbin): Tremor, Erregungszustände; **KI** (Avanafil): Herzinfarkt, Schlaganfall oder eine lebensbedrohliche Arrhythmie in den vergangenen 6 M; anhaltender Hypotonie < 90/50 mmHg oder Hypertonie > 170/100mmHg; instabile Angina pectoris, Angina pectoris während des Geschlechtsverkehrs, Herzinsuffiz. (≥ NYHA II); schwere Leberfunktionsstörung (Child C), schwere Nierenfunktionsstörung (Krea-Clearance < 30 ml/min); nicht arteriitische anteriore ischämische Optikusneuropathie (NAION); bekannte erbliche degenerative Netzhauterkrankungen, gleichzeitige Einnhame von starken CYP3A4-Inhibitoren anwenden (u. a. Ketoconazol, Ritonavir, Atazanavir, Clarithromycin, Indinavir, Itraconazol, Nefazodon, Nelfinavir, Saquinavir und Telithromycin); **KI** (Sildenafil, Tadalafil, Vardenafil): bek. Überempfindlichkeit; instabile Angina pectoris, schwere Herz- oder Leberinsuffizienz, Z.n. Schlaganfall/Herzinfarkt, Retinitis pigmentosa; gleichzeitige Anw. v. Nitraten; **KI** (Yohimbin): Hypotonie

Alprostadil Rp	HWZ 5-10(0.5)min, PRC X, Lact -
Caverject *Inj.Lsg. 10, 20µg* **Muse** *Stäbch. 250, 500, 1000µg* **Viridal** *Inj.Lsg. 10, 20, 40µg*	**Erektile Dysfunktion:** ini 1.25-2.5µg intrakavernös, je nach Wi steigern: 2.5-5-7.5-10µg, max. 40µg; ini 250µg intraurethral, je nach Wi steigern auf 500-1000µg

Avanafil Rp	HWZ 6-17h PPB 99%, PRC X, Lact -
Spedra *Tbl. 50, 100, 200mg*	**Erektile Dysfunktion:** ini 100mg p.o. 0.5h vor Koitus, je nach Wi Dosisanpassung auf 50 bzw. 200mg, max. 200mg; max. 1 x/d; **DANI** CrCl ≥ 30: 100%; < 30: KI; **DALI** Child A, B: mit niedrigst wirks. Dosis beginnen; C: KI

Sildenafil Rp-L!	HWZ 4h, Q_0 > 0.85, PPB 96%, PRC B, Lact -
Duraviril *Tbl. 25, 50, 100mg* **Ereq** *Tbl. 50, 100mg* **Sildegra** *Tbl. 25, 50, 100mg; Lingualtbl. 25, 50, 100mg* **SildeHEXAL** *Tbl. 25, 50, 100mg* **Sildenafil-ratioph.** *Tbl. 25, 50, 75, 100mg* **Viagra** *Tbl. 25, 50, 100mg*	**Erektile Dysfunktion:** ini 50mg p.o. 1h vor Koitus, je nach Wi Dosisanpassung auf 25 bzw. 100mg, max. 100mg; max. 1 x/d; **DALI, DANI** CrCl < 30: ini 25mg

Tadalafil Rp-L!	HWZ 17.5h, PPB 94%
Cialis *Tbl. 5, 10, 20mg*	**Erektile Dysfunktion:** ini 10mg p.o. 0.5-12h vor Koitus, je nach Wi Dosisanpassung auf 20 mg; bei tgl. Anwendung 1 x 2.5-5mg; **DANI** bei schwerer Niereninsuffizienz max. 10mg; **DALI** max. 10mg
Vardenafil Rp-L!	HWZ 4h, PPB 95%
Levitra *Tbl. 5, 10, 20mg; Lingualtbl. 10mg*	**Erektile Dysfunktion:** ini 10mg p.o. 25-60 min vor Koitus, je nach Wi Dosisanpassung auf 5 bzw. 20mg, max. 20mg; max. 1 x/d; **DANI:** CrCl < 30: ini 5mg; **DALI** Child A-B max. 10mg
Yohimbin Rp-L!	HWZ 0.6(6)h, PRC N, Lact -
Yocon-Glenwood *Tbl. 5mg*	**Erektile Dysfunktion:** 3 x 5-10mg p.o.

17.4 Sexualhormone

17.4.1 Androgene

Wm/Wi: Entwicklungsförderung der sekundären männlichen Geschlechtsmerkmale, Regulation der Spermienproduktion, Libido ↑, Potentia coeundi ↑, Muskelaufbau ↑, Knochendichte ↑, Talgproduktion ↑; **UW:** Cholestase, Spermatogenesehemmung, Priapismus, beschleunigte Knochenreifung, Virilisierung bei Frauen, Ödeme, Gewicht ↑, Gynäkomastie, Alopezie, Libido ↑, Prostataschmerzen, Kopfschmerzen, Nausea, Polyzythämie; **KI:** Prostatakarzinom, Mammakarzinom, Grav.

Testosteron Rp	HWZ 10-100min (i.m.), PRC X, Lact ?
Andriol *Kps. 40mg* **Androtop** *Gel-Btl. 25, 50mg* **Axiron** *Lösung 30mg/1.5ml* **Testim** *Gel 10mg/1g* **Testogel** *Gel-Btl. 25, 50mg* **Testopatch** *TTS 1.2, 1.8, 2.4mg/24h* **Testosteron-Depot** *Amp. 250mg/1ml* **Testoviron-Depot** *Amp. 250mg/1ml* **Tostran 2%** *Gel 20mg/1g*	**Hodenunterfunktion, Hypogonadismus:** ini 120-160mg/d p.o., nach 2-3W 40-120mg/d; 50-100mg alle 1-3W i.m.; 250mg alle 2-4W i.m.; Axiron: 30mg unter jede Achsel auftragen; Testopatch: ini 2 Pflaster mit 2.4mg alle 48h; Dosisanpassung nach Testosteronspiegel; Gel: 1 x 50mg auftragen, max. 100mg/d; **Pubertas tarda:** 1 x/M 250mg i.m. für 3M, evtl. Wdh. nach 3-6M; **Unterdrückung übermäßigen Längenwachstums bei Knaben:** 500mg i.m. alle 2W für 1-2J; **Aplast., renale Anämie beim Mann:** 250mg 2-3 x/W i.m., max. 1000mg/W
Testosteronundecanoat Rp	HWZ 10-100min (i.m.), PRC X, Lact ?
Nebido *Inj.Lsg. 1g/4ml*	**Hodenunterfunktion, Hypogonadismus:** 1g alle 10-14W i.m.

17.4.2 Antiandrogene

Wm/Wi (Abirateronacetat): Inhibition der 17-Alpha-Hydroxylase (CYP17) → Hemmung der Androgenbiosynthese in Hoden, Nebennieren und im Prostatatumorgewebe; Mineralkortikoidsynthese in Nebennieren ↑;
Wm/Wi (Bicalutamid, Flutamid): reines Antiandrogen ohne gestagene Wi;
Wm/Wi (Cyproteronacetat): kompetitiver Antagonismus am Androgenrezeptor, starke gestagene Wi ⇒ LHo ⇒ Testosteron ↓;
Wm/Wi (Enzalutamid): starker Inhibitor des Androgenrezeptor-Signalwegs; keine agonistische Wirkung am Androgenrezeptor ⇒ Wachstum der Prostatakarzinomzellen ↓, Zelltod der Krebszellen, Tumorregression;
UW (Abirateronacetat): periphere Ödeme, Hypokaliämie, Hypertonie, Harnweginfektion, Herzinsuffizienz, HRST, Angina pectoris, Hypertriglyzeridämie, Hepatotoxizität, Nebenniereninsuffizienz;
UW (Cyproteronacetat): Übelkeit, Erbrechen, Gynäkomastie, Libido- und Potenzverlust, Leberfunktionsstörung;
UW (Enzalutamid): Neutropenie, visuelle Halluzinationen, Angst, Kopfschmerzen, kognitive Störung, Gedächtnisstörung, Hitzewallungen, Hypertonie, trockene Haut, Pruritus, Frakturen, Stürze;
KI (Abirateronacetat): bekannte Überempfindlichkeit, Grav.;
KI (Cyproteronacetat): Lebererkrankung, idiopathischer Schwangerschaftsikterus, Schwangerschaftspruritus/Herpes gestationis in der Anamnese, konsumierende Erkrankung (außer Prostata-Ca), schwere Depressionen, Thromboembolien, Sichelzellenanämie, Diabetes mellitus mit Gefäßveränderungen, Jugendliche vor Abschluss der Pubertät, Kinder, Grav./Lakt.;
KI (Enzalutamid): bek. Überempfindlichkeit, Grav./Lakt.

Abirateronacetat Rp	HWZ 15h, Q0 0.95, PPB 99%, PRC C, Lact ?
Zytiga *Tbl. 250, 500mg*	**Metastasiertes, kastrationsresistentes, trotz docetaxelhaltiger Chemother. progredientes Prostata-Ca:** Männer > 18J: 1 x 1g in Komb. mit 10mg/d Prednison oder Prednisolon (> 2h nach o. 1h vor Mahlzeiten)*; **DANI:** nicht erforderl.; **DALI:** Child B-C: Anw. nicht empfohlen

* In klinischen Studien Anwendung nur bei Gabe eines LHRH-Agonisten oder nach Orchiektomie

Bicalutamid Rp	HWZ 5.8d, PPB 96%, PRC X, Lact ?
Androcal *Tbl. 50, 150mg* **Bicalutamid beta, Bicalutamid Axcount, Bicalutamid Medac** *Tbl. 50, 150mg* **Bicalutin** *Tbl. 50mg, 150mg* **Bicamed** *Tbl. 50, 150mg* **Casodex** *Tbl. 50, 150mg*	**Fortgeschrittenes Prostata-Ca:** 1 x 50mg p.o., Komb. mit medikamentöser oder chirurgischer Kastration; 1 x 150mg als Monotherapie oder adjuvant nach Prostatektomie/Bestrahlung; **DANI** nicht erforderlich; **DALI** leichte LI: 100%, mittlere bis schwere LI: vorsichtige Anw.

Cyproteronacetat Rp	HWZ 38-58h, Q0 1.0, PRC X, Lact -
Androcur *Tbl. 10, 50mg; Amp. 300mg/3ml* **Cyproteronacetat beta** *Tbl. 50, 100mg* **Cyproteronacetat-GRY** *Tbl. 50mg*	**Prostata-Ca:** nach Orchiektomie 1-2 x 100mg p.o.; 300mg i.m. alle 14d; ohne Orchiektomie 2-3 x 100mg p.o.; 300mg i.m. alle 7d; **Triebdämpfung bei Sexualdeviation:** ini 2 x 50mg p.o., evtl. nach 4W 2-3 x 100mg, bei Therapieerfolg langsam je nach Wi bis 2 x 25mg reduzieren; 300mg i.m. alle 10-14d; **Androgenisierungserscheinungen bei Frauen:** Zyklustag 1-10: 100mg p.o., Komb. mit Östrogen, s. FachInfo; **DALI** KI bei LI

Enzalutamid Rp	HWZ 5.8d, PPB 97%,
Xtandi Kps. 40mg	**Metastasiertes Prostata-Ca nach Versagen einer Androgenentzugsther. oder während/ nach CTX mit Docetaxel:** 1 x 160mg p.o.; **DANI** CrCl > 30: 100%, < 30: vorsicht. Anw.; **DALI** Child-Pugh A: 100%; B: vorsichtige Anw.; C: Anw. nicht empfohlen

Flutamid Rp	HWZ 9.6(5-6)h, Q0 1.0, PRC D, Lact ?
Fluta Cell *Tbl. 250mg* **Flutamid AL** *Tbl. 250mg*	**Prostata-Ca:** 3 x 250mg p.o.; **DANI, DALI** vorsichtige Anwendung

17.4.3 Gn-RH-Antagonisten

Wm/Wi: Antagonismus am Gonadotropin-Releasing-Hormon-Rezeptor ⇒ LH↓, FSH↓ ⇒ hormonelle Kastration ohne initialen Testosteronanstieg;
UW: Hitzewallungen, Reaktionen an der Injektionsstelle, Schlaflosigkeit, Schwindel, Kopfschmerzen, Übelkeit, Hyperhidrosis, Transaminasen↑, Schüttelfrost, Pyrexie, Asthenie, Müdigkeit, grippeähnliche Symptome, Gewicht↑;
KI: bekannte Überempfindlichkeit, Frauen, Kinder

Degarelix Rp	HWZ 28d, PPB 90%, PRC X, Lact -
Firmagon *Inj.Lsg. 80, 120mg*	**Fortgeschrittenes Prostata-Ca:** ini 2 x 120mg s.c., dann 1 x 80mg alle 4W; **DANI, DALI** leichte bis mittelschwere NI/LI: nicht erf.; schwere NI/LI: keine Daten

17.4.4 Gn-RH-Agonisten

Wm/Wi (Triptorelin): LHRH-Analogon ⇒ Inhibition der LH-Sekretion ⇒ Testosteron ↓, initial Testosteronanstieg mögl.; **UW** (Triptorelin): Hitzewallungen, Größe der Genitalien ↓, Skelettschmerzen, Schmerzen an der Injektionsstelle, Rücken- und Beinschmerzen, Müdigkeit, Brustkorbschmerzen, Asthenie, periphere Ödeme, Hypertonie, Gynäkomastie, Obstipation, Diarrhoe, Übelkeit, Bauchschmerzen, Dyspepsie, abnorme Leberfunktion, aP ↑, Gicht, Arthralgie, Aufflammen des Tumors, Kopfschmerzen, Schwindel, Beinkrämpfe, Schlaflosigkeit, Impotenz, Anorexie, Libido ↓, Husten, Dyspnoe, Pharyngitis, Exanthem, Augenschmerzen, Konjunktivitis, Dysurie, Harnverhalt; **KI** (Triptorelin): bekannte Überempfindlichkeit

Buserelin Rp	HWZ 50-80min, PRC X, Lact -
Profact Depot 2 *Implantat 6.3mg* **Profact Depot 3** *Implantat 9.45mg* **Profact nasal** *Spray (1Hub = 0.1mg)* **Profact pro injectione** *Inj.Lsg. 5.5mg/5.5ml* **Suprefact Depot** *Implantat 6.3mg, 9.45mg*	**Fortgeschrittenes Prostata-Ca:** 6.3mg alle 2M s.c.; 9.45mg alle 3M s.c.; 6 x 0.2mg/d nasal; 3 x 0.5mg s.c.; 5d vor Ther. Gabe von Antiandrogen, dann für 3-4W Komb. mit Antiandrogen
Goserelin Rp	HWZ 2.3-4.2h, Q0 0.4, PRC X, Lact -
Zoladex *Implantat 3.6, 10.8mg*	**Fortgeschr. Prostata-Ca:** 3.6mg 1 x/M s.c.; 10.8mg alle 3M s.c.; **DANI** nicht erforderl:
Leuprorelin Rp	HWZ 2.9h
Eligard *Inj.Lsg. 7.5, 22.5, 45mg* **Enantone-Monatsdepot** *Fertigspr. 3.75mg/1ml* **Leuprone HEXAL** *Implantat 3.78mg/1ml, 5.25mg/1ml* **Trenantone** *Fertigspr. 11.25mg/1ml* **Sixantone** *Fertigspr. 28.58mg/1ml*	**Fortgeschrittenes Prostata-Ca:** 3.75mg s.c. alle 4W; 11.25mg s.c. alle 3M; 28.58mg s.c. alle 6M; Eligard: 7.5mg s.c alle 4W; 22.5mg s.c. alle 3M; **DANI** nicht erforderlich
Triptorelin Rp	HWZ 2.8h, PPB 0%, PRC X, Lact ?
Pamorelin LA *Inj.Lsg. 3.75, 11.25, 22.5mg* **Salvacyl** *Inj.Lsg 11.25mg*	**Fortgeschrittenes Prostata-Ca:** 3.75mg alle 4W, 11.25mg alle 3M, 22.5mg alle 6M i.m.; **schw. sexuelle Abnormität bei Männern:** Salvacyl: 11.25mg alle 12W i.m.; **DANI, DALI** nicht erforderlich

17.5 Urolithiasismittel

Wm/Wi (Citrat): Urinalkalisierung; **Wm/Wi** (Methionin): Urinansäuerung

Citronensäure + Natriumcitrat OTC	
Blemaren N *Brausetbl. 1197+835.5mg*	**Harnalkalisierung, Harnsäure-/-oxalatsteine, Zystinsteine:** 3 x 1-2Tbl. p.o.
Kalium-Natrium-Hydrogencitrat OTC	
Uralyt-U *Gran. (1 Messl. = 2.5g)*	**Harnalkalisierung bei Zytostatikatherapie, Harnsäure-, Harnsäureoxalat-/Kalziumsteine, Zystinsteine:** 1-1-2 Messl. p.o.

Methionin OTC	HWZ 1-2h
Acimethin, Acimol, Methionin HEXAL, Urol Methin *Tbl. 500mg*	**Harnansäuerung, Zusatzther. bei Harnweginfektionen, Infektsteine, Phosphatsteine:** 3 x 500-1000mg p.o.

17.6 Phosphatbinder → 127

17.7 Kationenaustauscher

Wm/Wi: enterale Zufuhr eines unlöslichen Kunststoffs mit Sulfonsäure als Grundgerüst, Austausch von Kationen zur Neutralisierung der Säure entsprechend dem Konzentrationsverhältnis im Darmlumen ⇒ Bindung von Kalium; **UW:** Übelkeit, Erbrechen, Obstipation, Hyperkalzämie; **KI:** Hypokaliämie, Hyperkalzämie, stenosierende Darmerkrankungen

Polysulfonsäure Rp	
Anti-Kalium Na *Btl. 15g* **CPS Pulver** *Btl. 15g* **Resonium A** *Dose 500g*	**Hyperkaliämie:** 2-4 x 15g p.o.; 1-2 x 30g in 150-200 ml Wasser rekt. als Einlauf; **NG, Ki.:** 0.5-1g/kg in mehreren ED

17.8 Weitere Urologika

Wm/Wi (Dapoxetin): Serotonin-Reuptake-Hemmung ⇒ Neurotransmitterwirkung auf prä-/postsynaptische Rezeptoren ↑; **Wm/Wi** (Duloxetin): kombinierte Serotonin- und Noradrenalin-Reuptake-Hemmung ⇒ Neurotransmitter-Konzentration im sakralen Rückenmark ↑ ⇒ N.pudendus-Stimulation ↑ ⇒ Tonus des Harnröhrenschließmuskels ↑; **UW** (Dapoxetin): Schwindel, Kopfschmerzen, Übelkeit, Insomnie, Angstzustände, Agitation, Libido ↓, Ruhelosigkeit, Somnolenz, Aufmerksamkeitsstrg., Tremor, Parästhesien, Tinnitus, Erröten, Nasennebenhöhlenverstopfung, Verschwommensehen, Durchfall, Erbrechen, Obstipation, Abdominalschmerz, Hyperhidrose, erektile Dysfunktion, Müdigkeit, Hypotonie; **UW** (Duloxetin): Schlaflosigkeit, trockener Mund, Durst, Übelkeit, Erbrechen, Obstipation, Diarrhoe, Müdigkeit, Angst, Libido ↓, Anorgasmie, Kopfschmerzen, Schwindel, Tremor, Verschwommensehen, Nervosität, Schwitzen ↑, Lethargie, Pruritus, Schwäche; **KI** (Dapoxetin): bekannte Überempfindlichkeit, bekannte kardiale Vorerkrankung, gleichzeitige Behandlung mit MAO-Hemmern, Thioridazin, SSRI, CYP3A4-Hemmern, Leberfunktionsstrg. (Child B, C), < 18J; **KI** (Duloxetin): Leberfunktionsstörung, Grav./Lakt.

Dapoxetin Rp-L!	HWZ 19h
Priligy *Tbl. 30, 60mg*	**Ejaculatio praecox:** 18-64J: 1 x 30-60mg p.o. 1-3h vor sexueller Aktivität; **DANI** leichte bis mittelschwere NI: vorsicht. Anw., schwere NI: nicht empfohlen; **DALI** Child B, C: KI

Duloxetin Rp	HWZ 8-17h
Dulovesic *Kps. 20, 40mg* **Duloxetin-ratioph. Uro** *Kps. 20, 40mg* **Yentreve** *Kps. 20, 40mg*	**Belastungsinkontinenz bei Frauen:** 2 x 40mg p.o., ggf. Dosisreduktion nach 4W auf 2 x 20mg, je nach UW; **DANI** CrCl 30-80: 100%; < 30: KI; **DALI** KI

18 Gynäkologie

18.1 Hormonpräparate

18.1.1 Östrogene

Wi (Estradiol/Estradiolvalerat): synthetisches 17b-Estradiol, das mit dem körpereigenen humanen Estradiol chemisch und biologisch identisch ist, substituiert den Verlust der Östrogenproduktion bei menopausalen Frauen und mindert die damit verbundenen Beschwerden; beugt dem Verlust an Knochenmasse nach der Menopause/Ovarektomie vor;
Wi (konjugierte Östrogene): substituieren den Verlust der Östrogenproduktion bei menopausalen Frauen und mindern die damit verbundenen Beschwerden; sie beugen dem Verlust an Knochenmasse nach der Menopause/Ovarektomie vor;
Hinweis: Die alleinige Anwendung von Östrogenen (ohne regelmäßigen Zusatz von Gestagenen) darf nur bei hysterektomierten Frauen erfolgen;
UW: Mammakarzinom, Endometriumhyperplasie, Endometriumkarzinom, Ovarialkarzinom, venöse Thromboembolien, KHK, Schlaganfall, Erkrankung der Gallenblase, Chloasma, Erythema multiforme, Erythema nodosum, vaskuläre Purpura, wahrscheinliche Demenz bei Frauen > 65 J.;
KI: bestehender oder früherer Brustkrebs bzw. ein entsprechender Verdacht, östrogenabhängiger maligner Tumor bzw. ein entsprechender Verdacht (v.a. Endometriumkarzinom), nicht abgeklärte Blutung im Genitalbereich, unbehandelte Endometriumhyperplasie, frühere/bestehende venöse thromboembolische Erkrankungen (v.a. tiefe Venenthrombose, Lungenembolie), bekannte thrombophile Erkrankungen (z. B. Protein-C-, Protein-S- oder Antithrombin-Mangel), bestehende oder erst kurze Zeit zurückliegende arterielle thromboembolische Erkrankungen (v.a. Angina pectoris, Myokardinfarkt), akute Lebererkrankung oder zurückliegende Lebererkrankungen (solange sich die relevanten Leberenzymwerte nicht normalisiert haben), Porphyrie, bekannte Überempfindlichkeit ggü. dem Wirkstoff oder einem der sonstigen Bestandteile

Estradiol (oral) Rp	HWZ 1 h, PRC X, Lact -
Femoston mono *Tbl. 2mg*	**Postmenopausale Hormonsubstitution bei Östrogenmangelsymptomen, Osteoporose-Pro. bei postmenopausalen Frauen mit hohem Frakturrisiko und Unverträglichkeit oder KI gg. andere zur Osteoporoseprävention zugelassene Arzneimittel:** 1 x 1 Tbl. p.o.; **DANI:** auf Flüssigkeitsretention achten
Estradiol Jenapharm *Tbl. 2mg* **Estrifam** *Tbl. 1, 2mg* **Gynokadin** *Tbl. 2mg* **Merimono** *Tbl. 1, 2mg* **Progynova 21 (mite)** *Tbl. 1, 2mg*	**Postmenopausale Hormonsubstitution bei Östrogenmangelsymptomen:** 1 x 1-2 Tbl. p.o.; **DANI:** auf Flüssigkeitsretention achten

Estradiol (transdermal) Rp	HWZ 1h, PRC X, Lact -
Estradot *TTS 25, 37.5, 50, 75, 100µg/24h* **Fem7** *TTS 50µg/24h*	**Postmenopausale Hormonsubstitution bei Östrogenmangelsympt., Osteoporose-Pro. bei postmenopausalen Frauen mit hohem Frakturrisiko und Unverträgl./KI gg. and. zur Osteoporosepräv. zugel. Arzneimittel:** Estradot: 2 x/W 25-100µg/24h; Fem7: 1x/W 50µg/24h; **DANI:** auf Flüssigkeitsretention achten
Dermestril *TTS 25, 50µg/24h* **Dermestril-Septem** *TTS 25, 50, 75µg/24h* **Estreva** *Gel 0.1%* **Gynokadin** *Gel 0.06%* **Lenzetto** *Dosierspray (1.53mg/Sprühstoß)*	**Postmenopausale Hormonsubstitution bei Östrogenmangelsymptomen:** TTS: 1-2 x/W 25-100µg/24h; Gel: 1 x tgl. 0.5-3mg auf die Haut auftragen; Dosierspray: ini 1 x 1.53mg auf Unterarmhaut, je nach Ansprechen steigern, max. 4.59mg/d; **DANI:** auf Flüssigkeitsretention achten
Estriol Rp	HWZ 0.5-1h
Estriol Jenapharm *Tbl. 2mg* **OeKolp** *Tbl. 2mg* **Ovestin** *Tbl. 1mg*	**Postmenopausale Hormonsubstitution bei Östrogenmangelsymptomen:** ini 1 x 2-4mg p.o., nach einigen W 1 x 1-2mg; **DANI:** auf Flüssigkeitsretention achten
Konj. Östrogene Rp	HWZ 4-18.5h, PRC X, Lact -
Presomen 28 *Tbl. 0.3, 0.6*	**Postmenop. Hormonsubst. bei Östrogenmangelsymptomen, Osteoporose-Pro. bei postmenopausalen Frauen mit hohem Frakturrisiko und Unverträgl./KI gg. andere zur Osteoporoseprävention zugel. Arzneimittel:** 1 x 0.3-1.25mg p.o.; **DANI:** auf Flüssigkeitsretention achten

18.1.2 Gestagene

Wi (Chlormadinon): ausgeprägte antiöstrogene Wirkung, hemmt Uteruswachstum und Proliferation des Endometriums, sekretorische Transformation des Endometriums, hemmt Hyperplasie des Endometriums, Tubenmotilität ↓, Zervikalsekret: Menge ↓ u. Viskosität ↑, in hoher Dosierung Gonadotropinsekretion ↓, antiandrogene Partialwirkung durch Verdrängung der Antiandrogene von Androgenrezeptoren an den Erfolgsorganen (Haarfollikel, Talgdrüsen), geringe glukokortikoide Wirkung in hoher Dosierung, keine androgene Partialwirkung, dosisabhängige Verschlechterung der Insulinsensibilität;
Wi (Dienogest): antiandrogene und starke gestagene Wirkung, keine signif. androgenen/mineralokortikoiden/glukokortikoiden Eigenschaften, verringert bei Endometriose die endogene Estradiolproduktion, führt bei kontinuierlicher Gabe zu einem hypoöstrogenen und hypergestagenen endokrinen Zustand mit folgernder Atrophie endometrischer Läsionen;

Wi (Dydrogesteron): bewirkt volle sekretorische Transformation des unter Östrogeneinfluss aufgebauten Endometriums; in additiver Gabe Verringerung des östrogenbedingten Risikos einer Endometriumhyperplasie und/oder -karzinoms; keine östrogene, androgene, thermogene, anabole oder kortikoide Aktivität;
Wi (Medroxyprogesteronacetat): blockiert die Proteinsynthese im Zellkern, dadurch Bildung von Östrogenrezeptoren ↓ u. Verringerung des wachstumsfördernden Östrogeneffekts, in hoher Dosierung direkte zytotoxische Wi auf den Tumor durch Störung der DNA- u. RNA-Synthese und Blockade des E2-Rezeptors, FSH- u. LH-Sekretion der Hypophyse ↓; ACTH-Sekretion ↓ ⇒ Kortisol- u. Androgenspiegel ↓; Hemmung der Hormonsynthese in der Nebennierenrinde; Östrogenaktivität ↓ durch Erhöhung der Aktivität von 17-ß-Steroid-Dehydrogenase (Umbau Estradiol in Estron), Förderung der Bildung von 5-Alpha-Reduktase in Leber (Abbau zirkulierenden Androgens u. Vermind. der Umwandlung von Androgen in Estrogen);
Wi (Megestrolacetat): hemmt RNA-Synthese u. Proteinsynthese ⇒ Abnahme zytoplasmatischer Östrogenrezeptoren; direkter östrogenunabh. wachstumshemmender Effekt; hohe Affinität zu Progesteronrezeptoren, deutliche Affinität zu Androgen- u. Glukokortikoidrez.; FSH-Ausschüttung ↓ ⇒ Östrogen- und Androgensynthese ↓; Aufhebung des wachstumsstimulierenden Effekts von Östrogenen; Reduktion des hypophysären LH-Gehalts u. der LH-Sekretion; **Wi** (Progesteron): entspricht in seiner Struktur der physiol. Form des im Verlauf des weibl. Ovarialzyklus sezernierten Gelbkörperhormons, bewirkt sekret. Transformation des Endometriums, reduziert östrogeninduziertes Risiko einer Endometriumhyperplasie;
UW: s. jeweilige Fach-Info;
KI (Chlormadinon): Brustkrebs, nicht abgeklärte Vaginalblutungen, vorausgegangene/besteh. Lungenembolie/venöse Thrombose, kürzlich vorangegangene/bestehende arterielle Thrombose, schwere Lebererkrankungen (noch pathol. Leberwerte), cholestatischer Ikterus, vorausgegangene/bestehende Lebertumoren, Porphyrie, bek. Überempf., Grav./Lakt.;
KI (Dienogest): bestehende venöse thromboembolische Erkrankungen, vorausgegangene/best. arterielle u. kardiovaskuläre Erkrankungen, Diabetes mellitus mit Gefäßbeteiligung, bestehende/vorausgegangene schwere Lebererkr. (noch pathol. Leberwerte), bestehende/vorausgegangene benigne/maligne Lebertumoren, bek. od. vermutete sexualhormonabhängige maligne Tumoren, nicht abgeklärte Vaginalblutungen, bek. Überempf., Grav./Lakt.;
KI (Dydrogesteron): schwere akute/chron. Lebererkr., Strg. im Stoffwechsel d. Gallenfarbstoffe (z.B. Dubin-Johnson-, Rotor-Syndr.), idiopathischer Grav.-Ikterus in der Vorgeschichte, Lebertumoren, Hypertonie, nicht abgeklärte Vaginalblutungen, Thrombophlebitis, thromboembolische Erkrankungen, Hypercholesterinämie, bekannter oder V.a. gestagenabhängigen Tumor, bek. Überempf. Grav./Lakt.; **KI** (Medroxyprogesteronacetat): Thromboembolien, Thrombophlebitis, apoplektischer Insult (auch Z.n.), Hyperkalzämie bei Pat. mit Knochenmetastasen, schwere Leberfktstrg., schwerer Diabetes mellitus, schwere arterielle Hypertonie, verhaltener Abort, bekannte Überempfindlichkeit, Grav., erste 6W d. Lakt.;
KI (Megestrolacetat): schwere Leberfktstrg., Thrombophlebitis, thromboembolische Erkrankungen, bek. Überempf., Grav./Lakt.; **KI** (Progesteron): schwere akute/chron. Lebererkrankung, Strg. im Stoffwechsel der Gallenfarbstoffe (z.B. Dubin-Johnson-, Rotor-Syndr.), Leberzelltumoren, maligne Tumoren der Brust/Genitalorgane, nicht abgeklärte Vaginalblutungen, Thrombophlebitis, thromboembolische Erkrankungen, Z.n. Herpes gestationis, Hirnblutung, Porphyrie, bek. Überempf. (auch gegen Soja, Erdnuss), Grav./Lakt.

Chlormadinon Rp	HWZ 39h
Chlormadinon Jenapharm *Tbl. 2mg*	**Oligo-, Poly- u. Hypermenorrhoe:** 1 x 2-4mg p.o. vom 16.-25. Zyklustag; **funktionelle Dysmenorrhoe:** 1 x 2mg für 10-14d bis zum 25. Zyklustag; **Endometriose:** 1 x 4mg, max. 10mg für 4-6M; **sek. Amenorrhoe:** 1 x 2mg vom 16.-25. Zyklustag + Östrogen; **DALI** KI bei akuten/chronischen Lebererkr.
Dienogest Rp	HWZ 9h
Visanne *Tbl. 2mg*	**Endometriose:** 1 x 2mg p.o. möglichst zur selben Zeit einnehmen; **DANI** nicht erforderl.; **DALI** KI bei schw. Lebererkr.
Dydrogesteron Rp	HWZ 7h
Duphaston *Tbl. 10mg*	**Zyklusstrg. bei Corpus-luteum-Insuffizienz:** 1 x 10-20mg p.o. v. 12.-26. Zyklustag; **klimakterische Beschwerden:** 1 x 10-20mg vom 15.-28. Zyklustag + Östrogen; **DALI** KI bei schwerer Leberfunktionsstörung
Medroxyprogesteronacetat Rp	HWZ 24-50h; HWZ i.m.: 30-40d, Q0 0.55
MPA HEXAL *Tbl. 250, 500mg*	**Metastasiertes Mamma-Ca:** 300-1000mg/d p.o. in 1-3ED; **Endometriumkarzinom:** 300-600mg/d; **DALI** KI bei schwerer Leberfunktionsstörung
Megestrolacetat Rp	HWZ 15-20h
Megestat *Tbl. 160mg*	**Mamma-Ca:** 1 x 160mg p.o.; **Endometriumkarzinom:** 1 x 80-320mg; **DALI** KI bei schwerer Leberfunktionsstörung
Progesteron Rp	
Famenita *Kps. 100, 200mg* **Progestan** *Kps. 100mg* **Utrogest** *Kps. 100mg* **Utrogestan** *Kps. 100mg*	**Endometriumprotektion bei Östrogenbeh. wg. peri-/postmenopausaler Östrogenmangelbeschwerden oder nach chirurgisch induzierter Menopause:** 200-300mg/d: 2 Kps. abends vor dem Schlafengehen, ggf. zusätzl. 1 Kps. morgens vor dem Frühstück; **zur sequenziellen Progesteronsubst. und komb. Ther. mit Östrogenen peri-/postmenopausal:** Einnahme über gewöhnlich 12d pro 28-tägigem Anwendungszyklus, beginnend mit 10. Tag der Östrogenbehandlung; **DALI** KI bei schwerer Leberfunktionsstörung
Diverse andere Gestagene in Kombination mit Östrogenen, s. hormonelle Kontrazeptiva → 434	

18.1.3 Kombinationspräparate (Östrogene + Gestagene), synthetische Steroide

Wi, UW, KI: s. Östrogene → 425 und Gestagene → 426;
Östrogene fördern das Endometriumwachstum und erhöhen bei ungehinderter Gabe das Risiko von Endometriumhyperplasie und -karzinom. Die Kombination mit einem Gestagen reduziert das östrogenbedingte Riskio einer Endometriumhyperplasie deutlich.

Estradiol + Cyproteronacetat Rp	
Climen *Tbl. 2+1mg*	**Postmenopausale Hormonsubstitution bei Östrogenmangelsympt., Osteoporose-Pro. bei postmenopausalen Frauen mit hohem Frakturrisiko und Unverträgl./KI gg. and. zur Osteoporosepräv. zugel. Arzneimittel:** 1 x 1 Tbl. (zyklisch); **DANI:** auf Flüssigkeitsretention achten
Estradiol + Dienogest	
Lafamme *Tbl. 1+2mg, 2+2mg*	**Postmenopausale Hormonsubstitution bei Östrogenmangelsymptomen:** 1 x 1 Tbl. (kontinuierlich kombiniert); **DANI:** auf Flüssigkeitsretention achten
Estradiol + Drospirenon	
Angeliq *Tbl. 1+2mg*	**Postmenopausale Hormonsubstitution bei Östrogenmangelsympt., Osteoporose-Pro. bei postmenopausalen Frauen mit hohem Frakturrisiko und Unverträgl./KI gg. and. zur Osteoporosepräv. zugel. Arzneimittel:** 1 x 1 Tbl. (kontinuierlich kombiniert); **DANI:** auf Flüssigkeitsretention achten
Estradiol + Dydrogesteron Rp	
Femoston *Tbl. 1+5mg, 1+10mg, 2+10mg* **Femoston conti** *Tbl. 1+5mg* **Femoston mini** *Tbl. 0.5+2.5mg*	**Postmenopausale Hormonsubstitution bei Östrogenmangelsympt., Osteoporose-Pro. bei postmenopausalen Frauen mit hohem Frakturrisiko und Unverträgl./KI gg. and. zur Osteoporoseprävention zugelassene Arzneimittel:** 1 x 1 Tbl. (Femoston: kontinuierlich sequenziell, Femoston conti, mini: kontinuierlich kombiniert); **DANI:** auf Flüssigkeitsretention achten

Estradiol + Levonorgestrel Rp	
Östronara *Drg. 2+0,075mg*	**Postmenopausale Hormonsubstitution bei Östrogenmangelsympt., Osteoporose-Pro. bei postmenopausalen Frauen mit hohem Frakturrisiko und Unverträgl./KI gg. and. zur Osteoporosepräv. zugel. Arzneimittel:** 1 x 1 Tbl. (kontinuierlich sequenziell); **DANI:** auf Flüssigkeitsretention achten
Cyclo-Progynova *Tbl. 2+0.15mg* **Fem 7 Combi** *TTS 50µg+10µg/24h* **Fem 7 Conti** *TTS 50µg+7µg/24h* **Klimonorm** *Tbl. 2+0.15mg* **Wellnara** *Tbl. 1+0,04mg*	**Postmenopausale Hormonsubstitution bei Östrogenmangelsymptomen:** 1 x 1 Tbl. (Cyclo-Progynova, Klimonorm: zyklisch, Wellnara: kontinuierlich sequenziell); TTS: 1 x/W (Fem7 Combi kontin. sequenziell, Fem7 Conti kontinuierlich kombiniert); **DANI:** auf Flüssigkeitsretention achten
Estradiol + Medroxyprogesteron Rp	
Indivina *1+2.5, 1+5, 2+5mg*	**Postmenopausale Hormonsubstitution bei Östrogenmangelsympt., Osteoporose-Pro. bei postmenopausalen Frauen mit hohem Frakturrisiko und Unverträgl./KI gg. and. zur Osteoporosepräv. zugel. Arzneimittel:** 1 x 1 Tbl. (zyklisch); **DANI:** auf Flüssigkeitsretention achten
Estradiol + Norethisteron Rp	
Activelle *Tbl. 1+0.5mg* **Clionara** *Tbl. 2+1mg* **Cliovelle** *Tbl. 1+0.5mg* **Kliogest N** *Tbl. 2+1mg* **Novofem** *Tbl. 1+1* **Sequidot** *TTS 0.51+4.8mg* **Trisequens** *Tbl. 2+0/2+1/1+0mg*	**Postmenopausale Hormonsubstitution bei Östrogenmangelsympt., Osteoporose-Pro. bei postmenopausalen Frauen mit hohem Frakturrisiko und Unverträgl./KI gg. and. zur Osteoporosepräv. zugel. Arzneimittel:** 1 x 1 Tbl. (kontinuierlich kombiniert, nur Trisequens: kontinuierlich sequenziell); TTS: 2 x/W 1 Pflaster (kontin. sequenziell); **DANI:** auf Flüssigkeitsretention achten
Ethinylestradiol + Cyproteronacetat Rp	
Attempta-ratioph. *Tbl. 2+0.035mg* **Cyproderm** *Tbl. 2+0.035mg* **Diane 35** *Tbl. 2+0.035mg* **Morea sanol** *Tbl. 2+0.035mg*	**Androgenisierungserscheinungen der Frau (Akne, Hirsutismus, androgen. Alopezie):** 1 x 1Tbl. für 21d, dann 7d Pause (wirkt auch kontrazeptiv); **DANI:** auf Flüssigkeitsretention achten

Konj. Östrogene + Medrogeston Rp	
Presomen 28 compositum *Tbl. 0.3+5mg, 0.6+5mg* **Presomen conti** *Tbl. 0.6+2mg*	**Postmenopausale Hormonsubstitution bei Östrogenmangelsympt., Osteoporose-Pro. bei postmenopausalen Frauen mit hohem Frakturrisiko und Unverträgl./KI gg. and. zur Osteoporosepräv. zugel. Arzneimittel:** 1 x 1 Tbl. (Presomen conti: kontinuierl. kombiniert, Presomen 28 compositum: kontinuierlich sequenziell); **DANI:** auf Flüssigkeitsretention achten

Tibolon Rp	HWZ (6h)
Livial *Tbl. 2.5mg* **Liviella** *Tbl. 2.5mg* **Tibolon Aristo** *Tbl. 2.5mg*	**Klimakterische Beschwerden:** 1 x 1 Tbl. abends; **DANI:** auf Flüssigkeitsretention achten

18.1.4 Selektive Östrogenrezeptor-Modulatoren

Wm/Wi (Ospemifen): Bindung an Östrogenrezeptoren ⇒ Aktivierung östrogener Signalwege ⇒ vermehrte Zellreifung und Schleimbildung des Vaginalepithels;
Wm/Wi (Raloxifen): Bindung an Östrogenrezeptoren ⇒ selektive Expression östrogenregulierter Gene ⇒ Knochendichte ↑, Gesamt- + LDL-Cholesterin ↓;
UW (Ospemifen): vulvovaginale Candidiasis/Pilzinfektionen, Hitzewallungen, Muskelspasmen, Scheidenausfluss, Ausfluss aus dem Genitalbereich, Hautausschlag;
UW (Raloxifen): Wadenkrämpfe, erhöhtes Risiko thromboembolischer Erkrankungen, Ödeme, Hitzewallungen, Schläfrigkeit, Urtikaria, Mundtrockenheit;
KI (Ospemifen): bek. Überempfindlichkeit, aktive oder anamnest. bek. venöse thromboembolische Ereignisse, ungeklärte vaginale Blutungen, Pat. mit Verdacht auf Mammakarzinom oder Pat., welche wegen eines Mammakarzinoms aktiv (auch adjuvant) behandelt werden; Verdacht auf oder aktives geschlechtshormonabhängiges Malignom (z.B. Endometriumkarzinom), Pat. mit Anzeichen oder Symptomen einer Endometriumhyperplasie;
KI (Raloxifen): thromboemb.Erkrankung in der Anamnese, Frauen im gebärfähigen Alter, schw. Leber- und Niereninsuff., Endometrium-/Mammakarzinom, nicht abgeklärte Uterusblutung

Ospemifen Rp	HWZ 25h, PPB 99%, PRC X, Lact ?
Senshio *Tbl. 60mg*	**Mittelschwere bis schwere postmenopausale vulvovaginale Atrophie:** 1 x 60mg p.o.; **DANI** nicht erforderlich; **DALI** leichte bis mäßige LI: 100%; schwere LI: Anw. nicht empfohlen

Raloxifen Rp	HWZ 27.7h, Q0 0.9, PRC X, Lact ?
Evista *Tbl. 60mg* **Optruma** *Tbl. 60mg* **Raloxifen HEXAL** *Tbl. 60mg* **Raloxifen Stada** *Tbl. 60mg*	**Therapie der Osteoporose bei postmenopausalen Frauen:** 1 x 60mg p.o; **DALI** KI

18.1.5 Antiöstrogene

Wm (Anastrozol, Exemestan, Letrozol): Hemmung der Aromatase ⇒ Östrogensynthese ↓;
Wm (Fulvestrant): vollst. kompet. Blockade von Östrogenrez. ohne partiellen Agonismus;
Wm (Tamoxifen): Blockade peripherer Östrogenrez. mit partiellem Agonismus;
UW (Exemestan): Appetitlosigkeit, Schlaflosigkeit, Depression, Kopfschmerzen, Benommenheit, Karpaltunnelsyndrom, Hitzewallungen, Übelkeit, Bauchschmerzen, Obstipation, Diarrhoe, Dyspepsie, Erbrechen, vermehrtes Schwitzen, Exanthem, Haarausfall, Gelenkschmerzen, Muskelschmerzen, Osteoporose, Frakturen;
UW (Fulvestrant): Hitzewallungen, Übelkeit, Erbrechen, Durchfall, Anorexie, Hautausschlag, venöse Thromboembolien, Kopfschmerzen, Asthenie, Rückenschmerzen;
UW (Tamoxifen): Alopezie, Knochenschmerzen, Hitzewallungen, Vaginalblutungen, Zyklusstrg., Endometriumhyperplasie, Nausea, Erbrechen, Hyperkalzämie;
KI (Exemestan): bekannte Überempfindlichkeit, prämenopausale Frauen, Grav./Lakt.;
KI (Fulvestrant): bek. Überempf., schwere Leberfunktionsstörung, Grav./Lakt.;
KI (Tamoxifen): schwere Leuko-/Thrombopenie, schwere Hyperkalzämie, Grav./Lakt.

Anastrozol Rp — HWZ 40-50 h

Anablock *Tbl. 1mg* **Anastro-Cell** *Tbl. 1mg* **Anastrozol HEXAL** *Tbl. 1mg* **Arimidex** *Tbl. 1mg*	**Adjuv. Ther. des Hormonrez.-pos. frühen Mamma-Ca postmenopausal** (mit und ohne 2-3-jähriger Tamoxifen-Vorther.); **metastasiertes Hormonrez.-pos. Mamma-Ca postmenopausal:** 1 x 1mg p.o.; **DANI** CrCl < 30: vorsichtige Anwendung; **DALI** mäßige-schwere LI: vorsichtige Anw.

Exemestan Rp — HWZ 24 h, Q0 0.5

Aromasin *Tbl. 25mg* **Exemestan Actavis** *Tbl. 25mg* **Exemestan HEXAL** *Tbl. 25mg* **Exemestan-ratioph.** *Tbl. 25mg* **Exestan** *Tbl. 25mg*	**Adjuvante Therapie des Östrogenrez.-pos. frühen Mamma-Ca postmenopausal** (nach 2-3J initialer Tamoxifen-Therapie); **metast. Mamma-Ca postmenopausal nach Progress unter Antiöstrogen-Ther.:** 1 x 25mg p.o.; **DANI, DALI** nicht erforderl.

Fulvestrant Rp

Faslodex *Fertigspr. 250mg/5ml* **Fulvestrant HEXAL** *Inj.Lsg. 250mg/5ml*	**Mamma-Ca postmenopausal, Östrogenrez.-pos.** (lokal fortgeschr. od. metast.); **bei Rezidiv währ./nach adjuv. Antiöstrogenther. od. bei Progression der Erkr. unter Ther. mit Antiöstrogen:** 1 x/M 250mg i.m.; **DANI** CrCl > 30: 100%, < 30: vorsichtig dosieren; **DALI** KI bei schwerer LI

Letrozol Rp — HWZ 48 h, Q0 0.95

Femara *Tbl. 2.5mg* **Letroblock** *Tbl. 2.5mg* **LetroHEXAL** *Tbl. 2.5mg* **Letrozol Winthrop** *Tbl. 2.5mg*	**Mamma-Ca postmenopausal adjuvant und fortgeschritten:** 1 x 2.5mg p.o.; **DANI** CrCl > 30: 100%; < 30: keine Daten; **DALI** Child C: sorgfältige Dosiseinstellung

Tamoxifen Rp	HWZ 7 d, Qo 1.0, PRC D, Lact ?
Nolvadex *Tbl. 20mg* **Tamox 1A** *Tbl. 10, 20, 30mg* **Tamoxifen HEXAL** *Tbl. 10, 20, 30, 40mg* **Tamoxifen-ratioph.** *Tbl. 20mg*	**Mamma-Ca adjuvant:** 1 x 20-40mg p.o. für 5J; **metastasiertes Mamma-Ca:** 1 x 20-40mg

18.1.6 LH-RH-Agonisten

Wi/Wm: hochdosierte Gabe von Gonadotropin-Releasing-Hormonen ⇒ vollständige Down-Reg. der hypophysären Rezeptoren ⇒ Bildung von Sexualhormonen sinkt auf Kastrationsniveau

Buserelin Rp	HWZ 50-80min, PRC X, Lact -
Metrelef *Spray (1Hub = 0.15mg)*	**Endometriose:** 3 x 0.3mg nasal, max. 1.8mg/d; **Vorbereitung d. Ovulationsinduktion:** 4 x 0.15mg nasal, ggf. 4 x 0.3mg

Goserelin Rp	HWZ 2.3-4.2 h, Qo 0.4, PRC X, Lact -
Zoladex *Implantat 3.6, 10.8mg*	**Mamma-Ca prä- u. perimenopausal, Endometriose, Uterus myomatosus:** 3.6mg s.c. alle 28d; **DANI** nicht erforderlich

Leuprorelin Rp	HWZ 2.9 h
Enantone-Monatsdepot *Fertigspr. 3.75mg/1ml* **Trenantone** *Fertigspr. 11.25mg/1ml*	**Mamma-Ca prä- und perimenopausal, Endometriose, Uterus myomatosus:** 3.75mg s.c. alle 4W; 11.25mg alle 3M; **DANI** nicht erforderlich

18.1.7 FSH-Agonisten

Wi/Wm (Corifollitropin): Follikelstimulans mit deutlich längerer Wirkung als FSH;
Wi/Wm (Follitropin): rekombinantes FSH ⇒ Entwicklung reifer Graafscher Follikel;
UW (Corifollitropin, Follitropin): Kopfschmerzen, Übelkeit, Schmerzen im Becken, Brustbeschwerden, Erschöpfung, ovarielles Hyperstimulationssyndrom;
KI (Corifollitropin, Follitropin): bek. Überempf., Tumoren der Ovarien, der Brust, des Uterus, der Hypophyse oder des Hypothalamus, abnormale vaginale Blutungen ohne bek. Ursache, primäre Ovarialinsuff., Ovarialzysten oder vergrößerte Ovarien, ovarielles Überstimulationssyndrom in der Anamnese, vorangegangener COS-Behandlungszyklus, der laut Ultraschalluntersuchung zu mehr als 30 Follikel > 11mm führte, Ausgangszahl antraler Follikel > 20, Uterusmyome, die eine Grav. nicht zulassen, Missbildungen von Geschlechtsorganen

Corifollitropin alfa Rp	HWZ 69h
Elonva *Fertigspr. 100µg/0.5ml, 150µg/0.5ml*	**Kontrollierte ovarielle Stimulation:** < 60kg: 100µg als ED, > 60kg 150µg s.c.; Komb. mit GnRH-Antag. d5 oder d6, s.a. FI; **DANI** Anw. nicht empf.; **DALI** keine Daten

Follitropin alfa Rp	HWZ 24h
Gonal F *Inj.Lsg. 75, 450, 1050 IE; Fertigspr. 300, 450, 900 IE*	**Anovulation, kontroll. ovarielle Stimulation, Follikelstim. bei LH/FSH-Mangel, Stim. der Spermatogenese bei Männern mit hypogonadotropem Hypogonadismus:** s. FachInfo

Follitropin beta Rp	HWZ 40h
Puregon *Inj.Lsg.; Pen 50, 300, 600, 900IE*	**Anovulation, kontrollierte ovarielle Überstim., Stim. der Spermatogenese bei Männern mit hypogonadotropem Hypogonadismus:** s. FachInfo

Follitropin delta Rp	HWZ 28-40h
Rekovelle *Inj.Lsg. 12µg/0.36ml, 36µg/1.08ml, 72µg/2.16ml*	**Kontrollierte ovarielle Stimulation:** Dos. nach AMH-Spiegel, s. FachInfo

18.2 Hormonelle Kontrazeptiva

18.2.1 Depotpräparate

Wm/Wi: Ovulationshemmung durch reine Gestagengabe als Depotapplikation;
UW (Depotpräparate), s. UW Gestagene → 426

Etonogestrel Rp	HWZ 25h
Implanon *Implantat 68mg*	**Kontrazeption:** s.c.-Implantation für 3J

Medroxyprogesteronacetat Rp	HWZ 30-40d (i.m.), Q0 0.55
Depo-Clinovir *Fertigspr. 150mg/1ml* **Depo-Provera** *Fertigspr. 150mg/1ml*	**Kontrazeption:** 150mg alle 3M i.m.; **DALI** KI bei schwerer Leberfunktionsstörung

Norethisteronenantat Rp	HWZ 7-9h
Noristerat *Amp. 200mg/1ml*	**Kontrazeption:** 200mg i.m.; die nächsten 3 Injektionen alle 8W, danach alle 12W; **DALI** KI bei PBC

18.2.2 Einphasenpräparate

Wi/Wm: Verabreichung einer fixen Östrogen-Gestagen-Kombination über 21d ⇒ Unterdrückung der Ovulation durch antigonadotropen Effekt;
UW/KI (Einphasenpräparate), s. UW Dreiphasenpräparate → 436;
UW (Estradiol + Nomgestrol): Akne, abnormale Abbruchblutung, Libido ↓, Depression, Stimmungsschwankungen, Kopfschmerzen, Migräne Übelkeit, Metrorrhagie, Menorrhagie, Brustschmerz, Unterbauchschmerz, Gewicht ↑; **KI** (Estradiol + Nomgestrol): bek. Überempf., bestehende oder vorausgegangene venöse Thrombosen, Lungenembolie, arterielle Thrombosen (z. B. Myokardinfarkt) oder Prodrome einer Thrombose (z. B. TIA, AP), bestehender oder vorausgegangener Schlaganfall, Migräne mit fokalen neurologischen Symptomen in der Anamnese, Vorliegen eines schwerwiegenden Risikofaktors oder mehrerer Risikofaktoren für eine venöse oder eine arterielle Thrombose wie Diabetes mellitus mit Gefäßveränderungen, schw. Hypertonie, schw. Dyslipoproteinämie; erbliche oder erworbene Prädisposition für venöse oder arterielle Thrombosen, wie aktivierte Protein-C-(APC)-Resistenz, Antithrombin-III-Mangel, Protein-C-Mangel, Protein-S-Mangel, Hyperhomozysteinämie, Antiphospholipid-Antikörper; bestehende oder vorausgegangene Pankreatitis in Verbindung mit schwerer Hypertriglyzeridämie, bestehende oder vorausgegangene schwere Lebererkr., solange sich die Leberfunktionswerte nicht normalisiert haben, bestehende oder vorausgegangene Lebertumoren (benigne oder maligne); bek. oder vermutete sexualhormonabhängige maligne Tumoren (z. B. der Genitalorgane oder der Brust); nicht abgekärte vaginale Blutungen

Estradiol + Nomegestrolacetat Rp	
Zoely *Tbl. 1.5+2.5mg*	**Kontrazeption:** 1 x 1Tbl. p.o.
Ethinylestradiol + Chlormadinon Rp	
Angiletta, Belara, Bellissima, Chariva, Chloee, Enriqa *Tbl. 0.03+2mg*	**Kontrazeption:** 1 x 1Tbl. p.o.
Ethinylestradiol + Desogestrel Rp	
Desmin *Tbl. 0.02+0.15mg; 0.03+0.15mg* **Gracial** *Tbl. 0.03+0.125mg* **Lamuna** *Tbl. 0.02+0.15mg; 0.03+0.15mg* **Lovelle** *Tbl. 0.02+0.15mg* **Marvelon** *Tbl. 0.03+0.15mg* **Mercilon** *Tbl. 0.02+0.15mg*	**Kontrazeption:** 1 x 1Tbl. p.o.
Ethinylestradiol + Dienogest Rp	
Amelie, Bonadea, Finic, Laviola, Maxim Mayra, Sibilla, Starletta, Stella, Valette, Velafee *Tbl. 0.03+2mg*	**Kontrazeption:** 1 x 1Tbl. p.o.
Ethinylestradiol + Drospirenon Rp	
Aida *Tbl. 0.02+3mg* **Lamiva** *Tbl. 0.02+3mg* **Petibelle** *Tbl. 0.03+3mg* **Yasmin** *Tbl. 0.03+3mg* **Yasminelle** *Tbl. 0.02+3mg* **Yaz** *Tbl. 0.02+3mg*	**Kontrazeption:** 1 x 1Tbl. p.o.
Ethinylestradiol + Gestoden Rp	
Femodene *Tbl. 0.03+0.075mg* **Femovan** *Tbl. 0.03+0.075mg* **Lisvy** *TTS 0.013+0.06mg/24h* **Minulet** *Tbl. 0.03+0.075mg*	**Kontrazeption:** 1 x 1Tbl. p.o.; Lisvy: d1-21 Pflaster wöchentl. wechseln; d22-28 kein Pflaster
Ethinylestradiol + Levonorgestrel Rp	PRC X, Lact -
Estelle *Tbl. 0.02+0.1mg* **Femigoa** *Tbl. 0.03+0.15mg* **Femigyne-ratioph.** *Tbl. 0.03+0.15mg* **Femranette** *Tbl. 0.03+0.15mg* **Gravistat 125** *Tbl. 0.05+0.125mg* **Illina** *Tbl. 0.02+0.1mg* **Leios** *Tbl. 0.02+0.1mg* **Leona HEXAL** *Tbl. 0.02+0.1mg* **Luisa HEXAL** *Tbl. 0.03+0.15mg* **Microgynon 21** *Tbl. 0.03+0.15mg* **Minisiston** *Tbl. 0.02+0.1mg, 0.03+0.125mg* **Miranova** *Tbl. 0.02+0.1mg* **MonoStep** *Tbl. 0.03+0.125mg* **Stediril 30** *Tbl. 0.03+0.15mg*	**Kontrazeption:** 1 x 1Tbl. p.o.

Ethinylestradiol + Norethisteron Rp	
Conceplan M *Tbl. 0.03+0.5mg* **Eve 20** *Tbl. 0.02+0.5mg*	**Kontrazeption:** 1 x 1Tbl. p.o.
Ethinylestradiol + Norgestimat Rp	PRC X, Lact -
Amicette *Tbl. 0.035+0.25mg* **Lysandra** *Tbl. 0.035+0.25mg*	**Kontrazeption:** 1 x 1Tbl. p.o.

18.2.3 Zweiphasenpräparate

Wi/Wm: erste Zyklusphase: nur Östrogene oder kombiniert mit niedrig dosierten Gestagenen, zweite Zyklusphase: übliche Östrogen-Gestagen-Kombination ⇒ Ovulationshemmung; **UW/KI** (Zweiphasenpräparate), s.u. UW Dreiphasenpräparate

Ethinylestradiol + Chlormadinon Rp	
Neo-Eunomin *Tbl. 0.05+1mg, 0.05+2mg*	**Kontrazeption:** 1 x 1Tbl. p.o.
Ethinylestradiol + Desogestrel Rp	PRC X, Lact -
Biviol *Tbl. 0.04+0.025mg, 0.03+0.125mg*	**Kontrazeption:** 1 x 1Tbl. p.o.

18.2.4 Dreiphasenpräparate

Wi/Wm: d1-6: niedrige Östrogen- u. Gestagendosis; d7-11: erhöhte Östrogen- und Gestagendosis; d12-21: niedrige Östrogen- und deutlich höhere Gestagendosis ⇒ Ovulationshemmung;
UW (Östrogen-Gestagen-Kombinationen): Seborrhoe, Akne, Schwindel, Kopfschmerzen, Übelkeit, Erbrechen, Brustspannungen, Depression, Vaginalcandidose, Thrombosen;
KI (Östrogen-Gestagen-Kombinationen): Leberfunktionsstrg., Cholestase, Lebertumoren, hormonabhängige maligne Tumoren, Thrombosen, Grav./Lakt.

Estradiol + Dienogest Rp	PRC X, Lact -
Qlaira *Tbl. 3+0mg, 2+2mg, 2+3mg, 1+0mg*	**Kontrazeption:** 1 x 1Tbl. p.o.
Ethinylestradiol + Desogestrel Rp	PRC X, Lact -
Novial *Tbl. 0.035+0.05mg, 0.03+0.1mg, 0.03+0.15mg*	**Kontrazeption:** 1 x 1Tbl. p.o.
Ethinylestradiol + Levonorgestrel Rp	PRC X, Lact -
Novastep, Trigoa, Trinordiol, Triquilar, Trisiston *Tbl. 0.03+0.05mg, 0.04+0.075mg, 0.03+0.125mg*	**Kontrazeption:** 1 x 1Tbl. p.o.
Ethinylestradiol + Norethisteron Rp	
Synphase *Tbl. 0.035+0.5mg, 0.035+1mg, 0.035+0.5mg*	**Kontrazeption:** 1 x 1Tbl. p.o.

18.2.5 Minipille

Wi/Wm: niedrig dosierte reine Gestagengabe über 28d ⇒ Viskosität des Zervixschleims ↑, keine Ovulationshemmung; Desogestrel: zusätzlich Ovulationshemmung;
UW (Desogestrel): veränd. Stimmungslage, depressive Verstimmung, Libido ↑, Kopfschmerzen, Übelkeit, Akne, Brustschmerzen, unregelmäßige Blutungen, Amenorrhoe, Gewicht ↑;
KI (Desogestrel): bek. Überempf. aktive venöse thromboemb. Erkr., vorausgegangene oder bestehende schwere Lebererkr. bis zur Normalisierung der Leberfunktionswerte, bestehende/vermutete geschlechtshormonabh. bösartige Tumore, nicht abgeklärte vaginale Blutungen

Desogestrel Rp	HWZ 30h
Cerazette, Chalant, Damara, Desirett, Desofemono, Desogestrel Aristo, Diamilla, Evakadin, Feanolla, Jubrele, Simonette, Tevanette, Yvette-ratioph. *Tbl. 0.075mg*	**Kontrazeption:** 1 x 1Tbl. p.o.
Levonorgestrel Rp	HWZ 11-45h, PRC X, Lact ?
28-mini, Microlut *Tbl. 0.03mg*	**Kontrazeption:** 1 x 1Tbl. p.o.

18.2.6 Postkoitalpille

Wm/Wi (Levonorgestrel): Hemmung der Ovulation; nach bereits erfolgter Ovulation Hemmung der Implantation;
Wm/Wi (Ulipristalacetat): Progesteronrezeptormodulator ⇒ Hemmung/Verzögerung der Ovulation, Beeinflussung des Endometriums;
UW (Levonorgestrel): Spannungsgefühl in den Brüsten, Übelkeit, Erbrechen, Durchfall, Kopf-, Unterbauchschmerzen;
UW (Ulipristalacetat): Kopf-, Bauchschmerzen, Menstruationsunregelmäßigkeiten, Schwindel, Infektionen, affektive Störungen, Übelkeit, Erbrechen, Muskelkrämpfe;
KI (Levonorgestrel): bek. Überempf.;
KI (Ulipristalacetat): bek. Überempf., Grav.

Levonorgestrel OTC	
Levonoraristo, Pidana, Postinor, Unofem *Tbl. 1.5mg*	**Notfallkontrazeption:** bis max. 72h postkoital 1.5mg p.o.
Ulipristalacetat OTC	HWZ 32h, PPB 98%
Ellaone *Tbl. 30mg*	**Notfallkontrazeption:** bis max. 120h (5d) postkoital 30mg p.o.

18.2.7 Intrauterine und sonstige Kontrazeptiva

Wm/Wi (Vaginalring/TTS): Resorption der enthaltenen Hormone über die Vaginalschleimhaut/Haut ⇒ Ovulationshemmung; **Wm/Wi** (IUP + Cu): kontinuierliche Kupferfreisetzung ⇒ morphologische und biochemische Veränderung des Endometriums ⇒ Verhinderung der Nidation; **Wm/Wi** (IUP + Gestagen): kontinuierliche Gestagenfreisetzung ⇒ Verhinderung der Endometriumproliferation, Viskosität des Zervixschleims ↑;
UW (IUP): Unterleibs-/Kreuzschmerzen, stärkere/länger anhaltende Menstruationen, Schmierblutungen, Unterleibsinfektionen, Hautreaktionen; **UW** (Vaginalring): Kopfschmerzen, Vaginitis, Leukorrhoe, Bauchschmerzen, Übelkeit, Akne, Thromboembolie;
KI (Vaginalring): Thromboembolie in der Vorgeschichte, diabetische Angiopathie, schwere Lebererkrankung, benigne/maligne Lebertumoren, sexualhormonabhängige Tumoren, nicht abgeklärte Vaginalblutungen; **KI** (IUP): Grav., Malignome im Genitalbereich, chronische Unterleibsinfektionen, Endometriose, Extrauterin-Grav., Gerinnungsstörungen;
KI (IUP + Cu): M. Wilson; **KI** (IUP + Gestagen): akute Lebererkrankungen, Lebertumoren

Ethinylestradiol + Etonogestrel Rp	
Circlet, Nuvaring *Vaginalring 2.7+11.7mg*	**Kontrazeption:** vag. Einlage für 3W
Ethinylestradiol + Norelgestromin Rp	
EVRA *TTS 33.9+203μg/24h*	**Kontrazeption:** 1. Pfl. an d1 des Zyklus, 2./3.Pfl. an d8/15; d22-28 pflasterfrei
Intrauterinpessar mit Kupfer Rp	
Cu-Safe T 300 *IUP* **Multisafe Cu 375** *IUP* **Nova T** *IUP*	**Kontrazeption:** intrauterine Einlage für 3-5 J
Intrauterinpessar mit Levonorgestrel Rp	
Jaydess *IUP 13.5mg* **Mirena** *IUP 52mg (11-20μg/24h)*	**Kontrazeption, Hypermenorrhoe:** Mirena: intrauterine Einlage für 5J; **Kontrazeption:** Jaydess: intrauterine Einlage für 3J

18.3 Weheninduktion, Geburtseinleitung

Wm/Wi (Oxytocin): Stimulation von Kontraktionsfrequenz und kontraktiler Kraft der Uterusmuskulatur, Förderung der Milchejektion durch Kontraktion der glatten Muskulatur der Milchdrüse; **Wm/Wi** (Dinoproston): synthetisches Prostaglandin E2 ⇒ bewirkt Erweichung und Dilatation der Cervix uteri, löst Kontraktionen im schwangeren Uterus aus, erhöht die Durchblutung der Zervix, bewirkt Aufsplittung der Kollagenfasern und Vermehrung der Grundsubstanz der Zervix; **Wm/Wi** (Sulproston): synthetisches Prostaglandin E2, Kontraktion der Uterusmuskulatur, Konstriktion uteriner Gefäße, Plazentaablösung;
UW (Dinoproston): Kopfschmerzen, Übelkeit, Erbrechen, Krämpfe, Diarrhoe, Rückenschmerzen, Fieber, uterine Überstimulation, Wärmegefühl in der Vagina, abnormale den Fetus beeinflussende Wehen; beim Kind: Alteration der kindlichen Herzfrequenz und deren Oszillationsmuster, Fetal-distress-Syndrom; **UW** (Oxytocin): zu starke Wehentätigkeit, Tetanus uteri, Übelkeit, Erbrechen, HRST, allergische Reaktionen, Hypertonie, ausgeprägte Hypotonie mit Reflextachykardie, Wasserretention, Hyponatriämie;

UW (Sulproston): Übelkeit, Erbrechen, Hypotonie, Bauchkrämpfe, Diarrhoe, Fieber, erhöhte Körpertemperatur;
KI (Dinoproston): bek. Überempf. vorausgegangene Uterus-OP; bei Myomenukleation, Mehrlings-Grav., Multiparität, fehlendem Kopfeintritt in das Becken, fetopelvine Disproportion; fetale Herzfrequenzmuster, die Gefährdung des KIndes vermuten lassen; bei geburtshilflichen Situationen, die für operative Geburtsbeendigung sprechen; ungeklärter vaginaler Ausfluss, anormale Uterusblutungen, vorliegende Infektionen (z.B. Kolpitis, Zervizitis), regelwidrige Kindslage oder Poleinstellung, Zervixläsion, vorzeitige Plazentalösung, Placenta praevia, bei Einsetzen der Wehen, Komb. mit wehenfördernden Arzneimitteln;
KI (Oxytocin): bek. Überempf., EPH-Gestose, Neigung zu Tetanus uteri, drohende Uterusruptur, vorz. Plazentalösung, Placenta praevia, unreife Cervix, drohende Asphyxia fetalis, Lageanomalien des Kindes, z.B. Beckenendlage, mechanisches Geburtshindernis;
KI (Sulproston): bek. Überempf. Bronchialasthma, spastische Bronchitis, vorgeschädigtes Herz, Gefäßerkrankungen, KHK, schwere Hypertonie, schwere Leber- oder Nierenfunktionsstrg., dekomp. D.m., zerebrale Krampfleiden, Glaukom, Thyreotoxikose, akute gynäkologische Infektionen, Colitis ulcerosa, akutes Ulcus ventriculi, Sichelzellenanämie, Thalassämie, Krankheiten des rheumatischen Formenkreises, allgem. schw. Krankheiten, vorausgegangene Uterusoperationen, Geburtseinleitung bei lebensfähigem Kind

Dinoproston Rp — HWZ 1-3min, PPB 73%

Minprostin E2 *Vaginaltbl. 3mg; Vaginalgel 1, 2mg* **Prepidil** *Gel 0.5mg/2.5ml* **Propess** *Vaginalinsert 10mg*	**Geburtseinleitung bei unreifer Zervix:** Minprostin: Gel: ini 1mg intravaginal, ggf. nach 6h 2. Gabe mit 1-2mg, max. 3mg/d; Tbl.: 3mg intravaginal, ggf. nach 6-8h 2. Gabe, max. 6mg/d; Prepidil: 0.5mg intrazervikal, ggf. nach 8-12 h wdh., max. 1.5mg in 24h; Propess: intravaginal einführen, Freisetzung des Wirkstoffs über 24h

Oxytocin Rp — HWZ 1-12min, PRC X, Lact -, Nasenspray +

Oxytocin HEXAL *Amp. 3IE/1ml, 5IE/1ml, 10IE/1ml* **Oxytocin Rotexmedica** *Amp. 3IE/1ml, 10IE/1ml*	**Geburtseinleitung:** ini 1-2milli-IE/min Dauerinfusion i.v., je nach Wehentätigkeit alle 15min steigern um 1-2milli-IE/min, max. 20-30 milli-IE/min i.v.; **postpartale Blutung:** 5-6IE langsam i.v.;5-10IE i.m; **Laktationsstörung, Mastitis-Pro.:** 4IE nasal 2-3min vor Stillen

Sulproston Rp — HWZ 2h, PPB 20-30%

Nalador *Amp. 500µg*	**Abortinduktion und Geburtseinleitung bei intrauterinem Fruchttod:** ini 1.7µg/min als Infusion i.v., ggf. steigern bis max. 8.3µg/min., für max. 10h bzw. max. 1500µg/24h; **Postpartale atonische Blutung:** ini 1.7µg/min als Infusion i.v., ggf. steigern bis max. 8.3µg/min., nach therapeutischer Wirkung Erh.Dos. 1.7µg/min; max. 1500µg/24h; **DANI, DALI** KI bei schwerer NI, LI

18.4 Prolaktinhemmer

Wm/Wi: Stimulation hypophysärer Dopaminrezeptoren ⇒ Hemmung der Prolaktinfreisetzung; **UW:** Übelkeit, Erbrechen, GI-Störungen, psychomot. und extrapyramidalmot. Störungen, RR↓, Bradykardie, periphere Durchblutungsstrg.; **KI:** Anwendungsbeschr. bei psychischen Störungen, gastroduodenalen Ulzera, schweren Herz-Kreislauf-Erkrankungen

Bromocriptin Rp	HWZ 50h, Q0 1.0, PRC B, Lact -
Bromocriptin-CT *Tbl. 2.5mg* **Bromocriptin-ratioph.** *Tbl. 2.5mg* **Kirim** *Tbl. 2.5mg* **Pravidel** *Tbl. 2.5mg*	**Primäres, sekundäres Abstillen:** d1: 2 x 1.25mg p.o., dann 2 x 2.5mg für 14d; **postpartaler Milchstau:** 2.5mg p.o., evtl. Wdh. nach 6-12h; **puerperale Mastitis:** d1-3: 3 x 2.5mg p.o.; d4-14: 2 x 2.5mg; **Galaktorrhoe, Amenorrhoe:** d1: 1.25mg p.o., ab d2: 3 x 1.25mg p.o., evtl. ↑ bis 2-3 x 2.5mg; **Akromegalie:** ini 2.5mg p.o., über 1-2W steigern bis 10-20mg/d in 4ED; **M. Parkinson** → 326
Cabergolin Rp	HWZ 63-69h, PRC B, Lact ?
Cabergolin Dura *Tbl. 0.5mg* **Cabergolin HEXAL** *Tbl. 0.5mg* **Cabergolin Teva** *Tbl. 0.5mg* **Dostinex** *Tbl. 0.5mg*	**Primäres Abstillen:** 1 x 1mg in den ersten 24h nach Geburt; **hyperprolaktinämische Störung:** ini 2 x/W 0.25mg p.o., monatlich steigern um 0.5mg/W bis 1-2mg/W, max. 4.5mg/W; **M. Parkinson** → 327
Quinagolid Rp	HWZ 11.5h
Norprolac *Tbl. 75, 150µg*	**Hyperprolaktinämie:** d1-3: 1 x 25µg p.o.; d4-6: 1 x 50µg, dann 1 x 75-150µg; **DANI, DALI** KI

18.5 Wehenhemmer

Wm/Wi (Atosiban): kompetitiver Antagonist am Oxytocinrezeptor ⇒ Senkung von Tonus und Kontraktionsfrequenz der Uterusmuskulatur ⇒ Wehenhemmung;
Wm/Wi (Fenoterol): Stimulation von Beta-2-Rezeptoren ⇒ Erschlaffung d. Myometriums;
UW (Atosiban): Übelkeit, Kopfschmerzen, Schwindel, Hitzewallungen, Tachykardie, Hyperglykämie, Schlaflosigkeit, Juckreiz, Fieber; **UW** (Fenoterol): Hypokaliämie, Tachykardie, Tremor, Schwindel, Unruhe- und Angstzustände, Hypotonie, Übelkeit, Erbrechen, Hyperhidrosis;
KI (Atosiban): Dauer der Grav. < 24 bzw. > 33 W, vorzeitiger Blasensprung, intrauterine Wachstumsretardierung u. gestörte HF des Fetus, Eklampsie, intrauter. Fruchttod/Infektion, Placenta praevia; **KI** (Fenoterol): Erkr. in Gestationsalter < 22W, vorbestehende ischämische Herzerkr. oder Patientinnen mit signif. RF für eine ischämische Herzerkr., drohender Abort während des 1. u. 2. Trimesters; Erkr. der Mutter/des Fötus, bei der die Verlängerung der Schwangerschaft ein Risiko darstellt (z. B. schwere Toxämie, Intrauterininfektion, Vaginalblutung infolge einer Placenta praevia, Eklampsie oder schwere Präeklampsie, Ablösung der Placenta oder Nabelschnurkompression); intrauteriner Fruchttod; bek. letale erbliche oder letale chromos. Fehlbildung; bek. Überempf. gegen Beta-Sympathomimetika, Vena-cava-Kompressionssyndrom, schwere Hyperthyreose, Phäochromozytom, Amnioninfektionssyndrom,

Psychosen, Hypokaliämie, schwere Leber- und Nierenerkr., kardiale Erkr. (bes. Tachyarrhythmie, Myokarditis, Mitralklappenvitrium); bei vorbestehenden Erkr., bei denen ein Beta-Mimetikum eine UW hätte (z. B. bei pulmonaler Hypertonie und Herzerkrankungen, wie hypertropher obstruktiver Kardiomyopathie oder jeglicher Art einer Obstruktion des linksventrikulären Ausflusstraktes, z. B. Aortenstenose); Blutgerinnung ↓, unkontrollierter Diabetes mellitus	
Atosiban Rp	HWZ 2h
Atosiban Ibisqus, Atosiban Sun *Inf.Lsg. 6.75mg/0.9ml; Inf.Konz. 37.5mg/5ml*	**Tokolyse:** ini 6.75mg i.v., dann 18mg/h für 3h, dann 6mg/h für insgesamt max. 48h
Fenoterol Rp	HWZ 3.2h, Q_0 > 0.85, PPB 40-55%
Partusisten intrapartal *Amp. Konzentrat 25µg/1ml*	**Dystokien in Eröffnungs-/Austreibungsperiode, intrauterine Asphyxie, geburtshilfliche Notfälle, zur Uterusrelaxation z. B. bei Sectio:** ini 20-30µg über 2-3min i.v., ggf. Wdh., dann Dauerinf. mit bis zu 4µg/min (1ml Konzentrat + 4ml NaCl ⇒ 1ml enth. 5µg)
Partusisten *Amp. Konzentrat 0.5mg/10ml*	**Tokolyse 22.-37. Grav. W:** 0.5-3µg/min i.v.; Perf. 0.5mg/50ml ⇒ 3-18ml/h; Anw. max. 48h

18.6 Schwangerschaft, Stillzeit

18.6.1 Beratungsstelle für Arzneimittel

Pharmakovigilanz- und Beratungszentrum für Embryonaltoxikologie, Charité-Universitätsmedizin Berlin, Campus Virchow-Klinikum, Augustenburger Platz 1, 13353 Berlin, Tel. 030/450-525700, Fax 030/450-525902, http://www.embryotox.de

18.6.2 Schwangerschaftsrisikoklassen nach FDA[a] Pregnancy Risk Categories (PRC)

PRC A	Geeignete Studien bei schwangeren Frauen zeigten kein Risiko für den Fetus.
PRC B	Tierversuche zeigten kein Risiko für den Fetus, aber Studien an schwangeren Frauen fehlen **oder** Tierversuche zeigten Risiko, aber geeignete Studien an schwangeren Frauen zeigten kein Risiko für den Fetus.
PRC C	Tierversuche zeigten Risiko für den Fetus, Studien an schwangeren Frauen fehlen. Die therapeutischen Vorteile sind u.U. dennoch höher zu bewerten.
PRC D	Risiko für den Fetus ist nachgewiesen, aber therapeutische Vorteile sind u.U. im Grenzfall (z.B. keine med. Alternative) dennoch höher zu bewerten.
PRC X	Risiko für den Fetus ist eindeutig nachgewiesen. Das Risiko übersteigt den erwarteten therapeutischen Nutzen.
PRC ED	Einzeldosis (wahrscheinlich) unbedenklich.

18.6.3 Laktation (Stillperiode)[a]

Lact +	Zur Anwendung auch während der Stillperiode geeignet
Lact ?	Risiko für Säugling während Stillperiode nicht bekannt oder kontrovers diskutiert
Lact –	Anwendung während Schwangerschaft wird nicht empfohlen (Risiko für Säugling)

[a] Spezifische Angaben zu den Arzneimitteln in den Tabellen rechts neben dem Wirkstoff!

18.6.4 Arzneimittel in Schwangerschaft und Stillzeit

Allergien
- Loratadin
- Bewährte ältere H_1-Blocker wie Dimetinden

Asthma
- Beta-2-Sympathomimetika zur Inhalation
  - Kurz wirksame: z.B. Reproterol, Salbutamol
  - Lang wirksame: z.B. Formoterol, Salmeterol
- Glukokortikoide
- Theophyllin

Bakterielle Infektionen
- Penicilline
- Cephalosporine (Reserve: Makrolide)

Chronisch-entzündliche Darmerkrankungen
- Mesalazin, Olsalazin
- Sulfasalazin
- Glukokortikoide (Reserve: Azathioprin)

Depression
- Trizyklische Antidepressiva, z.B. Amitriptylin
- Selektive SSRI, z.B. Sertralin

Diabetes mellitus
- Humaninsulin

Gastritis
- Antazida, z.B. Magaldrat
- Bewährte H_2-Blocker, z.B. Ranitidin
- Protonenpumpenblocker, z.B. Omeprazol

Glaukom
- Beta-Rezeptorenblocker
- Carboanhydrasehemmstoffe
- Cholinergika

Hustendämpfung
- Dextromethorphan
- Codein

Hypertonus
- Alpha-Methyldopa
- Metoprolol
- Dihydralazin
- Nach dem 1. Trimenon auch Urapidil u.a.

Krätze (Skabies)
- Benzylbenzoat
- Crotamiton

Läuse
- Dimeticon

Migräne
- Siehe Schmerzen; ggf. auch Sumatriptan

Mukolytika
- Acetylcystein

Refluxösophagitis
- Omeprazol

Schlafstörungen
- Diphenhydramin
- Diazepam, Lorazepam

Schmerzen
- Paracetamol, ggf. mit Codein
- Ibuprofen, Diclofenac (nur bis SSW 28)
- Ggf. Tramadol

Übelkeit/Hyperemesis
- Dimenhydrinat
- Metoclopramid

Wurmerkrankung
- Pyrviniumembonat
- Mebendazol
- Niclosamid

19 Toxikologie

19.1 Allgemeines

1. Erstanamnese

Welches Gift? Stoff? Produktname? Bestandteile? Hersteller? Verpackung? **Giftaufnahme?** Oral? Inhalation? Haut? **Wann?** Einnahme? Erste Symptome? **Warum?** Suizid? Sucht? Irrtümlich? **Wieviel?** Menge? Konzentration? **Klinik?** Ansprechbar? Bewusstlos? Alter? Geschlecht? Gewicht? AZ?

2. Vergiftungszentrale verständigen

3. Soforthilfe durch den Laien

- **Lagerung:** bewusstloser Patient → stabile Seitenlage/Bauchlage mit seitlicher Kopflagerung; bei mechanischer Atemwegsverlegung: Kopf in Seitenlage und Mundhöhle säubern
- **Ersthilfe bei oraler Giftaufnahme** → Auslösen von Erbrechen durch Laien unbedingt vermeiden
  Hautkontamination: Reinigung mit Wasser und Seife
  Augenkontamination: Augenspülung unter laufendem Wasser

19.2 Ärztliche Behandlung (5-Finger-Regel)

1. Elementarhilfe (Stabilisierung der Vitalparameter)

Entsprechend dem Schweregrad der Vergiftung (= Ausmaß der Vigilanzminderung):
Grad 0 = keine Vigilanzminderung; G1 = Somnolenz; G2 = Sopor; G3 = motorisch reaktives Koma; G4 = areaktives Koma mit respiratorischer Insuffizienz; G5 = Grad 4 mit instabilem Kreislauf

	Überwachung	Lagerung	Ven. Zugang	Atemweg sichern	Beatmung	Katecholamine
Bei Grad	Immer	≥ 1	≥ 2	≥ 3	≥ 4	5

2. Giftelimination

Primär (Giftentfernung vor Resorption)

- **Orale Giftaufnahme:**
  - **Aktivkohle** (Carbo medicinalis): **Cave:** Aspirationsrisiko ↑ bei bewusstlosen, nicht intubierten Pat. bei Applikation über Magensonde; **Dos.:** ca. 10-facher Überschuss an Kohle gegenüber Gift, bei unbekannter Menge im Allgemeinen 1g/kg; **Komb. von Kohle u. Laxans** beschleunigt Giftelimination; **KI:** fehlende Stabilisierung der Vitalparameter, Perforationsgefahr
  - **Induziertes Erbrechen** (meist erst in Klinik, möglichst innerhalb 1h): Ipecacuanha-Sirup: 1.Lj. (10ml), 2.Lj. (20ml), ab 3.Lj/Erw. (30ml); **KI:** Vigilanzminderung, Verätzung, Vergiftung mit organischen Lsg.-Mitteln, Tenside, Antiemetika
  - **Magenspülung** (Anm.: bei Medikamentenintoxikation besteht meist keine Indikation):
    1. Pro. eines reflektorischen Laryngospasmus: 1mg Atropin i.m.
    2. Lagerung: bei wachen/vigilanzgeminderten Pat. mit erhaltenem Schluckreflex: keine Intubation → stabile Seiten-, Bauchlage; bei bewusstlosen Pat.: Intubation → Rückenlage
    3. Spülung: weicher Magenschlauch (Erw. ø 18mm; Kleinkind ø 11mm) → Lagekontrolle → Spülung: 10-20l lauwarmes H_2O (mit je 10ml x kg) → dann 50g Carbo med. + 15-20g Na-Sulfat in Wasser auflösen und in Magenspülschlauch instillieren → Schlauch abklemmen, entfernen
- **Inhalative Giftaufnahme:** Pat. aus Gefahrenbereich (Eigenschutz beachten!), O_2, Frischluft
- **Kutane Giftaufnahme:** Kleidung entfernen, Haut abwaschen Giftentfernung
- **Augenkontamination:** Augenspülung (10min unter fließendem Wasser) → Augenarzt

Sekundär (Giftentfernung nach Resorption)

Zuerst Giftnotrufzentrale konsultieren; dann ggf. alkalische Diurese, Hämodialyse, Hämoperfusion, Plasmapherese, Albumindialyse

19.3 Antidota

Wm/Wi (ACC): Verstoffwechslung in Hepatozyten zu Glutathion, das zur Entgiftung toxischer Paracetamolmetabolite benötigt wird;
Wm/Wi (Atropin): parasympatholytisch durch kompetitiven Antagonismus an muscarinartigen Cholinozeptoren;
Wm/Wi (Digitalisantitoxin): von Schafen gewonnene Immunglobulinfragmente, die freies und zellmembrangebundenes Digitalisglykosid binden;
Wm/Wi (4-DMAP): Bildung von Methämoglobin ⇒ Komplexbildung mit Cyanid ⇒ Entblockung der Cytochromoxidase;
Wm/Wi (DMPS): Chelatbildner, bildet mit Schwermetallen stabile Komplexe, die renal ausgeschieden werden;
Wm/Wi (Ethanol): hat höhere Bindungskonstante an die Alkoholdehydrogenase (ADH) als Methanol, durch Sättigung der ADH mit Ethanol wird die Methanoloxidation gehemmt, es entstehen weniger toxische Metabolite wie Formaldehyd und Ameisensäure;
UW (ACC): Abfall des Prothrombinwerts, anaphylaktische Reaktionen;
UW (Atropin): Schweißdrüsensekretion ↓, Tachykardie, Miktionstrg., Mundtrockenheit, Glaukomanfall, Akkommodationsstrg., Unruhe, Halluzinationen, Krämpfe, Delirien;
UW (Digitalisantitoxin): allergische Reaktionen, Anaphylaxie, Hypokaliämie;
UW (4-DMAP): Methämoglobinämie, Brechreiz, Durchfall, Asthmaanfall, Vigilanzminderung, Schock;
UW (DMPS): Fieber, Schüttelfrost, Übelkeit, allergische Hautreaktionen, Erythema exsudativum multiforme, Stevens-Johnson-Syndrom, Transaminasenanstieg, Leukopenie, Angina pectoris, Geschmacksveränderungen, abdominelle Beschwerden, Appetitverlust, Zink- und Kupfermangel;
KI (ACC): keine;
KI (Atropin): Engwinkelglaukom, Tachykardie bei Herzinsuffizienz und Thyreotoxikose, tachykarde Herzrhythmusstrg., Koronarstenose, mechanische Verschlüsse des Magen-Darm-Trakts, paralytischer Ileus, Megacolon, obstruktive Harnwegserkrankungen, Prostatahypertrophie mit Restharnbildung, Myasthenia gravis, akutes Lungenödem, Schwangerschaftstoxikose, bekannte Überempfindlichkeit gegenüber Atropin und anderen Anticholinergika;
KI (Digitalisantitoxin): bekannte Überempfindlichkeit, Schafeiweißallergie;
KI (4-DMAP): Glukose-6-Phosphat-Dehydrogenasemangel;
KI (DMPS): bekannte Überempfindlichkeit

Acetylcystein (ACC) Rp — HWZ 30-40min, Q_0 0.7, PRC B, Lact ?

Fluimucil Antidot 20% *Amp. 5g/25ml*	**Paracetamolintoxikation:** ini 150mg/kg in 200ml Glucose 5% über 15min i.v., dann 50mg/kg in 500ml Glucose 5% über 4h i.v., dann 100mg/kg in 1l Glucose 5% über 16h i.v.; **DANI** nicht erforderlich

Atropin Rp	HWZ 2-3h, Q0 0.45, PPB 2-40%, PRC C, Lact ?
Atropinsulfat *Amp. 0.5mg/1ml; Inj.Lsg. 100mg/10ml* **Atropinum sulfuricum** *Amp. 0.25mg/1ml, 0.5mg/1ml, 1mg/1ml*	**Alkylphosphatvergiftung:** 2-5mg alle 10-15min i.v. bis zum Rückgang der Bronchialsekretion, bis zu 50mg in Einzelfällen, Erh.Dos. 0.5-1mg alle 1-4h; **Ki.:** 0.5-2mg i.v., Erh.Dos. nach Klinik; **Neostigmin- und Pyridostigmin-überdosierung:** 1-2mg i.v.
Digitalisantitoxin Rp	
DigiFab *Inj.Lsg. 40mg (Int. Apotheke)*	**Digitalisintoxikation:** Allergietestung durch Intrakutan- bzw. Konjunktivaltest: 160mg als Infusion über 20min i.v., dann Dauerinfusion mit 30mg/h über 7-8h; nach Bolusgabe kann auf die Digitalisbestimmung gewartet werden, um dann die notwendige Menge für die kontinuierliche Infusion zu errechnen; **bei bekanntem Serumspiegel: Errechnung des Körperbestands:** Digoxin: Serumkonzentration in ng/ml x 5.6 x kg: 1000; Digitoxin: Serumkonzentration in ng/ml x 0.56 x kg: 1000; Antikörperdosis (mg) = Körperbestand (mg) x 80; Cave: falsch hoher Digitalisspiegel nach Antidotgabe!
Dimethylaminophenol (4-DMAP) Rp	
4-DMAP *Amp. 250mg/5ml*	**Cyanidintoxikation:** 3-4 mg/kg langsam i.v., **Ki.:** 3 mg/kg langsam i.v.; nach 4-DMAP Natriumthiosulfat geben!
Dimercaptopropansulfonat (DMPS) Rp	PPB 90%
Dimaval *Amp. 250mg/5ml; Kps.100mg*	**Akute Quecksilbervergiftung:** an d1 250mg i.v. alle 3-4h, d2 250mg alle 4-6h, d3 250mg alle 6-8h, d4 250mg alle 8-12h, dann 250mg 1-3 x/d; 12 x 100-200mg p.o.; **chronische Quecksilber-, Bleivergiftung:** 300-400mg/d p.o.; **DANI** Anwendung nur bei gleichzeitiger Dialyse möglich
Ethanol OTC	
Alkohol 95% *Amp. 15g/20ml*	**Methanolintoxikation:** 0.5-0.75g/kg über 30min i.v. in Glucose 5%, dann 0.1-0.2g/kg; Serumalkoholspiegel von 0.5-1‰ anstreben

Wm/Wi (Flumazenil): Antagonismus an Benzodiazepinrezeptoren;
Wm/Wi (Fomepizol): Hemmung der Alkoholdehydrogenase ⇒ verhindert Bildung toxischer Metaboliten in der Leber;
Wm/Wi (Hydroxycobalamin): bindet Cyanid im Plasma, indem der Hydroxoligand durch einen Cyanoliganden ersetzt wird, das dabei entstandene Cyanocobalamin wird rasch mit dem Urin ausgeschieden; **Wm/Wi** (Kohle): durch die große Absorptionsfläche der Kohle (1000-2000m^2/g) können Giftstoffe gebunden werden, da Kohle vom Magen-Darm-Trakt nicht resorbiert wird, werden die gebundenen Giftstoffe mit dem Stuhl ausgeschieden;
Wm/Wi (Natriumthiosulfat): Schwefeldonator ⇒ Sulfatierung der Cyanide, dadurch schnellere Bildung des weniger giftigen Rhodanids;
Wm/Wi (Obidoxim): Reaktivierung der blockierten Acetylcholinesterase, Verhinderung der Phosphorylierung und Inaktivierung des Enzyms;
Wm/Wi (Physostigmin): reversible Hemmung der Cholinesterase ⇒ Anstieg von Acetylcholin im synaptischen Spalt ⇒ indirekte parasympathomimetische Wirkung;
Wm/Wi (Simeticon): = Silikon, setzt Oberflächenspannung herab, Verhinderung der Schaumbildung, keine Resorption; **Wm/Wi** (Tiopronin): Chelatbildner, Schwermetallbindung;
Wm/Wi (Toloniumchlorid): Reduktion von Methämoglobin zu Hämoglobin;
UW (Flumazenil): Übelkeit, Erbrechen, Blutdruckschwankungen, Herzklopfen, Gefühl von Bedrohung, Auslösung von Benzodiazepinentzugssymptomen;
UW (Fomepizol): Bradykardie, Tachykardie, RR-Anstieg, Vertigo, Anfälle, Sehstörungen, Nystagmus, Sprachstörungen, Angst- und Unruhezustände, Transaminasenanstieg, Übelkeit, Erbrechen, Diarrhoe, Dyspepsie, Schluckauf, Schmerzen an der Injektionsstelle, Phlebitis, Juckreiz, Hautausschlag, Hypereonsinophilie, Anaemie, CK-Erhöhung;
UW (Hydroxycobalamin): allergische Reaktionen, dunkelrote Verfärbung des Urins;
UW (Kohle): Obstipation, mechanischer Ileus bei sehr hohen Dosen;
UW (Natriumthiosulfat): Überempfindlichkeitsreaktionen wie z.B. Brechreiz, Durchfall, Asthmaanfall, Bewusstseinsstrg., Schock; **UW** (Obidoxim): Hitzegefühl, Kälteempfinden, Mentholgeschmack, Taubheitsgefühl, Muskelschwäche, Mundtrockenheit, Tachykardie, Hypertonie, EKG-Veränderungen, Herzrhythmusstrg., Leberfunktionsstrg.; nach Gabe von 3-10g innerhalb von 1-3d cholestatischer Ikterus möglich;
UW (Physostigmin): Erbrechen, Übelkeit, Speichelfluss, Harn- und Stuhlinkontinenz, Krampfanfälle, Bradykardie, Durchfall, Asthmaanfall, Bewusstseinsstrg.;
UW (Simeticon): keine; **UW** (Tiopronin): Diarrhoe, Geschmacksstrg., Pruritus, Hautreaktionen, Stomatitis, Blutbildveränderungen, Hepatitis, Temperaturerhöhung;
UW (Toloniumchlorid): Blaufärbung von Haut und Urin;
KI (Fomepizol): bek. Überempf. gegen F. oder andere Pyrazole;
KI (Hydroxycobalamin): nach Anw. von Natriumthiosulfat; **KI** (Kohle): Vergiftung mit ätzenden Stoffen, diagn.-endoskopische Maßnahmen erschwert;
KI (Natriumthiosulfat): Sulfitüberempfindlichkeit;
KI (Obidoxim): Carbamatintoxikation (z.B. Aldicarb = Temik 5G);
KI (Physostigmin): bek. Überempf., Asthma bronchiale, Gangrän, koronare Herzerkrankungen, mechanische Obstipation, mechanische Harnsperre, Dystrophia myotonica, Depolarisationsblock nach depolarisierenden Muskelrelaxantien, Intoxikationen durch "irreversibel wirkende" Cholinesterasehemmer, geschlossene Schädel-Hirn-Traumen, Obstruktionen im Magen-Darm-Trakt oder in den ableitenden Harnwegen, Vergiftung mit depolarisierenden Muskelrelaxantien vom Suxamethonium-Typ;

KI (Flumazenil): bek. Überempf.; bei Pat. mit Epilepsie, die Benzodiazepine als Zusatzmed. erhielten; mit Angstzuständen und Selbstmordneigung, die deshalb vorher mit Benzodiazepinen behandelt wurden; die eine niedrige Dosis eines kurz wirkenden Benzodiazepin-Derivates erhielten; denen Benzodiazepine zur Beherrschung eines potenziell lebensbedrohlichen Zustands verabreicht wurden (z. B. intrakranielle Druckregulierung oder Status epilepticus); in der postoperativen Periode bei anhaltendem, atemdepressivem Effekt der Opiate und bereits bestehender Bewusstseinsklarheit; **KI** (Simeticon): bekannte Überempf.; **KI** (Tiopronin): Albuminurie, Glomerulonephritis, Myasthenie, Polymyositis, Pemphigus, arzneimittelbedingte Zytopenien, Grav.; **KI** (Toloniumchlorid): keine bei korrekter Indikation

Fomepizol Rp	
Fomepizole Eusa Pharma *Inf.Lsg. 100mg/20ml*	**Ethylenglykolintoxikation:** ini 15mg/kg über 30-45min i.v., n. 12h 10mg/kg, weiter je nach Ethylenglykol-Serumspiegel, s. FachInfo **DANI** Krea > 3mg/dl: HD erforderl., ini 15mg/kg ber 3-45min i.v., dann 1mg/kg/h während der gesamten HD

Flumazenil Rp	HWZ 1h, Q_0 1.0, PPB 50%
Anexate *Amp. 0.5mg/5ml, 1mg/10ml* **Flumanzenil HEXAL/Hameln/Kabi** *Amp. 0.5mg/5ml, 1mg/10ml*	**Aufhebung der Benzodiazepinwirkung:** ini 0.2mg i.v., ggf. minütliche Nachinjektion von 0.1mg bis max. 1mg Gesamtdosis; **Ki. > 1J:** 0.01mg/kg über 15s i.v., ggf. minütliche Nachinjektionen bis max. 0.05mg/kg bzw. 1mg Gesamtdosis

Hydroxocobalamin	
Cyanokit *Inj.Lsg. 5g*	**Cyanidintoxikation:** ini 5g in 200ml NaCl 0.9% über 30min i.v., je nach Klinik weitere 5g über 0.5-2h; **Ki.:** 70mg/kg über 20-30min i.v.

Kohle, medizinische (Carbo medicinalis) OTC	
Kohle Hevert *Tbl. 250mg* **Kohle Pulvis** *Pulver 10g* **Ultracarbon** *Granulat 50g*	**Intoxikationen durch Nahrungsmittel, Schwermetalle, Arzneimittel:** 1g/kg p.o. oder über Magenschlauch applizieren; 10g Kohle werden in 70-80ml Wasser aufgeschüttelt; **Ki.:** 0.5g/kg; **wirkt nicht bei:** Lithium, Thallium, Eisensalzen, Blausäure, Borsäure, DDT, Tolbutamid, Methanol, Ethanol, Ethylenglykol

Natriumthiosulfat OTC	HWZ 2h
Natriumthiosulfat 10%, 25% *Amp. 1g/10ml; Inf.Lsg. 10g/100ml, 25g/100ml, 50g/500ml*	**Cyanidintoxikation:** 50-100mg/kg i.v.; **Sgl.:** bis zu 1g i.v., **Kleinki.:** bis zu 2g, **Schulki.:** bis zu 5g; **Intoxik. mit Alkylantien:** bis zu 500mg/kg i.v.; **Intoxik. mit Bromat und Jod:** 100mg/kg i.v.; Magenspülung mit 1% Lsg.

Obidoximchlorid OTC	HWZ 2h Q0 0.85
Toxogonin *Amp. 250mg/1ml*	**Intoxikationen mit Organophosphaten:** 250mg i.v., dann Dauerinfusion mit 750mg/d; **Ki.:** 4-8mg/kg i.v., dann Dauerinfusion mit 10mg/kg/d; zuerst Atropin-Gabe!
Physostigmin Rp	
Anticholium *Amp. 2mg/5ml*	**Anticholinerges Syndrom bei Vergiftungen** (Atropin, trizyklische Antidepressiva, Antihistaminika): ini 2mg oder 0.04mg/kg langsam i.v. oder i.m., 1-4mg alle 20min i.v. bzw. Wdh. der Vollwirkdosis, wenn Vergiftungssymptome wieder auftreten; **Ki.:** 0.5mg i.v. oder i.m., Wdh. alle 5min bis Gesamtdosis von 2mg, so lange die anticholinergen Symptome weiterbestehen und keine cholinergen Symptome auftreten
Simeticon OTC	
Espumisan *Emulsion (1ml = 40mg)* **sab simplex** *Emulsion (1ml = 69mg)*	**Spülmittelintoxikation:** 10ml p.o.; **Ki.:** 5ml p.o.
Tiopronin Rp	
Captimer *Tbl. 100, 250mg*	**Quecksilber-, Eisen-, Kupfer-, Zink-, Polonium-, Cadmiumintoxikation, M. Wilson, Hämosiderose:** 7-10mg/kg p.o.
Toloniumchlorid Rp	
Toluidinblau *Amp. 300mg/10ml*	**Intoxikationen mit Methämoglobinbildnern** (z.B. Anilin, Nitrobenzol, Nitrit, aromatische Amine, oxidierende, organische Lösungsmittel, Dapsone, manche Lokalanästhetika), **DMAP-Überdosierung:** 2-4mg/kg langsam i.v.; **Ki.:** s. Erw.

19.4 Transport

Durch Notarzt/Rettungsmittel mit Rettungsassistenz in nächstes Krankenhaus; dort ggf. Sekundärverlegung, bei schweren/unklaren Vergiftungen Kontakt mit Giftnotrufzentrale durch Arzt

19.5 Asservierung

Immer: Urin, Blut in EDTA-Röhrchen, Blut nativ, u.U. bei Lebensmittel- oder Pilzvergiftungen Stuhl, bei Gasvergiftung Ausatemluft in Atemballon; Beschriftung der Probe (Entnahmezeit, Material, Patientendaten); **sachgemäße Lagerung** (bei 4°C im Kühlschrank), vor jeder Antidotgabe Asservierung von Blut und Urin

19.6 Giftinformationszentralen (D, A, CH)

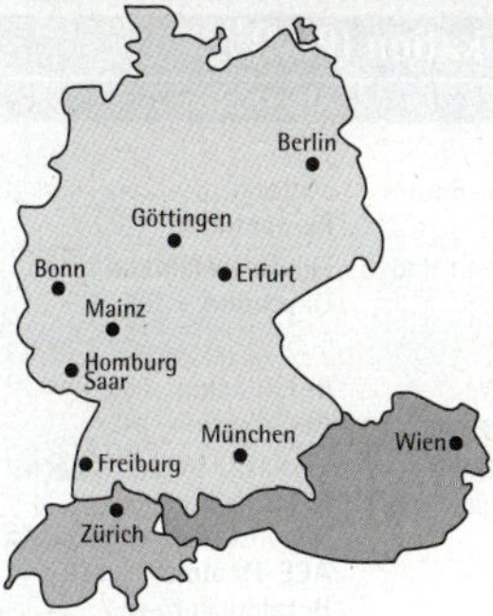

Berlin
Tel. 030 19 24 0
Fax 030 30 686-799

Bonn
Tel. 0228 19 240
Fax 0228 287-33314

Erfurt
Tel. 0361 73 07 30
Fax 0361 73 073 17

Freiburg
Tel. 0761 19 240
Tel. 0761 27 04 3610
Fax 0761 27 04 4570

Göttingen
Tel. 0551 19 240
Fax 0551 38 31 881

Homburg/Saar
Tel. 06841 19 240
Fax 06841 16 21 109

Mainz
Tel. 06131 19 240
Fax 06131-23 24 68

München
Tel. 089 19 240
Fax 089 4140-24 67

Wien
Tel. 0043 140 643 43

Zürich
Tel. 0041 1 251-51 51 (Notruf)
Tel. 0041 1 251-66 66

Mobile Gegengift-Depots (24-Stunden-Bereitschaft)

Bayern-Süd
Klinikum recht der Isar
Abteilung für klinische Toxikologie
Tel. 089 19240

Bayern-Nord
Klinikum Nürnberg
Tel. 0911 398-0
Tel. 0911 398-2451

Allgemeine Informationen:
www.klinitox.de
(Homepage der Gesellschaft für klinische Toxikologie, Zusammenschluss aller deutschsprachigen Giftinformationszentralen)

20 Geriatrie (Michael Drey)

20.1 Potenziell inadäquate Medikation (PIM)[1]

PIM (Wirkstoffe)	Bedenken	Alternative
Analgetika		
NSAR → 209	Hohes Risiko für GI-Blutung	**Metamizol** → 214, **Paracetamol** → 302
Pethidin → 297	Hohes Risiko für Delir und Stürze	**Tilidin + Naloxon** → 300, **Oxycodon** → 296
Antiarrhythmika		
Chinidin → 62	Zentralnervöse UW, erhöhte Mortalität	**Betablocker** → 40, **Amiodaron** → 64
Digoxin → 66	Geringe therapeutische Breite bei häufig gleichzeitig bestehender Niereninsuffizienz	Vorhofflimmern: zunächst **Betablocker** → 40; Herzinsuffizienz: zunächst **ACE-Hemmer** → 34 + **Betablocker** → 40 alternativ: **Digitoxin** → 66
Flecainid → 63 **Sotalol** → 42	Proarrhythmierisiko bei häufig gleichzeitig bestehender KHK	**Betablocker** → 40, **Amiodaron** → 64
Antibiotika		
Nitrofurantoin → 250	Ungünstiges Nutzen-Risiko-Verhältnis	**Cephalosporine** → 233, **Cotrimoxazol** → 248, **Trimethoprim** → 248
Antidementiva		
Naftidrofuryl → 83, **Nicergolin** → 341, **Pentoxifyllin** → 84, **Piracetam** → 341	Kein sicherer Wirksamkeitsnachweis, ungünstiges Nutzen-Risiko-Verhältnis	**Donepezil** → 340 **Galantamin** → 340 **Rivastigmin** → 341 **Memantin** → 341
Antidepressiva		
Antidepressiva, trizyklische: Amitriptylin → 348, **Imipramin** → 349, **Trimipramin** → 349	Anticholinerge Wirkung (Obstipation, Mundtrockenheit, Verwirrtheit, kognitive Defizite)	**Citalopram** (max. 20mg) → 352 **Mirtazapin** → 350
MAO-Hemmer: Tranylcypromin → 351	Blutdruckkrisen, maligne Hyperthermie	**Citalopram** (max. 20mg) → 352, **Mirtazapin** → 350

PIM (Wirkstoffe)	Bedenken	Alternative
Antidepressiva (Fortsetzung)		
SSRI: Fluoxetin → 353	Zentralnervöse UW (Übelkeit, Schlafstörung, Schwindel, Verwirrtheit)	**Citalopram** (max. 20mg) → 352, **Mirtazapin** → 350
Antiemetika		
Dimenhydrinat → 120	Anticholinerge Wirkung	**Metoclopramid** (nicht bei Parkinsonpatienten) → 112, **Domperidon** → 112
Antiepileptika		
Phenobarbital → 318	Sedierung, paradoxe Erregungszustände	**Levetiracetam** → 323, **Lamotrigin** → 317, **Valproinsäure** → 320, **Gabapentin** → 321
Antihistaminika		
Dimetinden → 100, **Hydroxyzin** → 101, **Triprolidin** → 413	Anticholinerge Wirkung	**Cetirizin** → 100, **Loratadin** → 101
Antihypertensiva		
Alphablocker → 46: **Clonidin** → 46, **Doxazosin** → 46, **Terazosin** → 46, **Methyldopa** → 45	Hypotension, Benommenheit, Mundtrockenheit	**ACE-Hemmer** → 34, **Alphablocker** → 46, **lang wirksame Ca-Antagonisten (Dihydropyridintyp)** → 44, **(Thiazid-)Diuretika** → 55, **Betablocker** → 40
Nifedipin (nicht retardiert) → 44	Erhöhtes Myokardinfarktrisiko, erhöhte Sterblichkeit	**ACE-Hemmer** → 34, **Alphablocker** → 46, **lang wirksame Ca-Antagonisten (Dihydropyridintyp)** → 44, **(Thiazid-)Diuretika** → 55, **Betablocker** → 40
Reserpin	Hypotension, Sedierung, Depression	**ACE-Hemmer** → 34, **Alphablocker** → 46, **lang wirksame Ca-Antagonisten (Dihydropyridintyp)** → 44, **(Thiazid-)Diuretika** → 55, **Betablocker** → 40

PIM (Wirkstoffe)	Bedenken	Alternative
Antihypertensiva (Fortsetzung)		
Verapamil → 43	Negativ inotrop bei häufig gleichzeitig bestehender Herzinsuffizienz	**ACE-Hemmer** → 34, **Alphablocker** → 46, **lang wirksame Ca-Antagonisten (Dihydropyridintyp)** → 44, **(Thiazid-)Diuretika** → 55, **Betablocker** → 40
Antikoagulantien		
Prasugrel → 82	Erhöhtes Blutungsrisiko für Patienten über 75 Jahre	**ASS** → 209, **Clopidogrel** → 81
Ticlopidin → 82	Blutbildveränderungen	**ASS** → 209, **Clopidogrel** → 81
Ergotamin und -Derivate		
Dihydroergotoxin → 340, **Ergotamin** → 332	Ungünstiges Nutzen-Risiko-Verhältnis	**Andere Parkinson-medikamente** → 324 Ergotamin bei Migräne: **Sumatriptan** → 334;
Muskelrelaxantien		
Baclofen → 337	Amnesie, Verwirrtheit, Sturz	**Physiotherapie, Tolperison** → 338
Neuroleptika		
Fluphenazin → 363, **Levomepromazin** → 360, **Perphenazin** → 362, **Thioridazin** → 361	Anticholinerge und extra-pyramidale Wirkung, Parkinsonismus, Hypotonie, Sedierung, erhöhte Sterblichkeit bei Demenzpatienten	**Risperidon** → 368, **Quetiapin** → 368, **Melperon** → 360, **Pipamperon** → 360
Sedativa		
Benzodiazepine, lang wirksame: Bromazepam → 371, **Chlordiazepoxid** → 371, **Clobazam** → 371, **Diazepam** → 371, **Dikaliumclorazepat** → 372, **Flunitrazepam** → 372, **Flurazepam** → 372, **Medazepam** → 372, **Nitrazepam** → 373	Muskelrelaxierende Wirkung mit Sturzgefahr, verzögertes Reaktionsvermögen, kognitive Funktionseinschränkungen, paradoxe Reaktion (Unruhe, Reizbarkeit, Halluzinationen)	**kurz wirksame Benzodiazepine in geringer Dosis (Zolpidem** → 376, **Zopiclon** → 376), **Mirtazapin** → 350, **Melperon** → 360, **Pipamperon** → 360

PIM (Wirkstoffe)	Bedenken	Alternative
Sedativa (Fortsetzung)		
Benzodiazepine, mittellang wirksame: **Alprazolam** → 371, **Brotizolam** (> 0.125mg/d) → 371, **Lorazepam** (> 2mg/d) → 372, **Lormetazepam** (> 0.5mg/d) → 372, **Oxazepam** (> 60mg/d) → 373, **Temazepam** → 373, **Triazolam** → 373	Muskelrelaxierende Wirkung mit Sturzgefahr, verzögertes Reaktionsvermögen, kognitive Funktionseinschränkungen, paradoxe Reaktion (Unruhe, Reizbarkeit, Halluzinationen)	**Schlafhygiene, Baldrian, Melperon** → 360, **Pipamperon** → 360, **Mirtazapin** → 350, **Zolpidem** (< 5mg/d) → 376
Benzodiazepine, kurz wirksame: **Zopiclon** (> 3.75mg/d) → 376, **Zolpidem** (> 5mg/d) → 376	Muskelrelaxierende Wirkung mit Sturzgefahr, verzögertes Reaktionsvermögen, kognitive Funktionseinschränkungen, paradoxe Reaktion (Unruhe, Reizbarkeit, Halluzinationen)	**Schlafhygiene, Baldrian, Melperon** → 360, **Pipamperon** → 360, **Mirtazapin** → 350
Weitere Sedativa: **Chloralhydrat** → 375, **Diphenhydramin** → 375, **Doxylamin** → 375	Anticholinerge Wirkung, Schwindel, EKG-Veränderungen	**Schlafhygiene, Baldrian, Melperon** → 360, **Pipamperon** → 360, **Mirtazapin** → 350, **Zolpidem** (< 5mg/d) → 376
Urospasmolytika		
Oxybutynin → 416, **Tolterodin** → 417	Anticholinerge Wirkung (Obstipation, Mundtrockenheit, Verwirrtheit, kognitive Defizite), QT-Verlängerung	**Trospiumchlorid** → 417, **Darifenacin** → 416

[1] Holt S., Schmiedl S, Türmann PA: Priscus-Liste potenziell inadäquater Medikamente für ältere Menschen, Lehrstuhl für Klinische Pharmakologie, Private Universität Witten/Herdecke gGmbH, Witten; Philipp Klee-Institut für Klinische Pharmakologie, HELIOS Klinikum Wuppertal, Wuppertal, Stand 01.02.2011

21 Zusatzinfos

21.1 Pharmakologische Grundbegriffe

21.1.1 Resorption

Nach oraler Zufuhr wird ein Wirkstoff im Wesentlichen durch das Epithel des Dünndarms in die Blutbahn aufgenommen. Daneben existieren andere Wege, über die ein Pharmakon in den Organismus gelangen kann:

- Rektal: Resorption über die Rektumschleimhaut
- Nasal: Resorption über die Nasenschleimhaut
- Pulmonal: Diffusion über die Alveolen oder Resorption über die Bronchialschleimhaut
- Dermal: Resorption über die Haut
- Parenteral: durch intravenöse, intraarterielle oder subkutane Applikation

Die **Bioverfügbarkeit** bezeichnet den Prozentsatz einer verabreichten Dosis, der im Organismus zur Wirkung kommen kann.

21.1.2 Verteilung

Nachdem ein Arzneimittel in die Blutbahn gelangt ist, wird es infolge eines Konzentrationsgefälles in verschiedene Kompartimente des Organismus verteilt. Man unterscheidet hier:

- Intrazellulärraum (intrazelluläre Flüssigkeit und feste Zellbestandteile)
- Extrazellulärraum (Plasmawasser, interstitieller Raum, transzelluläre Flüssigkeit)

In welche Verteilungsräume eine Substanz eintritt, ist abhängig von physikalisch-chemischen Eigenschaften, wie Lipophilie und Molekülgröße, sowie von bestimmten Eigenschaften der begrenzenden biologischen Membranen.
Zahlreiche Arzneimittel sind im Blut reversibel an Plasmaproteine gebunden, neben der Plasmaproteinbindung (PPB) existiert ein nicht gebundener freier Anteil. Für die pharmakologische Wirkung ist fast ausschließlich der freie Anteil verantwortlich. Da der eiweißgebundene Anteil keiner Metabolisierung unterliegt, hat er eine Art Reservoirfunktion. Pharmaka können sich gegenseitig aus ihrer Proteinbindung verdrängen, darüber hinaus gibt es zahlreiche andere Faktoren, die das Ausmaß der PPB verändern können.
Erhöht sich durch eine Änderung der PPB die freie Konzentration eines Pharmakons, so ist dies meist klinisch wenig relevant, da sich die Eliminationsgeschwindigkeit proportional zur der freien Konzentration verhält.

21.1.3 Wirkung

Die meisten Wirkungen von Arzneimitteln lassen sich auf folgende Wirkmechanismen zurückführen:

- Interaktionen mit spezifischen Rezeptoren
- Öffnen oder Blockieren von spannungsabhängigen Ionenkanälen
- Beeinflussung von Transportsystemen
- Hemmung oder Aktivierung von Enzymen
- Störung von Biosynthesen in Mikroorganismen

21.1.4 Dosis-Wirkungs-Beziehung

Zur Durchführung einer sinnvollen Pharmakotherapie ist es erforderlich, durch eine bestimmte Dosierung einen gewünschten Effekt ohne vermeidbare Nebenwirkungen zu erzielen. Da der ausgelöste Effekt von der Konzentration am Wirkort abhängig ist, sollte eine Dosisangabe möglichst genau erfolgen, d.h. in Abhängigkeit vom Körpergewicht (z.B. mg/kg) oder von der Körperoberfläche (mg/m^2). Bei Erwachsenen wird jedoch häufig ein Durchschnittsgewicht von 70kg für absolute Dosierungsangaben zugrunde gelegt.
Die therapeutische Breite gilt als Maß für die Sicherheit zwischen therapeutischer und toxischer Wirkung, d.h., ein Medikament ist umso ungefährlicher, je größer seine therapeutische Breite ist. Für Medikamente mit geringer therapeutischer Breite eignet sich das sog. Drug Monitoring, d.h., die Dosis eines Pharmakons wird durch Messungen seiner Konzentration im Blut (therapeutischer Serumspiegel) modifiziert.

21.1.5 Elimination

Im Organismus existieren verschiedene Mechanismen, durch die ein Arzneistoff wieder aus dem Körper verschwindet: Bei der **Biotransformation** handelt es sich um biochemische Abbaureaktionen, z.B. Hydrolyse, Reduktion, Oxidation und Konjugation, die zum größten Teil im endoplasmatischen Retikulum der Leber über das Cytochrom P450 erfolgen.
Nach Resorption oral verabreichter Pharmaka sind diese bereits in der Darmwand bzw. bei der ersten Leberpassage über den Pfortaderkreislauf einer Metabolisierung ausgesetzt. Dieses Phänomen ist je nach Wirkstoff unterschiedlich stark ausgeprägt und wird als **First-pass-Metabolismus** bezeichnet.
Ein weiterer Eliminationsweg ist die **Exkretion**. Bei der **biliären Exkretion** werden Arzneistoffe oder deren Metabolite über die Gallenflüssigkeit via Darm ausgeschieden.
Die Ausscheidung über die Niere wird als **renale Exkretion** bezeichnet, sie ist abhängig vom Ausmaß der glomerulären Filtration, der tubulären Sekretion und der tubulären Reabsorption.
Die **Clearance** ist ein Maß für die Eliminationsleistung, mit der die Eliminationsgeschwindigkeit eines Pharmakons gemessen werden kann.
Bei der **Elimination nullter Ordnung** ist die pro Zeiteinheit ausgeschiedene Menge immer konstant und damit unabhängig von der jeweiligen Plasmakonzentration.
Die **Elimination erster Ordnung** bedeutet, dass die pro Zeiteinheit ausgeschiedene Menge proportional zur jeweiligen Plasmakonzentration ist, der zeitliche Verlauf der Plasmakonzentration lässt sich als Exponentialfunktion beschreiben.
Als **Halbwertszeit** (HWZ) bezeichnet man die Zeitspanne, in der die Wirkstoffkonzentration im Plasma um die Hälfte abgenommen hat. Eine konstante Halbwertszeit gibt es nur für Substanzen, die durch eine Kinetik erster Ordnung eliminiert werden. Häufig entstehen von verabreichten Wirkstoffen durch die o.g. Mechanismen pharmakologisch wirksame Metaboliten, deren Halbwertszeit sich oft von der Ausgangssubstanz unterscheidet.
Der **Qo-Wert** gibt den Anteil eines Pharmakons an, der bei normaler Nierenfunktion extrarenal eliminiert wird (**extrarenale Eliminationsfraktion**). Als Maß für die exkretorische Nierenfunktion gilt die glomeruläre Filtrationsrate (GFR), die eng mit der Kreatininclearance korreliert.
Die Kreatininclearance kann für jeden Menschen auf verschiedene Arten ermittelt werden, mittlerweile hat sich zur Abschätzung der **individuellen exkretorischen Nierenfunktion** (eGFR) die **Formel nach Levey** durchgesetzt, in die Alter, Serumkreatinin, Geschlecht und Rasse eingehen:

$$eGFR = 186 \times Cr^{-1,154} \times Alter^{-0,203} \times (0{,}742 \text{ falls weiblich}) \times (1{,}210 \text{ falls Afroamerikaner})$$

Dies hat Bedeutung für die Stadieneinteilung der chronischen Niereninsuffizienz. Außerdem kann mit der eGFR und dem Qo-Wert die individuelle Eliminationskapaziät (Q) eines Patienten bezüglich eines bestimmten Arzneimittels errechnet werden (Formel nach Dettli):

$$Q = Qo + (1 - Qo) \times eGFR/100ml/min$$

Mithilfe des Q-Werts kann eine **Dosisanpassung bei Niereninsuffizienz (DANI)** errechnet werden. Entsprechend der folgenden Formel kann eine Dosisanpassung entweder durch eine **Erniedrigung der Erhaltungsdosis** oder durch eine **Verlängerung des Dosierungsintervalls** erfolgen:

$\text{Erhaltungsdosis}_{NI}$ / $\text{Dosierungsintervall}_{NI}$ = Q x ($\text{Erhaltungsdosis}_{N}$ / $\text{Dosierungsintervall}_{N}$)
NI: für Patient mit Niereninsuffizienz; N für Nierengesunde; die Formel darf für einige Antibiotika mit kleinem Qo-Wert nicht angewandt werden (Amikacin, Amoxycillin, Ampicillin, Bacampicillin, Benzylpenicillin, Cefadroxil, Cefamandol, Ceftazidim, Ceftizoxim, Cefuroxim, Cephalexin, Cephazolin, Fosfomycin, Gentamicin, Latamoxef, Netilmicin, Spectinomycin, Streptomycin, Tobramycin).

21.1.6 Wechselwirkungen

Wechselwirkungen, auch Interaktionen genannt, bezeichnen die gegenseitige Beeinflussung von Wirkstoffen. Durch vielfältige Mechanismen kann die Wirkung eines Pharmakons durch ein zweites verstärkt, abgeschwächt, verlängert oder verkürzt werden. Interaktionen entstehen z.B. durch Hemmung oder Induktion des Metabolismus, wobei häufig das Monooxygenasesystem Cytochrom P450 (CYP) mit seinen Isoenzymen betroffen ist. Hierbei ist relevant, ob ein Pharmakon Substrat, Induktor oder Hemmer eines bestimmten CYP-Isoenzyms ist.

21.1.7 Unerwünschte Wirkungen

Unerwünschte Wirkungen (UW), auch Nebenwirkungen genannt, sind Wirkungen, die neben der Hauptwirkung eines Arzneimittels beobachtet werden. Sie können bedeutungslos oder gravierend sein, sie können dosisabhängig oder nicht dosisabhängig sein.
Bei der Pharmakotherapie ist die Kenntnis von Art und Häufigkeit unerwünschter Wirkungen essentiell zur Beurteilung einer Nutzen-Risiko-Relation. Die Arzneimittelhersteller sind verpflichtet, unerwünschte Wirkungen vorzugsweise mit Häufigkeitsangaben zu nennen.
Hier hat sich folgende Einteilung etabliert: sehr häufig (≥ 1/10), häufig (≥ 1/100, < 1/10), gelegentlich (≥ 1/1.000, < 1/100), selten (≥ 1/10.000, < 1/1.000), sehr selten (< 1/10.000), nicht bekannt (Häufigkeit auf Grundlage der verfügbaren Daten nicht abschätzbar). Im Arzneimittel pocket werden unter der Rubrik UW vorwiegend sehr häufige und häufige unerwünschte Wirkungen genannt.

21.1.8 Indikation

Indikation im pharmakologischen Sinn bedeutet, wenn für eine bestimmte Erkrankung eine medikamentöse Therapie angezeigt ist. Darf ein Medikament hingegen bei bestimmten Erkrankungen nicht eingesetzt werden, spricht man von Kontraindikation.

21.1.9 Schwangerschaft und Stillzeit

Schwangerschaft und Stillzeit gelten als besondere Situationen in der Pharmakotherapie.
Da eine Vielzahl von Arzneistoffen die Plazenta passieren bzw. in die Muttermilch übergehen, soll eine Pharmakotherapie nur bei strenger Indikationsstellung unter Abwägung des Risikos für Mutter und Kind erfolgen. Entsprechende Angaben zum Risiko sind in den Fachinformationen bzw. in den Beipackzetteln der Handelspräparate enthalten, des Weiteren sind in der Roten Liste Angaben zum embryotoxischen und teratogenen Risiko angegeben.
In den USA hatte sich eine Einteilung durchgesetzt, bei der 6 sog. Pregnancy Risk Categories (PRC) bzw. 3 Kategorien zum Risiko in der Stillzeit (Lact) unterschieden wurden (s. *Umschlaginnenseite*). Diese Einteilung soll jetzt durch eine neue "Pregnancy and Lactation Labeling Rule" (PLLR) ersetzt werden, bei der auf eine Kategorisierung verzichtet wird zu Gunsten einer möglichst ausführlichen Aufzählung relevanter Risiken für Mutter und Embryo.

21.1.10 Verschreibungspflicht

In Deutschland regelt das Arzneimittelgesetz (AMG), ob ein Medikament **verschreibungspflichtig** (Rp) ist, d.h., es ist ein ärztliches Rezept für den Einsatz erforderlich. Arzneimittel, die nicht verschreibungspflichtig sind, aber nur über Apotheken verkauft werden dürfen, werden als **apothekenpflichtig** bezeichnet, hierfür wurde aus dem angloamerikanischen Sprachgebrauch die Abkürzung OTC ("over the counter") übernommen.
Während für nahezu alle verschreibungspflichtigen Medikamente die Kosten von der gesetzlichen Krankenkasse (GKV) in Deutschland übernommen werden, müssen apothekenpflichtige Medikamente größtenteils vom Patienten selbst bezahlt werden.

Diesbezüglich existieren folgende Ausnahmeregelungen: Apothekenpflichtige nichtverschreibungspflichtige Arzneimittel sind ausnahmsweise erstattungsfähig, wenn die Arzneimittel bei der Behandlung schwerwiegender Erkrankungen als Therapiestandard gelten **(OTC-Ausnahmeliste)**. Ausgeschlossen von der Erstattung durch die GKV sind andererseits verschreibungspflichtige Medikamente, deren Anwendung zur Erhöhung der Lebensqualität dient, sog. **Lifestyle-Arzneimittel** (Rp-L!).

21.2 Dosisanpassung bei Niereninsuffizienz

21.2.1 Chronische Niereninsuffizienz

Eine chronische Niereninsuffizienz ist eine über längere Zeit (Jahre) bestehende, meist irreversible Einschränkung der exkretorischen Nierenfunktion.

21.2.2 Glomeruläre Filtrationsrate

Die GFR ist die Produktionsrate von Primärharn, also das pro Zeiteinheit in den Nierenglomeruli filtrierte Flüssigkeitsvolumen. Die GFR ist ein **Maß für die exkretorische Nierenfunktion.**

Die GFR ist geschlechtsabhängig: **Mann: ~125 ml/min; Frau: ~110 ml/min**

Bei den folgenden Überlegungen und Berechnungen wird eine durchschnittliche normale GFR, GFR_N von 100 ml/min zugrunde gelegt.

21.2.3 Estimated GFR

Da die individuelle GFR nicht direkt gemessen werden kann, **muss** die GFR geschätzt werden (estimated GFR = eGFR). Die Bestimmung der eGFR erfolgt mithilfe von Substanzen, die ausschließlich glomerulär filtriert, also nicht tubulär resorbiert, sezerniert oder metabolisiert werden, z.B. Inulin, Kreatinin.

Die **Kreatininclearance** wurde früher als Schätzmaß für die GFR herangezogen, entweder ermittelt mit der Sammelurinmethode oder berechnet anhand der Cockcroft-Gault-Formel.
Die **renale Clearance** (Klärfähigkeit) bezeichnet das Plasmavolumen, das renal pro Zeiteinheit von einer bestimmten Substanzmenge vollständig befreit wird.

Inzwischen erfolgt die Abschätzung der GFR und damit die Abschätzung der exkretorischen Nierenfunktion mit der genaueren sog. verkürzten **MDRD-Formel** (nach Levey), und zwar nur noch unter Zuhilfenahme des Serumkreatininwerts und Berücksichtigung von Alter, Geschlecht und Ethnizität des Patienten:

$$eGFR = 186 \times Cr^{-1{,}154} \times Alter^{-0{,}203} \times (0{,}742 \text{ falls weiblich}) \times (1{,}210 \text{ falls Afroamerikaner})$$

(Simplified 4-variable MDRD study formula, Cr = Serumkreatininwert [mg/100ml], Alter in Jahren.)

21.2.4 Stadien der chronischen Niereninsuffizienz

Die chronische Niereninsuffizienz kann anhand der eGFR (geschätzte glomeruläre Filtrationsrate) in Stadien eingeteilt werden.

Stadium I	GFR > 90 ml/min
Stadium II	GFR 60–89 ml/min
Stadium III	GFR 30–59 ml/min
Stadium IV	GFR 15–29 ml/min
Stadium V	GFR < 15 ml/min

21.2.5 Elimination von Arzneimitteln

Arzneimittel werden eliminiert durch Metabolisierung (v.a. in der Leber), unveränderte extrarenale Ausscheidung und unveränderte renale Ausscheidung.
Die sog. totale Arzneimittelclearance entspricht der Summe der extrarenalen (v.a. hepatischen) und der renalen Clearance.

Qo ist dabei die extrarenale Elliminationsfraktion, also der extrarenal ausgeschiedene bioverfügbare Dosisanteil bei normaler Nierenfunktion.

1 - Qo ist die renale Eliminationsfraktion, also der bioverfügbare Dosisanteil bei normaler Nierenfunktion, der in aktiver Form renal eliminiert wird.
Der Anteil der Niere an der Gesamtclearance eines Arzneimittels (renale Eliminationsfraktion 1 - Qo) ist substanzspezifisch.

21.2.6 Individuelle Eliminationskapazität (in %)

Bei Niereninsuffizienz kann nun bei Kenntnis der eGFR anhand der extrarenalen Eliminationsfraktion Qo die **individuelle Eliminationskapazität Q** (nach Dettli) für ein bestimmtes Arzneimittel errechnet werden (Dettli-Formel):

$Q = Qo + (eGFR / 100\ ml/min) \times (1 - Qo)$

Q beim jungen, nierengesunden Patienten ist also 1.0.

Qo = extrarenale Eliminationsfraktion bei normaler Nierenfunktion
eGFR in ml/min
100 ml/min ist die GFR_N, also die GFR für den Normalfall.

21.2.7 Dosisanpassung bei Niereninsuffizienz

Bei Kenntnis der individuellen Eliminationskapazität Q eines Patienten bezüglich eines bestimmten Arzneimittels kann dann eine Dosisanpassung bei Niereninsuffizienz (DANI) erfolgen.
Die Loading Dose bleibt dabei unverändert. Es wird gemäß folgender Formel entweder die Erhaltungsdosis und/oder das Dosierungsintervall verändert.

$Erhaltungsdosis_{NI} / Dosierungsintervall_{NI} = Q \times (Erhaltungsdosis_N / Dosierungsintervall_N)$
NI für Patient mit Niereninsuffizienz, N für Nierengesunde

Dettli-Regel 1: Erniedrigung der Erhaltungsdosis des Arzneimittels um den Faktor der individuellen Ausscheidungskapazität Q **oder**
Dettli-Regel 2: Verlängerung des Dosierungsintervalls um den Faktor 1/individuelle Ausscheidungskapazität Q **oder**
Kombination von Dettli-Regel 1 und Dettli-Regel 2

21.3 Arzneistoffe und andere Xenobiotika, die über Enzyme des Zytochrom-P450-Systems verstoffwechselt werden oder sie beeinflussen[a]

CYP1A2	
Ind	Carbamazepin, Omeprazol, Phenobarbital, Phenytoin, Rifampin, Ritonavir; Rauchen, über Holzkohle gegrilltes Fleisch[b], Kreuzblütengewächse
Inh	Amiodaron, Azithromycin, Cimetidin, Clarithromycin, Erythromycin, Fluoxetin, Fluvoxamin, Gyrasehemmstoffe[c], Interferon (?), Isoniazid, Methoxsalen, Mibefradil, Nefazodon; Grapefruitsaft (Naringenin), Ticlopidin, Troleandomycin
Sub	Aminophyllin, Amitriptylin, Betaxolol, Chlorpromazin, Clomipramin, Clopidogrel (Nebenweg), Clozapin, Coffein, Fluvoxamin, Haloperidol, Imipramin, Methadon, Metoclopramid, Olanzapin, Ondansetron, Paracetamol (Acetaminophen), Phenacetin, Phenazon (Antipyrin), Propranolol, Ropivacain, R-Warfarin, Tacrin, Tamoxifen, Theophyllin, Thioridazin, Trifluoperazin, Verapamil
CYP3A	
Ind	Carbamazepin, Dexamethason, Phenobarbital, Phenytoin, Prednison, Rifampicin, Rifapentin, Somatotropin, Troglitazon
Inh	Antidepressiva[d], Azolantimykotika[e], Cimetidin[f], Ciprofloxacin, Clarithromycin, Diltiazem, Erythro-mycin, Fluoxetin, Fluvoxamin, Isoniazid, Metronidazol, Nefazodon, Omeprazol, Propoxyphen, Proteaseinhibitoren[g], Quinupristin/Dalfopristin, Troleandomycin, Verapamil; Grapefruitsaft, Sevilla-Orangen
CYP3B	
Sub	Alfentanil, Amiodaron, Amitriptylin, Astemizol, Benzodiazepine[h], Budesonid, Bupropion, Buspiron, Carbamazepine, Cerivastatin, Chinidin, Cisaprid, Clarithromycin, Clomipramin, Clopidogrel, Cocain, Codein, Coffein, Cortisol, Cyclosporin, Dapson, Delavirdin, Dexamethason, Dextromethorphan, Diazepam, Dihydroepiandrosteron, Dihydroergotamin, Dihydropyridine[i], Diltiazem, Disopyramid, Donepezil, Doxycyclin, Efavirenz, Erythromycin, Estradiol, Ethinylestradiol, Fluoxetin, Fluvastatin, Gestoden, Glyburid, Imipramin, Ketoconazol, Lansoprazol, Lidocain, Loratadin, Losartan, Lovastatin, Methadon, Miconazol, Nefazodon, Nevirapin, Norethindron, Omeprazol, Ondansetron, Orphenadrin, Paclitaxel, Paracetamol (Acetaminophen), Paroxetin, Progesteron, Propafenon, Proteaseinhibitoren, Quetiapin, Rapamycin, Repaglinid, Rifampin, Ropivacain, R-Warfarin, Sertralin, Sibutramin, Sildenafil, Simvastatin, Sirolimus, Sufentanil, Sulfamethoxazol, Tacrolimus, Tamoxifen, Terfenadin, Testosteron, Theophyllin, Toremifen, Trazodon, Troleandomycin, Venlafaxin, Verapamil, Vinblastin, Zaleplon, Zolpidem, Zopiclon
CYP2C9	
Ind	Carbamazepin, Ethanol, Phenytoin, Rifampin
Inh	Amiodaron, Azolantimykotika, Clopidogrel, Fluoxetin, Fluvastatin, Fluvoxamin, Isoniazid, Leflunomid[j], Lovastatin, Metronidazol, Paroxetin, Phenylbutazon, Probenecid (?), Ritonavir, Sertralin, Sulfamethoxazol, Sulfaphenazol, Teniposid, Trimethoprim, Zafirlukast
Sub	Amitriptylin, Cerivastatin, D9-Tetrahydrocannabinol, Diclofenac, Fluoxetin, Fluvastatin, Hexobarbital, Ibuprofen, Irbesartan, Losartan, Naproxen, Phenprocoumon, Phenytoin, Piroxicam, S-Warfarin, Tamoxifen, Tolbutamid, Torasemid, Trimethadion

CYP2C19	
Ind	Piroxicam, Rifampin
Inh	Cimetidin, Felbamat, Fluoxetin, Fluvoxamin, Indometacin, Isoniazid, Ketoconazol, Lansoprazol, Modafinil, Omeprazol, Paroxetin, Probenecid (?), Ritonavir, Sertralin, Telmisartan, Ticlopidin, Topiramat
Sub	Amitriptylin, Citalopram, Clomipramin, Diazepam, Flunitrazepam, Imipramin, Lansoprazol, Naproxen, Omeprazol, Propranolol, S-Mephenytoin
CYP2D6	
Ind	Schwangerschaft
Inh	Amiodarone, Amitriptylin, Chinidin, Cimetidin, Clomipramin, Diphenhydramin, Fluoxetin, Fluphenazin, Fluvoxamin, Haloperidol, Nefazodon, Paroxetin, Perphenazin, Ritonavir, Sertralin, Thioridazin, Ticlopidin, Venlafaxin
Sub	4-Methoxy-Amphetamin, Amitriptylin, Betaxolol, Carvedilol, Clomipramin, Clozapin, Codein, Debrisoquin, Desipramin, Dextromethorphan, Donepezil, Doxepin, Encainid, Flecainid, Fluoxetin, Guanoxan, Haloperidol, Hydrocodon, Imipramin, Methadon, Metoprolol, Mexiletin, Nebivolol, Nortriptylin, Olanzapin, Ondansetron, Orphenadrin, Oxycodon, Paroxetin, Penbutolol, Perphenazin, Phenformin, Pindolol, Propafenon, Propoxyphen, Propranolol, Risperidon, Selegilin, Sertralin, Spartein, Thioridazin, Timolol, Tramadol, Trazodon, Venlafaxin
CYP2E1	
Ind	Ethanol, Isoniazid[k], Ritonavir
Inh	Cimetidin, Disulfiram, Isoniazid[k]; Brunnenkresse
Sub	Chlorzoxazon, Coffein, Dapson (N-Oxidation), Dextromethorphan, Enfluran, Ethanol (Nebenweg), Halothan, Paracetamol (Acetaminophen), Theophyllin, Venlafaxin
Sub = Substrat; Ind = Induktor; Inh = Inhibitor	

[a] Haupt- und/oder Nebenwege des Stoffwechsels des jeweiligen Substrats
[b] Neben CYP1A2 weitere Enzyme beteiligt
[c] Ciprofloxacin, Enoxacin, Grepafloxacin, Norfloxacin, Ofloxacin, Lomefloxacin, Pipemidsäure
[d] Nefazodon, Fluvoxamin, Fluoxetin, Sertralin, Paroxetin, Venlafaxin
[e] Ketoconazol, Itraconazol, Fluconazol
[f] Hemmt nicht alle CYP3A-Substrate, keine Hemmung des Stoffwechsels von Terfenadin
[g] Ritonavir, Saquinavir, Indinavir, Nelfinavir
[h] Alprazolam, Clonazepam, Diazepam, Midazolam, Triazolam
[i] Nifedipin, Felodipin, Nicardipin, Nisoldipin
[j] Der aktive Metabolit von Leflunomid hemmt CYP2C9
[k] INH hat eine biphasische Wirkung auf CYP2E1 (Hemmung-Induktion), was einige Interaktionen von INH erklärt

21.4 Bestimmung der Körperoberfläche (KOF)

Nomogramm zur Bestimmung der Körperoberfläche in m²

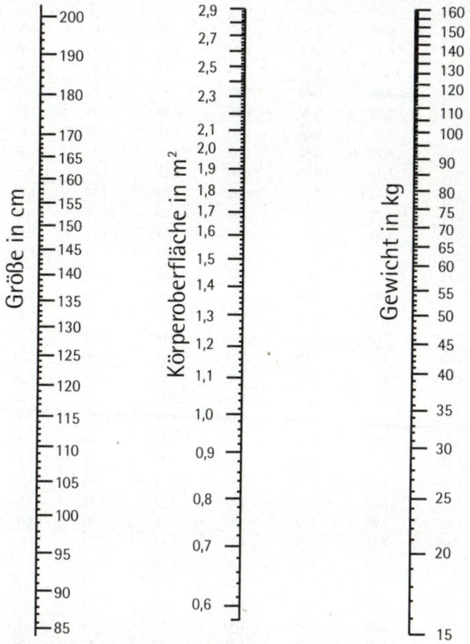

Formel: KOF (m²) = (Gewicht in kg)^{0,425} x (Körpergröße in cm)^{0,725} x 0,007184
Quelle: DuBois D, DuBois EF: A formula to estimate the approximate surface area if height and weight be known. Arch Intern Med 1916;17:863
Modifizierte Formel: KOF = Wurzel (Größe [cm] x Gewicht [kg]/3600)
Quelle: Mosteller RD: Simplified calculation of body-surface area. NEJM 1987;317:1098-9

Tabelle zur Bestimmung der Körperoberfläche in m^2 (nach der Formel von DuBois u. DuBois)

Gewicht kg	KG 60cm	70cm	80cm	90cm	100cm	110cm	120cm	130cm
15	0,44	0,49	0,54	0,59	0,64	0,69	0,73	0,77
17,5	0,47	0,53	0,58	0,63	0,68	0,73	0,78	0,83
20	0,50	0,56	0,62	0,67	0,72	0,78	0,83	0,87
22,5	0,53	0,59	0,65	0,70	0,76	0,81	0,87	0,92
25	0,55	0,61	0,68	0,74	0,80	0,85	0,91	0,96
27,5	0,57	0,64	0,70	0,77	0,83	0,89	0,95	1,00
30	0,59	0,66	0,73	0,80	0,86	0,92	0,98	1,04
32,5	0,61	0,69	0,76	0,82	0,89	0,95	1,01	1,08
35	0,63	0,71	0,78	0,85	0,92	0,98	1,05	1,11
37,5	0,65	0,73	0,80	0,88	0,94	1,01	1,08	1,14
40	0,67	0,75	0,83	0,90	0,97	1,04	1,11	1,17
42,5	0,69	0,77	0,85	0,92	1,00	1,07	1,14	1,21
45	0,70	0,79	0,87	0,95	1,02	1,09	1,17	1,23
47,5	0,72	0,81	0,89	0,97	1,04	1,12	1,19	1,26
50	0,74	0,82	0,91	0,99	1,07	1,14	1,22	1,29
52,5	0,75	0,84	0,93	1,01	1,09	1,17	1,24	1,32
55	0,77	0,86	0,95	1,03	1,11	1,19	1,27	1,34
57,5	0,78	0,87	0,96	1,05	1,13	1,21	1,29	1,37
60	0,80	0,89	0,98	1,07	1,15	1,24	1,32	1,40
62,5	0,81	0,91	1,00	1,09	1,17	1,26	1,34	1,42
65	0,82	0,92	1,02	1,11	1,19	1,28	1,36	1,44
67,5	0,84	0,94	1,03	1,12	1,21	1,30	1,38	1,47
70	0,85	0,95	1,05	1,14	1,23	1,32	1,41	1,49
75	0,88	0,98	1,08	1,18	1,27	1,36	1,45	1,53
80	0,90	1,01	1,11	1,21	1,30	1,40	1,49	1,58
85	0,92	1,03	1,14	1,24	1,34	1,43	1,53	1,62
90	0,95	1,06	1,17	1,27	1,37	1,47	1,56	1,66
95	0,97	1,08	1,19	1,30	1,40	1,50	1,60	1,70
100	0,99	1,11	1,22	1,33	1,43	1,54	1,64	1,73
105	1,01	1,13	1,24	1,36	1,46	1,57	1,67	1,77
110	1,03	1,15	1,27	1,38	1,49	1,60	1,70	1,81
115	1,05	1,17	1,29	1,41	1,52	1,63	1,74	1,84
120	1,07	1,20	1,32	1,43	1,55	1,66	1,77	1,87
125	1,09	1,22	1,34	1,46	1,58	1,69	1,80	1,91
130	1,11	1,24	1,36	1,48	1,60	1,72	1,83	1,94
135	1,12	1,26	1,39	1,51	1,63	1,74	1,86	1,97
140	1,14	1,28	1,41	1,53	1,65	1,77	1,89	2,00
145	1,16	1,30	1,43	1,56	1,68	1,80	1,92	2,03
150	1,18	1,31	1,45	1,58	1,70	1,82	1,94	2,06

Gewicht kg	KG 140cm	150cm	160cm	170cm	180cm	190cm	200cm	210cm
15	0,82	0,86	0,90	0,94	0,98	1,02	1,06	1,10
17,5	0,87	0,92	0,96	1,00	1,05	1,09	1,13	1,17
20	0,92	0,97	1,02	1,06	1,11	1,15	1,20	1,24
22,5	0,97	1,02	1,07	1,12	1,16	1,21	1,26	1,30
25	1,01	1,07	1,12	1,17	1,22	1,27	1,31	1,36
27,5	1,06	1,11	1,16	1,22	1,27	1,32	1,37	1,42
30	1,10	1,15	1,21	1,26	1,32	1,37	1,42	1,47
32,5	1,13	1,19	1,25	1,31	1,36	1,42	1,47	1,52
35	1,17	1,23	1,29	1,35	1,40	1,46	1,52	1,57
37,5	1,21	1,27	1,33	1,39	1,45	1,50	1,56	1,62
40	1,24	1,30	1,37	1,43	1,49	1,55	1,61	1,66
42,5	1,27	1,34	1,40	1,46	1,53	1,59	1,65	1,71
45	1,30	1,37	1,44	1,50	1,56	1,63	1,69	1,75
47,5	1,33	1,40	1,47	1,53	1,60	1,66	1,73	1,79
50	1,36	1,43	1,50	1,57	1,63	1,70	1,76	1,83
52,5	1,39	1,46	1,53	1,60	1,67	1,74	1,80	1,87
55	1,42	1,49	1,56	1,63	1,70	1,77	1,84	1,90
57,5	1,45	1,52	1,59	1,66	1,73	1,80	1,87	1,94
60	1,47	1,55	1,62	1,69	1,77	1,84	1,91	1,98
62,5	1,50	1,58	1,65	1,72	1,80	1,87	1,94	2,01
65	1,52	1,60	1,68	1,75	1,83	1,90	1,97	2,04
67,5	1,55	1,63	1,71	1,78	1,86	1,93	2,00	2,08
70	1,57	1,65	1,73	1,81	1,89	1,96	2,04	2,11
75	1,62	1,70	1,78	1,86	1,94	2,02	2,10	2,17
80	1,66	1,75	1,83	1,92	2,00	2,08	2,15	2,23
85	1,71	1,79	1,88	1,97	2,05	2,13	2,21	2,29
90	1,75	1,84	1,93	2,01	2,10	2,18	2,27	2,35
95	1,79	1,88	1,97	2,06	2,15	2,23	2,32	2,40
100	1,83	1,92	2,02	2,11	2,20	2,28	2,37	2,45
105	1,87	1,96	2,06	2,15	2,24	2,33	2,42	2,51
110	1,91	2,00	2,10	2,19	2,29	2,38	2,47	2,56
115	1,94	2,04	2,14	2,23	2,33	2,42	2,51	2,60
120	1,98	2,08	2,18	2,28	2,37	2,47	2,56	2,65
125	2,01	2,11	2,22	2,32	2,41	2,51	2,60	2,70
130	2,05	2,15	2,25	2,35	2,45	2,55	2,65	2,74
135	2,08	2,18	2,29	2,39	2,49	2,59	2,69	2,79
140	2,11	2,22	2,33	2,43	2,53	2,63	2,73	2,83
145	2,14	2,25	2,36	2,47	2,57	2,67	2,77	2,87
150	2,17	2,28	2,39	2,50	2,61	2,71	2,81	2,92

21.5 Doping

21.5.1 Verbotene Arzneimittel im Sport

Die Einnahme verbotener Medikamente im Sport wird als Doping bezeichnet. Die World Anti-Doping Agency (WADA) definiert Doping als den Nachweis eines Verstoßes gegen die Anti-Doping-Regeln. Dazu gehören u.a. das Vorhandensein eines verbotenen Stoffs, seiner Metaboliten oder Marker in der Probe eines Sportlers. Aber auch die Anwendung, der Versuch der Anwendung sowie der Besitz eines verbotenen Wirkstoffs oder einer verbotenen Methode und der Verstoß gegen das Meldesystem (Whereabouts) werden bestraft. Die Regelstrafe beträgt seit dem 01.01.2015 vier Jahre, die Verjährungszeit zehn Jahre.
Im Arzneimittelgesetz wird Doping seit dem 11.09.1998 als Straftatbestand genannt. In § 6a „Verbot von Arzneimitteln zu Dopingzwecken im Sport" heißt es: Es ist verboten, Arzneimittel zu Dopingzwecken im Sport in den Verkehr zu bringen, zu verschreiben, bei anderen anzuwenden oder in nicht geringen Mengen zu besitzen.
Zur Aufnahme in die WADA-Liste der verbotenen Wirkstoffe und Methoden müssen zwei der drei folgenden Kriterien erfüllt sein:

(1)Die sportliche Leistung kann gesteigert werden,
(2)Es besteht ein gesundheitliches Risiko für den Sportler und/oder
(3)Es liegt ein Verstoß gegen den Geist des Sports vor.

Die aktuelle Liste der WADA (gültig ab 01.01.2017) umfasst:
Anabole Wirkstoffe, Stimulanzien, Narkotika, Peptidhormone, Wachstumsfaktoren, Beta-2-Agonisten, Hormonantagonisten und -Modulatoren, Diuretika, Maskierungsmittel, Cannabinoide (THC) und Glukokortikoide. Betablocker und Alkohol (Bogenschießen, Luft- und Motorsport) sind sportartspezifisch verboten. Zu den verbotenen Methoden zählen Maßnahmen zur Erhöhung des Sauerstofftransfers, chemische und physikalische Manipulationen an Blut oder Urin und Gendoping. Verbotene Wirkstoffe können in Nahrungsergänzungsmitteln verborgen sein.

Kritische Wirkstoffe sind mit einer Hand gekennzeichnet.

Die Einhaltung der Verbote wird durch Kontrollen nach Wettkämpfen und außerhalb von Wettkämpfen (sog. Trainingskontrollen) überprüft. In Deutschland ist die Nationale Anti-Doping Agentur (NADA) für diese Aktivitäten zuständig.
Die WADA hat im International Standard for Therapeutic Use Exemptions (TUE) festgeschrieben, unter welchen Bedingungen der Einsatz von verbotenen Wirkstoffen zur ärztlichen Behandlung erfolgen kann (www.wada-ama.org). Der internationale Standard für TUE enthält Kriterien für die Beurteilung, die Weitergabe der Informationen, die Zusammensetzung der Ärztegruppe (TUEC = Therapeutic Use Exemption Committee) und den Anerkennungsprozess.

Formulare und weitere Informationen unter **www.nada-bonn.de**

21.5.2 Liste der nach WADA verbotenen Wirkstoffe

Anabole Wirkstoffe

Wirkstoff	Einsatzgebiet	Verweis
Danazol	Endometriose	
Clenbuterol	Asthmamittel	→ 89
DHEA	M. Addison	
Testosteron	Androgene	→ 420

Exogene androgene anabole Steroide (Auswahl von Bsp.) → 420

1-Androstendiol, 1-Androstendion, 1-Testosteron, 4-Hydroxytestosteron, 19-Norandrostenedion, Bolandiol, Bolasteron, Boldenon, Boldion, Calusteron, Clostebol, Dehydrochloromethyltestosteron, Desoxymethyltestosteron, Drostanolon, Ethylestrenol, Fluoxymesteron, Formebolon, Furazabol, Gestrinon, Mestanolon, Mesterolon, Metenolon, Methandienon, Methandriol, Methasteron, Methyl-1-Testosteron, Methyldienolon, Methylnortestosteron, Methyltestosteron, Methyltrienolon, Miboleron, Nandrolon, Norboleton, Norclostebol, Norethandrolon, Oxabolon, Oxandrolon, Oxymesteron, Oxymetholon, Prostanozol, Quinbolon, Stanozolol, Stenbolon, Tetrahydrogestrinon, Trenbolon und andere Wirkstoffe mit ähnlicher chemischer Struktur oder ähnlichen biologischen Wirkungen

Endogene androgene anabole Steroide → 420

Androstenediol, Androstenedion, Dihydrotestosteron, Epitestosteron, Prasteron, Testosteron sowie Metaboliten und Isomere

TUE: Der Einsatz verbotener Wirkstoffe, um erniedrigte Spiegel von endogenen Hormonen anzuheben, ist nicht als akzeptable therapeutische Maßnahme anzusehen.

In Deutschland nicht mehr im Handel: Dianabol® (Metandionon), Megagrisivit® (Clostebol), Oral-Turinabol® (Dehydromethyltestosteron), Primobolan® (Metenolon), Proviron® (Mesterolon)

Andere anabole Wirkstoffe

Clenbuterol, selektive Androgenrezeptor-Modulatoren (SARMs), Tibolon, Zeranol, Zilpaterol

Stimulanzien

Wirkstoff	Einsatzgebiet	Verweis
Amfepramon	Gewichtsreduktion	→ 150
Amphetamin		
Amfetaminil	Psychostimulanz	
Cocain		
Ephedrin		
Etilefrin	Hypotonie	→ 68
Methylpenidat	ADHS	
Modafinil	Narkolepsie	→ 378
Norfenefrin	Hypotonie	
Pemolin	ADHS	
Pholedrin		
Selegilin		→ 328

Weitere Wirkstoffe dieser Gruppe (Auswahl von Beispielen)
4-Phenylpiracetam (Carphedon), Adrafinil, Adrenalin, Amiphenazol, Benzphetamin, Bromantan, Cathin, Clobenzorex, Cropropamid, Crotetamid, Cyclazodon, Dimethylamphetamin, Etamivan, Etilamphetamin, Famprofazon, Fenbutrazat, Fencamfamin, Fencamin, Fenetyllin, Fenfluramin, Fenproporex, Furfenorex, Heptaminol, Isomethepten, Levmethamfetamin, Meclofenoxat, Mefenorex, Mephentermin, Mesocarb, Methamphetamin (D-), Methylendioxyamphetamin, Methylendioxymethamphetamin, Methylephedrin, Nikethamid, Norfenfluramin, Octopamin, Ortetamin, Oxilofrin, Parahydroxyamphetamin, Pentetrazol, Phendimetrazin, Phenmetrazin, Phenpromethamine, Phentermin, p-Methylamphetamin, Prolintan, Propylhexedrin, Sibutramin, Strychnin, Tuaminoheptan und andere Wirkstoffe mit ähnlicher chemischer Struktur oder ähnlichen biologischen Wirkungen. **TUE:** Behandlung von ADHS mit Methylphenidat In Deutschland nicht mehr im Handel: Captagon® (Fenetyllin), Micoren® (Cropropamid, Crotetamid), Katovit® (Prolintan), Pervitin® (Methamphetamin), Preludin® (Phentermin)

Peptidhormone, Wachstumsfaktoren und verwandte Wirkstoffe	
Wirkstoff	**Verweis**
Erythropoetin (EPO)	→ 160
Wachstumshormon (hGH)	
Somatomedin C (IGF-1)	
Gonadotropine (LH, HCG), (verboten nur bei Männern)	
Kortikotropine (ACTH)	→ 158
Hormonantagonisten und Modulatoren	
Aromatasehemmer: Anastrozol, Letrozol, Aminoglutethimid, Exemestan, Formestan, Testolacton	→ 432
Selektive Östrogenrezeptorenmodulatoren (SERMs): Raloxifen, Tamoxifen, Toremifen	→ 431
Andere antiöstrogene Wirkstoffe: Fulvestrant, Clomifen, Cyclofenil, Myostatinhemmer	→ 432
Insulin	→ 134
Meldonium (in D nicht zugelassen)	

Beta-2-Agonisten (→ 87)
Für den Einsatz von Beta-2-Agonisten bedarf es einer **TUE**.
Zum Einsatz der Beta-2-Agonisten Salbutamol, Formoterol und Salmeterol und der Glukokortikoide zur Inhalation bedarf es nur einer Anzeige.
Clenbuterol ist wegen seiner möglichen anabolen Wirkung grundsätzlich von einer Freistellung ausgeschlossen.

Verbotene Methoden: Manipulation von Blut und Blutprodukten
Bluttransfusion
Erythrozytenkonzentration
Entnahme und Reinjektion von Blut

Betablocker (→ 40)

Bei Sportarten, deren Leistung vorwiegend durch koordinative, konzentrative und psychische Faktoren begrenzt sind, können Betablocker die überschießenden Herz-Kreislauf-Reaktionen und die allgemeinen Symptome wie Schwitzen und Tremor dämpfen. Betablocker → 40 dürfen bei Wettkampfkontrollen nicht nachgewiesen werden.
Zu ihnen gehören u.a. Acebutolol, Alprenolol, Atenolol, Betaxolol, Bisoprolol, Bunolol, Carteolol, Carvedilol, Celiprolol, Esmolol, Labetalol, Levobunolol, Metipranolol, Metoprolol, Nadolol, Oxprenolol, Pindolol, Propranolol, Sotalol, Timolol.
Alle Betablocker sind in ausgewählten Sportarten verboten. Einige Beispiele: Bogenschießen, Dart, Golf, Motorsport, Schießen, Skispringen.
Cave: Bei Patienten unter Betablockern kommt es v.a. im Ausdauerbereich zu einer metabolisch bedingten Leistungseinschränkung.

Narkotika (→ 302)

Narkotika dürfen bei Wettkampfkontrollen nicht nachgewiesen werden.
Die Liste ist geschlossen.
Buprenorphin, Dextromoramid, Diamorphin (Heroin), Fentanyl (auch Alfentanil, Sufentanil), Hydromorphon, Methadon, Morphin, Oxycodon, Oxymorphon, Pentazocin, Pethidin.
Der Einsatz von Lokalanästhetika unterliegt keinem Verbot.

Glukokortikoide (→ 219)

Die systemische Anwendung von Glukokortikoiden durch orale, rektale, intravenöse oder intramuskuläre Gabe ist nur im Wettkampf verboten, d.h., der verbotene Wirkstoff darf bei einer Wettkampfkontrolle nicht nachgewiesen werden. Es ist zu bedenken, dass die Nachweisbarkeit der unterschiedlichen Wirkstoffe und Zubereitungen Tage bis Wochen anhalten kann. Nach einer erforderlichen Notfallbehandlung ist eine entsprechende ärztliche Bescheinigung auszustellen und bei der NADA zu hinterlegen. Eine durchgehend erforderliche systemische Behandlung bedarf einer TUE wie z.B. bei Morbus Crohn. Die nichtsystemische Anwendung von Glukokortikoiden als Inhalation oder Injektionen unter sportorthopäd. Gesichtspunkten in die großen Gelenke, Sehnen- und Muskelansätze bedarf einer Anzeige. Der topische Einsatz an Auge, Haut, Mundhöhle, Nase, Ohren ist zulässig.

Diuretika und weitere Maskierungsmittel

Diuretika → 55

Mit dem Verbot der Diuretika soll eine mögliche Manipulation bei der Urinabgabe verhindert werden. Über einen gezielten Einsatz von Diuretika und ausreichendes Trinken nach Wettkämpfen könnte ein geringer konzentrierter Urin produziert werden. Die analytischen Nachweismöglichkeiten wären dadurch möglicherweise erschwert.
Acetazolamid, Amilorid, Bumetanid, Cancrenon, Chlortalidon, Etacrynsäure, Furosemid, Indapamid, Metolazon, Spironolacton, Thiazide (z.B. Bendroflumethiazid, Chlorothiazid, Hydrochlorothiazide), Triamteren und andere Wirkstoffe mit ähnlicher chem. Struktur oder ähnlichen biol. Wirkungen.

Weitere Maskierungsmittel

Desmopressin	
Probenecid (Urikosurika)	
Plasmaexpander	Albumin, Dextran, HES, Mannitol, Glycerol
Infusion	Ohne ärztliche Indikation (bei ärztlicher Indikation nachträgliche Anzeige erforderlich)

21.6 Betäubungsmittelverordnung

Wichtige Angaben auf Btm-Rezepten

Die stark wirksamen Opioide unterliegen der Betäubungsmittel-Verschreibungsverordnung (BtMVV) und müssen auf besonderen Rezepten verordnet werden.
Die Anschrift der Bundesopiumstelle lautet:

Bundesinstitut für Arzneimittel und Medizinprodukte – Bundesopiumstelle
Kurt-Georg-Kiesinger-Allee 3
53175 Bonn

Bei Verschreibung für einen **Patienten (Substituenten)** oder den **Praxisbedarf** sind auf dem BtM-Rezept anzugeben:

- Der Name, der Vorname und die Anschrift (Straße, Hausnummer, Ortschaft) des Patienten, ggf. der Vermerk „Praxisbedarf" und das Ausstellungsdatum
- Die Arzneimittelbezeichnung, sofern dadurch das (die) verordnete(n) BtM nicht zweifelsfrei bestimmt ist (sind), zusätzlich die Gewichtsmenge(n) des (der) BtM je Packungseinheit(en), bei abgeteilten Zubereitungen je abgeteilte Form sowie die Darreichungsform(en), ggf. den Verdünnungsgrad
- Die Menge des Arzneimittels in g oder ml – Nominalgehalt –, die Stückzahl(en) der abgeteilten Form(en) – bei Ampullen, Suppositorien, Tabletten u.a. – z.B. Dolantin Inj.Lsg. 50mg Nr. 20 etc.
- Die Gebrauchsanweisung mit Einzel- und Tagesgabe; falls dem Patienten eine schriftliche Gebrauchsanweisung übergeben wurde, der Vermerk „gemäß schriftlicher Anordnung"
- Im Fall einer Verschreibung über einen Bedarf im Rahmen einer Substitution zusätzlich die Zahl der Anwendungstage
- Die zusätzliche Kennzeichnung bei einer Verschreibung für einen besonderen Einzelfall durch den Buchstaben A , im Zuge einer Substitution durch den Buchstaben S , für ein Kauffahrteischiff durch den Buchstaben K , in einem Notfall durch den Buchstaben N; (in den beiden zuletzt genannten Fällen sind diese Kennzeichnungen nur auf den nachträglich auszustellenden BtM-Rezepten vorzunehmen).
- Der Name des Verschreibenden, seine Berufsbezeichnung und Anschrift (Straße, Hausnummer, Ortschaft) sowie seine Telefonnummer
- Die Unterschrift des Verschreibenden, im Vertretungsfall darüber hinaus der Vermerk „i.V."
- In einem **Notfall** (d.h., wenn kein BtM-Rezept zur Verfügung steht) dürfen für einen Patienten – ausgenommen im Fall einer Substitution – oder einen Praxisbedarf BtM in einem zur Behebung des Notfalls erforderlichen Umfang auf einem **Normalrezept** verschrieben werden.

Bei Verschreibungen für einen **Stationsbedarf** oder eine Einrichtung des **Rettungsdienstes** sind auf dem (den) BtM-Anforderungsschein(en) anzugeben:

- Der Name oder die Bezeichnung und die Anschrift (Straße, Hausnummer, Ortschaft) der Einrichtung - ggf. ferner der Teileinheit bei einer gegliederten Einrichtung -, für die das (die) BtM bestimmt ist (sind)
- Das Ausstellungsdatum, die Bezeichnung des (der) BtM und dessen (deren) Menge(n)
- Name und Telefonnummer des Verschreibenden, Unterschrift des Verschreibenden

Betäubungsmittel-Rezept

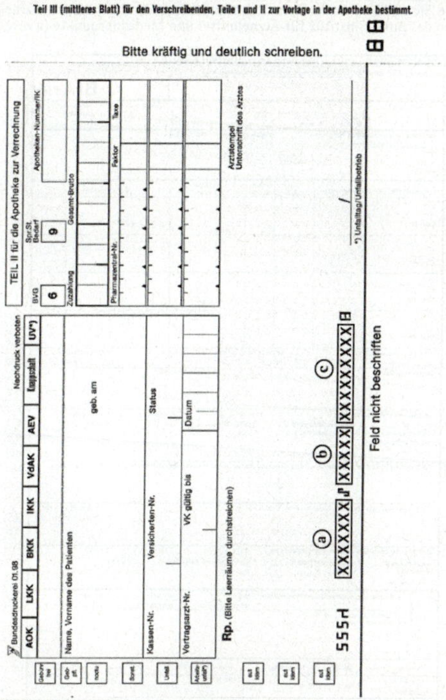
Teil III (mittleres Blatt) für den Verschreibenden, Teile I und II zur Vorlage in der Apotheke bestimmt.

Bitte kräftig und deutlich schreiben.

TEIL II für die Apotheke zur Verrechnung

AOK | LKK | BKK | IKK | VdAK | AEV | Knappschaft | UV*)

Name, Vorname des Patienten — geb. am

Kassen-Nr. — Versicherten-Nr. — Status

Vertragsarzt-Nr. — VK gültig bis — Datum

Rp. (Bitte Leerräume durchstreichen)

BVG 6 — Spr.St. Bedarf 9 — Apotheken-Nummer/IK

Zuzahlung — Gesamt-Brutto

Pharmazentral-Nr. — Faktor — Taxe

Arztstempel Unterschrift des Arztes

*) Unfalltag/Unfallbetrieb

555rl ⓐ XXXXXXX ⓑ XXXX ⓒ XXXXXXXXX

Feld nicht beschriften

Die Abbildung zeigt eine Musterdarstellung eines Btm-Rezepts.
Die Codierung der BtM-Rezepte lässt sich folgendermaßen entschlüsseln:

	a	b	c
555 rl	7-stellige BtM-Nummer	Technisches Datum	9-stellige Rezeptnummer

21.7 Unerwünschte Arzneimittelwirkungen

Bitte melden Sie unbekannte, insbesondere schwerwiegende unerwünschte Azrneimittelwirkungen an das **Bundesinstitut für Arzneimittel und Medizinprodukte** (www.bfarm.de).

BERICHT ÜBER UNERWÜNSCHTE ARZNEIMITTELWIRKUNGEN (auch Verdachtsfälle)
Bundesinstitut für Arzneimittel und Medizinprodukte, Kurt-Georg-Kiesinger-Allee 3, 53175 Bonn, Tel.: 0228/207-30, FAX: 0228/207-5207

BfArM

Firmen Code Nr.	Pat. Init. N-name ☐ V-name ☐	Geburtsdatum	Geschlecht m ☐ w ☐	Größe	Gewicht	Schwangerschaftswoche

Beobachtete unerwünschte Wirkungen aufgetreten am Dauer

Arzneimittel / Darreichungsform	Tagesdosis	Applikation	gegeben von / bis	wegen (Indikation)
1 Chrg.-Nr:				
2 Chrg.-Nr:				
3 Chrg.-Nr:				
4 Chrg.-Nr:				

Vermuteter Zusammenhang mit Arzneimittel Nr. 1 2 3 4	dieses früher gegeben ja ☐ nein ☐	vertragen ja ☐ nein ☐	ggf. Reexposition neg. ☐ pos. ☐

Grunderkrankung: Begleiterkrankungen:

Anamn. Besonderheiten: Nikotin ☐ Alkohol ☐ Kontrazeptiva ☐ Schrittmacher ☐
Implantate ☐ Strahlentherapie ☐ physikal. Therapie ☐ Diät ☐ Allergien* ☐
Stoffwechseldefekte ☐ Arzneimittelabusus* ☐ Sonstige: ☐
weitere Erläuterungen

Veränderung von Laborparametern in Zusammenhang mit der unerwünschten Arzneimittelwirkung: (ggf. Befund beifügen)

Verlauf der Therapie der unerwünschten Arzneimittelwirkung: lebensbedrohend ja ☐ nein ☐

Ausgang der unerwünschten Arzneimittelwirkung:
wiederhergestellt ☐ bleibender Schaden ☐ noch nicht wiederhergestellt ☐ unbekannt ☐
Exitus ☐ Sektion ja ☐ nein ☐ (ggf. Befund beifügen)
Todesursache:

a) beh. Arzt
b) Hersteller
c) Arznei. Komm.

Beurteilung des Kausalzusammenhanges: gesichert ☐ wahrscheinlich ☐ möglich ☐ unwahrscheinlich ☐ unbeurteilt ☐ nicht zu beurteilen ☐

Weitere Bemerkungen:
(ggf. Anlage verwenden)

Wer wurde informiert: BfArM ☐ Hersteller ☐ Arznm.-Komm.-Ärzte ☐ Sonstige:

Name des Arztes: Fachrichtung: PLZ: Klinik: ja ☐ nein ☐ (ggf. Stempel)	Hersteller:	Datum: Unterschrift:

BfArM 643 / I (10.99)

21.8 Internetlinks zur Arzneimitteltherapie

Arzneimittelkomission, Arzneimittelsicherheit	
www.akdae.de	Arzneimittelkomission der deutschen Ärzteschaft: Meldung aktueller UW; Verzeichnis von Rote-Hand-Briefen etc.
www.bfarm.de	Bundesinstitut für Arzneimittel und Medizinprodukte
www.arzneitelegramm.de	Volltextregister d. Arzneitelegramms; UW-Datenbank (Abonnenten); Arzneimitteldatenbank (kostenpfl.)
Arzneimittelinteraktionen	
http://medicine.iupui.edu/clinpharm/ddis/main-table	Tabellen über Arzneimittelinteraktionen
www.hiv-druginteractions.org	Arzneimittelinteraktionen bei HIV-Therapie
Datenbanken, Arzneimittelverzeichnisse, Literaturrecherche, neue Arzneimittel	
www.fachinfo.de	Zugang zu allen verfügbaren FachInfos (DocCheck)
www.rote-liste.de	Die Rote Liste online (DocCheck)
www.ifap.de	Onlinedatenbank Wirkstoffe, Handelsnamen, Preise (DocCheck)
www.dimdi.de/de/amg/index.htm	DIMDI PharmSearch: umfangreiche Datenbank aller deutschen Arzneimittel (DocCheck)
www.infomed.org	Homepage der Schweizer pharma-kritik
www.medline.de	Onlinerecherche medizinischer Publikationen
www.centerwatch.com/drug-information/	Neue, von der FDA zugelassene Medikamente
www.edruginfo.com	Informationen über neue Medikamente
Pharmakotherapie	
http://leitlinien.net	AWMF-Leitlinien für Diagnostik und Therapie
www.dosing.de	Angaben zur Dosisreduktion bei Niereninsuffizienz
www.aerzteblatt.de	Volltextregister des Deutschen Ärzteblatts

Numerics

A

B

C

E

G

H

N

O

Q

R

T

W

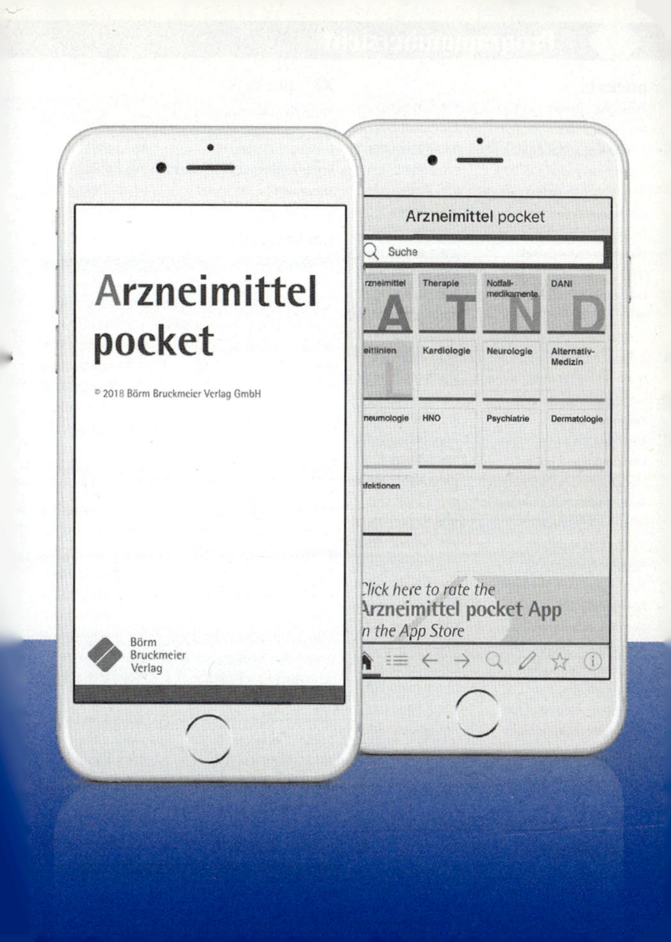

Arzneimittel pocket
© 2018 Börm Bruckmeier Verlag GmbH
Börm Bruckmeier Verlag
Arzneimittel pocket
Suche
rzneimittel
Therapie
Notfall-medikamente
DANI
eitlinien
Kardiologie
Neurologie
Alternativ-Medizin
neumologie
HNO
Psychiatrie
Dermatologie
ıfektionen
lick here to rate the
rzneimittel pocket App
n the App Store

Programmübersicht

pockets

Akupunktur pocket	978-3-89862-291-2
Anästhesie pocket	978-3-89862-787-0
Arzneimittel pocket 2018	978-3-89862-788-7
Arzneimittel pocket plus 2018	978-3-89862-789-4
Arzneimittel Therapie pocket 2016	978-3-89862-773-3
Austria Arzneimittel pocket	978-3-89862-765-8
Bergmedizin Expeditionsmedizin p.	978-3-89862-743-6
Diabetes mellitus pocket	978-3-89862-786-3
Differenzialdiagnose pocket	978-3-89862-754-2
Dolmetscher Medizin pocket	978-3-89862-737-5
EKG pocket	978-3-89862-785-6
Heilpraktiker Kompaktwissen p.	978-3-89862-734-4
HNO pocket	978-3-89862-745-0
Homöopathie für Kinder pocket	978-3-89862-727-6
Homöopathie pocket	978-3-89862-747-4
Kardiologie pocket	978-3-89862-562-3
Kontrazeption pocket	978-3-89862-767-2
Labormedizin pocket	978-3-89862-777-1
Medizinisches Englisch pocket	978-3-89862-239-4
Medizinisches Italienisch pocket	979-3-89862-265-3
Mensch Körper pocket	978-3-89862-712-2
Neuro Imaging pocket	978-3-89862-749-8
Neurologie pocket	978-3-89862-746-7
Notaufnahme Innere Medizin	978-3-89862-548-7
Notfallmedikamente pocket	978-3-89862-776-4
Notfallmedizin pocket	978-3-89862-757-3
Phytotherapie pocket	978-3-89862-764-1
Schmerztherapie pocket	978-3-89862-774-0
Traumatologie pocket	978-3-89862-769-6
Wörterbuch Medizin pocket	978-3-89862-775-7
Wörterbuch Pflege pocket	978-3-89862-753-5

fasts

Anatomie fast – Crashkurs	978-3-89862-276-9
Chirurgie fast – 20h Crashkurs	978-3-89862-261-5
Psychiatrie fast – 6h Crashkurs	978-3-89862-557-9

XXL pockets

Mensch Körper pocket XXL, Band 3	978-3-89862-723-8

XXS pockets

Arzneimitteldosierungen bei Niereninsuffizienz XXS pocket	978-3-89862-756-6
Impfungen XXS pocket	978-3-89862-566-1
Regionalanästhesie XXS pocket	978-3-89862-520-3
Rheumatologie XXS pocket	978-3-89862-560-9
Stroke XXS pocket	978-3-89862-565-4

pocketcards

Anästhesie/Intensivmeds pc Set (2)	978-3-89862-193-9
Anästhesie pocketcard Set (3)	978-3-89862-175-5
Antibiotika pocketcard Set 2017 (2)	978-3-89862-191-5
Assessment i. d. Geriatrie pc Set (4)	978-3-89862-168-7
Beatmung pocketcard Set (5)	978-3-89862-190-8
Diabetes mellitus pc Set (3)	978-3-89862-192-2
Echokardiografie pc Set (2)	978-3-89862-177-9
EKG Lineal pocketcard	978-3-89862-011-6
EKG pocketcard	978-3-89862-172-4
EKG pocketcard Set (4)	978-3-89862-152-6
Elektrolyte/Säure-Basen pc Set (3)	978-3-89862-069-7
Gestationsdiabetes pc Set (3)	978-3-89862-157-1
Gicht pocketcard Set (2)	978-3-89862-156-4
Husten pocketcard Set (2)	978-3-89862-147-2
Kinderanästhesie pc Set (2)	978-3-89862-120-5
Lungenfunktion pocketcard Set (3)	978-3-89862-188-5
Malignes Melanom pc Set (4)	978-3-89862-159-5
Med. Englisch pocketcard Set (2)	978-3-89862-142-7
Med. Sprachtafeln pc Set (3)	978-3-89862-095-6
Neurologie pocketcard Set (4)	978-3-89862-180-9
Normalwerte pocketcard	978-3-89862-114-4
Notarzt pocketcard Set (3)	978-3-89862-167-0
Ophthalmologie pocketcard Set (4)	978-3-89862-117-5
Pädiatrie pocketcard Set (4)	978-3-89862-186-1
Palliativmedizin pocketcard Set (5)	978-3-89862-187-8
Periodensystem pocketcard	978-3-89862-153-3
Pflegeprozess pocketcard Set (3)	978-3-89862-173-1
Psoriasis pocketcard Set (3)	978-3-89862-161-8
Röntgen Thorax pocketcard Set (2)	978-3-89862-182-3
Sono Abdomen pocketcard Set (4)	978-3-89862-185-4

pockettools

EKG pockettool	978-3-89862-314-8

Pocket-Leitlinien der DDG

Typ-1-Diabetes (Pocket Guideline 1/6)	978-3-89862-952-2
Typ-2-Diabetes (Pocket Guideline 2/6)	978-3-89862-953-9
Folgeerkrankungen bei Diabetes mellitus (Pocket Guideline 3/6)	978-3-89862-954-6
Diabetes mellitus bei Frauen (Pocket Guideline 4/6)	978-3-89862-955-3
Diabetes mellitus im Kindes- und Jugendalter (Pocket Guideline 5/6)	978-3-89862-956-0
Diabetes mellitus im Alter (Pocket Guideline 6/6)	978-3-89862-957-7

Pocket-Leitlinien der DGK

3. Allgemeine Definition des Myokardinfarktes	978-3-89862-945-4
Akutes Koronarsyndrom ohne ST-Hebung (NSTE-ACS)	978-3-89862-968-3
Aortenerkrankungen	978-3-89862-959-1
Device-Therapie b. Herzinsuffizienz	978-3-89862-924-9
Diabetes	978-3-89862-949-2
Diagnose und Behandlung der hypertrophen Kardiomyopathie	978-3-89862-963-8
Diagnostik und Therapie der Dyslipidämien	978-3-89862-976-8
Diagnostik und Therapie der peripheren arteriellen Erkrankungen	978-3-89862-921-8
Diagnostik und Therapie der pulmonalen Hypertonie	978-3-89862-969-0
Diagnostik und Therapie von Synkopen	978-3-89862-923-2
Fahreignung bei kardiovaskulären Erkrankungen	978-3-89862-913-3
Gendiagnostik bei kardiovaskulären Erkrankungen	978-3-89862-962-1
Herzinsuffizienz	978-3-89862-974-4
Herzklappenerkrankung	978-3-89862-943-0
Implantation von Defibrillatoren	978-3-89862-926-3
Infektiöse Endokarditis	978-3-89862-970-6
Kardiopulmonale Reanimation	978-3-89862-966-9
Kardiovaskuläre Erkrankungen während der Schwangerschaft	978-3-89862-911-9
Kardiovaskuläre Komplikationen onkologischer Therapien	978-3-89862-975-1
Konsensusempfehlungen z. Einsatz der Herzbildgebung mit CT u. MRT	978-3-89862-944-7
Leitlinien für das Management der arteriellen Hypertonie	978-3-89862-948-5
Management der akuten Lungenembolie	978-3-89862-961-4
Management der stabilen koronaren Herzkrankheit	978-3-89862-951-5
Management von Vorhofflimmern	978-3-89862-977-5
Myokardrevaskularisation	978-3-89862-964-5
Nichtkardiale chirurgische Eingriffe	978-3-89862-960-7
Perikarderkrankungen	978-3-89862-971-3
Prävention von Herz-Kreislauf-Erkrankungen	978-3-89862-972-0
Schrittmacher- und kardiale Resynchronisationstherapie	978-3-89862-950-8
Therapie d. akuten Herzinfarktes m. persistierender ST-Streckenhebung	978-3-89862-946-1
Ventrikuläre Arrhythmien und Prävention des plötzlichen Herztodes	978-3-89862-967-6

Publikationen der DGVS

Kodierleitfaden Gastroenterologie, Version 2017	978-3-89862-973-7

Publikationen des RKI

STIKO Impfempfehlungen 2017/2018	978-3-89862-978-2

Stand: Juli 2017

Notizen

5-HT	5 Hydroxytryptamin = Serotonin
ACS	Akutes Koronarsyndrom
ACT	Activated clotting time
ADHS	Aufmerksamkeitsdefizit-/ Hyperaktivitätsstörung
AGS	Adrenogenitales Syndrom
akt.	aktualisiert
Amp.	Ampulle
Anw.	Anwendung
Anw.Beschr.	Anwendungsbeschränkung
aP	Alkalische Phosphatase
AP	Aktionspotential
Appl.	Applikation
AS	Augensalbe
AT	Augentropfen
BE	Base excess/Broteinheit
Bed.	Bedarf
bek.	bekannt
Btl.	Beutel
Btm	Betäubungsmittelrezept erforderlich
BZ	Blutzucker
CED	Chronisch entzündlich Darmerkrankung
CPR	Kardiopulmonale Reanimation
CSE	Cholesterol-Synthese-Enzym
d	Tag(e)
DA	Dosieraerosol
DALI	Dosisanpassung bei Leber-insuffizienz
DANI	Dosisanpassung bei Niereninsuffizienz
Dep.	Depot-Lösung
D.m.	Diabetes mellitus
DTI	Dauertropfinfusion
ED	Einzeldosis
ELF	epithelial lining fluid
empf.	Empfohlen/empfindlich
Emul.	Emulsion
enth.	Enthalten
Erh. Dos.	Erhaltungsdosis
Erw.	Erwachsene
FDA	Food and Drug Administration
FG	Frühgeborene
FI	Fachinformation
G-6-PDH	Glukose-6-Phosphat-Dehydrogenase
G-CSF	Granulozyten-Kolonien stimulierender Faktor
GFR	Glomeruläre Filtrationsrate
GI	Gastrointestinal
Glu	Glukose
glu-Pot	Glukokortikoide Potenz
Glyc.	Glycerol
GM-CSF	Granulozyten-Makrophagen-Kolonienstimulierender Faktor
Gran.	Granulat
Gtt.	Tropfen
HD	Hämodialyse
HES	Hydroxyethylstärke
HF	Herzfrequenz
Hkt	Hämatokrit
HWI	Hinterwandinfarkt
HWZ	Halbwertszeit
HZV	Herzzeitvolumen
IE	Internationale Einheit(en)
Impl.	Implantat
Ind. Stell.	Indikationsstellung
Inf.Lsg.	Infusionslösung
Inh.Kps.	Inhalationskapseln
Inh.Lsg.	Inhalationslösung
ini	Initial
Inj.Lsg.	Injektionslösung
INR	International normalized ratio
i.o.	intraossär
ISA	Intrinsische sympatho-mimetische Aktivität
J	Jahr(e)
Jug.	Jugendliche(r)
KG	Körpergewicht
KHK	Koronare Herzerkrankung
KI	Kontraindikation
Ki.	Kinder
KM	Knochenmark
KOF	Körperoberfläche
Kps.	Kapseln
Krea	Kreatinin
KS	Kristallsuspension
Ktr.	Kontrolle

Lact	Laktation, Stillzeit
LCT	Langkettige Triglyzeride
LI	Leberinsuffizienz
Ling.Tbl.	Lingualtablette
LL	Leitlinie
Lsg.	Lösung
M	Monat(e)
MAC	Mycobacterium avium intracellulare
MAO	Monoaminoxidase
MCT	Mittelkettige Triglyzeride
MDS	Myelodysplastisches Syndrom
mgl.	Möglich
MI	Myokard-/Herzinfarkt
min-Pot	Mineralokortikoide Potenz
MRSI	Methicillin-resistente Staphylokokkeninfektion
MTD	Maximale Tagesdosis
MTX	Methotrexat
mU	Milliunits
mval	Millival
MW	Molekulargewicht
NG	Neugeborene
NI	Niereninsuffizienz
NOAK	Neue orale Antikoagulanzien
NPA	Neutral Protamin Aspart
NPL	Neutral Protamin Lispro
NSCLC	Nichtkleinzelliges Bronchial-Ca
NT	Nasentropfen
NYHA	New York Heart Association
OAK	Orale Antikoagulation
OP	Originalpackung
Osmo	Osmolarität
OT	Ohrentropfen
OTC	„Over the Counter", apothekenpflichtig
PAH	Pulmonal arterielle Hypertonie
Pat.	Patienten
Pck.Beil.	Packungsbeilage
Ph	Philadelphia-Chromosom
p.i.	per inhalationem
PIM	für ältere Patienten potenziell inadäquate Medikamente
PCR	Polymerase chain reaction

PDT	Photodynamische Therapie
Perf.	Perfusor (50 ml)
Pfl.	Pflaster
Pholip.	Phospholipide
PPB	Plasmaproteinbindung
PRC	Pregnancy Risk Category
Pro.	Prophylaxe
PTT	Partielle Thromboplastinzeit
RAA	Renin-Angiotensin-Aldosteron
ret.	Retard
RF	Risikofaktor(en)
Rp	Rezeptpflichtig
Rp-L	Lifestylepräparat
rt-PA	Recombinant tissuetype Plasminogen Activator
SCLC	Kleinzelliges Bronchial-CA
s.l.	Sublingual
Sgl.	Säuglinge
SR	Sinusrhythmus
SS(W)	Schwangerschaft(-swoche)
Strg.	Störung
Supp.	Suppositorium
Susp.	Suspension
SZ	Stillzeit
Ther.	Therapie
Trim.	Trimenon
TTS	Transdermales ther. System
Tx	Transplantation
ULN	Upper limit of normal
UW	Unerwünschte Wirkungen
W	Woche(n)
Wdh.	Wiederholung
Wi	Wirkung
Wm	Wirkmechanismus
WW	Wechselwirkungen
Xyl.	Xylit
z.N.	Zur Nacht
Zul.	Zulassung
↑	Zunahme/steigern/erhöht
↓	Abnahme/reduzieren/erniedrigt
	Doping-relevant
	für ältere Pat. potenziell inadäquates Medikament